Handbuch der Urologie

Encyclopedia of Urology · Encyclopédie d'Urologie

Gesamtdisposition · Outline · Disposition générale

Allgemeine Urologie	General Urology	Urologie générale
I Geschichte der Urologie. Anatomie und Embryologie	History of urology. Anatomy and embryology	Histoire d'urologie. Anatomie et embryologie
II Physiologie und pathologische Physiologie	Physiology and pathological physiology	Physiologie normale et pathologique
III Symptomatologie und Untersuchung von Blut, Harn und Genitalsekreten	Symptomatology and examination of the blood, urine and genital secretions	Symptomatologie et examens du sang, de l'urine et des sécrétions annexielles
IV Niereninsuffizienz	Renal insufficiency	L'insuffisance rénale
V/1 Radiologische Diagnostik	Diagnostic radiology	Radiologie diagnostique
V/2 Radiotherapie	Radiotherapy	Radiothérapie
VI Endoskopie	Endoscopy	Endoscopie

Spezielle Urologie	Special Urology	Urologie spéciale
VII/1 Mißbildungen	Malformations	Malformations
VII/2 Verletzungen. Urologische Begutachtung	Injuries. The urologist's expert opinion	Traumatismes. L'expertise en urologie
VIII Entleerungsstörungen	Urinary stasis	La stase
IX/1 Unspezifische Entzündungen	Non-specific inflammations	Inflammations non-spécifiques
IX/2 Spezifische Entzündungen	Specific inflammations	Inflammations spécifiques
X Die Steinerkrankungen	Calculous disease	La lithiase urinaire
XI Tumoren	Tumours	Les tumeurs
XII Funktionelle Störungen	Functional disturbances	Troubles fonctionnels
XIII/1 Operative Urologie I	Operative urology I	Urologie opératoire I
XIII/2 Operative Urologie II	Operative urology II	Urologie opératoire II
XIV Gynäkologische Urologie	Gynaecological urology	Urologie de la femme
XV Die Urologie des Kindes	Urology in childhood	Urologie de l'enfant
XVI Schlußbetrachtungen. General-Register	Retrospect and outlook. General index	Conclusions. Table des matières

HANDBUCH DER UROLOGIE

ENCYCLOPEDIA OF UROLOGY

ENCYCLOPÉDIE D'UROLOGIE

HERAUSGEGEBEN VON · EDITED BY
PUBLIÉE SOUS LA DIRECTION DE

C. E. ALKEN   **V. W. DIX**   **H. M. WEYRAUCH**
HOMBURG (SAAR)   LONDON   SAN FRANCISCO

E. WILDBOLZ
BERN

X

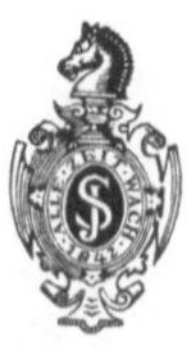

SPRINGER-VERLAG BERLIN HEIDELBERG GMBH·1961

DIE STEINERKRANKUNGEN

LA LITHIASE URINAIRE

VON / PAR

KURT BOSHAMER
WUPPERTAL-BARMEN

HANS-KASPAR BÜSCHER
HOMBURG / SAAR

JEAN COTTET
PARIS

ADALBERT GACA
FREIBURG / BREISGAU

OTTO HENNIG
AUGSBURG · MÜNCHEN

J. H. J. VAN DER VUURST DE VRIES
UTRECHT

MIT 230 ABBILDUNGEN
AVEC 230 FIGURES

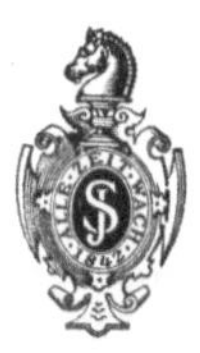

SPRINGER-VERLAG BERLIN HEIDELBERG GMBH · 1961

ISBN 978-3-662-01000-6   ISBN 978-3-662-00999-4 (eBook)
DOI 10.1007/978-3-662-00999-4

Inhalt — Table des matières

Pathologische Anatomie und Klinik der Nieren- und Harnleitersteine. Von J. H. J. VAN DER VUURST DE VRIES. Mit 39 Abbildungen 172

Mitarbeiter von Band X — Ont collaboré en volume X

KURT BOSHAMER, Professor Dr. med., Chefarzt der chirurgischen und urologischen Klinik der Städtischen Krankenanstalten, Wuppertal-Barmen.

HANS-KASPAR BÜSCHER, Privatdozent Dr. med., Oberarzt der Urologischen Universitätsklinik, Homburg/Saar.

JEAN COTTET, Dr., Ancien interne des Hôpitaux et ancien chef de clinique de la Faculté de Médecine de Paris, Paris et Evian/Haute-Savoie (Frankreich).

ADALBERT GACA, Dr. med., Assistent der Chirurgischen Universitätsklinik, Freiburg im Breisgau.

OTTO HENNIG, Professor Dr. med. habil., Augsburg und München.

JOHAN HENDRIK JACOB VAN DER VUURST DE VRIES, Dr. med., Lektor für Urologie an der Reichs-Universität, Chefarzt der Urologischen Abteilung der Chirurgischen Universitätsklinik, Utrecht (Holland).

Morphologie und Genese der Harnsteine

Von

K. Boshamer

Mit 75 Abbildungen

I. Definition des Harnsteines

W. Ebstein (1884): ,,Feste Körper, welche sich meist in den Harnorganen, nur ausnahmsweise in pathologischen, mit den Harnorganen kommunizierenden Hohlräumen entwickeln.''

Nakano (1925): ,,In den Harnwegen gebildete Konkretionsmassen, die Kristalle von Harnbestandteilen enthalten.''

Lichtwitz: ,,Fest begrenzte, Gerüstsubstanz und meistenteils Kristalle von Harnbestandteilen enthaltende, in den Harnwegen gebildete Konkretionsmassen.''

Schultheis (1950): ,,Im Gegensatz zum Sediment eine aus dem Harn im Inneren des uropoetischen Systems auftretende feste Phase, die irreversibel ist und sich aus einem oder mehreren Steinbildnern und einer Gerüstsubstanz zusammensetzt.''

II. Einteilung und Morphologie der Harnsteine

1. Die verschiedenen kristallinen Elemente und die Klassifizierung der Harnsteine

Im Jahre 1860 erschien die Monographie von Fl. Heller über die Harnsteine. Die hierin getroffene Abgrenzung der einzelnen Steinarten blieb bis heute bestimmend. Heller unterschied zwischen Oxalat-, Phosphat-, Carbonat-, Uratsteinen usw. Er stellte damit den Anionenanteil der Salze, deren übermäßige Ausscheidung er als wesentlichen Bildungsfaktor ansprach, in den Vordergrund. Auf seine Nomenklatur greifen alle Darstellungen bis in die neueste Zeit zurück. Zur weiteren Unterteilung wird die Harninfektion herangezogen. In Anlehnung an Kleinschmidt, wenngleich seine Einteilung abwandelnd, grenzt man die primären, aseptischen von den sekundären, entzündlichen Konkrementen ab. Ein Beispiel einer solchen Steineinteilung ist diese Übersicht (Tabelle 1) von Hennig (,,Klinik der Gegenwart'' Bd. 1, S. 520. 1955).

Sowohl Nomenklatur als auch Einteilung können heute nicht mehr befriedigen. Alle neueren Erkenntnisse über das Wesen der einzelnen Steine bleiben außer Betracht. Hinzu kommt, daß alle Apatitsteine fälschlicherweise unter die entzündlichen Steine eingereiht sind. Boeminghaus suchte dem zu entgehen, indem er die Einteilung in Papillen- und in Sedimentsteine nach Entstehungsart und -ort vorschlug. Seine Vorstellung steht jedoch mit den Ergebnissen der neueren Forschung in Widerspruch. Damit schaltet auch diese Gruppeneinteilung aus (s. S. 60).

Tabelle 1

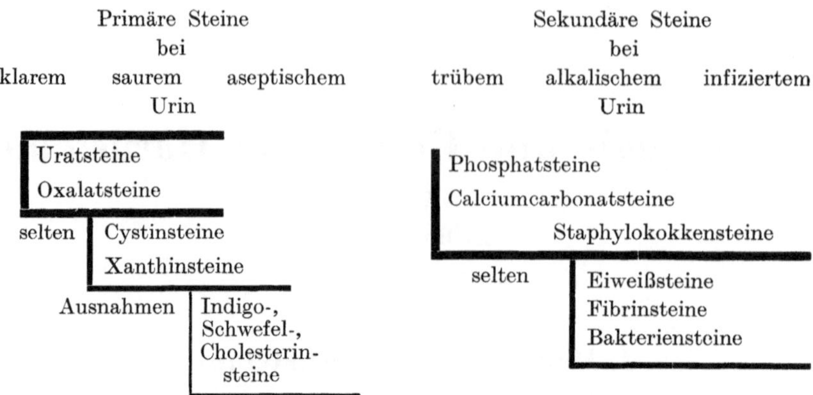

In den letzten Jahren hat sich eine neue Betrachtungsweise entwickelt, die, ebenso wie Boeminghaus, den ätiologischen Faktor einbezieht. Sie nahm ihren Ausgang von den Studien über den Harn-Calcium-Spiegel. Aufbauend auf den Beobachtungen von Mandl nach der Exstirpation eines Nebenschilddrüsentumors wurden diese Untersuchungen besonders von Albright und seiner Schule durchgeführt. Sie werden ergänzt durch diejenigen von Hammarsten, Flocks, Cottet u. a. (s. Kapitel VIII). Bedeutungsvoll war in dieser Hinsicht auch der weitere Ausbau der Steinanalyse mit Bestimmung der einzelnen kristallinen Steinkomponenten. Sie ließ erkennen, daß für die Mehrzahl der Steine die bisher völlig vernachlässigten Kationen des Harnes auf die Bildung wenigstens bestimmter Konkremente einen wesentlich größeren Einfluß nehmen als die Anionen, d. h. die Säureradikale. In Tabelle 2 sind — mit Ausnahme der Raritäten — die verschiedenen Steinkomponenten aufgeführt. Dabei lassen sich 2 Gruppen voneinander trennen. Die 1. Gruppe umfaßt die Steinbildner, welche vom Calcium als Kation beherrscht werden. Hinzu kommt noch das Struvit, das aber nie für sich alleine auftritt, sondern nur in Verbindung mit einem Calciumphosphat. Die 2. Gruppe vertreten die Steinbildner, welche auf die niedrig-polymeren organischen Substanzen Harnsäure, Cystin und Xanthin zurückgehen. Unter die 1. Gruppe entfallen hierbei etwa 90% der Harnkonkremente.

Tabelle 2

Gruppe 1

Calciumoxalatmonohydrat.	$Ca(Coo)_2 \cdot H_2O$	Whewellit
Calciumoxalatdihydrat	$Ca(Coo)_2 \cdot 2\,H_2O$	Weddellit
Hydroxylapatit (basisches Calciumphosphat, „Apatit")	$Ca_{10}(PO_{44})_6(OH)_2$	Hydroxylapatit
Carbonatapatit	$Ca_{10}(PO_4,CO_3OH)_6 \cdot (OH)_2$	Carbonatapatit
Calciumhydrophosphat	$CaHPO_4 \cdot 2\,H_2O$	Brushit
Calciumorthophosphat (Tricalciumphosphat)	$Ca_3(PO_4)_2$	Whitlockit (Frondel)
Calciumphosphatdihydrat	$CaSO_4 \cdot 2\,H_2O$	Gips
Magnesiumammoniumphosphat (Tripel-phosphat).	$MgNH_4PO_4 \cdot 6\,H_2O$	Struvit

Gruppe 2

Harnsäure.	$C_5H_4N_4O_3$	
Saures Ammoniumurat	$NH_4HC_5H_2O_3N_4$	
Cystin	$HSCH_2CH(NH_2)COOH$	
Xanthin	$C_4H_5N_4O_2$	

Die Berechtigung zur Unterscheidung dieser 2 Gruppen liefern auch die Untersuchungen über die Steinmatrix. Wie später noch auszuführen ist, haben alle Steine mit Steinbildnern der 1. Gruppe eine chemisch gleichartig aufgebaute organische Grundsubstanz. Von ihr ist nach DULCE diejenige der Konkremente der 2. Gruppe verschieden, und zwar teils chemisch, wie diejenige der Harnsäure- und Uratsteine, teils strukturmäßig wie bei den Cystinsteinen. Hierin liegt nach DULCE zugleich ein Hinweis auf eine unterschiedliche Formalgenese beider Steingruppen.

Nach heutigen Kenntnissen erscheint für den Aufbau der Harnsteine der 1. Gruppe das Kation, d. h. das anorganische Calcium ausschlaggebend. Für die Konkremente der 2. Gruppe scheinen dagegen die Anionen die Hauptrolle zu spielen. Unter Berücksichtigung dieser Verhältnisse hat BOSHAMER (1958) die Einteilung der Harnsteine in a) anorganische (Gruppe 1) und in b) organische kristalline Steine (Gruppe 2) vorgeschlagen. (Dabei wird die organische Natur der Oxalsäure einerseits, die anorganische des Ammoniums im Uratstein nicht verkannt. Beide Stoffe sind aber *formal*genetisch von nur sekundärer Bedeutung.)

Neben diese kristallinen Konkremente treten als besondere weitere Gruppe noch die aus reinen Eiweißmassen aufgebauten „Steine".

Die Tabelle 2 läßt aber auch die weitaus größere Mannigfaltigkeit der kristallinen Steinelemente erkennen, als die frühere Bezeichnung der Steine erwarten läßt. Unter den Calciumoxalatsteinen finden sich die 2 Arten Calciumoxalat-Monohydrat = Whewellit und Calciumoxalat-Dihydrat = Weddellit. Phosphat tritt in vier verschiedenen Formen auf. Eine wirkliche Vorstellung von dem Aufbau der einzelnen Steine kann deshalb nur die Bezeichnung mit dem mineralogischen Namen der steinaufbauenden Kristalle vermitteln, welche sich jetzt stärker einbürgert und anzustreben ist.

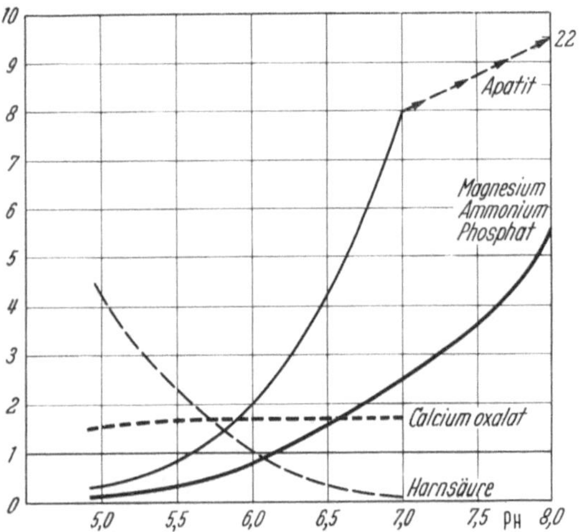

Abb. 1. Sättigung des Urins mit steinbildenden Salzen. Die Sättigung für *Apatit* verdoppelt sich mit jedem halben pH-Grad zwischen 5,6 und 7,0. Mit anderen Worten, die Unlöslichkeit verdoppelt sich mit jedem halben Grad nach der alkalischen Seite zu; anderseits erhöht sich die Löslichkeit mit jeder Erniedrigung des pH um einen halben Grad um das Zweifache. Die Lösungsverhältnisse für *Struvit* liegen ähnlich denen des Apatit, sind aber weniger ausgesprochen. Die Kurve für *Harnsäure* zeigt Zunahme der Löslichkeit (Abnahme der Sättigung) mit wachsendem pH. Ein pH-Wechsel hat auf die Löslichkeit von *Calciumoxalat* keinen praktischen Einfluß. (Nach PRIEN 1955)

Außer den angeführten wurden noch weitere kristalline Stoffe in Harnsteinen gefunden. Hierbei handelt es sich jedoch um Ausnahmen bzw. um Besonderheiten. Dieses trifft für die Aragonitsteine zu, die BARRAUD, sodann LOEPER u. CARTIER und SÉRAPHINE beschrieben. Von PARSONS wurde 1956 Newberyt ($MgHPO_4 \cdot 3\,H_2O$) als Hauptgemengteil neben Apatit, 1953 Hopeit ($ZN_3PO_4 \cdot 24\,H_2O$) nachgewiesen. PRIEN (1949) stellte Calciumsulfat, saures Natriumurat und Bobierid fest.

Die mineralogischen Substanzen der Steine entsprechen absolut denen des Urins. Ihr Lösungsverhältnis im Harn unterliegt dabei weitgehend dem Einfluß der Harnreaktion. Diese Abhängigkeit, auf die MEYER (1929) nachdrücklichst hingewiesen hat, demonstriert Abb. 1, entnommen der Arbeit von PRIEN (1958). Sie zeigt, wie stark das Löslichkeitsverhältnis der einzelnen Salze schon durch eine pH-Verschiebung um 0,5 beeinträchtigt bzw. gebessert wird. Hinzu kommt, daß auch die Kristallstruktur vom pH mitbestimmt wird. 1925 zeigten HOLT,

La Mer und Chown, was Dallemagne und Melon (1946) und Hodge (1950)
bestätigten, daß in einer gesättigten Lösung das Calciumphosphat bei einem
p_H unter 6,2 als Brushit, über 6,2 als Apatit kristallisiert. (Elliot, Quaide
u. Lewis (1958) geben die Grenze allerdings mit 6,6 an.) Das bedeutet, daß die
Wasserstoffionenkonzentration des Harnes darüber mitentscheidet, welche Stein-
art entsteht. Hierin liegt ein weiterer Faktor, welcher bei der Unterteilung der
Stein*gruppen* Berücksichtigung verlangt. Das führt zu folgender tabellarischer
Einteilung:

A. Kristalline Konkremente
    I. Anorganische Steine

Bei Urin $p_H \sim 6$	$p_H \sim 6,5$	p_H über 7,1
a) Calciumoxalat (Whewellit, Weddellit)	b) Calciumphosphate (Hydroxylapatit, Carbonatapatit, Brushit, Whitlockit)	c) Struvit (ammoniakalische Zersetzung)

    II. Organische Steine

$p_H \sim 5,5$	$p_H \sim 6$
Harnsäure	Ammoniumurat
Cystin	
Xanthin	

B. Eiweißsteine (bei Urin p_H 6—7,5)

Auch diese Einteilung läßt Wünsche offen. Wohl wird sie den heutigen Anschauungen über die formale Genese gerecht. Die kausalen Zusammenhänge
bleiben aber z. T. unberücksichtigt. 1955 haben Burkland in USA und Couvelaire und Mugler in Frankreich auf die Notwendigkeit verwiesen, die alte
Einteilung von Guyon wieder zu übernehmen und zwischen

                Steinbildung des Organismus und
                Steinbildung des Organs

zu unterscheiden. Letztere geht auf lokale Störungen in Niere und Harnwegen
zurück und verlangt daher vorwiegend chirurgisches Vorgehen. Bei der „Lithiase
d'organisme" hat dagegen die Beseitigung der zur Steinbildung führenden All-
gemeinstörung im Mittelpunkt der Therapie zu stehen.

Bezieht man diese Unterscheidung in obiges Schema ein, so fällt die Gruppe
der organischen kristallinen Steine, soweit es sich um Xanthinsteine handelt,
unter die Steinbildungen des Organismus. Gleiches trifft für Harnsäure- und
Uratsteine zu, sofern sie bei Gicht oder essentieller Hyperurikämie angetroffen
werden. Cystinsteine sind, strenggenommen, solche des Organs, vom therapeutischen Gesichtspunkt aus aber solche des Organismus. (Man sieht hieran
die Problematik auch dieser Einteilung.) Die anorganischen kristallinen Konkremente sind meist der „Lithiase d'organe" zuzurechnen. In anderen Fällen gehen
aber auch sie auf Störungen des Gesamtorganismus bzw. auf extrarenale Störungen
zurück. In erster Linie verdienen hierbei der Hyperparathyreoidismus, die verschiedenen Arten der Osteoporose, das Cushing-Syndrom, der Morbus Paget und die
Alkalibehandlung Erwähnung, Störungen, welche später noch besprochen werden.
Die Gruppe der Eiweißsteine ist dagegen als solche des Organs aufzufassen.
Damit gewinnt die Einteilung folgendes Bild:

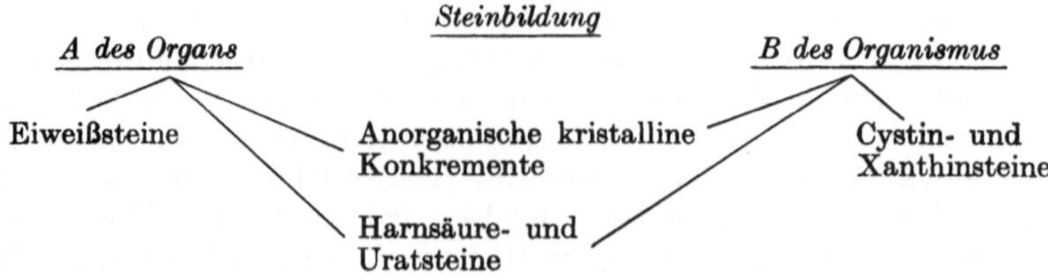

Die Größe der Harnsteine variiert vom feinsten pulverigen Nierensand über grobkörnige, grießartige Steine bis zu solchen von über 3 Pfund Schwere. Mammutsteine der Niere beschrieben HOLLIDAY und CAMPELL (doppelseitig, links 720, rechts 1680 g mit Nierenrest), LE DENTU (3 lbs) und BAILEY und EBERHARDT (1565 g). Weitere Beispiele abnorm großer Nierensteine lieferten DIETRICH (550 g), EVERETT (post mortem entfernt, 1 lbs, 6 ounzes) und DUNCAN (315 g). Als Beispiel mächtiger Uretersteinbildung sei der Fall von DEUTICKE und eine eigene Beobachtung angeführt. Der Stein wog 58 g. Besondere Größe erreichen vielfach die Blasensteine. Aber auch Riesen-Urethralsteine wurden beschrieben (z. B. ROTHENBÜCHER). Der Urethralstein von ENFENDJIEFF u. BOTSCHAROFF (1959) maß 10:8:6 cm bei einem Gewicht von 365 g.

Jeder Stein zeigt eine für seine Zusammensetzung charakteristische Form, sofern er nicht in seinem Wachstum durch die Umgebung beeinträchtigt ist bzw. diese ihm seine Form aufzwingt. Das ist gewissermaßen bei den auf Nierenpapillen gewachsenen Steinen der Fall, „Schwalbenschwanzform" (s. Kap. XII/4). In ausgesprochenstem Maße gilt es für die großen entzündlichen Steine, welche einen Kelch oder das Nierenbecken ausfüllen und deren Form annehmen (Hirschgeweih- und Korallensteine). Bei Vorliegen mehrerer Konkremente — das trifft besonders für die Blasensteine zu — beeinflussen sich diese auch gegenseitig, so daß Facettierungen auftreten.

Anders bei freier, ungestörter Entwicklung. Wie schon ULTZMANN erkannte, treten zwei typische Formen auf. Eine schmale Ellipsoidform kennzeichnet die Urat-, Apatit- und Cystinsteine wie auch diejenigen aus Xanthin. Unterschiedlich Whewellit- und Weddellitsteine. Sie neigen zur Kugelform. DROSCHL sieht hierin den „Ausdruck des betreffenden Kristallsystems in seiner Massenkristallisation". Urate usw. zeigten als Vertreter des rhombischen Kristallsystems den Dreidurchmessertypus, der zur Ellipsoidform führe. Bei Calciumoxalaten, dem quadratischen System angehörend, käme dagegen der Zweidurchmessertyp dieses Systems zur Geltung. DROSCHL betont, daß diese Verhältnisse auch bei gemischten Steinen erkennbar seien und je nach dem vorherrschenden kristallinen Element und dem damit vorherrschenden Kristallsystem mehr Kugel- oder abgeflachte Eiform zustande käme.

Multiples Auftreten von Harnsteinen ist fast ebenso häufig wie deren Einzahl (s. S. 56). Dabei wurden bis über 1000 Steine in einer Niere gezählt (KÜSTER). Das Bild einer solchen Niere gibt G. B. GRUBER in Bd. IV/2, S. 223 des Handbuches der speziellen Pathologie, Anatomie und Histologie (1934) wieder. Andere Beispiele finden sich bei WILLE-BAUMKAUFF (1957) und bei HECKER u. SCHMIDT (1953). KÖSTER (1952) fand 325 Konkremente in einem Doppelureter. Auch Blasensteine treten vielfach in der Mehrzahl auf. Über multiple Harnröhrensteine berichtete JUNKER (1940).

2. Bestimmung von Steingruppe und Steinart

Therapie und Prophylaxe, aber auch die Forschung verlangen die Bestimmung von Steingruppe und Steinart.

Die später noch zu besprechenden Steinanalysen weisen aus, daß *monomineralische* Harnsteine relativ selten sind. Meist liegen, röntgenologisch auch vielfach erkennbar (Abb. 2), *polymineralische Konkremente* vor. (Diese Bezeichnung anstelle „reiner" und „gemischter" Steine geht auf v. PHILIPSBORN (1958) zurück.) Das vorherrschende kristalline Element, welches den Charakter des Steines bestimmt, gibt ihm zugleich seine Bezeichnung, wobei man den mineralogischen Namen bevorzugen sollte (s. auch Abb. 14).

a) Äußere Erscheinung, Farbe und Härte

Äußere Erscheinung, Farbe und Härte sind bei den einzelnen Steinarten verschieden, so daß schon hiernach eine gewisse Bestimmung möglich wird.

Die besonders häufigen *Calcium-Oxalatsteine* (Whewellit-, Weddellit-Steine) zeigen in ihren kleineren Formen rauhe, höckrige, auch spitze und stachelige

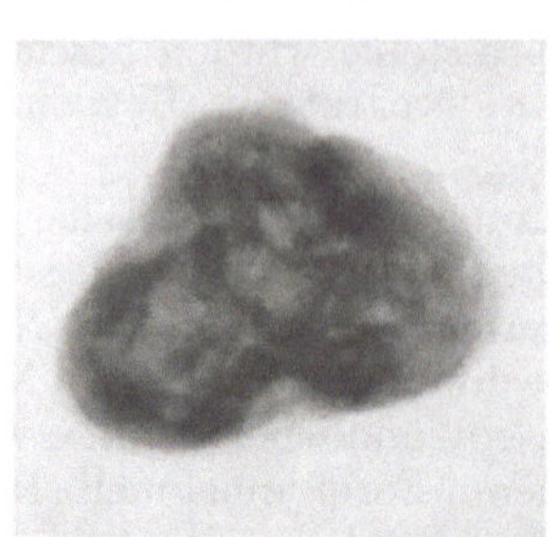

Abb. 2. Polymineral, aus Apatit und Weddellit aufgebauter Stein

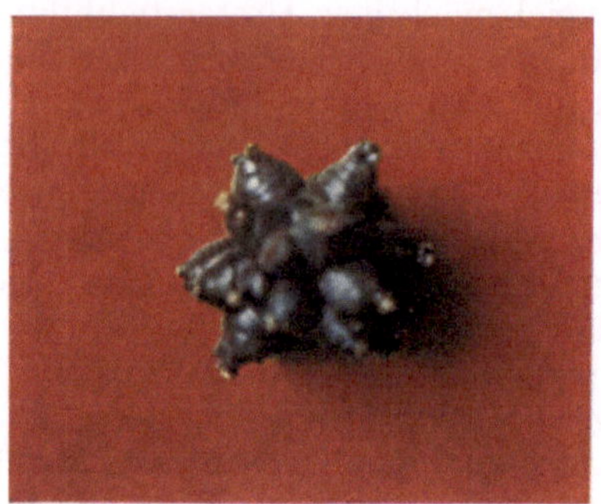

Abb. 3. Whewellitstein („Jack-stone")

Oberfläche (s. Abb. 3). Für größere Weddellitsteine ist die Maulbeerform typisch. Ihre Farbe ist schmutzig-weiß bis grau. Durch Hämoglobinauflage wird die Farbe der Steinoberfläche aber meist ins Dunkelbraune bis Schwarze abgewandelt. Im allgemeinen sind die Steine von besonderer Härte und Schwere.

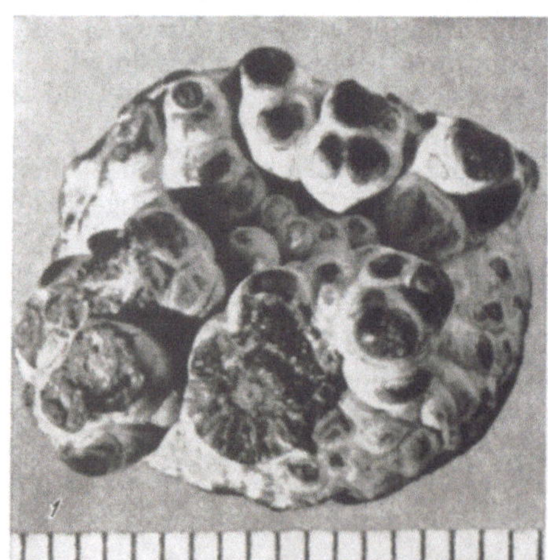
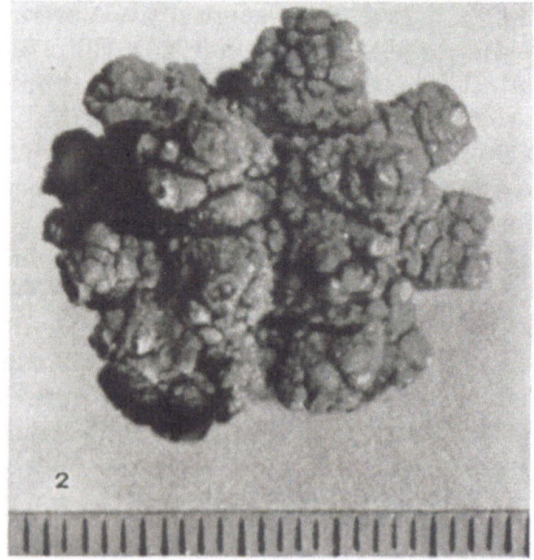

Abb. 4. *1. Whewellitstein. Typ Maulbeerstein.* Die Bruchstelle eines mamillenartigen Vorsprungs zeigt konzentrische Schichtung und radiäre Zeichnung mit zentralem granuliertem Kern. *2. Calciumoxalatstein;* „*Jack-stone*". Eine zentrale Whewellitmasse mit radiär angeordneten groben Stacheln. Ihr liegt eine dünne Schicht von Dihydratkristallen auf. (mm-Skala. Aus Prien u. Frondel 1947)

Nur relativ selten trifft man weichere Konkremente, die dabei gewöhnlich radiär angeordnete eisnadelförmige Stacheln aufweisen.

Calciumoxalatsteine können bis Hühnereigröße erreichen. Im allgemeinen herrschen aber kleine und Kleinststeine vor. Alle Calciumoxalatsteine charakterisiert eine kräftige radiäre Streifung bei regelmäßigem Schichtaufbau. Herrscht Weddellit vor (selten), ist die Struktur mehr schwammartig (s. Abb. 4, 5 und 6).

Die *Steine der Phosphatgruppe* sind von irregulärer Gestalt. Ihre Oberfläche ist gewöhnlich leicht rauh mit kristalliner Zeichnung, in anderen Fällen aber mehr glatt. Die Farbe der Steine reicht von Grau bis Weiß. Nur geringe Festigkeit: die Steine sind leicht bröcklig.

Als besondere Gruppe grenzen sich die bisher als *Calciumcarbonatsteine* bezeichneten Konkremente ab. Sie stellen, wie GRADE-

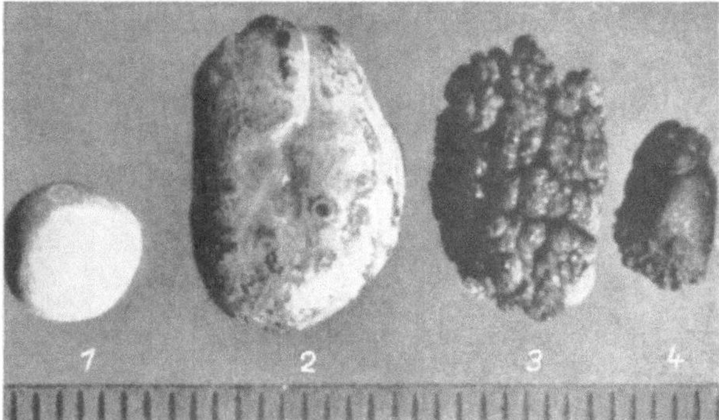

Abb. 5. Whewellitsteine. *1* und *2* sind von der „Hanfsamen"-Art, klein, glatt; *3* und *4* sind „Maulbeer"-Steine mit runden, mamillenartigen Vorsprüngen. (mm-Skala. Aus PRIEN u. FRONDEL 1947)

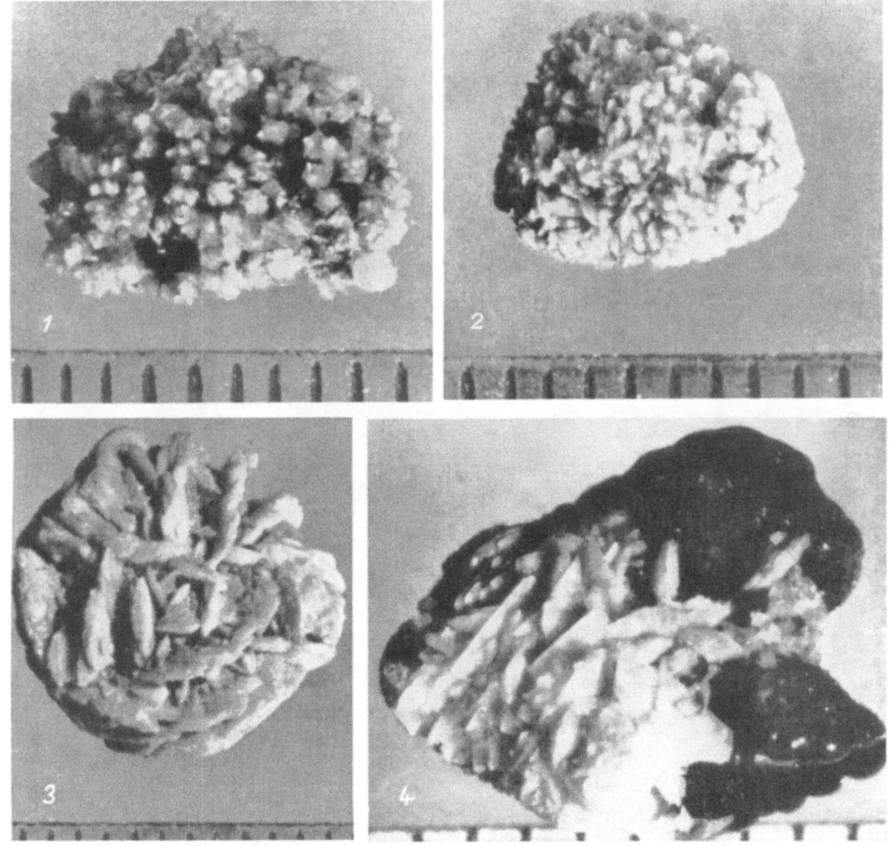

Abb. 6. Weddellitsteine. *1* Lockere, *2* feste Zusammenballung von Kristallen, *3* ungewöhnlich große Kristalle randwärts, *4* Dihydratkristalle (weiß) auf Monohydratstein (schwarz) abgelagert. Die messerscharfen vorspringenden Dihydratkristalle sind gut erkennbar. (mm-Skala. Aus PRIEN u. FRONDEL 1947)

WOHL und BRANDENBERGER und SCHINZ betonen, in kristall-chemischer Hinsicht Carbonatapatitsteine dar [$Ca_{10}(PO_4CO_3OH)_6(OH)_2$, Komplex von Calciumcarbonat und Calciumphosphat s. auch unten]. Meist klein, erreichen sie in Ausnahmefällen aber Haselnußgröße. Farblich sind sie durch ein Perlweiß gekennzeichnet. Ihre Bruchfläche ist feingekörnt (s. Abb. 7).

Struvitsteine monomineralischer Natur sind absolute Raritäten. Einen solchen Stein beschrieb 1927 USAMI. Struvit, als Ergebnis einer ammoniakalischen Harnzersetzung durch ureasebildende Erreger, kommt vielmehr nur gemeinsam mit

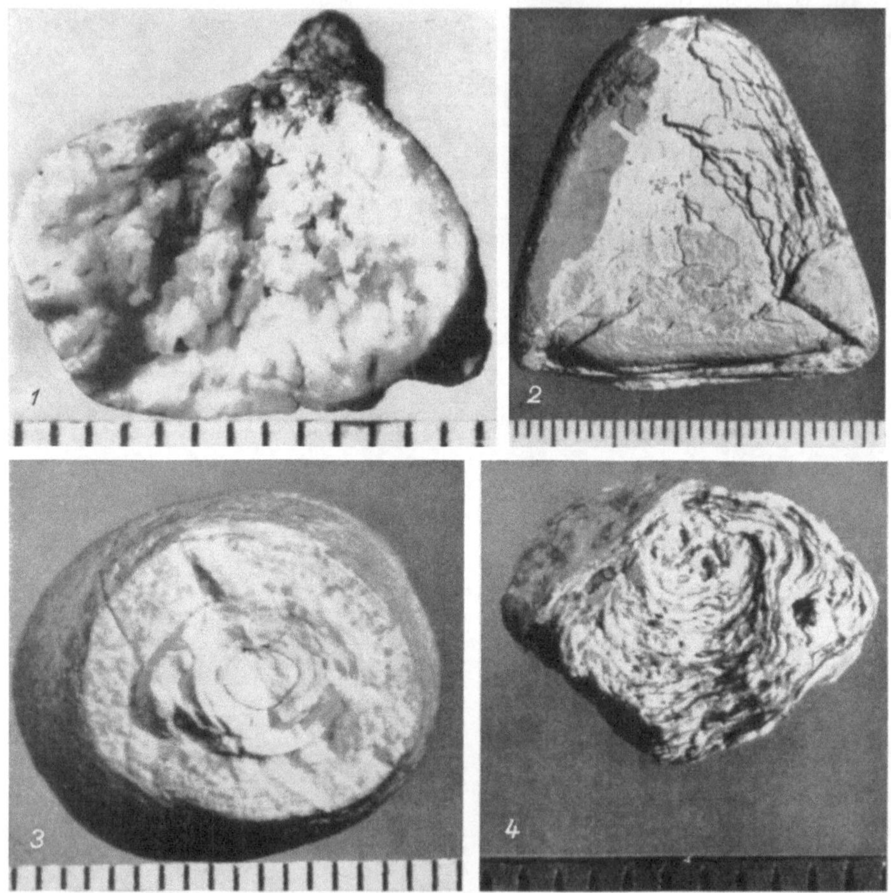

Abb. 7. Phosphatsteine. *1* Praktisch reiner *Struvitstein* von säulenartiger Struktur; *2, 3* und *4 reine Apatitsteine. 2* zeigt das Abschuppen vom trockenen Stein. *3* zeigt die 3 Arten der Apatitsteinstruktur: zentraler, lockerer, flockiger Kern; Zwischenzone von sehr dichten Schichten; periphere Zone mit Schichten geringerer Dichte. *4* Die abwechselnd hellen und dunklen Schichten bestehen aus reinem Apatit. (mm-Skala.)
(Aus PRIEN u. FRONDEL 1947)

Phosphaten vor oder bildet — selten — auch einen Mantel über aseptischen Steinen. Von gleicher grauweißer Farbe wie Apatitsteine, kennzeichnet sie ihre mörtelartige, bröckelige Konsistenz.

Harnsäure- sowie Calciumuratsteine sind meist von runder oder ovoider Form, dabei glatt, zuweilen auch feinhöckrig-warzig (s. Abb. 8). Weiche, leicht bröckelige Konsistenz weist auf Calciumuratsteine, härtere auf Harnsäuresteine hin. Vorherrschend gelbbraune Farbe, wenngleich die Farbskala von gelbgrau bis zu dunkelrotbraun reicht. Die Bruchflächen weisen regelmäßige konzentrische, dabei farblich unterschiedliche Schichtung auf. Häufiger besteht auch wechselnde Schichtung mit anderen Formelementen, zumal mit Whewellit (ULTZMANN). Die

Steingröße wechselt. Sie kann bis 250 g und mehr betragen, wenngleich kleine
Steine vorherrschen. Dieses erklärt, daß nur etwa 5% der Uratsteine chirurgisches Vorgehen notwendig macht (KITTREDGE u. WEISS). Dabei ist multiples

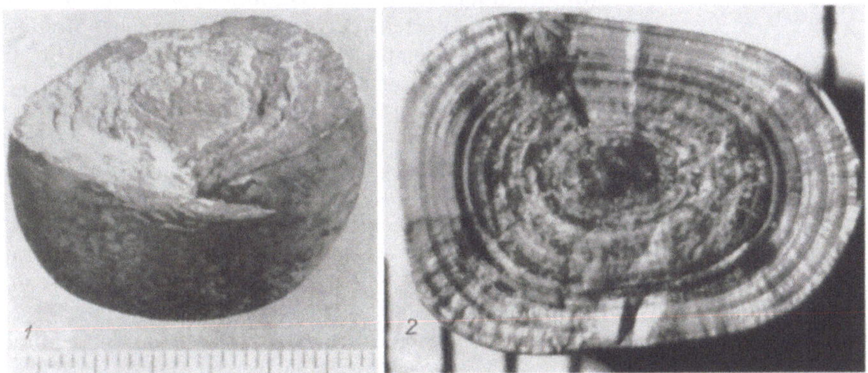

Abb. 8. Harnsäurestein. *1* Die Bruchfläche zeigt die dichte, feingekörnte Struktur. *2* Die abwechselnden hellen
und dunklen Schichten bestehen aus reiner körniger Harnsäure. der zentrale Kern aus Harnsäurekristallen.
(mm-Skala. Aus PRIEN u. FRONDEL 1947)

Auftreten häufiger als solches in der Einzahl. Zumal in der Blase finden sich
manchmal Hunderte kleiner Harnsäuresteine.

Ammoniumuratsteine. Im feuchten Zustand teigig-weich, sind sie getrocknet
mehr erdig und zerfallen dann leicht zu Puder. Ihre Farbe ist blaß- bis dunkel-
gelb. Meist klein und in der Einzahl
vorkommend. Häufiger bei Kindern
als bei Erwachsenen. (Der Harn-
säureinfarkt Neugeborener besteht
nach LUBARSCH aus zu wulstigen
Klumpen zusammengebackenen Kugeln, die im Aufbau Ammonium-
uratsteinen mit typischer konzentrischer Schichtung entsprechen,
bei denen man auch eine relativ
glatte Oberfläche finden kann.)

Die seltenen *Cystinsteine* zeichnen
sich durch ihre relative chemische
Reinheit aus. Ihre Oberfläche, meist
wachsartig glatt, kann leicht gekörnt
sein. Kennzeichnend ist die gelbliche

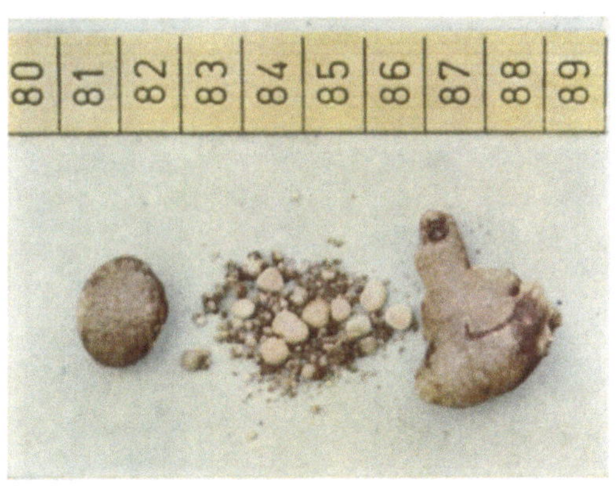

Abb. 9. Cystinsteine

Farbe, die in der Luft ins Grünliche umschlägt (s. Abb. 9). Bei kristalliner
Bruchfläche zeigt die Schnittfläche deutliche Radiärstruktur. Nach KLEIN-
SCHMIDT erreichen die Steine bis Taubeneigröße.

Xanthinsteine sind absolute Seltenheiten. KRETSCHMER (1937) sammelte aus
der Literatur bei Bericht über einen eigenen Fall nur 15 Fälle, PEARLMAN (bis
1950) 22 Fälle (s. auch GERSH u. MELTZER 1946). Eine spätere Beobachtung
liegt noch von ICHIKAWA (1954) vor. Die Konkremente werden als gelbbraun,
zimtfarben, zinnoberrot oder dunkelbraun beschrieben, ihre Härte als mäßig
bezeichnet. Beim Reiben nimmt die Oberfläche Wachsglanz an. Ihre Bruchfläche läßt leicht abblätternde Schichten erkennen.

Bei den *Eiweißsteinen* finden wir fließende Übergänge von den Konkrementen,
die aus reinen Eiweißsubstanzen bestehen, zu solchen mit starker Durchsetzung

mit kristallinen Elementen. Gerade diese Steinart verdient in formalgenetischer Hinsicht besonderes Interesse. Nach den Untersuchungen von Dulce sind sie

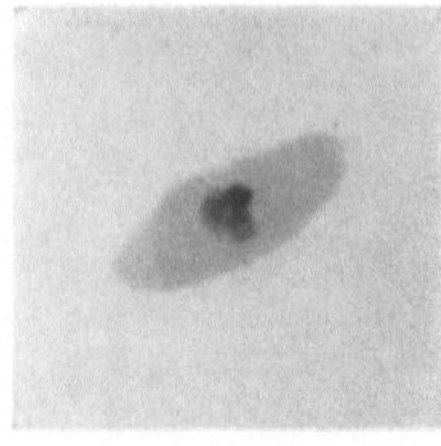

Abb. 10. Röntgenogramm eines kernhaltigen Eiweißsteines. (Aus Schultheis 1949)

aus dem gleichen Material aufgebaut, welches die Gerüstsubstanz der anorganischen kristallinen Steine bildet. Die gleiche Auffassung vertritt Boyce. Gegensätzlicher Meinung ist M. B. Schmidt. Beispiele solcher Steine sind die Abb. 10, 11 u. 12 aus den Arbeiten von Schultheis resp. von Boyce u. Garvey sowie Abb. 13a—c (eigene Beobachtung).

Der unterschiedliche Gehalt der Eiweißsteine an Harnkristallen beeinflußt auch ihre äußere Erscheinung. Ihre Farbe wird teils als dunkelbraun angegeben (Morawitz und Adrian, Bornemann, Gruber, Fall 1), in anderen Fällen als schmutzigweiß (Waxelbaum) oder gelbbraun (Gruber, Fall 2). Ich selbst beobachtete, abgesehen von dem oben angeführten Eiweißstein der Blase, drei solche Konkremente des Nierenbeckens, von denen das erste graugelblich, die beiden anderen mehr lehmfarben waren. Diese waren, wie auch in den Fällen von Flottmann, Merkel und Gruber (Fall 2), tonartig weich. Das erste hatte kautschukartig derbe Konsistenz, wie Fibrin. Es entsprach damit dem 1. Fall von Gruber, aber auch dem erstbeschriebenen Fall von Eiweißsteinen überhaupt. Marcet, der diesen Fall berichtete, gab ihm wegen dieser Eigenschaft die Bezeichnung „Fibrinstein". Höherer Salzgehalt kann stärkere Festigkeit vermitteln, wie dieses bei Morawitz u. a. der Fall war.

Die Größe der Konkremente reicht von mikroskopischer Kleinheit (Waxelbaum) bis zu der eines Hühnereies (Waxelbaum Fall 1, Bitschai). Die Mehrzahl der Steine hatte Erbs- bzw. Bohnen- bis Kirschgröße. Mikroskopisch gibt sich als Charakteristikum der konzentrische lamelläre Aufbau des faserigen Stoffes zu erkennen, in dessen Lücken und Spalten sich strukturlose Massen finden. Die Eiweißsubstanz färbt sich bei Weigertscher Fibrinfärbung blau an; die Farbintensität bleibt jedoch hinter der vom Fibrin zurück.

Soweit die Angaben eine Beurteilung zulassen, bestand nur in den Fällen von Marcet und von Englisch keine Harninfektion. Alle

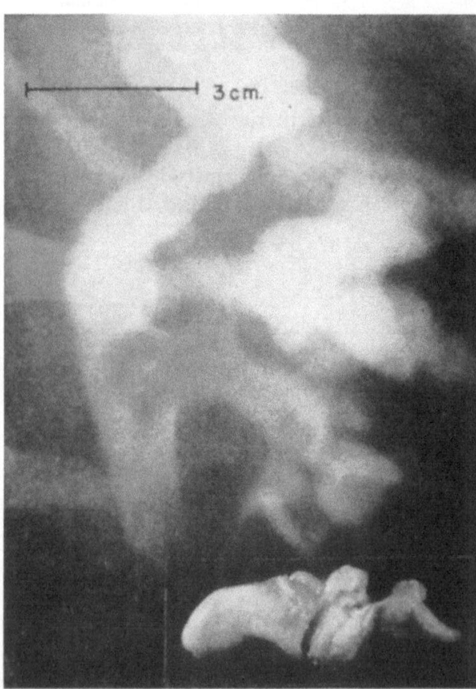

Abb. 11. Unverkalkte Matrix (Eiweißstein). Die röntgennegative Masse, welche die unteren Nierenkelche ausfüllte und in das Nierenbecken reichte, hatte sich nach Entfernung eines Calciumphosphatsteines (Pyelolithotomie) gebildet. Die Calciurie betrug weniger als 30 mg/24 Std auf Grund einer kalk- und Vitamin D-armen, phytatreichen Diät. Keine Harntraktinfektion. Der Eiweißstein glich einem Urostealithen, enthielt aber keine Lipoide. Vielmehr bestand er aus den gleichen Mucoproteinen und Mucopolysacchariden wie die Matrix entkalkter Steine. Die anorganische Asche (Calciumphosphat) wurde mit 46% des Steingewichtes berechnet. Jedoch ließen sich mikroskopisch keine Kristalle nachweisen. (Boyce u. Garvey 1956)

übrigen Beobachtungen beziehen sich dagegen auf Fälle mit chronischer Pyelonephritis, mit Abszeßbildung (Trölzsch; Morawitz und Adrian) und selbst mit Pyonephrosen. Damit kann die Gegenwart von zahlreichen Bakterien im Stein nicht verwundern. In der Mehrzahl der Fälle handelte es sich dabei um Colibacillen oder grampositive Kugelbakterien neben Enterokokken (SCHULTHEIS) und auch Streptokokken. Andererseits wurden selbst in Fällen (z. B. Fall FLOTTMANN), wo die Konkrementbildung in Eitersacknieren erfolgte, Erreger vermißt.

Somit bestehen fließende Übergänge von fehlender oder nur geringer Anwesenheit von Bakterien bis zu ausgedehnten Bakterienkolonien (z. B. Fälle von GRUBER, NEUMANN, SCHMORL, BORNEMANN, LAUDA u. a.). Im Hinblick hierauf erscheint fraglich, ob eine Trennung zwischen „Fibrinsteinen" und „Bakteriensteinen" mit großem Bakteriengehalt berechtigt ist. Ausschlaggebend erscheint nicht der Bakteriengehalt der Steine, sondern die in konzentrischen Schichten angeordnete Eiweißsubstanz.

Die fehlende Einfärbbarkeit nach WEIGERT trennt von diesen Eiweißsteinen die *amyloiden Eiweißsteine*. Deren Entstehung und Art liegt bisher noch im Dunkeln. In allen bisher beobachteten Fällen bestand eine allgemeine oder eine Nierenamyloidose. Die Steine von M. B. SCHMIDT und die von MIYAUCHI hatten einen Durchmesser von 1—2 mm und waren, in der Mehrzahl auftretend, facettiert. E. MEYER und HERZOG beschrieben einen Stein von Bohnengröße, wachsartig durchscheinend, von bräunlicher Farbe; Inkrustationen fehlten. Die Konkremente waren weich und zerdrückbar. Mikroskopisch zeigten sie homogene Schichtungen, zwischen denen trüb-glasige Schollen sich zeigten. Auf Jodzusatz nahmen die Steine braune bis braunrote Farbe an, welche unter Schwefelsäurezusatz in Dunkelgrün überging.

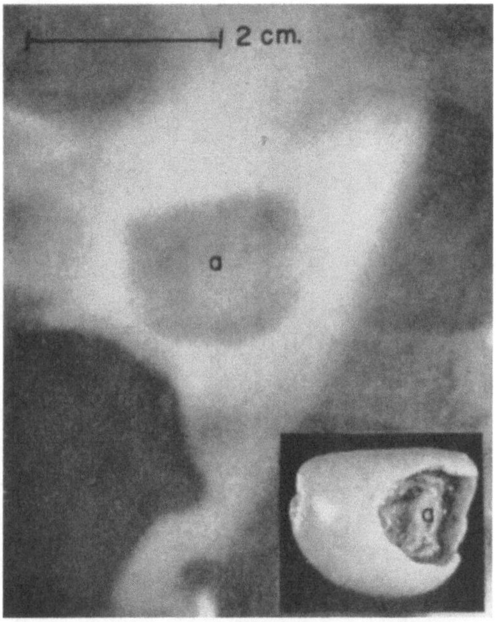

ASKANAZY beschrieb amyloide Steine in den Cysten einer Cystenniere. Die gleichzeitig von ihm in einigen Nierenkelchen gefundenen Steine führt er auf Durchbruch von Cysten zurück.

Abb. 12. Calciumphosphatstein mit stärkerem Überzug unverkalkter Matrix. Die Calciumausscheidung mit dem Harn lag zur Zeit der Untersuchung zwischen 19—35 mg/ 24 Std. Die konzentrische Schichtung des organischen Mantels und das verkalkte Zentrum (*a*) sind in dem ausgeschnittenen Stein gut erkennbar

Diese amyloiden Eiweißsteine führen die *Gruppe der atypischen Harnsteine* in Blase oder Nierenbecken an. Zu diesen Abnormitäten rechnen weiterhin die *Indigosteine*. Solche Konkremente wurden von ULTZMANN, ORD, FORBES, H. CHIARI, E. PFEIFFER, DORNER u. a. beschrieben. Im Falle ORD wog das Konkrement, das einer durch Sarkom zerstörten Niere entstammte, 40 g. Es bestand vorwiegend aus Blutgerinnsel, etwas kristallisiertem phosphorsaurem Kalk und insbesondere aus Indigoblau. Auf weißem Papier hinterließ es blaue Flecken. GEE hat ein Steingewicht von 1080 g angegeben (zit. nach K. WALKER). ULTZMANN machte für seinen Stein die Angabe, daß er aus kristallisiertem Indigo bestand, der in farblosem oxalsaurem Kalk innerhalb eines Uratsteines eingeschlossen war. Das Indigo entstammt wahrscheinlich dem Indican des Harnes (s. SPAETH in E. u. H. KAISER, Chemische und mikroskopische Untersuchung des Harns, 6. Aufl., S. 271. Leipzig 1936).

Die Literatur berichtet noch über Einzelbeobachtungen sonstiger *farbiger Steine*. Ihre Färbung geht dabei auf Stoffe zurück, die bei der Auskristallisation eingeschlossen wurden. So hat ASKANAZY blaue Harnsäuresteine nach längerer Methylenblaubehandlung beschrieben. Einen violettblauen Stein bildet GRUBER ab. Es handelte sich um einen Phosphatstein, der unter Buccosperinbehandlung (Phenolreaktion) diese Farbe annahm. Interessant eine Beobachtung von GASSER und PREISINGER. Sie fanden in einem Struvitstein eine rot verfärbte Schicht. Diese stand im Zusammenhang mit einer vorübergehenden Rubiamedikation. Schwarze Steine kommen bei Alkaptonurikern zur Beobachtung (HUECK, BAUER, GROSSMANN). Die Färbung entsteht durch die Adsorption des im alkalischen Urin auftretenden dunklen Derivates der Homogentisinsäure. Nach Pick, Puhr und Bauer nehmen Steine — auch bei chronischer Phenolvergiftung — schwarze Färbung an (Ochronose). Schließlich sei noch des Blasensteins von Blum gedacht, der unter jahrelanger Argt. nitric.-Spülung metallisches Silber aufnahm und dessen Bruchflächen schwarz erschienen.

Mit den Namen *Urostealithen (Fettsteine)* wurden fettartige, weiche Kerne belegt, die von Calciumphosphat-Verkrustungen umschlossen waren. Beschreibungen gaben Heller,

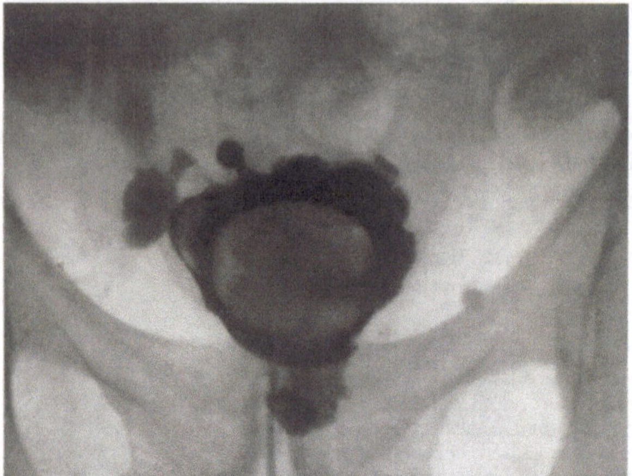

Abb. 13a—c. Großer Eiweißstein der Blase mit zentralem Phosphatkern

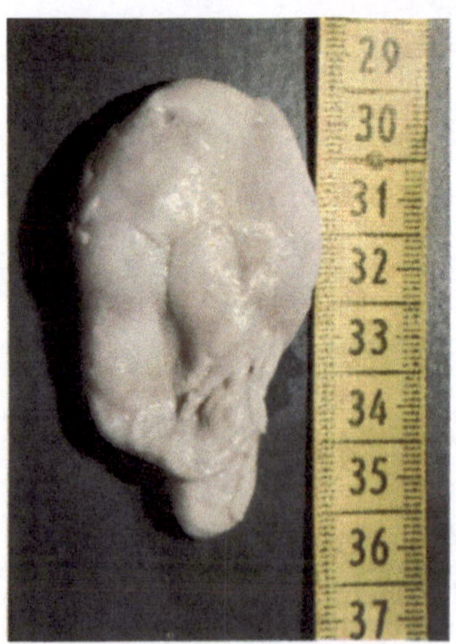

Abb. 13b

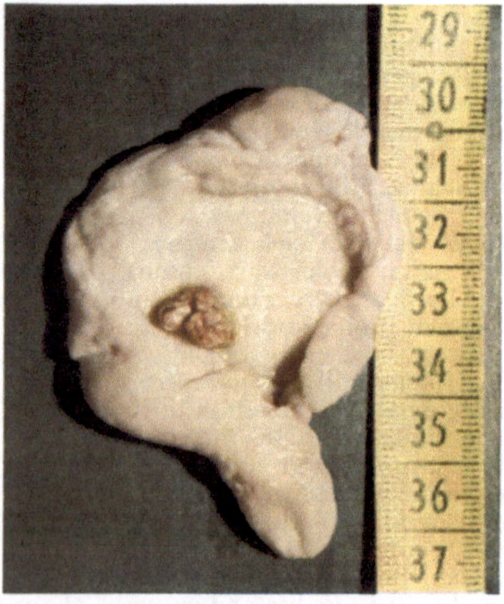

Abb. 13c

Moore, Vidal und Horbaczewski. Nach Kukula handelt es sich dabei wahrscheinlich um Fremdkörpersteine, d. h. Steinbildungen um in die Blase eingeführtes Fett. Hottinger diskutiert die Möglichkeit ihrer Entstehung bei Chylurie.

Als letzte Steinart bleibt noch der *Cholesterinstein* zu erwähnen. Hierbei handelt es sich um anorganische Steine, die mit Cholesterin durchsetzt sind. In anderen Fällen bildet das Cholesterin Steinkern und Hauptbestandteil. Nach Güterbock und Dorner kommen für diese Steinart Chylurie, Pyonephrosen (Wildbolz) und Durchbruch von Gallensteinen in die Harnwege ursächlich in Frage.

b) Die Absorptionsgröße für Röntgenstrahlen

Die Absorptionsgröße für Röntgenstrahlen ist von der Dichte und dem Molekulargewicht der Steine abhängig, Faktoren, die für jede Steinart verschieden sind. Hinzu kommt noch die Wellenlänge der Röntgenstrahlen. Deshalb zeigen die einzelnen Steinarten röntgenologisch auch unterschiedliche Schattendichte. Diese Tatsache ist von klinischer und diagnostischer Bedeutung, denn die geringe Absorptionsgröße der organischen kristallinen Steine läßt diese röntgenologisch nur schwer erfassen. Andererseits erlaubt die unterschiedliche Schattendichte vielfach schon nach dem Röntgenbild die Diagnose der Steinart und das Erkennen eines geschichteten Steinaufbaues.

Die Absorptionsgröße beträgt nach SCHLECHT für

Harnsäure . . . . . —0,97
Xanthin . . . . . . —1,00
Cystin . . . . —1,18
Struvit . . . . —1,20
Apatit . . . . —1,25
Carbonat-Apatit . . . —1,33
Calciumoxalat . . . . —1,36

Nach BAENSCH ist das Absorptionsvermögen für

Harnsäure . . . 1,38mal höher als H_2O
Xanthin . . . . 1,2mal höher als H_2O
Cystin . . . . . 3,7mal höher als H_2O
Struvit . . . . . 4,1mal höher als H_2O
Apatit . . . . . 22mal höher als H_2O
Calciumoxalat . . 10,8mal höher als H_2O

PFLAUMER (LUZ) berechnete den Massenabsorptionskoeffizienten für

Harnsäure . . . . mit 0,018
Xanthin . . . . . mit 0,019
Cystin . . . . . . mit 0,07
Struvit . . . . . . mit 0,09
Apatit . . . . . . mit 0,16
Calciumoxalat . . . mit 0,15 und
Wasser . . . . . . mit 0,026.

Derjenige von Harnsäure und von Xanthin liegt demnach noch unterhalb dem von Wasser.

Wie betont, zeichnen sich die beiden erstgenannten Steinarten, die Harnsäure- und die Xanthinsteine, röntgenologisch kaum als Schatten ab. Sie sind meist nur durch die Aussparung zu erfassen, die sie bei Kontrastfüllung des Hohlorgans verursachen. Von 117 Harnsäuresteinen der Mayo-Klinik waren 60% so wenig kontrastgebend, daß selbst retrospektiv nur 13% von diesen als angedeuteter Steinschatten auszumachen waren (ARMSTRONG u. GREENE 1953; s. auch KUNSTMANN). Die gleichen Verhältnisse treffen für kleinere Cystinsteine zu. Größere Cystinsteine geben dagegen meist einen, wenngleich geringen Schatten (s. auch SPANIHEL). Um so intensiver ist er bei den anorganischen Steinen. An der Spitze liegen hier die Apatit- und die Whewellit- und Weddellitsteine.

Die unterschiedliche Absorptionsgröße im Verein mit der Beugung der Röntgenstrahlen durch die Kristalle wird auch zur mineralogischen Bestimmung der kristallinen Elemente der Steine ausgewertet, wie unten noch zu besprechen ist.

Selbst für eine grobe *Klassifizierung der Konkremente* reicht ihre makroskopische Betrachtung nicht aus. Abgesehen davon, daß der Steinkern anderer kristalliner Natur als der Mantel sein kann, bleibt zu berücksichtigen, daß die Konkremente vielfach aus mehreren kristallinen Elementen sich aufbauen, d. h. polymineralisch sind, und dabei viele Steine ausgeprägte Schichtungen aus den verschiedenen kristallinen Elementen aufweisen (Abb. 14). Ein weiteres Beispiel ist der Blasenstein von Napoleon III. mit seinen wechselnden Schichten von Urat und Apatit.

c) Chemische Untersuchung

Schon die einfachste Bestimmung verlangt deshalb eine *qualitative chemische Untersuchung*. Diese soll außer den äußeren auch die inneren Schichten und den Steinkern einbeziehen. Größere Steine sind hierfür nach sorgfältiger Abspülung aufzusägen. Für die Praxis mag dabei die Untersuchungsform genügen, wie sie das *Ultzmannsche Schema* wiedergibt. (Tabelle 3.)

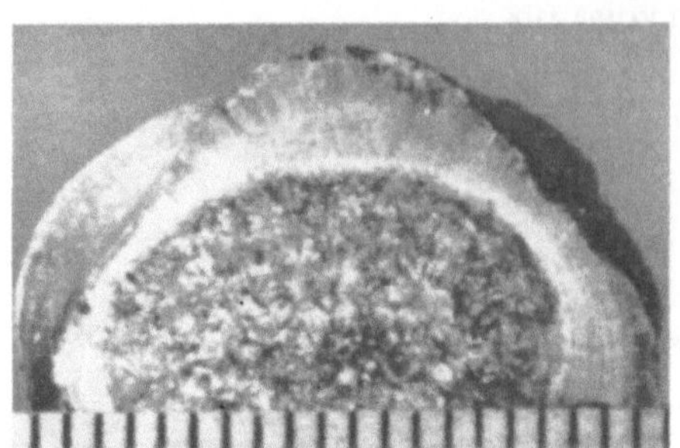

Abb. 14. Polymineralgeschichteter Stein. Kern von Whewellit, 2. Schicht (fast nicht erkennbar) von Weddellit, 3. breite Schicht von Brushit, 4. äußere, sehr dünne Schicht von Weddellit. (mm-Skala. Aus Prien u. Frondel 1947)

Eine leicht durchführbare Methodik zur orientierenden Steinbestimmung, welche das Ultzmannsche Schema erweitert, gaben Kirby, Pelphrey und Rainey (1957) an: Nach Gewinnung von Steinpulver aus den verschiedenen Steinabschnitten wird jede Probe gesondert geprüft:

„Nimm etwas Steinpulver auf das Ende eines Spatels und erhitze es vorsichtig über einer kleinen Flamme. Beachte sowohl auftretenden Geruch wie auch Farbe der Flamme, wenn der Puder zu brennen anfängt. Verbleiben keine Rückstände nach dem Erhitzen, gehe in der Analyse der organischen Bestandteile wie unter B angegeben vor.

A. Verbleibende Rückstände werden folgendermaßen behandelt:

a) Schütte die Asche in ein Reagensglas und füge 2 ml Wasser und 2 Tropfen konzentrierter Salzsäure hinzu. Aufbrausen zeigt an, daß Oxalat vorhanden ist. (Vermeide ein Zuviel an Säure, da die Ausfällung von Calcium erst im nächsten Vorgang durchgeführt wird.)

b) Fülle das Reagensglas (von Vorgang a) mit einer gesättigten Lösung von Ammonium-oxalat. Ein schwerer weißer Niederschlag zeigt Calcium an.

c) Nimm eine andere nicht erhitzte zerstampfte Probe in ein Reagensglas und füge 2 Tropfen einer $^1/_{10}$ normalen Salzsäure hinzu. Schäumen zeigt Carbonate an.

d) Zu der gleichen Mischung wie bei c) füge 3 ml Wasser, 20 Tropfen molybdänsaures Salzreagens und 10 Tropfen aminonaphthosulphonsaures Reagens hinzu. (Gleiche Reagentien

Tabelle 3. *Steinanalyse nach* Ultzmann

		Murexidprobe mit Ammoniak pur-purrot, mit Kalilauge purpur-violett	Harnsäure und harnsaure Salze
Verbrennbar	Ohne Flamme und Geruch		
		Murexidprobe mit Ammoniak gelb, mit Kalilauge organgefarben	Xanthin
	Schwachblaue Flamme mit Geruch nach brennendem Fett oder Aas		Cystin
Nicht verbrennbar	Das native Pulver braust mit Chlorwasserstoffsäure auf		Carbonatapatit
	Das native Pulver braust nicht mit HCl auf	jedoch das geglühte Pulver	Oxalsaurer Kalk
		ebensowenig das geglühte Pulver	Erdphosphate

wie für die Bestimmung von anorganischem Phosphor im Serum.) Tiefes Blau zeigt an, daß Phosphat als primärer oder sekundärer Bestandteil vorhanden ist (nur schwach blaue Farbe ist als negativer Nachweis anzugeben).

e) Zum restlichen Pulver im Mörser füge 2 Tropfen einer 10%igen Lösung von Natriumhydroxyd. Der charakteristische Ammoniumgeruch beweist Vorliegen von Struvit.

B. Wenn keine Rückstände nach dem Erhitzen verblieben, gehe folgendermaßen vor:

a) Füge 2 Tropfen konzentrierte Salpetersäure einer kleinen Menge Steinpulver in einem
Porzellanschmelztiegel hinzu. Starkes Schäumen ist Hinweis auf Harnsäure. Den Beweis
hierfür erbringt man, indem man nach Trocknen im Dampfbad 2 Tropfen Ammonium-
hydroxyd dem rötlichen Rückstand zusetzt. Das Erscheinen eines brillianten Purpurs
bekräftigt die Gegenwart von Harnsäure (Murexidprobe).

b) Der Geruch nach verbranntem Haar bei Erhitzen des Pulvers ist Hinweis auf Cystin.
Er ist zu bestätigen: Einer Probe des Pulvers wird in einem Reagensglas 1 ml einer 10%igen
Lösung von Natriumhydroxyd zugesetzt. Erhitzen der Mischung in heißem Wasserbad unter
Hinzufügen einiger Kristalle von Bleiacetat. Tritt nach längerem Erhitzen Schwarzfärbung
auf, ist das Vorliegen von Cystin gesichert. Dabei darf jedoch nur ein schwerer Niederschlag
von Bleisulfid als positiv gewertet werden, da Proteinverunreinigungen einen schwach
positiven Ausfall ergeben."

Man muß sich jedoch bewußt sein, daß diese Bestimmungsarten eine nur
grobe Orientierung bringen. Wesentlich zuverlässiger und zur *qualitativen Analyse*
besser geeignet ist die Materialuntersuchung nach den *Angaben von* SPAETH
(Tabelle 4 aus Atlas der Mikroskopie der Harnsedimente von G. LUTZ u. P. SCHUGT,
Stuttgart 1943). Wie alle chemischen Steinanalysen, geht auch sie auf die schon
1896 von HAMMARSTEN angegebene Methodik zurück und gleicht in dieser Hin-
sicht den Methoden von KEYSER, RANDALL, J. S. P. BECK, HAWK und BERGHIM.
Mit ihnen hat sie deshalb auch bestimmte Fehler gemeinsam, auf welche DO-
MANSKI 1937 hinwies. Er übte Kritik insbesondere an der Bestimmung des Urat-
grundstoffes in Verbindung mit Ammoniak und an der Bestimmung der Oxalate.
HIGGINS geht hierauf in dem von ihm bearbeiteten Kapitel des Campbellschen
Handbuches der Urologie (1954) näher ein. Für den spezifischen Nachweis von
Oxalsäure empfiehlt HIGGINS in Anlehnung an eine ältere Arbeit von DOLONSORRO
und FERNANDEZ folgende Methodik: „Eine kleine Menge des Steinpulvers wird
mit konzentrierter Schwefelsäure zusammengebracht. Hierunter löst es sich auf,
wobei Oxalsäure in Freiheit gesetzt wird. Bei Zusatz von reinem Resorcin entsteht dann, sofern Oxalat im Stein vorhanden ist, eine blaue und grünblaue
Farbe." Zur Cystinbestimmung rät er zur Elementaranalyse auf Schwefel, da
Cystin neben Sulfonamiden eine der wenigen Schwefelverbindungen im Harnstein ist.

Im Hinblick auf das Vorkommen solcher Sulfonamidsteine ist auch die Testung
auf diesen Stoff bei positiver Schwefelreaktion notwendig. Hier die von HIGGINS
angegebene Methode: „Eine kleine Menge pulverisierten Steines, mit der eine
ausgehöhlte Porzellanplatte beschickt ist, wird mit 2 Tropfen einer 20%igen
Paratoluensulfonicsäure bedeckt. Eine Minute stehen lassen. Dann Zusatz eines
Tropfens einer frisch angesetzten 0,5%igen Natriumnitritlösung; nach weiterer
Minute Zusatz von 3 Tropfen Dimethyl-α-Naphthylamin. Bei Vorhandensein
von Sulphapyridin oder einem seiner Derivate entwickelt sich eine rote Farbe."
(Die Probe ist jedoch nicht absolut spezifisch.)

Keine der genannten Methoden erlaubt die *Unterscheidung der verschiedenen
Calciumphosphate*. Diese ergibt sich erst aus der Bestimmung des Verhältnisses
Calcium zu Phosphor. Nach LEONHARD u. BUTT beträgt dieses:

	Ca %	P %	Ca/P
Monocalc.-Phosphathydrat . . .	15,9	24,6	0,65
Brushit	23,3	18	1,29
Whitlockit	38,8	20	1,94
Hydroxylapatit	39,3	18,3	2,15
Carbonatapatit	38,8	18,0	2,15

Tabelle 4. *Steinuntersuchung.* (Nach Spaeth)

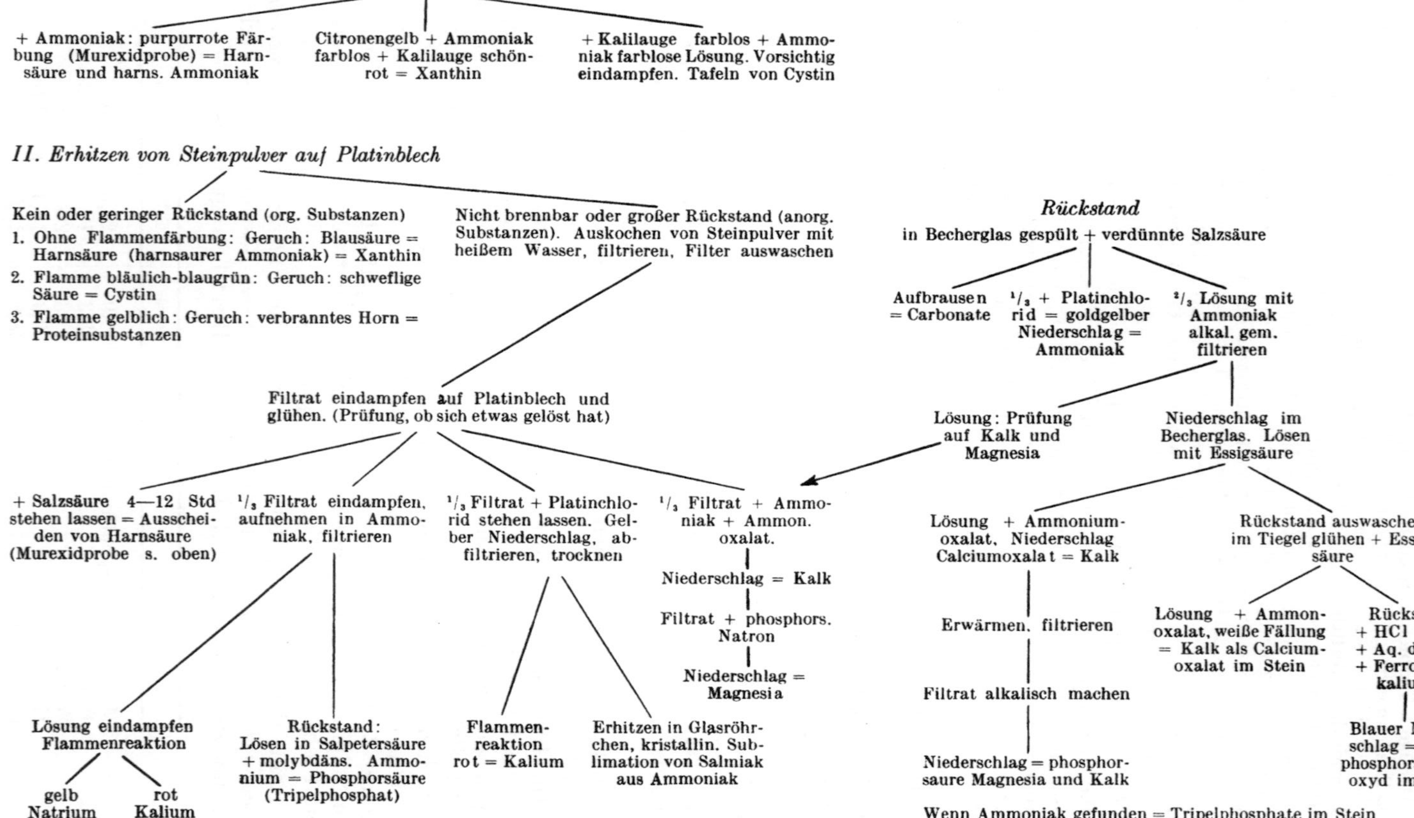

(Da Phosphatsteine meist geringe Mengen Oxalsäure enthalten, ist eine Korrektur vor der Bestimmung des Verhältnisses nach folgender Formel erforderlich:

„Phosphorus % 5,6 = nominal calcium phosphate %,

Calcium % — (oxalic acid % 0,45) = corrected calcium %

Corrected calcium % ÷ phosphorus % = Ca/P ratio".)

Durch Bestimmung des Calciumgehaltes ist auch eine Abgrenzung der beiden Oxalate möglich:

Calciumoxalat-Monohydrat = 27,4% Ca — 61,6% Oxalsäure,

Calciumoxalat-Dihydrat = 24,4% Ca — 54,8% Oxalsäure

(LEONHARD u. BUTT).

Hinsichtlich der *Methoden*, welche *zur quantitativen chemischen Analyse* Verwendung finden, verweise ich auf die Ausführungen von K. HINSBERG und W. GEINITZ im Handbuch der physiologisch- und pathologisch-chemischen Analyse von HOPPE-SEYLER/THIERFELDER, 10. Aufl., Bd. V, S. 435. Springer 1953. Man muß sich aber bewußt sein, daß bei dem häufigen polymineralischen Aufbau der Steine auch die chemische Steinanalyse zur exakten Klassifizierung der in den Steinen vorliegenden Verbindungen vielfach nicht ausreicht. Zur exakten Differenzierung sind deshalb weitere Methoden entwickelt worden.

d) Röntgendiagramm

Die erste Stelle nimmt hier die *Röntgenographie des Steinpulvers* ein (Röntgendiagramm, Röntgenkristallographie, X-ray-powder-Diffraktion), mit der die kristallographische Bestimmung der einzelnen Steinbestandteile erfolgt (s. Abb. 15). Sie wurde erstmalig von SAUPE 1931 für Harnsteine ausgewertet. Die Methode gibt genaue Auskunft über die chemischen Verbindungstypen der einzelnen Steinkomponenten. Mittels Debye-Scherrer-Kamera oder Brindley-Focus-Kamera wird das Diagramm festgehalten, welches die im Steinpulver vorliegenden Kristalle durch ihre Beugung der Röntgenstrahlen zeichnen. Das so erhaltene Diagramm wird mit Testaufnahmen von Reinsubstanzen verglichen (s. Abb. 16). Mit dieser Methodik arbeiteten

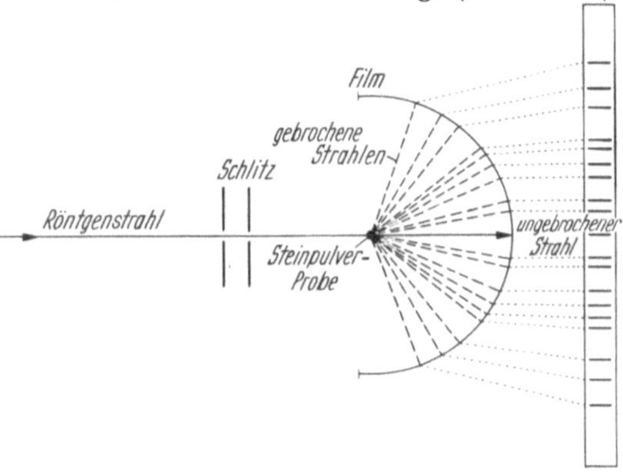

Abb. 15. Schematische Darstellung der Röntgenkristallographie. (PRIEN u. FRONDEL 1947)

A. TOVBORG JENSEN, PRIEN und FRONDEL, LAGERGREN u. THYGESEN, GASSER u. Mitarb., v. PHILIPSBORN u. a. Die heutige Kenntnis von der Vielzahl der kristallinen Komponenten in den Harnsteinen verdanken wir großenteils der Arbeit mit dieser Methode (TOWBORG JENSEN). In neuerer Zeit erfuhr sie eine wesentliche Vereinfachung, indem zur Registrierung der Strahlenbrechung ein Geiger-Müller-Zähler eingesetzt wird: Philips G.M.-Diffraktometer (über die Methodik s. LAGERGREN, C. Biophysical Investigations of urinary calculi, Acta radiologica, Suppl. 133, 1956).

Die röntgenologische Kristallographie bedarf zur Ergänzung aber *mikroskopisch-kristallographischer Untersuchungen*. Erst damit rundet sich das Bild des Steinaufbaues ab, zu dem auch die Kenntnis der Steinstruktur hinsichtlich Anzahl, Verteilung und Morphologie der Einzelkomponenten gehört. Die einfachste Methode liegt in der *Lupenbetrachtung* von Steinanschliffen, wie sie schon 1879 A. Krüche und wenig später Ultzmann verwendeten. Man ist erstaunt, welche Einblicke schon diese simple Untersuchungsform vermittelt

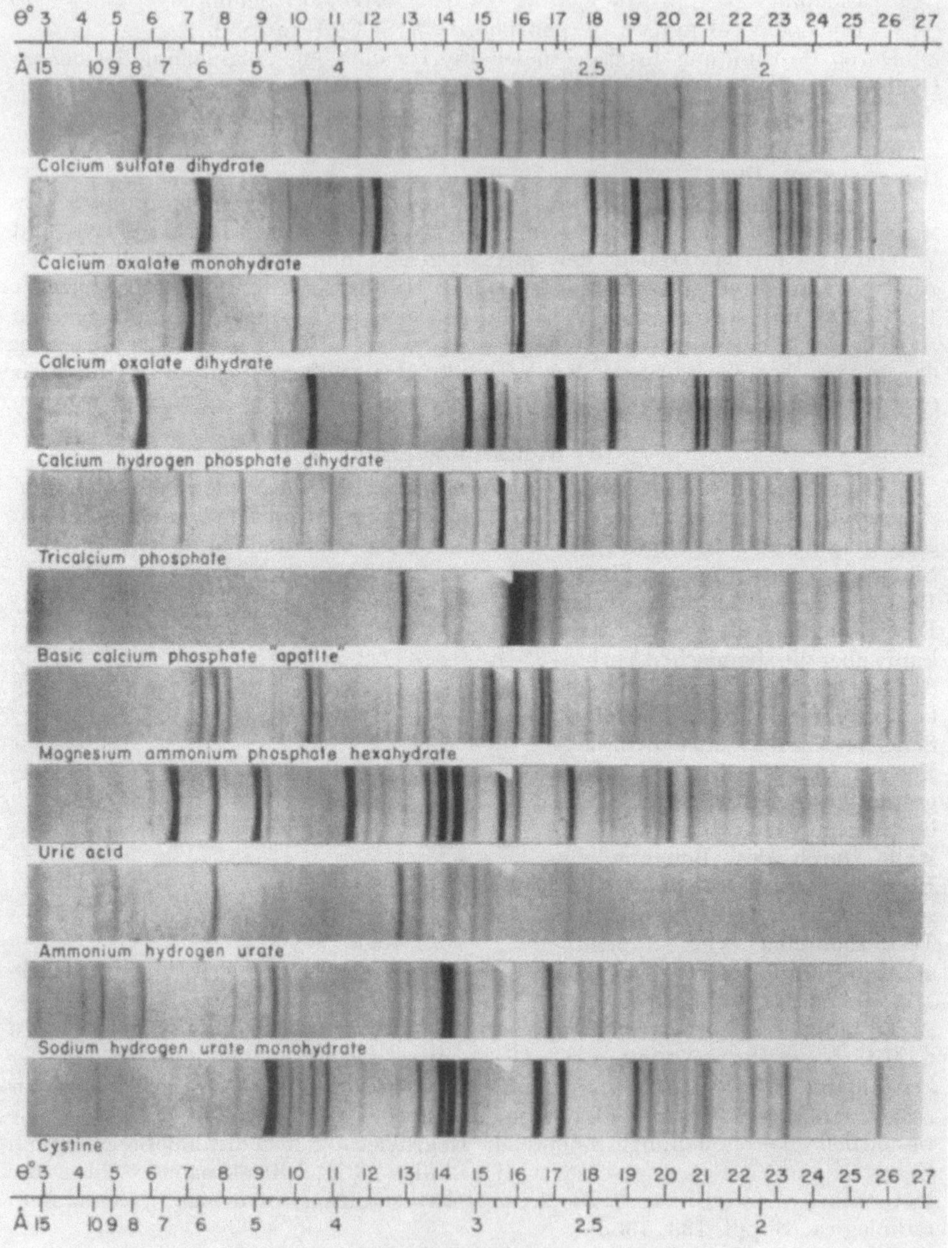

Abb. 16. Röntgendiagramme der 11 in Harnsteinen gefundenen kristallinen Komponenten, mit Debye-Scherrer-Kamera gewonnen. (Aus Lagergren 1956)

und wie sie z. B. den Unterschied erkennen läßt zwischen „dem regelmäßigen Schichtaufbau des Whewellit- und der grobkristallinen, mit Hohlräumen durchsetzten Ausbildung des Weddellitsteines" (Gasser u. Mitarb.). Das Vorkommen dieser zwei verschiedenen Kristallisationsformen des Calciumoxalates in Harnsteinen wurde erst 1923 von Nakano durch *Polarisationsmikroskopie* erwiesen. Dieser Methodik bedienten sich auch Keyser u. Prien (USA), K. H. Bauer in Deutschland (1931, 1933) und Brandenberger in der Schweiz. Bei Verwendung an Steindünnschliffen ermöglicht sie „durch die charakteristischen optischen

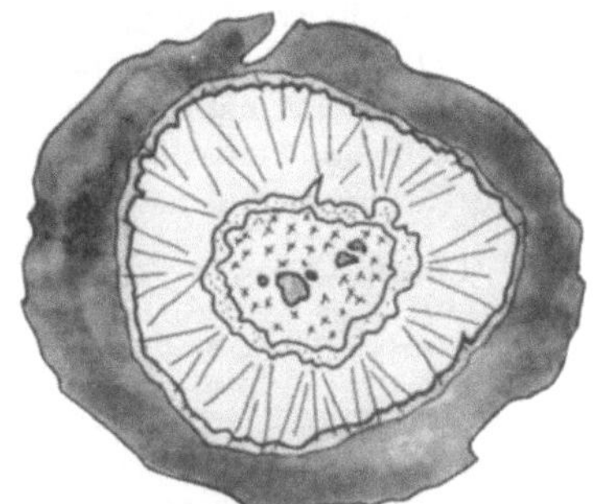

Konstanten, wie Lichtbrechung, Doppelbrechung, Auslöschung und morphologisches Bild eine weitere Lokalisierung und Bestimmung der Einzelkomponenten" (Gasser u. Mitarb.). Als Nachteil ist ihr Versagen bei der Unterscheidung bestimmter Steinkomponenten zu vermerken (Prien u. Frondel).

e) Mikroradiographie

In neuerer Zeit gibt man der einfacheren Mikroradiographie (Mikrobeugung der Röntgen-

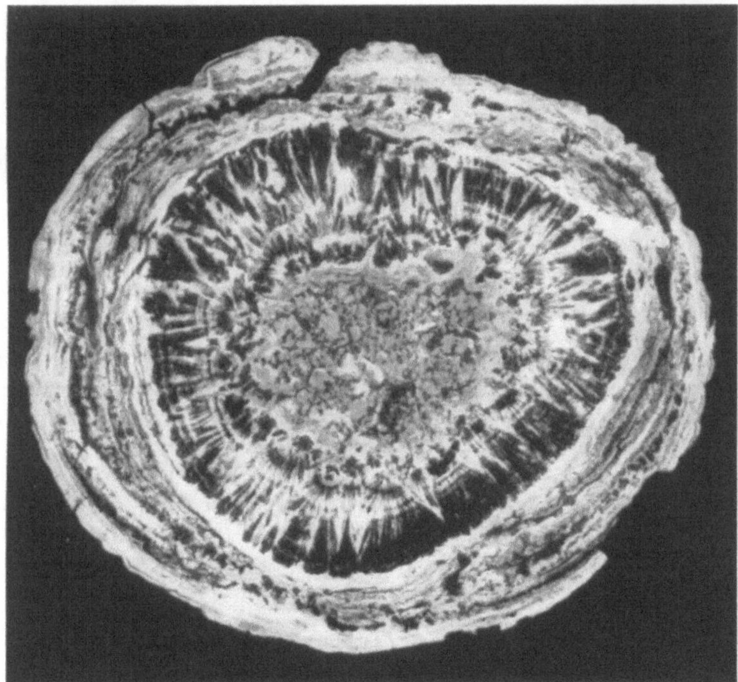

Abb. 17. Mikroradiogramm eines polymineralischen Nierensteines (Lagergren 1956). — Im Zentrum kleine *Apatit*bezirke (grau), umfaßt von *Whewellit* (× × ×). Anschließend schmale Zone von *Weddellit* und eine breite von *Whitlockit*. Zwischen letzterer und der (grauen) Außenschicht von *Apatit* schmaler Saum, in dem sich Apatit- und Whitlockit-Kristalle gemischt finden

strahlen) den Vorzug. Hierbei wird der Steinschliff in engen Kontakt mit einer feinkörnigen Filmemulsion gebracht. Nach Belichtung mit Röntgenstrahlen wird sie wie ein gewöhnlicher Film entwickelt. Das so erhaltene Mikrodiagramm wird dann zur leichteren Auswertung durch Photomikrographie vergrößert (s. Abb. 17, auch Abb. 18b u. 24b). Jede Steinkomponente hat eine für sie charakteristische Röntgenabsorption, weshalb sich auch Rückschlüsse auf

2*

ihre chemische Natur ziehen lassen. Deshalb hat Engström, der gemeinsam mit Bellmann die Mikroradiographie entwickelt hat, die Methodik (1956) so ausbauen können, daß sie jetzt auch quantitative chemische Analysen im histologischen und cytologischen Bereich erlaubt. Die Größe des Massenabsorptionskoeffizienten ist am stärksten beim Apatit. Es folgen das Brushit, dann das Whewellit, das Struvit, Cystin und schließlich Harnsäure. Carbonate sind hierbei nicht nachzuweisen.

Von D. E. Beischer stammen Versuche, auch die *Infrarotspektroskopie* zur Analyse von Nierensteinen heranzuziehen (1955). Er glaubt, hierin eine relativ einfache Methode zur Routineanalyse gefunden zu haben, welche die kompliziertere Radiographie ersetzen kann (s. Tabelle 5) [1].

Tabelle 5. *Infrarotspektrum der vorwiegend kristallinen Harnsteinbestandteile.*
(D. E. Beischer 1955)

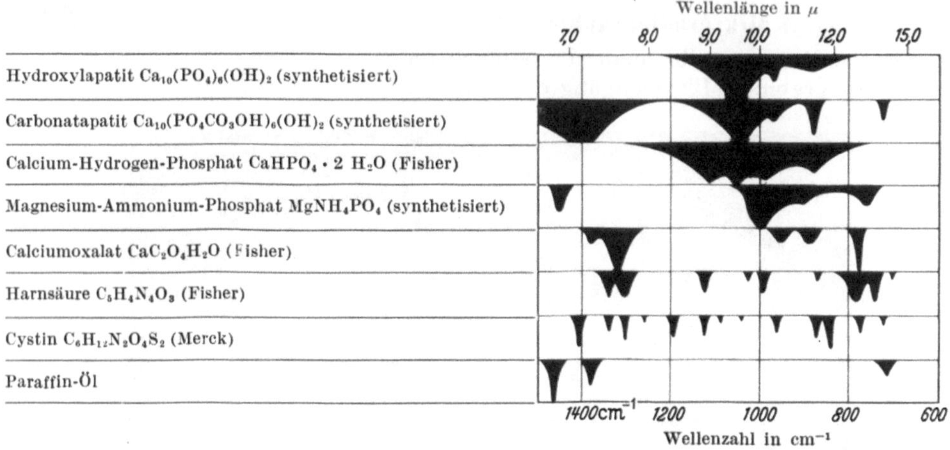

Hier seien in Kürze die Ergebnisse zusammengestellt, welche diese Methoden hinsichtlich Steinzusammensetzung und Steinaufbau erbrachten. Besonders wertvoll erweisen sich hierbei die Arbeiten von Prien und Frondel, von T. Jensen, von Lagergren und von v. Philipsborn.

Die Tabelle 6, der Arbeit von Prien und Frondel entnommen, gibt einen Überblick über die optischen Konstanten der einzelnen steinbildenden Elemente. Über die *Härte* und das *spezifische Gewicht* [nach Prien und Frondel (1947)] sowie über die *Steindichte* [nach Mihaéloff, Bull. Soc. Chem. Biol. 19, 1548 (1937)] orientiert die folgende Übersicht (Tabelle 7).

	Härte	spezifisches Gewicht	Dichte
Whewellit . .	2,5—3	2,23	} 2,037
Weddellit . . .	4	1,99	
Apatit	5	2,95—3,10	1,771
Whitlockit . .	5	3,12	
Brushit	2,0—2,5	2,32	
Struvit	2	1,71	
Gypsum . . .	2	2,32	
Bobierit	2	2,2	
Cystin	2,0	2,06	1,631
Harnsäure . .	2,5	1,89	1,741

[1] Y Chin Tsay [Jap. Journ. Urol. **51**, 117 (1960)] hat diese Methodik bei seinen Steinanalysen angewendet und bestätigt die Auffassung von Beischer.

Tabelle 6. *Bestimmungstabelle der optischen Konstanten von Harnsteinen*
(Nach E. L. PRIEN, u. C. FRONDEL 1947)

Name	Kristallines System	Zeichen	X oder O	Y	Z oder E	2 V	Brechung	Extinktionswinkel	Unterscheidungsmerkmale
Whewellit	mono-klin.	+	$1{,}491 = b$	1,555	1,650	84⁰	$r < v$ schwach	$z \wedge c = 31^0$	gegen Harn-säure: kein Index über 1,650; Index liegt unter 1,573
Weddellit Struvit	tetragon. ortho-rhomb.	+ +	1,523 $1{,}495 = a$	$1{,}496 = c$	1,544 $1{,}504 = b$	37⁰		$r < v$ stark	
Carbonat-apatit	hexa-gonal	iso-trop	Index unterschiedlich, gewöhnlich 1,55 bis 1,59 (äußerste Grenzen 1,520—1,610						isotrop., sphä-rolitisch, braust bei Salzsäurezu-satz auf
Hydroxyl apatit	hexa-gonal	iso-trop	Index unterschiedlich (wie oben)						isotrop., sphä-rolitisch; kein Aufbrausen bei Salzsäurezusatz
Brushit	mono-klin.	+	1,539	1,545	$1{,}551 = b$	87⁰	$v < r$ deutlich	$y \wedge a = 18^0$	deutliche radiäre Zeichnung
Harnsäure	ortho-rhomb.	?	1,573	?	1,830			parallel	gelbe Farbe, s. u. Whewellit
Natrium-urat	monoklin. oder triklin.		1,448	1,75	1,84			parallel	selten. nadelarti-ge Kristalle mit Winkel von 85⁰
Cystin	hexa-gonal	—	1,700		1,640				
Whit-lockit	hexa-gonal	—	1,629		1,626				selten; wie Apa-tit

Bei Einteilung der Harnsteine nach der in ihnen vorherrschenden kristallinen Komponente in 4 Hauptgruppen ergibt sich bei den einzelnen Untersuchern folgendes prozentuales Verhältnis:

Tabelle 8. *Vergleich der Hauptkomponenten von Harnsteinen verschiedener Veröffentlichungen.*
(Tabelle 3 der Arbeit von LAGERGREN 1956)

| Herkunft | | Analytische Methode | Oxalate | Tripel-phosphate | Andere Phosphate | Harnsäure und Urate | |
Nieren-steine %	Blasen-steine %		%	%	%	%	
100	—	chemisch	63	22	5	5	HELLSTRÖM
86	14	chemisch	62	24	4	13	HAMMARSTEN
2	98	chemisch	25	7	7	50	NEWCOMB u. Mitarb.
unbekannt		kristallo-graphisch	62	26	4	6	TOVBORG JENSEN
unbekannt		kristallo-graphisch	70	19	5	6	PRIEN u. Mitarb.
77	23	kristallo-graphisch	56	31	8	10	LAGERGREN

Ergänzend seien noch die Angaben von Fabre über 100 Harnsteine mitgeteilt, die nach dem vorherrschenden Element, analysiert nach der Technik von McIntosh, eingeteilt sind:

Tabelle 9

	Niere	Ureter	Blase	Prostata und Urethra	Summe
Calciumoxalat . .	19	28	2	1	50
Calciumphosphat .	5	1	2	1	9
Magnesiumphosphat	13	5	11	—	29
Harnsäure	4	4	2	—	10
Ammoniumurat . .	—	—	1	—	1
Cystin	1	—	—	—	1
	42	38	18	2	100

Mit Ausnahme von Newcomb u. Mitarb., die vorwiegend Blasensteine untersuchten, stehen bei allen Forschern die Calciumoxalatsteine an erster Stelle. Dieses Bild gewinnt aber ein anderes Gesicht, wenn die in den Steinen enthaltenen kristallinen Elemente bestimmt und nach Häufigkeit geordnet werden. Dann übernimmt das Hydroxylapatit die Führung (Tabelle 10), denn Apatit bildet den häufigsten Bestandteil polymineralischer Calciumoxalatsteine und wird auch bei allen Struvit- und allen Whitlockitsteinen gefunden.

Einen Überblick über das prozentuale Vorkommen der einzelnen kristallinen Substanzen in den von Lagergren untersuchten 460 Konkrementen der oberen und 140 Konkrementen der unteren Harnwege vermittelt die folgende Tabelle 11. Sie zeigt das Verhältnis der anorganischen zu den organischen kristallinen Konkrementen für die Niere mit 95,5:4,5%, für die Blase mit 71,4:28,6% an. Auch für Schweden gilt damit der wesentlich häufigere Aufbau der Blasensteine aus organischem kristallinen Material, zumal der Harnsäure, als er bei Nierenkonkrementen gefunden wird. Diese Erscheinung ist besonders ausgeprägt in Blasensteinzentren wie Südchina und Japan, wo in der Blase die Harnsäure- bzw. Uratkonkremente absolut vorherrschen (s. Isei). Auch spielen das Struvit und — im Abstand — das Brushit als Baustoff der anorganischen Blasensteine eine größere Rolle als bei Nierenkonkrementen.

Monomineralische anorganische Nierensteine machen bei Lagergren 20,64% des Gesamtmaterials aus. Davon entfallen fast 80% auf Calciumoxalat-, 18,3% auf Apatit- und 0,7% auf Brushitsteine. [Die Zahlen liegen für die monomineralischen Blasensteine (12%) bei 9 bzw. 2 bzw. 1%.] Der Steinkörper der reinen Calciumoxalatsteine bestand dabei aus reinem Whewellit in etwa 33% und aus reinem Weddellit in 3% der Fälle. Die übrigen 64% zeigten beide Kristallisationsformen gemischt, wobei auch hier das Monohydrat vorherrschte. Vielfach ist das Weddellit in groben Briefkuvertkristallen der Oberfläche der Whewellitsteine nur aufgewachsen (v. Philipsborn). Prien fand bei 600 Steinen ohne Unterscheidung ihres Ursprungsortes 217 (= 36,1%) monomineralische Calciumoxalatsteine, von denen 118 (= 54,3%) aus Whewellit und Weddellit, 9 (= 41,9%) nur aus Whewellit und 8 (= etwa 3,7%) allein aus Weddellit bestanden. In vitro geht frisch synthetisiertes Weddellit innerhalb weniger Tage in Whewellit über. Lagergren nimmt an, daß im Urin eine solche Umformung aber durch das Magnesium verhindert wird. Damit vertritt er wie Prien und Frondel die Auffassung, daß das Whewellit der Harnsteine ein Kristallisationsprodukt des Urins darstellt und nicht aus einer Umformung des Weddellits hervorgeht. v. Philipsborn hält die Umwandlung des Weddellits in Whewellit jedoch für gegeben. Als Beweis führt er an: „Die Pulverform solcher aufgewachsener Weddellitkristalle,

Tabelle 10. *Prozentuales Vorkommen der kristallinen Substanzen in Harnsteinen, röntgenographisch bestimmt.* (Tabelle 2 der Arbeit von LAGERGREN 1956)

Komponenten	Nieren- und Harnleitersteine		Blasensteine	
	Zahl	%	Zahl	%
Reines Calciumoxalat:				
Monohydrat	23	**5,0**	3	**2,1**
Dihydrat	2	**0,4**	1	**0,7**
Gemischte Calciumoxalate:				
vorherrschend Monohydrat	35	7,6	4	2,9
ungefähr gleiches Verhältnis	2	0,4	—	—
vorherrschend Dihydrat	8	1,7	1	0,7
Calciumoxalate + Apatit:				
Monohydrat + Apatit:				
vorherrschend Monohydrat	20	4,3	5	3,5
ungefähr gleiches Verhältnis	5	1,1	1	0,7
vorherrschend Apatit	10	2,2	1	0,7
Dihydrat + Apatit:				
vorherrschend Dihydrat	26	5,7	4	2,9
ungefähr gleiches Verhältnis	6	1,3	2	1,5
vorherrschend Apatit	10	2,2	1	0,7
Gemischte Calciumoxalate (vorherrschend) + Apatit:				
vorherrschend Monohydrat	44	9,6	2	1,5
ungefähr gleiches Verhältnis	17	3,7	1	0,7
vorherrschend Dihydrat	56	12,2	2	1,5
Apatit (vorherrschend) + gemischte Calciumoxalate	9	1,9	2	1,5
Reines Apatit	18	**3,9**	2	**1,5**
Apatit + Tripelphosphat:				
vorherrschend Apatit	39	8,5	10	7,1
ungefähr gleiches Verhältnis	16	3,5	9	6,4
vorherrschend Tripelphosphat	56	12,2	31	22,1
Tripelphosphat + Apatit + Calciumoxalat:				
vorherrschend Tripelphosphat	12	2,6	4	2,9
vorherrschend Apatit	5	1,1	3	2,1
Tripelphosphat + Calciumoxalat	1	0,2	—	—
Calciumphosphat-Dihydrat:				
rein	1	**0,2**	1	**0,7**
gemischt	10	2,2	8	5,7
Tricalciumphosphat:				
gemischt	6	1,3	2	1,5
Calciumsulfat-Dihydrat:				
gemischt	1	0,2	—	—
Harnsäure:				
rein	7	**1,5**	15	**10,7**
gemischt mit Ammoniumurat	1	0,2	9	6,4
gemischt mit Calciumoxalat	8	1,7	5	3,5
gemischt mit anderen Substanzen	1	0,2	3	2,1
Ammoniumurat:				
gemischt mit anderen Substanzen als Harnsäure	—	—	5	3,5
Natriumurat:				
gemischt mit Calciumoxalat-Monohydrat	—	—	1	0,7
Cystin:				
rein	3	0,7	1	0,7
gemischt	2	0,4	1	0,7

Tabelle 11. *Die röntgenographisch in Harnsteinen nachgewiesenen Bestandteile und die Häufigkeit ihres Vorkommens.* (Tabelle 1 der Arbeit von Lagergren 1956)

Chemischer Name	Chemische Formel	Mineralogischer Name	Prozentuale Häufigkeit		
			Niere, Ureter 460 Fälle	Blase 140 Fälle	Gesamt 600 Fälle
1. Calciumoxalat-Monohydrat . .	$CaC_2O_4 \cdot H_2O$	Whewellit	52,4	26,4	46,3
2. Calciumoxalat-Dihydrat	$CaC_2O_4 \cdot 2\,H_2O$	Weddellit	52,0	24,3	45,3
3. Calciumphosphat-Dihydrat	$CaHPO_4 \cdot 2\,H_2O$	Brushit	2,6	6,4	3,5
4. Tricalciumphosphat	$Ca_2(PO_4)_2$	Whitlockit	1,3	1,5	1,3
5. Basisches Calciumphosphat	$Ca_{10}(PO_4)_6(OH)_2$	Hydroxylapatit	75,8	68,0	74,0
6. Tripelphosphat .	$MgNH_4PO_4 \cdot 6\,H_2O$	Struvit	30,2	45,0	33,7
7. Calciumsulfat-Dihydrat	$CaSO_4 \cdot 2\,H_2O$	Gips	—	0,7	0,2
8. Harnsäure . . .	$C_5H_4N_4O_3$		3,9	24,3	8,7
9. Ammoniumurat .	$NH_4C_5H_3N_4O_3$		0,2	10,0	2,5
10. Natriumurat-Monohydrat . .	$NaC_5H_3N_4O_3 \cdot HO_2$		—	0,7	0,2
11. Cystin	$(SCH_2CH(NH_2) \cdot COOH)_2$		1,1	1,4	1,2

im Polarisationsmikroskop betrachtet, läßt häufig an der starken Doppelbrechung und anderen kristallographischen Eigenschaften erkennen, daß diese Kristalle unter Erhaltung der äußeren Form in Whewellit umgewandet sind, sog. Pseudomorphose der Mineralogen." (Siehe auch v. Hodenberg 1956.)

Apatit findet sich in dem Material von Lagergren in $^2/_3$ aller Calciumoxalatsteine, bei Prien in nicht ganz der Hälfte der Fälle (186:217). Dabei ist es in verschiedenem Ausmaß in Spalten zwischen und auf der Oberfläche von Oxalatkristallen abgelagert. "It must be stated, that apatite may possibly enter primarily into the internal structure of certain oxalate calculi, especially those of the granular monohydrate variety" (Prien und Frondel).

Die Identifizierung des kristallinen Elementes der „Calciumcarbonatsteine" als Apatit ist nur optisch oder röntgenologisch, sein Nachweis als solches nur chemisch möglich (verdünnte Salzsäure). Bisher blieb ungeklärt, ob das Carbonat bei diesen Carbonatapatitsteinen einem mikrokristallinen Apatit beigemischt oder aber ob es in die Apatitstruktur eingetreten ist. Hier sei besonders auf die Arbeiten von Gruner u. McConnell und Silverman u. Mitarb. verwiesen. Lagergren neigt der Auffassung zu, daß es als CO_3-Gruppe an die Oberfläche der Apatitkristalle gebunden ist. Es ist Hauptbestandteil der Prostatasteine.

Wie schon gesagt, ist Hydroxylapatit Bestandteil aller Struvitsteine. Dabei ist das Verhältnis zwischen beiden Stoffen sehr unterschiedlich. Bei vorherrschendem Struvit erscheint das Apatit meist als Brücken, die das Netzwerk des radiär angeordneten Struvit durchkreuzen, sowie eingelagert in die Zwischenräume des Netzwerkes. Überwiegt das Apatit, so zeigt es sich in unregelmäßigen konzentrischen Zonen verteilt, zwischen denen das Struvit kristallisiert liegt. Von den seltenen Phosphaten erscheint das Brushit bei Lagergren in 1,3% der Fälle, und zwar gemischt mit Apatit. Prien hat es bei 1000 Steinuntersuchungen nie nachweisen können. Bei einem p_H von 6 fällt Brushit unter Bildung dünner nadelartiger Kristalle leicht aus. Whitlockit, ebenfalls von T. Jensen in Harnsteinen entdeckt, vermag sich nicht in reiner Form aus Lösungen zu bilden. Erst die Gegenwart von Magnesium macht die Synthese möglich. Dabei substituiert dieses das Calcium im Molekül, sofern es in einer Menge von 3—4% vorhanden ist.

Harnsäuresteine sind häufiger monomineralisch als polymineralisch, während Urate fast nur mit anderen Mineralien gemischt erscheinen. Dabei verdienen die Angaben von T. Jensen und von Prien u. Frondel Beachtung, daß die häufige chemische Bestimmung von Uraten im Widerspruch zu dem seltenen röntgenologischen Nachweis steht. Der chemische Nachweis von Ammoniumurat ist, wie auch Domanski und Higgins betonen, absolut unsicher.

Cystin erscheint stets in reiner Form, sofern keine Entzündung bestanden hat.

In vielen Steinen liegt als *Steinkern* ein anderes Mineral vor, als der übrige Stein aufweist. Prien fand vorwiegend Nuclei aus Apatit (s. Abb. 18a). Lager-

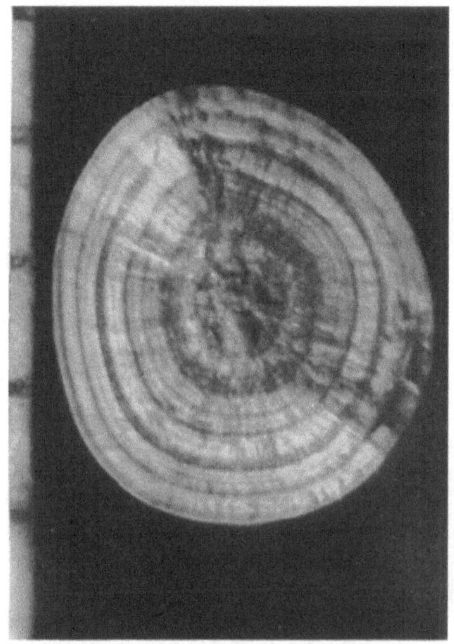
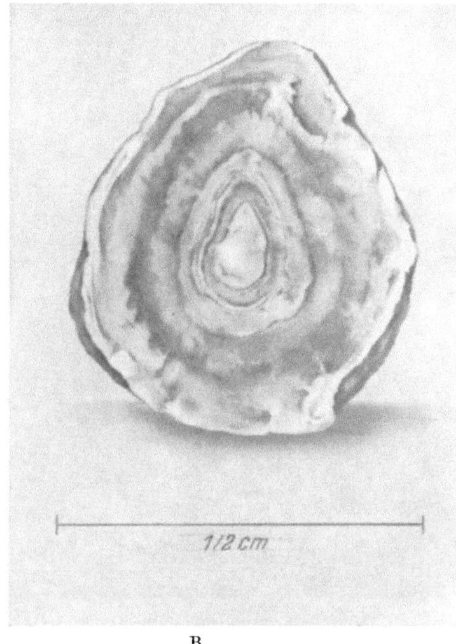

A   B

Abb. 18a. Steinschliffe von Calcium-Oxalatsteinen. A mit Kern aus gleichem Material; B mit Apatit-Kern.
(Aus E. L. Prien 1955)

gren beschreibt für Calciumoxalatkonkremente auch häufigere Kernbildungen aus Harnsäure, wie er für Apatitsteine auch vielfach Oxalat als Nucleus angibt. Seine 2 Befunde an Gips stellten kleine Nuclei in Harnsäuresteinen dar. Ebenso betraf sein einziger Nachweis von Natriumhydrogenurat einen Nucleus in einem Whewellit-Blasenstein. Als Nuclei von Struvitsteinen beschreibt Lagergren vorwiegend solche aus Apatit. In anderen Fällen fand er Hohlräume, deren Wände aus eingetrocknetem Blut bestanden. Doch auch große Struvitkristalle, von Apatit umgeben, sowie Calciumoxalat werden als Nuclei vermerkt.

Steine mit radiärer Streifung und mit konzentrischer Schichtung weisen auf das Vorhandensein von Whewellit, Harnsäure, Ammoniumurat, Brushit oder Whitlockit hin (s. Abb. 18a u. b und 8). Gasser führt die feine konzentrische Schichtung, zumal der Calciumoxalatsteine, auf die p_H-Schwankungen im Tages-Nacht-Rhythmus zurück und glaubt so auch Rückschlüsse auf das Alter der Steine ziehen zu können. Lichtwitz deutet die Schichtung durch „osmotisches Wachstum" bzw. als Liesegang-Ringe (s. Kap. XII). Thiele weist dieses zurück, da einer solchen Erklärung schon die Kristallordnung widerspreche. Der Wechsel von Apatit- und Struvitschichten bei entzündlichen Steinen wird allgemein auf p_H-Schwankungen des Urins zurückgeführt.

Jeder Kristall im Stein wie im Urin besitzt ein organisches Gerüst. In dieses Gerüst sind die Farbstoffe der „farbigen Konkremente" eingeschlossen, „und zwar in kristallographisch verschiedenen Richtungen verschieden stark" (v. Philipsborn). Demgegenüber sind die Spurenelemente Cu, Zn, Pb und Sr, welche v. Philipsborn in den verschiedenen Steinarten nachwies, in das Kristallgitter aufgenommen, wobei sie anstelle von Calcium in das Gitter der Calciumoxalat- und -phosphatsteine eintreten. Ihre Menge ist dabei abhängig von den Gewohnheiten der Ernährung" (v. Philipsborn). Die spektralanalytische Bestimmung einiger Elemente (mit Gitterspektrograph ARL 1,5 m) durch v. Philipsborn an 3 Harnsteinen zeigt die folgende Tabelle 12 [Urol. internat. 7, 37 (1958)].

Dillon, Spira, Herman und schließlich Volkmann fanden in Harnkonkrementen auch Fluor. Bei Spira und bei Volkmann enthielten alle 14 untersuchten Konkremente dieses Element. Die Angabe von v. Philipsborn, daß Fluor allein in das Gitter des Apatit passe und damit ein Einbau in andere Steine unwahrscheinlich sei, entspricht der Feststellung von Herman, Mason u. Light; nach ihnen enthielten alle Steine mit höherem Fluorgehalt auch Apatit. Die von

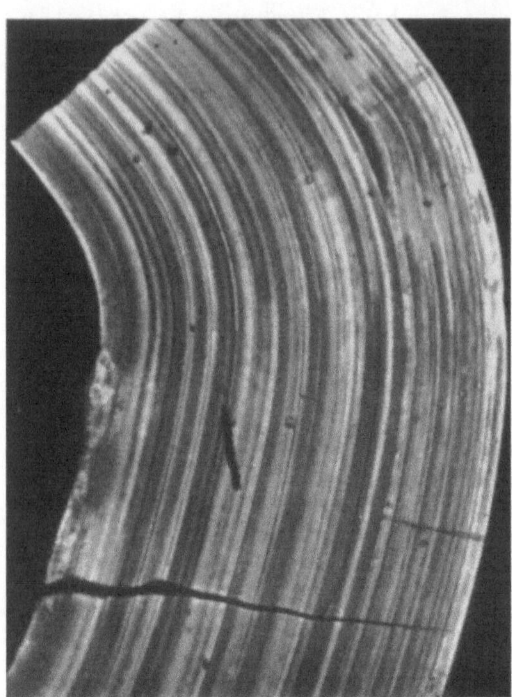

Abb. 18b. Mikroradiogramm eines Teiles eines 150 Micra starken Schnittes eines reinen Calciumoxalat-Monohydratsteines der Niere. — Die bei diesem Steintyp häufige konzentrische Schichtung ist gut zu erkennen. Die einzelnen Schichten messen oft weniger als 100 Micra und sind unterschiedlich in ihrer Absorption für Röntgenstrahlen. (28fache Vergrößerung, 27 kV, 10 mAmp. Aus Lagergren 1956)

Tabelle 12

λ (mμ)	Elemente	Harnsteine 102	275a	339	
2130,0	Cu	m	0	m	102: Calciumoxalat und Calciumphosphat in Schichten wechselnd
2795,5	Mg	üst	sst	üst	
2802,7	Mg	üst	sst	üst	
2833,1	Pb	sst	0	m	257a: Harnsäurestein, in der Asche mikroskopisch-chemisch Ca und P, nicht Mg gefunden
2852,1	Mg	üst	sst	üst	
3020,6	Fe	sst	sw	m	
3274,0	Cu	st	st	sst	
3282,3	Zn	st	0	m	339: Calciumoxalat, Calciumphosphat, Harn-
3345,0	Zn	sst	0	st	säure, tiefviolett im ganzen, mikroskopisch:
3405,1	Co	ssw	m	ssw	violette pleochroitische Zonen
3683,5	Pb	sst	m	sw	
4057,8	Pb	sst	st	st	0 = nicht w = wenig m = mittel
4077,7	Sr	üst	üst	üst	s = sehr st = stark ü = über

VOLKMANN aufgeworfene Frage einer eventuell ätiologischen Bedeutung des Elementes für die Steinbildung wird von diesen Forschern verneint: der Fluorgehalt ist abhängig vom Fluorgehalt des Harnes und von der Zeitdauer der Einwirkung (entsprechend dem Fluorgehalt des Knochens, welchen Mineralogen und Archäologen zur Altersbestimmung verwenden[1].

3. Die Steinmatrix

Das organische Steingerüst, die Steinmatrix, wurde schon von A. v. HEYDE (1684) durch Behandlung des Steines mit Salpetersäure gewonnen. FOURCROY und VAUQUELIN (1803) erklärten sie als „eine albuminöse oder gallertige Masse". Gewichtsmäßig beträgt sie nach BOYCE u. Mitarb. 2,0—3,22% des Steines, im Durchschnitt 2,5% (s. Tabelle 13). GASSER u. Mitarb. berechneten sie mit 3—5%. v. PHILIPSBORN gibt Werte von 2—3,7% an. Nach Entkalkung des Steines ist die verbleibende Matrix meist ein Abbild desselben (s. Abb. 19 u. 20). Das trifft besonders für Uratsteine zu. Nur bei Cystinsteinen verbleibt sie als eine amorphe Masse (KING u. BOYCE). Mikroskopisch ist ihr Aufbau aus parallel, dabei z. T. in Schleifen verlaufenden Fibrillen und aus amorphem interfibrillärem Material erkennbar. Die Abb. 21 aus der Arbeit von BOYCE u. GARVEY läßt diese Verhältnisse deutlich werden. Im Gegensatz zu KORHONEN, zu HELLSTRÖM und zu LAGERGREN fand BOYCE nie Zellen oder sonstiges Fremdmaterial als Bildungszentrum. Bei unvollständiger Entkalkung des Steines sieht man, wie die Kristalle der Steinbildner eng an die Ränder der Fibrillen angelagert und in die amorphe interfibrilläre Substanz eingebettet

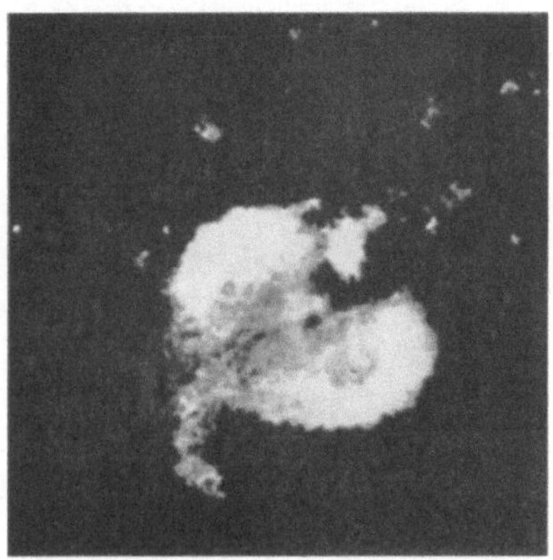

Abb. 19. Intakte Matrix eines geteilten Steines. Der Oxalatapatitstein wurde in Formalin gehärtet und in EDTA entkalkt. Die Matrix bildet ein Abbild des Originalsteines (Unterwasserphotographie)

sind (s. Abb. 22). Auf dem Steinschliff läßt sich die Steinmatrix und damit ihr Verhältnis zu dem kristallinen Anteil durch Ninhydrinfärbung leicht darstellen (GASSER u. Mitarb.). Histochemisch ist sie durch positive Leukofuchsinreaktion (Schiff) der Fibrillen und der amorphen Substanz gekennzeichnet. Zum Teil gibt sie diffuse Blaureaktion (Orthochromasie), z. T. purpurrote Reaktion (Metachromasie) auf Toluidinblau. BOYCE u. Mitarb. haben mit einer von ihnen entwickelten Methode, welche sowohl mikroradiographische als auch die färbe-

Tabelle 13. *Gefriergetrocknete Matrix von Calciumsteinen.* (Aus BOYCE u. GARVEY 1956)

Steinart	Gewicht der getrockneten Steine g	Matrix-gewicht (g)	An-organische Asche %	Aschen-freie Matrix %
1. 100 gemischte Calciumoxalat-Apatitsteine .	68,45	2,2041	12,46	2,82
2. 50 Apatitsteine	40,24	1,0001	6,84	2,32
3. 25 Calciumoxalat-Struvitsteine	35,84	0,7526	5,22	2,00
4. 88 Calciumoxalatsteine	35,19	1,3358	14,98	3,22
5. 1 Hirschgeweihstein	25,23	0,5940	5,37	2,23
Gesamt	204,95	5,8866	8,97	*2,52*

[1] Siehe auch J. R. HERMAN und L. PAPADAKIS: J. Urol. **83**, 799 (1960).

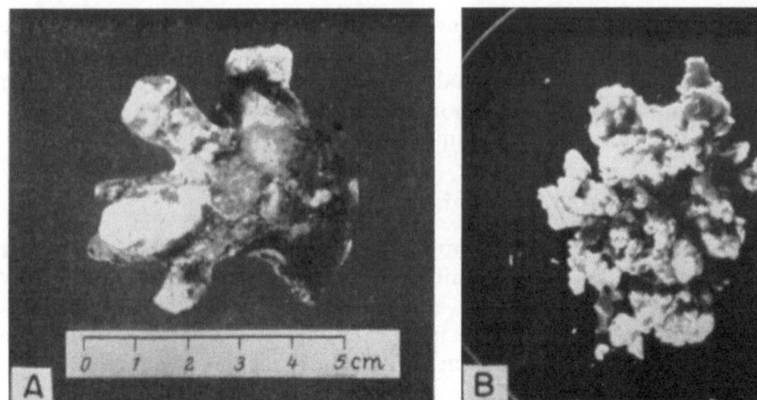

Abb. 20. Hirschgeweihstein und die aus ihm gewonnene Matrix. Der Stein (A) wurde im Vakuum getrocknet (Trockengewicht 25,23 g), entkristallisiert in EDTA und die Matrix durch Ultrafiltration gewonnen. Die aschenfreie, gefriergetrocknete Matrix (B) wog 0,5621 g und machte 2,23 % des Steingewichtes aus

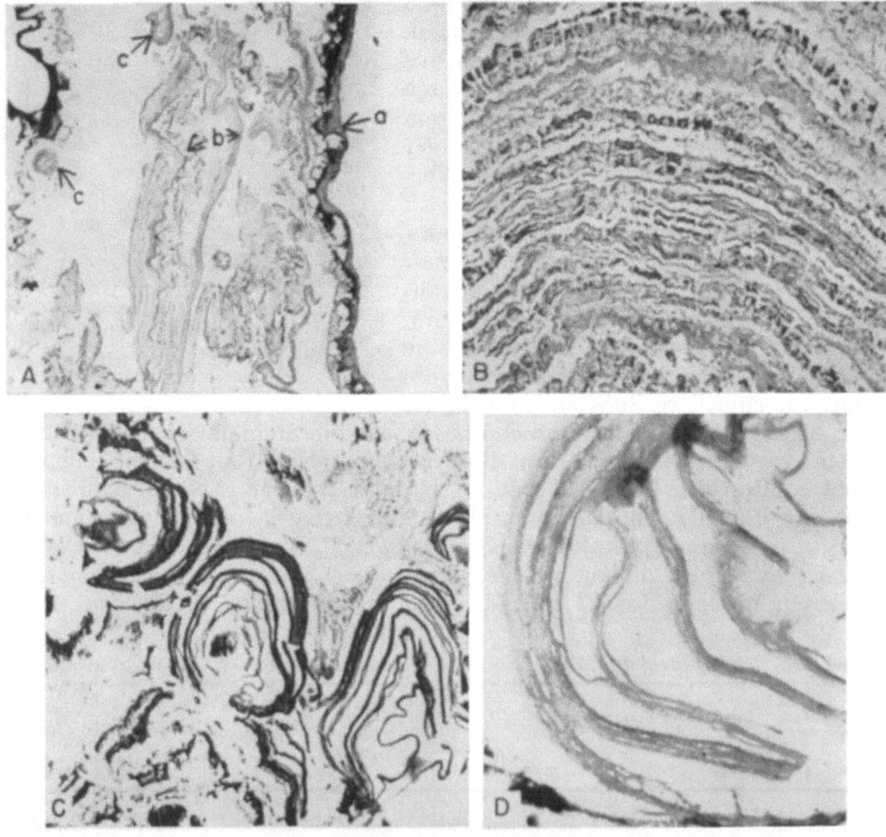

Abb. 21 A—D. Mikroskopisches Bild der Matrix entkalkter Steine. A Calciumphosphatstein; PAS-Färbung mit Gegenfärbung nach Weigert. 100fache Vergrößerung. Eine dichte Lage von Oberflächenmaterial (a), von parallellaufenden Fibrillen (b), von amorphem interfibrillären Material und einigen schmalen „Matrixwirbeln" (c) sind für die Matrix aller Steine charakteristisch. B Reiner Harnsäurestein. PAS-Färbung. 150fache Vergrößerung. Die konzentrischen Schichten, die Fibrillen und das amorphe interfibrilläre Material sind deutlich erkennbar. C Zentrum eines gemischten Oxalatphosphatsteines. PAS-Färbung. 150fache Vergrößerung. Zahlreiche „Matrixwirbel" sind ein gewöhnlicher Befund im zentrumsnahen Abschnitt von Kalksteinen. D Zentrum eines reinen Calciumphosphatsteines (Toluidinblaufärbung). 490fache Vergrößerung. Die entkalkte Matrix ist weitgehend orthochromatisch. Doch sind in allen Kalksteinen Gebiete mit Metachromasie vorhanden. (Boyce u. Garvey 1956)

rische Untersuchung eines Steinschliffes erlaubt, das Verhalten der mineralischen Elemente zur organischen Gerüstsubstanz und deren Anordnung studiert. Sie weisen dabei auf die geordnete Struktur der Matrix und auf deren enge Verbindung mit den Apatitkristallen hin (s. Abb. 23). Hieraus folgern sie, daß die Entwicklung der Steinmatrix Voraussetzung der Steinbildung ist. Sie sehen

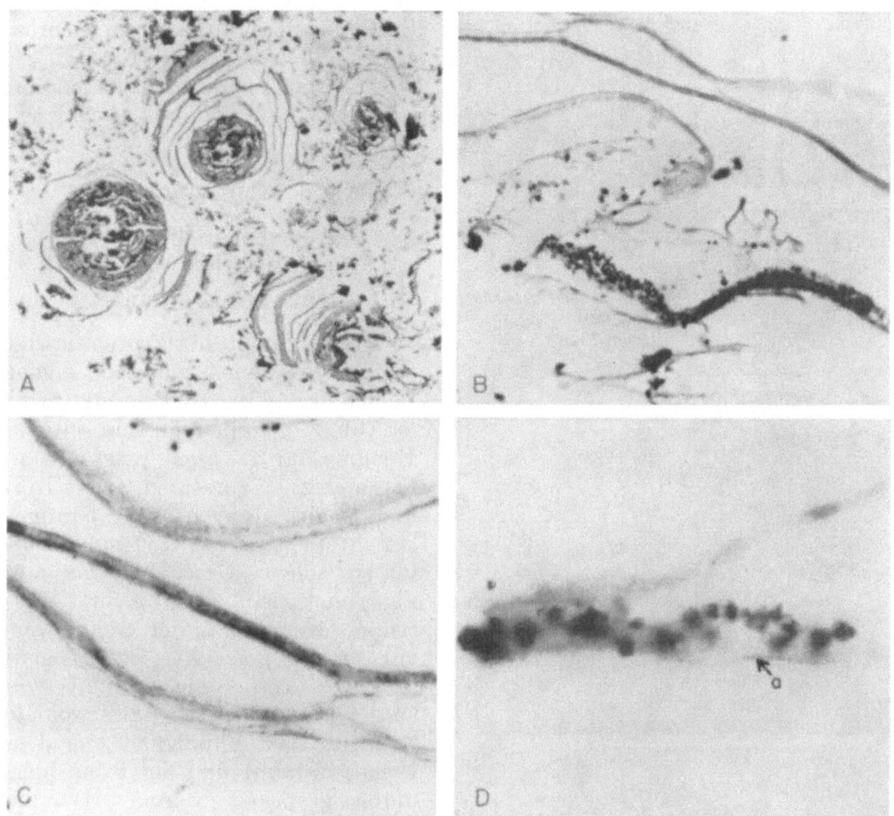

Abb. 22 A—D. Mikroskopisches Bild eines teilweise entkalkten Steines. Von Kossa-Färbung für die anorganischen Kristalle (schwarz) und PAS-Gegenfärbung für die Matrix (rot). A Oxalatphosphatstein. Die Anlagerung der Kristalle an die Fibrillen der Matrix ist deutlich erkennbar (142fache Vergrößerung). B Calciumphosphatstein (570fache Vergrößerung). C Calciumoxalatstein mit weniger als 5 % Phosphatgehalt. 1352fache Vergrößerung. (Beachte die restlichen Kristalle entlang den Fibrillen.) D Calciumphosphatstein (1352fache Vergrößerung). Die Kristalle sind in großen Gruppen und kleineren Einheiten vorhanden (a). Dabei liegen sie den Fibrillen an bzw. sind sie in amorphes interfibrilläres Material eingebettet

hierdurch aber auch die Kristallisationstheorie widerlegt, da bei dieser nur eine ungeordnete organische Substanz, ein Gewölle zu erwarten wäre (s. auch Bos-HAMER 1959). Aus ihren gewonnenen Bildern von Steinschliffen geht weiterhin hervor, daß die Steinmatrix auch an der radiären Steinzeichnung mitbeteiligt ist (s. Abb. 24).

Den chemischen Aufbau und die eigentliche Natur der Matrix hat KORHONEN seinerzeit zu erforschen versucht, ohne daß ihm eine wirkliche Klärung gelang. In seiner Monographie (1932) stellte er aber schon fest: „Es ist evident, daß das Stroma teils aus den normalerweise im Harn befindlichen kolloidalen Stoffen, teils aus dem pathologischen Eiweiß gebildet ist, das infolge von funktionellen, durch eine Infektion oder durch andere pathologische Prozesse bedingten Nierenstörungen in den Harn ausgeschieden wurde". Diese Erkenntnis ging der Zeit um 15 Jahre voraus, scheinen doch die Untersuchungen von Boyce u. Mitarb., von Gasser u. Mitarb. und von Dulce u. a. dieses zu bestätigen. Auf den letztgenannten Untersuchungen bauen die neueren Theorien der Harnsteinbildung auf. Deshalb erschien es angebracht, diesen Komplex auch im Zusammenhang mit diesen Theorien abzuhandeln (s. Kapitel XII).

Dagegen sei hier noch ein anderes, interessantes Kapitel angeschlossen. Es betrifft die

Anhang:
Spontanfrakturen und Spontanauflösungen von Harnkonkrementen

Echte Spontanfrakturen harter Steine, von denen hier eine eigene Beobachtung im Bild gezeigt wird (s. Abb. 25), stellen ein sehr seltenes Ereignis dar (s. auch Kapsammer, Wildbolz). Vorstufen, wie Riß- und Spaltbildungen, sind häufiger berichtet (Nakano). D'Etoilles hat für ein solches Geschehen das vom Zentrum peripherwärts fortschreitende Austrocknen der Steine verantwortlich gemacht. Eine gegensätzliche Auffassung stammt von Ord. Er glaubt, daß die kolloidale Steinsubstanz Flüssigkeit aus dem Urin aufnimmt und der Stein hierdurch gesprengt werde. Heller, Southam und Ultzmann erwogen die Möglichkeit, daß infolge chemischer Umsetzungen im Stein CO_2 frei werde und die Steinsprengung verursache. v. Frisch zog Bakterieneinwirkung in Betracht. Joly sieht die Ursache in Strukturumwandlungen des Steingerüstes. In neuerer Zeit hat sich Nakano mit diesem Problem eingehender auseinandergesetzt. Er vertritt den Standpunkt, daß Riß- und Frakturbildung sich nur physikalisch durch langsam eintretende Kohäsionsunterschiede erklären läßt. Zu deren Ursachen zählt er Gasentwicklung, Austrocknung

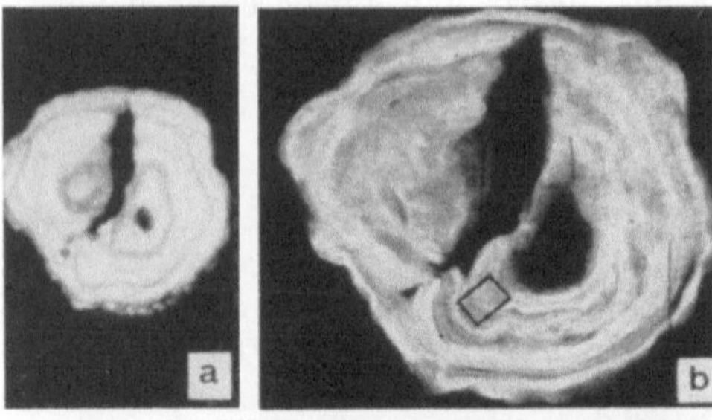

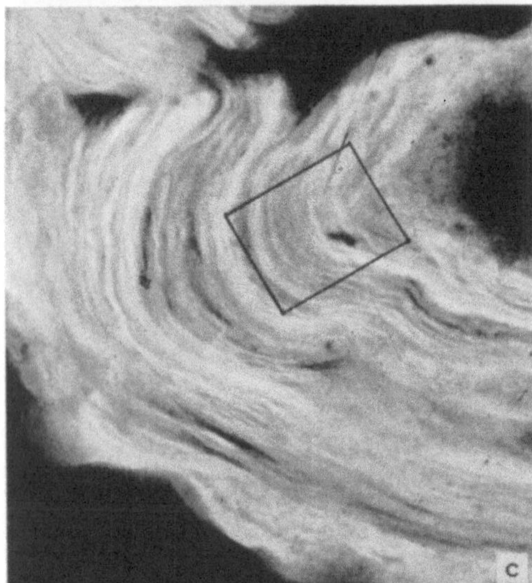

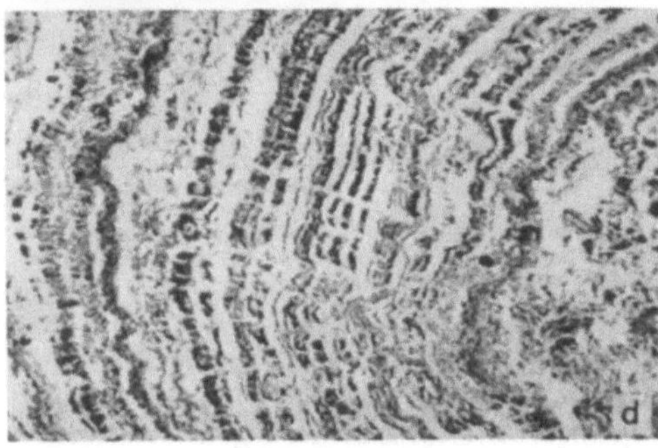

Abb. 23a—d. Apatit-Stein des Ureters (Originalgröße 7 × 8 mm). a Photographie eines durch das Steinzentrum geführten Schnittes. b Mikroradiogramm von a. Das rechteckig eingezeichnete Gebiet ist in d dargestellt. c Wie b in stärkerer Vergrößerung. d Photomikrogramm der Matrix des abgegrenzten Gebietes nach Entkalkung. Toluidinblau-0-Färbung. Die Fibrillen sind metachromatisch. Von-Kossa-positive Granula verbleiben entlang der Oberfläche der Matrixfibrillen und in diese eingebettet. (Abb. 5 der Arbeit Boyce, Pool, Meschan u. King 1958)

wie auch Quellung und schließlich Bakterientätigkeit. Auch Schade sieht in Frakturbildungen von Steinen ein pysikalisches Problem, jedoch anderer Art,

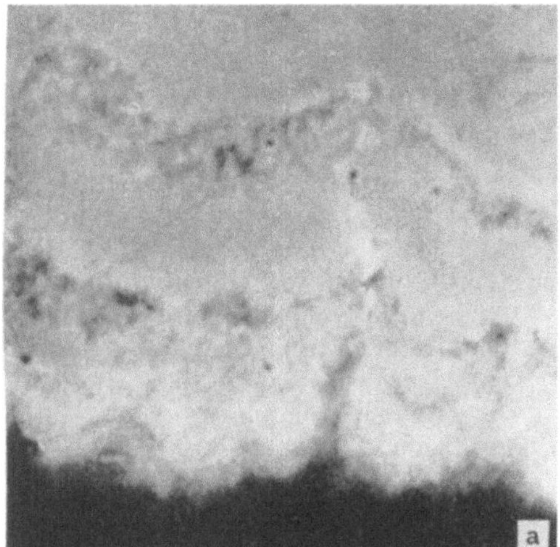 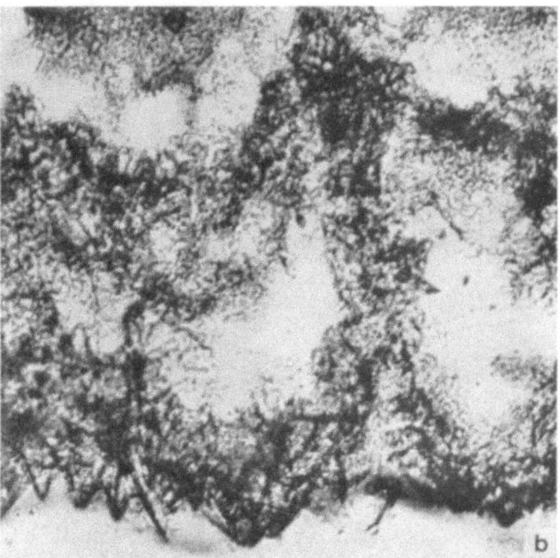

Abb. 24a u. b. a Mikroradiogramm eines Schnittes aus der Randpartie eines Whewellit-Steines. Zwischen den großen Calciumoxalat-Monohydrat-Kristallen ein radiärer Streifen von mehr röntgenopaquem Apatit. b Ungefärbte Matrix nach Dekristallisierung des gleichen Schnittes. Die radiäre Streifung der Matrix entspricht dem Gebiet der Apatit-Ablagerung. (Abb. 2a u. b. der Arbeit BOYCE, POOL, MESCHAN u. KING 1958)

als es NAKANO darstellt. Er betont, daß im Stein weitere Umbildungen vor sich gehen und sich die Kristallisationsformen vergrößern. HÄBLER, ein Schüler SCHADEs, betont, daß die Aufzehrung der kleineren Kristalle bzw. der unbeständigeren Kristallformen durch die großen Kristalle im Stein fortschreite und hierdurch der Bruch eingeleitet werde.

Im Gegensatz zu echten Steinfrakturen finden sich in der Literatur zahlreiche Berichte über

Selbstauflösung von Nieren- und Blasensteinen. Wie auch BOEMINGHAUS (1943) herausstellt, ist dieses Ereignis bisher aber noch nie bei harten Calciumoxalatsteinen oder auch Uratsteinen beobachtet worden. Alle Veröffentlichungen beziehen sich vielmehr auf Konkremente der Calciumphosphatreihe. Dabei stehen die weichen Immobilisationssteine, wie sie in den Fällen von BARNEY und DILLINGER (1930), von BOEMINGHAUS, SCHULZE, LANGHOF, UHLIR und McCREA und VAN BUSKIRK vorlagen, im Vordergrund. PETKOWIC (1951) beschrieb Spontanauflösung bei 20 seiner 40 Patienten mit Im-

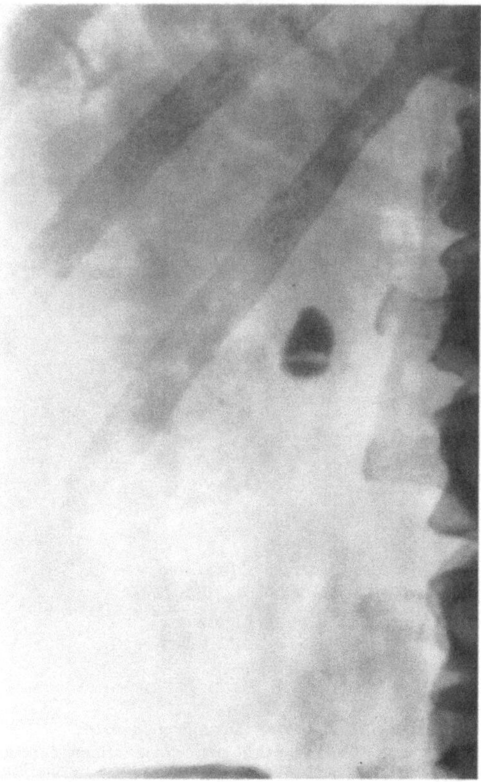

Abb. 25. Spontanfraktur eines Calciumoxalatsteines. [Bei der Operation (Pyelolithotomie) lag der Stein zerbrochen in 2 Stücken vor]

mobilisationssteinen. Ein Beispiel für die Selbstauflösung auch großer Immobilisationssteine sind die Röntgenbilder einer eigenen Beobachtung (Abb. 26a u. b).

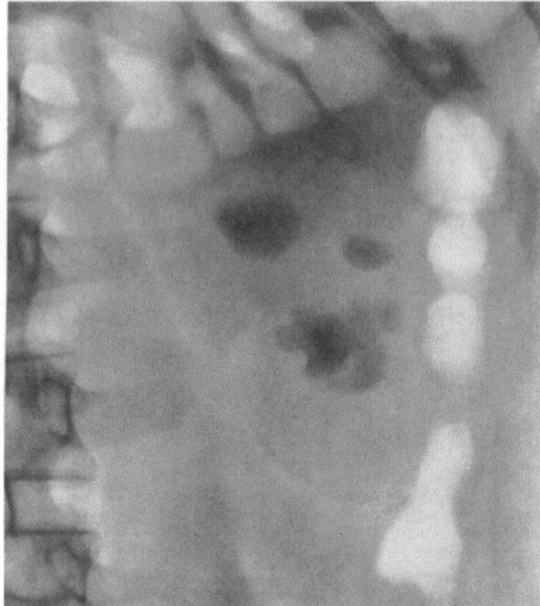

Abb. 26a. 24. 4. 56

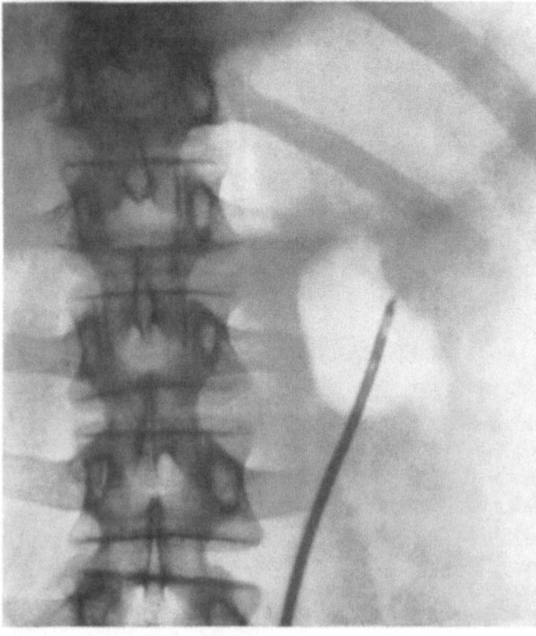

Abb. 26b. Luftfüllung. 8. 6. 56

Abb. 26a u. b. Spontanauflösung großer Immobilisationsteine, aufgetreten nach 3monatiger Gipsbehandlung wegen Epiphysenlösung (linker Hüftkopf) bei 12jährigem Jungen

Entsprechende Bilder veröffentlichten unter anderem auch LANGHOF und UHLIR. Für aseptische Korallensteine berichteten diesen Vorgang SCHEELE (1924), später HASSELSTRÖM (1927) und WEIL (1953). HELLSTRÖM (1925) beobachtete Selbstauflösung von Korallensteinen bei 3 von 128 Patienten. Sie trat innerhalb 4—8 Jahren ein. Dieser Vorgang nahm in dem Fall von TZSCHIRNTSCH (1950) mit doppelseitigem Ausgußstein nur 43 Tage in Anspruch, ohne daß eine besondere Therapie betrieben war. In anderen Fällen waren alkalisch-muriatische Wässer oder auch ansäuernde Medikamente eingesetzt worden, oder es war, wie in den Fällen von MAY und von KARSCHULIN, Gluconsäure in Form von Kombucha zur Anwendung gekommen. Diese wirkt nach S. HERRMANN und BROSIG u. HIRSCH sowohl ansäuernd als auch phosphatlösend. TZSCHIRNTSCH sah von diesem Mittel keinen Erfolg.

Schon SCHEELE und HELLSTRÖM haben sich dahingehend geäußert, daß jede Selbstauflösung von Steinen voraussetzt, daß die kausalen Faktoren entfallen. In diesem Sinn sprechen zumal die Beobachtungen an Immobilisationssteinen und das Schwinden weicher Steine nach Exstirpation von Nebenschilddrüsenadenomen (PYRAH u. RAPER, BICKEL). Hierauf weisen aber auch die experimentellen Untersuchungen hin, die HAMMARSTEN (1926), L. D. KEYSER und KOCH u. Mitarb. (1953) anstellten. KOCH, HAASE und

MAREK beobachteten, daß selbst große Steine bei calciumcarbonatgefütterten Ratten der Selbstauflösung verfielen, wenn zur Normalfütterung übergegangen wurde. Gleiches berichtete KEYSER bei oxamidgefütterten Tieren. HAMMARSTEN

erzeugte bei Ratten durch magnesium- und vitaminarme Kost Calciumoxalat-
und Calciumphosphatsteine, die bei vollwertiger Kost wieder schwanden. Die
gleiche Deutung gab HIGGINS auf Grund seiner Anschauung vom Vitamin A-
Mangel als kausalen Faktor den Erfolgen, die er unter Vitamin A-Therapie sah
(1934). Auf diese Behandlung führen auch TUJINAKI, MIZUNO (1935), BÜTTNER
und BRÜCKE u. DOBRITZ ihre Fälle von Steinauflösung zurück. BOEMINGHAUS
sieht dagegen die Wirkung des Vitamin A nur in der Harnansäuerung, die seiner
Ansicht nach den Hauptfaktor bei Selbstauflösungen in Verbindung mit einer
vegetativen Umstimmung abgibt.

Die Beobachtungen von Spontanauflösungen von Harnsteinen gaben den Anstoß zu erneuten Versuchen, durch direkte Einwirkung *ruhende Konkremente
beim Menschen zur Auflösung zu bringen*. Nachdem CROMWELL (1924) einen
Cystinstein des Nierenbeckens durch Spülungen mit alkalischer Lösung beseitigt,
J. MEYER (1928) das Schwinden eines Phosphatsteines der Blase durch Dauer-
berieselung mit verdünnter Salzsäurelösung und RANDALL (1932) solches bei
Anwendung von Phosphatsäure beschrieben hatten, ging L. D. KEYSER als erster
dazu über, calciumhaltige Steine des Nierenbeckens anzugreifen. 1932 berichtete
er die erfolgreiche Entfernung eines Calciumphosphatsteines durch Bespülung
mit Aqua regia. Hierzu bediente er sich mehrerer Ureterkatheter, von denen einer
dem Zufluß, die anderen dem Abfluß dienten. Diese Technik ist beibehalten
worden. In der Folgezeit wurden die verschiedensten Lösungsstoffe erprobt.
Die Arbeiten von WINKELMANN (1953) und von YANO (1957) vermitteln einen
guten Überblick über die Wirksamkeit der einzelnen Stoffe im Reagensglas-
versuch. Einen ersten Fortschritt brachte die Einführung der Citronensäurelösung
durch ALBRIGHT, SULKOWITCH u. CHUTE (1939). (Rp. Natr. citrat 45,2, Acid.
citric. 38,0, Aqua dest. ad. 1000,0.) Eine weitere Verbesserung brachte der Zusatz
von Magnesium durch SUBY u. ALBRIGHT (1942). Von ihren beiden Lösungen
M und G hat sich besonders die letztgenannte durchgesetzt (*Lösung G*: Acid.
citric. 32,3, Magns. oxydat. anhyd. 3,84, Natr. carbonic. 4,37, Aqua dest. ad.
1000,00; *Lösung M*: Acid. citric. (monohyd) 32,5, Magns. oxydat. anhydr. 3,84,
Natr. carbonic. (anhydr.) 8,84, Aqua dest. ad. 1000,0). Zur Dämpfung des durch
die Lösung bedingten verstärkten Bakterienwachstums empfiehlt sich nach
ELLIOT ein Zusatz von 0,1% sod. benzoat. (1942). Mit diesen Lösungen arbeiteten unter anderem ABRAMSON, OTT, GEHRER, RAYMOND u. KEYSER, SCHERER
u. CLAFFEY erfolgreich. Letztere setzten noch Fermente, insbesondere Urease,
zum Angriff auf das Steingerüst zu. Nach WINKELMANN und nach TRANTOW liegt
hierin aber keine Wirkungssteigerung.

Bei der Suby-Lösung wertet man die Ionenverschiebung im Urin, zumal aber
die Fähigkeit der Citronensäure aus, Calciumionen aus schwerlöslichen Verbindungen herauszugreifen und in löslichem Komplexsalz zu binden. Nach SCHA-
BADASCH hat unter den Kationen das Ammonium den gleichen Effekt wie Citrationen. Das führte STAEHLER zur Verwendung von Citronensäure-Ammonium-
citratlösung. TRANTOW hebt deren besondere Wirksamkeit hervor. Doch weder
diese noch die G-Lösung ist gewebsfreundlich. Unter der Spülung stellen sich
meist schon nach wenigen Tagen starke Reizerscheinungen der Nierenbecken-
schleimhaut ein mit Leukocytenanstieg im Blut und mit Schmerzen im Nierenbereich, welche zum Abbruch der Behandlung zwingen (s. auch BOEMINGHAUS).
Ein Behandlungserfolg ist aber nur bei Spülung über zwei und mehr Wochen
zu erwarten. Zudem erstreckt sich die Wirkung dieser Lösungen auch nur auf
jüngere, noch weiche Apatitsteine. Calciumoxalatsteine und — verständlicherweise — Harnsäuresteine bleiben unbeeinflußt. Der Indikationsbereich für diese
Behandlung ist damit eingeschränkt. Hinzu kommt, daß ein voller Erfolg nur

ausnahmsweise erreicht wird. In der Mehrzahl der Fälle steht das Ergebnis in keinem Verhältnis zu dem Aufwand und zu den verursachten Beschwerden. Ich selbst verfüge nur über negative Ergebnisse, — und das selbst bei Patienten, wo die Verhältnisse durch eine Nierenfistel bzw. Ureter-Hautfistel besonders günstig lagen. So ist es um diese Behandlungsmethode in den letzten Jahren relativ still geworden. Abgesehen von besonders gelagerten Fällen soll sich nach dem Vorschlag von Taylor (1956) das Indikationsgebiet für die Auflösungstherapie darauf beschränken, Steintrümmer und kleine übersehene Konkremente in der postoperativen Phase anzugreifen. Taylor erzielte hierbei bemerkenswerte Resultate. Elliot, Adamson u. Lewis empfehlen die G.-Lösung unter Sod. benzoat-Zusatz auch weiterhin bei kleinen weichen Steinen (1959). Ebenso hält Staehler (1959) hierbei einen Versuch für gerechtfertigt.

Es fehlte auch nicht an Versuchen, auf Harnsäure- und auf Calciumoxalatsteine Einfluß zu nehmen. J. Meyer sah im Reagensglas eine deutliche Einwirkung von alkalischem Lithiumcarbonat auf Harnsäuresteine. Die hierbei auftretenden Flockungen von Phosphaten und Natriumurat lassen diese Methode für den Menschen aber bisher nicht ratsam erscheinen. Einen anderen Weg beschritt Sorentino. Er versuchte durch Instillationen von Saccharomyces cerevisiae in das Nierenbecken unter gleichzeitiger Gabe von Saccharomyces und Natriumwolframat die Harnsäure in Harnstoff umzuwandeln und den Harnsäurespiegel von Blut und Urin zu senken. Eindeutige Erfolge bei Harnsäuresteinen waren ihm bisher nicht beschieden. Ob die Versuche von Gehrer und Raymond mit Calsol, einem Natriumsalz der Äthylendiaminotetraessigsäure (EDTA), bei Oxalatsteinen weiterführen und auf den Menschen übertragbar sind, bleibt dahingestellt. Winkelmann verneint selbst einen Effekt im Reagensglas. Trantow gibt hierbei Volumenverminderung von Oxalatsteinen an. Aus der Verwendung von EDTA zur Entmineralisierung der Kalksteine zur Matrixgewinnung durch Boyce, Dulce u. a. läßt sich die Wirksamkeit der Lösung ableiten, gleichzeitig aber auch die Erkenntnis, daß sie bei Oxalatsteinen des Menschen nicht anwendbar ist. Benötigt die Entmineralisierung doch viele Wochen. Gleiches gilt für die Versuche von Abeshouse und Weinberg (1951) mit Versene, welches dem Calsol entspricht [1].

III. Die Steingebiete der Welt.
Steinbildung und Umweltfaktoren

1. Geologie

Seit alters werden bestimmte Landschaften als ausgesprochene *Steingebiete* herausgestellt. Es sind insbesondere Ägypten, Mesopotamien, Südchina mit Siam, Nordwestindien und der Wolgadistrikt. Daneben sind noch Ungarn, Dalmatien (Racic) und Süditalien (Pavone) zu nennen (s. Abb. 27). (Nach Pavone beträgt die Zahl der Steinpatienten unter den urologischen Patienten in Norditalien 10,7%, in Zentralitalien 13,7%, in Süditalien 25%, in Sardinien 27,5% und in Sizilien 30,6%.) Für das gehäufte Auftreten des Steinleidens schon im Altertum liegen für Ägypten Beweise in den Harnsteinfunden in Mumien vor. Bekannt ist der Fund eines Steines in der Mumie eines jungen Mannes aus der Oase El Amrah

---

[1] In Urol. int. (Basel) **10**, 291 (1960) beschreiben B. Niedeck, R. Sengbusch und A. Timmermann erfolgreiche Versuche der Calciumoxalatstein-Auflösung auch beim Menschen. Ausgehend von der auflösenden Eigenschaft von Magnesium auf Calciumoxalat-Kristalle verwendeten sie eine Lösung von Magnesium-Triplex III, welche mehrfach wirksamer ist als Titriplex III (Dinatriumsalz der Äthylendiamintetraessigsäure) allein. Die Spülzeit betrug dabei bis zu 200 Std.

(nahe Abydos), die ELLIOTT SMITH in die Zeit 4800 A. D. datiert. SHATTOCK hat diesen Stein untersucht und beschreibt ihn als Harnsäurekern mit Schichten von Calciumphosphat, Calciumcarbonat und Ammonium-Magnesiumphosphat. Seiner Lage zwischen den Beckenknochen nach war er als Blasenstein anzusprechen. Daneben beschreibt SHATTOCK noch Steine aus vier anderen Mumien, wobei es sich wahrscheinlich um Nierensteine handelte. Sie setzten sich aus Calciumcarbonat, Calciumphosphat und Calciumoxalat zusammen. Weitere Darstellungen von Mumiensteinen stammen von RUFFER, BITSCHAI u. a. Es liegt auch eine Beschreibung der Symptome und der Therapie der Harnsteine aus dem 1. Jahrhundert A. D. von dem bedeutenden Arzt RUFUS aus Ephesus vor (Ouevres de Rufus d'Ephèse, übersetzt von CH. DAREMBERG und CH. E. RUELLE, Paris

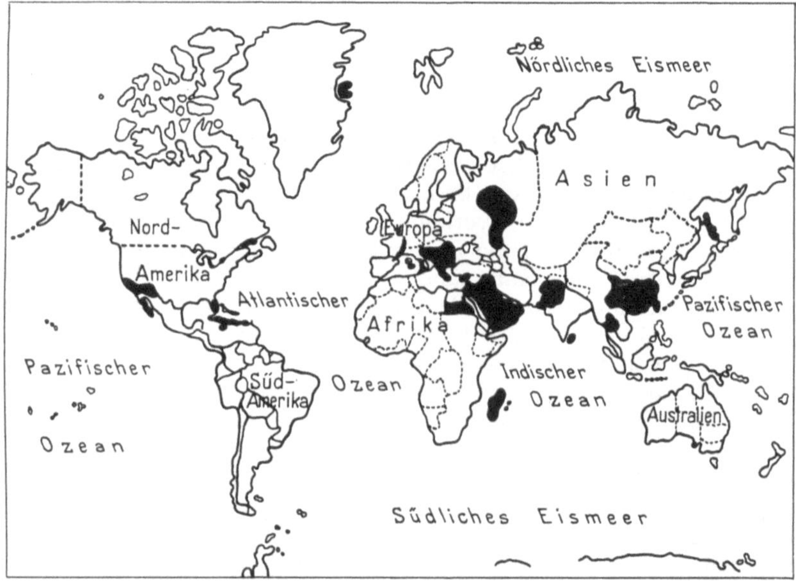

Abb. 27. Die Steingebiete der Welt. (Aus CAMPBELL, M., Urology, vol. I. Saunders 1954)

1879). RUFUS weist dabei auf das wesentlich häufigere Nierensteinvorkommen bei Männern hin und beschreibt das operative perineale Vorgehen bei Blasensteinen (s. auch BITSCHAI und BRODNY).

Das häufige Steinvorkommen im alten Indien beweisen die Veda-Hymnen (2000—3000 vor Christi Geburt). In einer derselben wird der suprapubische Blasenschnitt erwähnt, der nach Angabe des spanischen Mönches FRA BARTHOLOMAE DE LAS CASAS um 100 A. D. auch schon von den Azteken ausgeführt wurde.

Für die genannten großflächigen Gebiete — und das gilt bis in die Neuzeit — ist das Vorherrschen des Blasensteines kennzeichnend. Nierensteine treten hiergegen absolut zurück. Wie VERMOOTEN hervorhebt, gibt aber eine Betrachtung, die sich vorwiegend auf das Blasensteinvorkommen stützt, kein wirkliches Bild von den Steingebieten in der Welt. Deshalb beanspruchen bestimmte umschriebene, wenngleich kleinere Gebiete, die sich durch starken Steinbefall der Bevölkerung auszeichnen, der vorwiegend die oberen Harnwege betrifft, wenigstens gleiches Interesse. Auffallend ist dabei die Tatsache, daß in diesen Gebieten der Blasenstein an Häufigkeit absolut zurücktritt. Für England ist in dieser Hinsicht der Bereich von Norfolk, Cambridgeshire und Suffolk zu nennen (JOLY). Im

Gegensatz dazu ist der Südwesten der Insel steinarm (Davalos). In Frankreich stehen der Osten und Südosten mit häufiger Nierensteinbildung (Pousson u. Carless) der Normandie gegenüber, wo Steine eine Seltenheit bilden. In Deutschland sind für die Häufung von Nierensteinen Oberbayern, Württemberg, Schlesien und das Rheinland bekannt. Weiterhin zeichnen sich in Europa Holland und Irland durch häufige Nierensteinerkrankung aus (Joly). Nach Civiale hatte Holland im vergangenen Jahrhundert den relativ höchsten Steinbefall aller europäischen Staaten. In Nordamerika bildet der südöstliche Teil der Vereinigten Staaten, der sich von Virginia durch Nord- und Südkarolina (McKay), Nordwestflorida (Butt) und Südflorida (Holmes und Coplan) bis zum Golf von Mexiko hinzieht, ein Steingebiet[1]. In Südamerika gelten als Steingebiete Südecuador, Nord- und Zentralchile, der Nordosten Brasiliens, Peru und Teile Argentiniens (Davalos). Für die Türkei hat Gürsel entsprechende Angaben gemacht. Während Südchina sich durch gehäufte Blasensteine kennzeichnet, herrschen im Norden des Landes und in Japan Nierensteine vor.

Man hat versucht, aus den Eigentümlichkeiten der Steingebiete auf die Ursachen der Steinerkrankung Rückschlüsse zu ziehen, — bisher ohne sicheren Erfolg. Dabei zog man zunächst *geologische Faktoren* heran[2]. Wie Joly betont, überschneidet sich die geologische Struktur der Steingebiete aber mit derjenigen von Ländern mit seltenem Steinvorkommen, was solchen Deutungen entgegensteht. Zudem weist Joly auf die Gegensätze in der geologischen Struktur der einzelnen Steinzentren hin: Kalk- und Dolomitgebirge in Zentralrußland (aber auch in der steinarmen Schweiz); Alluviumebenen in Mesopotamien; Alluvium auch in Cambridgeshire gegenüber Kalk in Norfolk; Granit in Südchina; Tertiärgestein in Nordwestindien; Marschland in den Niederlanden. Insbesondere ist auch keine allgemeingültige Verbindung zu dem Kalkgehalt des Wassers der betreffenden Länder nachzuweisen. In diesem Sinne hatten sich Abderhalden, Hanslyan, Winsbury-White u. a. ausgesprochen. Lichtwitz lehnt dieses ab unter Hinweis auf das kalkreiche Wasser in der Provinz Hessen (Deutschland), die nur wenig Steinkranke kennt. Entsprechend äußern sich Nicolas (1926), zumal auch Joly, der die durch Steinarmut ausgezeichnete Schweiz und Somerset (England), beide mit hartem Wasser, den Steinzentren Holland und Südchina mit ausgesprochen weichem Wasser gegenüberstellte. Prien stellte 1955 eine andere Betrachtung an. Und zwar findet er, daß der steinreiche Landstrich im Südosten der USA ungefähr dem Bereich entspricht, dessen Boden von dem US-Departement of Agriculture als besonders arm an Magnesium angegeben ist. Unter Hinweis auf die Versuche von Hammarsten mit Steinerzeugung durch Magnesiumentzug der Nahrung hält Prien einen Zusammenhang der Steinhäufung mit dieser Bodenbeschaffenheit für nicht ausgeschlossen. Doch könnte sich dieses im wesentlichen nur auf Calciumoxalatsteine beziehen.

---

[1] Holmes u. Coplan beziffern die Steinpatienten der urologischen Stationen Kaliforniens und Südfloridas mit 19%. Eine klare Übersicht über den prozentualen Steinbefall der männlichen, im wehrpflichtigen Alter stehenden Bevölkerung der USA, nach Staaten unterteilt, während des 1. Weltkrieges stammt von Love u. Davenport (1920). 1956 haben Boyce, Garvey u. Strawcutter eine Statistik über das prozentuale Verhältnis der Steinpatienten zu dem übrigen Krankengut der Hospitäler in den verschiedenen Staaten der USA für die Jahre 1948—1952 veröffentlicht. In Relation zur Bevölkerungszahl gebracht, ergibt sich hiernach für Südkarolina, Georgia, Florida und Virginia ein Verhältnis von 19,25 bzw. 18,42 bzw. 15,89 bzw. 15,41%. Die niedrigsten Zahlen fielen auf Missouri, Wyoming und New Mexico mit 4,31, 5,81 bzw. 5,84%. Auch New York liegt mit 7,61% relativ niedrig.

[2] Eine tabellarische Übersicht hierüber gibt G. B. Gruber (1934) im Handbuch der Pathologischen Anatomie, Bd. IV.

2. Klima

Klimatische Einflüsse, und zwar heißes trockenes Klima, werden für das häufige Auftreten von Blasensteinen in Ägypten, in Mesopotamien, in Süditalien und Südrußland verantwortlich gemacht. Die Ursache sieht man in der starken Schweißabgabe und dem dadurch hochgestellten, an Volumen geringen Urin. Demgegenüber soll ein heißes feuchtes Klima einer Steinbildung ungünstig sein (DAVALOS). DAVALOS weist dabei auf das heiße trockene Peru als Steinzentrum hin, während das nur 40 Meilen entfernte Ecuador mit tropischem, aber feuchtem Klima steinarm sei. Interessant sind auch die Angaben von BRACK über die Fidschi-Inseln. Er beobachtete das Auftreten von Steinen nur während der heißen Monate, und zwar doppelt so häufig im trockenen Inselbereich wie auf der feuchten Seite. Wie läßt sich hiermit aber die Tatsache vereinen, daß Südchina und Siam mit ihrem hohen Feuchtigkeitsgehalt der Luft so hohe Steinquoten zeigen? So kommt eine gegensätzliche Auffassung zu DAVALOS auch bei VERMOOTEN zum Ausdruck, der die Steinarmut Mittel- und Südafrikas mit dem warmen trockenen Klima in Verbindung bringt. Schließlich sei noch erwähnt, daß in Steingebieten wie Holland und Schottland vorwiegend kühle und feuchte Witterung herrscht.

Trotzdem wäre es falsch, die Bedeutung klimatischer Faktoren zu vernachlässigen. Man muß sie aber in Zusammenhang mit der Flüssigkeitsaufnahme sehen. Die Erfahrungen des 2. Weltkrieges geben einen deutlichen Hinweis, daß Witterung und Klima bei ungenügendem Ausgleich durch Wasserzufuhr einen begünstigenden Faktor darstellen. Bei den deutschen Soldaten des Afrikafeldzuges wurde eine auffallende Häufung von Harnsteinen beobachtet (VERMOOTEN, BOEMINGHAUS, PIERACH u. a.). Gleiches berichten VERMOOTEN, MILBERT und GERSH und besonders PIERCE und BLOOM von den amerikanischen Soldaten, die in heiße, trockene Gegenden kamen. Doch handelte es sich hierbei stets um (meist kleine) Konkremente der oberen Harnwege, nie um Blasensteine. Wahrscheinlich sind zwei verschiedene Rückwirkungen der Hitze zu berücksichtigen. Die 1. liegt in der durch Schwitzen und ungenügende Flüssigkeitsaufnahme bedingten Harnkonzentrierung, welche besonders der Bildung von Harnsäure- und Blasensteinen entgegenkommt. Die 2. Wirkung wäre in einer auf die Schweißabgabe zurückgehenden Kochsalzverarmung zu sehen, die sich in einer Durchblutungs- und Sekretionsstörung der Nieren auswirken und zumal bei hochgestelltem Urin die Bildung von Nierensteinen einleiten kann (BOSHAMER 1951[1]). Von den vielen Arbeiten, welche einer reichlichen Flüssigkeitszufuhr eine hemmende, einer ungenügenden Flüssigkeitsaufnahme eine Steinbildung fördernde Wirkung zuschreiben, seien aus letzter Zeit diejenigen von PIERACH, von PRINCE, SCARDINO und WOLAN (1956) und von BURKLAND und ROSENBERG (1956) benannt. Dabei weisen PRINCE u. Mitarb. (ebenso wie PIERACH) darauf hin, daß die Mehrzahl aller Steinabgänge bei ihren 922 Uretersteinpatienten in die warmen bzw. heißen Monate April bis Oktober fiel. BURKLAND und ROSENBERG stützen ihre Meinung auf die Ergebnisse einer Rundfrage bei 389 Urologen. Nur eine einzige gegenteilige Auffassung ist mir bekannt: BRACK (1936) glaubt, reichlicher Flüssigkeitszufuhr steinbildungsfördernden Einfluß zuschreiben zu müssen.

---

[1] Nach den statistischen Erhebungen von M. FRANK, DE VRIES, ATMOS, LAZEBRINK und KOCHWA [J. Urol. **81**, 497 (1959)] beträgt der Steinbefall der Bevölkerung von Israel $11{,}8^0/_{00}$. Hieran sind die Alteingesessenen mit nur $1{,}3^0/_{00}$ beteiligt. Die Steinhäufigkeit ergibt sich vielmehr aus dem starken Befall der zumal aus Europa Eingewanderten (Rußland $82^0/_{00}$, Polen $57^0/_{00}$, Deutschland und Österreich $39^0/_{00}$). Als Ursache wird die ungenügende Anpassung an das Klima angesprochen: ungenügendes Trinken bei starkem Schwitzen und hoher Urinkonzentration.

3. Rasseeigentümlichkeiten

Trotz heißer Tagestemperaturen und seltener Regenfälle sind im Sudan wie auch im übrigen südlichen Afrika Harnsteine selten. Diese Erscheinung findet in Rasseeigentümlichkeiten der Neger ihre Erklärung. Neger sind relativ immun gegen Nierensteinbildung. Bei einer Patientenzahl von 109000 reinrassigen Bantunegern fand VERMOOTEN in Johannisburg (Südafrika) nur einen Nierensteinpatienten; bei der weißen Klientel betrug deren Zahl gegen 1:460. DAY (1921), HOLMES und COPLAN (1930), REASER (1935) u. a. bestätigen das seltene Steinvorkommen auch für die reinrassigen Neger Nordamerikas, das, wie EZICKSON (1944) zeigte, auch bei Harninfektion gewahrt bleibt — obwohl die Ernährungsweise keinen Unterschied gegenüber derjenigen der Weißen zeige. Mischlinge stehen nach VERMOOTEN und nach HOLMES u. COPLAN dagegen hinsichtlich Steinbefall nicht erkennbar hinter Angehörigen der kaukasischen Rasse zurück — was HORNER u. HORNER jedoch bestreiten. Es fällt weiterhin auf, daß für die Bantuneger von Belgisch-Kongo relativ häufiger Blasensteinbefall beschrieben wird. Auch hier Diskrepanz zwischen Nieren- und Blasensteinerkrankung.

BUTT spricht die hohe Kolloidaktivität des Harnes der Neger als Grund für deren seltene Steinerkrankung an. WINSBURY-WHITE vermutet, daß das Hautpigment einen erhöhten Schutz vor übermäßiger Vitamin D-Bildung gewähre. Interessanterweise besteht auch ein relatives Übereinstimmen mit der Prozentzahl von Randallschen Plaques (s. S. 115) an Nieren von Negern und Kaukasiern. VERMOOTEN berechnete sie für reinblütige Bantuneger auf 4,3% gegenüber 17,2% bei Kaukasiern.

Die schwarze Rasse nimmt somit durch ihre geringe Disposition zur Nierensteinbildung eine Sonderstellung unter den verschiedenen Rassen ein[1]. Die weiße, die gelbe und die rote Rasse unterscheiden sich dagegen nicht hinsichtlich ihrer Steinanfälligkeit. Man hat auch keinen Unterschied im Steinbefall zwischen Amerikanern britischer und kaukasischer Abstammung feststellen können. Das bedeutet, daß das Vorkommen umschriebener Steingebiete auch durch rassische Eigentümlichkeiten nicht erklärbar ist; leben in diesen Gebieten doch Menschen gleicher Rasse wie in den umgebenden steinärmeren oder auch steinarmen Gebieten.

4. Vererbte Disposition

Beobachtet man jedoch, wie ein bis dahin steinarmes Gebiet durch Zuzug von Menschen aus steinreicheren Gebieten eine auffallende Zunahme an Steinerkrankungen erfährt, so ist man geneigt, vererbte dispositionelle Faktoren anzunehmen. Ein Beispiel hierfür bildet das Industriegebiet an der Ruhr. Im Gegensatz zu dem angrenzenden Rheinland und Holland zeichnete es sich früher durch seltenes Steinvorkommen aus. Der Wandel in der Volksstruktur während der letzten 5 Jahrzehnte durch Ansiedlung Deutscher aus den verschiedensten Gegenden hat aber auch darin einen Wandel gebracht. Die Steinerkrankung hat auffallend zugenommen, wobei vorwiegend die Zugewanderten bzw. die Nachkommen solcher das Patientengut ausmachen. Für Thüringen berichtete NICOLAS, daß die Steinklientel fast ausschließlich auf Angehörige des sorbischen und wendischen Volksschlages sich beschränkt. CHAUVIN (1932) führt als Erklärung der Steinhäufung in Marseille die große Zahl der eingewanderten Armenier an. Das weist doch darauf hin, daß Vererbung und familiärer Disposition eine gewisse, wenn nicht eine gleichgroße Bedeutung wie den geologischen, rassischen und klimatischen Faktoren zukommt. Hierfür hat sich früher schon FEDOROFF aus-

---

[1] Siehe auch Nachtrag.

gesprochen. Hier ist auch eine Beobachtung von LEROY D'ETOILLES (zit. nach
K. WALKER) zu erwähnen: 8 Brüder litten an Steinen, obwohl sie in verschiedenen
Ländern Europas unter verschiedenen klimatischen und hygienischen Bedingungen lebten. GRAM (1932) beschrieb Oxalatsteinbildung in 5 Generationen.
MATES und KRIZEK geben für 12,5% ihrer 2700 Lithiasisfälle eine Steinerkrankung
bei Eltern oder Geschwistern an, während das maximale Vorkommen der Lithiasis mit 1% anzunehmen sei. Bei GROSSMANN boten 5% seines Krankengutes
(900 Kranke) Anhaltspunkte für Heridität, bei HELLSTRÖM 7%. Dagegen berechneten ALKEN und HERMANN eine vererbte Disposition für nur 2,6% ihres
Krankengutes. Meines Erachtens wird die Begrenzung allein auf Steinerkrankung
in der Familie dem Problem nicht ganz gerecht. Die Fragestellung muß umfas-
sender sein und alle Erkrankungen des Systems einbeziehen. Nur so wird man
eine familiäre Krankheitsbereitschaft dieses Systems bzw. der Niere erfassen
können. Damit ergeben sich auch weit höhere Prozentzahlen. Sie betrugen bei
meinen letzten 100 wegen Steinleiden operierten Patienten 39%, wobei allein
Erkrankungen der oberen Harnwege Berücksichtigung fanden.

5. Konstitutionelle Faktoren

NAKANO (Japan) machte die Beobachtung, daß Phosphat- und Uratsteine
vorwiegend bei Beamten und Angestellten, Oxalatsteine dagegen bei Bauern und
Kaufleuten auftraten. Wieweit hierbei konstitutionelle Faktoren mit im Spiel
sind, wurde nicht berücksichtigt. In dieser Hinsicht bemerken MATES und
KRIZEK (1955) das häufigere Vorkommen von Uratsteinen bei Fettleibigen, zumal
bei fettleibigen Männern. CHWALLA betont dagegen, daß sich die Neigung zur
Steinbildung bei Fettleibigen nicht nur auf Urat-, sondern auf alle Steinarten
erstreckt. GROSSMANN erklärt, vergeblich nach besonders belasteten Menschen-
typen gefahndet und auch keine Bevorzugung der Fettleibigen und des arthri-
tischen Typs gefunden zu haben. Jedoch lehnt GROSSMANN konstitutionelle
Faktoren nicht ab, sieht sie aber mehr in einer vegetativen Stigmatisierung.
In neuerer Zeit (1957) hat KRIZEK erneut zur Frage „anthropologische Merkmale
und Nierensteinkrankheit" Stellung genommen. Nach Bestimmung der Körper-
beschaffenheit mittels Rohrer-Index bei insgesamt 2553 Steinkranken kommt er
zu dem Schluß, daß, zumal bei Männern, Unterschiede bestehen: „Die relative
Häufigkeit der Fettsüchtigen war in der Uratengruppe mehr als 2mal so groß
wie in der Oxalatengruppe." „In der Oxalatengruppe ist das häufigere Vorkommen der braunen Augenfarbe auf Kosten der blauen statistisch signifikant. Dagegen überwiegt in der Uratengruppe die blaue Farbe signifikant gegenüber der
braunen."

6. Beruf

Seit längerem kennt man eine gewisse Abhängigkeit des Mineralstoffwechsels
und der Harnausscheidung von Arbeitseinflüssen. Hier seien die Abhandlungen
von ATZLER u. Mitarb., GOLDBERG und LEPSKAJA, CHOSIN u. Mitarb. benannt.
Es kann deshalb nicht verwundern, daß bei Einteilung der Steinkranken nach
Berufsgruppen sich Unterschiede zeigen. So fand GÜRSEL (Türkei) die größte
Steinhäufigkeit bei Bauern, abnehmend dann bei Handwerkern, Beamten und
schließlich Angestellten. Auch VYAS bezeugt für Indien, INADA u. Mitarb. für
Japan stärkeren Steinbefall für Einwohner von Dörfern als von Städten. Hierbei
ist jedoch zu berücksichtigen, daß die Bevölkerung kleiner Ortschaften unter
ärmlicheren Bedingungen zumal hinsichtlich der Ernährung lebt.

Entgegengesetzte Angaben stammen von MATES u. KRIZEK. Hiernach sind
die ländlichen Bezirke der CSR weniger als die städtischen Gebiete und zumal

als die Industriestädte betroffen. Sie betonen, daß Landwirte, Forstleute und
besonders — wahrscheinlich wegen der großen Flüssigkeitsaufnahme — Brauerei-
angestellte das kleinste Kontingent der Steinpatienten liefern. Inada u. Mitarb.
geben folgende Übersicht über die prozentuale Beteiligung der Berufe in Japan
(Tabelle 14):

Tabelle 14. *Die Beziehungen des Steinleidens zur Beschäftigung (in 8 Distrikten Japans).*
(Inada u. Mitarb. 1958)

Distrikt	Beamte	Bauern	Ohne Be-schäftigung	Kaufleute	Arbeiter	Andere	Summa summarum
A	47	7	35	8	8	2	107
B	219	258	118	57	62	60	777
C	1345	228	592	235	283	430	3113
D	690	504	405	337	171	202	2309
E	1038	637	702	572	448	38	3435
F	570	534	297	169	224	5	1799
G	156	108	111	50	128	9	562
H	779	790	696	342	404	86	3097
Total	4844	3066	2956	1770	1728	832	15196
%	31,86	20,18	19,45	11,65	11,37	5,48	100

Ihre Aufstellung berücksichtigt leider ebensowenig wie diejenige von Dege
(Jena) das Verhältnis zur entsprechenden Berufsstatistik der Bevölkerung. (Von
den 615 Harnsteinkranken von Dege waren 228 = 37% Schwerarbeiter ohne größere
körperliche Bewegung (Werkstattarbeiter), 103 = 16,7% Schwerarbeiter mit größerer
körperlicher Bewegung (Bauern) und 126 Arbeiter ohne große körperliche Anstrengung
und Bewegung). Deshalb ergeben sich klarere Einblicke aus den Statistiken von
Hauck und von Alken und Hermann (Abb. 28 aus Arbeit Hauck, Abb. 29 aus Arbeit
Alken u. Hermann). In beiden Statistiken liegt der relativ höchste Steinbefall bei
den sitzenden, den wetterausgesetzten und den stehenden Schwerarbeitern. Auffallend
ist aber die unter dem Durchschnitt liegende Erkrankung

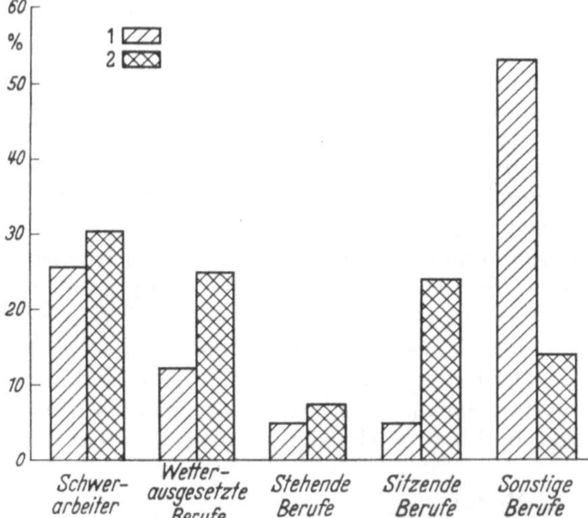

Abb. 28. Berufsgruppierung der 338 Männer des beobachteten
Krankengutes. Die einfach schraffierten Säulen 1 zeigen den
Prozentsatz der Berufsgruppen an der Gesamtzahl der männlichen
arbeitenden Bevölkerung des Deutschen Reiches. Die gekreuzt
schraffierten Säulen 2 zeigen den Prozentanteil der gleichen Berufsgruppen an meinen 338 harnsteinkranken Männern

bei Hüttenarbeitern und Bergleuten. Die Erklärung über den Schweißverlust als
begünstigendes Moment (Holmes und Coplan, Rumpel, Joly, Hauck) wird.
wie auch Alken und Hermann betonen, hierdurch nicht bekräftigt. Ebensowenig kann die von Hauck zur Erklärung der hohen Zahl von Steinerkrankungen der stehenden Berufe angeführte orthostatische Albuminurie Anerkennung
finden, da, wie Alken, Hermann und Weber zeigten, Bluteiweiß den Urin
stabilisiert (s. auch Abschnitt Steinbildung und Nephritis).

7. Landschaftsgebundene Besonderheiten

Wenn auch keine allgemeingültige Verbindung des Steinleidens mit geologischen, rassischen und klimatischen Faktoren erkennbar wird, so spielen doch landschaftsgebundene Besonderheiten hinsichtlich bestimmter Erkrankungen, der Lebensform und zumal der Ernährung eine Rolle. Für Ägypten ist dabei auf die *Bilharziosis* hinzuweisen, welche über 70% des Volkes, vorwiegend die Landbevölkerung befällt (BITSCHAI) und auch im Altertum schon befallen hat. So wies RUFFER (1916) verkalkte Bilharziaeier in alten Mumien nach. Später wurden solche auch im Harntrakt von Mumien erkannt. Hier sei auf die Darlegungen von

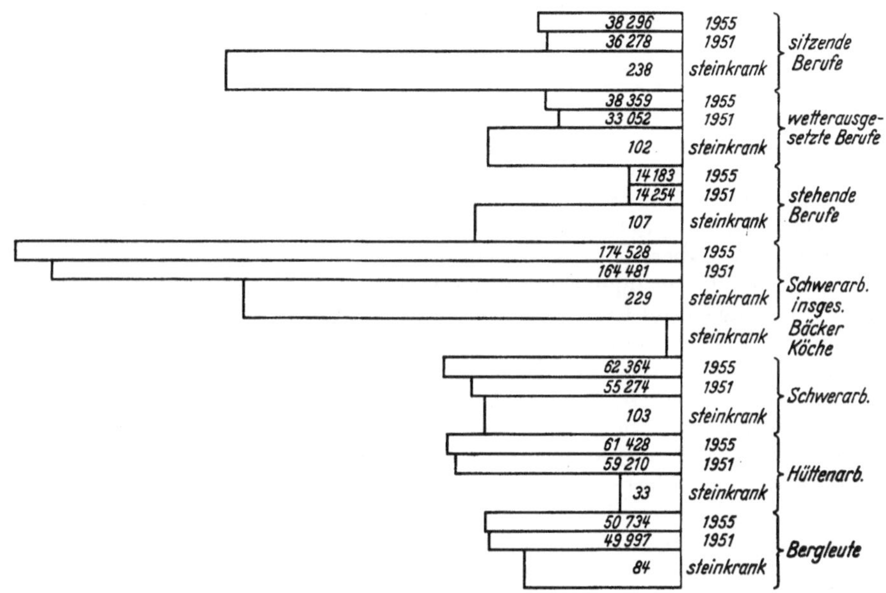

Abb. 29. Die breiten Säulen entsprechen der jeweilig beobachteten Zahl von Steinkranken in den einzelnen Berufsgruppen. Zwei Patienten = 1 mm auf der Ordinate. Die schmalen Säulen geben die Zahl der Beschäftigten im Jahre 1951 bzw. 1955 in den einzelnen Berufsgruppen an. 1000 Personen = 1 mm

BITSCHAI und von MAKAR verwiesen. Nach WINSBURY-WHITE treten in Südafrika jedoch trotz häufigen Vorkommens von Bilharzia keine Bilharziasteine auf. Seines Erachtens ist dieses nur durch die bessere Ernährung der Bevölkerung zu erklären.

In seiner Monographie über die Harnsteinkrankheit (1942) stellt DROSCHL die Beobachtung heraus, „daß das *Harnsteinleiden und der endemische Kropf und Kretinismus Antagonisten sind*". Unter Gegenüberstellung der geographischen Verbreitung beider Leiden in der Welt und speziell in der Steiermark betont er, daß kropffreie Gegenden relativ steinarm sind. Dabei deutet er die Kropfbildung als einen kompensatorischen Vorgang gegenüber einem Jodmangel der Luft, des Wassers und des Bodens. Ein Mangel an diesem Aktivator des Stoffwechsels nehme zugleich Einfluß auf die Funktion der Nebenschilddrüse. „Wir können nicht der Unter- oder Überfunktion eines einzelnen Organs die Schuld an der Bildung der Harnsteine geben, sondern müssen uns wieder dem Begriff des Hyperthyreoidismus im weiteren Sinne zuwenden, in dem der Jodmangel sicherlich auch eine gewisse Rolle spielt; jedenfalls mag hierin eine Erklärung im antagonistischen Verhalten des Kropfes und der Harnsteinkrankheit liegen." Jedoch fehlen bei DROSCHL alle Untersuchungen über den Kalkgehalt des Urins und des Blutes, über das Verhalten der Phosphatase und des Phosphors im Blut, welche seiner Anschauung auch eine gewisse Stütze geben könnten.

Pavone (1956) berichtet über das häufige Zusammentreffen von Blasensteinen und von Malaria in Süditalien und in Sizilien. Bei Vergleich der Ausbreitungsgebiete der *Malaria* in Italien und in anderen Ländern glaubt er Übereinstimmung mit den Steinzentren feststellen zu können. Die kausalen Zusammenhänge sieht er in den Störungen, welche das Sumpffieber im kolloidalen Gleichgewicht der Harnbereitung verursacht, sowie in der Schädigung der Leber und des reticulo-endothelialen Systems. Daneben beschuldigt er, abgesehen von der angeborenen Disposition, die Ernährungsart.

8. Ernährungsart

Es ist offenbar, daß Zusammenhänge zwischen erhöhtem Steinvorkommen und der Ernährung bestehen. In früherer Zeit machte man für die Häufung an Blasensteinen in Gebieten mit vorwiegend vegetarischer, fleischarmer Kost das Überangebot an alkalischen Stoffen verantwortlich. Dem stehen die Untersuchungen von Hammarsten und von Palocz entgegen. Sie zeigten, daß einfache, gleichmäßige, keine p_H-Schwankungen verursachende Kost einer Steinbildung ungünstig ist — wie dieses auch die Verhältnisse im Nachkriegsdeutschland ausweisen (s. unten). Unter dem Einfluß der Lehre von Lichtwitz über die Harnkolloide als Lösungsvermittler für die Elektrolyte sah man als weiteren kausalen Faktor einen Mangel an animalischem Eiweiß in der Nahrung an, aus dem ein Mangel an „Schutzkolloiden" im Harn resultiere (Eimer, Holtz). Nach Ansicht von Fabre wirkt sich chronischer Eiweißmangel — zumal bei Völkern mit häufigen Hungersnöten, wie Indien und China, sei dieses zu beachten — über eine Osteoprose steinbildungsfördernd aus. Die Osteoblastentätigkeit ist gehemmt, so daß Calcium vermindert benötigt und vermehrt mit dem Urin ausgeschieden wird (s. auch S. 91). Der Beweis für diese Ansicht durch Nachweis der Osteoporose und der Hypercalciurie steht bisher noch aus. Es widersprechen aber auch mehr oder weniger die Beobachtungen an den Kriegsgefangenen mit Hungerödemen (s. unten) einer solchen Erklärung.

Auf Grund der Untersuchungen von Fuyimaki (1926), van Leersum (1927/28) und Saiki (1927), denen sich später diejenigen von McCarrison (1931) und besonders von Higgins anschlossen, entwickelte sich die Auffassung, daß weniger eine einseitige als eine Mangelernährung Steinbildung unterstütze. Dieser Mangel betreffe nicht die Calorienmenge der Nahrung, sondern vielmehr deren Gehalt an bestimmten Wirkstoffen. Nach Higgins und der Meinung der genannten Forscher spielt hierbei eine *Armut der Nahrung an Vitamin A die kausale Rolle.* Higgins betont, daß sich die großen Steingebiete der Welt mit den Landstrichen decken, wo die Ernährung der Bevölkerung einen Vitamin A-Mangel aufweist und wenig Milch und Fleisch genossen werden. Bei ihrer Erklärung griffen Higgins, Fuyimaki und McCarrison auf die Tierversuche von Osborne, Mendel und Ferry (1917) zurück. Durch Vitamin A-Entzug der Nahrung gelingt bei der Ratte in etwa 10% der Fälle die Erzeugung von Steinen, und zwar vorwiegend von Blasensteinen.

Higgins erreichte durch Vitamin A-arme Fütterung auch bei 2 von 3 Dalmatinerhunden, die bekannterweise abnorm hohe Harnsäureausscheidung mit dem Urin zeigen, die Bildung von Harnsäure- bzw. Uratsteinen. Ähnliche Verhältnisse liegen bei Hühnern vor. Auch sie scheiden reichlich Harnsäure aus. Schon Cruickshank, Hart und Halpin (1927) hatten bei Hühnern, die an Avitaminose starben, Veränderungen der Nieren und Uratansammlungen beschrieben. Eliehjem und Neu konstatierten bei diesen Tieren unter Vitamin A-Mangel eine starke Erhöhung des Harnsäurespiegels im Blut. Beide Ergebnisse hat Higgins bestätigt. Zudem stellte er bei seinen Hühnern Harnsäure- und Uratkonkretionen in der Kloake fest

HIGGINS hält deshalb die Entwicklung aller Steinarten durch Vitamin A-Mangel für möglich und für gegeben.

Aus klinischen Beobachtungen haben FUYIMAKI für Japan und Nordchina, McCARRISON für Indien, BOSHAMER für Südchina, GÜRSEL für die Türkei und BROWN u. BROWN für Syrien auf die Bedeutung eines Vitamin A-Mangels für die Steinbildung geschlossen. Auch PAVONE sieht hierin neben anderem einen begünstigenden Faktor für die Steinbildungen in Süditalien und Sizilien. Den Beweis für ihre Auffassung hat aber keiner der Autoren angetreten. HIGGINS hat ihn zu erbringen versucht. Bei 65% seiner Steinpatienten und bei 48% derjenigen mit Steinrückfällen will er durch Biophotometertest einen Vitamin A-Mangel aufgedeckt haben. Entsprechende Untersuchungen von LONG und PYRAH (1939) bzw. von EZICKSON und FELDMAN (1937) ergaben für 40% bzw. 94% gleiche Ergebnisse. Der Wert dieser Untersuchungen erscheint jedoch schon dadurch herabgesetzt, daß z. B. JEANS und ZENTMIRE (1936) einen positiven Test bei 64% von 70 untersuchten Stadtkindern, 53% bei 102 Dorfkindern hatten, ohne daß dieselben Erkrankungen zeigten. E. SCHNEIDER fand bei Kontrolle des Vitamin A-Spiegels bei 600 Patienten keinen Zusammenhang mit Steinbildung. Ebenso äußern sich OLSEN und LASSEN, FLOCKS, KEYSER. Durch Biophotometertest haben auch JEWETT, SLOAN und STRONG (1943) nie Zeichen einer A-Hypovitaminose bei ihren Steinpatienten festgestellt. LONG und PYRAH (1939) betonen, daß keiner ihrer Steinkranken schlechte Dunkeladaption erkennen ließ. Ebensowenig ergaben die genauen Untersuchungen von 16 Harnsteinpatienten durch J. HEDENBERG (1951) einen Hinweis auf einen bestehenden oder früher durchgemachten Vitamin A-Mangel. Einen anderen Beweis für seine Theorie sieht HIGGINS in den Erfolgen, welche ihm die Vitamin A-Prophylaxe erbrachte. Er gibt an, die Rezidivhäufigkeit von 16,4 auf 4,5% gesenkt zu haben. Entsprechend berichtete BOSHAMER über das Ausbleiben von Blasensteinrezidiven in zuvor rezidivierenden Fällen in Südchina. BOEMINGHAUS führt diese Wirkung im wesentlichen auf die sich hierdurch einstellende p_H-Verschiebung im Urin zurück, wofür auch die Beobachtung von HARADA u. Mitarb. (1952) spricht.

HIGGINS hält seine Theorie auch für Europa und Nordamerika aufrecht. Die Mehrzahl der neueren Autoren bezweifelt jedoch ihr Zutreffen selbst für die Steinzentren Asiens und Afrikas (THOMPSON u. Mitarb., McGEOWN und BULL). BIBUS begründet seine Ablehung mit der Tatsache, daß bei den unterernährten internierten Menschen in den Gefangenenlagern und bei der kämpfenden Truppe während des 2. Weltkrieges keine Zunahme, sondern vielmehr eine Abnahme von Nierensteinen auftrat, obwohl eine durch Vitamin A-Mangel bedingte Nachtblindheit verbreitet war. Entsprechend waren auch die Autopsiebefunde von SWEET und K'ANG (1935) bei Vitaminmangel in China negativ. Obwohl Epithelmetaplasien bestanden, lagen keine Harnsteine vor. Gleiche Beobachtungen hatten WILSON und DuBOIS (1923) und BOYLE (1933) gemacht. Auch die Tatsache ist mit der Higginschen Annahme unvereinbar, daß die kindlichen Steine in Deutschland stärkst zurückgedrängt sind (s. unten), obwohl die künstliche Säuglingsernährung immer mehr in den Vordergrund trat. Denn mit dieser verbindet sich, wie KÜBLER (1958) betont, sehr häufig eine latente A-Hypovitaminose. Die Zweifel werden auch dadurch genährt, daß bisher nie eine Bildung von Calciumoxalatsteinen im Tierversuch erreicht wurde. Nach den Untersuchungen von J. HEDENBERG (1954) bestehen die bei A-Hypovitaminose der Ratte auftretenden Konkremente stets aus Apatit, Struvit und Struvit-Brushit, nie aus Harnsäure, Urat oder Calciumoxalat. Den Kern der Blasensteine im fernen Osten bildet aber wesentlich häufiger Harnsäure als Apatit usw.

Schließlich läßt auch die Art der Störungen, welche ein Vitamin A-Mangel bei der Ratte auslöst, darauf schließen, daß diese Verhältnisse sich nicht ohne weiteres auf den Menschen übertragen, zum mindesten sich nicht verallgemeinern lassen. Positive Ergebnisse setzen nach Higgins (1933) voraus, daß die Ratten nur 25—29 Tage alt sind und ihr Gewicht zwischen 35 und 45 g liegt. Auch darf das Vitamin nicht voll entzogen werden. Die Entwicklung der Konkremente

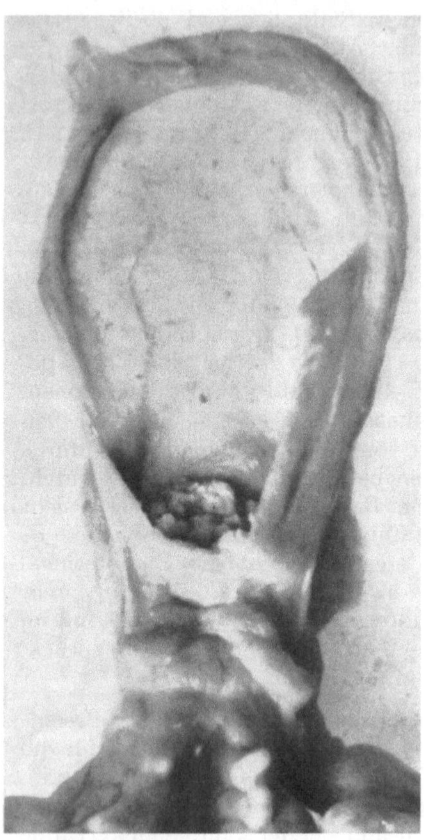

Abb. 30. Hyperkeratose der Blasenausgangsregion mit Erweiterung der Harnblase. (Abb. 2 der Arbeit von J. Hedenberg 1954)

beginnt frühestens am 30. Tage. Nach 250 Tagen weisen 88% der überlebenden Tiere Konkremente in den Nieren, häufiger aber und in größerem Umfang in der Blase auf. Beide Organe werden dabei von einer Infektion betroffen, die sich regelmäßig zwischen dem 30. und 60. Tag einstellt. Schon Osborne u. Mendel wie auch Saiki und van Leersum, später dann Perlmann und Weber und Hammarsten haben die unter Vitamin A-Mangel eintretende Schädigung des Schleimhautepithels der abführenden Harnwege mit sekundärer Metaplasie und Abstoßung degenerierter und verhornender Epithelschichten erkannt. Ihrer Auffassung nach bildet sie durch Gewebsabstoßungen die Grundlage der Steinentwicklung, welche als Kern wirken sollen. Die besonders von Wohlbach und Howe (1925, 1933) beschriebenen histologischen Veränderungen betreffen, worauf Gudjonson (1930) sowie Arons und van der Rijst (1932) hinwiesen, nicht die gesamte Blase. Sie beschränken sich vielmehr auf das Blasenauslaßgebiet. Die Folge ist eine Harnretention. Im Alter von etwa 11 Wochen zeigen nach J. Hedenberg (1954) 90% der avitaminotischen Tiere eine Erweiterung der Harnblase, welche auch die oberen Harnwege einbezieht (s. Abb. 30 u. 31). Die Harnreaktion wendet sich meist nach der alkalischen Seite. Verbleibt der Harn sauer, ist Steinbildung unwahrscheinlich. Bei 40 Tieren von J. Hedenberg war dieses einmal der Fall (= 2,5%) gegenüber 25,7% bei (35) Tieren mit alkalischer Harnreaktion. Der Reaktionsumschlag des Harnes geht dabei durchweg mit dem Auftreten einer Harninfektion parallel, wobei die Erreger häufig der harnstoffspaltenden Gruppe angehören. Entsprechend waren alle Steine, die J. Hedenberg untersuchte, dem Typ des entzündlichen Steines zuzurechnen. Sie bestanden aus Apatit sowie Struvit und Struvit-Brushit. In keinem Fall fand J. Hedenberg Kerne von Zelldetritus. Diese beiden Feststellungen stehen mit der Auffassung von Higgins, welcher der Entzündung keine Bedeutung zumißt, wie auch mit derjenigen der oben angeführten Forscher im Widerspruch. Die Bedeutung der Infektion als ausschlaggebendes Moment wird auch dadurch unterstrichen, daß bei gleichzeitiger Gabe von Antibioticis trotz der sich einstellenden Schleimhautmetaplasien kein Stein entsteht (Hedenberg). Die Versuche von

J. Hedenberg lassen kaum daran zweifeln, daß die Steinbildung bei den hypovitaminotischen Ratten auf den Zusammenklang von Harnstauung und Infektion zurückgeht, wobei wahrscheinlich den harnstoffspaltenden Bakterien eine größere Rolle zufällt.

Die derzeitige Auffassung über die Higginssche Theorie kennzeichnet am besten das Urteil von Thiers (1955): » La réalité de la lithiase urinaire expérimentale par carence en axérophtol est un fait que l'on ne saurait nier et dont l'intérêt

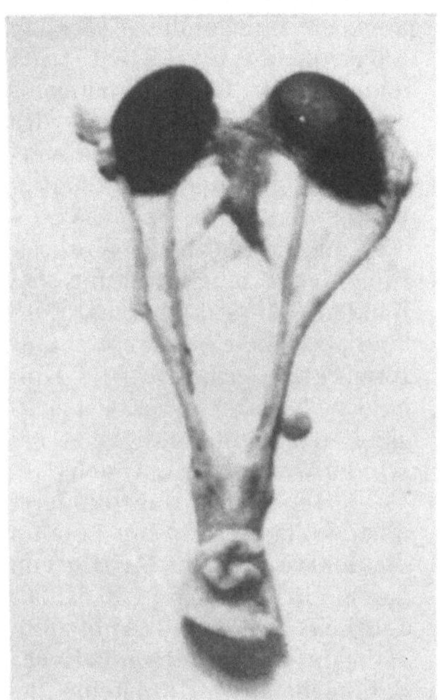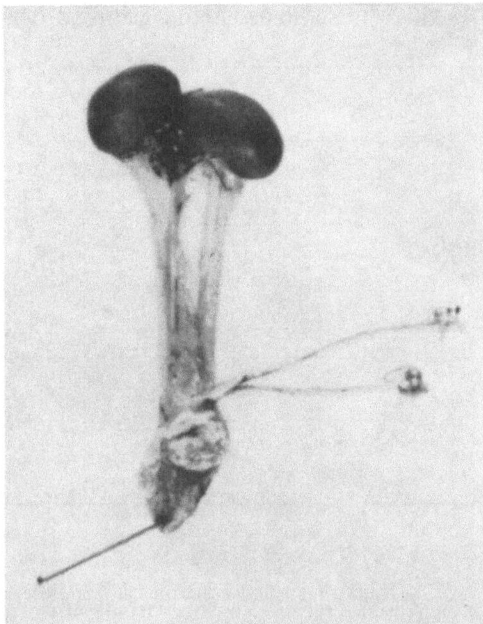

Abb. 31. Hyperkeratose der Blasenauslaßregion mit Erweiterung der Ureteren. (Hedenberg 1954)

theorique est évident. L'application à la clinique humaine de cette réalité expérimentale n'a jusqu'à présent donné que des deboirs. Les carences authentiques ne sont pas lithogènes et la lithiase ne se double pas de signes de carence. «

Die Theorie von Higgins fand noch eine andere Ausdeutung. Sie bezieht sich auf den Antagonismus zwischen Vitamin A und Vitamin D. Der Mangel an Vitamin A wirkt sich hiernach nicht direkt steinbildend aus, sondern indirekt durch das Überwiegen des Vitamin D, zumal unter der starken Sonnenbestrahlung in den Tropen und Subtropen. So sah Mizuno (1935) bei gleichzeitigem Fehlen von Vitamin A und D auffallend selten Steinbildung. Diese Erklärung steht im Einklang mit der Vermutung von Winsbury-White, daß die seltene Steinerkrankung der Neger auf die geringe Vitamin D-Bildung zurückgehe, bedingt durch den Pigmentschutz der Haut (s. oben). Bisher fehlen aber alle Untersuchungen über den Kalkspiegel des Blutes und über die Kalkausscheidung im Urin und Stuhl, welche diese Deutung stützen könnten.

9. Wandel hinsichtlich Steinhäufigkeit und Steinart

Auch den Wandel hinsichtlich Häufigkeit und Art der Steinbildung, welcher sich in den letzten 100 Jahren *in ganz Westeuropa und in USA* vollzogen hat, hat man mit der Ernährung in Verbindung zu bringen versucht. In Gebieten

Westeuropas und Nordamerikas, welche sich früher durch gehäuftes Blasensteinvorkommen besonders bei Kindern auszeichneten, ist dieses Leiden heute weitgehend geschwunden bzw. stark zurückgedrängt. Von Twinem stammt eine Zusammenstellung der Blasensteinfälle des New Yorker Hospitals während der Zeit von 1820—1937. Sie zeigt, daß die Zahl der Steinpatienten unter 30 Jahren von 83,3% während der ersten 25 Jahre dieses Zeitabschnittes auf 10,9% während des letztberücksichtigten Jahrhundertviertels abgesunken ist. Die vielen „Totenzettel", welche Kielleuthner beschrieb, sind ein Zeugnis für die Häufigkeit des Leidens in Süddeutschland während der vergangenen Jahrhunderte (s. auch Küttner u. Weil)[1]. Heute trifft man es hier fast ausnahmslos nur noch bei Störungen des Blasenauslasses. Für das vergangene Jahrhundert bezeugten Denos und Minot bzw. Civiale die außerordentliche Verbreitung der Steinerkrankung bei Kindern in Frankreich und England (s. auch Thompson und Kibler). Gleiches traf für Holland zu (Joly). Diesen Rückgang der Steinhäufigkeit bei Kindern, der sich auch im 1. Viertel dieses Jahrhunderts noch vollzog, läßt für London die Kurve aus der Arbeit von Lett (Brit. J. Urol. 8, 1936) deutlich werden (Abb. 32). Heusch äußerte sich mit Recht dahingehend: „Harnsteine bei Kindern sind bei uns in westeuropäischen Ländern ausgesprochen selten. Nach dem Südosten zu ist eine sprunghaft sich steigernde Häufigkeit erwiesen. In einzelnen Landschaften des Balkans und Anatoliens sind Harnsteine eine der verbreitetsten Kinderkrankheiten." Dieses aber sind Länder, die an dem zivilisatorischen Aufschwung weniger teilgenommen haben und in ihrer alten Lebensweise verharren. 1900 bezifferte Assendelft die Beteiligung der Kinder unter 15 Jahren an der Steinkrankheit für den Wolgadistrikt noch mit 55%. Über die kindliche Lithiasis in Ungarn hat v. Bokay geschrieben. Bei seinen 1846 kindlichen Patienten war der Steinsitz in 1319 Fällen die Blase, 518mal die Harnröhre; nur 9mal wurden Steine im Nierenbecken (bzw. Ureter) gefunden. Die größte Häufung lag bei Kindern im Alter von 3—4 Jahren. Entsprechend sind die Angaben von Racic über die kindlichen Steine in Dalmatien. J. C. Thompson zählte 25% seiner Blasensteine in Südchina bei Kindern.

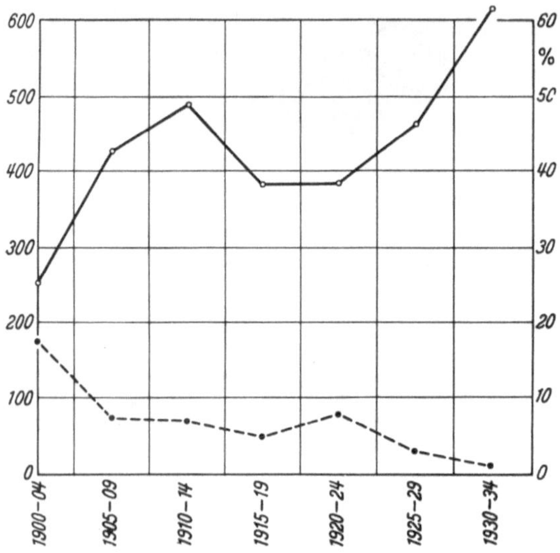

Abb. 32. Die Zahl der kindlichen Harnsteine (unterbrochene Linie) im Verhältnis zur Gesamtzahl der Harnsteinfälle (ausgezogene Linie) am London Hospital in 5-Jahres-Perioden. (Lett, II., 1936)

Berücksichtigt man diese Verhältnisse, so möchte man Winsbury-White beipflichten: Er sieht die Ursache für das Schwinden der Blasensteine in dem erhöhten Milchgenuß der ärmeren Klassen (1955). Jedoch widerspricht dieser Ansicht schon die Tatsache, daß ein Land wie Holland mit reichem Milchkonsum schon immer zu den steinreichen Gebieten zählte und noch zählt, dabei aber

---

[1] Siehe auch Böttger, H. H.: Ther. Ber. 32, 211 (1960).

den für Westeuropa typischen Wandel mitmachte. Davon abgesehen bleibt zu beachten, daß z. B. in Nordchina ebensowenig Milchwirtschaft betrieben wird wie in Südchina, ersteres im Gegensatz zu letzterem aber relativ geringen Blasensteinbefall ausweist.

Eine andere Erklärung gab GROSSMANN. Er bringt den Rückgang der Blasensteine mit der Umstellung von der fleischreichen auf eine mehr vegetabile Kost in Beziehung, welche sich in Westeuropa und USA in den letzten Jahrzehnten vollzog. So sehr diese Erklärung mit den Verhältnissen in diesen Ländern in Einklang stehen mag, sosehr steht sie im Gegensatz zu den Blasensteingebieten Dalmatien, Südchina, Rußland usw., wo die arme Bevölkerung an Fleischkost nicht gewöhnt ist.

Dem Absinken der Blasensteinhäufigkeit in Westeuropa ging aber kein solches der Nierensteine parallel. Im Gegenteil, die Zahl der Kranken mit Steinen der oberen Harnwege hat fast entsprechend dem Nachlassen des Blasensteinleidens zugenommen (WINSBURY-WHITE, NICOLAS). Das läßt darauf schließen, daß die Theorie von der Mangel- bzw. Fehlernährung wenn überhaupt, so nur für die Blasensteine Gültigkeit haben kann. Die Nierensteine müssen anderen Bedingungen unterworfen sein, die durch eine bessere Ernährung vielfach sogar gefördert werden. In dieser Hinsicht ist die Gegenüberstellung von 2 Statistiken aus Tokyoter Kliniken interessant (s. S. 55). Beide umfassen die gleichen Jahre vor dem 2. Weltkrieg bei fast gleicher Patientenzahl. Die 1. Statistik entstammt der mehr von der wohlhabenderen Bevölkerung aufgesuchten Urologischen Univ.-Klinik (TAKAHASI). Sie weist einen Prozentsatz von 32,2% Blasen- und Urethralsteinen aus. Dem steht eine Zahl von 54,5% Blasen- und Urethralsteinen gegenüber an der urologischen Abteilung des Jzumibachi-Hospitals mit vorwiegend armer Klientel (ITIKAWA). Weiterhin sei an die Veröffentlichungen von RACIC über das Steinleiden in Dalmatien erinnert. Er weist hierin auf die verschiedene Lokalisation der Steine und ihre Altersverteilung hin. Im unfruchtbaren armen Hinterland besteht die Ernährung fast ausschließlich aus Schwarzbrot, Polenta, hartem Schafkäse, etwas geräuchertem Fleisch, Sauerkraut, Zwiebeln und Knoblauch. Als Getränk werden kalkreiches Zisternenwasser, saurer Wein oder Weinessig genossen. Hier grassiert das Blasensteinleiden zumal unter den Kindern. Völlig anders sind die Verhältnisse an der Küste mit einer für das Land relativ üppigen Lebensweise und purinreicher Nahrung. Blasensteine, zumal auch der Kinder, treten hier absolut gegenüber den zahlreichen Nierensteinen der Erwachsenen zurück.

10. Harnsteinwellen

Einen weiteren Hinweis geben in gewisser Hinsicht auch die Harnsteinwellen, welche nach dem ersten und ebenso nach dem zweiten Weltkrieg in Europa zur Beobachtung kamen. Über die 1924 einsetzende Nierensteinwelle liegen Arbeiten von NICOLAS, PRAETORIUS, UMBER, KNEISE, KLEMPERER, GROSSMANN, A. W. MEYER, HELLSTRÖM, BLUM, BIBUS u. a. vor. Die gleiche Welle, und zwar gleichen Ausmaßes wie in Österreich und Deutschland, war in der Schweiz (Zürich), in Frankreich (Paris), in Italien, Schweden und dem Baltikum nachzuweisen (BIBUS). Nach sprunghaftem Anstieg 1924—1927 hielt sie bis 1933 an. Dann hielt die Häufigkeitskurve ihre Höhe. An dieser Welle blieben die Blasensteine unbeteiligt (s. Abb. 35). Parallel mit der Zunahme der Nierensteine ging eine solche der Schwere der Fälle und damit der Operationszahlen (BIBUS). Völlig andere Verhältnisse lagen dagegen in Amerika (San Franzisko) vor. Hier war eine Steinwelle zeitlich vorausgegangen. Sie betraf die Jahre 1912—1916; 1917 folgte ein starkes Absinken der

Häufigkeitskurve, die dann erneut eine leicht anhaltende Aufwärtsbewegung zeigte (Bibus) (Abb. 33). Für Japan (Tokyo) haben Takahashi und Itikawa für die 20er Jahre wohl eine stete Zunahme des Nierensteinleidens bekundet; sie zeigte jedoch nicht den akuten Anstieg, welcher für Europa typisch war. Dieses unterschiedliche Verhalten in Europa und in Amerika läßt nach Auffassung von Praetorius, Bibus, Winsbury-White u. a. Ernährungsfaktoren für das Aufblühen der Steinwelle ursächlich ausschalten. Klemperer glaubt, psychische Momente, wie sie die Nachkriegszeit mit sich brachte, beschuldigen zu müssen. Im Widerspruch hierzu steht aber die Welle, die sich nach dem 2. Weltkrieg in Deutschland zeigte (s. unten). Die von Blum angeführte Jodprophylaxe (Kropf) war schon deshalb abzulehnen, als diese in den meisten Ländern Europas nicht zur Anwendung gekommen war.

Nach dem 2. Weltkrieg hat sich die Zunahme der Nierensteine in Mitteleuropa wiederholt. Dieser Welle ging jedoch ein starkes Absinken der Steinhäufigkeit voraus. Von Bibus und von Fuchs liegen hierüber Übersichten vor (s. Abb. 34 und 35). Sie zeigen

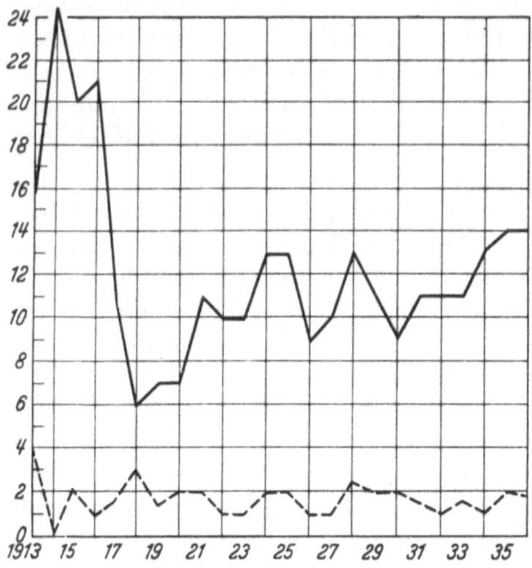

Abb. 33. (Aus Bibus 1939, nach Hinman, S. Francisco)
—— Nierensteine; – – – Blasensteine

für die Jahre 1935—1939 ungefähr gleichbleibenden Steinbefall. Für die Nachkriegsjahre 1946—1949 ergibt sich nach kurzem Anstieg 1940—1943 dann ein auffallender Sturz der Zahlen für Steinpatienten, die bis auf $^1/_5$ derjenigen vor dem Krieg zurückging. 1948 wurde dieser Sturz gestoppt und setzte ein sprunghafter Anstieg ein, der 1951 zur alten Häufigkeit und 1952 über diese hinaus führte. Vergleicht man die Verhältnisse für die Nachkriegsjahre in Deutschland mit denen nach dem 1. Weltkrieg, so ergeben sich gewisse Parallelen. Ohne Zweifel war die psychische Belastung der Bevölkerung in der Zeit 1944—1948 am stärksten. Sie ist aber durch die niedrigsten Steinquoten gekennzeichnet.

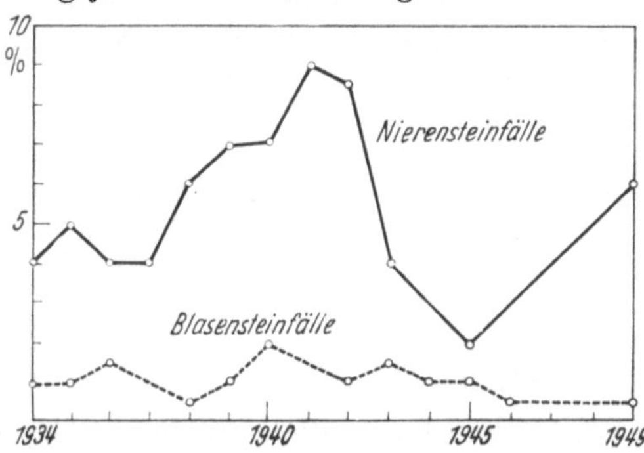

Abb. 34. Prozentzahl der Steinkranken, bezogen auf das stationäre Krankengut der II. Chir. Klinik Wien. (Bibus 1950)

Damit schaltet dieses Argument aus. Die Parallelen liegen vielmehr bei der Ernährung. Wie in der Zeit 1919—1923, jedoch wesentlich stärker ausgeprägt, boten die Jahre 1944—1948 die ungünstigsten Ernährungsbedingungen. Und zwar war die Ernährung eiweiß-, kalk- und fettarm, dafür außerordentlich wasserreich. Die Steinwelle setzte ein, als sich 1948 akut die Ernährungsbedingungen besserten und man zu einer direkt entgegengesetzten, calorienreichen und relativ flüssigkeitsarmen Ernährung überging. Interessanterweise zeigten sich in Japan ähnliche Verhältnisse. Auch dort akute, fortschreitende Zunahme von Konkrementen der oberen Harnwege, zumal des Ureters, bei ungefähr gleichbleibendem Blasensteinbefall nach Ablauf der ernährungsmäßig ungünstigen Kriegsjahre. Der Tabelle von ICHIKAWA (Abb. 36) entspricht diejenige von INADA u. Mitarb., welche alle Distrikte Japans berücksichtigt und sich nicht nur auf eine Stadt und eine Klinik beschränkt (Abb. 37).

Auf die ursächliche Bedeutung einer calorienarmen und wasserreichen Kost für das Absinken der Steinhäufigkeit haben auch die Gefangenenlager in Deutschland Hinweise gegeben. Die Steinhäufigkeit lag hier abnorm niedrig und selbst Dauersteinbildner verloren diese Neigung (MAY). Diese Tatsache kann nicht verwundern in Anbetracht dessen, daß eine „Verdünnung des Urins das beste Mittel zur Verhütung von Urinsedimentation und Harnsteinbildung bedeutet" (RANDALL u. HUGHES).

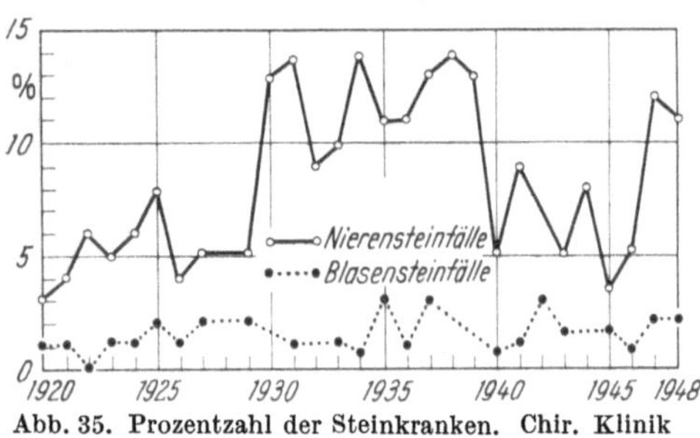

Abb. 35. Prozentzahl der Steinkranken. Chir. Klinik Zürich. (Nach BIBUS 1950)

Hierin liegt aber nur die Erklärung für die niedrige Steinquote in der ersten Nachkriegsperiode in Deutschland und Österreich — und vielleicht auch für Japan — und für das Ansteigen zu normalen Häufigkeitswerten, nachdem die Ernährung sich wieder normalisierte. Nach BIBUS bleibt auch zu berücksichtigen, daß die gleichmäßige Harnreaktion wegen der Gleichförmigkeit der Nahrung einer Entstehung von Nierensteinen ungünstig war. Jedoch liegt hierin keine Antwort auf die Frage nach der Ursache für die Steinwellen, wie sie z. B. in dem vom 1. Weltkrieg unberührt gebliebenen Ländern Skandinaviens und in der Schweiz auftraten, wie sie zuvor in Amerika zur Beobachtung kam und wie sie auch in der Schweiz nach dem 2. Weltkrieg zu erkennen ist, ohne daß ein Wandel in der Ernährung nachweisbar war. Das Rätsel der Steinwellen ist auch weiterhin ungelöst. Es läßt sich nicht nur ernährungsmäßig deuten. So sei noch folgende Bemerkung von BIBUS (1939) notiert. Er schreibt, daß ihn „die

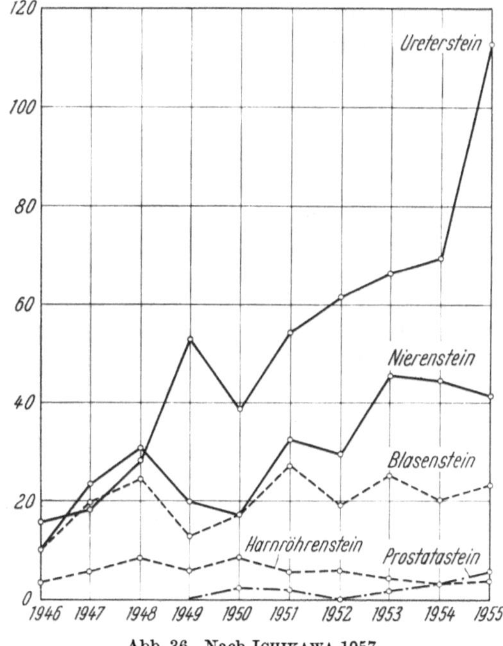

Abb. 36. Nach ICHIKAWA 1957

geographische und zeitliche Ausbreitung der Nierensteinkrankheit in gewisser Hinsicht an die Epidemiologie von Infektionskrankheiten erinnert. Ebenso wie diese ist die Nierensteinkrankheit in bestimmten Gebieten dauernd sehr verbreitet und überfällt dann plötzlich andere Länder mit größerer oder geringerer Intensität. In diesem Zusammenhang sei darauf hingewiesen, daß manche Autoren die bakterielle Genese von Nierensteinen als bewiesen annehmen. Insbesondere mein Lehrer KROISS schreibt den Infektionskrankheiten bei der Entstehung der Nierensteine eine bedeutende Rolle zu. Vielleicht sind hier Zusammenhänge gegeben, welche aufzudecken der weiteren Forschung vorbehalten ist."

Überblickt man die vorausgegangenen Kapitel, so ergeben sich zahlreiche interessante Beobachtungen. Als Ganzes genommen zeitigen sie jedoch nur relativ wenige Ergebnisse, die zur Klärung des Steinproblems beizutragen vermögen. Als gesichert kann gelten, daß verringerte Flüssigkeitsaufnahme sowohl

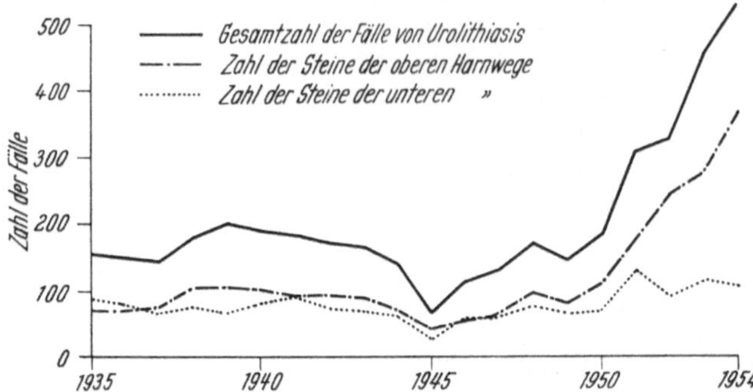

Abb. 37. Verhältnis der Steinerkrankungen der oberen zu denen der unteren Harnwege während der Jahre 1935—1954. (Abb. 2 aus der Arbeit von Inada u. Mitarb. 1958)

Blasen- wie auch Nierensteinbildung begünstigt. In besonderem Maße gilt dieses für die organischen kristallinen Konkremente. Daß auch sonstige Ernährungsfaktoren auf die Steinbildung Einfluß nehmen können, bleibt unbestritten. Welcher Art diese Einflüsse sind, konnte bisher nicht geklärt werden. Gleiches gilt für das Klima, die Rasseeigentümlichkeiten, die Vererbung und die Bodenbeschaffenheit. Die z. T. gegensätzlichen Beobachtungen lassen darauf schließen, daß keiner der einzelnen Faktoren die eigentliche Ursache bildet, sondern nur unterstützend wirken kann.

Wenn eine wirkliche Auswertung der zahlreichen Arbeiten bisher nicht möglich ist, so trägt mit die Schuld hieran die fehlende Bestimmung der Steinart und zumal der Steinkerne. Weist doch manches darauf hin, daß die verschiedenen kristallinen Steine und Steinkerne sich unter verschiedenen Bedingungen bilden. Diese lassen sich aber nur dann erfassen, wenn sie in Beziehung zur Steinart gebracht werden. Deshalb sollte in Zukunft dieser Punkt mehr in den Vordergrund rücken. Alle neuen Arbeiten, welche sich mit den genannten Problemen beschäftigen, sollten auch Steinart und Steinkern berücksichtigen.

IV. Steinkrankheit bei höheren Tieren

Die Harnsteinkrankheit beschränkt sich nicht allein auf den Menschen. Sie kommt ebenso bei allen höheren Tieren vor, wenngleich kein Tier so häufig wie der Mensch befallen wird. Für den Menschen — mit Ausnahme der Neger — liegt die Häufigkeitsquote um 1%. Hutyra und Mareck machen für Haustiere folgende Angaben: Pferd 0,5%, Hund 0,38%, Katze 0,22%. Den häufigsten Befall, dem Menschen nahekommend, zeigt das Rind. Für freilebende Tiere ist Steinbefall für Ratte, Reh, Wolf, Wildschwein, Nutria, Känguruh, Gemse, Seehund, Fischotter, Stör, Delphin, Kröte, Schildkröte bekannt (zit. nach Grossmann). Dabei verteilen sich die Harnsteine auf das ganze uropoetische System. Sowohl Nierenbecken und Ureter wie auch Blase und Harnröhre werden betroffen. Ebenso besteht kein Unterschied hinsichtlich der Steinarten. Die häufigsten Konkremente stellen die Phosphatcarbonatsteine mit geringen Oxalatbeimischungen (Grossmann). Doch kommen auch reine Urat- und Oxalatsteine vor. Silicatsteine werden bei Haferschrotfütterung beobachtet. Easterfield u. Mitarb.

beschrieben Xanthinsteine. Sie fanden sie bei Schafen Neuseelands und glauben, den Kalk- und Phosphorsäuremangel des Bodens ursächlich beschuldigen zu müssen, ohne daß aber der Mensch dieses Bereiches häufiger an Xanthinsteinen erkrankt. F. HENSCHEN erwähnt einen Cystin-Indigostein der Stockholmer Sammlung.

Lebens- und Ernährungsbedingungen der Tiere sind denen des Menschen so different, daß vergleichende Betrachtungen hinsichtlich der Steinätiologie kaum möglich sind und nur zu leicht in falsche Richtung weisen würden. Gewisse Parallelen sind jedoch erkennbar. So scheint auch unzweckmäßige Ernährung steinbegünstigend zu sein. GROSSMANN vermutet, daß ein gewisser Zusammenhang der größeren Steinhäufigkeit beim Hund mit dessen Umstellung zum Omnivoren besteht und er zieht einen Vergleich mit der Umstellung der Europäer zu betont vegetabiler Kost während der letzten Jahrzehnte. Weiterhin zeigen Pflanzenfresser, Vegetarier, auch im Tierreich größere Steindisposition als Carnivoren. Infektion spielt eine begünstigende Rolle. Gleiches ergibt sich für mangelnde körperliche Bewegung. Denn Stalltiere erkranken wesentlich häufiger als freilebende Tiere mit Auslauf. Das läßt an den stärkeren Steinbefall der Menschen mit sitzender Beschäftigung denken (s. S. 40). Auch die geschlechtsmäßige Verteilung entspricht ungefähr derjenigen beim Menschen, indem männliche Tiere ungefähr doppelt so häufig wie weibliche betroffen sind.

Daß auch beim Tier, z. B. Pferd, erfolgreiche Steinoperationen durchgeführt wurden, sei am Rande erwähnt (z. B. BUNGE, Berl. tierärztl. Wschr. 1930, 99).

V. Klinische Daten über den Steinbefall
1. Alters- und Geschlechtsverteilung

Die Darlegungen in den vorausgegangenen Kapiteln machen verständlich, daß alle Angaben über Alter der Steinpatienten, über Häufigkeit des Befalls, über den Steinsitz usw. nur relativ sein können und nach Ländern und selbst nach Provinzen differieren. Und auch hierbei können sich noch Unterschiede ergeben, je nachdem die Statistiken während einer Steinwelle oder aber zu Zeiten geringen Steinbefalls aufgestellt wurden. Trotzdem lassen sich gewisse Normen erkennen. Bezüglich des *Alters* wird von allen Autoren betont, daß — auch unter Berücksichtigung der Bevölkerungsstatistik — Erwachsene in der 3.—5. Lebensdekade am häufigsten betroffen sind. Dabei bestehen jedoch Unterschiede nach dem Geschlecht (s. Abb. 38 und 39). Bei Männern liegt der Häufigkeitsgipfel bei den Altersgruppen von 25—40 Jahren, wie dieses in früherer Zeit schon GRUBER, WINSBURY-WHITE, in neuerer Zeit DEGE, HAUCK, MATES u. KRIZEK, ALKEN u. HERMANN beschrieben. Dagegen zeigt nach HAUCK und nach ALKEN u. HERMANN die Häufigkeitskurve bei Frauen 2 Gipfel. Der erste entspricht dem der Männer (25.—40. Lebensjahr). Der 2. fällt in das 50.—65. Lebensjahr (s. Abb. 38 und 39). In der von MATES u. KRIZEK und der von INADA u. Mitarb. gezeichneten Kurve werden diese Verhältnisse allerdings nicht erkennbar. Doch wird dieser 2. Gipfel durch die bei Frauen häufige präsenile Osteoporose verständlich (s. S. 88). Aus diesem andersartigen Kurvenverlauf ergibt sich auch eine Verschiebung in dem Verhältnis der Steinhäufigkeit bei Männern und Frauen in den einzelnen Lebensdekaden. Noch um die Jahrhundertwende nahm man an, daß das weibliche Geschlecht häufiger betroffen werde (ISRAEL) bzw. daß das Steinleiden sich auf beide Geschlechter gleichmäßig verteile (KÜSTER). Erst FEDOROFF konstatierte die Bevorzugung des männlichen Geschlechts. Für den Gesamtdurchschnitt ihres Krankengutes berechneten GOTTSTEIN, LETT, GROSSMANN, HAUCK, ALKEN

4*

u. Hermann u. a. das Verhältnis zwischen steinkranken Männern und Frauen mit 2:1. Zwischen dem 30. und 40. Lebensjahr verschiebt es sich auf ungefähr 3:1, um zwischen dem 50. und 60. Lebensjahr auf 3:2 abzusinken (Hauck).

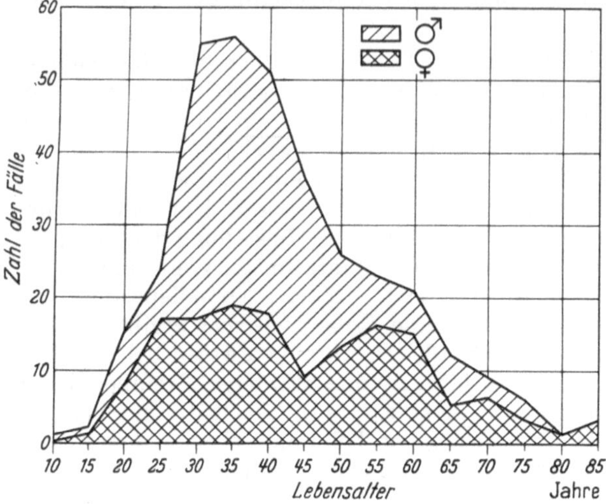

Abb. 38. Altersaufbau der Harnsteinkranken. (Nach Hauck 1943)

Wenn auch alle Länder den häufigeren Befall des männlichen Geschlechts bestätigen, so bleibt das Durchschnittsverhältnis von 2:1 jedoch nicht gewahrt. Für die CSR berechneten es Mates u. Krizek mit 64,3:35,7. Dagegen standen bei Makar (Kairo) in den Jahren 1947—1952 1156 Männern mit Uretersteinen nur 107 Frauen gegenüber, was einem Verhältnis von etwa 11:1 entspricht. R. McCarrison (Indien) gibt das Verhältnis sogar mit 13,2 Männern zu 1 Frau für Oxalatsteine an. Bei Takahashi u. Mitarb.

(Japan) betrug es für Nierensteine 3,5:1, für Uretersteine 9,6:1 und für Blasensteine 14,7:1. Über die Verhältniszahlen bei Inada s. Tabelle 15.

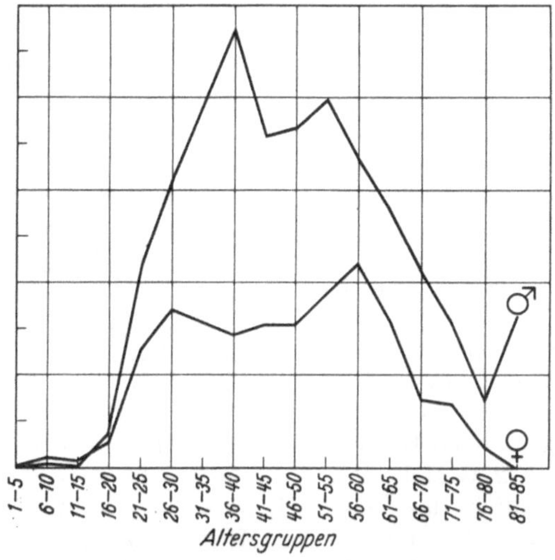

Abb. 39. Alters- und Geschlechtsverteilung. Die Zahl der aufgenommenen Steinkranken pro 1000 Einwohner des gleichen Geschlechts ist auf der Ordinate eingetragen. (Nach Alken u. Hermann 1957)

In dem Krankengut von Katsafados-Athen (1091 Krankheitsfälle) stehen bei Berücksichtigung allein der oberen Harnabschnitte 4,9 Männern 3,7 Frauen gegenüber, bei Einrechnung der vorwiegend das männliche Geschlecht befallenden Blasensteine noch 5,5 Männer zu 3,9 Frauen.

Über die *Beteiligung der Kinder an der Steinerkrankung* wurden oben schon Angaben gemacht (s. S. 46). Dabei wurde herausgestellt, daß gerade in den seit alters bekannten Steinzentren mit Vorherrschen des Blasensteines die Kinder und Jugendlichen einen besonders hohen Prozentsatz der Erkrankten stellen. In Westeuropa und in Amerika sind dagegen jetzt auch in den umschriebenen kleineren Steingebieten Kinder prozentual nur gering beteiligt. Ergänzend seien hier noch einige Daten gegeben. Bei 15919 Autopsien von Kindern unter 15 Jahren fand Campbell (1934) 67 Steine (61 Niere, 4 Ureteren, 2 Blase). Bugbee und Wollstein beobachteten 13 Nierensteine bei 4000 Autopsien von Kindern im 1. Lebensjahr. Unter 2195 Steinkranken der Mayo-Klinik waren nach Hager und McGath

33 Kinder unter 15 Jahren = 1,63 %. Für Schweden liegen die Angaben von J. HEDENBERG (1951) vor. Unter den 170085 Patienten des Kinderhospitals waren 10 mit Nieren- und Uretersteinen, 107 mit Blasensteinen. DURAND (1955) zählte in LYON (Frankreich) unter 947 Steinkranken nur 15 Kinder (= 1,5 %), unter denen kein Blasenstein vertreten war. Das relativ seltene Steinvorkommen bei Kindern in Deutschland läßt auch die Abb. 40 aus der Arbeit ALKEN u. HERMANN erkennen (s. a. WÜSTENBERG). HEUSCH hatte unter vielen Hunderten von Steinerkrankungen nur 4 Kinder,

Tabelle 15. *Das Verhältnis des Steinvorkommens in Niere, Harnleiter, Blase und Harnröhre beim männlichen und weiblichen Geschlecht. (Nach INADA u. Mitarb. 1958)*

Universität	Tokyo 1928—1938	Keio 1920—1932	Kyoto 1915—1954	Tokyo 1945—1949
Niere . . .	3,3:1	4,7:1	3,5:1	3,5:1
Ureter . . .	8,4:1	1,6:1	6,8:1	15,6:1
Blase . . .	11,9:1	5,5:1	15,1:1	7,8:1
Harnröhre .	29:1	—	(70:0)	25,0:1

SCHLAGINTWEIT nur ein Kind von 7 Jahren unter 326 Steinfällen. Bei den von GOTTSTEIN operierten Steinpatienten ist das Verhältnis 3:213. Höher liegen die Zahlen bei GOETZEN (1958): 28 (= 2,2 %) bei 1245 operierten Lithiasisfällen. Die Altersverteilung war hier

> 0—5 Jahre 10 Fälle,
> 6—10 Jahre 9 Fälle,
> 11—15 Jahre 9 Fälle.

Die jüngsten Patienten standen im Alter von 13, 14 und 23 Monaten. Das Verhältnis zwischen Knaben und Mädchen betrug 9:5, wobei die 3 Blasensteine auf

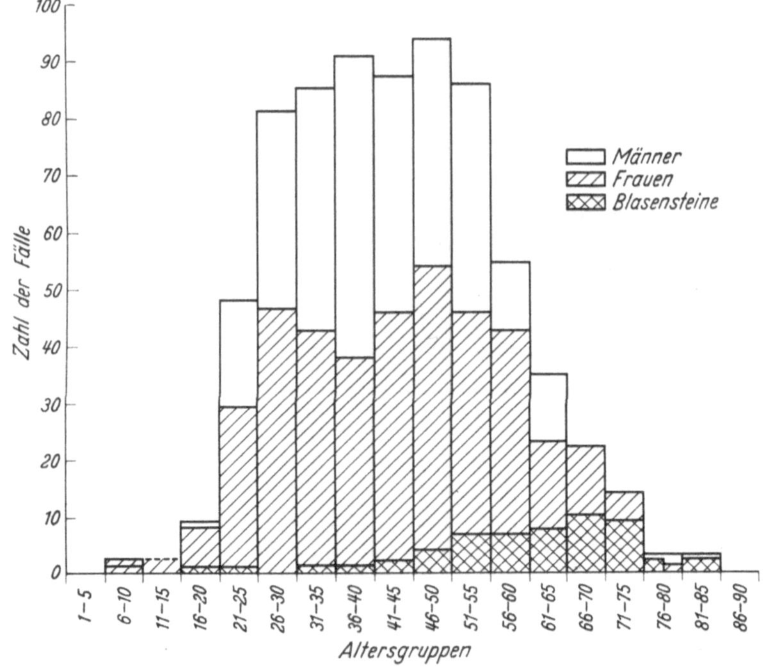

Abb. 40. 1,5 mm auf der Ordinate entspricht 1 Lithiasiskranker

die Knaben entfielen. In 14 Fällen (= 50 %) lagen Harnleitersteine vor. Doppelseitige Steinbildung in den oberen Harnwegen bzw. Kombination von Blasenbzw. Ureterstein bestand in 8 (= 28,9 %) Fällen. Demgegenüber verzeichnete

Taner (Ankara, 1946) unter 1645 Harnsteinkranken 561 Kinder bis zu 7 Jahren; 253 Kinder standen im Alter von 8—14 Jahren. Bei Noble (Siam) machten Kinder unter 11 Jahren 22% der Steinkranken aus, bei O. Schneider (Siam 1922) 32,9%. Thompson (Südchina 1921) fand 25% der Blasensteine bei Kindern, Weischer (Shantung-China) hatte 35% Kinder unter allen Harnsteinpatienten. Für Palästina liegen die Angaben von Gary und Drückmann (1930) mit 68,3% Jugendlichen vor.

Blasensteine sind in Westeuropa wie in Nordamerika mit wenigen Ausnahmen Folge- und Begleiterscheinung einer Blasenauslaßstörung (s. auch Bibus). Für 47 ihrer 58 Blasensteinpatienten sicherten Alken und Hermann Abflußstörungen des Harnes. Die prozentuale Beteiligung von Blase und Urethra am Steinleiden ist für Westeuropa jetzt mit nur noch 2—6% einzusetzen (s. auch Abb. 40). Nach den Statistiken von Lett und von Joly scheint jedoch England eine Ausnahme zu bilden (s. unten). Dem steht allerdings die Angabe von Winsbury-White (1955) entgegen, daß er während seiner 27jährigen urologischen Tätigkeit am Queen-Elisabeth-Hospital for Children in London nur 6 Fälle kindlicher Blasensteine sah. Im Gegensatz hierzu stehen Südosteuropa, Asien und Nordafrika, wo die Blasen- und Urethralsteine 20—30% und noch mehr des Krankengutes an Steinpatienten ausmachen (s. auch Joly).

2. Seiten- und Organverteilung

Über die nach Ländern wechselnde *Verteilung der Steine auf Niere und Ureter bzw. Blase und Urethra* geben die folgenden Statistiken einen Überblick (s. a. S. 46 und 48).

Deutschland:

Hauck (1943) Niere und Ureter . . . . . . 476 = 97,4%
          Blase (9 Männer, 4 Frauen) . 13 = 2,6%
Alken u. Hermann (1957)
          Niere und Ureter . . . . . .1054 = 98,8%
          Blase . . . . 58 = 5,2%

Thelen u. Kuhlo (1959) 237 Steinfälle, von denen 159 die Niere, 74 den Ureter betrafen.

Österreich, Schweiz, USA: s. Abb. 33—35.

England:

Lett (London) 1915—1924 = 778 Fälle
    Niere . . . . 485⎫ 79%   Blase . . . . 140⎫ 21%
    Ureter . . . . 130⎭   Urethra . . . . 23⎭
1905—1914 betrug das Verhältnis noch 633:285 = 69:31%.

Joly (London)

Alter	Niere	Ureter	Blase	Harnröhre	Prostata
0—9	0	2	3	0	0
10—19	8	0	7	3	0
20—29	30	7	9	1	0
30—39	43	7	34	5	0
40—49	47	9	48	9	6
50—59	25	3	90	7	11
60—69	8	3	122	7	14
70—79	4	1	54	2	3
über 80	0	0	4	0	0
Jüngster Patient	11 Jahre	6 Jahre	5 Jahre	15 Jahre	42 Jahre
Ältester Patient	73 Jahre	76 Jahre	83 Jahre	73 Jahre	75 Jahre
	165	32	371	34	34
	197		405		34

Tschechoslowakei:

Bei den Kurbadpatienten von Mates u. Krizek (2185 Fälle) verteilten sich die Steine auf

Nierenbecken. 52,5%
Nierenkelche 10,2%
Ureter 33,0%
Blase 4,3%

Griechenland:

Katsafados (Athen 1956) = 1091 Harnsteinfälle

Nierenparenchym . . . 139⎫
Nierenbecken und Kelche 517⎬ 861 = 79%
Ureter . . . . 205⎭
Blase . . . . 177⎫ 205 = 18,7%
Urethra . . . . 28⎭
Prostata . . . . 25 = 2,3%

Türkei:

Gürsel (Istanbul 1956) = 1200 Harnsteinfälle

Niere . . . . 760⎫ 79%
Ureter . . . . 182⎭
Blase . . . . 240⎫ 21%
Urethra . . . . 18⎭

Ägypten:

Makar (Kairo 1955) 1947—1952) = 3417 Fälle

Niere . . . . 1126⎫ 2389 = 70%
Ureter . . . . 1263⎭
Blase . . . . 1928 = 30%

Japan:

	Takahashi (1941) 570 Patienten %	Itikawa (1942) 394 Patienten %	Ishikawa (1946—1955) 1039 Patienten %
Nierenbecken	21,3	22,7	28,4
Ureter	41,1	20,9	49,8
Blase	31,3	43,6	19,4
Urethra	3,9	10,9	5,0
Prostata	1,9	1,8	1,4

(Die Statistiken von Takahashi und Ishikawa entstammen der gleichen Klinik und lassen erkennen, daß die Steine der unteren Harnwege jetzt auch in Japan abnehmen, während gleichzeitig die Konkremente der oberen Harnwege an Zahl ansteigen.)

Die Angaben über die *Seitenverteilung der Nieren- und Uretersteine* differieren. Gottstein fand die rechte Körperseite mit 6% häufiger als die linke Seite befallen. Entsprechende Angaben machten Küster und Droschl. Sutherland gibt für sein Patientengut folgende Zahlen:

Rechte Niere 157 (46%),
linke Niere 139 (43%),
beide Nieren 49 (11%).

Bei Katsafados stehen 272 Patienten mit Steinen der rechten 245 mit solchen der linken Seite gegenüber. In 87 Fällen waren beide Seiten betroffen. Keyes fand gleiche Beteiligung beider Seiten. Zur Erklärung des häufigeren Steinbefalles der rechten Niere führt Droschl dessen kürzeren Hilus an. Hierdurch sei diese Niere wesentlich leichter einer Traumatisierung durch Anstoßen an der Wirbelsäule ausgesetzt. Andere Statistiken zeigen aber ein gegenteiliges Verhältnis. So berechneten Alken und Hermann für ihr Krankengut ein Überwiegen der linken Körperseite (48,7 links zu 21,1% rechts). Ebenso rangiert bei Takahashi die linke vor der rechten Seite (206:160). Ungefähr das gleiche Verhältnis findet sich bei Grossmann in bezug auf Uretersteine. Von 380 Fällen waren 162 im rechten, 206 im linken Harnleiter gelegen; 12mal bestand Doppelseitigkeit. Für 17 Fälle gibt Grossmann das Vorliegen mehrerer Steine in demselben Ureter an. 12mal waren zugleich Steine in der gegenseitigen, 23mal in der gleichseitigen Niere gelegen. Sechsmal lagen solche in beiden Nieren vor.

3. Doppelseitige Steinbildung

Unter den Statistiken über die Häufigkeit doppelseitiger Steinbildung steht die allerdings in frühere Jahre zurückreichende Statistik von Legueu mit 50% an der Spitze. Die gleichfalls ältere von Jeanbreau (1909) berechnet dagegen nur 2,8% für die Nieren- und 3,65% für Uretersteine. Nur wenig später geben Küster wie auch Israel für ihr Material doppelseitiges.Auftreten mit 11—12% an. Bei 102 Fällen hatte Janke (1927) 9%. Gottstein (1927) 14% beidseitigen Steinbefall. Diesen Zahlen entsprechen ungefähr diejenigen neuerer Statistiken:

Fedoroff (1928).	12,3%
Ravasini (1929)	12%
H. P. White (1929)	13,9%
Winsbury-White (1934)	13,0%
Higgins (1943)	14,9% bei 1500 Fällen
Baker u. Connelly (1954)	8,0% bei 357 Fällen
Katsafados (1956)	14,9% bei 861 Fällen
Mates u. Krizek (1955)	14,5% bei 2185 Patienten

Das Krankengut von Alken und Hermann (1957) zeigt mit 9,2% relativ geringen doppelseitigen Steinbefall. Gürsel (1956) fand Einseitigkeit bei 81%, Doppelseitigkeit bei 14% und Multicalculose bei 5% seiner Patienten. Petcovic berichtete 1955 über 150 Patienten mit doppelseitiger Steinbildung. Dabei hatten 33 = 22% zugleich mehrere Steine in einer und 74 = 50% sogar in beiden Nieren. Bei den restlichen 43Patienten (= 28%) lag beiderseits nur ein Stein vor. Für Kinder berechnete Campbell die Häufigkeit bilateraler Steine mit 15—20%, Hyman mit 20—35%. Unter den 15 Kindern von Durand waren 3 = 20% mit beidseitigen Nierenkonkrementen. Über *einseitig multiple Steinbildungen habe* ich mit Ausnahme der oben wiedergegebenen Statistik von Grossmann keine genaueren Häufigkeitsangaben gefunden. Dieses Vorkommen ist aber zweifellos wesentlich öfter, als angenommen wird. Manche als Rezidive aufgefaßte Steinbildungen gehen auf kleine, röntgenologisch nicht erfaßte multiple Steine zurück. Die von Pyrah (1958) beschriebene Beobachtung ist in dieser Hinsicht aufschlußreich. So geben die Zahl der „Pseudorezidive" Twinen (1937) mit 8—8,8% und Quimby (1933) mit 3,3% an. Oppenheimer (1937) schätzt sie dagegen auf 22,7%, eine Zahl, die von Nay (1928) mit 30—40% noch übertroffen wird.

Die Statistiken über doppelseitige Steinbildung erhalten, verfolgt man die Patienten weiter, jedoch ein deutlich anderes Gesicht. Schon 1926 hatte Braasch darauf aufmerksam gemacht, daß erneute spätere Steinbildung die Gegenseite bevorzugt. Hierauf weisen auch Baker und Connelly hin. Sie fanden bei ihren 357 Steinpatienten im weiteren Verlauf 9 Rezidive in derselben Niere, denen 12 der gegenseitigen Niere gegenüberstanden. Ebenso führt Nikitin häufigere Rezidivbildung für die gegenseitige Niere an. M. Modlin berichtet über 50% kontralaterale Rezidive. Zugleich sei auf die unten wiedergegebene Statistik von Hellström verwiesen. Steinbildung in der Restniere nach (wegen Steinleidens ausgeführter) Nephrektomie wurde von Gürsel bei 15% seiner Patienten, von Volpjan bei 55 Nephrektomien 6mal, = 10,9% beobachtet. Die Häufigkeit dieser Erscheinung wurde früher mit 3—4% gewertet (Cifuentes 3—4%, Tardo 3,5%, Joseph 3,5%, Rovsing 3,2%).

4. Rezidive

Damit geben Statistiken, welche nur *Rezidivsteinbildung in der operierten Niere* berücksichtigen, kein echtes Bild. Hinzu kommt, daß die Statistiken im allgemeinen auch nicht nach Rezidiven bei primären und bei entzündlichen Steinen unterscheiden. Letztere haben eine wesentlich höhere Rezidivquote. Die einzelnen Statistiken werden deshalb auch durch die verschieden hohe prozentuale Beteiligung der entzündlichen Steine beeinflußt. HEUSSER (1958) nimmt für die primären Steine 10% Rezidive an, ,,während bei den sekundären Konkrementen mit bis zu 50% der Fälle gerechnet werden muß". Abnorm niedrig liegen die Rezidivzahlen bei GÜRSEL (1956) mit 5% für die aseptischen und 15% für infizierte Steine. Den Heusserschen Angaben kommen diejenigen von HELLSTRÖM nahe, der folgende Aufstellung für 306 Steinpatienten gibt:

	183 *aseptische* Steine	123 *infektiöse* Steine
Rezidiv in operierter Niere . .	11,4%	45,5%
Rezidiv in gegenseitiger Niere	6,0%	15,5%

Gleiche Verhältnisse zeichnet die Statistik von VOLPJAN (1958):

Rezidivzahl bei 130 Operationen: 27 = 20,7%.

Dabei: Infizierter Urin — 62 Fälle — 21 = 33,8% Rezidive.
Steriler Urin — 68 Fälle — 6 = 8,8% Rezidive.

HIGGINS berichtet über 100 Fälle von Steinrezidiven. Von den 72 unilateralen waren dabei 54 infiziert, 18 steril. 23 der bilateralen Rezidivsteine waren infiziert und nur 5 steril.

Bei Berücksichtigung aller operierten Steine ist deshalb eine durchschnittliche Prozentzahl von etwa 20% anzunehmen. QUINBY (1933) errechnete sie für seine über 5 Jahre verfolgten Patienten mit 19,8%. ASTRALDI (Argentinien 1956) berichtet über 29%, HASLINGER (Wien 1929) über 16%, TAKAHASHI u. KUSU-NOKI (1942) 16,7%. Während NIKITIN nur 12,7% Rezidive berichtet, BAKER u. CONNELLY sogar auf eine Zahl von nur 9% kommen, lautet die Statistik von SUTHERLAND (1953):

	1930—1939	1940—1949
Patientenzahl	64	138
Kein Rezidiv	34 (53%)	88 (64%)
Leichtes Rezidiv	12 (19%)	26 (19%)
Schweres Rezidiv	18 (28%)	24 (17%)
Totale Rezidivzahl . . .	30 (47%)	50 (36%)

Nach Geschlecht geordnet, ergibt sich folgendes Verhältnis:

	Männer	*Frauen*
Summe der Operationen .	144	96
Rezidivfrei	71 (49,3%)!	73 (76%)!
Leichtes Rezidiv	41 (28,4%)	9 (9,4%)
Schweres Rezidiv	32 (22,3%)	14 (14,6%)

Trotz aller Fehler und Divergenzen haben die Statistiken über die postoperativen Steinrezidive nicht nur ihre Bedeutung in der Vergangenheit gehabt; sie haben sie auch heute noch. Vor wenig mehr als 50 Jahren hat H. CABOT (1905) bei Überprüfung seiner operierten Steinpatienten das häufige Auftreten von Rezidiven nachweisen und die bis dahin herrschende gegenteilige Auffassung korrigieren können. Seitdem erst wissen wir, daß die Steinoperation „nur in einer beschränkten Zahl der Fälle zu einer völligen Heilung der Kranken führt" (Gottstein), Cifuentes berechnete diese Zahl noch 1924 mit nur 25%. Die Statistiken erbrachten aber auch die Erkenntnis, welche auf Winsbury-White zurückgeht, daß die Entwicklung der Steinrezidive meist in die ersten postoperativen Jahre fällt. An Hand von 1041 Fällen der Mayo-Klinik haben dieses Braasch und Foulds 1923 bestätigt. Ebenso äußern sich Boeminghaus, Takahashi u. Kusunoki und Heusser. Stern sah ein kirschkerngroßes Rezidiv schon innerhalb 21 Tagen auftreten, Bürger in 6 Wochen. Gleiches berichten Hellström und E. Voigt (1953). Die Rezidive bei Staphylokokkensteinen erfolgen nach Hellström (1938) in fast der Hälfte der Fälle innerhalb des 1. Jahres. Sutherland gibt für sein Beobachtungsgut (1953) folgende Übersicht über das Auftreten der Steinrezidive:

0—1	1—2	2—3	3—4	4—5	5—6	6—7	7—8	8—9	9—10
12	13	10	13	4	13	3	4	4	2

11—15	16—20	21—30	über 30 Jahre p.op.
6	2	2	1

Das heißt, 54% entfielen auf die ersten 4 Jahre. Wesentlich höher liegt der Prozentsatz bei Naoumidis (1949). Von seinen 44 Rezidiven gaben sich 31,8% innerhalb der ersten 9 Monate. 48,2% nach $1^1/_2$ Jahren, 24,2% nach 2 Jahren und nur 12,1% nach 3 Jahren zu erkennen. Auch von ihren 16,7% Rezidiven berichten Takahashi und Kusunoki „most relapses ocure within 2 years and thence forth seldom".

Bei Baker und Connelly (1956) erfolgte Rezidivsteinbildung bei 24 von 33 Patienten innerhalb 3—5 Jahren. "Recurrence is infrequent after eight years have passed since the original attack". Interessant ist ihre Feststellung, daß bei Vergleich der Rezidivzahlen sich kein Unterschied bei 2 Hospitälern ergab, "representing different social and racial groups, private and indigent patients".

Der Wert solcher Statistiken für die Gegenwart liegt darin, daß sie bei Berücksichtigung bestimmter Störungen Hinweise auf deren Bedeutung als ätiologischen oder ursächlich mitwirkenden Faktor ergeben können. In früheren Jahren erfuhr vorwiegend die Operationsmethodik als Rezidivursache Beachtung. Besonders wurde hierfür die Nephrolithotomie angeschuldigt. Dabei ist aber zu berücksichtigen, daß ihre Ausführung durch die Größe der Steine bedingt wird und unter diesen entzündliche Steine den Vorrang einnehmen. Von anderer Seite (Rafin) wurde die hohe Rezidivzahl gerade bei aseptischen Pyelolithotomien betont. Rafin bezeichnete sie als Scheinrezidive durch Belassung röntgenologisch nicht erfaßter Steine wegen der bei dieser Operation bestehenden schlechten Übersicht (s. a. S. 56). Auf diesen Fragenkomplex wird an anderer Stelle dieses Buches eingegangen werden. Hier sei jedoch vorausgenommen, daß wahrscheinlich weniger in der Operationsmethodik selbst die Ursache zu suchen ist, als vielmehr darin, daß prä- und postoperativ die Faktoren ungenügend berücksichtigt werden, welche Steinbildung fördern. Von allen Autoren werden hierbei 3 Hauptfaktoren herausgestellt, die zur Rezidivbildung beitragen. Es sind 1. Harnstauung, 2. Harninfektion und 3. Störungen im Mineralhaushalt.

VI. Steinbildung und Harnstauung

Für die Steinbildung spielt anscheinend eine leichte Behinderung des Harnabflusses eine größere Rolle als die grobe Harnstauung bei ausgesprochener

Hydronephrose. Allgemein wird die relativ seltene Steinbildung in größeren Hydronephrosen betont (s. auch GOORMAGHTIGH u. BODDAERT), dafür um so häufiger Steinbildung als Ursache von Harnstauungsnieren hervorgehoben. Allerdings gibt CHWALLA für 14% der Hydronephrosen Steinbildung an. Seine Angaben erfolgten jedoch ohne Gradbezeichnung der Harnstauungsniere und lassen nicht erkennen, wieweit die Steine Ursache oder Folge der Hydronephrose waren.

Berücksichtigt man, daß Harnstauungsnieren einen diluierten Urin ausscheiden, so wird das relativ seltene Auftreten von Steinen in echten Hydronephrosen verständlich. Andererseits ist nicht zu verkennen, daß eine Harnabflußhemmung, welche noch nicht zu gröberer Parenchymschädigung führte, nach allgemeiner Auffassung eine Steinentwicklung begünstigt. Jede Abflußhemmung bedeutet längeres Verweilen des Harnes in den oberen Harnwegen („Zeitfaktor", DuMONT). Die Anhänger der Kristallisationstheorie betonen die hierin liegende verstärkte Möglichkeit zum Ausfallen der Harnsalze. "Supersaturated solutions may obtain their salts in solution for a *limited* time. If this period is exceeded precipitation occurs. Similary, urine may obtain its salts in solution *for a time*. If this period is exceeded because of urinary stasis precipitation occurs. Clinically, this is observed when ureteropelvic obstructions results in formation of stone in an uninfected hydronephrotic kidney" (PRIEN 1955). Die Anhänger der Matrixtheorien stellen dagegen die „Kernsperre" (HEUSCH), die Retention von Steinbildungselementen in den oberen Harnwegen in den Vordergrund. Diesen sei damit Zeit zu weiterem Wachstum, zur Entwicklung vom Mikro- zum Makrolithen gegeben.

Nun liegen aus neuester Zeit (1959) Untersuchungen von ELLEGAST und SCHIMATZEK über die Beziehungen der Harnsteinentstehung zur Nierenbeckenform vor, die besonders auch die Höhe des Ureterabganges berücksichtigen. Diese ergaben keinen Anhalt dafür, daß die Nierenbeckenform einen Einfluß auf die Steinbildung hat. „Die Zahl der bei den verschiedenen Nierenbeckenformen feststellbaren Fälle von Steinbildung ergab bei allen 4 Gruppen annähernd gleiche Werte." Hiervon waren auch ampulläre Nierenbecken mit hohem Ureterabgang nicht ausgenommen. Die Verfasser folgern hieraus, daß „ein Faktor, dem bisher eine gewisse Bedeutung zugemessen worden war, nämlich die Form des Nierenbeckens und die dadurch möglicherweise bedingte Bildung eines sog. ‚Harnsumpfes' ohne Einfluß auf die Steinentstehung" sei. Diese Folgerung erscheint mir zu weitgehend. Daß Abflußstörungen des Harnes Steinbildung begünstigen, wird durch das häufige Zusammentreffen von Nierensteinen und Ureterabgangsstenosen bestätigt. HIGGINS (1950) führt für 72% seiner Nierensteine eine relative Ureterabgangsstenose an, was nach meinen Erfahrungen allerdings sehr hoch liegt. Es wird aber auch durch das häufigere Zusammentreffen von Nierenmißbildungen und Steinen unterstrichen. Dieses fand ISRAEL 13mal bei 572 Steinpatienten. GOTTLIEB gibt es für 25%, ALKEN u. HERMANN für 30,6% der Patienten mit Nierenmißbildungen an. POLLAK beschreibt dieses Vorkommen für 7 von 64 Patienten mit Mißbildungen (= 10,9%). MARCEL (1955) berechnete für 35% seines Kinderkrankengutes „coexistence de la lithiase et des malformations de l'arbre urinaire". Unter dem Steinmaterial von CHWALLA (1950) mit 234 Nieren- und Uretersteinen lag in 3,8% der Fälle eine angeborene Anomalie vor. Andererseits weist sein Krankengut bei 21 Hufeisennieren nur eine, bei 6 Beckennieren keine Steinbildung auf. Auf Grund seines Sektionsmaterials hält GRUBER die oben genannten Prozentzahlen für überhöht. Er glaubt sie mit höchstens 2% einsetzen zu dürfen. Mit allen anderen Autoren ist aber auch er der Auffassung, daß der eigentliche steinbegünstigende Faktor bei mißbildeten Nieren nur die Harnstauung ist. Denn diese Nieren seien nicht konstitutionell minderwertig. Es handele sich vielmehr um dysontogenetische Störungen.

Schließlich ist nicht zu übersehen, daß auch bei behindertem Harnabfluß aus den oberen Harnwegen auf dem Boden von Auslaßstörungen der Blase eine relative Zunahme von Steinbildungen der Niere beobachtet wird. So fand Chwalla unter 18 nierensteinkranken Männern im Alter von 50 und mehr Jahren 14mal eine vesicale Harnstauung, bei 144 Prostatikern 1,4% röntgenologisch festgestellte Nierensteine. Für das Obduktionsgut führt er bei 167 Prostatikern 2,4% Nieren- bzw. Uretersteine an.

Insofern möchte ich Ellegast u. Schimatzek beipflichten, als auch ich im Nierenbecken selbst weniger einen „Harnsumpf" sehe. Dieser liegt vielmehr im unteren Nierenkelch. Boeminghaus hat darauf hingewiesen, daß die unteren Nierenkelche sowohl im Stehen wie auch bei horizontaler Lage unter dem Niveau des Harnleiterabganges liegen und so schon normalerweise als Schlammfang dienen können. Diese Wirkung wird bei verminderter Kelchperistaltik und bei relativer Abflußstörung aus dem Nierenbecken noch verstärkt. Diese unteren Kelche geben damit die Möglichkeit, daß Makrolithen entstehen und zu großen, nicht mehr abgangsfähigen Steinen anwachsen. Beim liegenden Menschen kommt noch hinzu, daß, was früher schon K. Walker, 1949 dann Heusch herausstellte, die anatomischen Verhältnisse auch des Harnleiters bei Rückenlage eine Transportverlangsamung bedingen können, zumal auch die anregende Wirkung der Psoasaktion auf die Ureterperistaltik ausfällt. Nach Heusch reicht diese Transportverlangsamung des Harnes aus, eine „statische Kernsperre" hervorzurufen, die Heusch als mitentscheidenden Faktor für die Entwicklung besonders der Immobilisationssteine anspricht. Sie kommt nicht als ursächlicher, sondern nur als ein mehr oder weniger begünstigender Faktor bei der Steinentwicklung in Frage. So sieht auch Boeminghaus die Verhältnisse für die harten Urat-, Harnsäure- und Calciumoxalatsteine an, die er als Papillensteine, auf Randallschen Plaques gewachsen, auffaßt. Für die Bildung weicher Apatitsteine und Struvitsteine sieht er dagegen in einer Harnabflußbehinderung eine absolute Voraussetzung. Diese Konkremente spricht er als Sedimentsteine an und leitet sie von ausfallendem kristallinischen Sediment ab. Die kristallinen Massen würden in den unteren Kelchen durch Entleerungsstörungen angesammelt und hier durch die Peristaltik des Nierenbeckens und der Nierenkelche zusammengeballt und zum Stein geformt. Jedoch ist nicht zu verkennen, daß diese Deutung der Steinbildung von Boeminghaus mit dem Aufbau der Konkremente nicht in Einklang steht. Auch widerspricht ihr die Tatsache, daß Phosphaturiker keine Neigung zur Steinbildung auszeichnet.

Man hat die Erklärung von Boeminghaus, daß die unteren Nierenkelche einen gewissen Schlammfang bilden, therapeutisch ausgewertet: Aufhängung bzw. Resektion des unteren Nierenpoles. (Stewart sieht allerdings auch in der Lymphbahnanordnung eine Indikation zur Polresektion bei Steinen des unteren Nierenabschnittes, s. S. 120). Geben diese Maßnahmen der Auffassung von Boeminghaus recht, setzt eine untere Polresektion die Rezidivgefahr herab? Bei Hanley erreichte die Rezidivzahl bei 125 Resektionen noch 11,2%. Allerdings bleibt hierbei die große Zahl der Niereninfektionen zu beachten. Stewart hält 6,8% Steinrezidive bei 101 Polresektionen den 15—30% bei Pyelotomie und Nephrotomie gegenüber. Wesentlich günstiger noch schließt die Statistik von Thelen u. Kuhlo (1959) ab: von 45 Patienten mit Polresektion wegen Steinbildung wies nach 1—7 Jahren nur einer ein Rezidiv auf; bei ihm war es zu einer Ureterabgangsstenose gekommen.

Daß der Harnstauung eine gewisse Bedeutung für die Steinentwicklung nicht abgesprochen werden kann, ist statistisch zu belegen. Die Angaben von VOLPJAN besagen für 66 Fälle mit unbehindertem Harnabfluß 7 = 10,6% Rezidive, für 64 Fälle mit Pyelektasie und Hydronephrose 20 = 31% Rezidive. Sie wird aber auch durch die folgenden Beobachtungen und Versuche bekräftigt. Hier sei der Feststellung von FEY u. Mitarb. gedacht, daß eine Hypercalciurie, an sich noch nicht steinbildend, bei gleichzeitiger Harnstauung zur Konkrementbildung führt. Auch die Tierversuche von SELYE zur Erzeugung von Randallschen Plaques (s. S. 118) sind hier zu erwähnen. Ihm gelang Plaquesbildung nur unter akuter Harnstauung. Experimentell wurde die begünstigende Wirkung, welche eine Transporthemmung des Urins auf die Steinbildung ausübt, auch durch GRAY (1935) erwiesen (s. auch S. 81). Und schließlich sind die Versuche von HRYNT-SCHAK (1935) und von SUBY u. SUBY (1947) hier einzugliedern. Nur in den Fällen, wo HRYNTSCHAK vorausgehend einen Harnleiter eingeengt und damit eine Abfluß-hemmung erzeugt hatte, führte die intravenöse Injektion von Staphylokokken bei Kaninchen zur Steinentwicklung. [Diese blieb aus, wenn gleichzeitig Penicillin verabreicht wurde (Deliviotis), ein Hinweis, daß die Harnstauung keine ursächliche, aber eine begünstigende Rolle spielte, die in diesen Fällen in einer Einflußnahme auf die Pyelonephritis lag.] SUBY u. SUBY gingen entsprechend wie HRYNTSCHAK vor. Sie injizierten einer 1. Gruppe von Tieren Bakterien ohne harnstoffspaltende Fähigkeit. Eine 2. und eine 3. Tiergruppe erhielt harnstoff-spaltende Bakterien appliziert, nachdem der 3. Gruppe zuvor ein Harnleiter stenosiert war. Nur diese letzte Gruppe reagierte mit Steinbildung. Die 1. Gruppe zeigte keine Reaktion, die 2. nur eine vorübergehende Reaktionsverschiebung des Harnes. Damit begegnen wir einer zweiten, indirekten Einflußnahme der Harnstauung auf eine Steinbildung. Sie liegt in der Begünstigung einer Infektion, welche, wie weiter unten ausgeführt wird, nicht nur wachstumsfördernd, sondern auch, soweit dieses heute sich beurteilen läßt, zur Ausbildung der ätiologischen Voraussetzungen für die Steinbildung führt.

Schon anfangs wies ich auf die unterschiedliche Einflußnahme einer leichten und einer ausgeprägten Harnstauung hin, wie sie bei Hydronephrosen vorliegt. Hier sei kurz nochmals auf die Störung des Parenchyms verwiesen, welche bei den verschiedenen Graden der Harnstauungsniere berücksichtigt werden muß. Bei echten Hydronephrosen ist das Tubulusepithel abgeflacht, reduziert und in seinen Funktionen stark gemindert. Der Urin erreicht nie die Konzentration und damit den Gehalt an Steinbildnern wie bei gesunden Nieren. Hydronephrosen sprechen zudem weniger auf Reize vom vegetativen Nervensystem an, womit auch keine Steinbildungskrisen nervaler Natur zu befürchten sind. Und schließ-lich bleibt im Hinblick auf die Boycesche Theorie noch zu erwägen, ob bei der gestörten Tubulusfunktion nicht auch die Fähigkeit zur Entwicklung der aktiven pathologischen Mucoproteide beeinträchtigt ist.

Völlig anders liegen die Verhältnisse bei Pyelektasien und beginnender Hydro-nephrose, wo der Tubulusschaden erst einsetzt. Dieser beruht auf einer Harn-rückstauung, die in ihrer Auswirkung durch die reflektorische und mechanisch reduzierte Durchblutung des Nierenmarkes noch verstärkt wird. Damit aber gleichen die Störungen denen sich an, die wir im folgenden Kapitel bei der chro-nischen Pyelonephritis zu besprechen haben.

Interessant, jedoch mir abwegig erscheinend, ist der von KOVAROVICS ge-äußerte Gedanke: Er sieht in der Steinbildung bei atonischen Nierenbecken und bei Hydronephrosen eine zweckmäßige Reaktion des Organismus und des Organs, indem die Steine als Stimulans und als Bakterienfänger bei Infektion dienen sollen.

VII. Steinbildung und Harninfektion

Nach allgemeiner, auf Aschoff zurückgehender Anschauung spielt eine Harninfektion nur bei der Entwicklung von Phosphat- und Struvitsteinen eine Rolle. An der Entstehung und an dem Wachstum der primären Steine, unter welche die Calciumoxalat-, manche Apatit- und insbesondere die aus organischen kristallinen Elementen aufgebauten Konkremente entfallen, sei sie dagegen unbeteiligt. Die Urinuntersuchung von Steinträgern ergab folgende Verhältnisse: Rovsing (1923) fand bei 589 Lithiasispatienten 276mal einen sterilen Harn. Bei Lett (1939) war dieses nur 49mal unter 419 Steinpatienten der Fall. Ein ungefähr gleiches Verhältnis findet sich bei Higgins (1954): bei 800 Nierensteinen erwies sich der Urin von nur 98 Patienten (= 12,2%) als steril. Harrington (1940) beschreibt fehlende Harninfektion für 26% seiner 480 Patienten mit Nieren-, Ureter- und Blasensteinen, was der Zahl von Alken u. Hermann (1957) nahe kommt, die 29% bei 848 Steinpatienten verzeichnen. Die hohe Zahl der Harninfektionen bei Steinkranken, wie sie zumal Lett und Higgins bei exakter Kontrolle fanden, hat Zweifel an der Auffassung von Aschoff aufkommen lassen. Sie wurden durch folgende Beobachtungen noch verstärkt: Darget und Boileau (1929) berichteten über eine „Lithoreaktion" solcher Bakterien, die aus dem Harn Steinkranker gewonnen waren. Und zwar bewirken hiernach bestimmte Colistämme das Ausfallen von Harnsäure oder Calciumoxalat, Staphylokokken dasjenige von Struvit. Für Colibacillen hat Fisch diese Tatsache 1954 bestätigt. Er sah, daß bei deren Gegenwart sich Calciumoxalatkristalle im Urin bildeten. So neigen einige Forscher dazu, jede Steinbildung mit einer Harninfektion in Beziehung zu bringen. In dieser Richtung werten sie auch die nephritischen Herde, die bei keiner Steinbildung vermißt werden. Anordnung und Ausdehnung derselben weisen jedoch mehr auf einen sekundären denn primären Charakter hin.

Die Anschauung, daß alle Harnkonkremente infektbedingt sind, hat sich bei dem Fehlen wirklicher sonstiger Beweise nicht durchsetzen können. Man hält vielmehr an der Auffassung fest, daß eine Harn- und Niereninfektion nur an der Bildung von Struvit- und der Mehrzahl der Apatitsteine kausal beteiligt ist bzw. auf sie Einfluß nimmt. Von diesen sekundären, infektiösen Konkrementen trennt man scharf die übrigen Harnsteine als primäre, aseptische Steine ab, entsprechend der Ablehnung ihrer infektiösen Genese. Die bei diesen Steinen nachgewiesenen Infektionen faßt man als Sekundärerscheinung auf, deren Entwicklung durch die steinbedingte Schleimhautreizung und -schädigung gefördert wird (s. auch die Ausführungen von van der Vuurst de Vries).

Die Rolle, welche die Infektion bei der Entstehung der sekundären, infektiösen Steine spielt, ist bis heute noch ungeklärt. Als wesentlichen, Steinbildung unterstützenden Faktor spricht man die infektionsbedingte Verschiebung der aktuellen Harnreaktion nach der alkalischen Seite an. Sie beeinträchtigt das Löslichkeitsverhältnis für die Phosphate (s. auch S. 3). Zum Teil nehmen hieran die Bakterien aktiven Anteil. Schon im vergangenen Jahrhundert hat Rovsing sen. (1886/89) auf die Fähigkeit bestimmter Bakterien hingewiesen, den Harnstoff des Urins aufzuspalten. Doch erst die Arbeiten von Pellet in Frankreich, von Hager u. Magath in USA (1924) und von Hellström in Schweden und in Deutschland (1924) haben diese Kenntnis Allgemeingut werden lassen: durch Enzymwirkung spalten bestimmte Erreger Harnstoff in NH_3 und CO_2. Unter Überführung in Ammoniumcarbonat tritt bei Verbindung mit Magnesiumsalzen und Phosphaten das unlösliche Ammonium-Magnesium-Phosphat = Struvit auf. Chute und Suby (1943) wiesen bei 54% ihrer entzündlichen Steine solche ureaspaltenden Bakterien nach. Bei Coppridge lag die Zahl bei 39%. Ihr Vorkommen bei Harninfektionen überhaupt geben Brown u. Earlam mit etwa 18% an. An erster Stelle steht hierbei das Proteus (Hager u. Magath). Von 48 von Carrol u. Brennan aus dem Urin gezüchteten Proteusstämmen spalteten 98% Harnsäure. Von 39 so gewonnenen Staphylokokkenstämmen besaßen diese Fähigkeit 48%. Bei Brown u. Earlam lag die Prozentzahl bei 40. Nach Winsbury-White besitzt auch der B. pyocyaneus starkes ureaspaltendes Vermögen (s. auch Mathe). Dagegen ist es dem Bact. Coli nur ausnahmsweise eigen (Earlam, Hellström). Ezickson fand es bei 5% der bei entzündlichen Harnsteinen aus dem Urin gezüchteten Colistämme. Chute u. Suby berichteten eine solche, wenngleich nur wenig ausgesprochene Fähigkeit für die Hälfte ihrer untersuchten Stämme, Streptokokken geht sie nach Giertz völlig ab. Chute u. Suby rechnen auch Influenzavirus zu den ureaspaltenden Erregern (Albright, Dienes u. Sulkowitch beschrieben Nephrocalcinose bei Pyelonephritis durch dieses Virus).

Da mit einer Pyelitis sich meist eine Verringerung der Diurese und eine Abflußhemmung dynamischer und entzündlicher Natur verbinden (Israel, Krogius, v. Lichtenberg u. a.) — in dieser *Harnleiteratonie* liegt ein weiterer begünstigender Faktor, — würde bei Annahme der oben angeführten „Sedimentstein-Theorie" von Boeminghaus die Entwicklung von Apatit-Struvitsteinen durch diese ammoniakalische Harnzersetzung sich zwanglos erklären. Jedoch ist die Theorie von Boeminghaus in dieser Form nicht zu halten. Sie wird schon durch die Untersuchungen über den Steinaufbau widerlegt, wie sie z. B. Gasser, Brauner u. Preisinger und zumal Boyce u. Mitarb. durchführten. Hiernach weisen diese Steinarten einen wenigstens gleich hohen Gehalt an organischer strukturierter Gerüstsubstanz wie die harten Calciumoxalatkonkremente auf. Das läßt folgern, daß entzündliche Steine keine reinen Sedimentsteine sein können, sondern eine gleiche Entwicklung wie diese Steine nehmen müssen. Es können aber auch p_H-Änderung und ammoniakalische Harnzersetzung ebensowenig wie die dynamische, entzündungsbedingte Transporthemmung des Harnes ursächliche, sondern nur unterstützende Faktoren sein. Gleiches gilt für die von Du Toid und von Burr u. Medes vermutete Minderung der Harnstabilisierung durch den Ausfall des Harnstoffs bei deren bakterieller Spaltung. Nach Meinung der genannten Autoren rechnet Harnstoff zu den hydrotropen Substanzen. Hinzukommt, daß mehr als die Hälfte aller bei Steinbildung gefundenen Erreger keine harnstoffspaltende Fähigkeit besitzt, sie trotzdem aber die Steinbildung fördern. Das beweist nicht nur die klinische Erfahrung; es ist auch experimentell gesichert. Hier seien die Versuche von Vermeulen und Götz angeführt: die operative aseptische Einführung eines Zinkstückes von 15—20 mg in die Rattenblase führt nur bei auftretender Infektion zur Steinbildung. Werden die Tiere mit Antibioticis behandelt und damit jegliche bakterielle Entzündung unterdrückt, wird, wie auch Chakravarti und Banerjee (1958) darlegten, jede Steinbildung unterbunden. Diese Versuche widersprechen allen bisherigen Theorien: Eine fremde, benetzbare Oberfläche stellt somit an sich noch keinen Steinkern dar. Andererseits beweisen sie die ätiologische Bedeutung der Infektion für diese Art der Steinbildung. Ein anderer Beweis liegt in den oben angeführten Versuchen von J. Hedenberg (s. S. 44). Vermeulen und Götz untersuchten mit ihrer Methode auch den unterschiedlichen Einfluß der verschiedenen Erreger auf die Steinbildung (1954). Am stärksten war sie bei Infektion mit harnstoffspaltenden Bakterien (Proteus, Pasteurella). Daß die Alkalisierung des Harnes in Verbindung mit der erhöhten Ammoniumkonzentration aber einen nur begünstigenden, jedoch keinen ausschlaggebenden Faktor darstellt, unterstreichen die Steinbildungen bei Infektion mit solchen Erregern, die keine Urease produzieren

(Colibakterien, Salmonella enteritidis). In diesem Sinne ist auch die in ihrem Ausmaß verschiedene Steinbildung bei 2 Staphylokokkenstämmen zu werten, welche sich in ihrer (nur sehr geringen) harnstoffspaltenden Eigenschaft nicht unterschieden. Über die eigentliche, zum Steinaufbau führende Ursache geben aber auch diese Untersuchungen keine Erklärung. Vielmehr wird das Bild noch verwirrter durch die folgende Feststellung von VERMEULEN und GÖTZ: Weibliche Holtzman-Ratten mit Neigung zu Calciumsteinbildung reagierten auf Coli- und Salmonellainfektion mit starker Steinbildung (Apatitsteine). Dagegen bewirkte die Infektion mit den gleichen, nicht ureaspaltenden Erregern bei Harlan-Rattenböcken, welche normalerweise Magnesiumsteine entwickeln, eher eine Hemmung als eine Förderung der Steinbildung.

Dennoch gibt es Steine, deren Aufbau annehmen läßt, daß die Erreger — und zwar handelt es sich dabei fast immer um den Staphylococcus albus — an der Steinentwicklung und wahrscheinlich auch an der Bildung des Steingerüstes und des Steinkernes direkt beteiligt sind. Es sind die *Staphylokokkensteine*. Sie wurden von HELLSTRÖM erstmalig 1924, dann in weiteren Arbeiten beschrieben. Bestätigende Angaben liegen von EISENSTAEDT, GROSSMANN, BOSHAMER, STAEHLER, FOWLER, GUTTMANN, HRYNTSCHAK und KORHONEN vor. Das Gerüst dieser Steine besteht zum Teil, manchmal auch vorwiegend, aus weißen Staphylokokken. Bei den Untersuchungen durch HELLSTRÖM zeigten sie zu 100% harnsäurespaltende Fähigkeit. Daß der Urin in 50% der Fälle trotzdem schwach sauer reagierte, erklärt HELLSTRÖM durch die einseitige Steinbildung: die Reaktionsverschiebung soll durch den Harn der gesunden Seite ausgeglichen werden. Kennzeichnend für diese harten Steine von weißem Aussehen, deren anorganisches Material hauptsächlich aus Calcium, aus Magnesium- und Tripelphosphat und aus Carbonatapatit besteht und die im allgemeinen nicht über Bohnengröße gewinnen, ist, daß sie bei chronischer, durch den Staphylococcus albus bedingter Pyelitis auftreten. Dabei weist der Urin entsprechend der chronischen Entzündung nur relativ wenig Eiterzellen auf. In Ausnahmefällen wurden von HELLSTRÖM auch Steine gleichen Aufbaus gefunden, bei denen Streptokokken bzw. Colibacillen vorlagen. Für die Bildung dieser Steinformen und für die steinaufbauende Wirkung der Staphylokokken gibt HELLSTRÖM folgende Erklärung:

1. Staphylokokken bilden den organischen Steinkern.

2. Durch entzündliche Veränderungen in der Mucosa des Nierenbeckens führen sie

3. zu einer Störung der Harnkolloide, indem sie als lyophile Kolloide fungieren. Insbesondere aber

4. verändern sie die Harnreaktion, so daß alkalische Salze unlöslich ausfallen.

Von BOSHAMER wurde 1932 noch eine weitere Möglichkeit erwogen, wobei er sich auf Reagensglasversuche stützte. Er beobachtete, wenn er Staphylokokken — im Gegensatz zu der Mehrzahl anderer Erreger — Fibrinogenlösung zusetzte, das Auftreten einer netzförmigen Gerinnung, wobei die Kokken stets in den Fadenkreuzen des Netzes gelegen waren. Hieraus schloß er auf eine eiweißfällende Wirkung dieser Erreger, die sich an den entzündlichen Ausschwitzungen auswirken und zum Aufbau des Steingerüstes beitragen könne. HRYNTSCHAK schloß sich seiner Auffassung an. Ob sie in dieser Form aber noch haltbar ist, erscheint mir heute sehr zweifelhaft. Die Frage ließe sich durch die bisher vernachlässigte und bei dieser Steinart noch nicht durchgeführte chemische und strukturelle Untersuchung der Steinmatrix klären.

Wie gesagt, wird diese Steinart fast ausschließlich bei relativ bland verlaufenden, auf weiße Staphylokokken zurückgehende Entzündungen gefunden. Bei schwerer Leukocyturie mit stärkerer Harninfektion, wie sie z. B. der Staph.

aureus auslöst, trifft man sie nur ausnahmsweise (HELLSTRÖM). Auch ihre Seltenheit im Verhältnis zu den sonstigen infektiösen Steinen ist nicht zu übersehen, obwohl in der Mehrzahl der Fälle auch hierbei Staphylokokken beteiligt sind. Nach HELLSTRÖM, HIGGINS, CHUTE u. SUBY, DARGET, GROSSMANN u. a. sind bei Phosphatsteinen und bei Auftreten entzündlicher Rezidivsteine fast immer Staphylokokken im Urin nachzuweisen. EZICKSON, insbesondere aber SMITH u. McINTOSH widersprechen dieser Feststellung, wie früher schon CYRANKA. Auch nach TWINEM (1937) stehen bei Rezidivsteinen die Colibacillen an 1. Stelle. Es folge der Proteus. Der Staphylococcus wird von ihm erst an die 3. Stelle gesetzt. E. SMITH u. J. F. McINTOSH halten den Mikrococcus für Rezidivsteinbildung bedeutungsvoller als den Staphylococcus. Ebenso rangieren bei DEGE (1937) die Colibacillen an 1. Stelle: Für 246 Infektionen bei vorliegendem Steinleiden fanden sich 84mal Colibacillen, 50mal Staphylokokken, 24mal beide Erreger. 10mal wurden Proteus und 3mal Streptokokken nachgewiesen. Bei den restlichen 10 Patienten lagen andere Mischinfektionen vor.

Mit Ausnahme der Kristallisationstheorie sehen alle anderen Theorien das Auftreten der organischen Matrix als absolute Voraussetzung für Entwicklung und Wachstum der Kalksteine an. Damit steht auch im Zentrum aller Erklärungsversuche die Wertung und die Herkunft dieses organischen Steingerüstes. Nach BOYCE, GASSER und DULCE ist es in entzündlichen Konkrementen in wenigstens gleichem Umfang wie bei den Oxalatsteinen vorhanden. Eine Entwicklungsform, wie man sie — noch unbewiesen — den Staphylokokkensteinen zuschreibt, schaltet deshalb für die übrigen entzündlichen Steine aus.

Schon seit MECKEL VON HEMSBACH („steinbildender Katarrh") bis in die neueste Zeit spielt die Vorstellung, daß die Steinmatrix von den entzündlichen Ausscheidungen der Nierenbeckenwand und der Nieren geliefert wird. KÜSTER u. a. sahen, wie früher MECKEL VON HEMSBACH, in ihnen selbst den Ansatzpunkt für Harnsalze. MAYO (1920) nahm für einen Teil der Erreger an, daß sie über die Entzündung mit der Exsudation mucoider Substanzen zur Steinbildung führen. Für die anderen Erreger sieht er in der Entwicklung kleinster Nekrosen den auslösenden Faktor. E. L. KEYSER vermutet, daß bestimmte Bakterien auf das Tubulusepithel einwirken und dieses zur Absonderung kolloidaler Substanzen anregen, aus der eine Störung des Gleichgewichtes zwischen Harnkolloiden und -kristallen resultiere. Seine Auffassung korrespondiert mit derjenigen von SNAPPER, BENDIEN und POLAK und von GOLDBERG, welche in der Steinbildung das Ergebnis einer Entstabilisierung des Harnes durch relatives Überwiegen der mucoiden über die Schutzkolloide sehen. Von anderer Seite wird mehr auf die Theorie von LICHTWITZ zurückgegriffen und den Erregern selbst in Verbindung mit entzündlichen Zellen (Leukocyten, Epithelien) die Bedeutung als Steinbildungszentrum zuerkannt, wie dieses auch LICHTWITZ selbst tat. GROSSMANN äußert sich dahingehend, daß toxisch und reflektorisch die Säure- und die Kolloidausscheidung beeinträchtigt wird, während gleichzeitig die Bakterien und die Entzündungsprodukte das Gerüst für den Steinaufbau liefern. DELIVELIOTIS (1956) sieht die Rolle der Infektion darin, daß die Mikroben, abgesehen von der Alkalisierung des Harnes und der Tonusminderung der oberen Harnwege (Stase), Steinkerne bilden unter gleichzeitiger Störung der Kristalloid-Kolloid-Balance. [Seine Erklärung entspricht damit derjenigen, welche HELLSTRÖM für seine Staphylokokkensteine gab (s. oben).] VERMEULEN, MILLER und SAWYER (s. HEUSSER 1958) geben folgende Darstellung der sekundären Steinbildung (Abb. 41). Nach PERRUCHIO versetzen die Erreger und die Leukocyten die Harnkolloide aus dem Sol- in den Gelzustand, indem ihre verminderte Oberflächenspannung die Harnsalze sich verbinden läßt und Steinbildung einleitet.

Allen diesen Theorien steht die Tatsache entgegen, daß akute und selbst schwere akute Entzündungen der oberen Harnwege und primäre Pyonephrosen nur verhältnismäßig selten die Entwicklung entzündlicher Steine einleiten bzw. deren Wachstum nicht in dem Maße fördern, wie anzunehmen wäre (HELLSTRÖM). Die Bedingungen, welche die genannten Theorien in ursächlicher und in formalgenetischer Hinsicht fordern, würden durch schwere akute Entzündungen aber wesentlich eher als durch leichte, chronische erfüllt sein. Das trifft besonders für die Leukocyturie zu, welche PILLET, PERRUCHIO, VALLERY-RADOT u. Mitarb. in den Vordergrund stellen. Noch eine weitere Tatsache läßt sich mit allen diesen Erklärungen nicht in Einklang bringen: das Vorkommen reiner Eiweißsteine gerade in Fällen schwerer Entzündungen. Diese „Steine", welche nur aus Grundsubstanz mit Einschluß von Bakterien bestehen, weisen keine oder nur geringe Kristallisation auf, obwohl die Harnzersetzung ihr entgegenkommen müßte. Alle diese Erscheinungen sind meines Erachtens Hinweis, daß die Entwicklung entzündlicher Konkremente weniger mit den direkten Entzündungserscheinungen als mit sekundären Auswirkungen auf die Nierenfunktion in Verbindung gebracht werden muß. Man darf den Blick nicht auf das Nierenbecken konzentrieren, sondern muß höhere Abschnitte

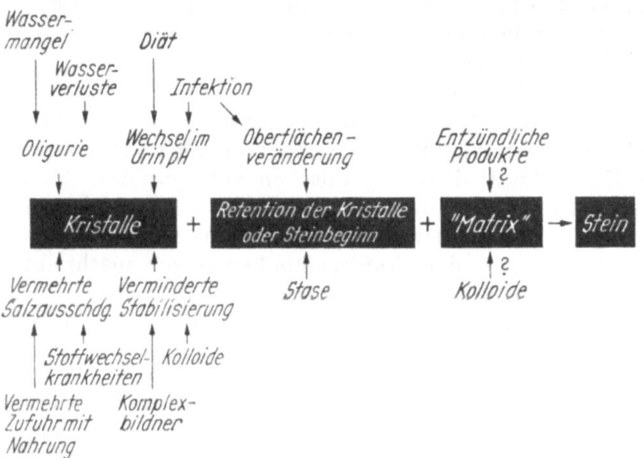

Abb. 41. Vorgang der sekundären Steinbildung nach VERMEULEN u. Mitarb. (Nach HEUSSER 1958)

einbeziehen. In diesem Zusammenhang seien nochmals die Tierexperimente von HRYNTSCHAK und von SUBY u. SUBY erwähnt (s. S. 61). Sie führten nur dann zur Steinbildung, wenn die Bakterieninjektionen mit einer Harnstauung gekoppelt waren, d. h., wenn die Infektion anging und die Nieren beteiligte. So heben besonders auch die Amerikaner, an ihrer Spitze BUGBEE und HIGGINS, die ätiologische Bedeutung chronischer und speziell chronisch-rezidivierender Pyelonephritiden hervor und erblicken in ihnen auch die Ursache der häufigen Steinrezidive. BUGBEE (1937) stellte bei 23 von 29 Patienten mit Steinrezidiven eine vorausgegangene Pyelonephritis fest.

Zweifellos kann hierbei die infektionsbedingte Hypercalciurie eine Rolle spielen. Diese kann schon reflektorisch ausgelöst werden (ALBRIGHT, s. S. 80). Häufiger ist sie Folgeerscheinung einer mäßigen Nierenschädigung (RIEGEL u. Mitarb.), zumal einer chronischen Pyelonephritis (ALBRIGHT). Bei chronischer Pyelonephritis kann sie solche Ausmaße annehmen, daß Nephrocalcinosen resultieren. In der Statistik von MORTENSEN u. EMMET (1954) entfallen auf sie fast 15% der Nephrocalcinosen. Bei schleichend verlaufender chronischer Pyelonephritis wird die Tubulusfunktion auch noch in anderer Weise beeinträchtigt. Hier sind die Carboanhydrasehemmung und die Reduzierung der Citraturie zu nennen (CONVAY u. Mitarb., OTTO). Die Lösungsverhältnisse für die vermehrt ausgeschiedenen Phosphate und Calcium werden ungünstiger.

Diese Störungen bedeuten für die Steinbildung aber nur unterstützende
Faktoren. Diese selbst wird hierdurch noch nicht erklärt, sofern man nicht die
Kristallisationstheorie heranzieht. Es bleibt weiter die Frage nach der Art und
nach der Herkunft der Steinmatrix offen, ebenso die Frage, ob die Infektion
überhaupt, und wenn, ob sie direkt oder indirekt an ihrer Bildung beteiligt ist.
Albumine und Eiweißstoffe, welche als direkte Entzündungsfolge geliefert werden,
kommen nach den neueren Untersuchungen nicht in Betracht. Das sei im Hinblick auf die oben genannten Deutungsversuche besonders herausgestellt. Denn
die Gerüstsubstanz der sekundären Phosphat- und Struvitsteine unterscheidet
sich in keiner Weise von derjenigen aseptischer anorganischer Konkremente
(s. Kap. XII). In dieser Gleichartigkeit ihres chemischen Aufbaues und ihrer Struktur liegt aber ein Hinweis auf gleiche Herkunft. Bei Bestätigung der Untersuchungsergebnisse von BOYCE, von GASSER und von DULCE über Chemie und Struktur
der Steinmatrix (s. unten) ist man gezwungen, für die sekundären anorganischen
Konkremente dieselbe Genese, aber auch denselben Vorgang im Nierenbereich
anzunehmen, wie er zur Bildung der primären, aseptischen anorganischen kristallinen Steine führt.

Entsprechende Überlegungen führten BAKER u. CONNELLY (1956) zu der Auffassung, daß die Infektion nur einen „contributing factor or the trigger mechanism
necessary for activation of some stone-forming process already present" bedeutet.
Die weitere Möglichkeit, daß durch die Infektion direkt oder indirekt die
gleichen Störungen in der Niere ausgelöst werden könnten, welche zur Bildung
der Matrix aseptischer Steine führen, haben die Autoren nicht ventiliert. Sie ist
aber keineswegs abzulehnen. Wie oben dargelegt, zieht eine Infektion der Niere
vielfach eine Hypercalciurie und eine Verminderung der Citraturie nach sich,
worin ein Hinweis auf eine Funktionsstörung von Tubuluszellen liegt. Die Bildung
der chelatbildenden Mucoproteide, welche nach BOYCE und DULCE Voraussetzung
der Matrix- und damit der Steinentwicklung ist, ist aber, soweit bisher zu
übersehen, in das Tubulussystem zu verlegen. Damit erscheint die Annahme
nicht abwegig, daß auch diese Entwicklung der pathologischen Mucoproteide
durch eine Infektion, zumal eine chronische Pyelonephritis, ausgelöst werden
kann. Diese wäre damit für die infektiösen Steine als kausaler Faktor zu werten.
Noch ist unbekannt, welche Störungen letzten Endes die Ausscheidung der die
Matrix bildenden Stoffe einleiten. Manches deutet darauf hin, daß eine Durchblutungsnot des Tubulussystems hierbei maßgeblich mitspielt (s. Kap. XII).
Solange hierfür keine absoluten Beweise vorliegen, kann die folgende Deutung
auch nur als reine Hypothese gewertet werden: Eine Entzündung kann schon
reflektorisch eine Durchblutungsnot der Niere verursachen. Wesentlicher erscheint die Capillardrosselung, welche sich im Gefolge chronisch-rezidivierender,
im Interstitium sich abspielender Nephritiden einstellt.

In einer solchen, wenngleich noch hypothetischen Deutung würde zugleich die
Erklärung für die große Rezidivneigung bei allen entzündlichen Steinen liegen.
Die Bildung aseptischer Kalksteine stellt ein meist nur passageres, einmaliges
Ereignis dar und setzt somit auch nur eine vorübergehende Störung voraus.
Bei chronischer Pyelonephritis wirkt die Grundursache jedoch meist fort und
bleibt wirksam.

BOYCE hat die Möglichkeit in Betracht gezogen, daß von Bakterien gebildete Mucopolysaccharide am Aufbau der Steinmatrix teilhaben. Ihr absolut verschiedener Aufbau
von dem der Steinmatrix läßt ihn diese Annahme aber ablehnen.

Wo aber liegt die Erklärung für die Matrixbildung der entzündlichen Blasensteine? Nach GASSER u. Mitarb. unterscheidet sich diese in keiner Weise von
derjenigen der Nierensteine. Werden hier die zur Matrixbildung benötigten Muco-

proteine bzw. Mucopolysaccharide von der Grundsubstanz des Stützgewebes der Blase geliefert, d. h., geht hier die Bildung der Steinmatrix auf eine entzündungsbedingte Störung der Grundsubstanz des Stützgewebes zurück? Es bleibt der Forschung noch ein weites Feld, bis wirkliche Klärung erreicht ist.

Anhang: Beziehungen zwischen Steinbildung und anderweitigen entzündlichen Erkrankungen des Organismus

Solche Beziehungen sind für alle die Fälle offenbar, die über Bakterieneinschwemmung in die Blutbahn zu einer hämatogenen Pyelonephritis und weiter zur Entstehung sekundärer Steine führen. Besonders bleibt hier die Osteomyelitis zu beachten. So gingen z. B. alle von Boshamer beschriebenen Staphylokokkensteine auf Knochenmarksentzündungen zurück. Dabei bedingt, sofern keine komplizierende Harnstauung besteht, eine einmalige Bakterieneinschwemmung weder Pyelonephritis noch Harninfektion (s. Versuche von Hryntschak und von Suby u. Suby). Das Angehen der Infektion setzt vielmehr wiederholte Einschwemmungen in die Niere voraus (s. Versuche von Kirkpatrick 1937). Die Erklärung hierfür geben die Versuche von Müller u. Petersen (1932). Sie zeigen, daß durch die erste Bakterieninvasion die Niere „sensibilisiert" wird, so daß sie auf eine erneute Einschwemmung mit ausgesprochener Vasoconstriction reagiert. Diese kann durch Enervierung verhindert werden. Auf diese „Sensibilisierung" spielt Dege (1938) an. Er ist der Auffassung, daß jeder bakteriellen Erkrankung eine vorübergehende „Überempfindlichkeit" des Organismus folgt. Während dieser Periode labiler Reaktionslage könne jede Art Reiz eine abnorme Reaktion an der Niere auslösen, wobei diese Reaktionen „fast immer im Endprodukt die Fällung haben" (= Bildung der Gerüstsubstanz). Deshalb vermöge eine entzündliche Erkrankung auch die Entstehung primärer, aseptischer Steine nach sich zu ziehen. Dege bringt folgende Übersicht (Tabelle 16) über die von seinen 497 Steinpatienten (anamnestisch) angegebenen entzündlichen Erkrankungen, wobei er gleichzeitig Stellung zu der Frage ihrer ätiologischen Bedeutung für die Steinbildung nimmt. Er glaubt sie für die Fälle anerkennen zu müssen, wo ein gewisser zeitlicher Zusammenhang erkennbar ist. Für diese Deutung von Dege werden sich nur schwer Beweise erbringen lassen. Sie entspricht dabei mehr oder weniger derjenigen, welche für fokale Infekte als Steinursache heute vertreten wird. Hierbei handelt es

Tabelle 16

	Gesamt	Zusammenhang	
		+	−
Osteomyelitis	5	4	1
Otitis media	14	3	0
Herzfehler, Gelenkrheumatismus	18	3	4
Anginen	23	5	13
Frische Eiterungen	8	4	0
	68	19	18
Pneumonie	31	0	0
Tbc	13	2	4
Pleuritis	15	1	0
Scharlach	23	1	1
Infektiöse Darmkrankheiten	21	1	0
Schußverletzungen	29	0	0
Bronchitis	5	0	1
Malaria, Lues	14	0	0
	219	24	24

sich aber um chronische und nicht um akutentzündliche Störungen: 1921 erschien die Arbeit von E. C. Rosenow u. J. G. Meisser über „Nephritis and urinary calculi, following the experimental production of chronic foci of infection", der 1925 eine weitere Arbeit von Rosenow über das gleiche Thema folgte.

Rosenow berichtete hierin über Steinerzeugung bei Hunden durch diese „spezifischen", aus dem Harn steinkranker Menschen gewonnenen Erreger. Da Infektionen mit anderen Streptokokken negativ verliefen, schloß er, daß diese Erreger eine elektive Affinität zu den Tubuli hätten und über eine blande Entzündung zur Steinbildung führten. Soweit mir bekannt, sind die Versuche bisher nicht überprüft worden. Es hat sich aber auch sonst kein Hinweis dafür ergeben, daß bestimmten Streptokokkenstämmen und zumal solchen aus Zahnherden eine spezifische Wirkung für die Steinbildung eigen ist. In ihrer Arbeit beschrieben Suby u. Suby (1947) folgenden Versuch: rabbit Nr. 930. Intravenöse Injektion von Staphylococcus alb. aus dem Zahnherd eines Steinpatienten, der die gleichen Bakterien im Urin aufwies, nach vorheriger Ureterstenosierung links. Drei Monate später Steinbildung in linker Niere bei freier rechter Niere. Urin p_H rechts 5,5, links 8,5. Dieser Versuch ist meines Erachtens nicht im Sinne von Rosenow u. Meisser zu werten, zumal die rechte nicht gestaute Niere frei blieb. Er stellt vielmehr nur einen Parallelversuch zu denen von Hryntschak (s. oben) dar und beweist, daß aus dem Zusammentreffen einer Bakteriämie mit einer Harnstauung eine Pyelonephritis resultiert, die, — zumal wenn harnstoffspaltende Erreger im Spiele sind —, zur Steinbildung führt. Man wird allerdings der Meinung von Suby u. Suby beipflichten können, daß die Anwesenheit gleicher Bakterien im Steinkrankenharn und in den Zahnherden darauf schließen läßt, „that a transient bacteriemia had existed" und daß für diese Fälle Zusammenhänge anzunehmen seien. Jedoch ist ein Zusammenhang dieser Art zwischen Herderkrankung und infektiöser Steinbildung nur relativ selten gegeben. Shirers u. Henderson (1939) betonen, daß sie bei Steinträgern zwar viele fokale Infekte beobachteten, daß aber nur in seltensten Fällen die Erreger übereinstimmten. Auch die im vorangegangenen Kapitel angeführten Untersuchungen über die häufigsten Erregerarten bei infizierten Steinen sprechen in diesem Sinne.

Wie schon gesagt, sucht man die Bedeutung einer fokalen Infektion für die Steinentstehung heute weniger in einer bakteriellen Infektion der Harnwege und Nieren. In den Vordergrund ist vielmehr die Erklärung über eine durch Herdinfekte gesetzte Änderung der Reaktionslage des Organismus getreten. Unter den deutschen Autoren waren es vornehmlich Kulenkampff (1937), Gantenberg (1937) und Boshamer (1941, 1943), welche die Steinbildung als Ergebnis einer fokalallergischen Reaktion an der Niere zu deuten versuchten. Daß eine Allergie, wie z. B. gegen Spargel und gegen bestimmte Eiweiße (Leber), für eine Konkrementbildung ursächlich in Betracht zu ziehen ist, zeigen die von Pierach (1950) angeführten Fälle. Kulenkampff argumentierte, daß allergische Gefäßkrisen sich auf die Nierenzellen so auswirken könnten, daß „Filterundichtigkeiten und Veränderungen im inneren Panzer der Schleimhaut" resultierten. Sturm verlegt die fokalbedingte primäre Störung mehr zentral, und zwar in das Zentrum des autonomen Nervensystems. Hierbei stützt er sich einerseits auf Beobachtungen von Steinbildung bei posttraumatischer Encephalopathie. Andererseits beruft er sich auf Untersuchungen von Veil und von v. Skramlik, welche auf eine besondere Affinität der aus Herdinfekten freiwerdenden Toxine zum Palaeoencephalon hinweisen. Nach Sturm hat diese Irritation (des Zentrums) des autonomen Systems zur Folge, daß nunmehr jeder die Niere treffende Reiz die physiologische Autonomie des Organs zu durchbrechen und durch vasomotorische Krise die einzelnen Partialfunktionen der Niere zu beeinträchtigen vermag.

Alle diese Deutungsversuche stellen krisenhafte Störungen der Vasomotorik der Nieren in das Zentrum der Betrachtungen. Schon 1932 hatte Boshamer die Auffassung vertreten, daß der Steinbildung vegetative Störungen zugrunde

liegen. In seiner 1948 aufgestellten, aber zweifellos zu eng gefaßten „neurogenen
Theorie" der Steinentwicklung sieht er als ausschlaggebenden Faktor eine nerval
bedingte Durchblutungsstörung der Niere entsprechend derjenigen beim Schock
an. In diese Theorie bezog er dabei weitgehend als Grundlage und Ausgangspunkt die fokale Infektion ein. Sie bedeutet ihm, entsprechend Nonnenbruch,
ein „irritiertes und irritierendes Zentrum", von dem irradiierend durch Sensibilisierung auf nervalem Wege neurovasculäre periphere und zentrale Dysregulationen
ausgehen können. Die Bedeutung der fokalen Infektion wird damit in erster
Linie auf eine Änderung der vegetativen Reaktionslage bezogen. Diese erhöhte
Bereitschaft zu nervalen Reaktionen bedinge, daß ein normalerweise unter-
schwelliger Reiz (Zweitschlag) jetzt Vasoconstrictionen an der Niere (Dysregula-
tion der Nierencapillaren) auszulösen vermöge.

Alle diese Deutungen setzen voraus, daß der Steinbildung eine Durchblutungsnot zugrunde liegt. Bisher steht der letzte Beweis hierfür jedoch noch aus
(s. Kap. XIII).

Über die Häufigkeit, mit der fokale Infekte bei Steinbildnern angetroffen
werden, schwanken die Angaben zwischen 25,3% (Winsbury-White, 115 von
445 Patienten) bzw. 32% (Alken u. Hermann) und fast 100% (Boshamer).
Von Hüdepohl wird besonders die chronische männliche Adnexitis als Focus
und ätiologischer Faktor hervorgehoben. Unter Betonung der engen anatomischen Bindungen bringt auch Winsbury-White (1955) chronisch-entzündliche
Erkrankungen der unteren Harnwege und des Genitale mit Steinbildung in
Beziehung. Seine Angaben lassen jedoch nicht erkennen, welche Art von Beziehungen hier gemeint ist und ob diese sich auch auf aseptische Steine erstreckt.

Schließlich bleibt noch eine Störung im Gefolge akut-entzündlicher Erkrankungen zu beachten: Pierach hat auf den Flüssigkeitsverlust bei Dysenterie
usw. hingewiesen, dem die gleiche Rolle für die Steinbildung zuerkannt werden
muß wie mangelnder Flüssigkeitszufuhr (s. oben).

VIII. Steinbildung und Stoffwechselstörungen

Seit langem ist die Bedeutung bestimmter Stoffwechselstörungen für Entstehung und Wachstum einiger Steinarten bekannt. In anderen Fällen kommt
ihnen unterstützende Wirkung zu. Diese Zusammenhänge hat Cottet in verschiedenen Kapiteln dieses Buches abgehandelt. Das gibt mir die Berechtigung,
mich hier auf die Darstellung der wichtigsten Tatsachen zu beschränken. Bei
der Bedeutung, welche die kalkhaltigen Konkremente, die ja etwa 90% aller
Harnsteine ausmachen, für das ganze Steinproblem haben, halte ich jedoch für
notwendig, die Störungen im Kalkstoffwechsel ausführlicher zu erörtern.

1. Gicht. Essentielle Hyperurikämie[1]

Drei Quellen kommen für die Harnsäure des Blutes und damit auch des Urins
in Betracht: die Nucleoproteine der Nahrung, solche der Körperzellen und schließlich eine direkte, endogene Harnsäuresynthese aus einfachen Kohlen- und Stick-
stoffverbindungen (Glycin, Buchanan u. Mitarb.).

Es ist bekannt, daß unter den Harnsäure- und Uratsteinbildnern die Gichtpatienten einen relativ hohen Prozentsatz stellen. Die enge Bindung zwischen
Gicht und Harnsäurestein erweisen folgende Statistiken. Kittredge u. Downs
fanden bei 13,89% der Gichtpatienten der Ochsner-Klinik Harnsäuresteinbildung
(gegenüber 1,23% des übrigen Krankengutes). Hiermit stimmen die Zahlen von

---

[1] Literatur s. auch Talbott, J. H. Gout, New York 1957.

ARMSTRONG u. GREENE (Mayo-Klinik) mit 13% und von HENCH u. Mitarb. (12%) fast überein. PAILLARD u. FAUVERT geben mit 18% ihrer 542 Gichtkranken einen etwas höheren Prozentsatz an. Dabei lagen in 70% der Fälle Harnsäure- bzw. Uratsteine vor; in 20% handelte es sich um Oxalatsteine. (Man vermißt für letztere aber nähere Angaben über den Steinkern. Bestand dieser aus Uraten oder aus anorganischen Steinbildnern?) Noch sind die Vorgänge ungeklärt, welche zum Gichtanfall führen. Er läßt sich nicht über eine einfache Harnsäure- vermehrung im Blut durch verstärkte Bildung oder durch eine renale Ausschei- dungsstörung erklären. Damit ist auch keine exakte Aussage über die Art der Bindungen möglich, welche zwischen Gicht und Steinbildung bestehen. Daß allerdings der vermehrten Harnsäureausscheidung und der toxischen Wirkung der harnsauren Salze bei der Steinbildung eine führende Rolle zufällt, ist kaum zu bestreiten. Unklar bleibt dabei aber, daß die Zahl der Steinbildner nur einen kleinen Teil der Gichtkranken umfaßt und daß auch nur relativ wenige Berichte über Steinentwicklung bei Leukämie (etwa 2,5%) vorliegen, obwohl bei dieser Erkrankung eine solche Uraturie einsetzen kann, daß Kristallverlegung der Ureteren beobachtet wurde[1]. Ebenso ungeklärt sind die Verhältnisse, welche zur Bildung von Harnsäure- und Uratsteinen ohne bestehende Gicht führen. Denn der Harnsäurespiegel des Blutes erweist sich bei solchen Steinträgern vielfach als normal. ARMSTRONG u. GREENE beobachteten bei nur 21% ihrer 85 Urat- steinkranken (ohne Gicht) eine Hyperurikämie. Die Zahl erhöhte sich auf 78% bei Einbeziehung der Patienten mit gleichzeitiger Gicht. Bei MATES u. KRIZEK überstieg der Harnsäurespiegel im Blut bei nur 33% der Uratsteinkranken den Wert von 5 mg-%. BOYCE gibt, mit SHERWOOD übereinstimmend (zit. nach TALBOTT), für 10% seiner Uratsteinträger eine Gicht, für 20% eine essentielle Hyperurikämie an. So verdienen die Untersuchungen von COTTET u. MIKOL besonderes Interesse. COTTET kommt dabei zu folgendem Schluß: » La concen- tration de l'acide urique sanguin et l'élimination urique quotidienne n'ont aucun charaktère spécial dans la lithiase urique en dehors d'une goutte simultanée «. COTTET machte aber auch folgende Feststellung: » Il est certain que les lithiasiques uriques peuvent précipiter des cristaux d'acide urique dans des échantillons urinaires ayant une concentration urique normale ou même faible «. Diese Fest- stellung erscheint bedeutungsvoll. Liegt in ihr doch ein Hinweis, daß bei der Uratsteinbildung noch ein weiterer, wahrscheinlich renaler Faktor mitspielen muß. Das würde auch erklären, weshalb nicht jede Gicht, jede Leukämie und jede Hyperurikämie eine Nephrolothiasis bedingt: Hyperurikämie und Hyper- urikurie werden erst dann lithogen, wenn dieser unbekannte Faktor hinzutritt. Dabei ist daran zu denken, daß dieser Stoff in Beziehung zum Tubulussystem steht: Steinbildung nach längerer Verabreichung von Carboanhydrasehemmern (z. B. Benemid) ist mehrfach beschrieben, wurde auch von mir 2mal beobachtet. In beiden Fällen handelte es sich um Uratsteine. Angriffspunkt der Carbo- anhydrasehemmer sind aber die Tubuluszellen. Es wird die Rückresorption der Harnsäure gehemmt, die damit vermehrt zur Ausscheidung kommt. Daß es sich aber nicht um eine absolute Begrenzung der Wirkung auf diese einzige Funk- tion der Zellen handelt, geht daraus hervor, daß auch Phosphor vermehrt ausgeschieden und die Citratausscheidung gehemmt wird (OTTO).

Für die Deutung der Harnsäuresteinbildung haben die Untersuchungen von RUDOLPH, von BROWN u. MALLORY, insbesondere auch die neueren von STAEMM- LER Interesse. Hiernach steht ein größerer Teil der renalen Komplikationen mit der kristallinen Uratpräcipitation in der Niere in Verbindung. Diese geht schon

---

[1] Zum Beispiel BEDRNA, J., u. J. POLCACK: Med. Klin. **25**, 1700 (1929) und KRITZLER, R. A.: Amer. J. Med. **25**, 532 (1958).

in den Tubuli vor sich, welche nephrohydrotisch und nekrotisch werden (Rudolph), wonach die Kristalle in das Parenchym eintreten und unter parenchymatöser Tophusbildung zu Papillennekrosen führen. Staemmler (1958) zeigte, daß die Kristalldrusen in den Markkanälchen und in der Papille sowie im Nierenbecken nicht von Mucoproteiden durchsetzt, sondern von ihnen nur mantelförmig überzogen sind. Er hält deshalb „die Ausfällung für den primären, die Eiweißumhüllung für den sekundären Vorgang". Hiernach ist für diese Steinart eine Entwicklung entsprechend der Kristallisationstheorie wahrscheinlicher als nach den neueren Theorien von Boyce oder auch den älteren Kolloidtheorien, was auch Dulce nach seinen Matrixuntersuchungen vermutet.

In ihrer Deutung der Steinbildung über die Kristallisationstheorie wiesen Aschoff und Kleinschmidt auf die Harnsäureinfarkte als Steinbildungszentren hin. Bei diesen sog. Infarkten der Neugeborenen und Kinder handelt es sich um lokale Anhäufungen von Harnsäurekristallen in den Sammelröhrchen, nicht um Infarkte im eigentlichen Sinne. Man bringt sie mit einem Mangel an dem Enzym Urease in Verbindung, das in der postnatalen Periode nicht in genügendem Umfang zur Verfügung steht (s. Allen). Kristallinisch und auch aufbaumäßig besteht kein erkennbarer Unterschied zu echten Konkrementen, indem auch sie Mäntel von Mucoproteinen besitzen (s. auch Staemmler). Angaben über die Häufigkeit dieses Befundes liegen von Heinrichs vor. Bei Untersuchung der Nieren von 175 Neugeborenen und Kindern bis zu 1 Jahr fand er Harnsäureinfarkte bei 17% der männlichen und 20% der weiblichen Kinder. Zur Urteilsbildung über die eventuelle Bedeutung dieser Harnsäureinfarkte für die Steinentwicklung sind Statistiken über die Steinart bei Kindern und Erwachsenen unerläßlich. Damit gewinnen die Untersuchungsergebnisse von N. Mitchell über die Zusammensetzung der kindlichen Harnsteine Interesse. Unter 500 solcher Konkremente waren nicht weniger als 58% auf Harnsäure bzw. Uraten aufgebaut. Diese Feststellung spricht für die Annahme, daß die Harnsäureinfarkte in der Ätiologie der kindlichen Konkremente eine Rolle spielen. Für die Steine der Erwachsenen ist dieses abzulehnen, wie die Steinanalysen ausweisen.

2. Cystinurie[1]

Voraussetzung jeder Cystinsteinbildung ist die vermehrte Ausscheidung des steinbildenden Stoffes mit dem Urin. Normalerweise beträgt die Cystinmenge im Urin zwischen 0,8—84 mg innerhalb 24 Std (Weinberg u. Taberkim). Bei Cystinurie steigt sie auf Werte von 400—1000 mg. Mit wenigen Ausnahmen (s. unten) ist die Cystinurie als eine vererbte, und zwar als eine recessiv vererbte Störung anzusprechen (Thin, Kretschmer u. a.). Hierauf wies schon E. Pfeiffer 1894 hin, als er über Cystinurie bei 4 Geschwistern berichtete. Aus neuerer Zeit seien die Beobachtungen familiärer Cystinurie von R. Thin und diejenigen von Gaultier und Lavagne über Cystinsteinbildung bei 2 Schwestern erwähnt, wie auch ich Cystinsteinbildung bei Bruder und Schwester sah. Einen Cystinuriker-Stammbaum veröffentlichten jüngst Smith, Kolb u. Harper [J. Urol. 82, 63 (1959)] (s. Abb. 42). Das geschlechtsmäßige Verhältnis geben Michels und Engel mit 65 männlichen zu 27 weiblichen Cystinurikern an. Dabei erstreckte sich das Alter der Patienten von 2 Monaten bis auf 80 Jahre. Nach L. D. Keyser u. C. D. Smith kommt ein Fall von Cystinurie auf 11 000—12 000 Kranke. Bei Kontrolle von 11 000 jungen Männern und Frauen fand Lewis sogar 29mal einen positiven Cystintest im Urin. Bisher sah man als Grundlage der Cystinurie

---

[1] Hier sei auf die umfassende Arbeit von H. H. Zinsser: „The biochemical backgrounds of cystine lithiasis" und auf die Arbeit von Schreier verwiesen.

eine Störung des Proteinstoffwechsels an (s. MICHELS u. ENGELS 1950). Das
Cystin — eine schwefelhaltige Aminosäure, die in Eiweißnahrung vorkommt —
wird im normalen Stoffwechsel prinzipiell zu Sulfat und kleinen Mengen Taurin
oxydiert. Bei Cystinurie sollte dieser Oxydationsprozeß unterbleiben. Nun erweist sich der Blutspiegel für Cystin aber nicht erhöht (LINNEWEH, FOWLER u.
Mitarb., FELIX). Nach HARRIS u. WARREN ist auch die Glomerulusfiltration
unverändert. Damit gewinnt die Anschauung an Boden, welche für die vererbte
Cystinurie eine mangelnde Rückresorption durch die Tubuli beschuldigt. In
diesem Sinne äußerten sich DENT u. Mitarb. sowie ROSE u. Mitarb., nachdem
schon FOWLER u. Mitarb., MILHAUD u. COURVOISIER und RUSSELL u. BARRIE
dieses früher angedeutet hatten. Unter den deutschen Forschern ist FELIX hervor-
zuheben. Er erklärt, daß die Konzentration von Cystin, Arginin und Lysin im
Blut normal ist, die Clearance aber
ungefähr das 30fache betrage und
damit dem Glomerulusfiltrat ent-
spreche. Da Arginin und Lysin im
Gegensatz zu Cystin im Urin leicht
löslich seien, fielen sie für die Steinbildung aus. „Der korrekte Name
der Anomalie wäre demnach „renale
Arginin-Cystin-Lysin-Ornithinurie"
(SCHREIER). DENT kommt zu dem
Schluß,» que cette condition (Cystinurie) est due non pas à une erreur
du metabolisme des acides aminés,
contenant du soufre, mais à une
defaut des tubules des reins, qui
empêchent la réabsorption de la

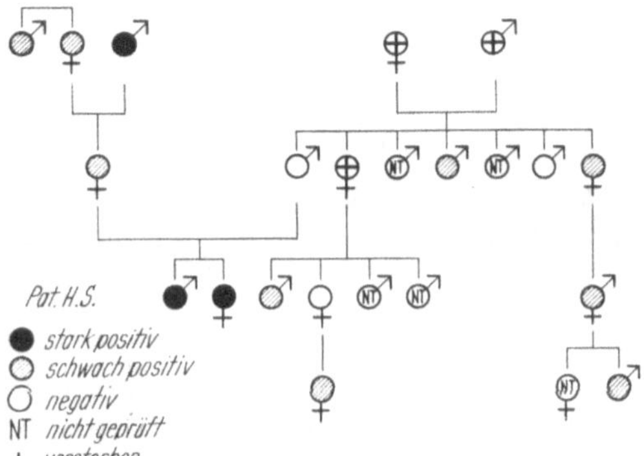

Abb. 42. Familienstammbaum des Patienten H. S. [SMITH,
KOLB u. HARPER: J. Urol. (Baltimore) **81**, 63 (1959)]

cystine. Chez les homozygotes, qui sont atteints de cystinurie, une sécretion
élevée de cystine est continuellement maintenue et la formation de calculs a lieu
dans environ 50% des cas. Par contre, chez les héterozygotes atteints de cystinurie, des quantités plus faibles sont sécretées et la tendance à la lithiase est moins
forte« (FERGUSSON). Diese Angabe von DENT über die Häufigkeit der Steinbildung der Cystinuriker überrascht bei Vergleich mit den Angaben anderer
Autoren. Allerdings entfielen bei SEEGERS u. KEARNS auf 181 Fälle von Cystinurie 124 mit Steinen. Im übrigen liegen die Prozentzahlen aber bei nur 3—4%
(SMITH, CAMPBELL) bzw. 2,6% (EPPINGER) und 2,5% (JOLY). Das bedeutet,
daß ungefähr nur jeder 40. Cystinuriker zum Steinbilder wird. Die Erklärung
für diese seltene Steinbildung sucht man einerseits in dem Grad der Cystinurie
(s. oben), andererseits in den Löslichkeitsverhältnissen des Cystins. Sie werden
durch den p_H des Urins (DENT), wahrscheinlich mehr noch durch den Salz-
und Harnstoffgehalt des Harnes ausschlaggebend beeinflußt (s. WEINBERG u.
TABERKIM, FELIX u. a.). Durch entsprechende diätetische Behandlung und durch
Harndiluierung läßt sich deshalb eine fast 100%ige Prophylaxe der Steinbildung
erreichen, eine Tatsache, welche zur Stützung der Kristallisationstheorie herangezogen wird. Nach den neueren Untersuchungen über die Steinmatrix (DULCE,
s. Kapitel XII) hat es den Anschein, daß diese Theorie für die Bildung dieser
Steinart zutrifft. — Über einen Cystinstein von 50 g Gewicht berichtete TENNANT.

Neben die Cystinurie auf vererbter Grundlage tritt noch die erworbene Form.
Man findet sie vorwiegend bei Leberschäden. Und zwar wird sie besonders bei
Lebercarcinomen beobachtet. Bisher wurde bei dieser Form jedoch keine Stein-
bildung berichtet. Zum Unterschied von der „Cystinurie ohne Leberschaden"

erweisen sich hierbei die Urinwerte für Glycin, Taurin und Sulfat nicht vermindert, wird Taurin sogar vermehrt ausgeschieden. Weiterhin kommen Cystinurie und -steinbildung beim Fanconi-Syndrom vor (s. S. 97).

3. Xanthin

Auch für Xanthinsteine gilt die vermehrte Ausscheidung des Steinbildners als ursächlicher und ausschlaggebender Faktor. Über die Art der Störung, welche einer Xanthinurie zugrunde liegt, bestehen bisher jedoch keine klaren Vorstellungen. Die Seltenheit dieser Steinbildung stand ausgedehnteren Untersuchungen und Analysen entgegen. Erst ein Fall wurde bisher stoffwechselchemisch untersucht ($4^1/_2$jähriges Mädchen). DENT und PHILPOT (1954) kommen auf Grund dieser Untersuchungen zu dem Schluß, daß die Oxydation des Xanthins zu Harnsäure durch einen Mangel an Xanthinoxydase unterbleibt. (Guanin, Adenin und Hypoxanthin müssen in Xanthin überführt werden, bevor sie zu Harnsäure weiter oxydiert werden.) Nach ihrer Angabe war bei dem Kind keine Harnsäure im Urin nachweisbar.

An Berichten über Xanthinsteine seien diejenigen von KRETSCHMER, PEARLMAN, GERSH u. MELTZER und ICHIKAWA benannt.

4. Oxalsäure (Oxalose) [1]

DAVIS u. Mitarb. beschrieben 1950 das Krankheitsbild der Oxalose als „Nephrolithiasis and nephrocalcinosis with calcium oxalate cristals in kidney and bones". Schon bald folgten weitere Berichte von CARSON (1951), CHOU u. DONOHUE (1952), ZOLLINGER u. ROSENMUND (1952), DUNN (1953), APONTE u. FETTER (1954), NEWNS u. BLACK (1953) und EDWARDS (1957). In allen Fällen betraf die Erkrankung Kinder und Jugendliche. Der jüngste Patient hatte ein Alter von $4^1/_2$ Monaten. Kennzeichnend für das Syndrom ist das Vorliegen einer tubulären Oxalatcalcinose und die Ablagerung von Oxalatkristallen in anderen Organen (Herz, Lunge, Thymus, Hypophyse u. Milz), zumal aber in den Knochen. (In der Mehrzahl der Fälle lagen auch große Oxalatsteine vor.) Im Blut ist eine Hypocalcämie, im Urin eine Hyperphosphaturie und Oxalurie nachweisbar. Während in den genannten Organen um die Oxalatablagerungen jegliche Reaktion fehlt, bietet die Niere schwerste Erscheinungen einer interstitiellen Fibrose mit Tubulusatrophie und Leukocytenanhäufungen. Hierauf gehen auch das Nierenversagen und der Tod der Patienten im urämischen Koma zurück. Bisher ist ungeklärt, ob diese Nierenveränderungen rein sekundärer Natur sind, wie man auch über das ganze Geschehen bei diesem Syndrom noch keine klare Vorstellung hat. Die größte Wahrscheinlichkeit bietet die Annahme, daß ihm eine angeborene Stoffwechselstörung zugrunde liegt, die zu abnormer Bildung endogener Oxalsäure führt. Hiermit würde das familiäre Auftreten in den Beobachtungen von EDWARDS und von APONTE u. FETTER in Einklang stehen. (APONTE u. FETTER betonen das Vorliegen einer Urikämie in ihren Fällen und schließen hieraus auf Beziehungen zwischen dem Harnsäure- und Oxalsäurestoffwechsel.) Vielleicht

---

[1] Nach Drucklegung erschien die Arbeit von P. O. HÖSLI, M. JUST u. H. VETTERLI-BUCHNER, Oxalose in Urol. internat. 8, 234 (1959) mit kritischer Wertung der bisher veröffentlichten 20 Fälle und Bericht eines eigenen Falles. Sie beschreiben zudem eine Modifikation der Bestimmung der Urin-Oxalsäure. Auf diese Arbeit sei hier besonders verwiesen. In einer weiteren Arbeit [J. Urol. (Baltimore) 82, 278 (1959)] beschreiben V. F. MARSHALL und M. HORWITH zwei eigene Fälle und diskutieren, ob die Oxalose nicht in Analogie zur Cystinurie und Cystinose zu setzen ist.

können die Beobachtungen, welche man bei akuten Oxalsäure- oder Oxalat-vergiftungen machte (z. B. Kleesalz), eine Brücke schlagen zu den renalen Störungen bei der Oxalose. Sofern die Vergifteten die ersten 1—2 Tage über-stehen, in denen Erscheinungen von seiten des Magens und des Zentralnerven-systems vorherrschen (Calciumfällung im Blut), treten solche von seiten der Nieren in den Vordergrund (s. ROST, TÖBBEN und HEUBNER u. HÜCKEL). Die Nieren weisen schwere Oxalatablagerungen sowie Schäden des Glomerulus- und des Tubulusapparates auf, die zu Oligurie und Anurie und schließlich über Urämie zum Tode führen.

Auch normaler Urin enthält Oxalsäure in Form ihres Calciumsalzes (aus Weddellit sind Tetragonale und Briefkouvertkristalle; Whewellit-Kristallformen sind Sanduhr- und „Bum-Bell"-Kristalle sowie Sphäroid- und Lamellenformen). Die Tagesausscheidung liegt bei 10—50 mg. Der weitaus größte Teil der Oxalsäure entstammt der Nahrung. Zahlreiche Pflanzen enthalten die Säure als Calciumsalz oder auch — seltener — an Natrium und Kalium gebunden. Als Hauptträger sind Spinat, Mangold, Artischoke, Rhabarber, Kakao und Tomate zu nennen. Daneben gibt es oxaligene Nahrungsmittel. Diese selbst besitzen keine präfor-mierte Oxalsäure. Diese wird vielmehr erst durch die Darmbakterien gebildet, welche Glykokoll und Kreatin in Oxalsäure verwandeln. Zu den oxaligenen Stoffen rechnen unter anderem Gelatine und Sehnengewebe, vielleicht auch die Ascorbinsäure (LAMDEN u. CHRYSTOVSKI).

Tierischen Zellen geht die Fähigkeit ab, Oxalsäure abzubauen. Ihnen fehlen die entsprechenden Enzyme. Der Organismus ist deshalb gezwungen, die von ihm aufgenommene (oder aber von ihm gebildete) Oxalsäure wieder auszuscheiden (s. auch BERNHARD). Dieses geschieht über den Urin und die Galle. Der Blut-spiegel für Oxalsäure wird je nach der Methodik verschieden angegeben. LOEPER u. TONNET (1935) messen 10—15 mg pro Liter Blut, LAROCHE und GRIGAUT (1928) 40 mg, MAUGERI (1932) 30—50 mg. Nach BARRET (1943) (Methode von DODDS u. GALLIMORE) beträgt der Blutspiegel im Mittel 0,5 mg-% (0,2—0,8). Zu der exogenen, aus dem Darm aufgenommenen Oxalsäure gesellt sich noch diejenige, welche im Organismus gebildet wird (MÜLLER, BURNS u. Mitarb., BERNHARD u. a.). So entsteht beim Abbau der Pyrimidine Oxalursäure (CERE-CEDO), welche leicht in Harnsäure und in Oxalsäure zerfällt. Nach VICKERY ergibt sie sich auch als Beiprodukt des Tricarbonsäurecyclus. Zum größten Teil geht ihre Bildung aber auf den Abbau von Glykolaldehyd und von Glykolsäure zurück (RACKER). LOEPER bringt die Oxalsäurebildung mit dem Kohlenhydrat-stoffwechsel in Verbindung: »c'est un déchet d'hydrocarbones, un déchet sucré«. Als Beiweis führt er unter anderem die außerordentliche Häufigkeit von Oxalurie und Oxalämie bei Diabetikern an und das Parallelgehen von Glykosurie und Oxalurie unter alimentärer Zucker- und Insulinbehandlung. Er erklärt: »Les aliments oxaligènes sont doué, au premier rang, les sucres«. Und weiterhin gibt er an: „L'origine de l'acide oxalique est donc chez l'homme:

1. Dans l'absorption excessive ou l'assimilation ralentie des sucres.

2. Dans le métabolisme défectueux et ralenti des glucides des tissus, et surtout du glycogène.

3. Dans la formation intra-intestinale d'acide oxalique aux dépens de certains gros parasites comme de taenia«.

Wieweit diese Deutungen von LOEPER auf das Syndrom der Oxalose zu über-tragen sind, ist noch ungeklärt. LOEPER bezieht sie vornehmlich auf das Krank-heitsbild der Oxalämie, das in der französischen Literatur für sich und als Vor-läufer der Oxalatsteinbildung eine große Rolle spielt. Letztere geht hiernach

stets auf eine übermäßige Oxalatausscheidung zurück, die wiederum eine Oxalämie zur Voraussetzung habe. »La lithiase est donc due à l'excès d'acide oxalique,
mais l'oxalurie est due à l'oxalémie« (Loeper u. Vignalou). Das Krankheitsbild der Oxalämie ist nach ihnen vielseitig. Es kann sich in gastrischen, intestinalen, nervösen und Gelenkerscheinungen äußern (Literatur bei Loeper und
Vignalou in Traité de Médecine, T. IX, S. 691 Oxalémie. Masson 1949). Loeper
stellt dabei die Oxalämie in Analogie zur Harnsäurediathese und zur Gicht:
»L'oxalémie existe comme l'uricémie. L'acide oxalique est bien distinct de
l'acide urique, sa constitution moléculaire et sa formule sont différentes, mais
le processus chimique dont il dérive n'est pas sans analogie; comme lui, il s'accu-
mule, se précipite. L'un se combine le plus souvent au sodium pour faire de
l'urate de soude, l'autre au calcium pour faire de l'oxalate de chaux. Tous deux
sont irritants, mais l'acide oxalique l'est plus que l'acide urique. Tous deux font
des localisations rénales, du sable et des calculs. La manifestation la plus frap-
pante de l'oxalémie est la lithiase. «

Diese von den französischen, auch von einigen italienischen Autoren ver-
tretene Ansicht über die Oxalämie als Krankheitsbild und als Vorläufer der
Oxalatsteinbildung wird von den skandinavischen, anglikanischen und deutschen
Autoren nicht geteilt. Gleiches gilt über die oben dargelegten Anschauungen von
Loeper. Wohl findet man in der Literatur Einzelbeobachtungen von intestinalen
und renalen Erscheinungen bei Oxalurie (s. z. B. Kahane, Bernheim). Aber
sowohl über die Herkunft wie auch über die Bedeutung einer Oxalurie als Voraussetzung der Oxalatsteinbildung herrscht eine gegensätzliche Auffassung. Auch
wird der exogenen Oxalsäure eine weitaus größere Rolle als der endogenen zuerkannt (s. Smith u. Orten), wobei auch die Ascorbinsäure Beachtung findet.

Unter den Deutschen waren es Herkel u. Koch (1936), welche auf Grund
einer Ausscheidung von 34—49 mg bei 3 von 10 untersuchten Oxalatsteinkranken
sich der Anschauung anschlossen, daß eine Oxalurie ursächlich mitspiele. Nach
heutiger Kenntnis liegen diese Werte aber absolut innerhalb der Grenzen des
Normalen. Dempsey (1957) fand bei 31 Patienten mit Oxalatsteinen normale,
in fünf weiteren erhöhte Werte von 50—110 mg, in einem Fall betrug die Ausscheidung 130—180 mg. Diese Werte entsprechen denen bei Oxalose und es
erscheint gerechtfertigt, eine solche Erkrankung auch für dieses Kind anzunehmen.
In neuester Zeit sind Billing u. Still sowie McIntosh u. Read dieser Frage
nochmals nachgegangen. Billing u. Still fanden bei chromatographischer
Bestimmung keine Unterschiede im Oxalatgehalt des Urins Gesunder und
Oxalatsteinkranker. Die Urinuntersuchungen von McIntosh u. Read wiesen
für alle sporadischen Oxalatsteinbildner normale Ausscheidungsverhältnisse aus
(s. auch Widmark[1]). In keinem Falle waren diese erhöht. Sie kommen hiernach
zu der Schlußfolgerung, daß eine vermehrte Ausscheidung vielmehr ein Hinweis
auf eine Oxalose sei. Hier sei auch noch die Angabe von Hammarsten und von
Hellström erwähnt, daß Oxalurie häufiger ohne Steinbildung verläuft, als sie
bei Steinbildung angetroffen wird.

Über die Löslichkeitsverhältnisse des Calciumoxalates im Urin geben die früheren Untersuchungen von Hammarsten, insbesondere auch die neueren von Dulce (1956, 1958) gute
Auskunft. Im Wasser ist das Oxalat kaum löslich (0,67 mg in 100 cm³ bei 13⁰). Durch Magnesium wird die Löslichkeit um das 20fache erhöht und die Fällung von Calciumoxalat im Harn
stark gehemmt. Diese Erkenntnis kann prophylaktisch bedeutungsvoll sein, zumal in Fällen,
die vermehrt Oxalate ausscheiden (s. auch S. 113).

---

[1] Siehe hierzu die Arbeit von H. J. Keutel und H. Speicher [Urol. int. (Basel) 10, 244
(1960)], wonach nach Spinatbelastung Organ-Gesunde vorwiegend Whewellitkristalle, Nieren-
steinkranke dagegen Weddellitkristalle ausscheiden.

5. Störungen im Kalkstoffwechsel

Die Kenntnis der Pathophysiologie des Kalkphosphorstoffwechsels verdanken wir in erster Linie den Arbeiten von ALBRIGHT und von RUTISHAUSER. In Verbindung mit denen von FLOCKS und von COTTET führten sie zu der Erkenntnis, erstmalig von McINTOSH 1942 ausgesprochen, daß bei der Steinbildung die Säureradikale bisher zu viel, die metallischen Komponenten zu wenig berücksichtigt wurden. Die Kationen nehmen einen wesentlich größeren Einfluß auf die Steinbildung als die p_H-abhängigen Anionen. Damit erst war die Grundlage für die heutige Betrachtungsweise der anorganischen kristallinen Steine geschaffen, welche ihren Niederschlag in der Klassifizierung der Konkremente (s. S. 3) fand. Gleichzeitig erleichterte sie das Verständnis der Steinätiologie durch die Feststellung, daß eine Vielzahl von Steinen mit solchen Störungen im Gesamtorganismus in Verbindung steht, welchen eine verstärkte Calciumausscheidung mit dem Urin (Hypercalciurie) gemeinsam ist. Das Calcium liegt im Organismus größtenteils im Knochen gebunden vor. Auf ihn entfallen nicht weniger als 1150 g der Gesamtmenge von etwa 1160 g Calcium (Erwachsener mit Körpergewicht von 70 kg). Nur 10 g sind im ganzen übrigen Organismus (Blut und Gewebe) verteilt. Auch vom Phosphor (Gesamtmenge etwa 1670 g) sind 80% zusammen mit dem Calcium an den Knochen gekoppelt. Der Knochen stellt damit das große Kalk- und Phosphorrevervoir dar, auf das der Organismus im Bedarfsfall zurückgreift. Er ist Stoffwechselorgan im Dienste des Mineralstoffwechsels. Ein Überschuß an Calcium im Blut wird durch die Nieren ausgeglichen und so der normale Serumspiegel gesichert. Dieser beträgt nach FABRE für gelöstes Calcium 6 mg pro 100 cm³, für das an Proteine gebundene Calcium 4 mg pro 100 cm³. Das im Blut in gelöster Form kreisende Calcium wird bei der Nierenpassage durch die Glomeruli gefiltert, zu 98% aber von den Tubulusepithelien rückresorbiert. Im Urin erscheinen somit normalerweise nur 2%. Tubulusschäden mit vermindertem Vermögen der Tubuluszellen zur Rückresorption lassen diesen Prozentsatz stark ansteigen.

Calcium- und Phosphorionen verhalten sich im Blut einander gegensinnig, so daß auch der Blutgehalt an Phosphor (und Carbonaten) den Blutspiegel an Calcium mitbestimmt. Dieses gewinnt entscheidende Bedeutung für verschiedene Störungen, die uns noch beschäftigen werden.

Normalerweise deckt der Organismus seinen Bedarf an Calcium aus der Nahrung. Er liegt für Erwachsene bei 500—800 mg[1]. Bei schwangeren und stillenden Frauen steigt er auf etwa 1500 mg. Kleinkinder bedürfen etwa 1000 mg. Stärkste Kalkträger der Nahrung sind Milch (etwa 1,4 g pro Liter) und Milchprodukte. Eine Übersicht gibt die Tabelle 17 aus der Arbeit E. SOMMER, Z. Urol. **46**, 345 (1953). Gemüse schaltet als Kalklieferant weitgehend aus; das hierin enthaltene Calcium ist unlöslich an Phosphor gebunden und passiert den Darm, ohne resorbiert zu werden.

Abgesehen von der Löslichkeit des zugeführten Kalks bestimmen auch das Vitamin D und die Säureverhältnisse im Darm dessen Resorption. Sie erfolgt bevorzugt im sauren Milieu und damit in den oberen Dünndarmabschnitten[2]. Normalerweise werden nur 25—37% des mit der Nahrung zugeführten Calciums

---

[1] Die Angaben über den Tagesbedarf an Calcium sind jedoch länderweise verschieden: USA 800—1000 mg (National Research Council, 1948), Südafrika 9,75—10 mg pro kg [National nutrition Council; South Afric. Med. J. **16**, 291 (1942)], Deutschland 400 mg (KRAUT u. WECKER 1948). Auch für Frankreich geben FONTAINE u. Mitarb. (1950) Werte von 450 mg als genügend an.

[2] Eine fakultative Calciumresorption findet auch im distalen Dünndarm statt. Sie wird durch Cortison aufgehoben, durch Vitamin D angeregt.

Tabelle 17. *Calciumträger*

je 100 g	
50—150 mg Calcium	Datteln, Feigen, Rosinen, Bohnen, Endivie, Linsen, Trockengemüse, Rhabarber, rote Rüben, Walnüsse, Erdnüsse, Schokolade, Eier, Frischmilch, Rahm, Kaviar, Austern, Hummer
150—300 mg Calcium	Brunnenkresse, Löwenzahn, Petersilie, Sojabohnen, Spinat, Haselnüsse, Mandeln, Melasse, Eipulver, Kondensmilch, Schafmilch, Kakaopulver
300—1300 mg Calcium	Käse, Milchpulver

aufgenommen. 63—75% verlassen den Organismus wieder mit den Faeces. Abnormer Kalkzufuhr bzw. abnormer Kalkresorption folgt verständlicherweise eine erhöhte Ausscheidung mit dem Urin, d. h. Hypercalciurie. Durch Hypercalciurie zeichnen sich aber auch Störungen ab, welche einen verstärkten Knochenabbau nach sich ziehen oder den Knochenaufbau hemmen. Die Osteoclastentätigkeit, auf welcher die Knochenresorption beruht, wird hauptsächlich durch das Hormon der Nebenschilddrüse bestimmt. Auch eine Acidose regt sie an. Für die Aktivität der Osteoblasten sind neben dem mechanischen Reiz sehr wesentlich die Oestrogene verantwortlich.

Damit treten fünf verschiedene Faktoren hervor, welche Ursache einer verstärkten Kalkausscheidung mit dem Urin werden können. [Nach Cottet u. Mitarb. (1957) ist eine 0,25 g überschreitende Kalkausscheidung pro die als abnorm, eine solche von mehr als 0,3 g als pathologisch anzusprechen.]

1. Abnorme Kalkresorption aus dem Darm.
2. Hemmung der Osteoblastentätigkeit.
3. Erhöhte Osteoclastentätigkeit.
4. Störungen im Phosphorspiegel des Blutes.
5. Störungen im Säure-Basen-Gleichgewicht.

Daneben tritt noch eine weitere, in ihrer Ätiologie bisher nicht sicher aufgedeckte Form vermehrter Kalkausscheidung:

a) Essentielle Hypercalciurie

Die essentielle Hyperkalziurie erklärt sich weder durch Knochenprozesse noch durch Nieren- oder hormonelle Störungen oder ernährungsmäßig. Pyrah zieht die Möglichkeit in Betracht, daß aus dem Blut eine abnorme Form des Calciums durch die Glomeruli gefiltert wird, welche die Tubuli nicht rückresorbieren können. Bisher ist diese Hypothese nicht bestätigt. Um so bedeutungsvoller in pathogenetischer Hinsicht ist deshalb die Feststellung von Albright, daß dem Normalen entgegengesetzte Ausscheidungsverhältnisse für das Calcium im Urin und in den Faeces vorliegen. Auch Cottet u. Mitarb. (1957) fanden größeren Kalkgehalt des Urins als der Faeces. Das läßt auf Störungen im Darmchemismus schließen, welche zu abnormer Kalkresorption Anlaß geben. Dabei kann dieselbe nicht auf eine Vitamin D-Überempfindlichkeit zurückgehen. Denn nach Pyrah bleibt die Hypercalciurie durch Cortison unbeeinflußt. Erstmalig hat nun Flocks (1939) auf das häufige Zusammentreffen von Steinbildung und von essentieller Hypercalciurie aufmerksam gemacht. Er wies eine solche Hypercalciurie bei 65% der von ihm untersuchten 35 Steinpatienten nach. Dabei fällt besonders der von ihm geführte Nachweis ins Gewicht, daß die steinbehaftete Niere mehr Calcium als die gesunde Niere ausschied. (Untersuchung des mit Ureterkatheter getrennt aufgefangenen Urins.) FLOCKS folgerte, daß die Hypercalciurie einen bei der Steinbildung begünstigenden und mitbestimmenden Faktor darstellt. Nach seiner Ansicht haben solche Patienten schwerere Steinerkrankungen und zeigen besondere Neigung zu Rezidiven. FLOCKS stellte fest, daß die Calciurie der Steinträger durch die Kalkaufnahme mit der Nahrung beeinflußt wird und mit ihr parallel geht. In therapeutischer Hinsicht verdient seine Beobachtung, daß die Calciurie bei Ansäuerung sich verstärkt, besondere Beachtung. Während sein Patient bei neutraler Ernährung 300 mg Kalk pro die ausschied, stieg die Ausscheidung unter ansäuernder Kost trotz unveränderter Kalkzufuhr auf 400 mg. Alkalisierende, den p_H des Darmes ändernde Behandlung bewirkt dagegen Abfall der Hypercalciurie. Diese Reaktionsweise haben COTTET und VITTU (1954) bestätigt und zugleich erwiesen, daß auch Vitamin D (in normalen Dosen) die essentielle Hypercalciurie verstärkt.

Mit den Zusammenhängen zwischen Hypercalciurie und Steinbildung haben sich in der Folgezeit ALBRIGHT (1953), COTTET u. VITTU und SUTHERLAND (1954), sodann FABRE, GENOT, FEY u. Mitarb., McGEOWN und BULL (1957) sowie BOYCE u. Mitarb. (1958) beschäftigt. PYRAH und RAPER (1955) empfehlen für alle Steinfälle die Bestimmung der täglichen Kalkausscheidung. Über ihre hierbei erhobenen Werte berichtet die Abb. 43. Eine umfassende Arbeit liegt von COTTET, LEDERMANN und VITTU aus dem Jahre 1957 vor. In ihr stellen die Autoren ihre früheren, auf systematische Untersuchungen zurückgehenden Ergebnisse zusammen und ergänzen

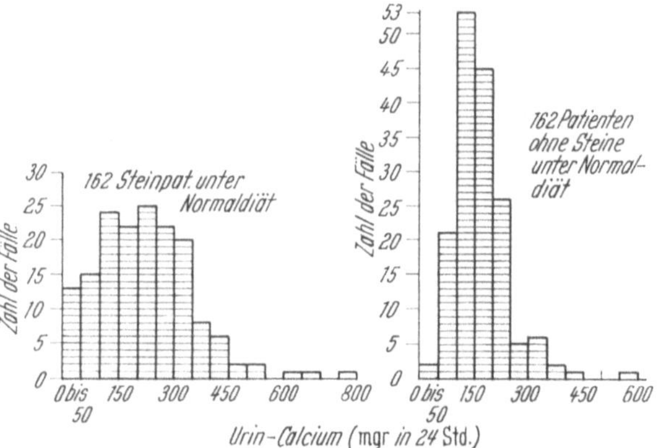

Abb. 43. Die durchschnittliche Calciumausscheidung bei 162 Steinpatienten verglichen mit derjenigen von 162 Patienten mit gesunden Nieren. (PYRAH u. RAPER: Brit. J. Urol. 1954)

sie durch weitere. Die folgende Tabelle 18 gibt ihre Übersicht über die bei den verschiedensten Steinträgern gefundenen Harncalciumwerte im Verhältnis zu denen Gesunder.

Hiernach wiesen 6% Gesunde eine Hypercalciurie von 0,3 g gegenüber 53% der Patienten mit Kalksteinen auf. [PYRAH (1958) fand bei 8% normaler Erwachsener eine Hypercalciurie von über 300 mg bei Männern bzw. von 250 mg bei Frauen.] Die mittlere Kalkausscheidung pro Tag lag für Steinkranke bei 0,294 g. Für Gesunde betrug sie 0,187, für Patienten mit Harnsäuresteinen 0,183 g. Letztere zeigten eine Hypercalciurie in nur gleicher Prozentzahl wie Gesunde. Die schwersten Grade von Hypercalciurie betrafen Patienten mit gemischten Calcium-Oxalat-Phosphatsteinen; für reine Calciumoxalat- und Calciumphosphatsteine ergab sich kein signifikanter Unterschied. Jedoch war eindeutig zu erkennen, daß die Zahl schwerer Steinfälle bei höheren Calciumwerten im Urin doppelt so hoch lag wie bei fehlender oder leichter Erhöhung (s. Tabelle 19). Bei Frauen war die Hypercalciurie seltener als bei Männern. Das Verhältnis betrug 1:28 und entspricht damit ungefähr demjenigen des Steinvorkommens. Eine Ergänzung der Untersuchungen von COTTET bilden diejenigen von BOYCE u. Mitarb. (1958). Sie zeigen, daß Patienten mit wachsenden

Tabelle 18. *Vergleich der Calciurie bei Gesunden und bei den verschiedenen Steinkrankengruppen.* Prozentual finden sich die niedrigen Werte häufiger bei Gesunden und Harnsäuresteinkranken, die höheren bei Kalksteinkranken. (Nach Cottet, Lederman u. Vittu 1957)

| Gesunde | Kranke mit | | | | |
	Harnsäuresteinen	Phosphatsteinen	Oxalatsteinen	Oxalatphosphatsteinen	Kalkausscheidung in 24 Std
0,3% 1 Best.	0%	2,8% 1 Best.	2,6% 2 Best.	9% 5 Best.	über 500 mg
2,6% 3 Best.	0%	20% 7 Best.	18% 10 Best.	14% 8 Best.	zwischen 400 und 500 mg
2,6% 3 Best.	8,6% 2 Best.	20% 7 Best.	24% 23 Best.	43% 24 Best.	zwischen 300 und 400 mg
26,7% 30 Best.	21% 5 Best.	34,4% 11 Best.	29,3% 22 Best.	16% 9 Best.	zwischen 200 und 300 mg
36,5% 41 Best.	39% 9 Best.	22% 8 Best.	20% 15 Best.	14% 8 Best.	zwischen 100 und 200 mg
30,0% 34 Best.	33,3% 6 Best.	2,8% 1 Best.	1,3% 1 Best.	1,8% 1 Best.	zwischen 30 und 100 mg
91 Pat. 112 Best.	18 Pat. 23 Best.	27 Pat. 35 Best.	53 Pat. 75 Best.	37 Pat. 55 Best.	

Steinen durchweg stärkere Hypercalciurie erkennen lassen als solche mit ruhenden Steinen (s. Abb. 44 und 45).

Schon Albright hatte die Einflußnahme von Harninfektionen auf die Kalkausscheidung mit dem Urin nachgewiesen. Dieses wird durch die Untersuchungen von Cottet u. Mitarb. bestätigt. In 18 von 22 hierauf untersuchten Fällen mit Hypercalciurie stellten die Autoren weiße Staphylokokken im Urin fest. Sie erklären diese Erscheinung durch eine Funktionsschwächung der Tubuli, die zu verminderter Kalkrückresorption führt. Entsprechend betonen auch Riegel u. Mitarb. eine vermehrte Kalkausscheidung mit dem Urin bei mäßiger Nierenschädigung.

Tabelle 19

Bei einer Calciurie von weniger als 250/24 Std besteht ein ungefähr gleiches Verhältnis zwischen leichten und schweren Steinerkrankungen. Dagegen liegt bei Hypercalciurie über 250 mg/24 Std die Zahl der schweren Fälle doppelt so hoch wie die der leichten. (Cottet, Lederman und Vittu 1957)

| Steinart | Calciurie | | | | Zahl der Fälle |
| | unter 250 mg/24 Std | | über 250 mg/24 Std | | |
	leicht	schwer	leicht	schwer	
Phosphate.	4	5	3	9	21
Oxalate.	12	7	12	15	46
Oxalatphosphate . . .	4	8	7	18	37
Gesamt	28	20	22	42	104

Ich persönlich kann auf Grund eigener Untersuchungen, wobei die Hypercalciurie nicht mengenmäßig, sondern nur durch den Sulkowitch-Test im 24 Std-Urin bestimmt wurde, die häufige Kombination von Infektion, Hypercalciurie und Steinbildung bestätigen. Der Sulkowitch-Test zeigte bei allen Patienten mit sekundären Steinen positiven Ausfall im Gegensatz zu Harninfektionen, die ohne Steinbildung verliefen. In diesen Fällen war die Reaktion überwiegend negativ. Welche Ausmaße eine pyelonephritisch bedingte Hypercalciurie annehmen kann, zeigten nicht nur die Untersuchungen von Albright, sondern auch diejenigen von Mortensen und Emmet (1954). Von fast 100 Nephrocalcinosen gingen 15% auf eine chronische Pyelonephritis zurück. Daß eine Entzündung aber auch reflektorisch zu Hypercalciurie führen kann, beweist folgende Beobachtung von Albright u. Mitarb. (1953). Trotz einer durch Hypoparathyreoidismus bedingten Hypocalcämie schied der Patient unter dem Einfluß einer Pyelitis täglich mehr als 1000 mg Calcium mit dem Urin aus. Diese Störung verlor sich vollkommen mit Behandlung und Heilung der Infektion.

Über die Rolle, welche die essentielle Hypercalciurie bei der Steinbildung spielt, besteht bisher keine einheitliche Auffassung. Diejenige von Pyrah u. Raper (1955) kennzeichnet der Satz: "we now believe, that some stone patients who have poor renal function and a low calcium output, can have the stone removed without any risk of recurrence", und Pyrah 1958: "the hypercalciuria is of aetiological importance for many renal calculi".

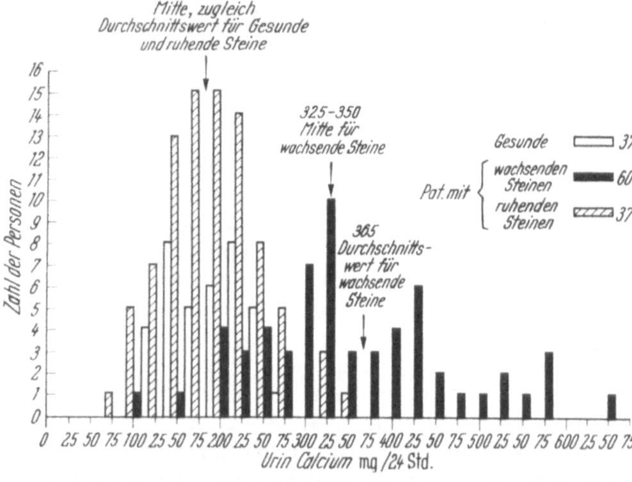

Abb. 44. Calciumausscheidung im Urin bei Normalpersonen und Patienten mit Harnsteinen während gewohnter körperlicher Arbeit und bei selbstgewählter Kost mit Calciumgehalt von 1000 mg (± 200). (Boyce, Garvey u. Goven 1958)

Fey u. Mitarb. sehen in einer Hypercalciurie keinen Faktor "ne d'aggravation ou de recidive", sofern nicht zugleich eine anatomische Störung (Harnstauung) vorliegt. Dann allerdings bildet sie nach ihrer Auffassung einen nicht zu unterschätzenden mitverursachenden Faktor. Diese Meinung vertritt die Mehrzahl aller Forscher: «L'existence du diabète calcique ne suffit pas. Il est nécessaire qu'en plus soient réalisées certaines conditions d'ordre général favorables à la production de la lithiase» (Lebon u. Mitarb.). An anderer Stelle drücken sich Lebon u. Mitarb. noch deutlicher in diesem Sinne aus. Sie beziehen sich dabei auf

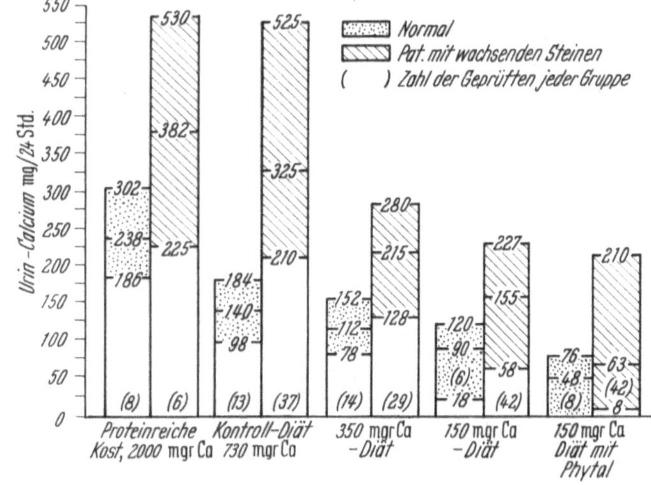

Abb. 45. Die Calciumausscheidung im Harn bei Patienten mit aktiver Steinbildung und bei Normalen unter verschiedener Diät. (Der dunklere Abschnitt jeder Säule zeigt die Harncalcium-Konzentrationen, die Zahl in denselben den Durchschnittswert jeder Gruppe an)

frühere Versuche von Gray (1935): Durch calcium- und Vitamin D_2-reiche Nahrung ließ sich im Tierexperiment keine Steinbildung erzielen. Sie trat nur bei gleichzeitiger Ureterstenosierung auf. Aber auch hierbei war sie keine regelmäßige Erscheinung. Lebon erklärt: «Ces expériences sont extremement intéressantes, car elles prouvent que l'hypercalciurie est incapable en soi de provoquer la lithiase. La nécessité d'une cause adjuvante est ainsi mise en evidence» (s. auch oben FEY u. Mitarb.). COTTET u. Mitarb. (1957) äußern sich folgendermaßen: „La fréquence de l'hypercalciurie au cours des lithiases calciques est un fait aujourd'hui certain. Mais il est certain aussi que de nombreuses lithiases calciques (30 p. 100), même graves, ont une calciurie normale (inférieure à 0,250 g par vingt-quatre heures) et qu'un certain nombre de sujets normaux (6 p. 100) ont une calciurie franchement pathologique (supérieure à 0,300 g); ils deviendront peut-être des lithiasiques, mais rien ne permet de l'affirmer. Par ailleurs, remarquons, avec McGEOWN, que l'hypercalciurie du syndrome de FANCONI n'engendre pas de calculs et que 20 p. 100 des hyperparathyroidiens d'HELLSTRÖM n'ont pas de calculs.

N'oublions pas, cependant, que d'après notre statistique globale, portant sur 104 cas, les cas graves sont deux fois plus nombreux au cours des lithiases calciques hypercalciuriques; par contre, au cours des lithiases calciques normo-calciuriques, les nombres de cas graves et bénins sont à égalité: il y a donc là un facteur de gravité certain, surtout lorsqu'il s'agit de lithiases calciques oxalo-phosphatiques, qui paraissent plus graves que les lithiases calciques, oxaliques ou phosphatiques.»

Als gesichert kann heute gelten, daß eine Hypercalciurie an sich als eigentliche Ursache der Steinbildung ausschaltet. Andererseits wirkt sie aber auf die Bildung aller anorganischen kristallinen Konkremente fördernd. Hierfür sind auch die Steinbildungen Hinweis, welchen wir bei *sonstigen Formen der Hypercalciurie* begegnen:

1. Primärer Hyperparathyreoidismus (Nebenschilddrüsenadenom und primäre Hyperplasie).

2. Osteoporosen: Präsenile und Kastrationsosteoporose, Immobilisation, Morbus Cushing, Eiweißmangel, Cortison- und ACTH-Behandlung, Akromegalie.

3. Osteolytische Knochenprozesse (Myelome, Metastasen).

4. Pagetsche Krankheit.

5. Boecksche Krankheit.

6. Vitamin D-Intoxikation.

7. Abnorme Kalkzufuhr.

8. Nephropathien: a) glomerulo-tubuläre Form mit sekundärem Hyperparathyreoidismus; b) tubuläre Form (gestörte Ammoniaksynthese; Fanconi-Syndrom).

Nur ein Teil dieser Störungen hat dabei reine Steinbildung im Gefolge. Bei anderen dominieren Nephrocalcinosen. Häufiger sind auch Nierenverkalkung und Steine kombiniert.

b) Primärer Hyperparathyreoidismus

1926 führte MANDL erstmalig die Exstirpation eines Nebenschilddrüsenadenoms bei einem Patienten durch, der auch Nierensteine zeigte. Seine hierbei gemachten Beobachtungen über die Wandlung der Kalk- und Phosphatausscheidung im Urin und die späteren experimentellen Untersuchungen gemeinsam mit UEBELHÖR (1933) wurden Anlaß, diesen Zusammenhängen nachzugehen (s. auch Abb. 46 und 47). 1934 erschien die grundlegende Arbeit von ALBRIGHT, BAIRD, COPE und BLOOMBERG über den Blut- und Harncalciumspiegel und über die Bedeutung des Hyperparathyreoidismus für die Steinbildung. Nach bis dahin geltender Auffassung bildeten Knochenveränderungen das Hauptsymptom; nunmehr mußte man erkennen, daß Nierenstörungen in Form von Steinbildung und Nephrocalcinose weitaus häufiger sind und den Skeletveränderungen vorausgehen. CHUTE und MALLORY berechneten die durchschnittliche Symptomdauer bis zum Auftreten von Steinen mit 3,2 Jahren gegenüber 8,6 Jahren für die Knochenveränderungen. Die von NORRIS 1947 aufgestellte, 314 Fälle der Weltliteratur von Hyperparathyreoidismus zusammenfassende Übersicht ergibt folgende Zahlen: ausschließlich Skeletveränderungen 191 Fälle (60,87%). Deren Kombination mit Harnsteinen oder Nephrocalcinose 101 Fälle (32,13%). In 17 Fällen (5,41%) fanden sich nur Nierensteine oder Nephrocalcinose, in weiteren 5 Fällen (1,59%) fehlten sowohl Skelet- wie auch Nierenveränderungen. Nach Lièvre (1949) äußern sich

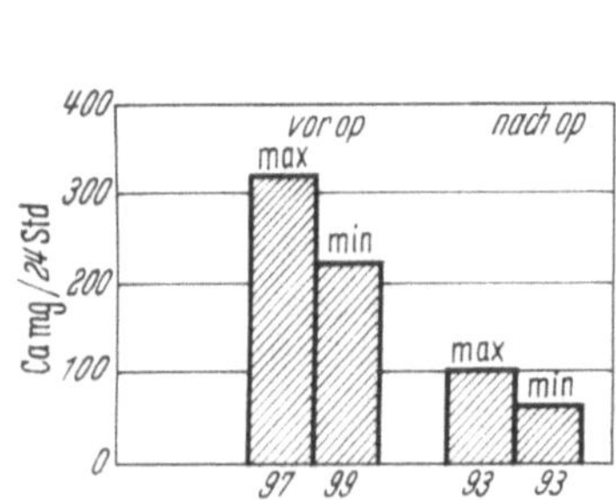

Abb. 46. Harncalcium vor und nach Parathyreoidektomie in einem Fall von Hyperparathyreoidismus. Mittelwert der Maximum- und Minimumwerte. (Nach Hellström 1959)

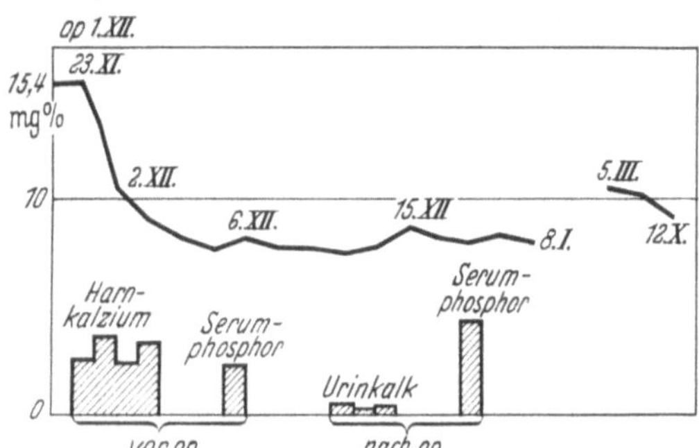

Abb. 47. Das Verhalten von Blutcalcium, Harncalcium und Serumphosphor nach Parathyreoidektomie in einem Fall von Hyperparathyreoidismus. (Nach Hellström 1959)

10% aller Fälle von primärem Hyperparathyreoidismus ausschließlich durch eine Lithiasis. An Hand von 400 operativ gesicherten Fällen wies er die Harnsteinbildung als vorherrschendes Symptom auch durch die Feststellung nach, daß $^2/_3$ aller Fälle anamnestisch Nierenkoliken angeben. Eine direkte Umkehr der früher vermeinten Auswirkungen, aber auch derjenigen der ersten großen Weltstatistik von Norris bringt die Statistik der Mayo-Klinik (Black 1953). Hier beträgt die Zahl der

1. Patienten ohne Knochen- und Nierenbeteiligung 6%
2. Patienten mit Knochen- und Nierenschaden   . 14,5%
3. Patienten allein mit Knochenschaden. 14,5%
4. Patienten allein mit Nierenschaden. 65%

Liegen nun für die USA, ernährungsmäßig bedingt, besondere Verhältnisse vor? Vergleicht man in der Zusammenstellung von Pyrah u. Raper (1957) die Zahlen anderer Länder, so möchte man annehmen, daß die Blacksche Statistik sich nicht verallgemeinern läßt, daß sie zum mindesten nicht für Europa zutrifft (s. Tabelle 20). Hier sei weiterhin auf die Statistik der eigenen Serie von

Tabelle 20. *Nach 1947 veröffentlichte Serien von Hyperparathyreoidismus (266 Fälle).* (Pyrah u. Raper 1955)

	Albright u. Reifenstein 1948	Burk 1948	Lahey u. Murphy 1953	Richardson 1953	Black 1953	Hellström 1954
Allein Skeletveränderungen	11	3	16	—	16	13
Skeletveränderungen und Nephrocalcinose oder Nierensteine	24	7	9	7	16	10
Allein Nephrocalcinose oder Nierensteine . . .	28		4	4	73	27
Weder Skeletveränderungen oder Nierensteine .	1	—	—	—	7	—
	64	10	29	11	112	50

Tabelle 21. *Primärer Hyperparathyreoidismus*, Leeds *Serien 1934—1955*
(Pyrah u. Raper 1955)

32 Fälle:	
Skeletveränderungen allein	13
Skeletveränderungen und Nierensteine oder Nephrocalcinose	14
Nierensteine oder Nephrocalcinose allein	5
	32
Operationsfälle der letzten 2 Jahre, 13 Fälle:	
Skeletveränderungen allein	4
Skeletveränderungen und Nierensteine	4
Nur Nierensteine	5
	13

Pyrah u. Raper verwiesen (Tabelle 21). Die neueste Statistik von Hellström (1959) spricht jedoch nicht in diesem Sinne. Sie ergibt vielmehr für Schweden gleiche Verhältnisse, wie sie Black für die USA zeichnete:

„Röntgenologisch nachweisbare Nieren- und Skeletveränderungen bei Hyperparathyreoidismus" (121 Fälle).

Skeletveränderungen	17
Nierenveränderungen	77
Skelet- und Nierenveränderungen gemeinsam	26
Weder Skelet- noch Nierenveränderungen	1

Für die Art der renalen Veränderungen — Stein oder Nephrocalcinose — führe ich die von Hellström 1955 gegebene Übersicht an (Tabelle 22).

Alle diese Statistiken sind zudem Beweis für die Ansicht von Pyrah und von Hellström, daß die bessere Kenntnis der Zusammenhänge und die hieraus resultierende erhöhte Beachtung des uropoetischen Systems bei Hyperparathyreoidismus den zunehmenden Steinnachweis erklärt. Dieses unterstreicht der Bericht von Hellström über

Tabelle 22. *Art der Konkretionen in den Nieren*
(Hellström 1955)

Nur Steine	19 (34,0 %)
Nur Nephrocalcinose	20 (35,7 %)
Sowohl Steine als auch Nephrocalcinose	17 (30,3 %)
	56 (100 %)

die Zahl seiner als Hyperparathyreoidotiker erkannten Steinkranken in den verschiedenen Zeitabschnitten (1955) (Tabelle 23). Je häufiger und exakter die Kontrolle durchgeführt wurde, um so höher war die Zahl der Steinpatienten, bei denen ein Hyperparathyreoidismus ursächlich erkannt wurde. Cook u. Keating geben 1,65% an. Albright und Reifenstein berichten über 5%. "Hyperparathyreoidismus is a sufficiently frequent cause of renal stone formation that its presence must be ruled in or out in every case of this disease" (Albright). Barney u. Mintz fanden unter 288 Steinpatienten 12 = 4,16% mit operativ bestätigtem Hyperparathyreoidismus. Bei

Tabelle 23. *Die Zahl der Patienten mit Nieren- und Harnleitersteinen im Verhältnis zu der Zahl der diagnostizierten Fälle von Hyperparathyreoidismus.*
(Hellström, Karolinska, Sjukhuset)

	Gesamtzahl der Steinfälle	Hyperparathyreoidismus	
		Zahl	%
1940—1944	631	4	0,7
1945—1949	686	2	0,3
1950—1954	766	22	3,0

Beard und Goodyear, die 150 Patienten mit Nephrolithiasis systematisch untersuchten, ergab sich eine Prozentzahl von sogar 8%. Suermondt führt 10—15% aller großen Nierensteine auf Hyperparathyreoidismus zurück. Dieses hohe Verhältnis trifft nach meinen Untersuchungen für Deutschland nicht zu.

Für keinen von mehr als 300 Steinpatienten ergab sich mir ein Hinweis auf das Vorliegen einer bis dahin unbekannt gebliebenen primären Nebenschilddrüsenstörung. Dem entspricht auch die relative Seltenheit von Parathyreoidadenomen in Deutschland. Über doppelseitige Steinbildung in Verbindung mit einem Hyperparathyreoidismus äußern sich Barney u. Mintz: ''The disease does not seem to be a factor in the production of bilateral lithiasis''. Unter 35 Patienten mit beidseitigem Steinbefall ergaben sich aber bei 6 = 17,1% Blutveränderungen, welche den Verdacht auf Hyperparathyreoidismus aufkommen ließen. Das spricht meines Erachtens mehr für die Ansicht von Chute, der häufiges doppelseitiges Steinauftreten betont.

Ihrer chemischen Zusammensetzung nach dominieren Apatitsteine und gemischte Konkremente aus Apatit und Calciumoxalat. Jedoch finden sich auch reine Calciumoxalatsteine. Bei Hellström stellten sie 15% des Steinmaterials. Prien u. Frondel geben für 5 Fälle 3mal Carbonat-Apatit, 1mal Whewellit und 1mal Weddellit an. Albright u. Mitarb. (1939), Barney u. Jones (1941) sowie Hunter u. Turnbull beschrieben Calciumcarbonatsteine. Pyrah u. Raper unterscheiden drei verschiedene röntgenologische Befunde. ''First, there ist the soft stone, probably mainly phosphatic in nature, which may form a cast of the pelvis and calyces and which may disintegrate and disappear a few weeks after the adenoma has been removed''. (Sie bringen hierfür ein Beispiel.) ''Secondly, there is the diffuse bilateral nephrocalcinosis in the pyramidal and medullary region of the kidney''. ''Thirdly, there may be a calyceal stone of the usual density which from its appearance conveys nothing to put the surgeon on his guard that he differs in any way from an ordinary idiopathic calyceal calculus''. Spontanauflösung weicher Steine nach Adenomentfernung beschrieb unter anderem auch Bickel. Es handelte sich um ein Kind von 13 Jahren. Diese Erscheinung entspricht der häufig beobachteten Selbstauflösung weicher Immobilisationssteine und bestätigt die Annahme, daß die Beseitigung der kausalen Faktoren Phosphatsteine zum Schwinden bringen kann. Dieses ist in therapeutischer Hinsicht zu berücksichtigen.

Ein weiterer, nur selten vermißter Befund sind kleine, diffus im Parenchym liegende Kalkherdchen. Hierbei handelt es sich nach Snapper um „metastatic depositions of calcium from the supersaturated blood''. Es ist bekannt, daß Übersättigung des Serums mit Calcium zum Niederschlag unlöslichen Calciumphosphates zumal in säureausscheidenden Organen führt (Engel). Bevor hierauf näher eingegangen wird, sei die Wirkung des Parathormons im Organismus noch kurz beschrieben. Der Phosphor-Kalkstoffwechsel wird auf 2 Wegen von dem bei Hyperparathyreoidismus übermäßig in die Blutbahn abgegebene Parathormon beeinflußt. Der eine Angriffspunkt liegt in der direkten Anregung der Osteoclastentätigkeit. Sie wurde durch Versuche von Selye (1942) und von Albright u. Reifenstein (1948) bewiesen. Wesentlicher, und die ganze Entwicklung des Krankheitsbildes maßgebend bestimmend ist die zweite Auswirkung. Sie liegt in der Senkung des Schwellenwertes der Phosphatausscheidung („Parathormontoxikose der Niere'', Collip). Das Parathormon hemmt die Tubuluszellen an der Rückresorption des Phosphors aus dem Glomerulusfiltrat. Dieser von Harrison u. Harrison (1941) erkannte, durch Versuche von Jacobs u. Verbanck (1953) bestätigte Effekt des Parathormons führt über den Phosphatverlust zu einer Erniedrigung des Serumphosphorspiegels, den der Organismus durch Mobilisierung der Phosphorkalksalze des Knochens auszugleichen sucht. Hieraus resultiert die Hypercalcämie. Ihr arbeitet der Körper, wenngleich vergeblich, durch verstärkte Kalkausscheidung entgegen (Hypercalciurie). Den Beweis für diese Vorgänge erbrachten McJunkin u. Mitarb. (1937): Parathormoninjektionen verursachen bei nephrektomierten und solchen Tieren, denen die Harnleiter unterbunden wurden, weder Hypophosphorämie noch Hypercalcämie. Beide Erscheinungen treten aber sofort nach Lösung der Harnleiterligaturen ein, wie Neufeld u. Collip (1942) zeigten.

Diese Vorgänge sind diagnostisch auszuwerten. Die Diagnose baut auf der Hypophosphorämie und Hyperphosphaturie sowie auf der Hyperkalziurie und der Hypercalcämie auf. Hinzu kommt der Nachweis eines erhöhten Blutspiegels für die alkalische Phosphatase. (Freiwerden dieser Fermente aus dem Knochen.) Bedeutsam ist nach Hellström auch die fast stets nachweisbare Einschränkung des Konzentrationsvermögens der Nieren. In leichteren Fällen begegnet die Diagnose aber großen Schwierigkeiten. Während Hypercalciurie stets nachweisbar ist, können die Blutwerte zeitweise in normalen Grenzen liegen oder auch durch Subproteinämie als normal vorgetäuscht sein. Deshalb verlangt Albright mehrfache Blutkontrollen. Bull u. McGeown halten wenigstens 4 Bestimmungen für erforderlich, wobei diese nach vorheriger calciumreicher Kost erfolgen sollen: normalerweise tritt keine alimentäre Hypercalcämie ein. Pugh (1952) wies auf eine Demineralisierung, diffuse Erosion und subcorticale Knochenresorption an den Handphalangen als wichtiges Diagnosticum hin. Albright und Reifenstein machten auf den Schwund der Lamina dura der Zahnalveolen als Kennzeichen aufmerksam.

Der so verschiedenartige Verlauf des Hyperparathyreoidismus, bei dem einmal ausschließlich der Knochen, in anderen Fällen bei röntgenologisch unverändertem Skelet nur die Nieren betroffen sind, ist bisher nicht voll geklärt. Eine gewisse Abhängigkeit von der Kalk- und der Phosphoraufnahme mit der Nahrung und von der Flüssigkeitsaufnahme wird allerdings erkennbar. Je höher die Kalkzufuhr ist, um so geringer sind die Auswirkungen am Skelet, um so stärker diejenigen am uropoetischen System. So bringen Albright und Reifenstein wie auch Snapper das auffallende Vorherrschen der Nephrolithiasis vor Skeletveränderungen beim Hyperparathyreoidismus in den USA mit dem erhöhten Milchgenuß in Zusammenhang (s. auch Suermondt). In einer Anregung der Diurese durch reichliches Trinken (abgesehen von Milch) liegt dagegen ein relativer Nierenschutz: "La lithiase est relativement rare chez les hyperparathyreoidiens polyuriques" (Fabre). Ebenso fehlt bisher eine Erklärung für den verschiedenartigen Nierenbefall. Dabei fällt jedoch eine Tatsache auf. Steinbildung und Nephrocalcinose geht eine stärkere Beeinträchtigung der Nierenfunktion voraus. Diese Funktionsstörung drückt sich besonders eindrucksvoll in der Herabsetzung der Konzentrationsfähigkeit der Nieren aus. Diese ist so typisch, „daß ein normaler Konzentrationsversuch einen Hyperparathyreoidismus so gut wie sicher ausschließt" (Hellström). Unter den Veränderungen in der Niere, welche mit der Hypercalciurie in Verbindung stehen, ist zwischen einfachen Kalkniederschlägen im Parenchym, nephrocalcinotischen Herden, die stets doppelseitig sind, und Kalksteinen verschiedener Art zu unterscheiden (s. oben). Albright macht für die Entstehung der intrarenalen Verkalkungen die interstitielle Nephritis verantwortlich. Die Meinung von Hellström (1955) geht dahin, daß fast alle Patienten mit Hyperparathyreoidismus nephrocalcinotische Herde aufweisen, die klinisch häufig nicht, jedoch immer histologisch nachweisbar seien. Er sieht sie als Vorläufer der Steinbildung an. Unger (1958) vertritt gleichfalls die Auffassung, daß Nephrocalcinose und Steinbildung auf ein gleiches, sich gradmäßig jedoch unterscheidendes Geschehen zurückgehen. Dabei greift er auf die Untersuchungen von Engel, von Howardt und von Baker u. Mitarb. zurück. Auch diejenigen von Grimes sind hier zu nennen (s. S. 143). Alle diese Untersuchungen stellen den Abbau der Mucopolysaccharide des Knochens und ihre Ausscheidung unter gleichzeitiger Umwandlung durch die Nieren in den Mittelpunkt der Betrachtungen. Und zwar nimmt UNGER an, daß für die Entwicklung eines Steines bzw. einer Nephrocalcinose der Grad der Aktivierung der Mucopolysaccharide bestimmend sei. Diese wiederum führt er auf den Grad der Nierenschädigung und der Durchblutungsstörung der Nieren zurück. Für diese bisher rein hypothetische Auffassung läßt sich das von ALBRIGHT herausgestellte, nur relativ gültige Ausschließungsverhältnis von Stein und Nephrocalcinose anführen. Bei eintretender Nephrocalcinose ist Steinbildung selten. Für diese Fälle erklärt sie ENGEL durch ein Vordringen tubulärer Verkalkungen bis zur Papille, wo sie als Randallsche Plaques die Basis für die Steinbildung abgeben. Weiterhin fällt auf, daß eine Hypercalcämie bzw. Hypercalciurie ohne gröberen Knochenabbau — wie z. B. bei Vitamin D-Überdosierung —, eher zu Nephrocalcinose als zu Steinbildung neigt. Eine eingehende histologische Betrachtung der Nierenverkalkung bei Hyperparathyreoidismus liegt von STAEMMLER vor (1958, 1959). STAEMMLER spricht dabei als Ausgangspunkt eine Kalkablagerung im Zwischengewebe der Niere, weniger in der Rinde als im Mark, an. Erst sekundär werden hiernach die Harnkanälchen „durch die allmählich durch Konfluenz und Apposition wachsenden steinartigen Gebilde" eingeschlossen. Während sie bis dahin keine PAS-positiven Substanzen erkennen lassen, erhalten sie nunmehr solche von den einbezogenen und z. T. zugrunde gehenden Tubuluszellen. „Nach diesen Feststellungen hat es also durchaus den Anschein, als ob die Kalkablagerungen das Primäre, die Durchtränkung mit mucoiden Substanzen das Sekundäre ist." STAEMMLER glaubt hieraus, wenn auch mit Vorbehalt, Schlüsse auf die Steinbildung ziehen und die Theorie von BOYCE und DULCE für die Steinbildung bei Hyperparathyreoidismus zurückweisen zu können. Wenigstens ebenso berechtigt erscheint mir die Folgerung, daß diese Untersuchungen für die Deutung von UNGER sprechen, wonach den Ausschlag gibt, ob und wo eine Aktivierung der Mucopolysaccharide des Knochens eintritt.

Mit den Knochenveränderungen bei Hyperparathyreoidismus stimmen röntgenologisch weitgehend diejenigen überein, welche bei *polyostotischer Dysplasie* (JAFFÉ-LICHTENSTEIN) zu beobachten sind. Deshalb ist bei alleiniger Beachtung dieser Veränderungen die Gefahr einer Fehldiagnose gegeben. Vor ihr vermag nur die Kontrolle des Blutchemismus zu schützen. Dieser ist bei der Dysplasie unverändert. Hier mag die Feststellung von ALBRIGHT interessieren, daß diese Fehldiagnose auch in 2 der 3 klassischen Fälle vorlag, welche v. RECKLING-HAUSEN 1891 als „generalisierte Ostitis fibrosa" veröffentlichte. Eine Unterform der polyostotischen Dysplasie, welche gleichfalls ohne Hypercalciurie und ohne Steinbildung abläuft, stellt die 1937 von ALBRIGHT, BUTLER, HAMPTON u. SMITH beschriebene Ostitis fibrosa disseminata with areas of cutaneous pigmentation and endocrine dysfunction with precocious puberty in females.

c) Osteoporosen

Eingehende Darstellungen der verschiedenen Formen der Osteoporose und ihrer Beziehungen zur Harnsteinbildung liegen von ALBRIGHT und REIFENSTEIN sowie von SNAPPER vor. Kennzeichnend für jede Osteoporose sind die weitmaschig angeordneten, dabei aber normal mineralisierten Knochenbälkchen. Dieses Bild geht auf ungenügende Osteoblastentätigkeit mit ungenügender Bildung von Knochengrundsubstanz zurück. Die Osteoclastenfunktion ist dabei unverändert. Sie hält sich in physiologischen Grenzen. Die Minderung der Knochenmatrix bleibt nicht ohne Einfluß auf den Kalkhaushalt. Das Kalkbedürfnis ist entsprechend der verminderten Knochenmatrix verringert. Es wird weniger Kalk für die Knochenmineralisation benötigt. Das bedeutet, daß der aus dem Darm resorbierte Kalk zu einem großen Teil unverbraucht mit dem Urin ausgeschieden wird. Es resultiert eine Hypercalciurie. Sie wird durch das Calcium, welches die Osteoclasten liefern, noch verstärkt. Das Schema von FABRE (s. Abb. 48) gibt eine anschauliche Darstellung dieser Verhältnisse und zeichnet auch die Unterschiede auf, welche gegenüber dem Hyperparathyreoidismus und der Osteomalacie bestehen.

Den physiologischen Reiz für die Osteoblastentätigkeit geben einerseits die Oestrogene; andererseits liegt er in dem mechanischen Reiz der funktionellen Belastung. Zudem ist ihre Tätigkeit an genügende Eiweißzufuhr zum Aufbau der Matrix gebunden. Damit erklären sich die verschiedenen Formen der Osteoporose, die fast alle die für die Steinbildung bedeutsame Erscheinung der Hypercalciurie bei normalen Blutwerten für Calcium, Phosphor und Phosphatase auszeichnet.

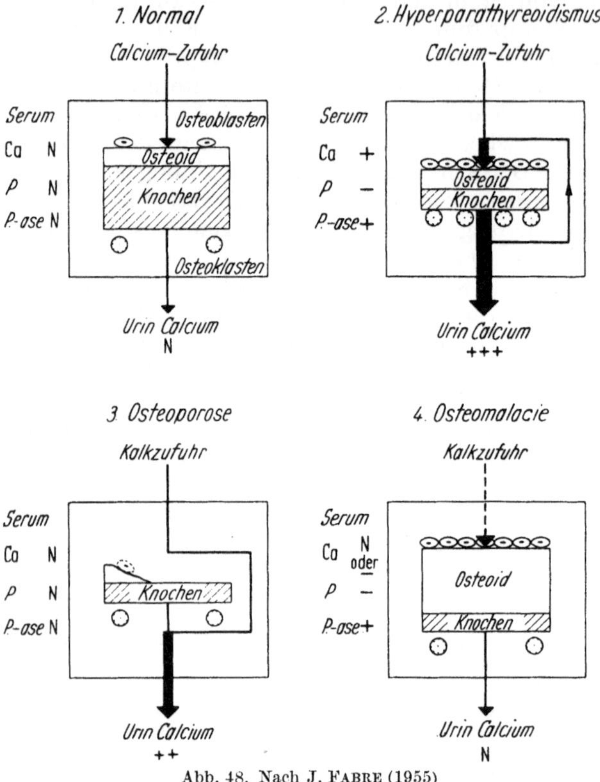

Abb. 48. Nach J. Fabre (1955)

In erster Linie ist hier die *präsenile (postklimakterische) Osteoporose* zu nennen. Die Häufigkeit der Steinerkrankungen bei Frauen (s. S. 52) zeigt einen Gipfel für das 50.—60. Lebensjahr. Diese Erscheinung steht zweifellos mit der Menopause und der sich anschließenden präsenilen Osteoporose in direktem Zusammenhang. Entsprechend tritt die Steinbildung in der Mehrzahl der Fälle etwa 5—7 Jahre nach Beginn des Klimakteriums auf und stellt gewöhnlich auch ein nur einmaliges Ereignis dar: Wenn auch das Skelett porotisch bleibt, stellt sich das Gleichgewicht bei postklimakterischen Porosen mit der Zeit wieder her, so daß die Calciurie sich verliert.

Der postklimakterischen Osteoporose entspricht diejenige bei künstlich gesetzter Menopause (Bestrahlung, Kastration). Albright hat die präsenile oder, wie er sie nannte, die Postmenopause-Osteoporose durch Sexualhormonmangel im Klimakterium in Verbindung gebracht. Es erkranken aber auch Männer, die nicht klimakterisch werden. Zudem verbindet sich mit der Osteoporose vielfach eine auffallende Muskelschwäche. Deshalb geht die neuere Auffassung dahin, daß weitere, bisher unbekannte Krankheitsfaktoren mitspielen (s. Bahner). Trotzdem bietet die Hormonbehandlung die einzige wirkungsvolle Therapie (männliches Hormon oder Kombinationspräparate von männlichem und weiblichem Hormon).

Während die präsenile Osteoporose sich auf Wirbelsäule, Rippen und Becken beschränkt, betrifft die *senile Osteoporose* das ganze Skelet einschließlich des Schädels. Es handelt sich um eine Involutionserscheinung des Alters, in die, wie alle anderen Organe, auch der Knochen einbezogen wird. Bei der langsamen Entwicklung bedingt sie weder Hypercalciurie noch stärkere Ausscheidung von Mucoproteiden der Knochengrundsubstanz. Steinbildung wird deshalb vermißt.

Die zweite, urologisch bedeutsame Form stellt die *Immobilisationsosteoporose*. «Un os qui ne reçoit plus aucune excitation méchanique, un os qui ne ‹travaille› plus, un os immobilisé devient le siège d'une osteoporose» (RYCKEWAERST).

Das Experiment von DEITRICK, WHEDON, SHORR und BARR (1945) mit jungen, völlig gesunden Menschen beweist, welche Bedeutung die mechanische Stimulierung für die Aktivität der Osteoblasten und für die Osteogenese hat. Diese jungen Menschen wiesen nach einer Immobilisierung über 5—6 Wochen ein Calciumdefizit zwischen 9 und 24 g auf. Die jeder Immobilisierung folgende Osteoporose mit Hypercalciurie erwiesen auch CORDONNIER und TALBOT durch Untersuchung von 91 Patienten, die unter gleichen Ernährungsbedingungen standen. Von diesen waren 20 gehfähig. Ihre Kalkausscheidung lag im Mittel bei 223 mg. Bei den 71 Immobilisierten erreichte der Durchschnitt 310 mg. Ein Viertel der Patienten überschritt eine tägliche Ausscheidung von 350 mg. Bei der Hälfte dieser Patienten lag der Wert über 310 mg.

Ein erster Bericht über Immobilisationssteine, wie sie heute benannt werden, liegt von COSTELLO (1833) vor. Er beschrieb eine bei Rückenmarksverletzung aufgetretene Steinbildung. Nachdem K. MÜLLER (1895) sie als typische Folgeerscheinung der Paraplegie erkannt hatte, wurde sie verständlicherweise mit Auswirkungen der nervalen Störung auf die Nieren in Zusammenhang gebracht. MÜLLER, wie später auch KÜMMELL und MIKULICZ, führte sie auf Parenchymdegenerationen und nekrotisierende Entzündungen der Niere zurück. Aber KOCHER (1896) und SEEFISCH (1908) wiesen schon auf die Knochenresorption hin. Sie sahen in der „verstärkten Kalk- und Phosphatresorption und -ausscheidung" die Ursache der Phosphatsteinbildung. E. HOLLÄNDER stellte (1919) wieder die Rückenmarksstörung mit ihrer Unterbrechung der Reflexbogen und Motilitätsstörung der oberen Harnwege (Stauung) in den Vordergrund. Mehr als diese glaubte TATERKA (1926) Sekretionsstörungen durch „Verletzung der sekretorischen Fasern des vegetativen Nervensystems" beschuldigen zu müssen. Gleiche Überlegungen führten 1948 BOSHAMER zu seiner weiter ausgreifenden und verallgemeinernden neurogenen Theorie der Harnsteinbildung, die eine Durchblutungsstörung der Nieren in den Mittelpunkt stellt.

Das häufige Auftreten von Harnsteinen bei Paraplegikern bezeugen besonders die vielen Rückenmarksverletzungen des letzten Weltkrieges: HOLTHAM, RAINES u. SHEARER und FREEMAN gaben sie mit 25—38% an. PRATHER berechnet 20% bei inkompletter und 30% bei kompletter Lähmung. Als weitere Arbeit benenne ich die von MAGNUS über solche Friedensverletzungen mit 33,3% Steinbildung.

Unter die nerval bedingten Immobilisationen entfallen auch diejenigen bei Rückenmarkstumoren und zumal bei Polyomyelitis. Steinbildung bei Tumoren der Medulla berichtete MASCHKA, über solche bei Poliomyelitis unter anderen WAPPLER und PIERRE (1953) sowie BRADY u. WILSON. DUNNING und PLUM (1957) bestätigten für die Poliomyelitis eine konstante Hypercalciurie, welche am stärksten zwischen der 5.—8. Woche ist.

Steinbildung im Gefolge von Osteomyelitis, Fraktur und Knochentuberkulose blieb bis Ende der 30er Jahre kaum beachtet, obwohl PAUL (Toronto) hierauf 1922 mit Nachdruck hingewiesen hatte. Er berichtete über 20 Kriegsverletzte mit Schußosteomyelitis und nachfolgender Steinbildung. Auch lagen Arbeiten von MOUSSEAUX aus dem Jahre 1906 und von QUESNAY (1921) über „les pierres urinaires des immobilisées et des suralimentés" vor. Auf Zusammenhänge zwischen Knochentuberkulose und Steinbildung machten weiterhin 1930 R. TSHUDNOWSKI, 1932 GRUNERT und BERGER aufmerksam. Über solche mit Frakturen berichteten in Deutschland erstmalig VOLKMANN (1930) und BOSHAMER (1930, 1932).

Seitdem hat sich das Schrifttum hierüber vervielfacht. Als Arbeiten der neueren Zeit seien hier hervorgehoben diejenigen von AMOVAZI (1941), ANTHONESCU (1951), DECAUX (1949), EPSHTEIN (1957), FALLET (1952), HEYN (1949), GAYET (1939), HARADA u. Mitarb. (1952), TRAZU u. SANCHEZ (1951), KELLER (1944), KIMBOURGH u. Mitarb. (1950), LEADBETTER u. ENGSTER (1945), LANGHOF

(1953, Tb.), McCague (1936), Mondor u. Roux (1936, Gonokokkenarthritis), Petkovic (1951), Pfisterer (1953, Tb.), Pierre (1953, Polyomyelitis), Pyrah u. Fowweather (1938), Schupbach (1947), Schulze (1953, Tb.), Verrière (1955)[1].

Alle diese Arbeiten lassen erkennen, daß Frakturen, Osteomyelitis, zumal Frakturosteomyelitis, und tuberkulöse Erkrankungen des Femur, des Beckens und der Wirbelsäule besondere Steingefährdung bedeuten. Die Prozentzahl für 32 Kranke mit Wirbelfrakturen wird von Buhler mit 33% angegeben. Magnus berichtet nur 0,8% Steinbildungen bei 764 Beckenbrüchen und Frakturen der unteren Gliedmaßen. Dagegen berechnete Schultheis für sein Krankengut einen Prozentsatz von 3,2%, Becker einen solchen von 5,3%. Im übrigen schwanken die Zahlen für Frakturen zwischen 2% [Fett und Kane (12:700 Patienten), Kimbourgh (15 auf 800 Patienten)] und 15% (Lich u. Mansfield). Die ersten Erscheinungen traten bei Kimbourgh frühestens nach 74 Tagen auf; die Zeit erstreckte sich aber bis auf 1200 Tage. Pulvertaft u. Guye konnten schon nach 5wöchiger Immobilisation Steinnachweis erbringen. Für eine Zahl von 1000 Patienten mit tuberkulösen Knochen- und Gelenktuberkulosen errechnete Epshtein (1958) 0,9% Steinbildung. Schulze beobachtete sie nie bei tuberkulösen Knochenerkrankungen, die keine umfassendere Immobilisation erforderten. Um so häufiger trat sie bei Spondylitis und Coxitis tb. auf. Er gibt hierfür folgende Zahlen: Bei 128 Patienten mit Spondylitis tb. 12,5%, bei 30 Patienten mit Coxitis tb. 13,3% Harnsteine.

Als wesentlicher Faktor wird von Albright u. Mitarb. (1941) die verstärkte Kalkausscheidung mit dem Urin angesprochen. Den Beweis liefern Berichte von Swartz und Taylor, von Freeman und von Kimbourgh. Freeman sah praktisch keine Lithiasis, wenn die Kalkausscheidung nicht über 15 mg für 100 cm³ hinausging. Bei allen ihren 26 Patienten mit Steinbildung nach Verletzungen stellten Swartz und Taylor eine Hypercalciurie fest, die bis etwa 480 mg pro die betrug. Kimbourgh erreichte durch erhöhte Flüssigkeitsdarreichung (über 3 Liter täglich) und damit Urinverdünnung, daß die Zahl der Steinbildner bei seinem orthopädischen Krankenmaterial von 15:800 auf 1:804 sank. Es sprechen aber auch die Berichte von Milbert und Gersh wie auch von Pierce und Bloom in dieser Richtung: Die in den Tropen verringerte Diurese und die dadurch hohe Kalkkonzentration des Urins begünstigte die Bildung von Immobilisationssteinen bei verletzten Soldaten. Der vermehrten Kalkausscheidung als Folge der Immobilisationsosteoporose gesellt sich bei Frakturen noch diejenige hinzu, welche der Knochenabbau im Frakturbereich nach sich zieht. Schon wenige Tage nach einer Fraktur — und selbst einer Fraktur der oberen Extremitäten — läßt sich diese Hypercalciurie nachweisen. Nach Howard, Parson u. Bighan hält diese Hypercalciurie über 40—50 Tage an. Knochenentkalkung durch Hyperämie und Entzündung haben Leriche u. Policard erwiesen. Neben dem erhöhten Kalkgehalt des Urins verdienen aber weitere Faktoren Beachtung. Steinbildung ist auch hier als ein Komplexvorgang aufzufassen. Sie kann keineswegs auf nur eine Einzelstörung zurückgeführt werden. Als wesentlicher Faktor, zumal bei starrer Rückenlage, ist die mechanische Erschwerung der Harnentleerung aus den oberen Harnwegen, insbesondere aus den unteren Kelchen anzusprechen. Hierauf wies eindringlich Heusch hin (s. S. 60). Verrière hebt hervor, daß diese Stase noch durch die im Liegen erschwerte Blasenentleerung gefördert wird. Bei Paraplegikern bleibt auch die nervalbedingte Harnstauung, welche Holländer in den Mittelpunkt stellte, zu berücksichtigen.

In vielen Fällen spielt eine Infektion ausschlaggebend mit, zumal sie, wie schon betont, die Hypercalciurie verstärkt, die Citratausscheidung mindert und

---

[1] Siehe weiterhin: J. A. Lièvre, W. Latten, J. Lebon, R. H. Lepoutre, R. S. Pulvertaft, F. Stobbaerts, G. Rothe, W. Weber, W. Wolf, F. Mörl, H. J. Hillenbrand u. Meinertz.

die Nierendurchblutung stört. Die abnorm hohe Zahl von Steinbildungen bei Querschnittsgelähmten steht zweifellos mit der Infektion in Zusammenhang, welche durch die Katheterbehandlung gesetzt wird (s. auch Boshamer). Schulze sieht in einer Pyelitis den Auslösungsfaktor für die großen Immobilisationssteine bei Knochentuberkulose. Der Auffassung von Pfisterer, daß die Steinbildung im Gefolge von tuberkulösen Knochenerkrankungen mit der Chemotherapie in Verbindung steht, widerspricht die Statistik von Schulze. Boshamer hält eine Durchblutungsstörung der Nieren für einen Hauptfaktor bei jeder Kalksteinbildung (1948). Da solche Durchblutungsstörungen nicht nur Querschnittslähmungen, sondern auch Reizungen des Ischiadicus und des Splanchnicus folgen, glaubt er hierdurch die größere Zahl posttraumatischer Steine bei Frakturen und entzündlichen Erkrankungen im Becken-, Wirbelsäulen- und Oberschenkelbereich erklären zu können. Mit dieser Frage setzte er sich besonders in seiner Arbeit vom Jahre 1955 auseinander. Weiterhin ist auf die durch die Arbeiten von Engel, von Howard und von Boyce aktuell gewordene Ausscheidung der aus der Knochensubstanz freiwerdenden Mucoproteide (s. oben) hinzuweisen. Einzelne Autoren stehen der traumatischen Auslösung eines Steinleidens und der Steinentstehung durch Immobilisation heute noch skeptisch gegenüber oder verneinen sie völlig. Besonders Hermannsdorfer hat sich in dieser Hinsicht geäußert. Er spricht von einem „Scheinproblem", wobei er die relative Seltenheit und das Fehlen eines gesetzmäßigen Kausalverhältnisses betont. In einem wird man ihm jedoch beipflichten müssen: daß neben Kalksteinen auch solche aus Uraten als Unfallfolge angesprochen wurden (Chwalla), läßt sich nach unseren heutigen Kenntnissen nicht vertreten.

Das relativ häufige Zusammentreffen einer Kalksteinbildung mit dem *Morbus Cushing* (Hypercorticismus) ist besonders Endokrinologen aufgefallen (Kepler u. Locke). Auch hier geht die Erklärung über eine Osteoporose mit Hypercalciurie. Für die Osteoporose macht Albright (1942/43) ein Überwiegen der Produktion des „S-Hormons" (adrenal-cortical sugar) gegenüber dem „N-Hormon" der Nebennierenrinde verantwortlich. Das „S-Hormon" greift als Antianabolit in den Stickstoff-Stoffwechsel ein. Es be- bzw. verhindert die Proteinsynthese und wirkt damit zugleich hemmend auf die Bildung der Knochenmatrix ein. Sein Antagonist, das „N-Hormon", besitzt nach Albright testosteronähnliche Eigenschaften. Hieraus erklärt sich wahrscheinlich die auffallende Besserung der Osteoporose unter Testosteronbehandlung. In dem Steinmaterial von Alken und Hermann finden sich nicht weniger als 2 Fälle von Morbus Cushing.

Ähnliche Verhältnisse entwickeln sich bei langdauernder Behandlung mit *ACTH* und mit *Cortison,* ebenso bei *Eiweißkarenz* und *bei herabgesetztem Resorptionsvermögen für Eiweißstoffe.* Ich selbst verfüge über eine Beobachtung von Nierensteinbildung bei *Cöliakie:* Es handelte sich um eine 32 Jahre alte Frau, deren Eiweißspiegel im Blut bei 4,71 lag, die eine deutliche Osteoporose der Wirbelsäule und des Beckens aufwies und die mäßige, dabei wechselnde Ödeme zeigte. Das Konkrement war polymineralisch, aus Whewellit und Apatit aufgebaut. Der Eiweißmangelschaden ließ sich durch Bluttransfusionen und Ausschaltung von Mehl aus der Nahrung relativ schnell beheben.

Man hat auch versucht, das häufige Steinvorkommen in Ländern wie Indien und China mit einem chronischen Eiweißmangel in Verbindung zu bringen (Fabre). Wirkliche Beweise hierfür haben sich bisher aber nicht erbringen lassen. Daß im übrigen Eiweißmangelschäden, wie sie nach dem 2. Weltkrieg gehäuft zur Beobachtung kamen (s. S. 48), so lange keine Steinbildung begünstigen, als noch keine Osteoporose eintritt, wurde vorne schon erwähnt. Alles spricht sogar dafür, daß diese Schäden einer Steinbildung ungünstig sind.

Osteoporosen können im Gefolge von *Thyreotoxikosen, Diabetes mellitus, Akromegalie und Skorbut* auftreten. Jedoch ist Steinbildung hierbei ungewöhnlich (Snapper).

Osteomalacien entwickeln sich auf dem Boden eines Kalkmangels. Sie sind normalerweise nicht von Hypercalciurie begleitet (s. auch Abb. 48/4). Wenn deshalb Milkman und Schupbach erhöhte Kalkausscheidung mit dem Urin und Steinbildung bei Osteomalacien durch Kalkmangel beschrieben, so erscheint ein Zusammenhang unwahrscheinlich. Wesentlich näher liegt die Erklärung der Hypercalciurie und der Steinbildung über die Harninfektion, welche in den genannten Fällen vorlag.

d) Multiple Myelome (Plasmocytom, Morbus Kahler)

Zumal im Beginn ist für diese Erkrankung — bedingt durch die starke Knochendemineralisation — eine Hypercalcämie mit Hypercalciurie kennzeichnend. So berichtet Snapper in seiner Monographie (1953), daß bei 30 von 58 Myelompatienten der Serum-Calcium-Spiegel 12 mg-% überstieg. Entsprechend war der Nierenbefund bei 41 Autopsien: 10% wiesen Steinbildung in Kombination mit Kalkmetastasen auf. Apitz (1940) gibt für 2 von 6 Myelompatienten Steinbildung an. Hermann, der auch die vermehrte Ausscheidung von Knochenmucoproteinen ursächlich in Betracht zieht, sah bei einem Patienten doppelseitige Steinbildung (unter E 39-Behandlung).

Die Nierenschädigung, welche sich im Laufe der Erkrankung entwickelt und zur Urämie führt, steht weder mit der Hypercalcämie noch mit der Steinbildung in Verbindung. Sie geht vielmehr auf eine fortschreitende interstitielle Nephritis und auf Tubulusverstopfung mit Bence-Jonesschen Eiweißkörpern zurück (s. auch Sommer und Vittu).

e) Maligne Knochenmetastasen

Wie multiple Myelome, so können auch maligne Knochenmetastasen mit rascher Knochenzerstörung über eine vermehrte Kalkausscheidung eine Steinbildung fördern und unterstützen. In erster Linie sind dabei hypernephroide Tumoren und Mammacarcinome zu beachten. Das Bild ändert sich aber, sobald metastasierende Brustkrebse einer Hormon-(Testorteron-)Behandlung unterworfen werden. Die Gefahr einer Steinbildung wird damit behoben. Dafür tritt Kalkmetastasierung in den Nieren ein. Testosteron bewirkt Calciumretention (Herman u. Mitarb.). Die Ausscheidung des aus dem Knochen freiwerdenden Calciums wird verzögert bzw. verhindert. So erklärt sich, daß ungefähr 10% der Brustkrebskranken, welche wegen Knochenmetastasen mit Testosteron behandelt sind, einen signifikant erhöhten Blutcalciumspiegel zeigen, 75% eine vorübergehende Hypercalcämie. Diese Erscheinung ist so typisch, daß Striebel u. Mitarb. sie zur Beurteilung der Testosteronwirkung auf die Metastasen heranziehen. Nach Herman u. Mitarb. weist die Mehrzahl der so behandelten Frauen kleine bis ausgedehnte Kalkherde in den Nieren auf.

f) Ostitis deformans Paget

Eine besondere Tendenz zur Steinbildung liegt bei der Ostitis deformans Paget vor. Sie wird für etwa 10% der Fälle berichtet. Dabei fällt die Konkrementenentwicklung fast ausschließlich in das erste akute Stadium, in dem die Erkrankung gleichzeitig zur Immobilisation zwingt. Bei dem Ausfall der Osteoblastenstimulation kann der Knochenabbau so überwiegen, daß die Serumwerte für Calcium „bis in die Nähe des ‚kritischen Wertes' von etwa 18 mg-% ansteigen und den Patienten der Gefahr des sog. ‚chemischen Todes' aussetzen" (Sommer). Entsprechend hoch liegt die Kalkausscheidung mit dem Urin. Als Zeichen der starken Osteoclastentätigkeit ist der Anstieg der alkalischen Serumphosphatase zu werten, die auf das 20fache erhöht sein kann (SNAPPER). Mit Eintritt der Erkrankung in das chronische Dauerstadium normalisiert sich der Mineralstoffwechsel wieder, womit sich auch die Gefahr der Steinbildung verliert. (Beiträge zu diesem Problem lieferten weiterhin REIFENSTEIN u. ALBRIGHT, COTTET, GUTMAN, ROSENKRANTZ u. Mitarb. sowie HENNICKE.)

g) Boecksches Sarkoid

Unter den Skeleterkrankungen nimmt das Boecksche Sarkoid (Sarkoidose) eine Sonderstellung ein. Denn die Störungen im Mineralhaushalt, welche hierbei beobachtet werden, lassen sich nicht durch die Knochenveränderungen erklären. Diese sind nur wenig ausgeprägt und spielen sich auch vorwiegend nur am Hand- und Fußskelet ab. Der Hypercalciurie müssen andere Ursachen zugrunde liegen. Nach HENNEMAN u. Mitarb. (s. auch KEATING) ist wahrscheinlich, daß unter dem Einfluß der Erkrankung die Patienten die Fähigkeit verlieren, Vitamin D zu inaktivieren. Es ist aber ebenso denkbar, daß die Erkrankung zur Bildung Vitamin D-artiger Substanzen im Organismus führt. Häufiger erweist sich die Serumphosphatase reduziert, woraus sich differentialdiagnostische Schwierigkeiten gegenüber dem Hyperparathyreoidismus ergeben können. Dieses ist um so eher der Fall, wenn zugleich eine Hypophosphatämie einsetzt (KEATING). Sie wird jedoch nur ausnahmsweise beobachtet.

Mitteilungen über Steinbildung bei Sarkoidose sind spärlich (LEITNER, SCHUPBACH, DAVIDSON u. Mitarb.).

h) Überdosierung mit Vitamin D₂ und Dehydrotachysterol

Vitamin D_2 bewirkt erhöhte Kalkresorption aus dem Darm. Weniger ausgesprochen ist sein zweiter Effekt, die Erhöhung der Phosphatausscheidung mit dem Urin. Aus einer überhöhten Vitamin D-Dosierung resultieren somit Hypercalciurie, Hypercalcämie und Hyperphosphaturie. [Manchmal wird auch eine Hypophosphatämie erkennbar (KEATING).] Der Blutspiegel für Calcium kann dabei Werte bis 19 mg-% erreichen (PASTEUR u. Mitarb.). Diese Störungen des Mineralhaushaltes machen die häufig beschriebenen Parenchymverkalkungen verständlich. Sie betreffen in erster Linie die Nieren, daneben aber auch Gefäße, Lungen, Magen und Herz. LEVADITI erzielte im Tierversuch auch Harnsteinbildung. Sie war jedoch an so hochgradige Überdosierung gebunden, wie sie über längere Zeit beim Menschen wegen der toxischen Erscheinungen kaum möglich ist. So liegen für den Menschen bisher auch keine überzeugenden Angaben über Steinbildung auf dieser Grundlage vor, zumindest nicht ohne ausgesprochene gleichzeitige Nephrocalcinose. Gleiches gilt für Dihydrotachysterol (A T 10). Hier sei an die Versuche von SELYE (s. S. 118) erinnert. Ihm gelang die Entwicklung Randallscher Plaques unter A T 10 nur bei gleichzeitiger akuter Harnstauung. Es bleibt aber die Frage, ob nicht eine anhaltende geringgradige Vitamin D-Überdosierung bzw. Vermehrung über eine Hypercalciurie die Bildung von Harnsteinen begünstigt. Diese Möglichkeit diskutiert WINSBURY-WHITE in bezug auf die Steinbildungen in sonnenreichen Gegenden bei gleichzeitigem Vitamin A-Mangel.

Hier interessieren Untersuchungen, welche KENT u. Mitarb. (1958) bei einer Affenkolonie anstellen konnten, die durch Zufall über längere Zeit mit Vitamin D überdosiert wurde. Es ergab sich Abfall der Hämoglobinwerte, während diejenigen für Harnstoff, Calcium und Phosphor im Blut erhöht waren. Im Urin vermehrte Calciumphosphatausscheidung. Die ersten Organveränderungen traten nach 1¹/₂ Monaten ein: ausgedehnte Kalkeinlagerungen in den Nierenschaltstücken und im Interstitium. Gleiche Veränderungen in den Lungen. Im Herzmuskel Nekrosen mit sekundärer Kalkeinlagerung und Granulombildung. In den Arterien Elasticaverkalkung und Intimawucherung. Weitere Kalkeinlagerungen in Speicheldrüsen, Magen- und Jejunumschleimhaut. Der Knochen zeigte keine Schädigungen. Innerhalb eines Jahres schwanden die Kalkablagerungen wieder.

Tabelle 24. Nach J. Fabre (1955)

A. Glomerulo-tubuläre Nephropathie mit fibröser Osteodystrophie

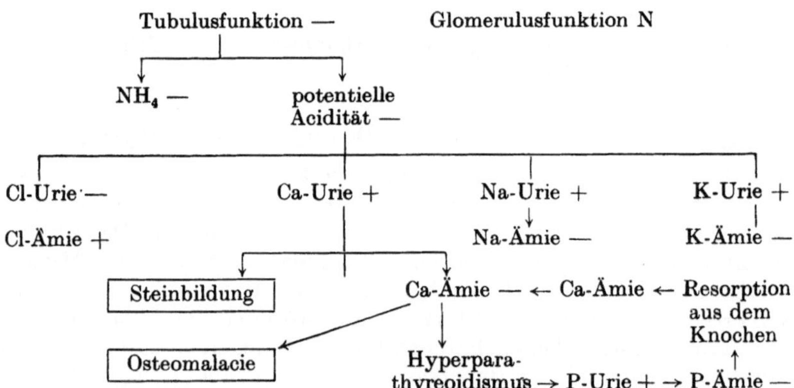

B. Tubuläre Nephropathie mit Osteomalacie

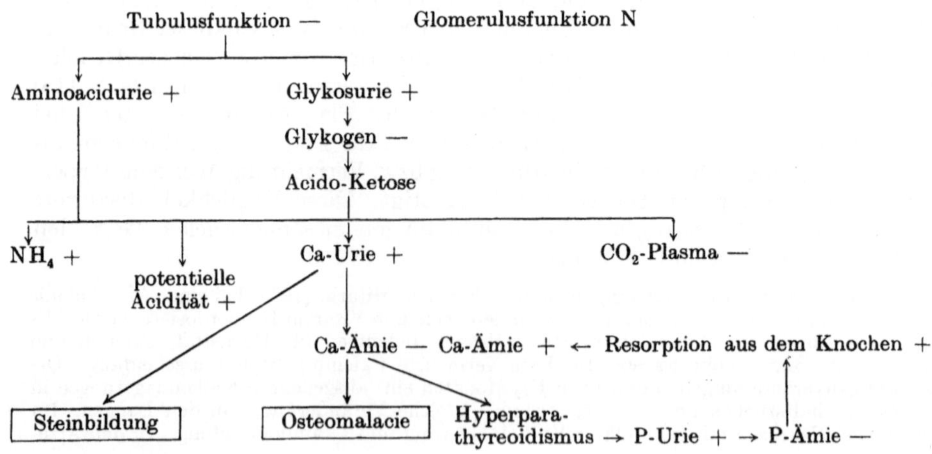

C. Fanconi-Syndrom mit Osteomalacie

j) Hypercalciurien auf dem Boden von Nephropathien

Als „*renale Ostitis fibrosa generalisata*" wurde von ALBRIGHT 1937 ein Krankheitsbild beschrieben, welches über einen sekundären Hyperparathyreoidismus zu gleichen Skeletveränderungen wie die primäre Form führt und ebenfalls Steinbildung und Nephrocalcinose im Gefolge hat. Die Grundlage bildet eine chronische Niereninsuffizienz, die sowohl den glomulären als auch den tubulären Apparat betrifft. Die Vorgänge und Kettenreaktionen, welche sich hierbei abspielen, gibt das Schema A, Tabelle 24 wieder. Es entstammt der Arbeit von FABRE. Der sekundäre Hyperparathyreoidismus baut sich dabei auf der P-Retention mit Hyperphosphatämie und der Hypocalcämie auf. Hier sei auf die grundlegenden Arbeiten über dieses Gebiet von WERNLY und BERDJES sowie von ALBRIGHT und REIFENSTEIN verwiesen. Die moderne Therapie geht auf MARTIN u. RUTISHAUSER zurück.

Wesentlich häufiger begegnet man dem Krankheitsbild der *renalen Acidose* (Hyperchlorämische Acidose, Lightwood-Albright-Syndrom). Von LIGHTWOOD (1935) erstmalig beschrieben, glaubten BUTLER, JAMES u. WILSON (1936), dieses Syndrom auf ein Unvermögen der Tubuli zur Ammoniaksynthese zurückführen zu müssen. (Der Glomerulusapparat erweist sich intakt.) Die gestörte Ausscheidung der Säureradikale zwinge den Organismus, alle verfügbaren Basen zum Ausgleich zu mobilisieren, woraus die vermehrte Kalium-, Natrium- und Calciumausscheidung mit dem Harn resultiere (s. Schema B, Tabelle 24). Diese Deutung ist nach neuerer Forschung nicht mehr haltbar. Die Ammoniakbildung ist nicht gröber eingeengt. Man verlegt die Störung jetzt vielmehr in einen höheren Abschnitt des distalen Tubulus und bezieht die „Anazidogenese", das Unvermögen, trotz allgemeiner Acidose einen sauren Urin zu produzieren, auf eine Störung der Bicarbonatrückresorption (s. Abb. 49) [ALBRIGHT u. REIFENSTEIN (1948), GREENSPAN (1949), DIOXIADES (1952) und SMITH u. SCHREINER (1954)]. Da die Wasserstoffionen nicht gegen Alkaliionen ausgetauscht werden, kommt es zum Verlust an Kalium, Natrium und Calcium. Die Alkalireserve wird fortlaufend vermindert. Andererseits wird das Calcium in zunehmendem Maße als Kation zur Säureausscheidung benutzt. Wie das Schema B, Tabelle 24 erkennen läßt, zieht die sich ergebende Hypocalcämie eine Stimulierung der Nebenschilddrüsen nach sich. Ohne daß ihm gelingt, den Kalkspiegel zu normalisieren, bewirkt der sekundäre Hyperparathyreoidismus eine Senkung des Phosphorspiegels. Im Gegensatz zu den Nephropathien mit gleichzeitiger Beteiligung des glomerulären Apparates besteht bei der renalen Acidose eine Hypophosphatämie. Die schwere sekundäre Osteomalacie kann zu Knochenbrüchigkeit führen. Ein Beispiel hierfür ist der von OSADA u. Mitarb. beobachtete Fall mit Frakturen von Rippen, Clavikel, Schulterblatt, Becken und 4 Extremitätenknochen. Charakteristisch für die Erkrankung ist weiterhin die Hyperchlorämie. Ihre Ätiologie konnte bisher nicht sicher geklärt werden: Bleibt die Chloridresorption im Tubulus unbeeinflußt oder aber tritt das Chlorion, physiologisch indifferent, an die Stelle des reduzierten Bicarbonats? (SARRE[1]).

Die Auswirkungen der schweren Hypercalciurie in Verbindung mit der Hyperphosphaturie und der Acidose zeigen sich in der schweren Nephrocalcinose, welche

---

[1] Entsprechende Störungen entwickeln sich bei längerer Behandlung mit Acetazolamid (z. B. Diamox), durch Blockierung der Bicarbonat-Rückresorption (Bicarbonatverarmung — hyperchlorämische Azidose — Hypercalciurie — verminderte Citratausscheidung). Auch hier wurde Steinbildung beschrieben: SCHEIE, H.: Amer. J. ophthal. **39**, 887 (1955); BECKER, B., u. W. H. MIDDLETON: A.M.A. Arch. Ophthal. **54**, 187 (1955); GLUSHIN, A. S., u. E. R. FISHER: J. Amer. med. Ass. **160**, 204 (1956); YATES-BELL, J. G.: Brit. med. J. **1958**, 1392; DAVIES, D. W.: Brit. Med. J. **1959**, 214.

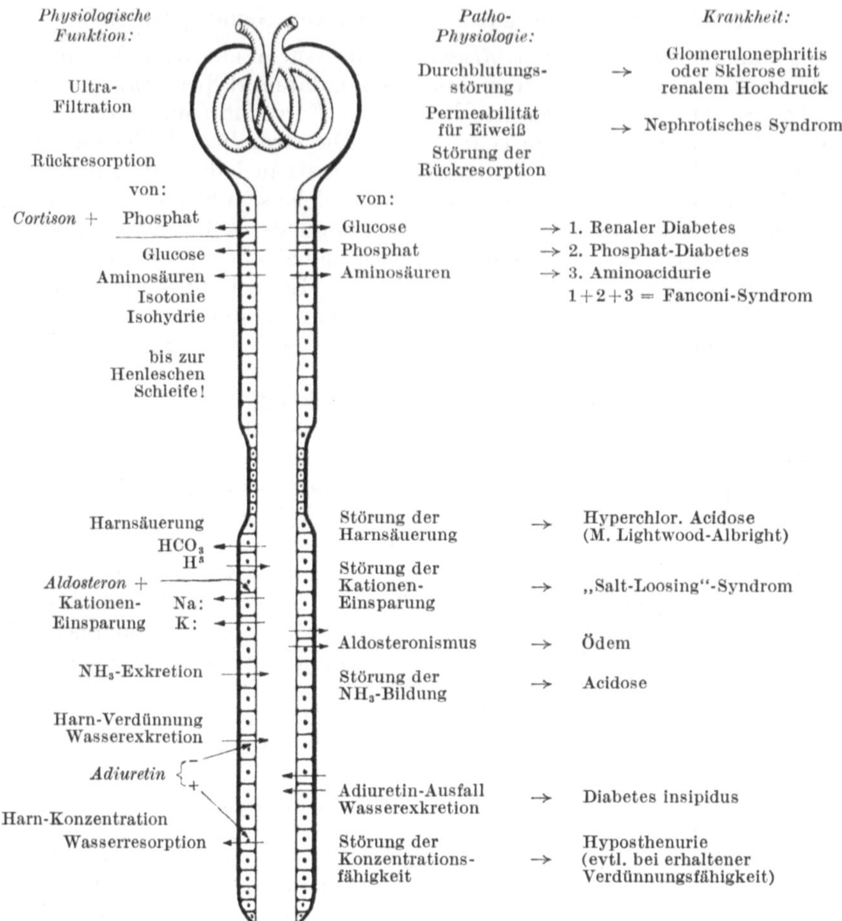

Abb. 49. Schematische Darstellung der Lokalisation einiger Partialfunktionen im proximalen bzw. distalen Nephron mit ihren Störungen und daraus folgenden Erkrankungen bzw. Syndromen. Hormonale Beeinflussung der Partialfunktionen *kursiv* (+ fördernd, — hemmend). (Nach H. Sarre 1958)

alle übrigen Formen an Ausdehnung übertrifft [s. Abb. 50, Röntgenbild einer eigenen Beobachtung, beschrieben von Unger (1958)]. Häufig sind Steinabgänge, wobei diese Steine ebenso wie die Verkalkungen aus Carbonatapatit aufgebaut sind (Unger). Engel erklärt die Konkrementbildung damit, daß tubuläre Verkalkungen bis zur Papille vordringen, wo sie dann nach Art Randallscher Plaques die Basis für die Steinentwicklung abgeben.

Die relative Häufigkeit dieses Krankheitsbildes geht aus der Statistik von Mortensen und Emmet (1954) hervor. Diese umfaßt 43 eigene und 48 fremde Fälle von Nephrocalcinose. Dabei entfiel auf 3 Fälle von Hyperparathyreoidismus ein solcher mit hyperchlorämischer Acidose.

Über die Ätiologie des Tubulusschadens und damit des Syndroms besteht keine einheitliche Auffassung. Pitts u. Mitarb. (1955) plädieren für eine angeborene vererbte Störung, wobei sie folgende Beobachtung mitteilten: Bei Untersuchung der Familienangehörigen eines 7 Jahre alten Mädchens mit Nephrocalcinose auf der Basis einer renalen Acidose fanden sie auch bei dem Bruder Tubulusverkalkungen; ebenso waren beim Vater und bei einer älteren Schwester

kleine Kalkherde in den Nieren nachweisbar. Vielleicht ist in diesem Sinne auch
die Beobachtung von Kuhlencordt (1958) zu werten. Er berichtete über hochgradige Nephrocalcinose bei renaler Acidose bei zwei männlichen eineiigen
Zwillingen. Albright führt die Erkrankung auf eine vorausgegangene Pyelonephritis zurück mit Schädigung des distalen Tubulussystems [s. auch Fall Löhr
(1957)]. Die Häufigkeit von Nephrocalcinosen bei Pyelonephritis kommt in der
oben benannten Statistik von Mortensen u. Emmet derjenigen bei renaler Acidose
gleich! Für eine erworbene Schädigung anderer Art sprechen die Fälle von Engel
und von Baines, Barclay u. Cooke. Hier schloß sich die Entwicklung der
Nephrocalcinose der Medikation von Sulfonamiden an. Autopel gelang im Tierexperiment, durch diese Stoffe eine Acidose und eine calcifizierende Nephrose

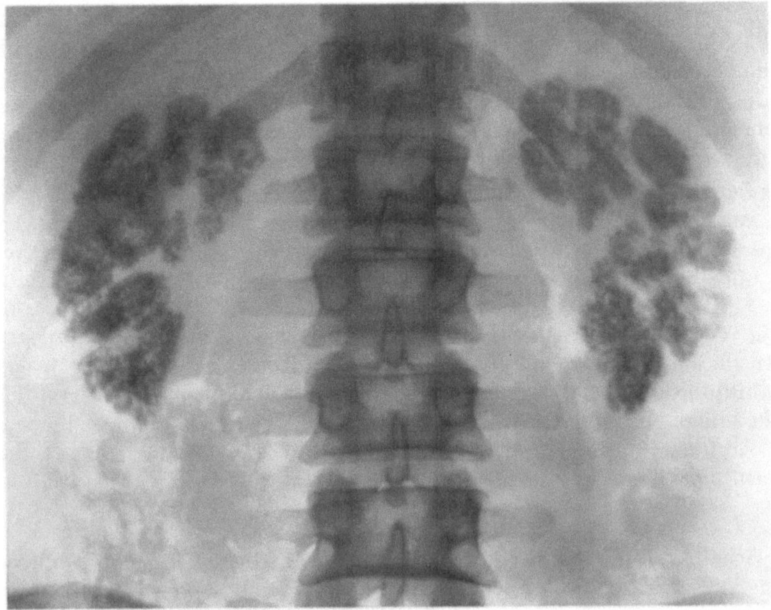

Abb. 50. Nephrocalcinose bei renaler Acidose

auszulösen. Daß hiermit aber nur eine der möglichen Noxen erfaßt ist, geht daraus
hervor, daß zahlreiche Patienten mit Nephrocalcinose nie Sulfatstoffe erhielten.
Hierzu rechnen beispielsweise der Patient, von dem das obige Röntgenogramm
stammt, aber auch die Patienten 5 und 6 der Arbeit von Engel. Baggenstoss
lehnt Rasseeigentümlichkeiten und insbesondere Heredität ursächlich ab. Insofern kann man ihm meines Erachtens aber nicht beipflichten, als man eine
angeborene — oder erworbene — Überempfindlichkeit gegenüber der Noxe voraus-
setzen muß. Denn wie klein ist die Zahl der Fälle mit renaler Acidose gegenüber
den Hunderttausenden, welche folgenlos einer Sulfabehandlung unterworfen
wurden. (Weitere Literatur s. Haensel, Reynolds, Zaher, Unger.)

Eine weitere renale Störung, welche schwerste Stoffwechselstörungen und
Steinbildung nach sich zieht, bildet das *Fanconi-Syndrom* (Amino-Diabetes). Die
1. Beobachtung stammt von Fanconi (1931), der sie als „frühinfantilen nephro-
tisch-glykosurischen Zwergwuchs mit hypophosphatämischer Rachitis" bezeichnet (1936). Es folgten Darstellungen von de Toni und von Debré, deren Namen
in die Syndrombezeichnung vielfach einbezogen werden (Debré-de Toni-Fanconi-

Syndrom). Die anatomische Grundlage dieses meist hereditären Leidens mit recessivem Erbgang (Brown 1952) wurde von Clay, Darmady u. Hawkins 1953 aufgedeckt. Sie fanden den normalerweise nur sehr kurzen Hals zwischen Glomerulum und proximalem Tubulus auf ein Vielfaches verlängert (Schwanenhalsbildung) und in ihn den obersten Abschnitt des Tubulus einbezogen. Dieser Abschnitt reguliert aber die Rückresorption von Glucose, Phosphat und Aminosäuren (s. Abb. 49). Gleicherweise ist die Reabsorption von Citronensäure und Milchsäure gestört. Dieses Überangebot an Säuren kann nicht allein durch die Ammoniaksynthese bewältigt werden. Auch hier muß der Organismus die Basen, vorwiegend Calcium, zum Ausgleich heranziehen. Die Vorgänge hat Fabre schematisch (Tabelle 24, C) dargestellt. Renale Glykosurie, Hypercalciurie, Aminoacidurie, Albuminurie und Hyperphosphatämie sind die typischen, die Diagnose sichernden Erscheinungen. Von den Aminosäuren werden vorwiegend Alanin, Glykokoll, Glutamin, Leucin, Lysin, Phenylamin, Serin, Arginin und Prolin im Urin vermehrt gefunden. Meist besteht auch Cystinurie, was die häufige Cystinsteinbildung erklärt. Auf die Hypercalciurie mit Hypocalcämie und Stimulation der Nebenschilddrüsen gehen einerseits die osteomalacische Knochenerweichung, andererseits Nierensteinbildung und Nephrocalcinose, zurück.

Beiträge zu diesem Problem lieferten unter anderem McCune, Mason u. Clarke, Bickel u. Mitarb., Drablos, Lambert u. Mitarb., Sirota u. Mitarb. Besondere Beachtung verdienen die Arbeiten von Cooke u. Mitarb., Govan u. Gagley und Stowers u. Dent sowie von Milne u. Mitarb., Meyerson u. Pastor. Sie deuten die Wahrscheinlichkeit an, daß das Fanconi-Syndrom nur eine unter verschiedenen Varianten von Rückresorptionsstörungen im Tubulus ist. In diesem Sinne spricht auch der von A. Rosenkranz (1958) berichtete, mit Steinbildung einhergehende Fall einer bisher unbekannten Art von Tubulopathie bei einem 10 Monate alten Säugling. Diese war gekennzeichnet durch Acidose, Aminoacidurie, Hyperphosphaturie und Hypercalciurie. Glykosurie wurde vermißt.

k) Alkalose

1939 wies T. Moor auf häufige Steinbildung bei solchen Patienten hin, welche über längere Zeit einer Alkalibehandlung unterworfen waren. Kretschmer u. Brown (1939) kommen bei ihrem großen Krankengut auf einen Prozentsatz von 1,2% für Steinpatienten, bei denen eine Alkalibehandlung wegen Magenulcus vorausgegangen war. Höhere Angaben machte Eisele (1940). Nach seinen statistischen Erhebungen an den Chicagoer Kliniken waren von 505 Steinkranken 43 = 8,5% zuvor wegen Magengeschwüren mit Sippy-Kur behandelt worden. 13 weitere Patienten hatten intensive Alkalikuren durchgemacht. Hier sei noch die Beobachtung von Udaondo u. Castex erwähnt. Sie betrifft einen Patienten mit ausgedehnter Nierensteinbildung im Anschluß an langdauernde Alkalibehandlung wegen Magenulcus. Leider fehlen exakte Angaben über die Steinarten, die hierbei zur Beobachtung kamen. Daß eine solche Therapie aber Einfluß auf die Nieren nehmen kann, beweist ein anderes Syndrom, das gelegentlich zur Entwicklung kommt. Das *Milch-Alkali-Syndrom, auch Burnett-Syndrom* benannt, wurde erstmalig 1904 von Nazari beschrieben. Doch fand es erst größere Beachtung, nachdem Burnett u. Mitarb. (1949) über 6 Fälle von „Hypercalcemia without hypercalciuria or hyperphosphataemia, calcinosis and renal insufficiency" referiert hatten, deren Entwicklung auf die langdauernde Einnahme größerer Mengen resorbierbaren Alkalis in Verbindung mit Milchdiät gebracht wurde. In der Mehrzahl der Fälle lag auch eine relative Pylorusstenose vor. Seitdem ist die Zahl solcher Beobachtungen stark angestiegen. Im deutschen

Schrifttum sind die 6 Fälle von GRUNERT und die 2 Fälle von HEINTZ bekannt. Dieses Syndrom ist charakterisiert durch

1. Hypercalcämie ohne Hypercalciurie,
2. normalen oder erhöhten Serumphosphorspiegel,
3. Erhöhung der Alkalireserve im Blut,
4. Nephrocalcinose und metastatische Verkalkungen in anderen Organen (Bronchien, Subcutis, Gefäße, Tentorium),
5. schwere Nierenschädigung mit Konzentrationsschwäche (spezifisches Gewicht geht nicht über 1013 hinaus),
6. Bandkeratitis.

Die Erklärung des Krankheitsbildes und seiner Entwicklung wurde besonders durch die experimentellen Arbeiten von KIRSNER u. Mitarb. und von KERPEL u. FROSENIUS gefördert. Erstere zeigten, daß die Calcifikationen im Nierenparenchym erst dann einsetzen, wenn eine relative Niereninsuffizienz zur Entwicklung gekommen ist. Die Nephrocalcinose ist Folge und nicht Ursache des Nierenschadens. Die abnorme Alkalibehandlung bedingt eine Alkalose, die sich toxisch auf die Nierentubuli auswirkt. Den Beweis hierfür erbrachten sie durch weitere Versuche, in denen die Alkalose verhütet wurde. In keinem Fall zeigten die Nieren dieser Tiere Kalkablagerungen. Es waren nur leichtere fettige Degenerationen und Hyalinisierungen in den Nieren erkennbar. KERPEL und FROSENIUS ligierten den Pylorus bei Katzen. Auch hierbei traten Kalkherde in den Nieren erst in Erscheinung, nachdem sich eine Alkalose ausgebildet hatte, Die ausschlaggebende Rolle spielt somit das Alkali und die Alkalose; einer Milchdiät mit dem vermehrten Kalkangebot fällt nur eine sekundäre, wenngleich verstärkende Rolle zu. Dieses hat auch SNAPPER auf Grund einer Beobachtung vermutet. Sein Patient hatte nie Milch erhalten (s. auch SCHOLZ u. KEATING).

Daß die Verkalkungen der Niere reversibel sind, zeigen Beobachtungen von WERMER u. Mitarb. (1953).

6. Übersicht über die Störungen im Ca- und Elektrolythaushalt bei den verschiedenen Erkrankungen

	Serum								Urin
	Ca	P	Phosphat. alk.	Bicarbonat	Cl	Na	K	Rest-N	Ca
Hyperparathyreoidismus.	+	M	+	N	N	N	N—+	N	++
Essentielle Hypercalciurie	N	M—N	N	N	N	N	N	N	+
Immobilisationsosteoporose.	N—+	N—+	N	N	N	N	N	N	+
Präsenile Osteoporose	N	N—+	N	N	N	N	N	N	+
Multiple Myelome .	N—+	N	N	N—+	N	N	N	N	N—+
Maligne Knochenmetastasen . . .	N—+	N	N—+	N	N	N	N	N	N—+
Morbus Paget . . .	N—+	N	+—++	N	N	N	N	N	N—+
Boecksches Sarkoid .	N—+	N—+	N—+	N	N	N	N	N	N—+
Vitamin D_2-Überdosis	+	N—+	M—N	N	N	N	N	N	+
Renale Osteitis fibrosa	M—N	+	N—+	M	+	M—N	M—N	N—+	M—N
Renale Acidose . . .	M—N	M	N—+	M	+	M	M	+	+
Fanconi-Syndrom .	M—N	M	N—+	M	N—+	M—N	M—N	N—+	+
Burnett-Syndrom. .	+	N—+	N	+	N	N	N	+	N

+ = erhöht, N = normal, M = vermindert.

IX. Steinbildung bei Nierenerkrankungen

Auf die chronische Niereninsuffizienz mit „renaler Ostitis fibrosa generalisata‟, auf die Tubulusinsuffizienz mit renaler Acidose und schließlich auf das Fanconi-Syndrom wurde oben schon eingegangen. Mit allen diesen Funktionsstörungen der Niere sind solche des Stoffwechsels verbunden, auf welche letzten Endes die Steinbildung zurückgeht.

1. Glomerulonephritis und Nephrose

Anders liegen die Verhältnisse bei akuten und subakuten Nierenerkrankungen. Seit langem ist bekannt, daß Steinbildung nur ausnahmsweise mit einer Glomerulonephritis und Nephrose kombiniert ist. Unter den 3300 Steinpatienten von Mates und Krizek war keiner, bei dem eine Nephrose oder eine Glomerulonephritis vorlag. Hermann berichtet von 5 Steinkranken aus seinem Krankengut von 1112 Steinpatienten, welche anamnestisch eine Nephritis angaben. Von diesen war bei 3 Patienten zum Zeitpunkt der Steinentstehung die Nephritis schon länger ausgeheilt. Diese Annahme liegt auch für den 4. Patienten nahe, da die Albuminurie nach Steinentfernung schwand. Damit verbleibt nur ein Patient: und dieser hatte Uratsteine, keine anorganischen kristallinen Konkremente.

Das abnorm seltene Steinvorkommen bei Nephritis läßt folgern, daß die Albuminurie keine ätiologische Bedeutung für die Steinbildung haben kann, wie früher von zahlreichen Autoren gemutmaßt wurde (z. B. Dege, Sturm). Der Beweis hierfür wurde in letzter Zeit auch von chemischer Seite erbracht. Denn nach den Untersuchungen von Boyce, Gasser, Saito, Dulce u. a., insbesondere auch von Keutel u. Mitarb., sind die Serumalbumine und die serumidentischen Uroproteine am Aufbau des Steingerüstes unbeteiligt.

Das seltene Steinvorkommen überrascht aber auch aus folgendem Grund. Die Erkrankten weisen zumeist fokale Infekte auf, denen man eine gewisse unterstützende und auch ätiologische Bedeutung zumißt. Deshalb liegt der Schluß nahe, daß die Nephritis Verhältnisse schafft, welche der Steinbildung entgegenstehen. Hier ist zunächst die verminderte Harnkonzentration zu erwähnen. Vielleicht liegt die Erklärung aber mehr in der Feststellung von Patrick und von Alken u. Mitarb., daß schon geringste Mengen von Serumalbumin das Ausfallen von Salzen und Micellenbildung verhüten (s. auch Hermann). Schließlich bleibt zu berücksichtigen, daß die Steinbildung sehr wesentlich auf eine Tubulusstörung zurückgeht, während das Geschehen bei der Nephritis sich im glomerulären System abspielt.

2. Uro-Tuberkulosen

Bisher liegen nur wenige größere Statistiken über die Häufigkeit vor, mit der eine Urotuberkulose durch Steinbildung kompliziert wird. Mir sind nur folgende bekannt geworden: Howald (1929) berechnete eine Steinbildung für 1,4% der Urotuberkulosen. Nach Bell (1947) entwickelten 3 von 115 Patienten mit spezifischer Nierenerkrankung Steine. Couvelaire u. Brizon (1956) geben für 29 unter 750 Patienten mit Urogenitaltuberkulose (= 4%) Steinbildung an. Demgegenüber kommt Asshauer auf eine Zahl von 9,1% (sie betrug bei Frauen 11,8%, bei Männern 7,2%). Alle übrigen Statistiken erstrecken sich auf das gleichzeitige Vorkommen einer Urotuberkulose bei Steinerkrankungen. Tardo stellte dieses unter 1047 operierten Nierensteinfällen 10mal (= 1%) fest. Bei ungefähr gleichgroßem Steinmaterial fand Brongersma keinen Fall. Alken und Hermann begegneten der Kombination 2mal unter 1112 Steinpatienten

(= 0,2%). Man kann deshalb bisher auch keine beweiskräftige Aussage darüber machen, ob heute unter der neuzeitlichen Chemotherapie, wie vermutet wird, die Steinbildung in tuberkulösen Nieren häufiger geworden ist. Einen Hinweis hierauf geben vielleicht die Untersuchungen von SINGER (1956). Er fand in 73% seines Untersuchungsmaterials Konkremente bis zu Bohnengröße. Jedoch handelte es sich hierbei ausschließlich um Resektionspräparate, wobei die Polresektion wegen Kelchhalsabschnürung erfolgt war. Seine Angaben lassen sich deshalb nicht verallgemeinern. Kelchhalsobliterationen schaffen besondere Verhältnisse durch Hemmung des Harnabflusses und Retention der Käsemassen. Nach meinen Erfahrungen auch während der letzten Jahre möchte ich, allgemein gesehen, die von ASSHAUER gefundene Prozentzahl von 9,1% für abnorm hoch halten. Sie erklärt sich wahrscheinlich dadurch, daß sie das von SINGER bearbeitete, aus der gleichen Klinik stammende Material einbezogen hat. Ich neige vielmehr der von COUVELAIRE angegebenen Prozentzahl zu. Damit wird einerseits die ältere Auffassung von BUSCH und von GROSSMANN bestätigt, wonach keine abnorme Häufung von Steinen für die Urotuberkulose charakteristisch ist (s. auch GRUBER). Andererseits läßt sich nicht bestreiten, daß die Kombination Urotuberkulose und Stein keine Seltenheit darstellt und häufiger vorkommt, als dem normalen Steinbefall entspricht. Die Literatur weist zahlreiche kasuistische Beiträge zu diesem Problem auf. Besonders sei auf die Arbeiten von SCHWARZWALD (1913), FOWLER (1921), BITSCHAI (1923), LIEBERMEISTER und HOWALD (1929) aus früherer Zeit verwiesen. An neueren Arbeiten seien die von T. TANER, RACHELBERG, G. MAYER u. Mitarb. und COUVELAIRE u. BRIZON genannt. Das läßt darauf schließen, daß unter der tuberkulösen Erkrankung des Organs doch Faktoren wirksam werden können, welche Steinbildung begünstigen. Von der Neprolithiasis auf dem Boden der Urotuberkulosen muß dabei diejenige getrennt werden, welche unabhängig von der tuberkulösen Erkrankung einsetzt bzw. dieser vorausging. Die Frage, ob in solchen Fällen die Entwicklung der Nierentuberkulose durch die Steinbildung begünstigt oder sogar eingeleitet wird, wurde von FRERICHS 1882 gestellt und positiv beantwortet. Ihm stimmten später PHELIP, HAGENBACH, v. BAUMGARTEN und LIEBERMEISTER bei. Auch MAYER machte unter seinen Fällen Beobachtungen, welche sich in diesem Sinne deuten lassen.

Oft ist unmöglich zu entscheiden, welche der beiden Erkrankungen, die Steinbildung oder die Tuberkulose, primär vorlag. Das trifft besonders für Apatitsteine zu. Anders liegen die Verhältnisse für Oxalat- und für die organischen kristallinen Steine. Für sie ist eine vom spezifischen entzündlichen Prozeß unabhängige Entwicklung anzunehmen. Denn alle durch die Tuberkulose verursachten Konkremente sind sekundärer Natur. Ebenso sprechen, wie WILDBOLZ und MAYER betonen, auch wenig ausgeprägte und frische Nierenveränderungen bei Vorliegen großer Steine gegen einen kausalen Zusammenhang. Dieser ist aber für alle Konkremente anzunehmen, welche sich in gestauten Nieren mit Superinfektion und pyelonephritischen Prozessen finden. Deren Entwicklung geht aber nur indirekt auf die spezifische Entzündung zurück. Ausschlaggebend ist vielmehr die auf der Mischinfektion beruhende unspezifische Pyelonephritis (s. auch JENNI). Es handelt sich also um die gleiche Ursache und die gleiche Entwicklung wie bei sonstigen sekundären, infektiösen Steinen. Nur indirekt in gleichem Sinne stehen auch die Konkrementwicklungen durch vesico-renalen Reflux (z. B. 5 Fälle bei COUVELAIRE) mit der spezifischen Erkrankung in Verbindung. Daneben aber treten doch Steingruppen, welche man mit der Organtuberkulose in direkte Beziehung bringen muß. So führt KÜSTER Steine an, welche er als eingetrockneten und sekundär verkalkten Kaverneninhalt deklarierte, eine Auffassung, welcher man heute kaum noch beipflichten wird. Anders die Erklärung, welche Wildbolz gab und welche die Bildung auf die Inkrustation von Gewebsnekrosen zurückführt. Der so häufige Befall mit Steinen dieser Genese in dem Material von Singer ist verständlich: das nekrotische Material kann wegen der Kelchhalsobliteration nicht abgestoßen werden, wie dieses normalerweise geschieht. Ob man aber an der Erklärung über eine Inkrustation festhalten darf oder hierfür den gleichen Mechanismus wie für die Verkalkung absterbenden Gewebes annehmen muß, bleibt dahingestellt.

Von Gayet wurden auch Eiweißsteine in tuberkulösen Nieren beschrieben. Im Hinblick hierauf verdienen die Beobachtungen von Singer Interesse: „Immer wieder konnte ich Cysten und Retentionscysten in den ausführenden Kanälchen" (bei Kelchhalsstenose) „beobachten, welche hier zum Niederschlags- und Entstehungsort von Eiweißsteinen, von feinschpolligen, krümeligen Kalkniederschlägen wurden".

3. Nierentumoren und -cysten

Die Kombination Nierentumor und Nierenstein wird im wesentlichen bei Carcinomen der Niere und zumal des Nierenbeckens angetroffen. Sie dominiert bei Zottengeschwülsten des Nierenbeckens (s. auch Adler-Racz 1939). Ihre Häufigkeit beträgt nach Stüsser und nach Stevens etwa 20%. Gottstein gab 1927 84 ihm bekannt gewordene Fälle von Steinbildung bei Nierencarcinomen an. Dabei erwähnte er auch eine Übersicht aus der Mayo-Klinik von Correll (Bull. John Hopkins Hosp. 26, 93) des Jahres 1915, wonach unter 110 operierten Nierensteinfällen 9mal Carcinome (= 6,5%) vorlagen und von 14 im gleichen Zeitraum operierten Nierencarcinomen 9 (= 64%) Steine aufwiesen. Dieser relativen Häufigkeit steht nur seltener Steinbefund bei Nierensarkomen und bei hypernephroiden Tumoren gegenüber. Gottstein führt nur 6 bzw. 7 Fälle an. Auch Bugbee (1926) betont die relative Seltenheit von Steinen bei Hypernephromen „trotz der häufigen Hämaturien und trotz der vielfach bestehenden Albuminurie". Remete hat über vier weitere Fälle von Steinbildung bei Hypernephrom berichtet (bei 252 Nephrektomien wegen Tumor). Aus jüngster Zeit stammt eine Beobachtung von Steffens-Krebs (1958). Die Frage, ob ein Abhängigkeitsverhältnis zwischen dem Stein und dem Hypernephrom bestand, wird von Steffens-Krebs für seinen Fall verneint. Ein zufälliges Zusammentreffen war hier um so wahrscheinlicher, als es sich um einen großen Harnsäurestein handelte und der Tumor ohne Beziehung zum Nierenbecken war. Solange bei kasuistischen Mitteilungen über die Steinart und über die Nierenfunktion (interstitielle Nephritis) keine Angaben gemacht werden, wird man Zusammenhangsfragen nur schwer nachgehen können. Für papilläre Tumoren und für Geschwülste, welche in das Nierenbecken durchgebrochen sind, wird man dagegen Stauung und Nekrosenbildung ätiologisch berücksichtigen dürfen [Legueu, Albarran u. a., insbesondere Staemmler (1958)]. Für Nierenbeckengeschwülste bietet sich aber auch die von Posner aufgeworfene Frage an, ob nicht der Stein, primär vorliegend, die Carcinomentwicklung ausgelöst hat.

„Bei polycystischer Nierendegeneration ist die Steinbildung nicht gar so selten" (Gottstein). Gottstein führt als Beweis Fälle von Braasch, Pleschner, Blum u. a. an. Über amyloide Eiweißsteine in Cysten einer solchen Niere berichtete Askanazy, während Eiweißkonkretionen häufiger beschrieben sind (s. Staemmler). Steinbildung in pyelogenen Cysten wird öfters Anlaß zu operativem Vorgehen (Zeiss). Ursächlich spielen dabei zweifellos Harnstauung und Infektion eine Rolle. Über Konkremente in (und bei) Markcysten siehe die Darstellung in der Monographie: Medullary sponge kidney (Stockholm 1959) von T. Eckström, B. Engfeldt, C. Lagergren und N. Lindvall.

Schließlich sei noch die Kombination Nierenechinococcus und Stein erwähnt. Sowohl im Falle BERNASCONI wie auch in dem von MINET waren dabei auch die Cysten selbst verkalkt.

X. Steinbildung und Nierentrauma

ROSENSTEIN (1927) unterscheidet zwischen „echten traumatischen" und „posttraumatischen" Nierensteinen. Die Bezeichnung als „echte traumatische" Steine bleibt hiernach solchen Konkrementen vorbehalten, welche sich auf einem Blutkoagel aufbauen. Dieses Blutkoagel soll den Steinkern bilden, dem sich „überschüssig ausgeschiedene Salze" (ROSENSTEIN) anlagern. Bisher kennt die Literatur nur wenige Beispiele solcher „echten traumatischen Steine". Es liegen Mitteilungen von ILLYES, von CASPER (5 Monate, p. tr.), DE GIRONCOLI, LÖWENSTEIN (6 Wochen, p. tr.) und ROSENSTEIN (5 Jahre, p. tr.) vor. In allen diesen Fällen handelte es sich um Calciumoxalatsteine. Sieht man von DOSZA (1931) ab, so läßt die neuere Literatur entsprechende Beobachtungen vermissen. So sind Zweifel an der Richtigkeit einer solchen Deutung aufgekommen. Zunächst sind die Befunde zu erwähnen, wie sie LAGERGREN u. a. an Steinen, zumal an Calciumoxalatsteinen erhoben. Obwohl deren Bildung mit keinem Nierentrauma in Zusammenhang stand, ließen sie in ihren Anschliffen Blut erkennen, Blut, das wahrscheinlich durch Steinreizung dem Nierenbecken entstammte und sekundär in den Stein eingebaut wurde. Auch ist nicht zu übersehen, daß trotz der bei Nierentumoren häufigen Blutungen bisher keine Steine beschrieben wurden, deren Kern ein Koagel bildete. Gleiches trifft für Blutungen im Anschluß an Nierenoperationen zu. Selbst nach Operationen von Nierenbeckensteinen wurde kein gesicherter Fall von Rezidivsteinen auf dem Boden von Blutkoageln beschrieben, obwohl hier noch erschwerend die Disposition zur Steinbildung hinzukommt. Mit Recht betonte BOSHAMER (1953) bei seiner Ablehnung des Blutkoagels als Steinkern: „Wäre es anders, würden wir wohl kaum noch den Mut zu Nierenoperationen finden." Weiterhin sind die Experimente von VERMEULEN u. a. zu berücksichtigen, wonach ein benetzbarer Körper erst dann Anlaß zur Konkrementbildung gibt, wenn eine Entzündung sich aufpfropft. Der Begriff des „echten traumatischen Nierensteines" läßt sich, wenn nicht weitere Beweise für sein Vorkommen erbracht werden, heute nicht mehr aufrechterhalten.

Anders liegen die Verhältnisse für die sog. posttraumatischen Harnsteine, die Nierenverletzungen folgen. Ihre Häufigkeit wird verschieden beurteilt. Die jüngste Arbeit von KÖRNER und GRUENAGEL (1959) beschreibt nur eine Steinbildung bei 140 stumpfen Nierenverletzungen. DEUTICKE (1940) konnte von 75 konservativ behandelten Patienten mit stumpfen Nierenverletzungen 41 Patienten nachuntersuchen und stellte nur eine Steinbildung fest. Wesentlich höher liegt der Prozentsatz in älteren Arbeiten. So fand DROSCHL bei 26 Nachuntersuchungen 3 Patienten mit Steinen des betreffenden Organs. Die gleiche Zahl gab ROSENO für 32 stumpfe Nierenverletzungen an (= 10%). DOSZA meldete bei 25 Nachuntersuchten sogar 9mal Konkremente (= 36%). Für diese „posttraumatischen" Steine haben die gleichen Entstehungsmechanismen wie bei sonstigen Kalksteinbildungen zu gelten. Eine wesentliche Bedeutung wird periureteralen Verwachsungen und sonstigen traumatisch bedingten HarnabflußStörungen zuerkannt. Eine solche „Kernsperre" kann aber nur fördernden, nicht eigentlich kausalen Einfluß auf die Steinbildung nehmen. Letzterer ist eher in Papillennekrosen zu sehen. Wichtiger noch erscheinen anhaltende Durchblutungsstörungen, die nicht nur organischer, sondern auch funktioneller Natur sein können (s. auch MARKUS 1930). Schließlich bleibt zu berücksichtigen, daß mit

Nierentraumen vielfach sonstige Verletzungen kombiniert sind, womit auch Faktoren wie Immobilisation (s. S. 89) in das Steinbildungsgeschehen hineinspielen. (Literatur s. auch bei Hansen, Scheele, Stobbaerts und Latten.)

XI. Steinbildung und Schwangerschaft

In seiner bekannten Arbeit äußerte sich Dosza 1931 dahingehend, daß eine Schwangerschaft sowohl auf die Bildung als auch auf das Wachstum von Harnkonkrementen einen „nicht zu unterschätzenden fördernden Einfluß" ausübe. Er bezog denselben auf die Umstellung der inneren Sekretion und auf einen schwangerschaftsbedingten erhöhten Eiweißzerfall. Daneben beschuldigte er die Atonie der oberen Harnwege und die häufige Schwangerschaftspyelitis. Seine Meinung wird aber von keinem anderen Autor geteilt. Im Gegenteil. Allgemein betont man die auffallend seltene Steinentwicklung während einer Gravidität (Hirt 1929, Prather u. Crabtree 1934, Balch 1942, Solomon 1954 u. a.). Butt u. Mitarb. (1952) berechneten auf 49000 Schwangere nur 0,03% mit Steinen. Einer der für diese Seltenheit in Betracht zu ziehenden Gründe liegt zweifellos in dem erhöhten Kalkbedarf des Organismus während der Graviditäts- und Lactationsperiode. Die Calciumausscheidung im Urin ist eher vermindert als vermehrt. Die Ausscheidung für Phosphor und für Harnsäure erweist sich als normal. Für akute Pyelitiden ist bekannt, daß sie kein Anlaß für eine Steinbildung sind, es sei denn, daß sie den Beginn einer chronischen Pyelonephritis darstellen (s. oben). Die Steinbildung fällt dann aber in wesentlich spätere Zeiten. (Wenn Alken u. Hermann 6,6% ihrer weiblichen Steinfälle mit einer früheren Schwangerschaft in Beziehung bringen, so ist dieses nur über eine postpyelitische bzw. pyelonephritische Steinbildung zu verstehen.) Es verbleibt jedoch noch die Atonie der oberen Harnwege mit ihrem verlangsamten Harnabfluß, der ja als begünstigender Faktor für die Steinentwicklung angesprochen wird. Aus der Tatsache, daß die „Kernsperre" nicht zur Auswirkung kommt, läßt sich folgern, daß unter der Schwangerschaft keine solchen Steinkerne gebildet werden bzw. daß ihrer Bildung paralysierende Kräfte entgegenwirken. Butt u. Mitarb. stellten bei Schwangeren eine verminderte Oberflächenspannung des Urins fest. Ihre Angaben über die Oberflächenspannung lauten:

Männer, gesund . . . . . 55—56 dyn/cm
Männer, Steinträger . . . 63—65 dyn/cm
Frauen, schwanger . . . 55—56 dyn/cm
Frauen, nichtschwanger . 56—58 dyn/cm
Frauen, Steinträger . . . 60—62 dyn/cm

Sie glauben hieraus und aus ihren elektronenmikroskopischen Urinuntersuchungen schließen zu dürfen, daß der Schwangerenurin reicher an Schutzkolloiden ist und diese die größere Harnstabilisierung garantieren. Im Gegensatz zu Dosza, der die Umstellung der inneren Sekretion als steinbegünstigend ansprach, sehen Butt u. Mitarb. in ihr einen Schutz vor Steinbildung. Sie beziehen sich dabei auf Arbeiten von Luric u. Mitarb. und von Duran-Reynals u. Mitarb. Diese nehmen eine verstärkte Grundsubstanzbildung in den Geweben unter dem Einfluß der Oestrone an. Aus ihr folgern Butt u. Mitarb. eine verstärkte Hyuluronidasewirkung im Urin. Alle bisherigen Arbeiten, welche sich mit der Theorie von Butt und mit seiner Steinprophylaxe durch Hyuluronidase beschäftigten, kommen zu einem ablehnenden Standpunkt. Das bedeutet aber keine Aussage gegen den Ausgangspunkt der Betrachtungen von Butt im vorliegenden Fall. Schon im Hinblick auf das ganze Steinproblem erscheint angebracht, zu überprüfen, ob nicht in dem Einfluß der Gravidität auf die

Grundsubstanz im allgemeinen und speziell in der Niere der Schlüssel zu der Erklärung liegt, weshalb eine Schwangerschaft so selten Steinbildung auslöst.

XII. Formale Genese der Harnsteine

Die Auffassung, welche man zu Beginn der Neuzeit über die Harnsteinbildung hatte, spiegelt sich in der Darstellung von GEORGIUS PICTORIUS (1557) in seinem Traktat über die Behandlung der Nierensteine[1]. Ich zitiere hier wörtlich: „wohär sollicher stein, sand oder griss erwachse und (ich) sprich, dass er sein anfang empfahe von grober, zäher un schleimeriger feuchte, welche von schwacher kochung dess magens oder von niessung undöuwiger speiss sich versamlet und in den engen wegen der nieren durch ir hitz nit anders zu sand und stein verkert dann wie der leim oder irdin geschirr von der Sonnen oder von dem feur in stein verwende wirt".

Vergleicht man hiermit die Ausführungen im vorliegenden Kapitel, so erscheint der Ausspruch von RACIC, daß wir auch heute noch hinsichtlich unserer Kenntnisse über die Steingenese „tappen im demütigenden Dunkel hippokratischer Urzeit", doch nicht mehr ganz berechtigt. Trotz allen Bemühens ist das Rätsel der Steinbildung noch ungelöst. Jedoch erwecken die neuen Forschungen Hoffnung auf baldige Klärung. Damit würde auch der Streit ein Ende finden, der seit mehr als 100 Jahren zwischen zwei grundsätzlich verschiedenen Anschauungen über die formale Steingenese besteht, ohne daß eine Synthese sich finden ließ. Manches, zumal die Untersuchungen über die Steinmatrix, deuten darauf hin, daß beide Anschauungen in ihrer Grundkonzeption sich bestätigen, daß jede derselben aber nur für bestimmte Steinarten Gültigkeit hat.

Die beiden Anschauungen trennt die Erklärung des primären Vorganges der Steinbildung.

1. Kristallisationstheorie

Die Kristallisationstheorie wurde besonders von FLORIAN HELLER (1860) mit Nachdruck verfochten, später von MORITZ, PFEIFFER, ASCHOFF und seinem Schüler KLEINSCHMIDT, von KOHLER und von NAKANO gefestigt und weiter entwickelt. Sie sieht in der Steinbildung ein reines Kristallisationsproblem. „Ohne Übersättigung keine Steine" (G. HAMMARSTEN). Den im Harn vorliegenden organischen Kolloiden erkennt sie keinen aktiven Anteil zu. Sie führt das organische Steingerüst vielmehr darauf zurück. daß — wie MORITZ und PFEIFFER nachwiesen —, Eiweißstoffe des Harns von den auskristallisierten Salzen eingeschlossen werden und damit zur Verkittung der Kristalle beitragen. KLEINSCHMIDT unterschied zwischen lockeren (primären) und festen (sekundären) Steinen. Nach seiner Erklärung sind die primären Steine das Produkt einer Auskristallisierung der Salze bei unmäßiger Ausscheidung von Steinbildnern. Entsprechend sei kein sicher abgrenzbarer Steinkern zu erkennen. Bei konzentrischer, doch unregelmäßiger Schichtung zeige die Oberfläche dieser lockeren Steine Höckerung, die Ausdruck der hier vorliegenden einzelnen Kristallisationszentren seien.

Die festen Steine sollen dagegen ihre Entwicklung durch Kristallausfällung um einen primär entstandenen Kern nehmen (sekundäre Steine). Diesen Steinkern bringt KLEINSCHMIDT mit früheren Kalk- bzw. Harnsäureinfarkten in Verbindung. Bei glatter Oberfläche weise die ununterbrochene konzentrische Schichtung mit ihrer verschiedenen Färbung auf die unterschiedliche Harnkonzentration während der Bildung und auf die lange Entwicklungsdauer hin.

---

[1] PICTOR's Tract on the Treatment of the Renal Calculus (1557). Facsimile with English Translation by Ch. Greene Cumston, London, George Routledge a. Sons Ltd. 1925.

Diese Einstellung von Kleinschmidt hat man fallen lassen, nachdem sich die Bezeichnung als primär für die aseptischen und als sekundär für die infektiösen Steine einbürgerte. — Einer Unterscheidung der Steine, welche derjenigen von Kleinschmidt nahekommt, begegnen wir in neuerer Zeit wieder bei Boeming-haus. Er grenzte die „Sedimentsteine" von den „Papillensteinen" ab, um damit auch auf eine unterschiedliche Entwicklung der Steine hinzuweisen (s. S. 1 u. 60). Sie wird aber auch von G. Hammarsten übernommen, einer der Hauptanhänger der Kristallisationstheorie. Als „Steinkern" betrachtet sie Randallsche Plaques. kleine Koagula und Fremdkörper, sieht im übrigen aber die Steinbildung über eine „tropfige Entmischung" (Schade, s. S. 108) im übersättigten Urin als die gewöhnliche Form an. Entsprechend stellt auch Schultheis, auf dessen Arbeit (1950) besonders hingewiesen sei, eine Stabilitätsänderung des Harnes in den Vordergrund, wobei die gleichzeitige Bindung von Gerüstsubstanz und Steinbildnern durch Phasenumschlag des dispers aufgebauten Harnes erfolge.

1958 gab v. Philippsborn eine Darstellung der Kristallisationstheorie aus der Sicht des Mineralogen. Er betont, daß zwischen Sediment- und Steinbildung kein grundsätzlicher Unterschied bestehe. Sedimentbildung bedeute das Ausfallen der Harnsalze in kristalliner Form im übersättigten Urin. Steinbildung gehe auf den gleichen Vorgang zurück. Der Unterschied liege allein darin, daß hierbei die Steinbildner nicht diffus ausfielen, sondern ihr Ausfallen sich auf einen Kristallisationspunkt konzentriere. Einen solchen Steinkeim könne schon ein einzelner Kristallit abgeben. Im übrigen käme jede Fremdfläche — Fremdkörper — als solche in Frage (s. aber die Versuche von Vermeulen, von Chakravarti u. Banerjee, S. 63). Im Zentrum dieser Theorie steht somit die Auffassung vom Harn als übersättigter Lösung bzw. einer zeitweiligen Übersättigung durch Änderung der Ionenwirkung bzw. Mangel lyotroper Substanzen.

2. Kolloidtheorien

Für obige Theorie wird somit das Vorliegen eines Bildungszentrums zu derselben Kernfrage wie für einen Teil der Theorien, die sich um die *zweite Auffassung, die Kolloidtheorie*, ranken. Diese stellt das Ausfallen der Steinmatrix aus organischen Substanzen als den primären und die Steinbildung bestimmenden Vorgang hin. Das Auskristallisieren der Harnsalze und damit die eigentliche Entwicklung zum Konkrement ist hiernach rein sekundärer Natur.

Schon 1684 hatte A. von Heyde erkannt, daß jeder Harnstein ein eigenes Gerüst besitzt. Dessen eiweißartige Natur wurde 1801 von Fourcroy und Vauguelin erwiesen. Hierauf fußt die Theorie von H. Meckel von Hemsbach (1864) vom steinbildenden Katarrh der Harnwege. Sie erklärte die Steinbildung aus dem Zusammentreffen des die Grundsubstanz liefernden stagnierenden sauren Schleimes mit einem passenden anorganischen Versteinerungsmaterial. Meckel von Hemsbach betonte die absolute Notwendigkeit des organischen Stoffes (Schleim) für die Steinbildung: „weil Harnsalze und Gallenstoffe für sich zwar kristallinische pulverige oder körnige Niederschläge bilden können, niemals aber feste größere Stücke". „Nur wo organische Bindemittel von Versteinerungsmasse durchdrungen wird, entstehen Steine." Weitschauend wies er als Beispiel schon auf die Perle, das Schneckengehäuse und die Muschelschale hin. Über Ebstein, der diese Theorie ergänzte, führte sie schließlich zu der Theorie von Lichtwitz (1910), die heute noch im Mittelpunkt steht. Deren Grundlage bildet gleicherweise wie für die Kristallisationstheorie die zuerst von Klemperer (1902) gemutmaßte, dann von Lichtwitz zur These erhobene Erklärung der Harnkolloide als Lösungsvermittler für die Harnsalze. Nach dieser These, welche die ganze

Betrachtungsweise des Steinproblems bis in die neueste Zeit beeinflußt, bestimmt und belastet hat, stellt der Harn eine übersättigte Lösung dar, in welcher die Kristalloide vorwiegend durch die Harnkolloide in Lösung gehalten werden. Diese „Schutzkolloide" sollen die schwerlöslichen Ionen absorbieren und überziehen und so vor dem Ausfallen schützen.

In der Wiedergabe seiner Theorie folge ich der Darlegung, welche LICHTWITZ 1944 in seinem hinterlassenen Aufsatz gab. Sie unterscheidet sich von früheren im wesentlichen nur durch die Deutung der Steinschichtung.

Nach LICHTWITZ setzt jede Steinbildung das Vorliegen eines Bildungszentrums voraus. Dessen Wirkung beruhe auf seiner hohen Oberflächenspannung. Damit kann es verschiedenster Art und Natur sein. Er benennt amorphes Sediment, agglutinierte Bakterien, Zelldetritus, Fremdkörper, Fibrin und Blutkoagel. Unter Hinweis darauf, daß diese Stoffe durch den Harnstrom leicht ausgeschwemmt werden, erkennt er größere Bedeutung solchen Schädigungen der Tubuluszellen zu, die zum Verlust der Unbenetzbarkeit des Epithels führen. Hier erwähnt er Vitamin A-Mangel, Randallsche Plaques und Harnsäure- sowie Kalkinfarkte. Durch ihre hohe Oberflächenspannung sollen diese Bildungszentren Anlaß zum Ausfall und Absetzen der Harnkolloide geben, die sie dabei als eine halbflüssige, kolloidale Konkretion überziehen. In diese Konkretion diffundiere nunmehr Urin, dessen Salze gebunden würden, so daß sie auskristallisieren. Gleichzeitig würden die Eiweißstoffe unter Dehydrierung fixiert.

Die im Stein auftretende ringförmige Schichtung betrachtet LICHTWITZ nicht als Ausdruck appositionellen Wachstums. Vielmehr erklärt er sie durch das „Phänomen des osmotischen Wachstums", wie es LEDUC 1928 beschrieb: In jedem Milieu, das zugleich eine kolloidale und kristalloide Lösung darstellt, werden osmotische Kräfte wirksam, welche die einzelnen Stoffe in Bewegung bringen. Die gelösten Stoffe wandern in Zonen niedrigen, die Löser in solche höheren Druckes, bis sich die Kräfte erschöpfen. Auch das weitere Steinwachstum ist nach LICHTWITZ an das Ausfallen neuer Kolloide auf der Steinoberfläche gebunden, wobei sich das Spiel der Harnsalzbindung und der osmotischen Kräfte mit Bildung neuer Ringschichten wiederhole. Die radiäre Steinzeichnung sei durch die Anordnung der ausfallenden Kristalle bedingt.

LICHTWITZ läßt somit das ganze Steinbildungsgeschehen in einem Harn ablaufen, der weder qualitativ noch quantitativ eine Abwandlung erfahren hat. Die Steinbildung wird allein durch auftretende Bildungszentren ausgelöst.

Eine andere, in manchem fast gegensätzliche Auslegung gaben SNAPPER u. Mitarb. Für sie bedeutet Steinbildung einen Mangel an Schutzkolloiden bei vermehrtem Gehalt des Harnes an labilen (mucoiden) Kolloiden. Die Funktion der Schutzkolloide beschränkt sich nach SNAPPER nicht darauf, die Kristalloide in Lösung zu halten; auch die im Harn auftretenden labilen (mucoiden) Kolloide sollen durch sie paralysiert werden. Der normale Harn sei dadurch gekennzeichnet, daß Schutzkolloide einerseits, Kristalloide und labile Kolloide andererseits im Gleichgewicht stehen. Dieses Gleichgewicht könne nach 2 Richtungen hin gestört werden. Aus einem Überwiegen der Kristalloide resultiere die Sedimentbildung. Für die Entwicklung von Steinen macht SNAPPER das vermehrte Auftreten mucoider Kolloide mit relativem Mangel an hydrophilen Schutzkolloiden verantwortlich. Die Snappersche Anschauung hat seinerzeit BOSHAMER (1934) bildlich darzustellen versucht (s. Abb. 51). Für das Auskristallisieren der Steinbildner in der Mucoidkonkretion gibt HOLTZ die Erklärung, daß die mit dem Urin in die Konkretion infundierenden Kristalloide hier ihrer Schutzkolloide beraubt würden. TRAUBE u. Mitarb. glauben durch Reagensglasversuche diese Theorie gestützt zu haben: Zusatz von Chondroitinschwefelsäure zu einer Calciumoxalat-

suspension schützt diese vor Ausflockung durch eine Mucinlösung. Die Beweiskraft dieser Versuche wird wegen der unphysiologischen Bedingungen von Dulce bestritten.

Butt hat diese Theorie in den letzten Jahren weiter ausgebaut. Auch er setzt voraus, daß der Harn eine Lösung mit mehrfach erhöhtem Salzgehalt ist, deren relative Stabilität vorwiegend durch die Schutzkolloide gesichert sei. Diese Schutzkolloide seien relativ unempfindlich gegenüber den Elektrolyten und übertrügen diese Eigenschaft auch auf alle elektrolytbeherrschten Substanzen, mit denen sie in enge Verbindung treten bzw. welche sie überziehen. Hierdurch seien diese nur soweit dem Einfluß des elektrischen Feldes unterworfen wie die Schutzkolloide selbst. Bei entsprechendem Gehalt des Harnes an diesen hydrophilen Kolloiden seien deshalb auch die mucoiden Kolloide und die Steinbildungszentren — er führt dieselben wie Lichtwitz an —, abgeschirmt. Sie gingen ihrer Wirkung als solche und als Steinkern verlustig. Abnorme Vermehrung der Kristalloide bedinge einen relativen Mangel an Schutzkolloiden. Ebenso könne ein Mangel bei Zustandänderung derselben einsetzen. Nach Butt läßt ein solcher Mangel Steinkeime aktiv werden und führt zur Bildung von Steinkernen und Micellen. Hierunter versteht er den Zusammenschluß der kleinsten Bausteine der Kristalle. Darüber hinaus ergebe sich noch eine andere Micellenart durch „Sensibilisierung" der Kristalloide, wie sie früher schon L. D. Keyser angenommen hatte: Anstatt die Kristalloide zu überziehen und so zu schützen, würden die Schutzkolloide selbst von diesen überzogen.

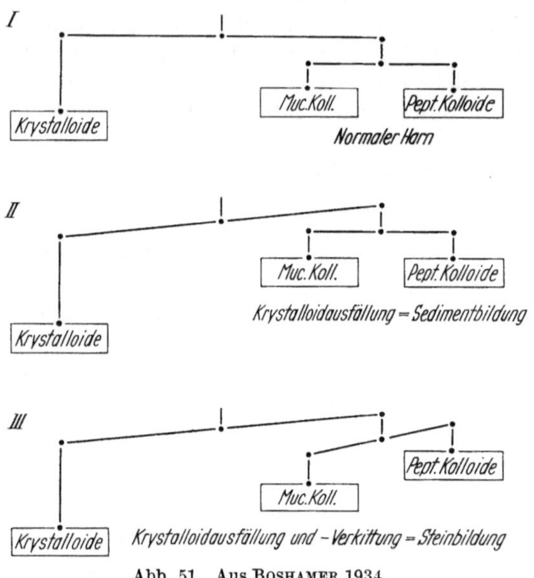

Abb. 51. Aus Boshamer 1934.

Als eine weitere Micellenform spricht Butt Zusammenballungen anorganischer Kolloide in der dispersen Phase an. Um sie als Kristallisationspunkt vollziehe sich der weitere Steinaufbau. Butt greift mit dieser letzten Erklärung auf die älteren Untersuchungen von Schade und von Hammarsten über die „intermediäre Tröpfchenstabilisierung" und die „tropfige Entmischung" zurück, die auch Schultheis (1949) betont.

In Reagensglasversuchen glaubt Schade Harnsteinen entsprechende Bildungen reproduziert zu haben (1909), indem er gleichzeitig Eiweiße (Fibrin) und Kristalloide ausfallen ließ. Diese Entstehungsform aus dem gemeinschaftlichen Niederschlag hält er für „die gewöhnlichen Harnsteine" für gegeben. „Zu ihrer Bildung ist ein abnorm kolloidhaltiger Harn mit Kolloiden, die irreversibel ausfallen, erforderlich; klinisch wird ihre Entstehung daher durchgehend auf eine entzündliche Erkrankung zurückweisen" (s. Abb. 53a). Als 2. Steinform sieht Schade „reine Kolloidsteine" an, wie sie in den Eiweißsteinen vorliegen (s. Abb. 53b). Ihre Entstehung verdanken sie nach Schade dem irreversiblen Ausfallen von Eiweißen, zumal von Fibrin. Die 3. Steinform bedeuten ihm die „reinen Kristalloidsteine mit fast fehlendem Eiweißgerüst" (Abb. 52). Diese führt er auf „tropfige Entmischung der Kristalloide" (zumal der Harnsäure) zurück bei einem Minimum an mitausfallenden Kolloiden. „Ihre Entstehung wird daher vorzugsweise in entzündungsfreiem Harn erfolgen; starke Konzentrationserhöhungen der Harnsäure, die nicht selten schon in den Zellen der Nieren kleinste ‚Sphärolithe'

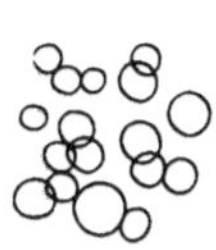 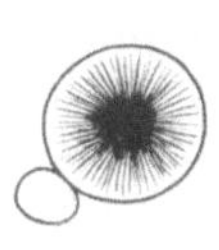 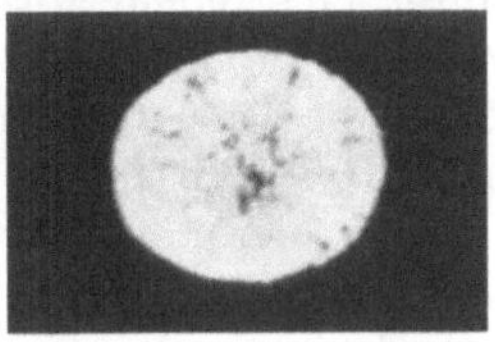

a   b   c

Abb. 52 a—c. Von der „tropfigen Entmischung" über den Sphärolithen zum Konkrement. Nach SCHADE. a Starke Vergrößerung, Stadium der reintropfigen Entmischung. b Starke Vergrößerung, Stadium der mikroskopischen Sphärolithbildung. c Natürliche Größe, Stadium des fertigen radiärstrahligen „reinen Harnsäuresteins". (Aus HÄBLER 1939)

auftreten lassen, und ferner längeres Verweilen des Harnes, also Stauungen, sind diesem Vorgang günstig. Es ist eine eigentümliche Erscheinung, daß dieselbe Vorgangsart, die tropfige Entmischung, welche physiologisch durch die Kolloide des Harns stabilisiert wird, bei ihrem pathologischen Versagen zu Niederschlagsformen führt, die für den Körper ungleich ungünstiger sind als das Sediment selber."

„Tropfige Entmischung" bedeutet nach SCHADE das Übergehen von Kristalloiden aus der Sol- in die Gelform, wobei die Kolloide diese intermediäre Form der Ausfällung stabilisieren, „so daß es — anstatt zur Auskristallisierung — durch Konfluenz der kolloiden Tröpfchen sogar zur Entstehung mikroskopisch kenntlich werdender flüssiger Tropfen kommen kann". In Reagensglasversuchen mit Harnsäure hat SCHADE gemeinsam mit E. BODEN (1913) die „Bildung kleinster Harnsäuresteine" mikroskopisch beobachtet. Er beschreibt, daß bei den noch flüssigen Harnsäurekugeln durch Konfluenz bzw. Adhärenz „eine derartige Vereinigung der Masse zustande kommt, daß bei dem nachherigen Auskristallisieren ein fest zusammenhaltendes ‚Steinchen' entsteht". „Das Optimum für die tropfige Harnsäureausfällung liegt bei einer ganz schwachsauren Reaktion des Harnes, genauer bei einer H-Ionenkonzentration von etwa 10^{-7}—$10^{-5,5}$g/ 1 Liter. Möglichstes Freisein des Harnes von mitausfallenden Kolloiden ist als weitere Bedingung wichtig, da sonst — offenbar durch sofortige kolloide Umhüllung der Harnsäuretröpfchen schon im

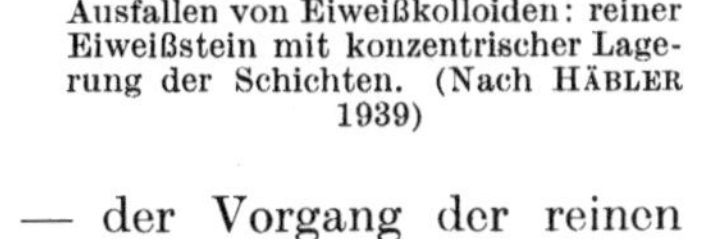

a   b

Abb. 53 a u. b. a Entwicklungsgang des Steinwachstums bei der tropfigen Entmischung eines Kristalloids: reiner Kristalloidstein mit einheitlich radiärer Kristallstrahlung. b Entwicklungsgang des Steinwachstums beim Ausfallen von Eiweißkolloiden: reiner Eiweißstein mit konzentrischer Lagerung der Schichten. (Nach HÄBLER 1939)

Stadium ihrer noch ultramikroskopischen Größe — der Vorgang der reinen tropfigen Entmischung gestört wird und dann Gebilde vom Charakter der gemischten Kolloid-Kristalloidausfällung entstehen."

G. HAMMARSTEN hat die Versuche von SCHADE bestätigt. Micellenbildung, d. h. tropfige Entmischung, ist für Harnsäure verständlich; denn Harnsäuresalze können in kolloider Form auftreten und „unter den Kolloiden ist diese Erscheinung

der tropfigen Entmischung wohl bekannt" (G. Hammarsten). Hammarsten
gibt diese Erscheinung aber ebenso für Calciumoxalat an; sie beobachtete sie bei
experimenteller Kristallisation dieses Salzes im menschlichen Urin. Dabei macht
sie die Einschränkung, daß diese Micellenbildung die Anwesenheit von Kolloiden
erfordere. Sie beschreibt auch die Bindung dieser Micellen zu einem Steinkern
durch die an ihrer Oberfläche adsorbierten Harnkolloide. Als besonders gutes
Testobjekt bezeichnet sie den Urin nach größeren Gaben von Sulfonamid, wobei
das Auftreten von Micellen, d. h. von Sulfonamidkonzentraten in tropfiger Entmischung, von 5—10 μ Durchmesser zu beobachten sei. Ob die letztgenannte
Deutung richtig ist, bleibt zu beweisen. Hierauf ist später noch einzugehen
(s. S. 125). Jedoch verdient der von Schade beschriebene Vorgang der tropfigen
Entmischung im Hinblick auf die organischen kristalloiden Konkremente, und
zwar der Harnsäure-, Urat-, Cystin- und Xanthinsteine, erhöhtes Interesse. Dieses
um so mehr, als die Untersuchungen von Dulce (s. unten) für diese Steingruppe
eine Entwicklung über eine Übersättigung des Harnes und Auskristallisation der
Steinbildner annehmen lassen.

3. Schutzkolloide und die lyotropen Substanzen im Urin

Alle genannten Theorien, welche die formale Genese der Harnsteine mit
einem Mangel an Schutzkolloiden in Zusammenhang bringen, fußen auf der These
von Lichtwitz, daß in dem Harn als übersättigter Lösung die Elektrolyte durch
die hydrophilen Harnkolloide in Lösung gehalten werden. Die überragende Bedeutung der Schutzkolloide als Lösungsvermittler wird in neuerer Zeit aber stark
angezweifelt. Bricht diese These zusammen, so ist allen diesen Theorien die
Grundlage entzogen.

Dieser Zweifel wurde schon 1929 von E. Meyer geäußert. Auf den älteren
Untersuchungen von Henderson und Spira über den Einfluß der Wasserstoffionenkonzentration auf die Dissoziation der schwachen Säuren fußend (1909),
bewies er die Abhängigkeit der Löslichkeitsverhältnisse der einzelnen Elektrolyte
des Harnes von der Ionenkonzentration (s. auch S. 3). Er zeigte, daß wegen
der „Salzwirkung" die Löslichkeit der steinbildenden Substanzen im Harn nicht
mit ihrer bekannten Löslichkeit in Wasser verglichen und gleichgestellt werden
kann. Dabei bedeutet „Salzwirkung" den Einfluß, den die gesamte Ionenkonzentration einer Lösung (= totale Salzkonzentration) auf die Löslichkeit eines
Stoffes in dieser Lösung nimmt. Man spricht auch von einem Ionenantagonismus.

Die Löslichkeit wird aber auch durch weitere Faktoren im Urin bestimmend
beeinflußt. Neben der Ionenwirkung sind auch die Anwesenheit von leicht-
löslichen instabilen Formen und die Bildung leicht löslicher komplexer Salze
zu berücksichtigen. 1916 hat Neuberg zeigen können, daß praktisch in Wasser
unlösliche Stoffe in Lösungen „hydrotroper" Substanzen gelöst und in Lösung
gehalten werden können. Als solche „hydrotropen" Substanzen bezeichnete er
z. B. Natr. benzoat., Natr. hippurat. und Natr. salicylat. Medes (1942) führt
für den Urin auch den Harnstoff an. Dulce (1956) sah hierdurch aber keine wesentliche Erhöhung der Löslichkeit für Calciumoxalat. Dagegen glauben Harada
u. Mitarb. Medes bestätigen zu können. Ihr Test (s. unten) berücksichtigt jedoch
weder p_H noch CO_2-Gehalt der Lösung, von denen die Apatitlöslichkeit weitgehend abhängt. Für die Löslichkeit des Calciumoxalates im Urin ist nach
Klemperer und Tritschler (1902), insbesondere aber nach den Untersuchungen
von G. Hammarsten (1929) das Magnesium von größter Bedeutung. So hat
Hammarsten bei gesunden Ratten dadurch Calciumoxalatsteine ohne Oxalat-
zufuhr hervorrufen können, daß sie den Magnesiumgehalt ihrer Nahrung beträcht-

lich senkte. Wie auch DULCE bestätigt, wird die Löslichkeit des Calciumoxalates durch Komplexbildung zwischen Oxalat-, Calcium- und Magnesiumionen bis auf das 20fache gesteigert (s. auch S. 113). Mit Calcium bildet die im Urin in einer Menge von 150—360 mg/24 Std ausgeschiedene Citronensäure ein lösliches, wenig dissoziierendes Komplexsalz (SABBATINI 1901, später SHORR, SHOL, AL-BRIGHT, HEINZ u. a.). Für Calciumphosphat und Calciumcarbonat stellten MANDL, GRAUER und NEUBERG einen entsprechenden Effekt durch Glucuronsäure und Ascorbinsäure fest, eine Tatsache, welche von allen Nachuntersuchern bestätigt ist. Glycin und Alanin erhöhen die Löslichkeit von Hydroxylapatit (KLEMENT u. WEBER). Auch sämtliche stärkeren Fremdelektrolyte des Harnes setzen die Ionenaktivität von Calcium und Oxalat herab und erhöhen damit die Sättigungskonzentration. Diesen „Einsalzeffekt" von Natriumchlorid, Kaliumsulfat u. a. auf Calciumoxalat bewies G. HAMMARSTEN experimentell (1929). J. S. ELLIOT (1956) fand nicht nur im Normalurin, sondern auch während der Bildung von Phosphatsteinen eine beachtliche Hyposaturation des Urins mit Calciumphosphat. Diese Befunde kann man ebenfalls durch die löslichkeitserhöhende Wirkung der Fremdelektrolyte erklären.

Von HARADA u. Mitarb. (1952) stammt ein Test zur Prüfung des überschüssigen Kalkbindevermögens des Urins und zur Bestimmung des löslichkeitssteigernden Effektes der verschiedenen hydrotropen Substanzen für Calcium. Sie benutzten hierzu Knochenasche, die sich aus 85% $Ca_3(PO_4)_2$, 12% $CaCO_3$ und 1—2% CaF_2 zusammensetzt.

100 cm³ Urin werden in 2 Portionen geteilt. Einer Portion wird pulverisierte Knochenasche zugefügt. Nach Schütteln über 10 min Filterung und Bestimmung des Calciumgehaltes für beide Portionen. Die Differenz in mg zeigt das weitere Bindevermögen für Calcium an. Bei Zusatz von 0,5 g hydrotroper Substanzen zu 50 cm³ Urin fanden sie folgende Erhöhungen:

Ammon. citr. $+ 28$
Harnstoff $+ 5$
Ammon. hipp. $+ 7$
Ammon. benz. $+ 11$

Verständlicherweise tauchte die Frage auf, ob Steinbildung nicht mit einem *Mangel an Komplexsalzen* und an organischen Säuren in Verbindung zu bringen sei. BOOTHBY u. ADAMS (1934) sowie KISSIN und LOCKS (1941) stellten eine relative Verminderung der Citratausscheidung für ihre Steinbildner fest. FLOCKS (1950) zeigte, daß im Harn von Steinbildnern die Calciumionen vielfach vorwiegend als freie positive Ionen vorhanden und nicht komplex gebunden sind. Die im Urin normalerweise vorkommenden Substanzen, welche mit Calcium lösliche Komplexe bilden, maskieren das Calcium und sind negativ geladen. "The ability of the urine to form such negatively charges complexes may be of much importance in relationship to the formation of calcium stones." In gleichem Sinne sprachen sich auch SHORR, ALMY, SLOAN, TAUSKY und TOSKANI (1942), sowie SCOTT, HUGGINS und SELMAN (1943) aus. Letztere geben für normale Individuen eine Ausscheidung von 300—600 mg/l Acid. citric. im 3 Std-Urin, für Steinträger eine solche von nur 0—325 mg/l an. Dagegen stellte UHLIR nur ausnahmsweise eine verminderte Citratausscheidung bei Steinträgern fest. Auch CONVAY, MAITLAND u. RENNIE widersprechen. Sie bestätigen eine Störung der Citratausscheidung nur für die Steinpatienten, bei denen gleichzeitig eine stärkere Infektion vorliegt. Bei diesen Fällen war sie allerdings konstant. HARADA u. Mitarb. (1952) fanden bei 3 von 4 Steinpatienten erniedrigte Citratwerte. Bei zwei von ihnen lag dabei aber eine schwerere Nierenschädigung vor. Untersuchungen von HARRISON (1955) mit Carboanhydrasehemmern beweisen die weitgehende Bindung der Citratausscheidung an die Tubulusfunktion. In gleichem Sinne sprechen die Untersuchungen von GORDON u. SHEPS und von OTTO. Nach OTTO (1957) beeinflußt jede renale Funktionsstörung die Citratausscheidung.

Hiernach erscheint erwiesen, daß, zumal bei entzündlicher Steinbildung, vielfach eine verminderte Ausscheidung von Citronensäure vorliegt. Ihr kann aber keine ausschlaggebende, sondern nur eine unterstützende Bedeutung zuerkannt werden. Andernfalls müßte sie als regelmäßige Erscheinung gefordert werden, wäre aber auch für jede Nierenschädigung Steinbildung zu folgern. Die genannten Untersuchungen, und hierzu rechnen auch diejenigen von Flocks, zeigen zudem auf, daß dieser unterstützende Faktor besonders bei der Harninfektion, zumal bei der Pyelonephritis, ausgeprägt ist.

Untersuchungen von McGeown und Bull betreffen die Beziehungen zwischen Steinbildung und Gehalt des Harnes an den Aminosäuren Glycin und Alanin. Neben niedrigen fanden sie bei Steinbildnern auch abnorm hohe Ausscheidungsquoten, so daß sich auch hier keine engen Zusammenhänge finden lassen. Gleiches gilt für den Glucuronsäuregehalt des Urins bei Steinpatienten (McGeown u. H. G. Bull).

Leider berücksichtigen alle diese Untersuchungen nur eine einzige der lyotropen Substanzen. Um ein wirkliches Bild zu gewinnen und einen Mangel an diesen Stoffen als steinbedingend oder als steinbildungsfördernd auszuschalten, wäre jedoch die Gesamtheit aller lyotropen Stoffe quantitativ zu bestimmen. Solche Untersuchungen fehlen bisher.

An dieser Stelle seien auch die Untersuchungen erwähnt, welche Robinson (1923) durch seine Meinung auslöste, daß die Phosphatasen bei der Gewebsverkalkung eine Rolle spielen. Da Nieren einen besonders hohen Phosphatasegehalt aufweisen, glaubte Harris einen Zusammenhang mit der Steinbildung vermuten zu dürfen. Hierüber liegen Untersuchungen von Hepler und Simmonds (1945) und von Cordonnier und Miller (1951) vor. Sie lassen eine Beziehung zwischen den Phosphatasen und der Steinbildung sicher ablehnen. Zu gleichem Ergebnis führten die Untersuchungen menschlicher Nieren und die Tierversuche von Harada u. Mitarb. (1952).

1933 hatte K. Eimer mit Hilfe der Zsygmondyschen Goldzahl die Schutzkolloide im Harn zu messen versucht. Nach seinen Bestimmungen zeigt der Harn Steinkranker ausnahmslos verminderte Werte. Im Gegensatz zu ihm kam Ferguson (1938) bei Prüfung mit Goldhydrosol zu dem Ergebnis, daß der Urin von Steinkranken einen deutlich höheren Kolloidschutz als der Gesunder zeigt. Von G. Hammarsten (1958) stammt folgende Übersicht über die Schutzkolloide („measured as gold-numbers") und Steinbildung bei Ratten:

A. Male rats (136):
   positive protection 120 (88%) — stone formation 75 (62,5%)
   negative protection 16 (12%) — stone formation 10 (62,5%)
B. Female rats (120):
   positive protection 19 (16%) — stone formation 7 (37%)
   negative protection 101 (84%) — stone formation 42 (42%)

Sie folgert eine Unabhängigkeit der Steinbildung bei Ratten vom Kolloidgehalt, jedoch Beziehungen der Oberflächenspannung zum Geschlecht der Tiere. Die ausgedehntesten Untersuchungen stellten Butt u. Mitarb. an, um ihre Theorie des Kolloidschutzmangels zu unterbauen. Die Beweiskraft ihrer hierbei angewandten Methoden wird jedoch bezweifelt. Das betrifft sowohl die Auszählung der Kolloide unter dem Ultramikroskop (Genot) als auch die Bestimmung der Oberflächenspannung (Dulce). Diese letztere Methode wandten — abgewandelt — auch Alken u. Mitarb. an (1957). In ihrer Arbeit kommen sie zu dem Schluß, daß „von einer echten Schutzfunktion der Mucoproteidkolloide im Urin gesprochen werden" kann. Doch schon 1958 (Hermann) halten sie diese Folgerung als zu weitgehend nicht mehr aufrecht. Die Oberflächenspannung sei von so vielen Faktoren abhängig, daß sie keine sicheren Aussagen zulasse. Auch v. Berlepsch (1957) untersuchte, ob die Bestimmung der Oberflächenspannung des Urins Zusammenhänge zwischen Schutzkolloidwirkung und Steinbildung aufzudecken vermöge. Er fand dabei keine signifikanten Unterschiede zwischen dem Harn Steinkranker und Gesunder. „Nach unseren Ergebnissen haben die untersuchten Steinpatienten keinen ausgesprochenen Mangel an oberflächenaktiven Substanzen; auf keinen Fall fehlen ihnen Kolloidpartikel." Die letzte Folgerung findet ihre Bestätigung in Untersuchungen von BOYCE u. Mitarb., von OLANESCO u. Mitarb. und von DULCE. Unabhängig voneinander wiesen sie auf chemischem Wege nach, daß die Mucoproteide bei den meisten Steinpatienten nicht nur nicht xermindert, sondern um das 3—14fache erhöht sind, „eine Feststellung, welche mit einem Mangel hydrophiler Kolloide als Steinursache unvereinbar ist" (DULCE).

Der Frage, ob Einsalzeffekt und Doppelsalzbildung zur Stabilisierung des Harnes genügen oder aber die Anwesenheit von Schutzkolloiden erforderlich ist, galten auch die Untersuchungen von BOYCE u. Mitarb. aus dem Jahre 1954. BOYCE entfernte durch Ultrafiltration, und zwar durch Kolloidmembranen, welche für Proteine mit einem größeren Molekulargewicht als 35000 undurchlässig waren, die Kolloide aus dem Harn von Gesunden und von Steinkranken. In keinem der Ultrafiltrate trat Trübung auf. Sie folgern hieraus, daß die Harnkolloide

Tabelle 25. *Verhinderung der Calciumoxalatfällung durch Schutzkolloide und Kristalloide bei verschiedenen Calciumkonzentrationen.* (Aus DULCE 1956)

Zugesetzte Verbindungen	mg-% Calcium im Ansatz						
	1500	1200	750	300	120	30	12
Oxalatkonzentration im Ansatz: n/800							
Chondroitinschwefelsäure	++	++	+	−	−	−	−
Hyaluronsäure	++++	++	+	−	−	−	−
Desoxyribonucleinsäure	++++	++++	++++	+++	(+)	−	−
prim. Natriumphosphat	++	+	−	−	−	−	−
Kaliumsulfat	Calciumsulfatniederschlag		+	−	−	−	+
Natriumcitrat	++	+	(+)	(+)	−	−	+
Natriumchlorid	−	−	−	−	−	+	++
Magnesiumchlorid	(+)	−	−	−	−	++	+++
Oxalatkonzentration im Ansatz: n/2000							
Albumin	Leerwerte zu niedrig			(+)	−	−	−
Kollidon				++	−	−	−
Harnstoff				+++	+	−	−
Chondroitinschwefelsäure				+(+)	−	−	−
Hyaluronsäure				+++	−	−	−
Desoxyribonucleinsäure				++++	+++	++	++
Natriumchlorid				−	−	−	++++
prim. Natriumphosphat				++	−	+	++
Kaliumsulfat				+++	+	++	++++
Natriumcitrat				++	+	++	+++
Magnesiumchlorid				++++	++++	++++	++++
					pathol.	physiolog.	
					Harnkonzentrationen		

Albumin, Kollidon, Macrodex und Harnstoff sind bei n/800 Oxalat und sämtlichen Calciumkonzentrationen ohne Wirkung. Fällungszeit 1 Std. Temperatur 37°. Die Fällungsverhinderung berechneten wir durch Vergleich der Titrationswerte dieser Fällungen mit den Titrationswerten der entsprechenden Ansätze ohne Zusatz. Bewertung der Versuchsergebnisse:

$$++++ = \text{Fällungsverhinderung von } 75\text{—}100\%$$
$$+++ \;\; = \text{Fällungsverhinderung von } 50\text{—}75\%$$
$$++ \;\;\; = \text{Fällungsverhinderung von } 30\text{—}50\%$$
$$+ \;\;\;\; = \text{Fällungsverhinderung von } 15\text{—}30\%$$
$$- \;\;\;\; = \text{Fällungsverhinderung von } \;\;0\text{—}15\%$$

„keinen wesentlichen Einfluß darauf haben, daß die kristalloiden Partikel in Lösung gehalten werden, und zwar weder bei Gesunden noch bei Harnsteinkranken. Die Annahme, daß ein kausales Verhältnis zwischen der Trübung des Urins wegen Kristallurie und Harnsteinerkrankung bestehe, muß als eine unerwiesene Behauptung betrachtet werden." Dulce (1956 und 1958) prüfte die Verhinderung der Calciumoxalatfällung durch Schutzkolloide und Kristalloide bei verschiedenen Calciumkonzentrationen. Die Tabelle 25 zeigt, daß bei einem harnphysiologischen Mischungsverhältnis von Calcium- und Oxalationen die Calciumoxalatfällung fast ausschließlich von Kristalloiden — außer Harnstoff — beeinflußt wird. Von den Kolloiden zeigte nur die im Harn nicht vorkommende Desoxyribonucleinsäure einen Effekt. Aber auch dieser steht weit hinter dem von Magnesium zurück. Zu gleichen Ergebnissen führten entsprechende mit Harn angesetzte Versuche. Diese Versuche von Dulce haben eine gewisse Parallele zu denen von Miller, Vermeulen und Moore (1958). Hiernach zeigt die Löslichkeit für Calciumoxalat im künstlichen, kolloidfreien Urin keinen Unterschied gegenüber dem im natürlichen Urin. Schon früher (1924 bzw. 1928) hatten Rangier sowie Ascoli gefunden, daß auch für die Löslichkeit der Harnsäure die Mineralsalze und nicht die Schutzkolloide verantwortlich sind.

1958 nahmen McLagan u. Anderson zur Frage der Schutzwirkung der Kolloide nochmals Stellung. Sie glauben, durch einen von ihnen ausgearbeiteten Test bewiesen zu haben, daß — abgesehen von Desoxyribonucleinsäure, Hyaluronsäure und Serumalbumin — auch der Mucoproteidfraktion A des Urins, in geringerem Maße auch den Fraktionen B und P Schutzfunktionen zukommen. Sie prüften dabei die Fällungshemmung der Kolloide für Calciumphosphat bei einem p_H von 10. Obwohl nur 5 ihrer 25 Steinpatienten verminderten Schutzwert im Harn aufwiesen, nehmen sie Beziehungen zwischen diesen Schutzkolloiden und der Steinbildung an. Dulce hat hierzu Stellung genommen (persönliche Mitteilung): „Für die Schutzkolloidwirkung des Harnes im Calciumphosphat-Fällungstest bei p_H 10 sind die Mucoproteide wahrscheinlich verantwortlich. Ob diese Wirkung aber auch in vivo im Harn besteht, kann erst beurteilt werden, wenn diese sog. Schutzkolloidwirkung auch bei physiologisch noch möglichen p_H-Werten von 7—8 auftritt. Es ist anzunehmen, daß bei p_H 10 in vitro sehr kleine Calciumphosphatteilchen präformiert werden, die von Kolloiden am Wachstum und Konfluieren gehindert werden können. Bei meinem Oxalatfällungstest fand ich, daß diese Kolloide ziemlich in der gleichen Reihenfolge wie bei McLagan als Schutzkolloid wirkten, wenn ich unter unphysiologischen Fällungsbedingungen, die kolloidales Calciumoxalat präformierten, arbeitete. Bei physiologischen Ca- und Oxalatkonzentrationen und p_H 5—6 wirkten sie aber nicht als Schutzkolloide. Beide Fällungsteste haben demnach unter *unphysiologischen Bedingungen* nur als Kolloidteste Wert, die nicht gestatten, auf die Bedeutung der Schutzkolloide im Harn als Kristallisationshemmer zu schließen. Erst physiologische Arbeitsbedingungen im Test lassen bindende Schlüsse über die Beeinflussung einer Kristallisation im Harn durch Schutzkolloide bzw. Mucoproteide zu. Die Befunde von McLagan könnte man ohnehin nur auf die PO_4-Steinbildung anwenden. Überdies wird die Löslichkeit von Calciumphosphat im Harn hauptsächlich vom p_H-Wert bestimmt."

Grundlage und Ausgangspunkt aller bisher genannten Theorien bildet die einem Glaubenssatz nahekommende Vorstellung von dem Urin als übersättigter Lösung, in dem die Kristalloide vorwiegend durch Schutzkolloide in Lösung gehalten werden. Die genannten Untersuchungen lassen stärkste Zweifel an der Berechtigung dieser Auffassung aufkommen. Schon heute kann als gesichert gelten, daß normaler Urin keine echte Übersättigung zeigt. Sie kann jedoch bei Verschiebung des p_H, bei pathologischer Ausscheidung steinbildender Ionen und durch Infektion eintreten (s. auch R. H. Flocks, H. Boyce u. Mitarb. 1954). Ebenso sprechen alle neueren Untersuchungen dafür, daß die Stabilisierung des Harnes vornehmlich auf der Komplexsalzbildung und den Einsalzeffekten beruht und weniger — falls sie besteht —, auf eine Schutzwirkung der Harnkolloide zurückgeht.

Bei dem Zusammenbruch der bisherigen Theorien, der sich hiernach anbahnt, erscheint um so bedeutungsvoller, daß in jüngster Zeit Forschungen einsetzten, welche das vorliegende Problem von völlig anderer Seite angriffen und das Interesse an der formalen Genese wieder belebten. Hier sind zunächst die Theorien von RANDALL und von CARR zu nennen.

4. Die Theorien von RANDALL und von CARR

Ausgehend von der Überzeugung, "that there must be an initiating lesion, that precedes the formation of a renal calculus", machte RANDALL bei systematischer Suche nach dem Ursprungsherd der Harnsteine die Beobachtung, daß ein höherer Prozentsatz der Nieren in ihrem Papillenbereich „Kalk-Plaques", d. h. Kalkablagerungen aufweist. Einzelbeobachtungen dieser Erscheinung waren schon früher von CAULK („calcareous papillitis") und HELLSTRÖM (1936) beschrieben worden. RANDALL kommt das Verdienst zu, diese eigentümliche Papillenveränderung als häufige Erscheinung erkannt und mit der Steinbildung in Beziehung gebracht zu haben. Er sieht diese Kalkherde als Zelldegenerationsfolgen an, für die er ursächlich einerseits einen Vitamin A-Mangel, andererseits Toxinwirkung beschuldigt. ROSENOW fand bei 24 von 37 Fällen in der Nachbarschaft von Plaques Bakterien. Er schließt hieraus, daß eine Infektion der Plaquebildung vorausgeht und diese auf die lokale Einwirkung von Bakterientoxinen zurückzuführen sei. BOEMINGHAUS berücksichtigt auch Durchblutungsstörungen: „Die Möglichkeit einer Schädigung des Epithels der Tubuli und Papillen als Folge einer Ischämie (Sympathicusreiz) ist bekannt (LERICHE)." Der Zusammenhang mit der Steinbildung ist nach RANDALL dadurch gegeben, daß mit der Zeit das deckende Epithel über den Plaques nekrotisch wird und nun diese wie auch die Nekrosen dem Urineinfluß unterworfen seien. Damit würden sie Ansatzpunkt für den Niederschlag von Harnkolloiden und Harnsalzen und gäben so den Steinkern ab. In seiner ersten Untersuchungsserie (609 Fälle) beobachtete RANDALL 49mal den Papillen anhaftende, auf Calciumplaques wachsende Konkremente.

Seine Theorie wurde von VERMOOTEN, ROSENOW, TWINEM, LICHTWITZ, SCHEELE, BOEMINGHAUS, SCHULTHEIS, BUTT, PRIEN u. a. übernommen. Besonders SCHEELE, BOEMINGHAUS und SCHULTHEIS weisen dabei auf die häufigen schwalbenschwanzförmigen Papillensteine hin, welche in ihrer Basis ein Abbild der Papille geben, hier auch häufiger den Kalkniederschlag aus der Papille (SCHEELE) und selbst die Mündungen der Sammelröhrchen erkennen lassen (SCHULTHEIS). PRIEN zeigte in Steinanschliffen (s. Abb. 54), daß die Struktur vieler Harnsteine nur durch die enge Verbindung mit einer Oberfläche erklärt werden kann. Hierin sieht er den Beweis für ihr Wachsen auf Randallschen Plaques. Alle schwalbenschwanzförmigen Konkremente bringt er mit dem Typ I nach RANDALL in Zusammenhang; runde Steine mit dem Typ II. BOEMINGHAUS faßt unter Beziehung auf die Randallschen Plaques alle harten Steine als Papillensteine auf. Ihnen stellt er als 2. Gruppe die weichen „Sedimentsteine" (= Apatit- und Struvitsteine) gegenüber.

Je nach dem Sitz unterscheidet RANDALL zwei verschiedene Plaquestypen. Beim Typ I liegt der Kalkniederschlag im Interstitium um die Sammelröhrchen. Dieses war in 19,6% seines Materials der Fall. Entwicklungsmäßig fand RANDALL, daß primär Calciumsalze als feine Granula in der Basalmembran der Sammelröhrchen auftreten. Es folgt deren Zusammenfluß, bis schließlich die Verkalkung den Tubulus als ein kompletter Ring einfaßt und zur Destruktion des Tubulusepithels führt. Wesentlich seltener ist nach RANDALL der Typ II mit 1,9%. Hier findet sich der Kalkniederschlag im Tubulusepithel selbst. HARADA (bzw. INOUE) trennt noch eine 3. gemischte Form ab, welche den Kalkniederschlag

sowohl um wie auch im Tubulusepitel finden läßt. Die Häufigkeit der Formen I,
II und III gibt er mit 3,6:8,9:27% an.

Vermooten beschreibt in der Umgebung von Plaques Ödem und strukturelle
Veränderungen der kollagenen Fasern, die er mit der Bildung in direkten Zusammenhang bringt. Diese Befunde hat Harada nur für einen kleinen Prozentsatz

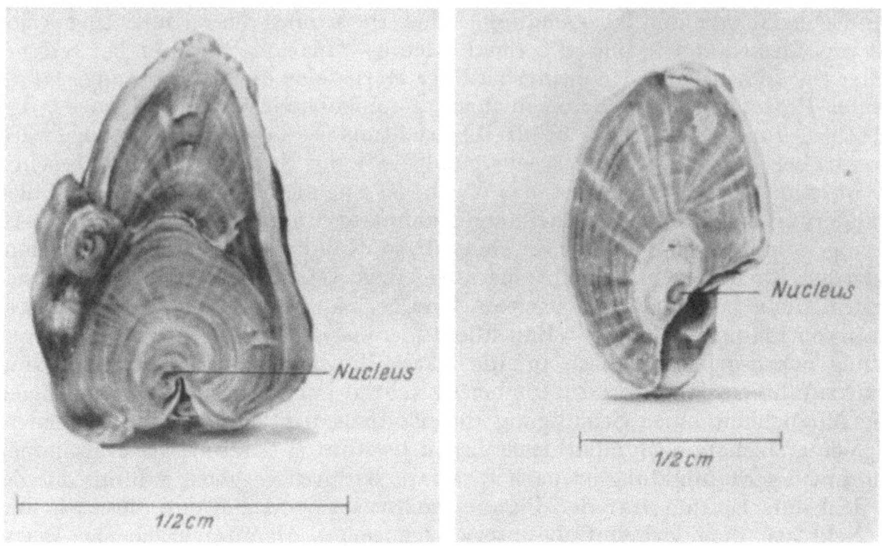

Abb. 54. Anschliffe von Papillensteinen. (Prien 1955)

seiner Fälle bestätigen können: 4mal lag ein Ödem stärkeren oder mäßigen Grades
vor. In einem Falle bestanden gröbere Veränderungen der kollagenen Fasern,
in fünf weiteren solche leichten Ausmaßes.

Über die Häufigkeit der von den einzelnen Untersuchern erhobenen positiven
Plaquesbefunde gibt die Tabelle 26 eine Übersicht. In ihr sind zugleich die Stein-
befunde eingetragen.

Ein spezielles Interesse verdienen die Untersuchungen von Vermooten. Sie
beziehen sich auf die Kontrolle von 1060 Nierenpaaren, die zu 65,9% von rein-
rassigen Bantunegern stammten, zu 26,4% von Kaukasiern. Letztere ergaben mit 17,2% einen 4mal höheren Prozentsatz von positiven Befunden wie die reinrassigen Neger mit 4,3%. Auf das abnorm seltene Vorkommen von Steinen bei Negern wurde oben schon hingewiesen (S. 38). Somit erscheint

Tabelle 26

	Fälle	Kalkplaques	Steinbildung
Randall	1154	277 (19,6%)	65 (5,6%)
Rosenow (1940). . . .	232	53 (22,0%)	13 (5,4%)
Anderson (1940) . . .	1500	180 (12,0%)	2 (0,13%)
Posey	340	66 (19,4%)	39 (11,6%)
Ungar	250	47 (18,8%)	7 (2,8%)
Vermooten (1942). . .	1060	88 (8,3%)	—
Kjolhede u. Lassen (1942)	135	86 (63,7%)	14 (10,4%)
Harada u. Mitarb. (1952)	56	23 (41%)	4 (7,0%)

auch dieser Prozentsatz von 4,3% noch zu hoch, um wirkliche Beziehungen
zwischen Plaquebildung und Steinbildung folgern zu lassen. Vermooten sucht
die Erklärung hierfür in den Buttschen Untersuchungen über die Aktivität der
Harnkolloide, welche bei Negern besonders kräftig sein soll, ihrem Harn einen

besonderen Kolloidschutz sichere und das Wachsen von Steinen auf den Plaques verhüte.

Die unterschiedliche Häufigkeit bei den Geschlechtern mit Vorherrschen der Plaques bei männlichen Nieren zeigt die folgende, der Arbeit von HARADA u. Mitarb. entnommene Tabelle 27.

Dabei entspricht das Verhältnis mit etwa 2 : 1 ungefähr demjenigen bei der Steinerkrankung.

Schon im Kleinkindalter wurden Plaques gefunden. POSEY beschreibt solche bei einem 3 Wochen alten Säugling. HARADA u. Mitarb. stellten bei nur 4 Nierenuntersuchungen von Kindern bis zu 10 Jahren in einem Fall, und zwar bei einem 20 Monate alten Kind, das Vorliegen einer intratubulären Form fest.

Über die Häufigkeit der Plaques in den verschiedenen Altersgruppen gehen die Angaben der einzelnen Autoren weit auseinander. Bei relativ kleinem Untersuchungsmaterial erhob HARADA die meisten positiven Befunde an Nieren von Menschen, die im Alter zwischen 30 und 50 Jahren standen. VERMOOTEN ver-

Tabelle 27

	Plaques in männlichen Nieren	Plaques in weiblichen Nieren
VERMOOTEN .	9,3%	4,4%
ROSENOW . .	35 Fälle	18 Fälle
POSEY . . .	47 Fälle	19 Fälle
UNGAR . . .	23%	12%
HARADA . .	44,7%	33,3%

merkt dagegen eine Häufung jenseits des 5. Lebensjahrzehntes. Der durchschnittliche Prozentsatz lag bei seinem Gesamtmaterial bei 8,3%. Für Menschen im 60.—70. Lebensjahr erreichte er 67%. VERMOOTEN erklärt diesen überraschenden Befund mit der mit zunehmendem Alter auch zunehmenden Neigung des Gewebes zur Verkalkung infolge der nachlassenden Zellaktivität. Unter Bezugnahme auf die Autopsiebefunde von BELL glaubt er, daß diese Häufung von Plaques im höheren Alter nicht in Widerspruch zu dem Steinvorkommen steht. Für die Mehrzahl aller Länder treffen diese Angaben aber nicht zu (s. S. 52). Trotz seiner Erklärungsversuche werden auch bei VERMOOTEN gewisse Zweifel an der überragenden Bedeutung der Randallschen Plaques für die Steinbildung erkennbar, wenn er zusammenfassend schreibt: "The existance and significance of RANDALL's plaques cannot be overlooked in discussing the aetiology of renal calculi but many other factors play the major role in the subsequent development of these calculi".

Fordert schon die Altersverteilung eine gewisse Kritik an der Theorie von RANDALL heraus, so wird diese noch durch den relativ seltenen gleichzeitigen Befund von Steinen auf diesen Plaques verstärkt. Die oben erwähnten häufigen Beobachtungen RANDALLs von Steinen, welche Plaques aufsaßen, hat keiner der anderen Untersucher bestätigen können. KJOLHEDE und LASSEN fanden bei ihren Untersuchungen 14 Steine in den Nieren, von denen nach ihrer Ansicht nur einer mit einem Plaque in Verbindung gebracht werden konnte. UNGAR berichtet dieses über 2 von 7 Steinen. HARADA u. Mitarb. geben nebenstehende Gegenüberstellung:

Bei den häufigen Steinbefunden auch in Nieren, die keine Plaques nachweisen ließen, glauben KJOLHEDE und LASSEN wie auch JUSTIN-BESANÇON

Kalkplaques	Steine	
+	∅	19 Fälle
+	+	4 Fälle
∅	+	2 Fälle

und LAMOTTE-BARILLON sich berechtigt, den Randallschen Plaques eine wesentliche Bedeutung für die Steinbildung abzusprechen. Ihnen seien aber nicht nur die oben wiedergegebenen Anschliffbefunde von Harnsteinen, sondern auch Befunde entgegengehalten, wie sie PRIEN in seiner Arbeit dargestellt hat. Sie beweisen eindeutig, daß die Randallschen Plaques Bildungsstätten von Steinen darstellen können (s. Abb. 55).

Vielfach wurde versucht, Randallsche Plaques experimentell zu erzeugen. Soweit hierbei Nephrotoxine (Sublimat usw.) in Anwendung kamen, war das Ergebnis stets negativ (Randall, Harada). Alle Kalkablagerungen in den Nieren beschränken sich hierbei auf die oberen Tubulusabschnitte. Nach Hammarsten gelingt es jedoch, bei Ratten subepitheliale Läsionen und auch Steinbildung auf Nierenpapillen in sterilem Urin durch Magnesiumentzug aus der Nahrung hervorzurufen. Prien stellt das histologische Bild eines so erzeugten Papillenschadens in seiner Arbeit [J. Urol. 73, 627 (1955)] dar. Seiner Auffassung nach

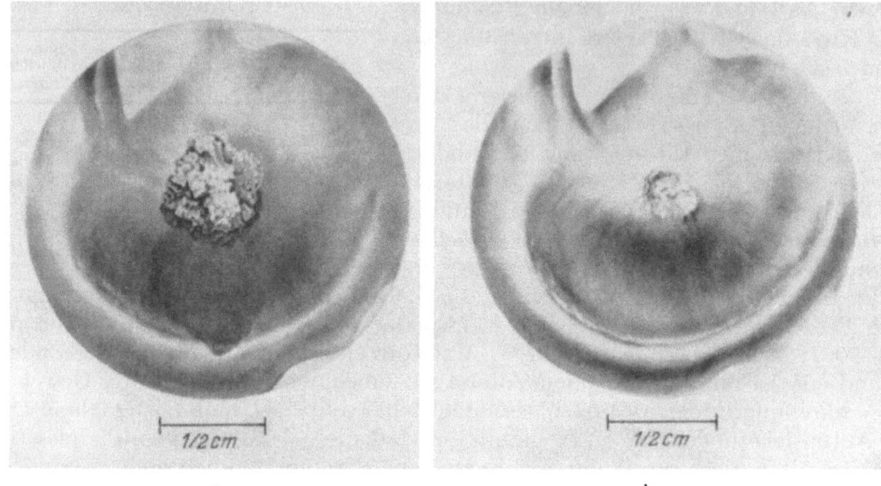

a   b

Abb. 55 a u. b. Papillenstein. a Calcium-Oxalat-Stein, der Papillenspitze einer menschlichen Niere aufsitzend b zeigt die Ulceration der Papille nach Entfernung des Steines. (Abb. 1 aus der Arbeit Prien 1955)

besteht große Ähnlichkeit, aber nicht absolute Übereinstimmung dieser Veränderungen an den Papillen der Rattennieren mit den Randallschen Plaques beim Menschen. Einen anderen Weg beschritt Selye. Überdosierung mit Ergocalciferol, mit Corticoiden und mit Dehydrotachysterin (A.T. 10) führt bei Ratten zu einer Nephrocalcinose. An ihr sind die Nierenpapillen beteiligt. Sie werden aber nicht für sich allein befallen. Unterband Selye aber bei Tieren, welche dieser Behandlung mit A.T. 10 unterworfen wurden, einen Harnleiter dicht unterhalb seines Abgangs aus dem Nierenbecken, so resultierte eine lokale Verkalkung der Nierenpapille ohne Beteiligung des übrigen Nierengewebes. Selye folgert hieraus, daß „bei Vorhandensein einer humoralen Prädisposition für Gewebsverkalkungen eine mechanische Stauung des Urins zur selektiven Verkalkung und Nekrose der Nierenpapille prädisponiert" und damit die Genese der Urolithiasis eingeleitet würde. In diesen Versuchen wurden jedoch 2 Störungen in einem Ausmaße gesetzt, wie sie normalerweise beim Menschen und beim Tier kaum zusammentreffen. Bei menschlichen Nieren mit Plaquesbefunden waren letztere auch in den seltensten Fällen mit einer Harnstauung kombiniert. Die Versuche gewinnen aber dadurch besonderes Interesse, als sie einerseits die Bedeutung einer Durchblutungsstörung der Niere und zumal der Nierenpapillen, andererseits diejenige der Harn- und Gewebsacidität für das Auftreten der Verkalkungen ausweisen. Randall-Plaques entstehen nur bei saurem Urin. Daß die Acidität des Gewebes ursächlich mitspielt, zeigen die bei den Versuchen

gleichzeitig entstandenen Verkalkungen im traumatisierten Muskel- und Gefäß-
gewebe wie auch deren Ausbleiben in der Leber bei Durchführung einer Chole-
dochusligatur.

Die Carrsche Theorie fußt auf Untersuchungen von W. A. D. ANDERSON.
Gemeinsam mit McDONALD wies ANDERSON 1946 darauf hin, daß sich schon
bei einfacher Routineuntersuchung der Nieren gesunder und kranker Menschen
in 12% der Fälle (15,5% der Erwachsenen, 5,7% der Kinder) mikroskopisch
kleinste Kalkkörperchen im Interstitium finden lassen. Diese sind sowohl
im Mark wie in der Rinde gelegen. Er deutete sie als Vorstufen von Steinen
und auch der Kalkplaques, die er als Zusammenballungen solcher Kalkherde
anspricht.

Ähnliche Befunde erhob PYRAH, über die er 1958 berichtete. Seine Untersuchungen betrafen die Nieren von 380 Menschen, die an verschiedenen, die
Nieren nicht direkt betreffenden Erkrankungen verstorben waren: "tiny foci of
calcification were present in a percentage which varied from 14% to 25% in
different groups of autopsy cases according to the disease causing death; the
overall incidence was about 15%. The calcific foci were sparsely scattered in
the cells and sometimes around the upper collecting tubulus, while a few lay
within the lumina of the tubules." Diesem Prozentsatz von 15% stand ein solcher
von ungefähr 75% bei Nieren mit aseptischer Kalksteinbildung gegenüber.
Dabei lagen diese Kalkherde gewöhnlich in der Nierenpapille, und zwar in den
oberen Sammelröhrchen, gelegentlich auch in den Tubuli contorti. Außerhalb
derselben fand er sie nur, wenn sie durch Ulceration durchgebrochen waren.
"In the vast proportion of cases the calcific deposits in the stone cases are
far more numerous and much closer together than the occasional sparse and
scattered calcific deposits in normal non-stone-bearing kidneys."

Ein weiterer Kalkbefund lag in Randallschen Plaques vor, die PYRAH aber
wesentlich seltener als RANDALL fand. Als 3. Befund, den er nur 3—4mal in
aseptischen Steinnieren erheben konnte, beschreibt PYRAH einzelne intratubuläre
Kalkherde (ohne Zellschädigung und ohne entzündliche Reaktion) im Bereich
von Eiweißmassen, die z. T. auch mit Kalksalzen imprägniert waren.

Infizierte Steinnieren zeigten ein unterschiedliches Bild: "The infected cases
show the grossest and most widely-spread calcification of any in the stone-group;
the deposits of calcific debris are larger and there is more general cellular reaction
than in the non-infected stone-group."

1954 wies CARR, der die Andersonschen Untersuchungen aufgenommen hatte,
durch Röntgendiagramme den identischen Aufbau der Kalkherde mit dem echter
Harnsteine nach. Zugleich erkannte er ihre Lage in den Lymphbahnen der Niere
und der Nierenhüllen. Hierauf baute CARR folgende Theorie auf: In jeder Niere
kommt es unter besonderen Bedingungen zur Bildung von Micellen und Konkretionen, wie CARR diese Mikrosteine benennt. Bei normalem Lymphabfluß
werden sie von den Lymphbahnen aufgenommen und ausgeschwemmt. Durch
Abflußbehinderung der Lymphbahnen infolge entzündlicher Veränderungen oder
auch bei Anschoppung von solchen Mikrosteinen — z. B. durch Schutzkolloid-
mangel —, ergäben sich aber andere Verhältnisse, indem nunmehr die Konkretionen die Möglichkeit zu stärkerem Wachstum fänden. Dieses vollziehe sich
vorwiegend in den Lymphbahnen des Fornix- und Kelchbereiches. Diese weiteten
sich aus und bildeten „pouches", die von den Fornices nur durch eine dünne
Membran getrennt seien. Mit der Zeit käme es zu deren Ruptur, die, sofern sie
ausgedehnter sei, zur Ausstoßung der Konkretionen führe. Anders bei inkompletter Ruptur. Die Konkretionen würden in dem „pouch" zurückgehalten und
wären dem eindringenden Urin ausgesetzt. Unter Auflagerung von Harnsalzen

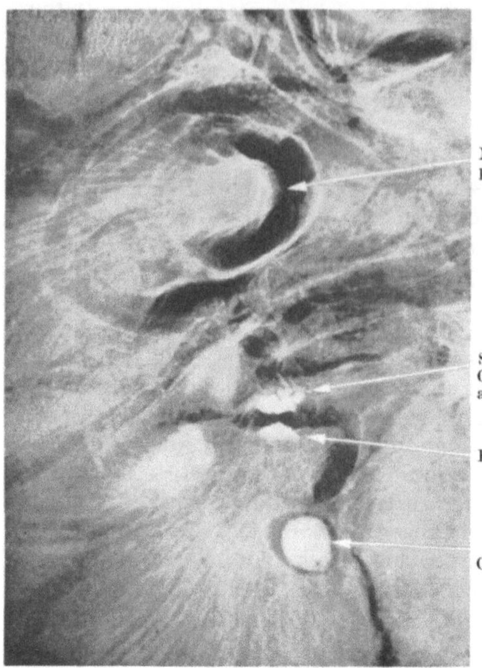

Abb. 56. Mikrophotogramm beginnender Steinbildung (Stein in Carrschem pouch, Randallscher Plaque). (Abb. 4 der Arbeit von H. Stewart 1955)

könnten sich diese Konkretionen zu einem größeren oder auch mehreren kleinen Harnsteinen auswachsen.

Stewart bringt in seiner Arbeit (1955) ein Mikrophotogramm eines Konkrementes, welches in einem solchen Carrschen „pouch" liegt (s. Abb. 56), sowie ein entsprechendes Röntgenbild (s. Abb. 57). In dieser Arbeit schließt er sich voll den Anschauungen von Carr an. Dabei betont er, daß die Theorie von Carr auch die Erklärung für Harnsteine mit mehreren Bildungszentren gibt, bei denen die Randallsche Theorie versagt. Dessen Plaques spricht Stewart als Ergebnis von Lymphbahnverschlüssen an. Da der Ursprung der primären Konkremente im Nierengewebe liege, sei nunmehr auch verständlich, daß die Steinbildung im allgemeinen sich auf bestimmte Nierensegmente beschränkt, eben entsprechend der Lymphbahnaufteilung. (Gleichzeitig Begründung der Resektionsbehandlung.) Eine Ausnahme bestehe bei Stoffwechselstörungen, welche alle Segmente einbeziehe.

Im deutschen Schrifttum finden sich in den Arbeiten von Staemmler (1958) Bilder, welche Konkretionen, Steinkerne, in erweiterten Lymphbahnen der Niere bzw. in Kelchnischen zeigen, die „pouches" entsprechen könnten. Auch Staemmler deutet sie entsprechend.

Diese Lymphbahntheorie von Carr und die Randallsche Plaque-Theorie bedeuten in formalgenetischer Hinsicht zweifellos einen Fortschritt und lassen manche Steinbildung erklären. Keine der beiden Theorien bringt aber eine Lösung des eigentlichen Problems. Sie bleiben die Antwort auf die Frage schuldig, wie es zur Entwicklung der Kon-

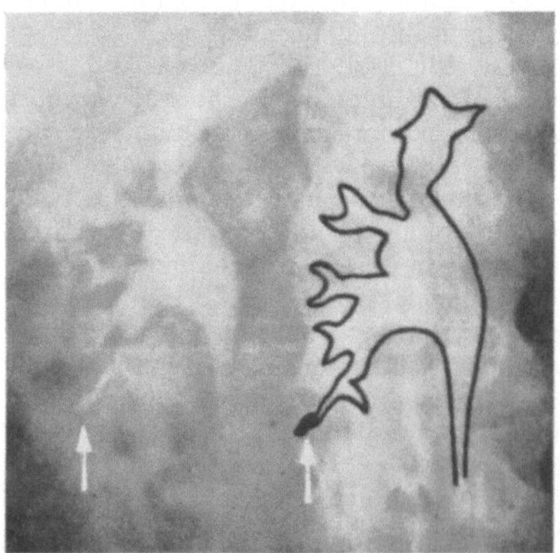

Abb. 57. In Carrschem pouch liegender Stein. (Abb. 3 der Arbeit H. Stewart 1955)

kretionen bzw. der Plaques kommt. Daß dieselbe nicht allein durch die Kristallisationstheorie, d. h. durch Übersättigung des Harnes erklärt werden kann, zeigt sich durch ihren Aufbau allein aus Kalksalzen. So erscheint es notwendig, diese Theorien nicht für sich isoliert zu betrachten. Vielleicht ergibt sich ein klareres Bild, wenn man sie mit den oben angeführten Untersuchungen von PYRAH und den im folgenden zu besprechenden Theorien von KOCH u. HAASE und von BOYCE in Verbindung bringt.

5. Theorie von FR. E. KOCH u. Mitarb.

Eine völlig andere Forschungsrichtung nahmen FR. E. KOCH u. Mitarb. Schon EBSTEIN und NICOLAIER hatten (1889) experimentell bei Ratten durch Oxamidverfütterung Harnsteine erzielen können. Entsprechende Versuche mit

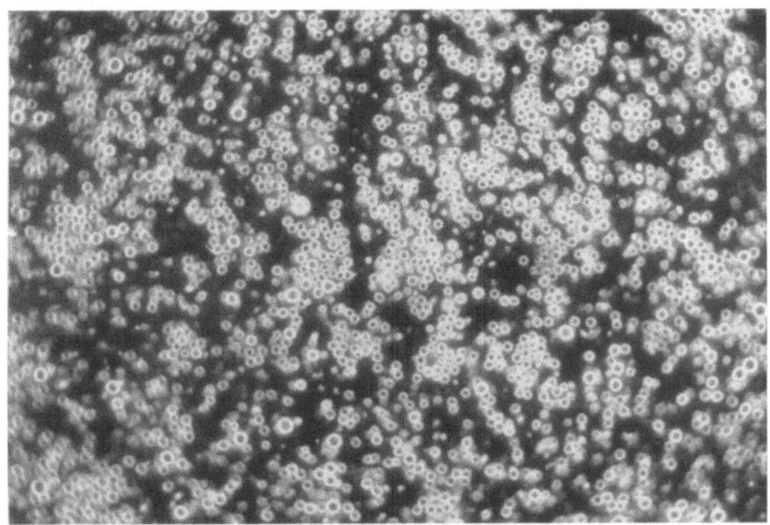

Abb. 58. Kolloidkörperchen (Dunkelfeld)[1]

Harnsäure und mit Natriumuraten verliefen ergebnislos und zeigten, daß zur Steinbildung nicht eine einfache Anreicherung des Harnes mit Steinbildnern genügt. Da unter Oxamid das Nierenepithel Veränderungen eingeht, schlossen sie, daß hierin auch die Ursache für die Konkrementbildung liege. Und zwar vermuteten sie, daß sich auf dem Boden von Zelldegenerationen Steinkerne bildeten, welche Anlaß zum Ansetzen von oxalsaurem Kalk gäben. TUFFIER und LEGUEU kamen zu gleichen Schlüssen. L. D. KEYSER nahm diese Experimente unter Injektion von Calciumchlorid wieder auf. Im wesentlichen die Harnsalze kontrollierend, bestätigte er hierbei ältere Beobachtungen von ORD und POSNER bei Steinbildnern: auch im Harn dieser Tiere wandelten, wie L. D. KEYSER beschreibt, die oxalsauren Salze ihre Kristallform. Sie wechselte von der Oktaeder- zur Tabloid- und Hantelform, um dann Sphäroidform zu gewinnen, mit der eine Verschmelzung in kleine Klumpen einsetzte (Mikrolithen, POSNER). Mikroskopisch fand KEYSER Calciumoxalatablagerungen in den Nieren. Diese beschränkten sich auf die Lumina der Tubuli. Die Glomeruli und die Tubuli contorti waren frei.

Bei tierexperimentellen Versuchen, welche der Steinprophylaxe galten, griffen auch FR. E. KOCH u. Mitarb. auf die Verfütterung von Oxamid zur Erzeugung von Harnkonkrementen zurück. Bei mikroskopischer Kontrolle des Harnes der Versuchsratten beobachteten sie dabei schon nach einmaliger Gabe ein immer

---

[1] Die Abb. 58—70 stellten dankenswerterweise die Herren F. E. KOCH, H. HAASE und H. UEBEL zur Verfügung.

wieder reproduzierbares typisches Phänomen. Dieses war auch durch perorale
Verabreichung anderer Stoffe auszulösen, wie z. B. durch Calciumcarbonat und
Calciumoxalat. Am stärksten tritt es nach Sulfathiazolgaben auf: schon nach
kurzer Zeit erscheinen im Harn der Ratten massenhaft Formelemente, und zwar

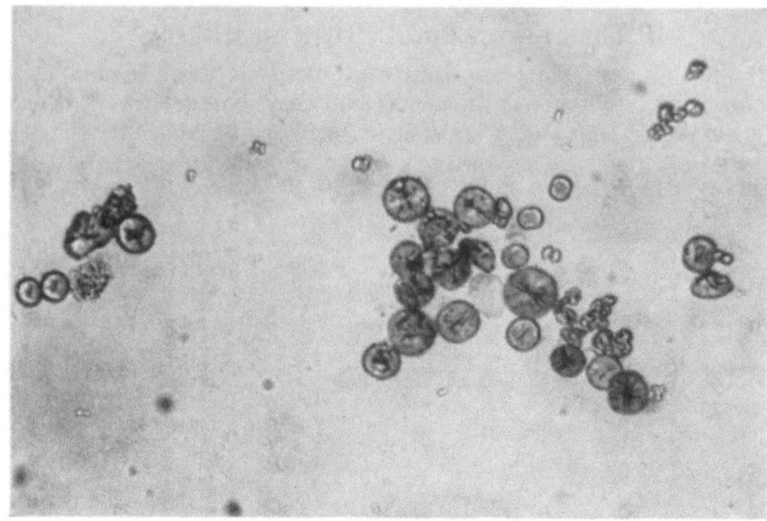

Abb. 59. Sphärolithen (Hellfeld)

homogene, bis zu $10\,\mu$ große kugelige Gebilde. Auf Grund histochemischer
Reaktionen als organische und als Kristalloidkolloide angesprochen, benannten

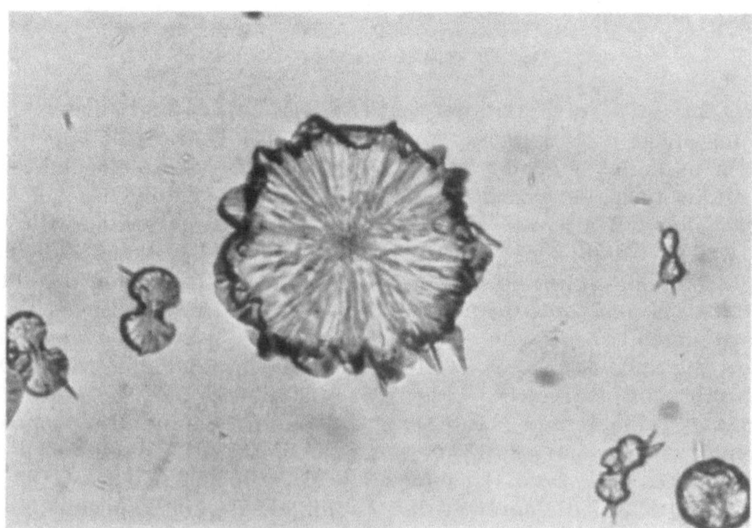

Abb. 60. Mikrolith (Hellfeld)

KOCH u. Mitarb. diese Gebilde Kolloidkörperchen. Bei weiterer Beobachtung
des Harnes wird erkennbar, wie zwei oder mehr dieser Kolloidkörperchen sich
zusammenlagern und zu einem Wachstumskern verschmelzen, der durch Apposition anderer Kolloidkörperchen eine Größe von $10—35\,\mu$ gewinnt. Zugleich tritt
als Zeichen von Kristallisationsvorgängen eine radiäre Streifung ein, welche

zusammen mit ihrer Größe diese „Sphärolithen" benannten Gebilde charakterisiert. In der dritten, sich anschließenden Phase wächst der Sphärolith durch weitere mantelförmige Anlagerung von Kolloidkörperchen zum Mikrolithen aus. Je nach Art und quantitativem Anteil der an der Bildung beteiligten organischen

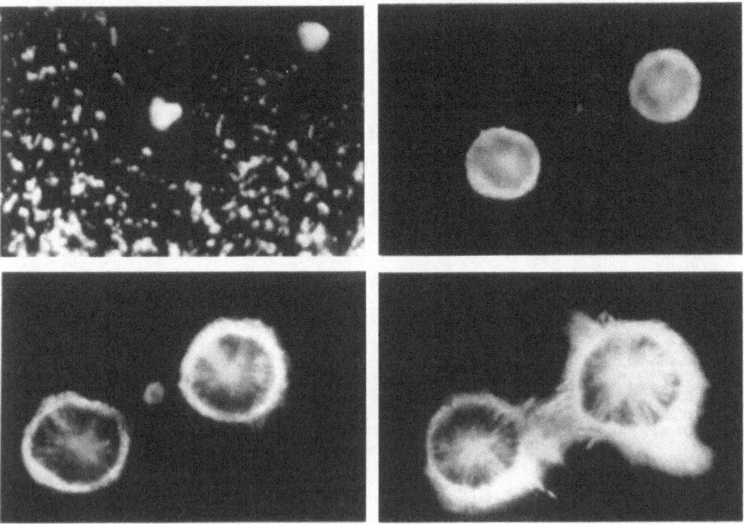

Abb. 61. Entwicklung von Mikrolithen (Dunkelfeld). Links oben: Kolloidkörperchenphase mit Bildung von 2 Wachstumskernen. Rechts oben: 15 min später. Es haben sich 2 Sphärolithen entwickelt. Links unten: 15 min später. Sphärolithen entwickeln sich zu Mikrolithen. Starke Kristallisation der Mantelzonen. Rechts unten: 15 min später. Zwischen beiden Mikrolithen hat sich eine kristalline Brücke gebildet

und anorganischen Stoffe werden die aufeinanderfolgenden kolloidalen Mantelschichten beim weiteren Wachstum kristallin durchsetzt, wie die mehr oder weniger ausgeprägte konzentrische Schichtung deutlich werden läßt. Zusammenlagerung von Mikrolithen und weiterer Anbau von Kolloidkörperchen führt zu Mikrokonkrementen und bei Dauerversuchen schließlich zum makroskopisch sichtbaren Stein.

Der Vorgang der Kolloidkörperchenausscheidung setzt, wie gesagt, schon kurze Zeit nach der Verabreichung der genannten Stoffe ein, um mehrere Stunden anzuhalten (s. Abb. 62). Wegen dieses krisenhaften Ablaufs der Störung bezeichnet ihn Fr. E. Koch als Konkrementbildungskrise.

Durch Gefäßinjektionen wiesen Koch und Haase nach, daß jede Krise mit einer stark verminderten Durchblutung der Nieren verbunden ist (s. Abb. 63).

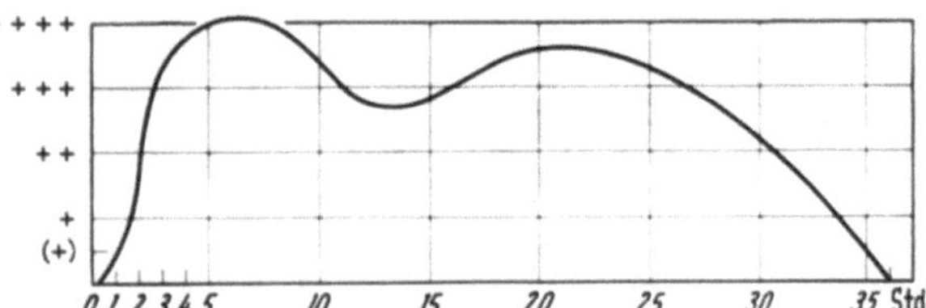

Abb. 62. Zeitlicher Verlauf der Ausscheidung von Kolloidkörperchen im Rattenurin nach einmaliger p.o. Zufuhr von 100 mg Sulfathiazol/ 100 g Ratte

Bei vergleichender Prüfung zeigten die Nieren von Tieren in der Steinbildungskrise eine deutliche Herabsetzung bzw. Aufhebung der Vasomotorenerregbarkeit (s. Abb. 64). Durch röntgenologische, durch histologische und durch capillarmikroskopische Untersuchungen stellten die Autoren unter Beweis, daß diese Durchblutungsstörung hinsichtlich Beginn, zeitlichem Ausmaß und Stärke von Art, Dosis und Einwirkungsdauer der auslösenden Noxe direkt abhängig ist. Hohe

Dosen führen zu völliger Aufhebung der capillären Nierendurchblutung mit Anurie. Da andererseits zweistündliche paravertebrale Novocaininjektionen in den Grenzstrang Steinbildungskrisen unterdrücken, schlossen Koch und Haase,

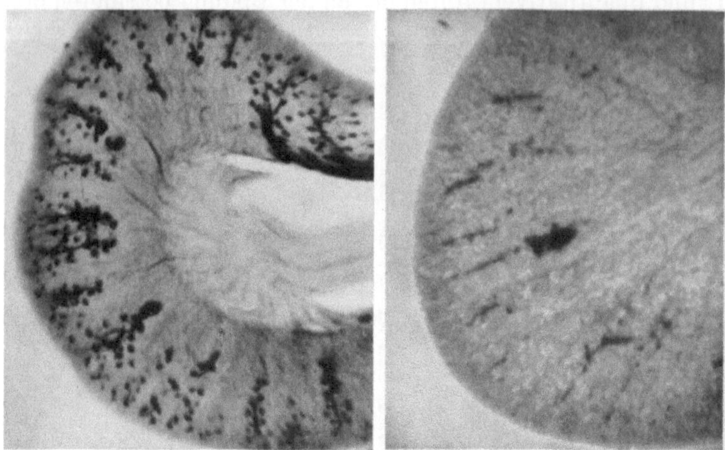

Abb. 63. Intravitale Berliner Blaufüllung des arteriellen Gefäßsystems. Links: Normale Niere; rechts: Krisenniere

daß eine Änderung der Nierendurchblutung ursächlich oder im Sinne eines mitbedingenden Faktors an der Steinbildungskrise beteiligt ist. Diese Feststellung,

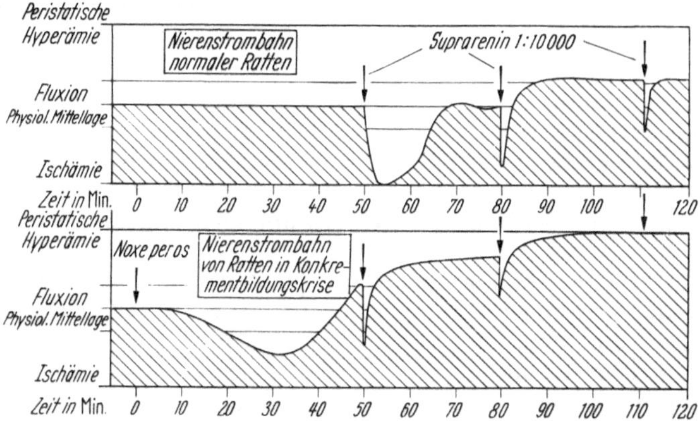

Abb. 64. Gefäßreaktion der Nierenoberfläche nach Suprarenin-Berieselung. Oben: Normale Niere. — Unten: Niere in leichter Krise

welche von Menne in anderer Form auch für die menschliche Steinbildung wahrscheinlich gemacht wurde (s. S. 151), unterstützt die schon früher von Boshamer aufgestellte Hypothese, nach der die Harnsteinbildung an eine Durchblutungsstörung der Nieren gekoppelt ist.

Die Untersuchungen von Koch u. Mitarb. sind vielfach überprüft und bestätigt worden (Boshamer, Harada u. a.). Die Vorgänge laufen dabei mit solcher Gesetzmäßigkeit ab, daß sie von Brinkmann, Voit u. Hirsch und Geinitz zur Austestung von Stoffen auf ihre Wirkung als Steinprophylaktikum ausgewertet wurden.

Im Hinblick auf die menschliche essentielle Steinbildung gewinnt die Tatsache Bedeutung, daß auch im menschlichen Harn sich Kolloidkörperchen,

Sphärolithen und Mikrolithen finden lassen (Boshamer, Hillenbrand u. Rösner, G. Müller, Harada u. a.). Boshamer fand bei Menschen nach Oberschenkelamputation eine 4—6 Std später einsetzende und etwa 30 Std anhaltende Kolloidkörperchenausscheidung. (Nach Unterschenkel- und Oberarmamputationen wurde sie vermißt.) Harada beobachtete sie nach Grenzstrangdurchtrennung[1]. Diese Befunde korrespondieren mit denen von Koch u. Haase bei Tierversuchen mit Ischiadicusreizung und Oberschenkelabschnürung (s. unten). Harnuntersuchungen bei Trägern aseptischer Steine hatten bei Boshamer ein negatives Ergebnis, sofern nicht gleichzeitig ein weiterer vegetativer Reiz gesetzt war, wie er in der Tonsillektomie bzw. der Extraktion beherdeter Zähne liegt. Haase hatte bei seinen Untersuchungen (88 Patienten) in 9 Fällen = 10% einen positiven Befund. Dagegen berichtet Boshamer, daß er im Harn von Patienten mit entzündlichen Steinen fast regelmäßig Kolloidkörperchen neben Sphärolithen und auch Mikrolithen nachweisen könnte. Der Befund war dabei tageweise verschieden stark. (Untersuchung unter Anfärbung nach Haase mit einer Opalblau-Phloxin-Rhodaminlösung.) Hillenbrand und Roesner (1955) untersuchten 1972 Harne von 697 Patienten. Von diesen hatten 58 Patienten (= 8,3%) einen positiven Befund. Unter ihnen waren doppelt soviel Männer wie Frauen. Mit Ausnahme von 11 ließen die übrigen 37 Patienten sich in 3 Gruppen einreihen:

1. Affektionen des Urogenitalapparates,
2. Frakturen und entzündliche Knochenprozesse und
3. Hirnschädigungen.

Hiernach ist das Vorkommen von Kolloidkörperchen im Urin kein Reservat der Steinniere, sondern — wie auch die histologischen Untersuchungen von Uebel zeigen (s. unten) — eine Erscheinung, die bei verschiedensten Störungen auftreten kann. Jedoch ist nicht zu übersehen, daß gerade diesen Störungen häufiger Harnsteinerkrankungen folgen. Die Untersuchungen von H. G. Müller betreffen Patientinnen unter Sulfonamidbehandlung. Er stellte fest, daß die Krisenelemente (Kolloidkörperchen, Sphärolithen und Mikrolithen) vorwiegend dann auftreten, wenn Anämien oder Schwangerschaftstoxikosen bestanden, Nephrosen, Pyelonephritis oder Nephropathie bei Gravidität vorausgegangen oder hochfieberhafte Erkrankungen vorlagen. Ebenso wirkten sich Laparotomien aus. H. G. Müller sieht hierin einen Beweis für die Auffassung, daß Durchblutungsstörungen der Niere diese Krise bedingen. Wie oben betont, beobachtete G. Hammarsten unter Sulfonamidbehandlung das Auftreten von „Micellen" im Urin, die sie als Sulfonamidkonzentrate in tropfiger Entmischung ansprach. Die von ihr gebrachten Bilder entsprechen absolut denen, welche Koch und Haase von Sphärolithen zeigten. Berücksichtigt man die Untersuchungen von H. G. Müller unter Beobachtung der verschiedenen Gebilde im Urin, so ist wahrscheinlich, daß auch die Micellen von G. Hammarsten hierunter einzuordnen sind. Diese geben damit eher einen Beweis ab für die Kochsche Theorie als für die von Hammarsten selbst gegebene Deutung (s. S. 109).

Die oben beschriebene Form der experimentellen Steinbildungskrise, bei der Ratte durch die Trias „Kolloidkörperchen-Sphärolith-Mikrolith" gekennzeichnet, ist typisch für Sulfathiazolgaben. Die Krisen im Gefolge von Oxamid-, Calciumcarbonat- und Calciumoxalatmedikation weichen hiervon insofern ab, als die Formelemente schon mit dem Urin ausgeschieden werden, sich dann im Urin aber nicht weiter entwickeln. Absolut unterschiedlich hiervon ist die Erscheinung, welche sich bei Ischiadicus- und bei Splanchnicusreizung einstellt. Es treten

---

[1] Siehe hierzu auch die Arbeit von Carstensen u. Holle, „Änderungen der intrarenalen Hämodynamik nach lumbaler Sympathektomie", Arch. klin. Chir. **290**, 440 (1959).

hierbei nur Kolloidkörperchen auf. Sie entwickeln sich nicht zum Sphärolith bzw. zum Mikrolith weiter. Diese Verhältnisse zeigt die Tabelle 28 (von Haase). Koch und Haase schließen hieraus, daß die Sphärolith- und Mikrolithbildung und damit auch die Steinbildung an ein gleichzeitiges verstärktes Angebot von Steinbildnern gebunden ist. Wohl sei die Ausscheidung von Kolloidkörperchen absolute Voraussetzung der Steinbildung. Mit ihr liege aber nur ein Faktor, wenngleich der ausschlaggebende Faktor vor, der für sich allein aber noch nicht zur Konkrementbildung ausreichte. Ihre Auffassung demonstriert die folgende Darstellung. Sie stützt sich zugleich auf Versuche mit länger dauernder Applikation der Noxen, der eine ausgedehnte Steinbildung im Nierenbekken, vorwiegend aber in der Blase folgt (Abb. 65).

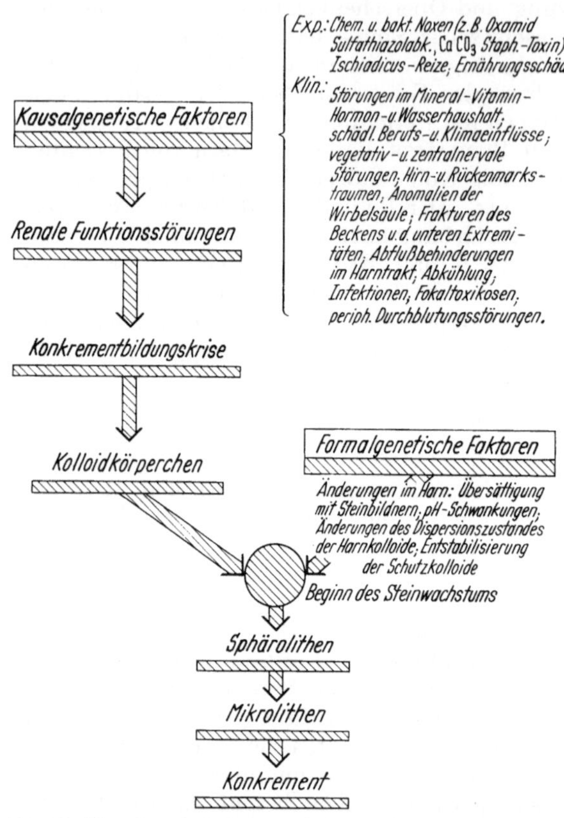

Abb. 65. *Kausalgenetische Faktoren* (primäre, ätiologisch-biologische Ursachen) greifen als Reize am Funktionssystem, insbesondere am Gefäßnervensystem der Niere an und bedingen Funktionsstörungen. Als Folge davon entstehen Kolloidkörperchen. Entweder werden sie mit dem Harnstrom ausgeschwemmt — oder sie treffen mit *formalgenetischen* (sekundären, physiko-chemischen) *Bedingungen* zusammen, so daß es zur *Konkrementbildungskrise* und damit zum Initialstadium der Steinbildung kommt. (Nach Haase 1958)

Alle Versuche von Koch und Haase, Art und chemische Natur der Kolloidkörperchen zu erfassen, scheiterten an der mangelnden Beständigkeit dieser Formelemente. Durch histochemische Untersuchungen konnten sie aber deren Eiweißnatur sichern. Histologische Untersuchungen zur Klärung dieser wie auch der Frage nach Bildungsort und Übertragbarkeit der experimentellen Ergebnisse auf die menschliche Steinbildung stellte Uebel an. Auch sie haben keine wirkliche Klärung bringen können. Demgegenüber glaubt Saito (1954) bewiesen zu haben, daß die Kochschen Kolloidkörperchen eine im Gelzustand sich findende Verbindung von Proteinen und Mucopolysacchariden darstellt, was im Hinblick auf die Untersuchungen von Boyce, Dulce u. a. über die Steinmatrix von größter Bedeutung ist. Hierauf wie auch auf die wichtigen elektronen-mikroskopischen Untersuchungen von Shigematsu wird später näher eingegangen (s. S. 146). Die letztgenannten Untersuchungen von Shigematsu erklären vielleicht die histologischen Befunde, welche Uebel an Tiernieren in akuter Konkrementbildungskrise erhob. Diese ließen auffallenderweise keine Kolloidkörperchen erkennen. Dafür waren im Kapselraum — abgesehen von Gebilden, „die den Eindruck von Kristallen erwecken", — feinkörnige und feinfädige Eiweißmassen auszumachen, die sich mit der PAS-Färbung zartrosa anfärbten. „In den Hauptstücklumina finden sich feinste, z. T. konfluierende

Tabelle 28. *Entstehung der Formelemente im Tierexperiment unter den genannten steinbildenden Substanzen und Noxen.* (Formelemente der Konkrementbildungskrise)

	Entstehung in *vivo*			Entstehung in *vitro*		
	Kolkö	Sphärol.	Mikrol.	Kolkö	Sphärol.	Mikrol.
Sulfathiazol	+ + + +	+	+	−	+ +	+ +
Oxamid	+	+ +	+	+	+ +	+ +
Calciumcarbonat	+	+	+	−	−	−
Bakterientoxin . . . . . Oberschenkelabschnürung } Splanchnicusreizung . . . }	+	−	−	−	−	−

Körnchen, die alle Eiweißfärbung und z. T. auch eine schwach positive PAS-Reaktion geben. In den distalen Tubuli sind diese Gebilde eher etwas größer, z. T. auch stärker konfluierend." Größenmäßig erreichen sie aber nicht die

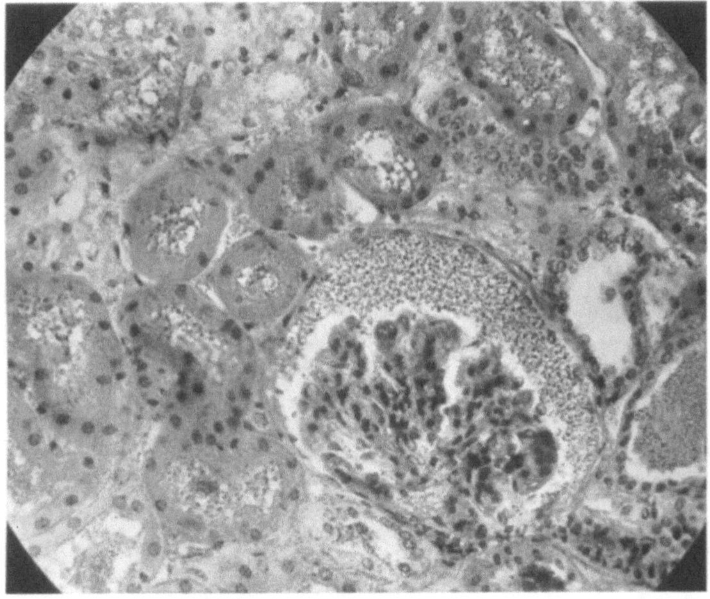

Abb. 66. Experimentelle Nephrolothiasis. Kolloidkörperchen im freien Kapselraum nach chronischer Zufuhr von calciumcarbonathaltiger Kost bei Ratten

durchschnittliche Größe der im Harn auftretenden Kolloidkörperchen. UEBEL äußert sich dahingehend: „Vielleicht sind die kleinsten dieser Gebilde vergleichbar mit den größten von SHIGEMATSU elektronenoptisch dargestellten ultrafeinsten Kolloidpartikelchen", welche dieser als Vorläufer der Kochschen Körperchen betrachtet.

Gewebsmäßig wird nach UEBEL bei akuter Konkrementbildungskrise nur eine gewisse Verbreiterung der Grundhäutchen, vielleicht auch des Mesoangiums, erkennbar (PAS-Färbung), die für eine Permeabilitätsstörung sprechen könnte.

Anders liegen die Verhältnisse bei langfristigen, zu Steinbildung führenden Versuchen, wobei die Art der Noxe nach UEBEL keinen Unterschied bedingt. In allen Fällen fanden sich im freien Kapselraum der Glomerula und in den proximalen Tubuli „Kugeln verschiedener Größe, die z. T. auch konfluieren und äußerlich den Kolloidkörperchen entsprechen", „oft auch schon eine gewisse konzentrische Schichtung erkennen lassen". Staemmler, der diese Gebilde bei Ver-

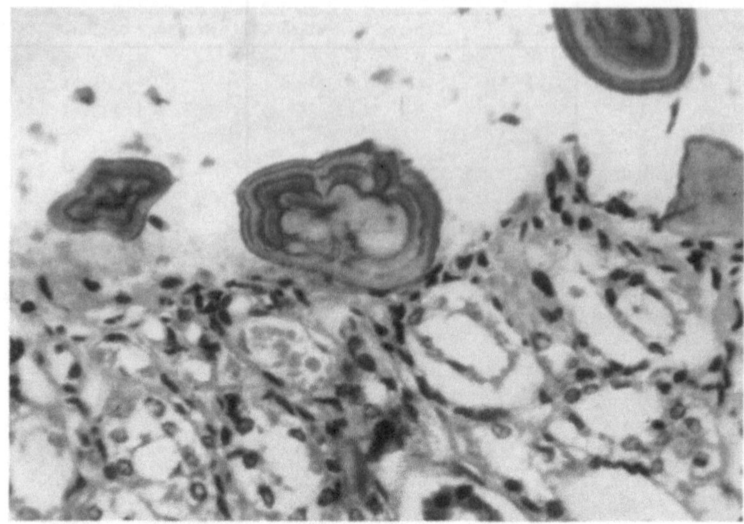

Abb. 67. Experimentelle Nephrolithiasis. Mikrolithen im Nierenbecken an der Papillenspitze bei chronischer
Zufuhr von calciumcarbonathaltiger Kost bei Ratten

suchen mit Sulfonamid fand, bezeichnet sie als Granuloide und hält ihre Entstehung aus den apikalen Teilen des Tubulusepithels für möglich. Liegen sie doch

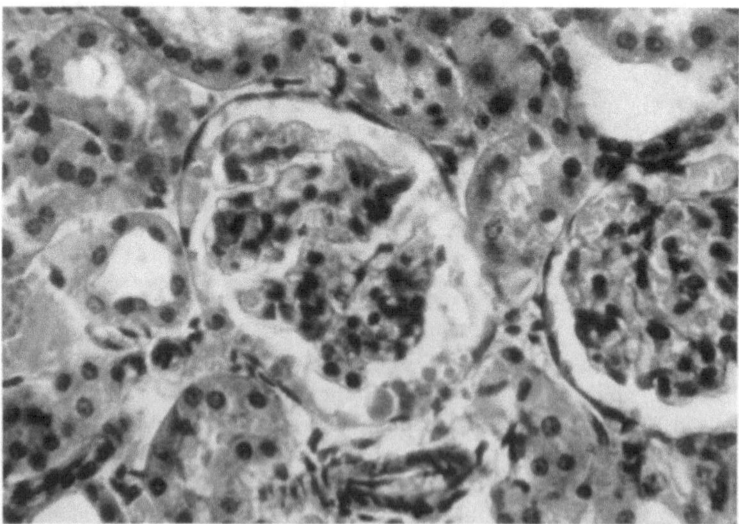

Abb. 68. Menschliche Niere mit Calciumphosphatstein. Kolloidkörperchen im freien Kapselraum und in den
Lumina der proximalen Tubuli

oft mit brückenartiger Verbindung dem Bürstensaum auf. Größere Formelemente (Sphäro- und Mikrolithen) finden sich in den tieferen Nephrenabschnitten
ebenso wie im Nierenbecken.

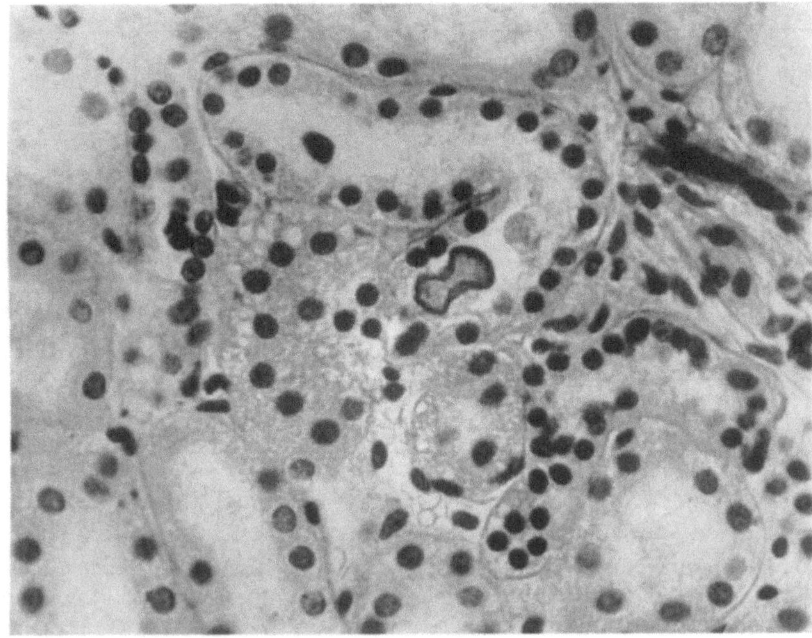

Abb. 69. E 30/54. Kindliche aseptische Steinniere. Diaboloähnlich geformter Mikrolith, wahrscheinlich entstanden aus 2 Sphärolithen in einem Hauptstück

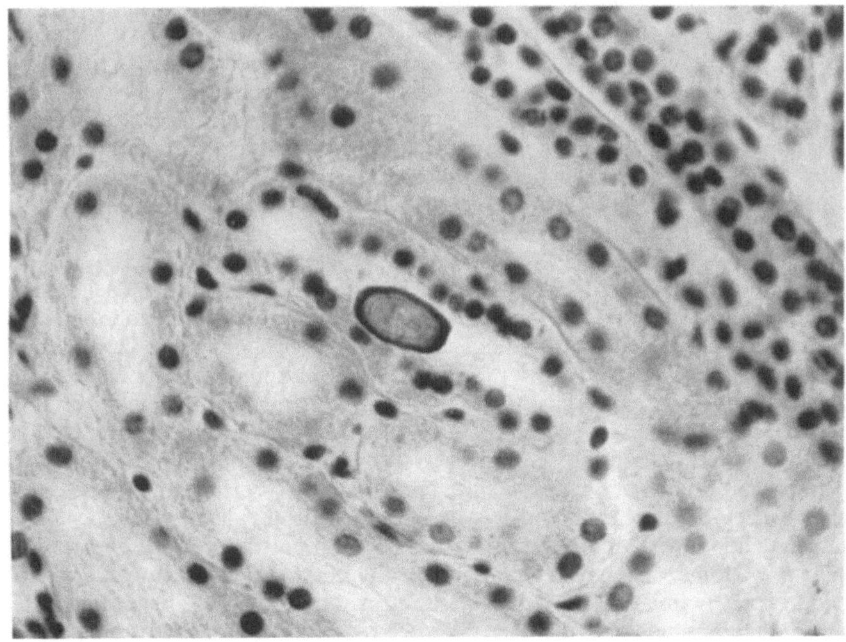

Abb. 70. E 30/54. Kindliche aseptische Steinniere. Konzentrisch geschichteter Mikrolith im Überleitungsstück einer Henleschen Schleife

Einen Überblick über die Untersuchungsergebnisse von UEBEL an 74 menschlichen Nieren geben folgende Tabellen 29 und 30:

Tabelle 29. (Aus Uebel 1958)

Klinische Diagnose	Zahl	Eiweiß in den Lumina			Hyalintr. Speicherung	Sphärolithen Mikrolithen
		Kolloid-K.	Homogen	Cylinder		
Steine o. E. . . .	12	3	8	4	2	—
Steine m. E. . .	14	7	9	13	—	3
Hydronephrose	5	—	3	1	—	—
Pyonephritis. .	11	2	5	3	1	1
Tbc	6	—	3	1	—	1
Geschwülste . .	23	3	14	9	—	2
Mißbildungen .	3	—	3	1	—	—
	74	15	45	32	3	7

Tabelle 30. (Aus Uebel 1958)

Klinische Diagnose	Zahl	Eiweiß in den Lumina			Hyalintr. Speicherung	Sphärolithen Mikrolithen
		Kolloid-K.	Homogen	Cylinder		
Steine	26	10	17	17	2	3
ohne Steine . .	48	5	28	15	1	4

Sie machen deutlich, daß der Befund von Kolloidkörperchen, aber auch von Sphärolithen und Mikrolithen sich nicht auf Steinnieren beschränkt, sondern auch bei anderen Nierenerkrankungen vorkommt. Ebenso auffallend ist der häufige negative Befund bei Steinnieren, zumal bei aseptischer Steinbildung. Uebel kommt hiernach zu der Vorstellung, daß die Steinbildungskrise, d. h. die Ausscheidung der Formelemente, an eine passagere akute toxische oder ischämische Schädigung der Tubulusepithelzellen (Nephroblastose — Staemmler) gebunden ist. Sie lieferte das organische Material (Mucopolysaccharide, Eiweiß). Mit dieser Deutung neigt er derjenigen von Koch u. Haase zu, welche eine Durchblutungsstörung der Nieren ursächlich einbeziehen. Im Gegensatz zu ihnen berücksichtigt Uebel hierbei aber nicht die Glomerula und gibt damit auch keine Erklärung für den Formelementbefund in der Glomerulumkapsel. Daß Störungen in den proximalen Tubuluszellen einsetzen, haben im übrigen Harada u. Mitarb. bei Oxamid und Sulfonamid durch Bestimmung der Citratausscheidung bewiesen. Diese war stets vermindert.

So bleibt noch vieles an der Theorie von Koch u. Mitarb. unklar. So eindeutig die Verhältnisse anfangs zu liegen schienen, so verwirrend erscheinen sie durch die späteren, zumal durch die histologischen Untersuchungen. Die Theorie steht und fällt mit der Identifizierung der Kolloidkörperchen und verlangt den Beweis, daß sie das Grundelement für die Steinmatrix darstellen. In neuerer Zeit hat nun die Vorstellung von Koch u. Haase „einer sekundären Auskristallisation in primär gebildete kolloidale Körperchen" in der Theorie von Boyce und in den durch sie induzierten Untersuchungen Verbündete erhalten. Diese Untersuchungen legen für die histologischen Befunde die Erklärung nahe, daß bei diesen Versuchen die Kolloidkörperchen oder ihre Vorstufe auf Permeabilitätsstörungen der Glomeruli zurückgehen, daß sie aber erst ihre wirksame aktive Form in den Tubuli gewinnen. Hierüber wird an späterer Stelle zu sprechen sein. Zunächst haben uns noch die *Theorien von* Boyce *und von* Dulce zu beschäftigen.

6. Theorien von Boyce und von Dulce

Ausgangspunkt dieser Theorien bildeten die besonders von den Amerikanern durchgeführten Untersuchungen über die Knochenmineralisation, d. h. über die

Vorgänge, welche dem Einbau von Calcium und von Phosphor in die Knochengrundsubstanz zugrunde liegen. Die Wahrscheinlichkeit, daß entsprechende Vorgänge sich bei der Steinbildung abspielen, wurde erstmals von Rubin u. Howard (1950) geäußert. Bei ihren Studien machten sie die Feststellung, daß auch die Grundsubstanz der calciumhaltigen Harnsteine (mit Ausnahme der Calciumoxalatsteine)[1] und die Gewebsverkalkungen die für die Knochenmatrix typischen histochemischen Farbreaktionen zeigen: Metachromasie gegenüber Toluidinblau, Anfärbbarkeit mit Hochkisssscher Fuchsintechnik. Hieraus schloß Howard — hier sei besonders auch auf seine Arbeit aus dem Jahre 1954 verwiesen —, daß die Steinmatrix das gleiche hochpolymerisierte Saccharid wie die Knochengrundsubstanz enthalte und daß auf dessen Eigenschaften die Steinbildung zurückgehe. 1952 und 1953 erschienen die Arbeiten von M. B. Engel bzw. Engel u. Catchpole, die sich mit den bei Parathormongaben auftretenden Störungen im Mucoproteidstoffwechsel beschäftigten. Sie zeigten, daß der Injektion des Hormons eine Erhöhung des Blutspiegels an Mucoproteinen folgt (s. Abb. 71), und daß diese Erscheinung der Hypercalciurie parallel geht. Hieraus folgerten sie, daß unter der Wirkung des Hormons die Mucoproteine des Knochens und des Knorpels depolymerisiert und damit löslich gemacht werden und im Urin zur

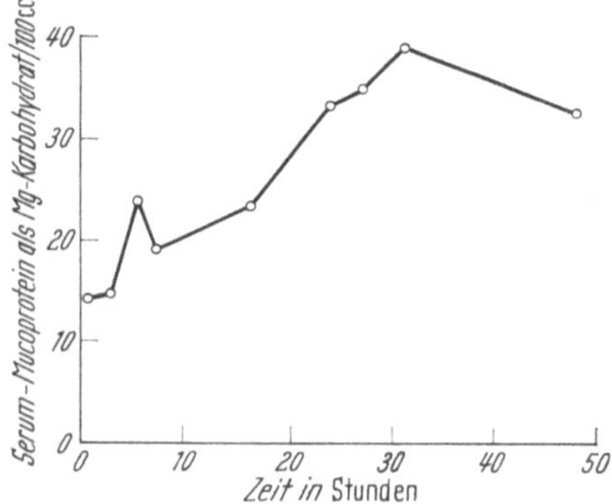

Abb. 71. Der Serum-Mucoprotein-Spiegel nach Verabfolgung von 300 E Parathyreoidea-Extrakt. (Abb. 1 aus M. B. Engel 1952)

Ausscheidung kommen. Diese Mucoproteinausscheidung ging dabei der Höhe der Hormongaben parallel. Sie konnte solche Grade gewinnen, daß eine Tubulusverstopfung folgte. Engel nimmt aber auch für die Mucoproteine der Tubuluszellen der Nieren eine entsprechende Beeinflussung und deren Abwandern in das Tubuluslumen an. Das bestimmte Engel, nicht nur einen Zusammenhang zwischen dieser Mucoproteinausscheidung und der Entwicklung von Nephrocalcinosen und von Steinen bei Hyperparathyreoidismus anzunehmen, sondern mit ihr auch die Konkrementbildung im Verlauf sonstiger zu Knochenabbau führender Störungen in Verbindung zu bringen. Es folgten die teils experimentellen, teils klinischen Arbeiten von Baker u. Mitarb., die uns später noch beschäftigen werden.

Damit war der Anstoß zu genauerer Erforschung der Steinmatrix gegeben. Dieses um so mehr, als schon 1932 Korhonen aus seinen Untersuchungen der Harnsteine gefolgert hatte, daß am Aufbau der Steinmatrix neben normalen auch pathologische, normalerweise im Harn nicht nachweisbare Eiweiße beteiligt sind. Er stellte sich damit in absoluten Widerspruch zu der geltenden Anschauung, welche die organische Substanz auf die normalen Harnkolloide zurückführte. Den Beweis vermochte er jedoch nicht zu erbringen. Die Fragestellung war hiermit gegeben. Es blieb zu erforschen, ob die Steinmatrix bei den verschiedenen Steinarten gleichartig aufgebaut ist und ob sie Mucoproteine enthält, welche zur Calcifizierung führen. Gleichzeitig waren in die Untersuchungen auch die gesamten Harnkolloide einzubeziehen und es blieb zu überprüfen, ob sich zwischen denen des Normalurins und denen im Harn Steinkranker Unterschiede finden. Diese Untersuchungen wurden systematisch von Boyce u. Mitarb. aufgenommen.

---

[1] Siehe dagegen S. 134.

Ebenso wandten sich Gasser u. Mitarb., Yano und Mori, Inada u. Katamura sowie Harada diesem Problem zu. Bedeutungsvolle Beiträge lieferte insbesondere auch Dulce, der die von Boyce aufgestellte Theorie abwandelte.

Über die Harnkolloide haben gerade die letzten Jahre wertvolle neue Erkenntnisse erbracht (s. auch die Ausführungen von Hermann und von Dulce 1958, sowie von Keutel, Hermann u. Licht 1959). Zu den organischen Harnkolloiden rechnen die Uroproteine, die Uromucoide und bestimmte saure Mucopolysaccharide. Wie 1951 schon Rigas u. Heller, dann 1953 Seitz u. Mitarb. erkannten, sind die im Serum vorhandenen Eiweißfraktionen auch im Harn zu finden. Allerdings bestehen quantitative Unterschiede. Der Albumin-Globulin-Quotient, für das Serum bei 1,72 liegend, beträgt für die Uroproteine nur 0,51. Die Albumine sind also relativ vermindert. Auf Grund von Tierversuchen glaubt Sellers [Med. Ass. Arch. Intern. Med. **98**, 801 (1956)] annehmen zu dürfen, daß alle Eiweißfraktionen des Serums auch die Glomerula passieren, daß die Albumine aber in den Tubuli stärker rückresorbiert werden. Nach J. Olivier u. Mitarb. [Z. ges. exp. Med. **99**, 589 (1954)] und nach Sellers werden sie hierbei durch Enzymsysteme der Mitochondrien der proximalen Tubuluszellen in Aminosäuren zerlegt. Die Uromucoproteine entsprechen in ihrer Zusammensetzung teils denen des Serums, teils des Gewebes. Anderson, Lockery und McLagan konnten drei verschiedene Mucoproteinkomponenten im Urin nachweisen. Ungefähr die Hälfte von ihnen machen die Mucoproteine von Tamm-Horsfall mit virushemmender Eigenschaft aus. Sie sind kochsalzunlöslich. Wie Tamm, aber auch Boyce u. Swanson zeigten, stellen sie ein Sekretionsprodukt der Tubuluszellen dar, während die Orosomucoide serumidentisch sind. An Mucopolysacchariden werden neutrale entsprechend denen der Blutgruppen A, B und 0 gefunden (Hamerman u. Mitarb.). Zwei weitere saure Mucopolysaccharide, die Hexouronsäure enthalten, sind metachromatisch (Kerby). Serumglykoproteide (MP_2) wies Boyce in größerer Menge im Harn nach, Popenoe bei nephrotischem Syndrom das Serumorosomucoid (MP_1). Die Anwesenheit von Heparin ist bisher nicht gesichert. Bei Infektionen der Harnwege kommen noch die von Bakterien (Coli, Proteus, Staphylokokken usw.) produzierten Mucopolysaccharide hinzu. Über weitere Untersuchungen berichteten King u. Mitarb. (1958). Nach ihnen betragen die im normalen 24 Std-Urin ausgeschiedenen nichtdialysablen Stoffe 433 + 114,5 mg. Hiervon entfallen etwa 47% auf Protein, etwa 16,6% auf proteingebundene Hexose, etwa 9,7% auf Sialinsäure, etwa 6,2% auf Hexosamin und etwa 3,3% auf Lipoide. Etwa 12,2% sind „gebundenes" Wasser und etwa 8,5% Asche. Außerdem finden sie 1—2% Hexuronsäuren.

Als erstes überraschendes Ergebnis zeitigten nun die Untersuchungen von Boyce u. Mitarb. eine wesentlich stärkere Ausscheidung von Uroproteinen im Harn von Steinkranken. Sie berechneten für den normalen Urin 42—52 mg pro die, für den Harn Steinkranker dagegen 86—312 mg. Noch ausgesprochener erwiesen sich die Uromucoproteine erhöht: Nach Boyce beträgt deren Menge das 3—14fache des Normalen. Dulce gibt für den Normalurin etwa 300 mg/l, für den Steinkrankenurin 900 mg/l adialysable Stoffe an. Diese relativ stärkere Vermehrung der Mucoproteidsubstanzen tritt auch hervor, wenn die Werte für die Uroproteine und die Mucoproteide in ein Verhältnis zueinander gebracht werden. Der Normalwert von 1 verschiebt sich dabei nach Boyce auf Werte von 2,5—14. An dieser Mucoproteidvermehrung im Steinkrankenharn sind besonders die kochsalzunlöslichen Mucoproteide von Tamm-Horsfall beteiligt (Boyce u. Swanson), was Boyce auf einen „epithelialen Katarrh" zurückführt. Elektrophoretisch unterscheiden sich diese Uromucoide nicht von denen des Normalurins. Dagegen zeigen die kochsalzlöslichen Mucoproteide des Steinkrankenharns elektrophoretisch eine deutlich andere Albumin-Globulin-Verteilung wie diejenigen des normalen Urins. Bei vermindertem Albumin sind die γ-Globuline und zwei saure Fraktionen im α-Globulinbereich vermehrt (Boyce) (s. Abb. 72). Dieser Befund ist von grundsätzlicher Bedeutung. Beweist er doch, daß „die Mucoproteine im Steinkrankenharn quantitativ verändert" sind (Dulce). Hinzu kommt auch ihr chemisch anderes Verhalten. Diese Mucoproteidfraktion bindet Calcium, wenn es gegen Normalurin dialysiert wird (s. unten). Im Gegensatz hierzu ist das Uromucoid zur Calciumbindung nur dann befähigt, wenn es durch eine gepufferte Lösung von p_H 12,3 in niedriger molekulare Teile gespalten wird. „Der Befund".

daß im Steinkrankenharn sich eine größere Menge mucopolysaccharidenthaltender
Mucoproteide als normal findet, „verträgt sich nicht", wie DULCE betont, „mit
der Hypothese, daß im Steinkrankenharn die Stabilität herabgesetzt ist, weil
die Mucopolysaccharide vermindert sind". Werden doch gerade die Mucopolysaccharide als Schutzkolloide angesprochen. Jedoch ist nicht zu übersehen, daß

von anderer Seite eine Mucoproteidvermehrung nicht bestätigt
wurde. So fanden SÜDHOF u.
Mitarb. (1958) keinen unterschiedlichen Gehalt an Mucopro-
teid-Hexosamin im normalen und
im Steinkrankenharn (6 Fälle),
was allerdings quantitative Veränderungen anderer Mucoproteid-
teile nicht ausschließt. Ein entsprechender Einwand läßt sich
gegen die Untersuchungen von
McLAGAN u. ANDERSON (1958)
erheben. Bei Prüfung mit der
Diphenylaminreaktion fanden sie
im Steinkrankenharn eher er-

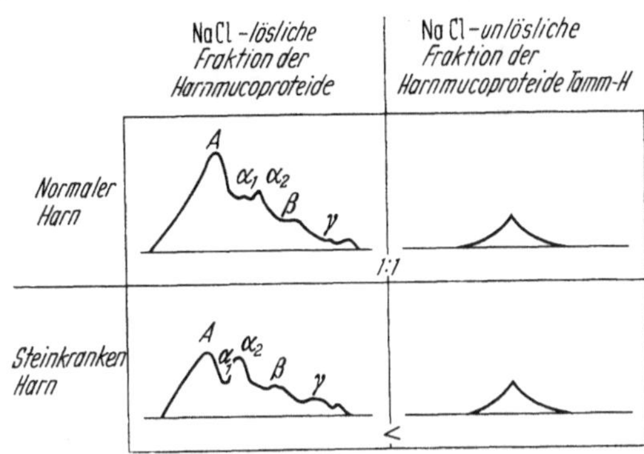

Abb. 72. Elektrophoretische Untersuchungen nach BOYCE u.
Mitarb. A = Albumine α_1, α_2, β, γ = Globulinfraktionen,
skizziert nach BOYCE u. Mitarb. (Aus DULCE 1958)

niedrigte als erhöhte Mucopolysaccharidwerte. Nach DISCHE werden hierbei
aber nicht die gesamten, sondern im wesentliche nur die sialinsäure- und des-
oxypentosehaltigen Mucoproteide bestimmt.

Über die Befunde an Zuckern in der Steinmatrix orientiert die Tabelle 31
von KING u. BOYCE (1959). Tabelle 32 gibt die Befunde an Aminosäuren und

Tabelle 31. *Die chromatographisch angezeigten Zucker in verschiedenen Matrixarten.*
(KING u. BOYCE 1959)

	Ga-laktose	Glucose	Man-nose	Fucose	Rham-nose	Xylose
Harnsteine, Matrix	+	+	+	+	+	
Gallensteine, Matrix	+			+		
Osseomucoid	+	+	+			
Matrix fetalen kompakten Knochens.	+	+	+			
Matrix fetalen flachen Knochens	+	+	+			
Flacher Knochen (supernatant.)		+			+	

Zuckern wieder, welche DULCE bzw. BOYCE u. Mitarb. im Normalharn und im
Steinkrankenharn erhoben. Sie verzeichnet ebenso die Ergebnisse der Stein-
matrixuntersuchungen bei den verschiedenen Autoren. Die quantitative Zusammensetzung der Steinmatrix im Vergleich zu den Mucoproteiden des Harnes
berichtet Tabelle 33. (Die von BOYCE gegebenen Normalwerte beziehen sich
dabei nur auf die Tamm-Horsfall-Mucoproteide.) Die Zusammensetzung der Steinmatrix variiert dabei, ist nicht absolut gleichmäßig. Das trifft nicht nur für die
verschiedenen Steinarten zu, worüber die Tabelle von KING u. BOYCE (1959)
orientiert, welche die Werte auch für Konkremente anderer Organe bringt.
Auch für die Grundsubstanz verschiedener Kalksteine ergeben sich leicht diffe-
rierende Werte. Die Tabelle 34 von v. PHILIPSBORN enthält die Werte für drei
verschiedene Konkremente im Vergleich zu den Durchschnittswerten von BOYCE
und von GASSER.

Tabelle 32. *Papierchromatographischer Nachweis der Aminosäuren und Zuckerbausteine.*
(Nach Dulce)

| | a) Steinmatrix | | | | b) Mucoproteide des Harnes | | | | c) Matrix-uratstein | d) Eiweiß-steine | |
| | | | Dulce | | Boyce u. Mitarb., Mucoproteidsubstanz | | Dulce, Muco-proteidsubstanz | | Dulce | Dulce | |
	Gasser u. Mitarb.	Boyce u. Mitarb. Oxalat-PO₄-Gemisch	Oxalstein	PO₄-Stein	normaler Harn	Steinkranken-harn	normaler Harn	Steinkranken-harn	Uratstein	Eiweiß-koagulatien	Eiweiß um Oxalatstein
Cysteinsäure .			+	+			+	+	+	+	+
Cystin/Cystein .	+										
Asparaginsäure	+	+	+	+	+			+			+
Glutaminsäure .	+	+	+	+	+		+	+	+	+	++
Serin		+	+	+	+		+	+	+	+	++
Glycin . . .	+	+	+	+	+		+	+	+	+	+
Threonin . . .		+			+						
Lysin	+	+	+	+	+		+	+		+	+
Alanin		+	+	+	+		+	+	+	+	+
Tyrosin . . .	+	+	+	+	+		+	(+)		+	
Histidin . . .	+						+	(+)			
Arginin . . .	+	(+)	+	+	+		+	+			+
Tryptophan . .		+	+	+	+		+	+	+	+	+
Valin	+	+			+		+	(+)			
Leucin/Isol. . .	+	+	+	+	+		+	+	+	+	+
Phenylalanin .		+	+	+	+		+	+		+	+
Prolin . . .	+	+			+		+	+			
Rhamnose. . .		+		+							
Fucose		+	+	+	+		+	+			
Mannose . . .		+	+	+	+	+	+	+		+	+
Glucose		+		+					+		
Galaktose . . .		+	+	+	+	+	+	+		+	+
Hexosamin . .	+	+	+	+	+	+	+	+		+	+
Uronsäure/Sialins					+	+	+	+			
SO₄					+	+	+	+			

Tabelle 33. *Vergleich der quantitativen Zusammensetzung der Steinmatrix und Mucoproteide im normalen und Steinkrankenharn.* (Aus Dulce 1958)

| | Gasser u. Mitarb., Boyce u. Mitarb., Dulce org. Steinmatrix | Boyce u. Mitarb. Mucoproteidsubstanz | | Dulce, Mucoproteidsubstanz | |
		normaler Harn	Stein-krankenharn	normaler Harn	Stein-krankenharn
Menge			<3—14mal	300 mg/l	900 mg/l
C	48—57%	48,9%	49,4%		
		T. H.	T. H.		
H	4—7,5%	6,9%	7%		
		T. H.	T. H.		
N	9,9—10,4%	12,2%	12,9%	6,2%	7,0%
		T. H.	T. H.		
O	24—33%	30,2%	29,1%		
		T. H.	T. H.		
S	0,53—0,98%	1,8%	1,59%	1,87%	2,82%
		T. H.	T. H.		
Hexosamin	11,8—16%	7,1%	7,4%		
Fucose	∅	1,1%	1,0%		
Hexose	10,6—15,3%	8,4%	8,1%		
Sialinsäure (Uronsäure)	∅	9,1%	9,0%		

Tabelle 34. *Zusammensetzung der organischen Substanz.* (v. PHILIPBORN 1958)

	N	C	H	O	S	Gew.-%
Harnstein 196	8,26	44,02	7,76	39,32	0,646	3
Harnstein 197	10,39	45,90	8,06	34,90	0,754	2
Harnstein 198	6,41	46,53	7,91	38,25	0,897	3,7
BOYCE u. Mitarb. (6) .	10,43	57,55	7,21	24,0	0,85	2—3
GASSER u. Mitarb. (11)	10,40	48,20	7,54	33,33	0,53	3—5

O = Sauerstoff aus der Differenz ermittelt. Harnsteine 196—198: Blasensteine um Fremdkörper, vorherrschend Struvit, wenig Calciumphosphat, 196 und 197 auch wenig Calciumoxalat. Die Steine waren weiß, ausgezeichnet konzentrisch-schichtig, z. T. vortrefflich schalig
brechend.

Überblickt man die Gesamtheit dieser Untersuchungen, so ist zunächst festzustellen, daß die Mucoproteine des Normal- und des Steinkrankenharnes keine
erkennbaren *qualitativen* Unterschiede aufweisen. Insbesondere stimmen die
Aminosäuren fast überein. Ebenso ist der Gehalt an Hexose, Hexosamin, Fucose
und Sialinsäure ungefähr gleich. Quantitativ bestehen jedoch insofern Differenzen,

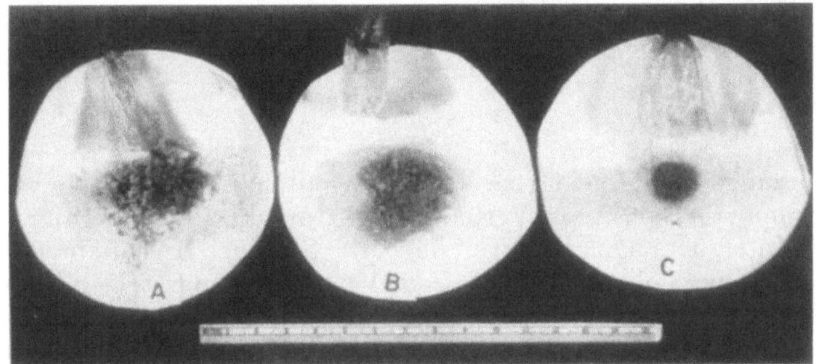

Abb. 73

als der Steinkrankenharn mehr Mucoproteine aufweist. Hinzu kommt der Nachweis von BOYCE, daß im Gegensatz zum Normalurin der Steinkrankenharn ein
kochsalzlöslichcs Mucoproteid enthält, das sich durch Dialyse gewinnen läßt
und calciumbindende Fähigkeit besitzt.

Diese Verhältnisse stellt überzeugend folgender Versuch von BOYCE unter
Beweis. BOYCE gewann die Harnkolloide einer 24 Std-Menge Urin durch Dialyse:
A von einem Patienten mit Hyperparathyreoidismus, B von einem Steinbildner
und C von einem Gesunden. Diese Kolloide setzte er in einer Cellophanhülle über
24 Std dem gleichen Urin aus. Wie die Abb. 73 zeigt, haben die Kolloide bei A
massenhaft, bei B reichlich Calciumphosphate gebildet. Sie fehlen dagegen völlig
bei C. Hier enthält die Cellophanhülle nur die Harnkolloide.

Bedeutsam sind auch die Befunde über den Aufbau der Steinmatrix im Vergleich mit den Harnmucoiden. Hierbei ergibt sich, daß die Steinmatrix bei nahezu
gleichem Schwefelgehalt einen höheren Stickstoff-, Hexosamin- und Hexosegehalt
aufweist. Zudem werden Uronsäure und Sialinsäure vermißt. Diese Ergebnisse
bedeuten nach DULCE: „Die organische Steinmatrix ist anders aufgebaut als das
Harnmucoproteid." Das Fehlen von Sialinsäure in der Matrix macht nach BOYCE
wahrscheinlich, daß die Tamm-Horsfall-Mucoproteine, die Träger der Sialinsäure
sind, am Aufbau der Steinmatrix weniger beteiligt sind bzw. keinen signifikanten
Teil der Matrix ausmachen. Durch Immuno-Elektrophorese haben KEUTEL,

Hermann u. Licht gleiches für die serumidentischen Harnkolloide nachweisen können. Wesentliche Bestandteile sind die kochsalzlöslichen Mucoproteine. Boyce definiert die Steinmatrix als „eine Verbindung metachromatischer schwefelhaltiger Mucopolysaccharide mit PAS(MPS)-positiven Mucoproteinen". Dabei stellen nach Boyce die Proteine gewichtsmäßig etwa $^2/_3$, die Saccharide, zumal Hexose und Hexosamin, etwa $^1/_3$ der Matrix. Die relativ groben, weniger ins Einzelne gehenden Bestimmungen von Yano und Mori, von Harada und von Inada gebe ich hier nach den Angaben von Yano (1957) wieder (Tabelle 35).

Tabelle 35

Yano u. Mori	Inada u. Katamura	Harada u. Saito
biochemische Methode	papierchromatische Methode	histochemische Methode

Protein
 	
Aminosäuren
Cystin usw.
Lecithinähnliche Substanz
Mucopolysaccharide
   mit SO_4 und ohne SO_4
Glucuronsäure (durch
   Hydrolyse)
Urinpigment
Tierische, gummiähnliche
   Substanz
	Protein
	Polypeptide
	Glucosamin
	Aspartiksäure
	Serin
	Alanin
	Methionin
		Polysaccharid-Sulphat
		Desoxyribonucleinsäure
		Aminosäuren

In Verbindung mit den färberischen Eigenschaften (Metachromasie bei Toluidinblau- und PAS-positives Verhalten bei Hotchkiss-Färbung) läßt sich aus allen diesen Untersuchungen folgern, daß die Steinmatrix entsprechend dem Knochenmucoid eine Polysaccharid-Eiweiß-Verbindung darstellt. Boyce leitet hieraus die Berechtigung ab, die Harnsteinbildung in Parallele zur Mineralisation des Knochens zu setzen und den Vorgang der Steinkristallisation auf eine Ionenbindung der in der Matrix vorliegenden metachromatischen Mucoproteide mit Calcium zurückzuführen. [Als wirksames ionenbindendes Mucopolysaccharid vermutet er dabei das Keratosulfat, welches Meyer (zit. nach Boyce) sowohl im Harn als auch im Knochen nachgewiesen hat.] Die von Boyce 1955 aufgestellte *Calcium-Chelat-Theorie* besagt: Die Steinbildung beginnt mit der Kondensation spezifischer organischer Moleküle im Tubulus der Niere. Diese stellen eine Verbindung von Mucopolysacchariden und Mucoproteinen dar, „united by strong chemical bonds", und fließen zu Micellen zusammen. Durch Komplexbildung des kochsalzlöslichen Anteils der Mucoproteide mit dem Calcium des Harnes

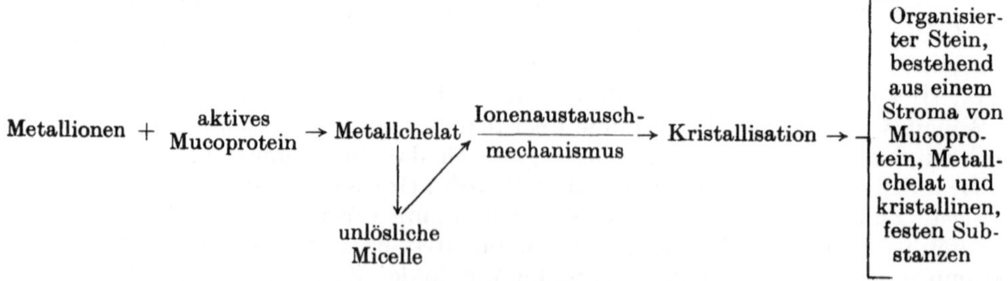

(= Calcium-Chelat-Bildung) werden die Micellen unlöslich. Sekundär kommt es dann durch Eindringen der im Urin vorherrschenden Ionen zur Auskristallisation (s. Schema nach Boyce u. Mitarb. 1955). Das weitere Wachstum ist vom Nieder-

schlag neuer aktiver Matrix auf der ganzen Oberfläche oder an umschriebener
Stelle (asymmetrische Vergrößerung) abhängig (s. Abb. 74). Boyce betont, "no
cristalline concretion can develop in the abscence of the organic matter". Deren
Einfluß für die „crystal deposition" ist nach ihm zweifacher Art:

1. "Calcium binding, ion-exchange or epitactic stimulation of cystal (Apatite)
formation.

2. Creation of a favorable environment for crystallisation between semipermeable layers of matrix (oxalate, triple phosphate, uric acid)."

In seiner letzten Darstellung (Dezember 1958) gibt Boyce folgende Erklärung:
"This matrix is formed by aggregation and molecular orientation of uromucoid,
a carbohydrate-protein conjugate produced by the transitional epithelium. The

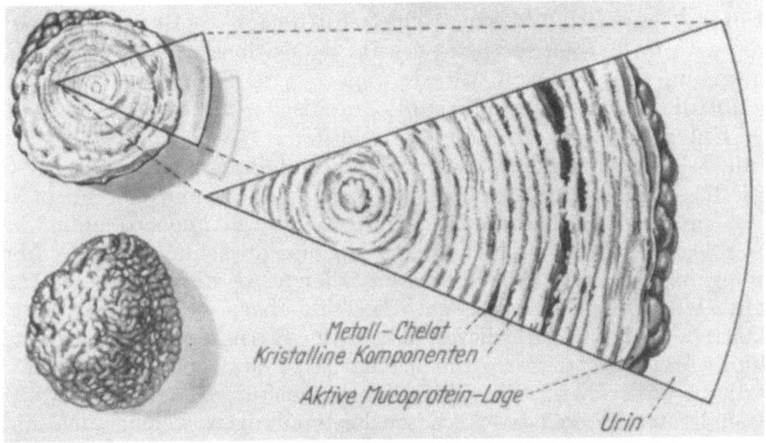

Abb. 74. Aufbau eines großen Nierenbeckensteins. Das Zentrum besteht aus Hydroxylapatit. In den folgenden
Schichten sind Kristalle von Hydroxylapatit und Weddellit gemischt. (Boyce, Garveyu. Norfleet 1955)

mechanism of this molecular orientation is unknown but is intimately associated
with the binding of calcium, phosphate, and water (hydroxyl) ions. This is the
initial phase in all calculus formation. As the molecular orientation procceds
the amorphous gel tends to assume a perfectly spherical shape with regularly
spaced laminations formed by the most closely aligned molecules of uromucoid.
These laminations with their spatially arranged calcium, phosphate and hydroxyl
ions act as epitactic stimuli to basis calcium phosphate (apatite) cristallization.
Condensation of these laminations into semipermeable membranes provides a
favorable environment for secondary cristallization. The composition of these
inter-laminar crystalls is primarily determined by the ambient conditions prevai-
ling in the urine. As these interstitial crystals increase in size and number there
is a commensurate alteration of the uniformity of the laminations. Masses of
interlaminar amorphous uromucoid may block crystallization and thus produce
'faults' in the orderly arrangements of crystalls. Many extrinsic of compression
forces combine with intrinsic or expansion forces to produce the final shape
of the fully crystallized calculus."

Nach seinen gemeinsam mit King (1957) durchgeführten Matrixuntcrsuchun-
gen bezeichnet Boyce die organische Matrix bei den einzelnen Steinarten als
übereinstimmend. Die Matrix erscheint ihm „chemically to be essentially the
same for all". "The chromatographic amino acid pattern was indistinguishable
and desoxypentose, hexosamine, and 5 other sugars were present in all of these
matrices. The carbohydrate composition was similar in all stones with the

exception of uric acid calculi, in which glucose appears to be absent" (s. hierzu
Dulce, Tabelle 32 und weiter unten). Die gleiche Feststellung trifft er in seiner
Arbeit vom Dezember 1958, die sich mit mikroradiographischen, mikroskopischen
und histochemischen Untersuchungen an Steindünnschliffen beschäftigt. (Die
hierbei erstmalig angewandte Technik verdient besondere Beachtung.) Auch diese
Untersuchungen sind ihm Beweis, "that the matrix material serves an architec-
tonic function and is in fact a prerequisite to concrementcrystallization". Hierbei
weist er zugleich auf die Eiweißsteine hin, die nach seinen Untersuchungen — und
auch denen von Dulce (s. Tabelle 32) — chemisch die gleiche Zusammensetzung
wie die Matrix der kristallinen Steine haben. Das Ausbleiben der Kalkbindung
und der Kristallisation versucht Boyce folgendermaßen zu erklären (1956):
"The failure may be due to alterations either in the ion-binding properties of the
matrix or in the composition of urine. The free diffusion of solution into the matrix
mass may be an influential factor in crystal deposition."

Die erstmalig von Boyce u. Mitarb. angewandte Technik (Arbeit Dezember
1958) erlaubt die gleichzeitige mikroradiographische, mikroskopische und histochemische Untersuchung von Steindünnschliffen. Hinsichtlich der Matrix bestätigen diese Untersuchungen die frühere Feststellung von Boyce u. Sulkin
(s. auch S. 27), daß sie im Stein in fibrillärer und in amorpher Form auftritt.
Letztere ist in den Zwischenräumen der konzentrisch angeordneten fibrillären
Schichten gelegen. Dabei ist Metachromasie fast ausschließlich den fibrillären
Schichten eigen, für die das Apatit eine auffallende Affinität zeigt. Die amorphe
Matrix läßt Metachromasie vermissen. Sie fehlt aber, wie King u. Boyce 1957
schon erklärten, ebenso der fibrillären Matrix der Harnsäuresteine. Deren Matrix
färbt sich mit Toluidinblau nur orthochromatisch (blau). Sie bleibt auch von der
Kossa-Färbung unberührt. Schließlich zeigt auch die Matrix der Cystinsteine
nur wechselnde Metachromasie. In diesen Feststellungen, welche auch bildmäßig
von Boyce u. Mitarb. erhärtet werden, liegt meines Erachtens ein Widerspruch
zu der von Boyce angegebenen Gleichartigkeit der organischen Matrix aller Steinarten, zumal wenn man die (s. Tabelle 13 von King und Boyce) für die verschiedenen Steinarten unterschiedliche Zusammensetzung und Matrixmenge berücksichtigt. Aber auch im übrigen läßt sich hiermit die Theorie von Boyce nur
schwer in Einklang bringen. Wie ist bei dem Fehlen jeder Kalkeinlagerung die
Harnsäuresteinbildung über seine Chelattheorie zu erklären? Wird doch die von
Mucoproteinen und Mucopolysacchariden gebildete Micelle erst durch die Komplexbildung mit Calcium unlöslich und damit Grundstein der Matrix. So rückt
denn die

Theorie von Dulce

stärker in den Vordergrund. Ihren Untergrund bilden die Arbeiten von
Boyce. Auch sie geht vom Nachweis einer pathologischen, kochsalzlöslichen,
kalkbindenden Mucoproteidfraktion im Steinkrankenharn aus und nimmt
diese kalkbindende Fähigkeit der Steinmatrix als Voraussetzung. Sie bezieht
dieses Vermögen aber nur auf die Steinmatrix der Calciumsteine. Dulce fand
bei seinen Untersuchungen übereinstimmenden Aufbau der organischen Grundsubstanz der Kalksteine einschließlich der Struvitsteine. Im Gegensatz zu
Boyce und King glaubt er dagegen für die Matrix der Harnsäuresteine signifikante Unterschiede in der chemischen Zusammensetzung festgestellt zu haben
(s. Tabelle 32). Analysen von Cystin- und Xanthinsteinen liegen von ihm
nicht vor[1]. Aus dem unterschiedlichen Aufbau und dem unterschiedlichen Ver-

---

[1] Inzwischen fand Dulce die Möglichkeit, eine papierchromatographische Analyse der
Zuckerbausteine der Matrix eines Cystinsteines durchzuführen. Hierbei stellte er — im
Gegensatz zu Boyce — nur Glucose und etwas Galaktose fest (persönliche Mitteilung).

halten der Matrix gegenüber Calcium folgert DULCE eine verschiedene formale Genese der Harnsteine. Die Entwicklung über eine aktive, zur Verkalkung führende Matrix ist nach DULCE auf die Kalksteine beschränkt. Für die anderen Steinarten nimmt er eine andere Entwicklungsform an. (Seine Untersuchungen und Deutungen waren BOSHAMER mit Anlaß zu der vorne gegebenen Einteilung in anorganische und organische kristalline Steine.) Aber auch die Erklärung von BOYCE der Entwicklung der Kalksteinmatrix über eine Chelatbildung wird von DULCE verworfen. Er greift vielmehr auf die Untersuchungen von THIELE über die Synthese micellarer Strukturen und die intermicellare Kristallisation zurück. Nach THIELE werden Fadenmoleküle mit ionischen Gruppen — und zu diesen Polyelektrolyten gehören die Mucopolysaccharide und Proteine mit reaktiven Gruppen — bei Eindiffundieren von Gegenionen partiell entladen, dehydratisiert, zugleich geordnet und zu einem anisotropen Gel verfestigt. „Dieser reversible Vorgang führt unter einfachen physiologischen Bedingungen zu wasserreichen Gebilden mit Doppelbrechung, Ionenaustausch und Quellung. Man hat eine allgemeine Strukturbildung vor sich, eine Synthese micellarer Strukturen, welche erlaubt, natürliche Strukturen im Modell nachzubilden. Bei zwei kolloiden Ionen genügt unter bestimmten Bedingungen die Änderung der p_H um 1—2 Einheiten, um die Fadenmoleküle zu ordnen und zu fixieren, wiederum reversibel. In diese ionotropen Gele werden durch Ionenaustausch ortsgebundene Kristalle intermicellar oder intercapillar eingelagert — so auch Hydroxylapatit. Damit lassen sich im Modell natürliche Zweistoffsysteme wie Perle und Knochen nachbilden." Im Hinblick auf die Harnsteinbildung vermutet THIELE, daß bei „Durchlässigwerden der Nierenmembranen" „-Proteine, Mucopolysaccharide und Salze passieren. Die Polyelektrolyte können schon bei geringen Konzentrationen in ihrem isoelektrischen Punkt unter bestimmten Bedingungen — etwa durch Änderung der p_H-Zahl — unlösliche salzartige Symplexe bilden. Diese reichern durch Eintausch Ionen an. So können in dieser organischen Matrix schwerlösliche Stoffe auskristallisieren." „Im pathologischen Harn sind noch die kolloiden Bausteine der organisch-biologischen Substanz vorhanden, ebenso die Ionen als Werkzeuge. Unter Bedingungen, die wir noch nicht genau übersehen, kann nun im Harn noch eine Strukturbildung vor sich gehen. Sie führt allerdings ohne Steuerung durch die lebenden Zellen nicht mehr zu Geweben, sondern nur noch zu Konkrementen."

In der Theorie von DULCE steht, wie bei BOYCE, das Auftreten der matrixbildenden Eiweiß-Mucopolysaccharid-Verbindung am Anfang der Kalksteinbildung. Diese Verbindung faßt DULCE, entsprechend THIELE, als Symplex, als einen Clot mit Ionenaustauschereigenschaften auf. „Im Beginn der Steinbildung kommt es zu einer Clot- oder Symplexbildung im Tubulus oder im Nierenbecken ohne Mithilfe des Calciums durch eine Eiweißsubstanz." „Infolge eines Austauschermechanismus reichert sich in den Clots Calcium oder Magnesium an" (= Kationenaustausch). Über die Vorgänge, die zu der anschließenden Kristallisation führen, sind bindende Angaben — ebenso wie für die Knochenmineralisation — bisher nicht möglich. DULCE äußert sich hierüber: „Zur Kristallisation kann es durch Anionendiffusion kommen, der sich, wie THIELE sagte, die Donnan-Verteilung nicht absolut entgegenstellen muß, oder aber auch durch einen teilweisen Abbau der organischen Matrix, bei dem Calcium frei werden müßte, um sich dann lokal angereichert mit Oxalat oder Phosphat zu verbinden. Eine weitere hypothetische Möglichkeit wäre ein gleichzeitiger Anionenaustauscher-Mechanismus."

Diese Verhältnisse hat DULCE im Reagensglas nachzuahmen versucht. In früheren Versuchen hatten SOBEL und BÜRGER einen Kollagen-Chondroitinschwefelsäure-Clot (in Nachahmung der Verkalkung der Knochengrundsubstanz) in einer Calciumphosphatlösung verkalken lassen. Ein gleiches Material nahm bei Dulce Calcium auf und verkalkte in einer Oxalatlösung. Entsprechende Verhältnisse ergaben sich, als Dulce die Chondroitinschwefelsäure durch ein Harnmucoproteid ersetzte. Natur und Herkunft des dem Kollagen entsprechenden Proteids im Harn und der Steinmatrix sind bisher noch ungewiß. Bevor auf die hierüber vorliegenden Untersuchungen eingegangen werden soll, bleibt noch eine andere Frage zu beantworten. Sie wird durch die histologischen Untersuchungen von Staemmler (1959) an einer nephrocalcinotischen Niere (bei Hyperparathyreoidismus) aufgeworfen. Staemmler sieht in ihnen eine Stützung der Kristallisationstheorie und damit eine gewisse Widerlegung der Anschauungen von Boyce und von Dulce. Zwar fand er in den Lumina der oberen Tubulusabschnitte PAS-positive Cylinder. Sie waren aber ohne alle Anzeichen einer Calcifikation, ein Befund, der nach den Erklärungen von Grimes (s. unten) nicht verwundern kann. Es standen andererseits aber die Calcifikationen primär ohne Beziehung zu PAS-positiven Substanzen. Die Bilder von Staemmler machen vielmehr wahrscheinlich, daß die Nephrocalcinose ihren Ausgang von Kalksalzablagerungen im Zwischengewebe der Niere nimmt, die keine PAS-positiven Substanzen erkennen lassen. Die Entwicklung dieser Kalkablagerungen erscheint hiernach nicht an das Vorliegen von bestimmten Mucoproteinen gebunden, vielmehr eher Folge einer Übersättigung der Niere mit Kalksalzen zu sein. Erst dann, wenn diese Kalkherde Tubuli einbeziehen, wird die Beimengung von Mucoproteinen erkennbar, „die also offenbar sekundärer Natur ist". Schon oben wies ich auf das Ausschließungsverhältnis zwischen Nephrocalcinose und Steinbildung hin, auf das Albright aufmerksam machte. Es rückt die Anschauung von Unger stärker in den Vordergrund, wonach die Entwicklung nach der Seite von Harnsteinen oder der einer Nephrocalcinose dadurch bestimmt wird, ob eine Aktivierung der Mucopolysaccharide in der Niere erfolgt. Trotz primär gleicher Ursache sind Nephrocalcinose und Steinbildung nicht gleichzusetzen. Vielmehr hat es den Anschein, daß im ersten Fall Hypercalcämie und Hypercalciurie mit Kalkniederschlägen durch Gewebsübersättigung ausschlaggebend sind, daß Steinbildung aber weitere Störungen verlangt, die, nach Boyce, Aktivierung der Mucopolysaccharide und ihre Ausscheidung in das Tubuluslumen bedingen. Der Beweis für die Deutung steht noch aus. Die Untersuchungen von Staemmler stehen ihr aber nicht entgegen, zumal andere Untersucher zu anderen Ergebnissen kamen (s. unten). Jedenfalls besteht bisher nicht die Berechtigung, allein aus den histologischen Bildern bei einer Nephrocalcinose Rückschlüsse auf die Kalksteinbildung überhaupt zu ziehen.

Die Theorie von Dulce bezieht sich auf die Entwicklung der anorganischen kristallinen Konkremente. Für die anderen Steinarten setzt sie einen anderen Entwicklungsmodus voraus. Die Berechtigung zu dieser Annahme wird jedoch erst durch den Nachweis einer für diese Steinarten abweichenden Matrix gegeben. Für die Harnsäuresteine und die Uratsteine ist dieses durch die histochemischen Untersuchungen von Boyce u. Mitarb. und durch die Matrixanalyse von Dulce wahrscheinlich gemacht. Sie läßt nach Dulce einige Aminosäuren vermissen. Insbesondere fehlen ihr aber die Galaktose, das Hexosamin und Sulfat, an welches nach Dulces Meinung vorwiegend die Calciumanreicherung gebunden ist. Die Seltenheit von Xanthinsteinen verhinderte bisher entsprechende Untersuchungen dieser Steinart. Dagegen liegen solche für die Cystinsteine vor. King und Boyce (1957) vermochten dabei chromatographisch keine signifikanten Unterschiede im Gehalt an Aminosäuren und Zuckern gegenüber der Matrix kalkhaltiger Steine festzustellen, was mit der Theorie von Dulce nur schwer vereinbar erscheint[1]. Der strukturmäßige Unterschied der organischen Matrix der Cystinsteine (s. oben) wird nach BOYCE u. Mitarb. (1958) durch ihre Zermahlung durch die wachsenden großen Cystinkristalle bedingt. Die Erklärung, daß das Cystin selbst eine Calciumanreicherung der Matrix verhindert, wird durch das Auftreten kalkarmer oder auch calciumfreier Eiweißsteine unwahrscheinlich. Denn die Analyse auch dieser Konkremente stimmt nach BOYCE und nach DULCE mit derjenigen der Kalksteinmatrix überein. So bleibt bei Annahme der Dulceschen Theorie nur die Erklärung, daß die Matrix der Cystinsteine und der Eiweißsteine trotz gleicher Analyse ein anderes Gefüge aufweist, ohne daß dieses durch die bisherigen Untersuchungen aufzudecken ist. GRIMES (s. unten) zeigte, daß die Mucopolysaccharide, was schon BOYCE vermutete, ihre Fähigkeit zur Calciumbindung erst durch Aktivierung in den Tubuluszellen gewinnen: Nach Absorption werden sie in diesen Zellen depolymerisiert und mit Proteinen des Cytoplasmas und der Mitochondrien verbunden. Bei mangelnder Aktivierung kann das Bindevermögen für Calcium reduziert sein, ohne daß aber die Bildung des die Matrix bildenden Eiweißkomplexes behindert wird. Für diese Auffassung würde die Tatsache sprechen, daß reine Cystinsteine selten sind, die meisten Cystinsteine vielmehr geringe Mengen Calciumphosphat aufweisen und ihre Matrix gewisse Metachromasie zeigt. Leider stehen bisher noch alle Untersuchungen aus, welche hier klärend und sichernd wirken können. Sie betreffen den Nachweis, daß trotz gleicher Elementaranalyse die hierdurch nicht zu erfassenden pathologischen, calciumbindenden Mucoproteide, welche BOYCE im Harn der Kalksteinbildner fand, im Cystinurikerharn fehlen oder in nur sehr geringer Menge enthalten sind. Diese Untersuchungen sind um so mehr zu fordern, als sie zugleich ein Urteil über die Theorie von BOYCE u. DULCE ermöglichen und zwar, je nach ihrem Ausfall, in positivem oder negativem Sinne.

DULCE unterscheidet, wie gesagt, zwei verschiedene Matrixarten und damit auch zwei verschiedene Entwicklungsformen der Harnsteine. Für die Entstehung aller anorganischen kristallinen Konkremente, d. h. aller Steine, welche Calcium bzw. Magnesium als Kation aufweisen, verlangt er das Auftreten einer aktiven Grundsubstanz, welche zu micellarer Strukturbildung und zu intermicellarer Kristallisation führt (s. die Angabe von MECKEL V. HEMSBACH, S. 106). Für organische kristalline Steine nimmt DULCE dagegen eine inaktive Matrix an, die nicht zum Ionenaustausch befähigt ist. Ihre Wirkung sieht er darin, daß sie einen Kristallisationskern abgibt bzw. als semipermeable Membran wirkt und so das Ausfallen der Kristalle einleitet. Damit setzt die Bildung dieser Steinarten eine gewisse Übersättigung des Harnes mit dem betreffenden Steinbildner voraus. Diese ist für die Cystin- und die Xanthinsteine gesichert. Bisher wurde kein solcher Stein ohne entsprechende Übersättigung gefunden. Deren Bedeutung läßt sich auch daraus ableiten, daß durch entsprechende Beeinflussung der Löslichkeitsverhältnisse im Urin (Harndiluierung, p_H-Änderung) sich Steinrezidive verhüten lassen. Die Matrixuntersuchungen machen dabei unwahrscheinlich, daß, wie die Kristallisationstheorie es darstellt, die Harnmucoproteide nur insoweit an der Steinbildung beteiligt sind, als sie von den ausfallenden Kristallen absorbiert werden. Normalerweise werden mit dem Harn nur gelöste, polymere Proteide ausgeschieden, nicht aber solche strukturierter Form, wie sie in der Matrix vorliegen. Wenngleich der Matrix bei diesen Steinarten von DULCE keine aktive Rolle zuerkannt wird, wie er sie derjenigen der Kalksteine zuschreibt, so ist sie an der Steinbildung doch nicht unbeteiligt. Auch sie stellt eine conditio sine qua non für diese Steinarten dar. Hierfür spricht auch schon der mit 9% auffallend

---

[1] Siehe hierzu Anmerkung S. 138.

hohe Gewichtsanteil der Matrix bei den Cystinsteinen (King u. Boyce). Ihre Bildung hängt wahrscheinlich auch von Tubulusstörungen ab, unter denen die Mucoproteide des Harnes abgewandelt werden, ohne aber volle Aktivität zu gewinnen.

Im Gegensatz zu den Cystin- und Xanthinsteinen ist nur für einen kleineren Prozentsatz der Harnsäure- und Uratsteine eine Harnübersättigung nachzuweisen. Die Mehrzahl der Harnsäuresteinträger läßt weder Hyperurikämie noch Hyperurikurie und damit Übersättigung des Harnes erkennen. Bedeutungsvoll erscheint hier der Befund von Cottet, wonach der Urin von Harnsäuresteinträgern eine positive Präcipitationsprobe zeigt. Die Harnsäurekristalle zeichnet eine verstärkte Neigung zur Verkittung aus. Das läßt vermuten, daß die Löslichkeit der normalerweise stabilen Harnsäure durch Veränderung ihres Lösungsvermittlers herabgesetzt ist und so eine relative Übersättigung vorliegt. Weiterhin ist nicht zu übersehen, daß in der Niere andere Konzentrationsverhältnisse als im Blasenurin vorliegen. Schon Schade hat auf die häufige Entwicklung von Sphärolithen bei Harnsäuresteinbildnern in den Nierenzellen aufmerksam gemacht. Damit gewinnen die Untersuchungen von Schade über die „tropfige Entmischung der Kristalloide" für diese Steinart besonderes Interesse. Es ist nicht unwahrscheinlich, daß ihre Entstehung über eine solche Micellenbildung vor sich geht, zumal die Harnsäuresalze in kolloidaler Form auftreten und damit zugleich Mucoproteide beeinflussen können. In diesem Zusammenhang sei auf die histologischen Untersuchungen von Staemmler (1959) verwiesen. Die Frage, ob die von Grimes bei Harnsäuregaben beobachteten Droplets in den Tubuluszellen, welche keine Verkalkung zeigen, solche Harnsäuremicellen in Verbindung mit Proteiden der Zelle oder des Harnes darstellen, müssen weitere Untersuchungen klären.

Beide Theorien, sowohl die von Boyce als auch die von Dulce sind in vielem noch problematisch und ohne genügendes Fundament. Ein sehr wesentliches Problem ist dabei auch die Herkunft der Steinmatrix bildenden Stoffe. Boyce hat hierüber keine sichere Antwort geben können. Auf Grund seiner gemeinsam mit Garvey durchgeführten Untersuchungen (1956) vermutete er, daß die metachromatischen Mucopolysaccharide dem Knochen, sonstigem Bindegewebe des Körpers oder auch dem des Harntraktes entstammen. Für die PAS-positive Mucoproteinkomponente der Matrix hält er die Abkunft „from the transitional epithelium" für wahrscheinlich, „but, if so, it is markedly different from the normal secretory product of these cells". In späteren Arbeiten schreibt er, daß das Material der organischen Matrix „apparently originates from the transitional epithelium" (1956, 1958).

Schon oben wurden die experimentellen Versuche von M. B. Engel und Catchpole erwähnt. Sie zeigten, daß das Parathormon nicht nur die Mucopolysaccharide der Knochen- und Knorpelgrundsubstanz depolymerisiert, damit löslich macht, ihren Gehalt im Blutserum ansteigen läßt und ihre Ausscheidung durch die Nieren verstärkt. Sie nahmen auch eine Beteiligung der Mucoproteide der Tubuluszellen an. Auf diese Tubulusveränderungen konzentrierten sich die Untersuchungen von Baker u. Mitarb. Sie untersuchten die Störungen, die sich in der Grundsubstanz des Stützgewebes dieser Zellen unter Parathormon-, Oxamid- und Harnsäuregaben entwickelten. Zur gleichzeitigen Darstellung der M.P.S. und des Calciums wandten sie eine kombinierte Gewebsfärbung nach Hotchkiss (Schiff) und nach Kossa an. Dabei stellten sie die Auswirkungen einer unterschwelligen, noch nicht zu Verkalkung führenden Medikation in Vergleich zu denen bei hoher Dosierung. Ihre Ergebnisse fassen sie folgendermaßen zusammen: "An amount of each of these compounds" (Parathormon, Oxamid und Harnsäure) „which failes to produce calcification or stone formation within the rat kidney, produced a patchy increase in tubule mucopolysaccharide which was identical in kind, but not degree, as when an effective calcifying amount of these compounds was administered. Crystals or calcification subsequently was deposited only in these areas." Nach den Angaben von BAKER u. Mitarb. zeitigten die drei verschiedenen Stoffe Parathormon, Oxamid und Harnsäure völlig entsprechende Veränderungen an den Tubuli, die sich auch gradmäßig nicht stärker unterschieden. Die gleichen Verhältnisse glauben sie auch bei drei untersuchten menschlichen Steinnieren konstatiert zu haben, von denen 2 Calciumoxalat-, eine Cystinsteine enthielten. "A study of the renal ground substance also revealed a market alteration and increase in tubule mucopolysaccharide which was similar to that observed in the experimental study." Alle Veränderungen beschränkten sich dabei auf die Tubuli und zwar insbesondere auf deren Grundhäutchen, weniger auf deren Bürstensaum. Die Glomerula fanden sie stets unbeteiligt. Deren PAS-haltigen Abschnitte zeigten keine Verstärkung bzw. Verbreiterung. BAKER u. Mitarb. folgerten hieraus: "Renal calculus disease is apparently entirely a tubular process". "It would appear, therefore, that changes or alterations observed in renal tubule mucopolysaccharides were not due to tubule injury produced by crystals of stones in the tubules, but rather the renal tubular ground substance alterations necessary for subsequent calcification." Nach der Erklärung von BAKER bewirken Veränderungen der Grundsubstanz des Stützgewebes der Tubuli und Sammelröhrchen im Sinne einer Kollagenkrankheit die Abgabe von Mucoproteinen in den Urin, welche die Bildung der Steinmatrix einleitet. Gemeinsam mit CONNELLY hat BAKER diese Deutung des Nierensteines als „Symptom spezifisch alterierter und verkalkter Grundsubstanzen der Tubulusmembran" auch klinisch zu untermauern versucht. Nach seiner Statistik überwiegt das Steinrezidiv in der primär nicht befallenen Niere (s. auch S. 56). Dieses beweise, daß die Steinerkrankung auf eine Störung zurückgehen müsse, welche schon primär beide Nieren einbezieht. Die Bestätigung hierfür glaubt er durch histologische Gewebsuntersuchungen aus beiden Nieren erbracht zu haben. Und zwar gewann er bei einseitiger Steinerkrankung durch Nadelbiopsie Material aus beiden Nieren, wobei er gleiche PAS-Störungen in den Grundhäutchen der Tubuli auch beider Nieren nachwies.

Nach BAKER stellt die Harnsteinerkrankung eine Störung des Mucopolysaccharid-Stoffwechsels der Nierentubuli dar, welche sich auf die Grundhäutchen der Tubuluszellen erstreckt. Von diesen werde die Steinmatrix geliefert. Dabei macht BAKER keinen Unterschied zwischen den verschiedenen Steinarten. Harnsäure- und Cystinsteine führt er auf die gleiche Störung zurück, welche auch die Bildung der kalkhaltigen Konkremente und diejenigen der experimentellcm Oxamidsteine einleitet.

Während sich HERMAN und OLANESCU der Bakerschen Erklärung anschlossen, hat sie von anderer Seite Widerspruch erfahren. UEBEL fand eine solche Verbreiterung der Grundhäutchen der Zellen „eher als Folgen von entzündlichen Vorgängen im Interstitium als in Abhängigkeit von der Bildung von Nierensteinen". Ebenso hatten BOYCE und GARVEY sie als unspezifisch für Steinerkrankung erkannt und sie bei Pyelonephritis, aber auch bei zahlreichen nicht infektiösen Nierenstörungen beobachtet. Auch STAEMMLER negiert alle Zusammenhänge. So verdienen die ausgedehnten Forschungen, welche GRIMES (1957) in Überprüfung der Versuche von BAKER anstellte, besonderes Interesse. Bei gleicher Versuchsanordnung wandte GRIMES hierbei die Phasen-Kontrast-Mikroskopie und eine plastische Einbettungstechnik des Nierengewebes an, eine Methodik, die bis dahin für das Studium der Nierenverkalkung noch nicht benutzt war.

Auf Grund seiner Studien weist Grimes beide Thesen von Baker zurück. Die Verbreiterung der Basalmembran der Tubuluszellen erscheint hiernach als eine reaktive Erscheinung auf Störungen innerhalb oder außerhalb der Zellen. An der Calcifikation ist sie unbeteiligt. Diese ist nach Grimes vielmehr ein primär rein intracellulärer Vorgang. Kein Tier zeigte nach Applikation eines der drei genannten Stoffe Verkalkungsprozesse in den Grundhäutchen. Sie wurde nur nach Calciumgluconatinjektionen gefunden, die aber gleichzeitig auch die Grundhäutchen der Glomerula einbezog. Hiernach scheint diese Art der Verkalkung an das Zusammentreffen von Hypercalcämie und Zellschädigung gebunden. Es ergaben die histologischen Untersuchungen aber auch keinen Hinweis darauf, daß die Steinbildung nach Parathormon-, Oxamid- und Harnsäuregaben gleichartig verläuft. "By means of specialized tissue preparation techniques, it is possible to demonstrate that there is very little similarity between the finer histologic alterations in kidneys undergoing calculus formation due to administration of parathormone and the ingestion of oxamid and uric acid. The assumption that there is a common histochemical denominator for the three types of lithiasis cannot be supported by the histochemical findings in these kidneys. If true, the proof would need to come from other approaches." Für die Nieren der Harnsäuregruppe fand er eine Zunahme des PAS-positiven Materials in den Tubuli der Rinden-Mark-Grenze typisch. Für die proximalen Tubuluszellen ergaben sich leicht vermehrte Vacuolisierung und geringgradige Verdickung ihrer Basalmembran. Bei reichlichen Granula und Droplets (s. unten) war aber in keinem Fall die Bildung von Steinen oder Kalkdepositionen zu verzeichnen. Dagegen war das Bild bei der Oxamidgruppe durch zahlreiche Steine im Nierenbecken und im Ureter beherrscht. Da sie zu Hydronephrosenbildung geführt hatten, muß die Entscheidung offen bleiben, ob das reichliche PAS-positive Material in vielen der proximalen Tubuli Folge der Oxamidwirkung oder der extensiven Tubulusstauung ist. Wesentlich ist der Befund ausgedehnter intracytoplasmatischer Calcifikationen in den erweiterten und chronisch geschädigten Tubuli. Diese unterschieden sich aber in ihrer Art völlig von denen nach Parathormongaben. Sie machten vielmehr den Eindruck, als wären sie durch Zusammenschluß mehrerer Kalkherde entstanden, zumal die Zellen auch nur geringgradige Vacuolisierung, minimale Dropletformation und selten Verlust der Mitochondrien erkennen ließen.

Kennzeichnend für die Nierenveränderungen nach Parathormongaben waren

1. PAS-positive Cylinder ohne Calcifikation in proximalen Tubuli.

2. Verkalkungen von globulärer oder Dropletform im Cytoplasma der proximalen Tubuluszellen, die stark PAS-positiv reagieren. Die Sison-Färbung läßt dabei erkennen, daß diese Calcifikation innerhalb der PAS-positiven Droplets vor sich geht.

3. Es erscheinen nur die Basalmembranen der calciumenthaltenden Tubuluszellen verdickt.

4. In den distalen Tubuluslumina erscheinen Rosetten von Calcifikationen, die aus zusammengeflossenen Droplets zu bestehen und aus den oberen Tubulusabschnitten abwärts gewandert sein scheinen. Als

5. Veränderung ergibt sich für die proximalen Tubuluszellen, die Dropletsbildung zeigen, eine Abwandlung der Mitochondrienstäbe oder deren völliges Fehlen neben Vacuolisierung des Cytoplasmas.

Zur Erklärung dieser Verhältnisse an den Parathormonnieren greift Grimes auf frühere Untersuchungen von J. Olivier, McDowell u. Lee [J. ges. exp. Med. 99, 589 (1954)] zurück. Sie betreffen die Nierenveränderungen nach i. v. und i. p. Proteininjektion. Hierbei ergaben sich entsprechende Verhältnisse an den

Tubuluszellen mit Dropletbildung und MitochondrienVeränderungen. Hinsichtlich der Wertung der PAS-Reaktion schließt sich Grimes der Anschauung von Persson (Acta Soc. Med. Ups. N.S. 58) und der von Boyce (1956) an und stellt sich damit in Gegensatz zu Baker. Dieser sieht in der PAS-Reaktion das Zeichen und den Gradmesser einer Depolymerisation der Mucopolysaccharide. Nach Persson weist sie aber nicht Mucopolysaccharide an sich oder deren Depolymerisierung aus, sondern vielmehr deren Bindung mit Protein. Die Intensität der Färbung bilde gleichzeitig ein Abbild der Festigkeit dieser Bindung. Grimes schreibt: "If the PAS positive material seen in these studies of renal calcification is the mucoprotein spoken of by Boyce, then its intensity of staining could be explained on the basis of its chemical bonds, which, according to Boyce, so strongly unite this mucoprotein to its mucopolysaccharide (which stains only with toluidine blue) that separation is difficult without causing its degradation) to its component monosaccharides and amino acids."

Wegen ihrer Bedeutung nicht nur für die Beurteilung der Steinbildung bei Parathormonüberschuß sondern auch der sog. essentiellen Steinbildung gebe ich hier die Ausdeutung von Grimes mit dessen eigenen Worten wieder: "Mucoprotein polymers in the matrix of bones are broken up by the action of the parathyroid hormone. These mucoproteins, being less able to bind minerals, release calcium into the blood, and then with the dissolution of the bone, the mucoproteins themselves are released into the blood where they find their way to the kidney and are excreted through the glomerulus. As they fill the proximal convoluted tubules, these mucoproteins are not yet able to bind minerals. As a result no calcification is ever demonstrated in the homogeneous PAS positive casts. However, as the tubular cells begin to absorb the protein, the droplet-rodlet admixtures form within the cells and the normal process of protein degradation and disposal begins by enzymatic action. This degradation causes the mucoprotein to again become able to bind calcium, and these mucoproteins begin to calcify within the cytoplasm of the tubular cells. As calcification becomes extensive within the cell, the cell walls disintegrate and release myriads of small calcifying mucoprotein granules into the tubule lumens. These granules or droplets have their own built-in enzyme system capable of disrupting this mucoprotein and conceivably of intensifying or furthering the calcifying process. If this explanation be true, it still does not solve the riddle of the origin of the calcium binding mucoprotein which can be found in the urines of patients with calculous disease. According to the explanation proposed, the mucoprotein which finally is expelled in the urine could well contain components of the original mucoprotein filtered through the glomerulus mixed with protein elements from the mitochondria and the other cell constituents inasmuch as the calcification begins intracellullarly."

Die Beobachtungen und Deutungen von Grimes werden weitgehend durch die Untersuchungen von Rhodin bestätigt. Rhodin (1957) beobachtete bei Ratten nach Parathormongaben lichtoptisch das Auftreten PAS-positiver Tropfen in den Tubuluszellen. Diese nahmen von basal nach apikal an Größe zu, um dann als runde Kugeln über den Bürstensaum in das Tubuluslumen einzutreten. Elektronenoptisch waren gleiche Vorgänge auszumachen. Und zwar wurden elektronendichte Kugeln und Schatten erkennbar, die unter Größenzunahme in das Lumen ausgestoßen wurden. Rhodin spricht sie als Apatitkugeln an. In den Untersuchungen von Grimes und von Rhodin liegt somit ein Hinweis, daß die nach Boyce und nach Dulce für die Matrix — und damit auch für die Steinbildung entscheidende Ausscheidung abgewandelter calcifizierender Mucoproteide in den Tubuli erfolgt —, allerdings in anderer Form, als sie Baker annahm. Sie bestätigen aber andererseits dessen Auffassung: "Renal calculus disease is apparently a tubular process"[1].

Die Untersuchungen von Grimes und zumal von Rhodin hat Shigematsu erweitert und ergänzt (1957). Seine elektronenoptischen Untersuchungen erstreckten sich auf Nieren von Mäusen, denen als steinerzeugende Substanzen nicht Parathormon (wie bei Grimes und Rhodin), sondern Vitamin D_2 und Tibion verabreicht wurde. Besonderes Interesse erweckt Shigematsu durch seinen Nachweis, daß an dieser Steinbildung Elemente teilhaben, welche als Kochsche Kolloidkörperchen anzusprechen sind, daß diese aber noch Vorläufer in „ultrafeinsten Kolloidpartikeln" haben Damit ergeben seine Untersuchungen die Möglichkeit zu einer Synthese der verschiedenen Theorien; sie leiten zugleich auch zur Kausalgenese über.

Shigematsu erhob an den Nieren folgende Befunde: An den Glomeruli zeigen die Endothelzellen der Capillaren stärkere Elektronendichte als normal. Die Poren der Endothelfiltermembran erscheinen ausgefranst. In der Bowmanschen Kapsel treten neben strukturlosen Stoffen (Kolloid) geschichtete Bildungen mit konzentrischen Zonen auf, deren Zentrum bald stärkere, bald geringere Elektronendichte zeigt. Diese „ultrafeinsten Körperchen", wie sie Shigematsu nennt, treten auch im Lumen der Hauptstücke auf, wo sie am Aufbau konzentrischer, feinfaserig geschichteter Körperteilchen teilnehmen. Diese spricht Shigematsu als Kochsche Kolloidkörperchen an. Sie sind „schildkrötenartig" angeordnet. Im Zentrum derselben finden sich zu Haufen geschichtete Teilchen mit hoher Elektronendichte, umgeben von feinfaseriger Substanz, während sich am Rand derselben die ultrafeinsten Körperchen anlagern. Ein Teil dieser Stoffe entstammt den Hauptstückepithelien, welche charakteristische Veränderungen zeigen: Zerfall des Bürstensaumes, Verdunkelung der hellen Granula und feinen Filamente des Cytoplasmas, die sich mit elektronendichterem Material umgeben, Verlust der parallelen Anordnung der intercellulären Membranen, Auflockerung der Lamellen der Mitochondrien mit Vacuolisierung derselben und späterer Anschwellung und Abrundung, bis die Mitochondrien schließlich miteinander verschmelzen und dunkle, strukturlose Körper bilden. Am Rande großer Granula lagern sich solche größerer Elektronendichte an, woraus häufiger halbmondförmige Anhäufungen resultieren. Der Kern verliert seine Struktur. Degenerierte Zellelemente wie auch geschwollene Mitochondrien treten in das Tubuluslumen ein. An den Henleschen Schleifen entstehen „kalkinfarktartige Veränderungen". Deren Substanz besteht aus konzentrisch geschichteten Körperchen, geschädigten Mitochondrien und Zellgranula, strukturlosen Kristall- oder Eiweißstückchen und Zelltrümmern. Die Veränderungen an den distalen Tubuluszellen gleichen denen des proximalen Abschnittes. An den Sammelröhrchen wird neben Vacuolisierung des Zellplasmas und „schlecht entwickelten Mitochondrien" starke Ablagerung osmiophiler Substanzen im Zellplasma erkennbar. Aus diesen Beobachtungen zog Shigematsu folgende Schlüsse: Die Glomerulusveränderungen machen eine Permeabilitätsstörung wahrscheinlich, welche den Durchtritt geschichteter runder Körperchen nach sich zieht. Diese deutet er als Eiweißkolloide und benennt sie entsprechend „ultrafeinste Kolloidpartikel". Er faßt sie als Vorläufer der Koch-

---

[1] Nach Drucklegung erschien die Arbeit von Albuquerque u. de Paola (J. Urol. 1959), die sich mit den Befunden von Grimes bei experimenteller Nephrolithiasis beschäftigt und hiermit diejenigen bei menschlichen Steinnieren vergleicht. Sie fanden M.P.S.-Vermehrung in den Basalmembranen und den Bürstensäumen der proximalen Tubuluszellen, aber keine Verkalkungen im Cytoplasma derselben. Sie beobachteten aber PAS-positive „casts" mit feinen granulären Kalkablagerungen in Mucoproteinmaterial in den Tubuluslumina. Hieraus schließen sie, daß bei essentieller Kalksteinbildung des Menschen Calciumniederschlag und -bindung an die Mucoproteine im Tubuluslumen erfolgt.

schen Kolloidkörperchen auf, deren anderer Teil von den Epithelien der Hauptstücke geliefert werde, und zwar aus Granula des Cytoplasma und veränderten Mitochondrien. Dabei läßt Shigematsu die Frage nach Ort und Weise dieser Entwicklung offen. Er vermag nicht zu entscheiden, ob der Entwicklungsprozeß der Kochschen Kolloidkörperchen intracellulär unter Resorption der „allerfeinsten Kolloidpartikeln" vor sich geht oder aber im Lumen der Tubuli durch Anlagerung dieser Partikel an die ausgestoßenen Zellelemente abläuft. Weiterhin stellt Shigematsu fest, daß die Kochschen Körperchen an den kalkinfarktähnlichen Veränderungen in den Henleschen Schleifen mitbeteiligt sind. Über eine eventuelle Bedeutung dieser Veränderungen für die Steinbildung gibt Shigematsu keine Erklärung.

Betrachtet man diese Ergebnisse gemeinsam mit den früheren von Grimes und Rhodin, so erhellen doch gewisse Zusammenhänge mit den Theorien von Carr, Koch, Boyce und Dulce. Es soll nicht verkannt werden, daß die bei experimenteller Steinbildung zu beobachtenden Störungen nicht ohne weiteres auf die menschliche „essentielle" Steinbildung zu übertragen sind. Die Nierenschädigungen sind bei experimenteller Erzeugung von Konkrementen absolut vergröbert und z. T. wahrscheinlich auch toxisch ausgelöst. Trotzdem erscheinen gewisse Rückschlüsse erlaubt. Koch hat seinerzeit seine Kolloidkörperchen histochemisch als Proteine angesprochen. Auf Grund eigener Untersuchung kam Saito zu dem Schluß, daß sie Polysaccharide enthalten, welche sich zusammen mit Proteinen im Gelzustand befinden. Damit würden sie auch der Auffassung von Boyce über Wesen und Art der Grundsubstanz entsprechen. Bestimmte er sie doch als eine Verbindung von Mucopolysacchariden mit Mucoproteinen. Ebenso würde die Analyse von Saito mit der Meinung von Dulce korrespondieren, wonach vieles dafür spricht, daß die „Kochschen Kolloidkörperchen Symplexe darstellen", worauf auch ihre Unbeständigkeit, d. h. ihre Auflösung bei p_H-Verschiebung des Harnes hinweist. Wenn auch mit Vorbehalt, ist man unter dem Gesamteindruck dieser Forschungen geneigt, eine Identität der von Boyce aufgedeckten pathologischen Mucoproteidfraktion im Harn der Steinkranken mit den Kochschen Kolloidkörperchen anzunehmen. Hiernach besteht auch die begründete Vermutung, daß die Kochschen Kolloidkörperchen in ihrer aktiven Form auf die Verbindung von Proteinen und Mucoproteinen im Tubulusbereich zurückgehen. Das würde bedeuten, daß die Entwicklung der Steinmatrix auf eine verstärkte Filtration bestimmter Kolloide im Glomerulus zurückgeht, welcher sich eine zusätzliche Tubulusstörung mit Lieferung weiterer Mucoproteide aus den Tubuluszellen und Aktivierung derselben zugesellt. Mit einer solchen Deutung wäre zugleich die Verbindung zwischen den Theorien von Koch, von Boyce und von Dulce angebahnt. Nun erweisen die Urinuntersuchungen von Haase (s. S. 127), daß bei den verschiedenen Reizen auch verschiedenartige Kolloidkörperchen zur Ausscheidung kommen. Im Gegensatz zu den nach Oxamid-, Sulfonamid- und Calciumcarbonatgaben auftretenden Kochschen Kolloidkörperchen zeigen diejenigen nach Ischiadicusreizung und Splanchnicusreizung keine Neigung zur Weiterentwicklung zum Sphärolithen, d. h. zur Verkalkung. Dem entsprachen die Verhältnisse direkt im Anschluß an Oberschenkelamputationen (Ischiadicusreiz) bei Boshamer. Er fand nur Kolloidkörperchen, nicht aber Sphäro- und Mikrolithen. Bisher ist noch ungeklärt, ob diese Kolloidkörperchen chemisch anders aufgebaut sind. Oder handelt es sich um solche Formen, die nicht voll aktiviert sind und damit der Grundsubstanz entsprechen, wie sie Dulce für die Harnsäure- und die Cystinsteine annimmt? Die Untersuchungen von Shigematsu lassen aber auch eine Einbeziehung der Theorien von Randall und Carr in diesen Problemkreis zu. Hier ist auf die Beobachtungen von Carr, von Stewart und von Staemmler hinzuweisen (s. oben), daß Konkretionen in die Lymphbahn der Nieren aufgenommen werden. Ebenso fand Uebel Kochsche Kolloidkörperchen und Sphärolithen in Lymphbahnen der Niere. Welche Störungen aber noch hinzukommen müssen, um größere Papillenherde entstehen zu lassen, ist noch ungeklärt. Bei Shigematsu waren die Papillen weitgehend unbeteiligt.

Bevor wir hiernach der Frage nach der

XIII. Kausalgenese

nachgehen, sei zusammenfassend nochmals ein kurzer Überblick über die neueren, die Formalgenese betreffenden Untersuchungsergebnisse gegeben. Dieses ist um so mehr berechtigt, als nur aus den Abwandlungen und Veränderungen im Steinbildnerurin, in den Steinnieren und aus dem Konkrementaufbau sich Rückschlüsse auf die Störungen ziehen lassen, welchen kausalgenetische Bedeutung zuerkannt werden muß. Auch heute reichen unsere Kenntnisse nicht aus, ein wirklich klares Bild von den Vorgängen zu zeichnen, welche sich bei der Steinbildung abspielen. Selbst die Frage, ob eine gleiche Entwicklung für alle Steinarten anzunehmen ist, läßt sich noch nicht beantworten. Vergleicht man aber frühere Darstellungen mit denen im obigen Kapitel, so werden doch gewisse Fortschritte deutlich. Die Forschung, welche ein halbes Jahrhundert völlig stagnierte, hat während der letzten 10 Jahre kräftige neue Impulse erfahren. (Die folgenden Ausführungen beschränken sich, das sei besonders betont, allein auf die vorherrschende Gruppe der anorganischen kristallinen Konkremente.)

1. Die Untersuchungen von Dulce, Hammarsten, v. Berlepsch u. a. lassen zweifelhaft erscheinen, daß die bisherige Auffassung, welche den sog. Schutzkolloiden die Rolle von Stabilisatoren des Harnes zuerkannte, zu Recht besteht (s. S. 112). Vielmehr herrscht heute die Ansicht vor, daß die „Übersättigung des Harnes" vorwiegend oder allein durch die lyotropen Stoffe kompensiert wird, welche die Lösungskapazität des Urines um das Mehrfache steigern. Zu diesen Stoffen rechnen in erster Linie Magnesium, Citronensäure, Alanin, Glycin, Glutamin und Glukuronsäure (s. S. 111).

2. Diese lyotropen Stoffe sind aber bei der Steinbildung nicht in solchem Maße vermindert, daß hiervon Auswirkungen zu erwarten wären. (Dabei ist jedoch zu betonen, daß diese Untersuchungen insofern noch unzureichend sind, als sie nur den Blasen-, nicht aber den Nierenurin kontrollierten, überdies auch nur einen der Stoffe, aber nicht ihre Gesamtheit berücksichtigen.)

3. Bei getrenntem Auffangen des Nierenurines von Steinbildnern wird keine Mehrausscheidung der anorganischen Steinbildner durch die Steinniere nachweisbar. du Mont fand sogar verminderte Werte für Calcium, für Kalium und insbesondere für Natrium. Letztere Erscheinung erklärt sich durch übermäßige Rückresorption von NaCl. Calcium wird dagegen von den Tubulusepithelien nicht rückresorbiert. Das läßt auf eine „ausgesprochene Fehlleistung der Nierenfunktion" (du Mont) schließen, eine Fehlleistung, welche in den Tubulusbereich zu verlegen ist.

4. Aber auch mit anderen Erkrankungen der Niere, wie Tumoren und Tuberkulose, die sich nur relativ selten mit Steinbildung kombinieren, sind die gleichen Störungen verbunden (du Mont). Hieraus läßt sich folgern, daß die aus dieser Fehlleistung resultierende Abwandlung des Harnes hinsichtlich ihres Elektrolythaushaltes nicht ausschlaggebend für die Steinbildung sein kann. Diese Fehlleistung ist wahrscheinlich nur Begleiterscheinung einer weiteren, tiefergehenden Fehlleistung.

5. Im Gegensatz zu der bisherigen Auffassung beweisen die Versuche von VERMEULEN u. a. (s. S. 63), daß ein Fremdkörper an sich, d. h. eine benetzbare Oberfläche, nicht zwangsläufig Anlaß zur Steinbildung wird. (Bedeutungsvoll auch im Hinblick auf die Lichtwitzsche Theorie sowie auf alle Kristallisationstheorien.) Um den Fremdkörper tritt vielmehr erst dann Steinbildung ein, wenn eine Infektion sich zugesellt. Wird diese Konkremententwicklung um Fremdkörper nur allein durch die bakteriell bedingte Abwandlung des Urins versursacht oder aber wirken entzündungsbedingte, von der Schleimhaut bzw. deren Stützgewebe gelieferte organische Stoffe (Mucopolysaccharide?) hierbei kausal mit? Bisher ist diese Frage ebensowenig zu beantworten wie diejenige nach der Bedeutung der Infektion und ihrer Wirkungsweise für die Entstehung der Nierensteine.

6. Dabei besteht aufbaumäßig kein Unterschied zwischen Fremdkörpersteinen, aseptischen und sekundären Steinen, Konkrementen bei Nephrocalcinose und feinem Steinsand (GASSER u. Mitarb., UNGER u. a.). Alle diese Konkremente weisen neben den kristallinen Elementen eine organische Matrix auf (s. S. 27). Diese Matrix hat dabei eine geordnete Struktur — nach BOYCE und nach THIELE ein Hinweis, daß sie eine aktive Rolle bei der Steinbildung spielt. Hinzu kommt, daß reine Kristalloidsteine ohne Matrix unbekannt sind im Gegensatz zu Steinen, die sich nur aus geordneter, organischer Gerüstsubstanz aufbauen.

7. Bei den Steinkranken haben sich noch weitere Fehlleistungen der Nierenfunktion aufdecken lassen. Steinbilder scheiden vermehrt organische Harnkolloide aus. Und zwar beträgt die tägliche Ausscheidung an Uroproteinen 86—312 mg gegenüber einer Normalmenge von 42—52 mg. Noch ausgesprochener ist die Erhöhung der Mucoproteine auf das 3—14fache des Normalen.

8. Die Vermehrung der serumidentischen Uroproteine weist dabei auf eine Permeabilitätsstörung der Glomerula hin.

9. Die erhöhte Ausscheidung an Uromucoproteinen setzt dagegen eine Sekretionsstörung der Tubuluszellen voraus. Denn die kochsalzunlöslichen Tamm-Horsfall-Mucoproteine, ebenso die kochsalzlöslichen Uromucoproteine sind ein Sekretionsprodukt der Tubuli.

10. Die tiefergehende Störung der Tubulusfunktion erhellt auch daraus, daß im Urin eine kochsalzlösliche, calciumbindende und zur Chelatbildung führende Uromucoproteinfraktion nachweisbar wird.

11. Damit sind verschiedene Fehlleistungen der Funktion der Niere gesichert, von denen die letztgenannte von ausschlaggebender Bedeutung für die Kalksteinbildung zu sein scheint.

12. Denn diese kochsalzlösliche Kolloidfraktion ist wesentlicher Bestandteil der Kalksteinmatrix. Hierin liegt eine gewisse Stützung der Auffassung, welche in der Entwicklung der Matrix die Voraussetzung der Steinbildung sieht.

13. Hinzu kommt, daß die organische Gerüstsubstanz sich chemisch und elektrophoretisch von den normalen Harnkolloiden unterscheidet (s. S. 133). Damit kann sie nicht, wie die Anhänger der Kristalloidtheorie annehmen, ein einfacher Niederschlag der normalen Harnkolloide sein.

Dieser Nachweis von Fehlleistungen der Nierenfunktion bei Steinbildnern erscheint bedeutungsvoll im Hinblick auf die neue Auffassung über die Kausalgenese:

Die Funktion der Niere ist aufs engste an eine normale Nierendurchblutung gebunden. Störungen der Durchblutung haben auch Störungen ihrer Partialfunktionen zur Folge. So konzentriert sich unter dem Einfluß der oben dargelegten Fakten das Interesse immer mehr auf eine Erklärung der Steinentwicklung über Durchblutungsstörungen der Niere.

Schon 1932 hatte Boshamer vegetative Störungen als Kausalfaktor der Steinbildung vermutet. 1934 zog G. B. Gruber den Schluß: „Vielleicht treffen die Gedanken der organisch-nervösen Schädigung und dadurch bedingten Störung in der reflektorisch erfolgten Steuerung von Partialfunktionen der Nieren zu, die man wohl annehmen muß, aber einstweilen im einzelnen so wenig sicher kennt, daß man des unguten Gefühls der Hypothesenklügelei nicht ledig wird." Es folgten die Arbeiten, welche im Abschnitt VII, Anhang, erwähnt sind. 1948 stellte Boshamer dann die „nervale Theorie" auf, welche ursächlich eine Splanchnicus-

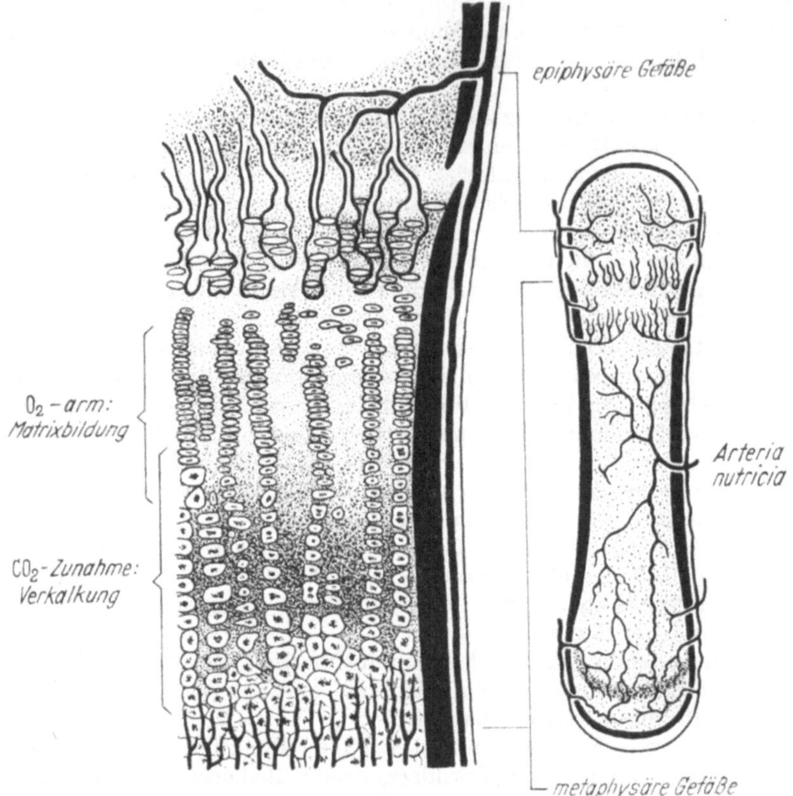

Abb. 75. Blutgefäßversorgung des wachsenden Knochens. (Zuckschwerdt 1958)

reizung und eine hierdurch ausgelöste Durchblutungsstörung in den Mittelpunkt der Betrachtungen stellt. Schon vorn wurde betont, daß diese Deutung zu eng gezogen ist. Sie vernachlässigt alle humoralen Reize. Die Beobachtungen und Versuche von Koch und Haase, welche S. 121 genauer dargestellt sind, haben deren vielleicht noch wesentlichere Bedeutung aufzeigen können. Kokubu, welcher der Voraussetzung einer Blutumlaufstörung in der Niere für die experimentelle Steinbildung und für die Entwicklung der Kochschen Körperchen nachforschte, hält die von Koch dargestellten Zusammenhänge für gegeben. Er sieht die Auswirkung in einer Änderung der Capillarfiltration, in einer O_2-Verarmung und Anhäufung von CO_2, in Veränderung des p_H und schließlich in einer Schädigung der für mangelnde Blutversorgung besonders empfindlichen Epithelien der Hauptstücke. Dabei ist der O_2-Verarmung und der CO_2-Vermehrung auch im Hinblick auf die Aktivierung der Mucopolysaccharide besondere Beachtung zu schenken. Ergeben sich doch auch hier gewisse Parallelen zur Mineralisation des Knochens. Ich verweise auf die Verhältnisse der Blutversorgung des Knochens, wie sie in einer Arbeit von ZUKSCHWERDT dargestellt sind. Sie gibt die Gefäßversorgung im epi- und metaphysären Abschnitt wieder und zeigt, daß Hypoxie Voraussetzung zur Bildung polymerer Polysaccharide ist, während die Matrixverkalkung eine CO_2-Zunahme verlangt (s. Abb. 75). Darüber sollte aber nicht die Permeabilitätsstörung der Glomeruli vernachlässigt werden, welche sich durch die Vermehrung der serumidentischen Uroproteine im Steinkrankenharn anzeigt. Bei Berücksichtigung der Befunde (UEBEL u. a.) von Kochschen Kolloidkörperchen in der Glomeruluskapsel, der Untersuchungen von ENGEL und von GRIMES drängt sich direkt die Vermutung auf, daß auch extrarenale Störungen bei gleichzeitiger erhöhter Durchlässigkeit der Glomeruli das Ausgangsmaterial für die Micellen- und Matrixbildung liefern können. An erster Stelle wäre dabei an die verstärkte Knochenresorption zu denken. Die im Blut kreisenden depolymerisierten Mucopolysaccharide bzw. Mucoproteine würden hierbei in abnormer Menge gefiltert, um dann durch die beeinträchtigten Tubuli in eine aktive Form überführt zu werden. Eine solche Betrachtungsweise würde die Steinbildung schon in den Bereich der Stoffwechselstörungen führen.

Von MENNE stammen Clearanceuntersuchungen an Steinpatienten. Die Problematik solcher Untersuchungen zur Bestimmung der Durchblutungsverhältnisse der Nieren ist bekannt. Deshalb sind hieraus auch nur bedingt Folgerungen zu ziehen. Ich führe seine Ergebnisse hier an (F. MENNE u. H. J. HILLENBRAND): „Zwar ließ sich durch die Clearanceuntersuchungen nicht bei jedem Patienten ein Zusammenhang zwischen Störungen des Nierenplasmastromes und Konkrementbildung der Niere nachweisen; doch besteht kein Zweifel darüber, daß die Mehrzahl der untersuchten Nierensteinkranken eine Verminderung der PAH-Clearance aufweist. 19 von 30 Untersuchten hatten eine PAH-Clearance unter 450 ml/min. Der Durchschnittswert von 26 Patienten war mit 434 ml/min niedriger als normal. Dagegen lagen die Mittelwerte für die Inulinclearance und die FF im Bereich des Normalen.“

Stehen nun hiermit die S. 126 dieses Buches beschriebenen Untersuchungen von KOCH u. Mitarb., von HAASE, von BOSHAMER und von UEBEL nicht in Widerspruch? Sie zeigten, daß eine rein nerval ausgelöste Durchblutungsstörung der Nieren (Ischiadicus- und Splanchnicusreiz, frische Oberschenkelamputation) wohl von der Ausscheidung von Kolloidkörperchen gefolgt ist, daß diese sich aber nicht zu Sphärolithen und Mikrolithen weiter entwickeln. Hieraus und im Vergleich mit ihren Versuchen mit Sulfathiazolen und Oxamid folgerten KOCH u. Mitarb., daß diese Weiterentwicklung und damit die Steinbildung an ein gleichzeitiges Überangebot an Kristalloiden gebunden sei. Doch gibt es noch eine andere Erklärung, wobei die Identität der Kochschen Kolloidkörperchen mit den Boyceschen chelatbildenden Mucoproteinen vorausgesetzt wird. Die nervalen Reize, welche bei den genannten Versuchen bei Tier und Mensch gesetzt werden, sind nur vorübergehender Art. Sie erstrecken sich nicht über längere Zeiten. Damit war ihre Einwirkung auf die Nieren und deren Durchblutung, d. h. auf die Funktion der Glomeruli und Tubulusepithelien, auch von nur kurzer Dauer und nicht nachhaltig. Die Funktionsstörung reicht wohl aus, die Vorstufe, nicht aber die aktive Form der Kolloidkörperchen zur Entwicklung kommen zu lassen. Eine solche Deutung würde besagen, daß für die Steinbildung nicht eine vorübergehende, sondern nur eine anhaltende Durchblutungsstörung kausal in Frage kommt.

Die Art der Störungen, welche über eine solche des Blutumlaufes in der Niere zu Fehlleistungen ihrer Funktion führen können, läßt sich im Einzelfall bei den vielen Möglichkeiten nur schwer erkennen. Dieses auch deshalb, weil das Ergebnis der Störung, das Konkrement, erst wesentlich später Symptome macht. Nur in so groben Fällen, wo in Form von Querschnittslähmungen sich die Basis für Durchblutungsstörungen offenbart, erscheint dieses bisher möglich. Aber auch hier wird der notwendige zusätzliche Reiz, der das Geschehen erst in Gang bringt, meist nicht erkennbar. Über Vermutungen kommen wir bisher nicht hinaus. So äußert sich bei seiner Darstellung der Steingenese auch GEINITZ (1958) hinsichtlich der kausalen Faktoren nur sehr allgemein, indem er sagt: „Die verschiedensten, wohl fast stets außerhalb der Niere sich abspielenden pathologischen Vorgänge lösen als Noxe auf das Gefäßnervensystem der Niere eine Durchblutungsstörung aus."

In den verschiedenen Kapiteln habe ich versucht, einen Überblick über die derzeitigen Anschauungen zu geben, welche die Steinbildung, die sie begünstigenden Störungen und die sich abspielenden Vorgänge betreffen. Dabei zeigt sich, daß bisher kein Faktor und Vorgang übereinstimmend beurteilt wird und auch kein einziges Problem einer wirklichen Klärung zugeführt werden konnte. Trotzdem ist der Fortschritt nicht zu verkennen, den die Forschung über die kausale und die formale Steingenese in den letzten 10 Jahren brachte. Neue Wege haben sich geöffnet, die, wie zu hoffen ist, schon bald zu klareren Erkenntnissen führen. Bei der komplexen Natur der Vorgänge, die sich nur schwer aufschlüsseln lassen, ist ein Erfolg aber nur von einer Gemeinschaftsarbeit zu erwarten, bei der neben dem Kliniker der Chemiker, zumal der Kolloidchemiker, der Biologe, der Mineraloge und der Pathologe stehen (s. auch BOSHAMER 1958).

Nachtrag [1]

Das Manuskript wurde Ende April 1959 abgeschlossen. So weit dieses möglich war, wurden später erschienene Arbeiten aber noch berücksichtigt. Nun erhielt der Verfasser nach abgeschlossener Drucklegung Kenntnis von den noch unveröffentlichten Arbeiten von H. J. KEUTEL, Urol. Universitätsklinik Homburg (Saar), über „Immunobiologische und biochemische Untersuchungen der Harnkolloide. — Ein Beitrag zur Harnsteingenese". Diese Arbeiten erscheinen ihm so bedeutungsvoll, daß er sich zu ihrer Erwähnung in diesem besonderen Nachtrag verpflichtet glaubt, wozu ihm Herr KEUTEL sein Einverständnis gegeben hat.

Die Arbeiten von H. J. KEUTEL, angeregt durch diejenigen von BOYCE und von DULCE, umfassen einerseits immunoelektrophoretische Untersuchungen der Harnkolloide und der Steinmatrix. Anderseits wurde das Verhalten der Harnkolloide gegenüber ionisiertem Calcium nephelometrisch getestet und die Beeinflußbarkeit der Calcium-Uromucoid-Chelatbildung durch Magnesium, Citrat und Glucuronsäure geprüft. Auf Grund dieser Untersuchungen kommt KEUTEL zu folgenden Feststellungen:

1. Alle angegebenen Anreicherungsverfahren zur Darstellung der Harnmucoproteide (Uromucoid und Orosomucoid) sind nicht mucoproteidspezifisch, da sie Serumproteinbeimengungen enthalten und zur teilweisen Denaturierung der gefällten Substanzen führen.

2. Die immunoelektrophoretischen Untersuchungen zeigen für alle Steine des Harntraktes, unabhängig vom organischen oder anorganischen Kristallisations-

---

[1] September 1960.

material, den gleichen Matrixaufbau. Die Matrix des Steinkerns wird dabei vom *normalen Uromucoid* gebildet.

3. Zur Entstehung des Calcium-Mucoproteid-Chelates ist kein besonders „aktiviertes" Mucoproteid erforderlich; vielmehr ist hierzu das von den Tubuluszellen gebildete normale Uromucoid unter bestimmten Voraussetzungen befähigt.

4. Bei Steinkranken tritt das Uromucoid im Verhältnis zu den übrigen Harnkolloiden stark vermehrt auf. Dagegen fehlte es in 5 untersuchten Negerharnen völlig. Letztere Feststellung ist bemerkenswert im Zusammenhang mit der extrem seltenen Steinbildung bei der schwarzen Rasse (s. S. 38).

5. Die Calcium-Uromucoid-Bindung ist durch Magnesium, Glucuronsäure und Citrationen zu beeinflussen. Die Werte für die nichtproteingebundenen Kohlenhydrate des Harnes liegen für Normal- und besonders für Negerharn hoch, während sie im Steinharn auffallend niedrig sind.

Hieraus folgert Keutel, daß mindestens 2 Faktoren zur Steinbildung nötig sind:

1. ein Uromucoidangebot,

2. eine bestimmte Konzentration von Calciumionen.

Zu 1. Das Uromucoid nimmt bei der Steinbildung die zentrale Stellung ein. Bei entsprechender NaCl-Konzentration wird es in den tubulären Abschnitten vermehrt ausgeschieden, wenn die Epithelien durch irgendwelche Noxen geschädigt wurden.

Zu 2. Die Calciumionen-Konzentration wird gesteuert durch den Ca/Mg-Quotienten und durch die Absättigung der Calciumionen in Form von Komplexbildung mit Citrationen und Glucuronsäurederivaten.

Die Chelatbildung ist von dem Löslichkeitsprodukt Calcium $\times$ Uromucoid abhängig. Deshalb wird bei hohen Uromucoidgehalt nur ein kleiner Calciumionenüberschuß zur Chelatbildung benötigt. Sind aber die lypotropen Substanzen extrem niedrig, so führt auch bei normalem Uromucoidgehalt des Harnes schon ein entsprechend hoher Calciumgehalt zur Steinbildung (z. B. Hyperparathyreoidismus). Dagegen verhindert selbst bei erhöhtem Uromucoidgehalt ein hoher Gehalt an lypotropen Substanzen die Steinbildung. (Als Beispiel führt Keutel die Beobachtung von Kolloidkörperchen im Harn [Boshamer, Harada, Haase] an.)

Nach Ansicht von Keutel entsteht der Matrixkeim aus dem Uromucoidchelat, das seines Erachtens mit den Kochschen Kolloidkörperchen identisch ist, durch Anlagerung von Phosphat- und Hydroxylionen (Apatit). Anschließend setzt dann, entsprechend der von Koch und Haase beschriebenen Stufenfolge, über Sphaerolith- und Mikrolothbildung durch intermicellare Kristallisation und appositionelles Wachstum die Konkrementwicklung ein mit sekundärer Einlagerung aller im Harn nachweisbaren Serumproteinkomponenten.

Diese Arbeit von Keutel ist revolutionär. Obwohl aufbauend auf den Theorien von Boyce und von Dulce, stellt sie sich zu ihnen in absoluten Widerspruch. Sehr viele der in den obigen Kapiteln angeführten Beobachtungen sind mit ihr nicht in Einklang zu bringen. Aber auch die Zweckmäßigkeit, die wir im Aufbau des Organismus glauben sehen zu dürfen, spricht wenig für Keutels Auffassung. Andererseits würde sie manche der bisher nur schwer deutbaren Fakten erklären. Mir erscheint deshalb wünschenswert, ja dringend, daß die Untersuchungen von Keutel überprüft werden. Mögen sie dabei Bestätigung oder Widerlegung erfahren — eine weitere Klärung des Steinproblems ist hiervon zu erwarten.

Literatur

Abeshouse, B. S., and T. Weinberg: Experimental study of solvent action of versene on urinary calculi. J. Urol. (Baltimore) 65, 316 (1951). — Abignoli, E.: Acquisitions recentes dans les lithiases urinaires. Concours méd. 78, 5549 (1956). — Adler-Racz, A. v.: Nierenstein und Plattenepithelkrebs des Nierenbeckens. Z. Urol. 33, 176 (1939). — Albright, F.: Cushing's syndrome. Harvey Lect. Series 38, 123 (1942/43). — Albright, F., P. C. Baird, O. Cope and E. Bloomberg: Studies on the physiology of the parathyreoid glands. IV. Renal complications of hyperparathyreoidism. Amer. J. med. Sci. 187, 49 (1934). — Albright, F., W. Bauer, M. Ropes and J. C. Aub: Studies of Ca and P-Metabolism; the effects of parathyreoid hormone. J. clin. Invest. 7, 139 (1929). — Albright, F., C. H. Burnett, O. Cope and W. Parson: Acute atrophy of bone (osteoporosis) simulating hyperparathyreoidism. J. clin. Endocr. 1, 711 (1941). — Albright, F., W. V. Consolazio, F. S. Sulkowitch and H. W. and J. H. Talbott: Metabolic studies of a case of nephrocalcinosis with rickets and dwarfism. Bull. Johns Hopk. Hosp. 66, 7 (1940). — Albright, F., L. Dienes and H. W. Sulkowitch: Pyelonephritis with nephrocalcinosis. J. Amer. med. Ass. 110, 337 (1938). — Albright, F., P. Henneman, P. H. Benedict and A. P. Forbes: Idiopathic hypercalciuria. J. clin. Endocr. 13, 860 (1953). — Albright, F., and E. C. Reifenstein: Parathyreoid glands a. metabolic bone diseases. Baltimore: Williams & Wilkins Company 1948. — Albuquerque, P. F. de, and D. de Paola: Experiments in urolithiasis I. Histochemic. studies. J. Urol. (Baltimore) 81, 345 (1959). — Alcala, R., and F. Alcala: A treatment to prevent the forming of stones in urinary lithiasis. [Spanisch.] Medicina (Madr.) 20, 75 (1952). — Alken, C. E., u. G. Hermann: Untersuchungen über die Urolithiasis unter besonderer Berücksichtigung der Bevölkerungsstatistik. Urol. int. (Basel) 4, 335 (1957). — Alken, C. E., G. Hermann u. B. Weber: Zur Frage der Beziehung von Schutzkolloiden und Oberflächenspannung im menschlichen Urin. Z. Urol. 50, 423 (1957). — Eine Methode zur lichtelektrischen Bestimmung der Gesamtstabilität des Harns. Z. Urol. 50, 628 (1957). — Allen, A. C.: The kidney, p. 286. New York: Grune & Stratton 1951. — Anderson, L., and J. R. McDonald: The origin, frequency and significance of microskopic calculi in the kidney. Surg. Gynec. Obstet. 82, 275 (1946). — Anderson, W. A. D.: Renal calcification in adults. J. Urol. (Baltimore) 44, 29 (1940). — Antopol, W., and H. Robinson: Urolithiasis and renal pathology after oral administration of 2 (sulfanilyl-amino) pyridine. Proc. Soc. exp. Biol. (N.Y.) 40, 428 (1939). — Pathologic and histologic changes following oral administration of sulfapyridine, with a short note on sodium sulfapyridine. Arch. Path. Clin. 29, 67 (1940). — Aponte, G. E., and R. Vetter: Familial idiopathic oxalate nephrocalcinosis. J. clin. Path. 24, 1363 (1954). — Armstrong, W. A., and L. F. Greene: Uric acid calculi, with particular reference to determination of uric acid content of blood. J. Urol. (Baltimore) 70, 545 (1953). — Aschoff, L.: Histologische Untersuchungen über die Harnsäureablagerungen. Verh. Dtsch. Path. Ges. Meran 1900. — Ueber Konkrementbildungen. Verh. 5. internat. Path. Kongr. Turin 1912, S. 327. — Askanazy, S.: Calculs insolites dans des reins polykystiques. Soc. 4 méd. Genève 1919 (27. Mai). Deux cas ou on a trouvé du sable bleu ou un calcul bleu dans les voics urinaires. Rev. méd. Suisse rom. 35, 10 (1915). — Assendelft, E.: Bericht über 630 stationär behandelte Steinkranke. Langenbecks Arch. klin. Chir. 60, 669 (1900). — Asshauer, E.: Beitrag zur Epidemiologie der Urogenitaltuberkulose. Urol. int. (Basel) 4, 29 (1957). — Astraldi: 10. Kongr. Soc. internat. d'Urologie, Athen 1956. — Astrup, T.: Acta pharm. et tox. 3, 168 (1947). Zit. nach Gibian.

Bacher, K.: Perorale Harnsteinbehandlung. Med. Klin. 51, 266 (1956). — Baensch, W.: In Lehrbuch der Röntgen-Diagnostik von Schinz, Baensch u. Friedl. Stuttgart: Georg Thieme 1952. — Bahner, F.: Die Hormon- und Vitaminbehandlung der Osteoporose und Osteomalazie. Z. ärztl. Fortbild. 47, 201 (1958). — Baker, R., and J. P. Connelly: Evidence indicating renal collagen abnormality and results of salicylate therapy. J. Amer. med. Ass. 160, 1106 (1956). — Baker, R., G. Reaven and J. Sawyer: Ground substance and calcification. The influence of dye-binding on experimental nephrocalcinosis. J. Urol. (Baltimore) 71, 511 (1954). — Baker, R., and Fr. Sison: Demonstration of altered tissue mucopolysaccharides in renal calculus disease by selective staining techniques. J. Urol. (Baltimore) 72, 1032 (1954). — Precalcific alterations of tissue mucopolysaccharides in renal calculus disease. Bull. Georgetown Univ. med. Cent. 8, 78 (1955). — Bakker, N. J.: Aetiology and prophylaxis of renal calculi. Arch. chir. neerl. 10, 397 (1958). — Barney, J. D., and E. R. Mintz: Some conceptions of urinary stone formation. J. Amer. med. Ass. 103, 741 (1934). — The relation of the parathyreoid glands to urinary lithiasis. Brit. J. Urol. 8, 36 (1936). — Barraud, J.: Un calcul urinaire d'aragonite pure. Bull. Soc. franç. minéral. Cristall. 75, 166 (1952). — Barrett, G. S.: Influence of aluminia gels on prevention of urinary calculi. J. Urol. (Baltimore) 66, 315 (1951). — Barret, J. F. B.: The oxalate content of blood. Biochem. J. 37, 254 (1943). — Beard, D. E., and W. E. Goodyear: Hyperparathyreoidism and nephrolithiasis. J. Urol. (Baltimore) 64, 638 (1950). — Becker, H.: Bakterien- und Eiweißsteine in den Harnorganen. Z. urol. Chir. 17, 77 (1925). — BECKER, W. H.: Nierensteinleiden in der Unfallbegutachtung. Münch. med. Wschr. 1954, 887. — BEISCHER, D. E.: Analysis of renal calculi by infrared spectoscopy. J. Urol. (Baltimore) 73, 653 (1955). — BERLEPSCH, K. v.: Oberflächenspannung und Schutzkolloide des Urins und ihr fraglicher Zusammenhang mit der Nierensteinbildung. Urol. int. (Basel) 5, 149 (1957). — BERNASCONI: Kyst hydatique calcifié et calculs multiples du rein. J. d'Urol. 16, 430 (1923). — BERNHARD, K.: Zum Problem der Nierensteinbildung. Dtsch. med. J. 7, H. 13 (1956). — BERNHEIM, E.: Pseudo-Steinkoliken bei Oxalatdiathese. Dtsch. med. Wschr. 1924, 426. — BEST, C. H., and L. B. JAQUES: Heparin, 1. blood clotting and thrombosis. Ann. N.Y. Acad. Sci. 49, 501 (1948). — BIBUS, B.: Urolithiasis bilateralis. Z. urol. Chir. Gynäk. 43, 293 (1937). — Zur Frage der Harnsteinwelle. Z. Urol. 33, 37 (1939). — Nierensteinkrankheit und Kriegsernährung. Sonderh. Z. Urol. 130 (1950). — BICKEL, C.: Infantilisme et lithiase rénale chez un enfant de 13 ans atteint d'adenome patathyreoidien. Helv. med. Acta 12, 276 (1945). — BICKEL, H., W. C. SMALLWOOD, J. M. SMELLIE, H. S. BAAR and E. M. HICKMANS: Cystine storage disease with amino aciduria and dwarfismus. Acta paediat. (Stockh.) 42, Suppl. 90 (1953). — BILLING, R. H., and R. M. STILL: A chromatographie method for the determination of oxalate in urine. Scand. J. clin. Lab. Invest. Suppl. 1958. — BITSCHAI, J.: Nierensteine und Tuberkulose. Z. Urol. 17, 463 (1923). — Eiweißsteine. Z. Urol. 20, 212 (1926). — Calculosis of the urinary tract in Egypt. J. Mt Sinai Hosp. 17, 630 (1951). — BITSCHAI, J., and M. L. BRODNY: A history of urology in Egypt. Chicago: Riverside press 1956. — BITSCHAI, J., et PH. POLANO: Lithiasis et bilharziose. Presse therm. et climatique 1952. 98. — BLACK, B. M.: Hyperparathyreoidism. Springfield 1953. — Hyperparathyreoidism. Springfield: Thomas 1954. — BLATT, P.: Bakterienfibrinstein und Steinbildungstheorie. Z. urol. Chir. 17, 67 (1925). — BOEMINGHAUS, H.: Auflösung von Nierenkonkrementen. Z. Urol. 37, 244, 454 (1943). — Diskuss. (Harnsteingenese.) Sonderh. Z. Urol. 140 (1950). — Steingenese — Steinauflösung; konservative Behandlung Steinkranker und Prophylaxe nach operativer Steinentfernung. Medizinische 1953, 12. — BOISSIER et SÉRAPHINO: Zit. nach M. LOEPER u. J. COTTET 1955. — BOISSIER, J.: Analyse des calculs urinaires. Ann. Biol. chir. 10, 523 (1952). — BOKAY, J. v.: Ueber die infantile Lithiasis in Ungarn. Ref. Z. Kinderheilk. 4, 939 (1913). — BOOTHBY, W. N., and N. ADAMS: Occurence of citric acid in urine and body fluids. Amer. J. Physiol. 107, 471 (1934). — BORNEMANN, W.: Die sog. „Bakteriensteine" im Nierenbecken. Frankfurt. Z. Path. 14, 258 (1913). — BOSHAMER, K.: (1) Nierensteinbildung und Unfall, Arch. orthop. Unfall-Chir. 32, 84 (1932). — (2) Staphylokokkensteine der Nieren. Münch. med. Wschr. 79, 1951 (1932). — (3) Entstehung und Verhütung von Nierenstein-Rezidiven. Chirurg 6, 829 (1934). — (4) Blasensteine in Südchina. Z. Urol. 30, 18 (1936). — (5) Neuere Anschauungen über die Entstehung der Nierensteine usw. Med. Welt 15, 1277 (1941). — (6) Bedeutung der fokalen Infektion für verschiedene urologische Erkrankungen. Z. urol. Chir. 1943. — (7) Betrachtungen zur Nierensteinbildung (neurogene Theorie). Sonderh. Z. Urol. 1949. — (8) Splanchnicotomy for prevention and treatment of urologic disturbances in diseases of the spinal cord. J. int. Coll. Surg. 15, 424 (1951). — (9) Behandlungsergebnisse bei der klinisch beobachteten Nierensteinkrankheit. Therapiewoche 1951, 2. — (10) Das urologische Gutachten. Sonderh. Z. Urol. 296 (1953). — (11) Klinische Untersuchungen zur Harnsteinbildung. Z. Urol. 48, 193 (1955). — (12) Historischer Überblick (Theorien der formalen Harnsteingenese). Urol. int. (Basel) 7, 14 (1958). — (13) Neuere Erkenntnisse zur Harnsteinbildung. Therapiewoche 9, 325 (1959). — (14) Harnsteingenese im Licht der Forschung der letzten 10 Jahre. Z. Urol. 52, 459 (1959). — BOYCE, W. H., and F. K. GARVEY: The amount and nature of the organic matrix in urinary calculi: A review. J. Urol. (Baltimore) 76, 213 (1956). — BOYCE, W. H., F. K. GARVEY and C. E. GOVEN: Abnormalities of calcium metabolism in patients with "idiopathie" urinary calculi. J. Amer. med. Ass. 166, 1577 (1958). — BOYCE, W. H., F. K. GARVEY and C. M. NORFLEET: Proteins and other biocolloids of urine in health and in calculous disease. I. Electrophoretic studies at p_H 4,5 and 8.6 of those components suluble in molar sodium chloride. J. clin. Invest. 33, 1287 (1954). — Ion-binding properties of electrophoretically homogeneous mucoproteins of urine in normal subjects and in patients with renal calculus disease. J. Urol. (Baltimore) 72, 1019 (1954). — The metal chelate compounds of urine. Their relation to initiation and growth of calculi. Amer. J. Med. 19, 87 (1955). — BOYCE, W. H., F. K. GARVEY, H. E. STRAWCUTTER and N. C. WINSTON-SALEM: Incidence of urinary calculi among patients in general hospitals, 1948 to 1952. J. Amer. med. Ass. 161, 1437 (1956). — BOYCE, W. H., and J. S. KING: Crystal-Matrix-Interrelations in calculi. J. Urol. (Baltimore) 81, 351 (1959). — BOYCE, W. H., C. S. POOL, J. MESCHAN and J. ST. KING: Organic matrix of urinary calculi. Acta radiol. (Stockh.) 50, 543 (1958). — BOYCE, W. H., and N. M. SULKIN: Biocolloids of urine in health and in calculous disease. III. The mucoprotein matrix of urinary calculi. J. clin. Invest. 35, 1067 (1956). — BOYCE, W. H., and M. SWANSON: Biocolloids of urine in health and in calculous disease. II. Electrophoretic and biochemical studies of a mucoprotein insoluble in molar sodium chloride. J. clin. Invest. 34, 1581 (1955).

Braasch, W. F.: Clinical data in cases of lithiasis. J. Iowa St. med. Soc. **16**, 33 (1926). — Braasch, W. F., and Foulds: Postoperative results of nephrolithiasis. J. Urol. (Baltimore) **11**, 525 (1923). — Nephrolithiasis and postoperat. results. J. Urol. (Baltimore) **11**, 525 (1923). — Brack, E.: Neue Anschauungen und Erfahrungen über Entwicklung und Beseitigung von Harnsteinen. Dtsch. med. Wschr. **1936**, 1954. — Brandenberger, E., F. de Quervain u. H. R. Schinz: Röntgenographische und mikroskopische kristallographische Untersuchungen an Harnsteinen. Helv. med. Acta **14**, 195 (1947). — Brandenberger, E., u. H. R. Schinz: Über die Natur der Verkalkungen bei Mensch und Tier und das Verhalten der anorganischen Knochensubstanz im Falle der hauptsächlichen Knochenkrankheiten. Helv. med. Acta Suppl. **16** (1954). — Bricaire, H., et R. Tourneur: Lithiase renale et glandes endocrines. In: La Lithiase urinaire, tome I, p. 194. Paris: Vigot 1955. — Brinkmann, W.: Die Konkrementbildungskrise und ihre Beeinflußbarkeit durch Hyaluronidase im Tierversuch. Z. Urol. **48**, 337 (1955). — Zur Prophylaxe des postoperativen Harnsteinrezidivs unter Berücksichtigung medikamentöser Möglichkeiten. Medizinische **36**, 1300 (1957). — Brongersma H.: 1. Internat. Urol. Kongr. 1908. — Brosig, W., u. H. H. Hirsch: Glukonsäure zur Steinprophylaxe. Z. Urol. **50**, 303 (1957). — Brown, R. J. K.: A clinico-pathological study of cystinosis in two siblings. Arch. Dis. Childh. **27**, 428 (1952). — Brown, R. K., and E. C. Brown: Urinary stones; study of their etiology in small children in Syria. Surgery **9**, 415 (1941). — Brown, R. K. L., and M. S. S. Earlam: Relation of prolonged immobilisation and urinary tract infection to renal calculus formation. Aust. J. Surg. **3**, 157 (1933). — Brown, Th. R.: On the relation between the variety of microorganisms and the composition of stone in calculous pyelonephritis. J. Amer. med. Ass. **36**, 1395 (1901). Brücke, H. v., u. O. Dobritz: Über eine eigenartige Form der Nierensteinerkrankung im Anschluß an Knochenbrüche. Chirurg **15**, 752 (1943). — Buchanan, J. M., J. C. Sonne and A. M. Delluva: Biological precursors of uric acid, etc. J. biol. Chem. **173**, 81 (1948). — Bürger, J.: Steinrezidiv-Bildung. Z. urol. Chir. **28**, 485, 529 (1929). — Bugbee, H. G.: Recurring pyelonephritis as an etiologic factor in nephrolithiasis. Trans. Amer. Ass. gen.-urin. Surg. **25**, 121 (1932). — Burket, C. J., and P. Gyorgy: Clinical observations on the use of hyaluronidase. Ann. N. Y. Acad. Sci. **52**, 1171 (1950). — Burkland, C. E., and M. Rosenberg: Survey of urolithiasis in United States. J. Urol. (Baltimore) **73**, 198 (1956). — Burnett, C. H., R. R. Commons, F. Albright and J. E. Howard: Hypercalcemia, calcinosis and renal insufficiency. New Engl. J. Med. **240**, 787 (1946). — Burns, E. L., and J. R. Schenken: Occurence of urinary calculi in inbred strain (C 3 H) of micet reated with estrogen. Proc. Soc. exp. Biol. (N.Y.) **40**, 497 (1939). — Burns, J. J., H. B. Burch and C. G. King: The metabolism of ascorbic acid in guinea pigs. J. biol. Chem. **191**, 501 (1951). — Butt, A. J.: Role of protective urinary colloids in prevention of renal lithiasis. Amer. J. Urol. **67**, 450 (1952). — Etiologic factors in renal lithiasis. Springfield, Ill.: Thomas 1956. — Butt, A. J., and E. Hauser: The importance of protective urinary colloids in the prevention and treatment of kidney stones. Science **115**, 308 (1952). — Butt, A. J., E. A. Hauser and J. Seifter: Effect of hyaluronidase on urine and its possible significance in renal lithiasis. J. Amer. med. Ass. **150**, 1096 (1952). — Medical management of renal lithiasis: increasing the protective urinary colloids with hyaluronidase. Calif. Med. **76**, 123 (1952). Zit. J. Amer. med. Ass. **9**, 893 (1952). — Effect of hyoluronidase, cortisone, stress and bacteria on protective urinary colloids and their relationship to renal calculus disease. J.Fla med. Ass. **40**, 173 (1953). — Butt, A. J., E. A. Hauser, J. Seifter and Perry: Renal lithiasis, a new concept concerning etiology, prevention and treatment. Sth. med. J. (Bgham, Ala.) **45**, 381 (1952). — Butt, A. J., E. A. Hauser et V. Traina: Traitement médicale de la lithiase rénal: en provocant l'accroissement des colloids urinaires par l'hyaluronidase. Presse méd. **5**, 106 (1952). — Butt, A. J., J. Seifter and E. A. Hauser: Effect of hyaluronidase on protective urinary colloids and its significance in treatment of renal lithiasis. New Orleans med. surg. J. **104**, 754 (1952).

Cabot, H.: Resultats des interventions pour calculs des reins. Boston med. surg. J. **152**, 23 (1905). — Campbell, M. F.: Clinical pediatric urology. Philadelphia: W. B. Saunders Company 1951. — Carlström, D.: X-ray cristallographic studies on apatites and calculus structures. Acta radiol. (Stockh.) Suppl. **121** (1955). — Carr, J. A.: The pathology of urinary calculi: radial striation. Brit. J. Urol. **25**, 26 (1953). — The pathology of urinary calculi: sedimentation. Brit. J. Urol. **28**, 240 (1956). — Carr, J. R.: A new theory on the formation of renal calculi. Brit. J. Urol. **26**, 105 (1954). — Carrol, G., and R. V. Brennan: The role of infection in nephrolithiasis. J. Urol. (Baltimore) **68**, 88 (1952). — Carson, M. J.: Unusual case of calcium oxalate deposits in kidney of young infant. J. Pediat. **39**, 251 (1951). — Castleman, B., and T. B. Malory: Pathology of parathyreoid gland in hyperparathyreoidism. Study of 25 cases. Amer. J. Path. **11**, 1 (1935). — Catchpole, H. R.: Solubility properties of some components of the ground substance in relation to intravital staining of connective tissue. Ann. N.Y. Acad. Sci. **52**, 989 (1950). — Caulk, J. R.: Obstructive calcareous papillitis — retention cyst of the kidney. Trans. Amer. Ass. gen.-urin. Surg. **7**, 228 (1912). —

CERECEDO, L. R.: Studies on physiology of pyrimidines. III. J. biol. Chem. 88, 695 (1930). — CHAKRAVARTI, H. S., and R. BANERJEE: Experimental urolithiasis in rat. J. Urol. (Baltimore) 79, 785 (1958). — CHOU, Y., and W. L. DONOHUE: Oxalosis, possible "unborn error of metabolism" with nephrocalcinosis and nephrolithiasis due to calcium oxalate as the predominating features. Pediatrics 10, 660 (1952). — CHUTE, R.: Clinical aspects of hyperparathyreoidism with special reference to urology. J. Urol. (Baltimore) 41, 762 (1939). — CHUTE, R., and H. J. SUBY: Prevalence and importance of urea-splitting bacterial infections of the urinary tract in the formation of calculi. J. Urol. (Baltimore) 44, 590 (1943). — CHUTE, R., and H. J. SUBY: Prevalence and importance of urea-splitting bacterial infections of the urinary tract in the formation of calculi. J. Urol. (Baltimore) 44, 590 (1943). — CHWALLA, R.: Über einige Fälle von auffallend rascher Konkrementbildung in der verbliebenen Niere nach Nephrektomie. Z. urol. Chir. 25, 165 (1928). — Blasenstein und Restharn. Z. urol. Chir. 30, 84 (1930). — Untersuchungen zum Problem der Steinbildung. Sonderh. Z. Urol. 151 (1950). — CIFUENTES, P.: Fernresultate der Operationen wegen Nephrolithiasis. Z. urol. Chir. 16, 169 (1924). — CIVIALE: Zit. nach DAVALOS. J. Urol. (Baltimore) 54, 182 (1945). — CLAY, R. D., E. M. DARMADY and M. HAWKINS: The nature of renal lesion in the Fanconi-Syndrome. J. Path. Bact. 65, 551 (1953). —COLLICA, J.: New concept of pathogenesis of urinary lithiasis. Amer. J. Surg. 76, 428 (1948). — CONWAY, N. S., A. J. L. MAITLAND and J. B. RENNIE: Urinary citrate excretion in patients with renal lithiasis. Brit. J. Urol. 21, 30 (1949). — COOK, E. N., and F. R. KEATING: Renal calculi associated with hyperparathyreoidism. J. Urol. (Baltimore) 54, 525 (1945). — COOKE, W. T., J. A. BARKLAY, A. D. T. GOVAN and L. NAGLEY: Osteoporosis associated with low serum phosphorus and renal glycosuria. Arch. intern. Med. 80, 147 (1947). — COPE, O.: The endocrine aspects of enlargement of parathyreoid glands. Surgery 16, 273 (1944). — CORDONNIER, J. J., and J. A. MILLER: The relationship between alkaline phosphatase in the kidney and urinary calculi. J. Urol. (Baltimore) 66, 12 (1951). — COSTE, P., et F. DELBARRE: La lithiase urique. In: La lithiase urinaire, tome I, p. 530. Paris: Vigot 1955. — COTTET, J.: Lithiases urinaires avec hypercalciurie idiopathique. J. d'Urol. 60, 279 (1954). — COTTET, J., et C. VITTU: Calcium urinaire et lithiases urinaires. Presse méd. 63, 878 (1955). — L'importance du calcium urinaire dans les lithiases urinaires. Acta chir. belg. 10, 191 (1955). — COTTET, J., S. LEDERMAN et CH. VITTU: Urée urinaire, calciurie, uricurie et phosphaturie dans les lithiases urinaires calculeuses, Tome 9, p. 63 1957. — COTTET, J., et G. MIKOL: Le syndrome biochimique de la lithiase urique. In: La lithiase urinaire, tome I. Paris: Vigot 1955. — COUVELAIRE, R.: Calcul rénal, calcul d'organe ou d'organisme. Gaz. méd. Fr. 61, 341 (1954). — Lithiase d'organe. In: La lithiase urinaire, tome I. Paris: Vigot 1955. — COUVELAIRE, R., et J. BRIZON: Tuberculose génito-urinaire et lithiase. J. d'Urol. 62, 429 (1956). — CULP, D. A., and R. H. FLOCKS: The effect of hyaluronidase on the calcium spericitability in the urine. J. Urol. (Baltimore) 73, 938 (1955). — CYRANKA, H.: Bacterium coli und Korallensteinniere. Langenbecks Arch. klin. Chir. 116, 567 (1921).

DALLEMAGNE, M. J., et J. MELON: Étude physique et chimique du processus de naturalization de l'acide phosphorique par la chaux. Bull. Soc. Chim. biol. (Paris) 28, 566 (1946). — DARGET, R., et R. BALLANGER: Rezidives après traitement chirurgical de la lithiase renoureterale. In: La lithiase urinaire, tome I, p. 281. Paris: Vigot 1955. — DAVALOS, A.: The rarily of stones in the urinary tract in the wet tropics. J. Urol. (Baltimore) 54, 182 (1945). — DAVIS, J. S., W. G. KLINGBERG and R. E. STOWELL: Nephrolithiasis and nephrocalcinosis with calcium oxalate crystals in kidneys and bones. J. Pediat. 36, 723 (1950). — DAY, G. H.: Urologic and veneral idiosyncrasies, presented by the negro. J. Urol. (Baltimore) 5, 19 (1921). DEGE, H. A.: Beobachtungen an den Harnsteinkranken der Jenaer Chirurgischen Klinik. Langenbecks Arch. klin. Chir. 191, 632 (1938). — DEITRICK, J. E., G. D. WHEDON, E. SHORR and D. P. BARR: Effect of bedrest and immobilisation upon various physiological and chemical functions in normal man. Macy Found. 9, 62 (1945). — DELEVIOTIS, A. A.: The role of infection in the formation of stones. Secondary renal lithiasis. J. Urol. méd. chir. 62, 680 (1956). — DEMPSEY, E. F.: Urinary oxalate excretion in relation to renal stone formation. J. clin. Invest. 36, 882 (1957). — DENOS, and MINOT: Zit. nach J. S. JOLY, Stone and calculus disease of the urinary organs. 1931. — DENT, C. E.: Discussion on the physiology and clinical disorders of the parathyreoid glands. Proc. roy. Soc. Med. 46, 291 (1953). — DENT, C. E., and H. HARRIS: The genetics of cystinuria. Ann. Eugen. (Lond.) 16, 60 (1951). — DENT, C. E., J. G. HEATHCOTE and G. E. JORON: The pathogenesis of cystinuria. I. Chromatographic and microbiological studies of the metabolism of sulphur, containing aminoacids. J. clin. Invest. 33, 1210 (1954). — DENT, C. E., and G. R. PHILPOT: Xanthinuria. Lancet 1954 I, 182. — DENT, C. E., and G. A. ROSE: Aminoacid metabolism in cystinuria. Quart. J. Med. 20, 205 (1951). — DENT, C. E., W. SENIOR and J. M. WALSHE: The pathogenesis of cystinuria II. Polarographic studies of the metabolism of sulphur, containing amino-acids. J. clin. Invest. 33, 1216 (1954). — DEUTICKE, P.: Über Nierenverletzungen. Z. Urol. 34, 165 (1940). — Große beiderseitige Uretersteine. Z. Urol. 42, 326 (1942). — DILLON, C.:

Fluorine content of a renal calculus. Dent. Practit. Rec. 4, 181 (1954). — Dingley, A. G., and W. A. Bodenoch: The influence of hyaluronidase in renal lithiasis. Proc. roy. Soc. Med. 47, 809 (1954). — Dodds, E. C., and E. J. Gallimore: The determination of small quantities of oxalic acid. Biochem. J. 26, 1242 (1932). — Domanski, T. J.: Experimental urolithiasis: Calcium oxalate stone. Amer. J. clin. Path. 20, 707 (1950). — Renal calculi, a new method for qualitative analysis. J. Urol. (Baltimore) 37, 399 (1957). — Domart, A., et D. Fritel: La lithiase cystinique. In: La lithiase urinaire, tome I, p. 357. Paris: Vigot 1955. — Dorner: Über Cholesterinurie und Indigourie. Münch. med. Wschr. 1922, 661. — Dossot, R.: Peut-on dissoudre un calcu urinaire? Paris méd. 1950, 504. — Dosza, E.: Nierensteine und Schwangerschaft. Z. urol. Chir. 32, 88 (1931). — Drablos: The de Toni-Fanconi-syndrom with cystinosis. Acta paediat. (Stockh.) 40, 438 (1951). — Droschl, H.: Die Harnsteinkrankheit. Graz: Moser 1942. — Dulce, H. J.: Untersuchungen über die Bedeutung der Schutzkolloide und Kristalloide für die Löslichkeit von Calciumoxalat im Harn. Z. physiol. Chem. Ärztl. Wschr. 11, 445 (1956). — Einflüsse von Kristalloiden des Harnes auf Oxalatfällungen. Hoppe-Seylers Z. physiol. Chem. 311 (1958). — Einflüsse von hydrophilen Kolloiden auf Oxalatfällungen. Hoppe-Seylers Z. physiol. Chem. 311 (1958). — Einflüsse von Kristalloiden und hydrophilen Kolloiden auf Oxalatfällungen. Hoppe-Seylers Z. physiol. Chem. 311 (1958). — Biochemie der Harnsteine. Urol. int. (Basel) 7, 137 (1958). — Über die Harnkolloide. Urol. int. (Basel) 7, 65 (1958). — Durand, L.: La lithiase chez l'enfant. In La lithiase urinaire. Paris: Vigot 1955. — Duran-Reynals, F.: Exaltation de l'activité du virus vaccinal par les extraits de certain organs. C.R. Soc. Biol. (Paris) 99, 6 (1928).

Earlam, M. M. S.: Urea-splitting staphylococci in urinary tract infections. Brit. J. Urol. 2, 233 (1930). — Ebstein, W. V.: Die Natur und Bedeutung der Harnsteine. Wiesbaden: Bergmann 1884. — Ebstein, W. V., u. A. Nicolaier: Über die Wirkung der Oxalsäure und einiger ihrer Derivate auf die Nieren. Virchows Arch. path. Anat. 148, 366 (1897). — Edwards, D. L.: Idiopathic familial oxalosis. Arch. Path. (Chicago) 64, 546 (1957). — Edwards, E.: Acute renal calcification, an experimental and clinico-pathologic study. J. Urol. (Baltimore) 80, 161 (1958). — Egyedi, D.: Extraktion eines verhältnismäßig großen Steines aus der weiblichen Harnblase. Z. Urol. 20, 426 (1926). — Eisenstaedt, J. S.: Certain tangible factors in etiology of urinary calculus. Surg. Gynec. Obstet. 53, 730 (1931). — Eliacheff, F.: Contribution à l'étude des matrières extratives non dialysables des urines. C. R. Soc. Biol. (Paris) 9, 71 (1891). — Ellegast, H., u. A. Schimatzek: Über die Beziehungen der Harnsteinentstehung zur Form des Nierenbeckens, Z. Urol. 52, 441 (1959). — Elliot, J. S.: Calcium phosphate solubility in urine. Trans. west. Sect. Amer. urol. Ass. 23, 167 (1956). — J. Urol. (Baltimore) 77, 268 (1957). — Elliot, J. S., J. P. Adamson and L. Lewis: The dissolution of renal phosphatic calculi by retrograde irrigation. J. Urol. (Baltimore) 81, 56 (1959). — Elliot, J. S., W. L. Quaide, R. F. Sharp and L. Lewis: Mineralogical studies of urine: the relationship of apatite, brushite and struvite to urinary p_H. J. Urol. (Baltimore) 80, 269 (1958). — Elvehjem, C. A., and V. F. Neu: Studies in vitamin A avitaminosis in the chicken. J. biol. Chem. 97, 71 (1932). — Engel, M. B.: Mobilization of mucoprotein by parathyreoid extract. Arch. Path. (Chicago) 53, 339 (1952). — Engel, M. B., and H. R. Catchpole: Excretion of urinary mucoprotein following parathyreoid extract in rats. Proc. Soc. exp. Biol. (N.Y.) 84, 336 (1953). — Engel, W. J.: Nephrocalcinosis. J. Amer. med. Ass. 145, 288 (1951). — Enger, R.: Nierenschäden nach Sulfonamidbehandlung. Dtsch. med. Wschr. 66, 1292 (1940). — Engström, A.: Quantitative micro- and histochemical elementary analysis. Acta radiol. (Stockh.) Suppl. 63 (1946). — Epshtein, G. S.: Knochen-Gelenk-Tuberkulose und chirurgisches Nierenleiden. (Russisch.] Ref. Excerpta med. (Amst.), Sect. XI 12, 957 (1958). — Ezickson, W. J.: Relationship of urinary tract infections to urolithiasis. J. Urol. (Baltimore) 51, 431 (1944). — Ezickson, W. J., and J. R. Feldman: Signs of vitamin A deficiency in the eye correlated with urinary lithiasis; report of clinical studies and investigations of 25 patients. J. Amer. med. Ass. 109, 1706 (1937). — Further studies of vitamin A deficiency in individuals with urinary lithiasis. Urol. cutan. Rev. 43, 302 (1939).

Fabre, F., et A. Lhez: Lithiase et dilatation des voies excrétrices. J. d'Urol. 54, 174 (1948). — Fabre, J.: Les troubles du metabolisme phospho-calcique dans la lithiase urinaire. In: La lithiase urinaire, tome I, p. 52. Paris: Vigot 1955. — Fallet, G. H.: A propos d'un cas de lithiase secondaire chez un quadriplégique. J. Radiol. Électrol. 33, 419 (1952). — La lithiase urinaire d'immobilisation. Sem. Hôp. Paris 28, 3912 (1952). — Fanconi, G.: Der frühinfantile nephrotisch-glykosurische Zwergwuchs mit hypophosphatämischer Rachitis. Jb. Kinderheilk. 147, 299 (1936). — Fedoroff, S. P.: Meine Erfahrungen bei Nephrolithiasis. Z. Urol. 22, 123 (1928). — Zur Klinik und Therapie der Nephrolithiasis. Z. Urol. 16, 56 (1922). — Felix, K.: Diät bei Cystin-Nierensteinen. Medizinische 47, 1652 (1955). — Fergusson, J. D.: La lithiase urinaire; Quelques observations à propos du traitement non chirurgical. In: La lithiase urinaire, S. 425. Paris: Vigot 1955. — Fett, H. C., and J. T. Kane: Urinary calculi in recumbent fracture patients. Amer. J. Surg. 71, 441 (1946). —

Fey, B.: Diskussion. X. Congr. Soc. internat. d'Urologie, Athen 1956. — Fey, B., M. Legrain et J. Sifalakis: La lithiase réno-ureterale calcique. Presse méd. 65, 371 (1957). — Fischer, K.: Rasche Steinbildung in der Restniere nach Nephrektomie. Z. Urol. 23, 604 (1929). — Flocks, R. H.: Calcium and phosphorus excretion in the urine of patients with renal and ureteral calculi. J. Amer. med. Ass. 113, 1466 (1939). — Calcium urolithiasis. J. Urol. (Baltimore) 43, 214 (1940). — Prophylaxis and medical management of calcium urolithiasis: the role of the quantity and precipitability of the urinary calcium. J. Urol. (Baltimore) 44, 183 (1940). — Urinary calcium precipitability in the medical management of calcium urolithiasis. J. Urol. (Baltimore) 45, 721 (1941). — Studies on nature of urinary calcium: its role in calcium urolithiasis. J. Urol. (Baltimore) 64, 633 (1950). — Flottmann, W.: Über Fibrinsteine des Nierenbeckens. Virchows Arch. path. Anat. 261, 685 (1926). — Fontaine, R., P. Mandel et M. Ostertag: Le bilan calcique a minima; teehnique et résultats dans la lithiase urinaire, la calcinose tumorale et dans, certaines affections ostéoarticulaires. Sem. Hôp. Paris 26, 2151 (1950). — Fowler, D. J., H. Harris and F. L. Warren: Plasma cystine levels in cystinuria. Lancet 1952, 544. — Fowler, H. A.: Tuberculosis of the kidney complicated by impacted pelvis calculus. J. Urol. (Baltimore) 5, 4 (1921). — Coccus infection of the kidney; its role in formation and recurrence of stone. Urol. cutan. Rev. 38, 594 (1934). — Franke, H.: Zit. nach Csibian, Hoppe-Seylers Z. physiol. Chem. 292, 117 (1953). — Freeman, L. W.: Treatment of paraplegia resulting of trauma. J. Amer. med. Ass. 140, 949 (1949). — Frisch, A. v.: 400 Blasensteinoperationen. Wien. klin. Wschr. 13, 329 (1902). — Frondel, C.: Whitlockite: a new calcium phosphate, $Ca_3(PO_4)_2$. Amer. Mineral. 26, 145 (1941). — Frondel, C., and E. L. Prien: Carbonate-apatite and hydroxyl-apatite in urinary calculi. Science 95, 431 (1942). — Fuchs, F.: Zur Frequenz der Harnsteine. Z. Urol. 46, 640 (1953). — Fuyimaki, Y.: Formation of urinary and bile duct calculi in animals fed on experimental rations; note on treatment. Jap. med. World 6, 29 (1926).

Gantenberg, R.: Zur Klinik der Harnsteinbildung. Med. Welt 11, 1419 (1937). — Garvey, G., u. Drückmann: Die Urolithiasis in Palästina. Z. Urol. 24, 200 (1930). — Gasser, G.: Unser Arbeitsprogramm — Ergebnisse und Folgerungen. Urol. int. (Basel) 7, 48 (1958). — Gasser, G., K. Brauner u. A. Preisinger: Zum Harnsteinproblem. Naturwissenschaften 42, 341 (1955). — Das Harnsteinproblem I. Z. Urol. 49, 148 (1956). — Die Konkrementbildungen der Blase und das Harnsteinproblem II. Z. Urol. 50, 445 (1957). — Gasser, G., u. A. Preisinger: Vitalgefärbter Nierenstein. Wien. med. Wschr. 108, 701 (1958). — Gaultier, M., et J. Lavagne: Cystinurie et calcul du rein chez deux soeurs. Soc. Med. Hôp. Paris Séance 22. I. 1943. — Gayet, G.: Tuberculose et lithiase dans un rein en fer de cheval. J. d'Urol. 13, 471 (1922). — Lithiase urinaire et fracture du bassin. J. d'Urol. 45, 502 (1939). — Gehrer, R. F., and S. Raymond: A new chemical approach to the dissolution of urinary calculi. J. Urol. (Baltimore) 65, 474 (1951). — Geinitz, W.: Tierversuche zur Verhinderung der Harnsteinbildung. Münch. med. Wschr. 98, 895 (1956). — Harnsteingenese und -prophylaxe. Neuere Ergebnisse aus Forschung und Klinik zur Bedeutung der Kolloide für die Urolothiasis. Fortschr. Med. 76, 83 (1958). — Génot, R.: Hyperparathyreoidie et lithiase urinaire calcique. J. d'Urol. 59, 281 (1953). — Le traitement de la lithiase urinaire phosphocalcique. Presse méd. 45, 932 (1955). — Place des thérapeutiques récentes dans le traitement de la lithiase urinaire phosphocalcique. Presse méd. 63, 932 (1955). — Gersh, J., and A. and H. Meltzer: Xanthine urinary calculi. Z. Urol. (Baltimore) 5 (1946). — Gibian, H.: Das Vorkommen von Hyaluronsäure im Harn im Zusammenhang mit ihrem vermuteten Einfluß auf die Harnsteinbildung. Hoppe-Seylers Z. physiol. Chem. 292, 117 (1953). — Gibson, R. B., T. L. Carr, S. Green and W. M. Fowler: Photometric essay of Plasma heparin. Proc. Soc. exp. Biol. (N.Y.) 79, 577 (1952). — Giertz, G.: Enterococci in urinary tract infections. Acta chir. scand. Suppl. 109 (1946). — Götzen, F. J.: Zur Steinerkrankung im Kindesalter. Z. Urol. 51, 292 (1958). — Goldberg, V.: Studien über Konkrementbildung und Verhinderung der Steinentstehung in den Harnwegen. Z. urol. Chir. 35, 347 (1932). — Über die Verträglichkeit des chondroitinschwefelsauren Natriums und dessen Ausscheidung in die Harnwege. Z. Urol. 39, 308 (1934). — Goldblatt, H., and M. Benischek: Vitamin A deficiency and metaplasia. J. exp. Med. 46, 699 (1927). — Goormaghtigh, N., et J. Boddaert: La lithiase renale. In: La lithiase urinaire, tome I, p. 28. Paris: Vigott 1955. — Gordon, E. E., and S. G. Sheps: Effect of acetazolamids on citrate excretion and formation of renal calculi a. s. o. New Engl. J. Med. 256, 1257 (1957). — Gottstein, G.: Nephrolithiasis. In v. Lichtenberg-Voelcker-Wildbolz, Handbuch der Urologie, Bd. 4. Berlin 1927. — Gram, H. G.: Heredity of oxalic urinary calculi. Acta med. scand. 78, 268 (1932). — Greene, L. F.: Present concepts concerning the etiology and therapie of urinary lithiasis. J. S. C. med. Ass. 47, 317 (1951). — Griffin, M., A. E. Osterberg and W. F. Braasch: Blood calcium, phosphorus and phosphatase in urinary lithiasis; parathyreoid disease as etiological factor. J. Amer. med. Ass. 111, 683 (1938). — Grimes, W. A.: A phase contrast study of the mechanisms of renal calcification. J. Urol. (Baltimore) 75, 553 (1957). — Gross, P., F. B. Copper and M. Lewis: Fate of urinary calculi caused by administration of sulfapyridine. Urol.

cutan. Rev. **43**, 439 (1939). — Grossmann, W.: Beiträge zur Pathologie und Klinik der Harnsteinkrankheit. I. Z. urol. Chir. **28**, 120 (1929). — II. Z. urol. Chir. **29**, 402 (1930). — III. Z. urol. Chir. **32**, 375 (1931). — Betrachtungen zur gegenwärtigen Harnsteinwelle in Mitteleuropa. Dtsch. med. Wschr. **1938**, 1074. — Gruner, J. W., and D. McConnell: The problem of the carbonate-apatites. J. Crist. **97**, 208 (1937). — Gürsel, A.: Une étude sur les lithiases urinairs en turquie. J. d'Urol. **42**, 447 (1936). — Diskussion. X. Congr. Soc. internat. d'Urologie, Athen 1956. — Gutjonson, S. V.: Experiments on vitamin A-deficiency in rats and quantitative determination of vitamin-A. Acta path. microbiol. Scand. Suppl. **4** (1930). — Gutman, A. B., and H. H. Kasabach: Paget's disease (osteitis deformans); analysis of 116 cases. Amer. J. med. Sci. **191**, 361 (1936). — Guye, P., et E. Rutishauser: Considerations sur l'osteodystrophie renale. Presse méd. **48**, 1035 (1940).

Haase, H.: Zur Morphologie der primären Formelemente bei der Harnsteinbildung. Urol. int. (Basel) **7**, 96 (1958). — Häbler, C.: Physico-chemische Medizin nach Heinrich Schade, S. 111. Dresden u. Leipzig 1939. — Haensel, W.: Über einen Fall von Nephrokalzinose mit Hyperchlorämie und Azidose. Z. Urol. **47**, 416 (1954). — Hager, B. H., and T. B. Magath: The etiology of incrusted cystitis with alkaline urine. J. Amer. med. Ass. **85**, 1352 (1925). — Hammarsten, Gr.: On calcium oxalate and its solubility in the presence of inorganic salts with special reference to the occurrence of oxalurie. C. R. Lab. Carlsberg, Sér. chim. **17**, 1 (1929). — Eine experimentelle Studie über Kalziumoxalat als Steinbildner in den Harnwegen. Leipzig: Harrassowitz 1937. — Zur diätetischen Behandlung von Oxalatsteinen in den Harnwegen. Z. Urol. **32**, 233 (1938). — Formation of nucleus of stone in urinary passages. J. Path. Bact. **57**, 375 (1945). — Formation of aseptic stones in urinary tract. Nord. Med. **30**, 911 (1946). — On calcium oxalate stones. In A. J. Butt, Etiological factors in renal lithiasis, p. 89. Springfield 1956. — Hanley, H. G., E. W. Riches, A. Jakobs, H. H. Stewart, V. W. Dix, A. W. Badenoch u. L. A. Pocock: Polresektion bei Nierensteinen. Proc. roy. Soc. Med. **43**, 1027 (1950). — Hansen, J.: Erfahrungen und Ergebnisse bei Verletzungen der Harnwege. Ergebn. Chir. Orthop. **27**, 470 (1934). — Harada, A., T. Kuroda, H. Kapai, S. Saito, T. Tsuji, T. Inoue, S. Ohya, J. Ohtsuji, R. Nishimura and Y. Oekubo: Several problems of urolithiasis. Jap. urol. Ass., April 1954. — Harada, A., S. Ozawa, T. Tsuji and T. Inoue: Several problems of urolithiasis. Yokohama med. Bull. **3**, 208 (1952). — Harada, A., and S. Saito: On the organic substances in urinary calculi. Jap. J. Urol. **45**, 589 (1954). — Harris, H., and F. L. Warren: Quantitative studies on the urine cystine in patients with cystine stone formation and in their relatives. Ann. Eugen (Lond.) **18**, 125 (1953). — Harrison, H. E., and H. C. Harrison: Renal excretion of phosphates in relation to action of vitamins D and parathyreoid. J. clin. Invest. **20**, 47 (1941). — Hasselström, E.: Ein Fall von spontaner Verkleinerung eines Nierensteines. Upsala Läk.-Fören. Förh. **31**, 703 (1926). Ref. Z. urol. Chir. **22**, 116 (1927). — Hauck, E.: 489 Kranke mit Konkrementbildung in den ableitenden Harnwegen; ein Beitrag zur Ätiologie und Metereobiologie. Z. Urol. **37**, 3 (1943). — Haumann, W.: Die Wirbelbrüche und ihre Endergebnisse. Stuttgart: Ferdinand Enke 1930. — Hecker, H. V., u. H. Schmidt: Seltener Befund einer Unmasse von Nierensteinen. Fortschr. Röntgenstr.. **78**, 359 (1953). — Hedenberg, I.: Renal and ureteral calculi usw. Acta chir. scand. **101**, 17 (1951). — Hedenberg, I., B. Engfeldt and A. Engström: X-ray absorption and diffraction studies on experimental vesical calculi. Brit. J. Urol. **25**, 33 (1953). — Macroscopic and microscopic changes and stone formation in the urinary tract in experimentally produced vitamin A deficiency in rats. Acta chir. scand. Suppl. **192** (1954). — Heinz, E.: Untersuchungen über die Komplexverbindungen des Kalziums. Biochem. Z. **321**, 314 (1951). — Heller, Fl.: Die Harnkonkretionen. Wien 1860. — Hellström, J.: (1) Beitrag zur Kenntnis der Staphylokokken-Pyelitis besonders in ihrer chronischen Form und der über eine bei derselben vorkommenden eigenartigen Konkrementbildung. Acta chir. scand. Suppl. **6**, 280 (1924). — (2) Entstehung, Wachstum und spontaner Abgang von Nierensteinen. Z. urol. Chir. **18**, 248 (1925). — (3) Über Rezidive nach Operationen wegen Nieren- und Uretersteinen. Z. urol. Chir. **37**, 83 (1933). — Staphylococcus stones, a clinical study of 90 cases. Acta chir. scand. Suppl. **46**, 101 (1936). — Calcification and calculus formation in a series of seventy cases of primary hyperparathyreoidism. Brit. J. Urol. **27**, 387 (1955). — Diskussion. X. Congr. Soc. internat. d'Urologie, Athen 1956. — Role of infection in the aetiology of renal lithiasis. In: A. Butt, Etiological factors in renal lithiasis. Springfield 1956. — Hyperparathyreoidismus mit besonderer Berücksichtigung der begleitenden Nierenveränderungen. Bruns' Beitr. klin. Chir. **199**, 104 (1959). — Helsby, R., C. W. Vermeulen and R. Goetz: Experimental urolithiasis. VI. Failure of hyaluronidase to inhibit growth of stones on foreign bodies in the rat. J. Urol. (Baltimore) **69**, 354 (1953). — Hench, T. S., F. R. Vanzant and R. Nomland: Basis for early differential diagnosis of gout; clinical comparison of 100 cases each of gout, rheumatic fever and infectious arthritis. Trans. Ass. Amer. Phycns **43**, 217 (1928). — Hennicke, W.: Beitrag zur Steinbildung bei Pagetscher Erkrankung. Z. Urol. **49**, 727 (1956). — Hennig, O.: Die Steinbildung der ableitenden Harnwege. In: Klinik der Gegenwart, Bd. I, S. 515. 1955. — Henschen, F.:

Harnorgane. In: JOEST, Spezielle pathologische Anatomie der Haustiere, Bd. 3. Berlin 1924.
HERBERT, J. J.: Accidents de lithiase renale phosphatique au cours d'une ostéomyélite
prolongée. Presse méd. **1943**, 689. — HERKEL, W., u. K. KOCH: Untersuchungen zur Oxalsäure-Ausscheidung insbesondere bei Nierensteinkranken. Dtsch. Arch. klin. Med. **178**, 511
(1936). — HERMANN, G.: Nierensteine und Nephritis. Urol. int. (Basel) **4**, 57 (1957). —
Über die Harnkolloide. Urol. int. (Basel) **7**, 55 (1958). — HERMAN, J. R.: Fluorine in urinary
tract calculi. Proc. tox. exp. Biol. (N.Y.) **91**, 189 (1956). — Recent advances in the study and
treatment of urolithiasis. N.Y. St. J. Med. **57**, 17 (1957). — HERMAN, J. R., B. MASON and
I. LIGHT: Fluorine in urinary tract calculs. J. Urol. (Baltimore) **80**, 263 (1958). — HER-
MANNSDORFER, A.: Nierensteinbildung durch septische Eiterungen, Knochenbrüche und
Gelenkverletzungen. Med. Klin. **48**, 301 (1953). — HERRMANN, S.: Methode zur Auflösung
von Phosphatkonkrementen der Harnwege. Münch. med. Wschr. **1935**, 540. — Z. Urol. **32**,
510 (1938). — HESSE, F., u. E. GRUNDLER: Harnsteine im Kindesalter. Z. Urol. **50**, 357
(1957). — HEUBNER, W.: Toxikologie der Sulfonamide. Dtsch. med. Wschr. **69**, 385 (1943). —
HEUBNER, W., u. R. HÜCKEL: Einige Befunde bei oxalatvergifteten Hunden. Naunyn-
Schmiedeberg's Arch. exp. Path. Pharmak. **178**, 748 (1935). — HEUSCH, K.: Klinische Faktoren der Steinbildung. Sonderh. Z. Urol. 144 (1950). — Harnsteine bei Kindern, darunter
ein Riesenharnleiterstein beim Kleinkind. Z. Urol. **35**, 80 (1941). — HEUSSER, H.: Zur Prophylaxe der Harnsteinkrankheiten. Z. Urol. **48**, 529 (1955). — Prophylaxe der Urolithiasis
vom pharmakologischen und biochemischen Standpunkt aus. X. Congr. Soc. internat. d'Urologie, Athen 1956. — Der Rezidivstein der Harnwege. Dtsch. med. Wschr. **83**, 945 (1958). —
HEYN, W.: Diskussion. Klinische Faktoren der Steinbildung. Sonderh. Z. Urol. 151 (1950). —
HIGGINS, C. C.: Experimental production of urinary calculi. J. Urol. (Baltimore) **29**, 157
(1933). — The experimental production of urinary calculs in rats. Urol. cutan. Rev. **38**, 33
(1934). — Production and solution of urinary calculi. J. Amer. med. Ass. **104**, 1296 (1935). —
Factors in recurrence of renal calculi. J. Amer. med. Ass. **113**, 1160 (1939). — Ureteral calculi; review of 350 cases. Neb. St. med. J. **27**, 301 (1942). — Renal lithiasis. Springfield:
Thomas 1944. — Etiology and management of renal lithiasis. J. Urol. (Baltimore) **62**, 403
(1949). — Urolithiasis, p. 767 in CAMPBELL, Urology, vol. I. Philadelphia: W. B. Saunders
Company 1954. — HIGGINS, C. C., and E. E. MENDENHALL: Factors associated with recurrent
formation of renal lithiasis with report of new method for quantitative analysis of urinary
calculs. J. Urol. (Baltimore) **42**, 436 (1939). — HIGGINS, C. C., and J. G. WARDEN: Modern
concepts of ureteral calculi. Ann. Surg. **127**, 257 (1948). — HILLENBRAND, H. J.: Nierenbeckenstein rechts und Harnleiterstein links bei Bechterewscher Erkrankung. Z. Urol. **46**,
766 (1953). — HILLENBRAND, H. J., u. O. MEINERTZ: Steine der Harnorgane und Wehrdienst-
beschädigung. Mschr. Unfallheilk. **58**, 129 (1955). — HILLENBRAND, H. J., u. J. ROESNER:
Über die Kolloidkörperchen im Harn. Z. Urol. **48**, 609 (1955). — HIRSCH, H. N., u. E. VOIT:
Experimentelle Untersuchungen über die Schutzkolloide und Kristalloide für die Löslichkeit
von Calciumoxalat im Harn. Klin. Wschr. **32**, 651 (1954). — HIROSE: Immobilisationssteine. Jap. J. Urol. **31**, 32 (1941). [Japanisch.] — HODENBERG, R. v.: Die Deutung der pseu-
dotetraedischen Whewellit-Kristalle, über Weddelit und das tetragonale Strontiumoxalat und
über Mischkristalle. Diss. Bonn 1956. — HODGE, H. C.: Some observations of the dynamics
of calcification Conference on metabolic interrelations, transactions of the second conference,
73, 1950. The Josiah Macy Jr. Foundation. — HOLLIDAY, T. D. S., and S. CAMPBELL:
Bilateral giant renal calculi. Brit. med. J. **1952**, 702. — HOLMES, R. J., and M. M. COPLAN:
A study of geographic incidence of urolithiasis with consideration of etiological factors. J.
Urol. (Baltimore) **23**, 477 (1930). — HOLT, L. E., V. E. LA MER and H. B. CHOWN: Studies in
calcification. I. J. biol. Chem. **64**, 509 (1925). — HOLTHAM, W. R., S. L. RAINES and T. P.
SHEARER: Conf. on spinal cord injuries. Army service forces, 20. Okt. 1945. S. 105 u. 119. —
HOLTZ, F.: (1) Die biologischen Grundlagen für die Bildung von Nieren- und Blasensteinen.
Med. Welt **1936**, 1615. (2) Biologische Grundlagen der Konkrementbildung. Z. Urol. **11**,
334 (1937). — HORNER, W. H., and M. C. HORNER: Urinary calculi among negroes in Belgian
Congo. J. Urol. (Baltimore) **68**, 929 (1952). — HOTCHKISS, R. D.: Microchemical reaction
resulting in staining of polysaccharide structures in fixed tissue preparation. Arch. Biol.
16, 131 (1948). — HOWALD, R.: Über gleichzeitiges Vorkommen von Tuberkulose und
Steinbildung in den Nieren. Z. urol. Chir. **27**, 119 (1929). — HOWARD, J. E.: Clinical
and laboratory research concerning mechanisms of formation and control of calculous disease
by the kidney. J. Urol. (Baltimore) **72**, 999 (1954). — HRYNTSCHAK, TH.: Über die Rolle der
Staphylokokken für die Entstehung der sekundären Harnsteine. Klin. Wschr. **12**, 63 (1933). —
Experimentelle Untersuchungen zur Harnsteinentstehung. Z. urol. Chir. **40**, 211 (1935). —
HUNTER, D., and H. M. TURNBULL: Hyperparathyreoidism: generalised osteitis fibrosa.
Brit. J. Surg. **19**, 203 (1931). — HUTYRA u. MAREK: Spezielle Pathologie und Therapie der
Haustiere. Bd. II. 1906. — HYMAN, A.: Albumen, fibrin and bacterial stones of urinary
tract. J. Urol. (Baltimore) **19**, 551 (1928).

Ichikawa, T.: Xanthine calculi of the kidney. J. Urol. (Baltimore) **72**, 770 (1954). — Ichikawa, T.: Statistical survey on outpatients inpatients and operations. Jap. J. Urol. **48**, 1 (1957). — Ikoma, T.: Über die sog. Eiweißsteine der Harnwege. Z. urol. Chir. **15**, 1 (1924). — Illyes, G.: Recurrence of renal lithiasis. Orv. Hetil. **78**, 889 (1934). — Inada, T., S. Miyazaki, T. Omori, H. Nihira and T. Hino: Statistical study on urolithiasis in Japan. Urol. int. (Basel) **7**, 150 (1958). — Irving, J. T.: Dietary calcium requirement of man. S. Afr. med. J. **24**, 601 (1950). — Isei, K.: Studies on vesical calculi by polarizing microscope. Jap. J. Urol. **49**, 1 (1958). — Itikawa, T.: Über die Urolithiasis. Jap. J. Urol. **33**, 212 (1942).

Jahan, J., and R. F. Pitts: Effect of parathyroid on tubular reabsorption of phosphate and calcium. Amer. J. Physiol. **155**, 42 (1948). — Jaki: Das Vitamin A und die Harnsteinbildung. Z. Urol. **32**, 750 (1938). — Jakobs, E., and M. Verbanck: Renal action of parathyroid hormone in man. Acta med. scand. **145**, 143 (1953). — Janke, H.: Zur Operation doppelseitiger Nieren- und Uretersteine. Z. Urol. **21**, 838 (1927). — Jeans, P. C., and Z. Zentmire: Prevalence of vitamin A deficiency among Jowa children. J. Amer. med. Ass. **106**, 996 (1936). — Jenni, M.: Gleichzeitiges Vorkommen von Nierentuberkulose und unspezifischer Pyelonephritis. Urol. int. (Basel) **6**, 174 (1958). — Jensen, A. T., u. J. E. Thygesen: Über die Phosphat-Konkremente der Harnwege. Z. Urol. **32**, 659 (1938). — On concrements from the urinary tract. I. Acta chir. scand. **83**, 473 (1941). — II. Acta chir. scand. **84**, 207 (1941). — III. Acta chir. scand. **85**, 473 (1941). — Jewett, H. J., L. L. Sloan and G. H. Strong: Does vitamin A deficiency exist in clinical urolithiasis. J. Amer. med. Ass. **121**, 566 (1943). — Joly, J. S.: Stone and calculus disease of the urinary organs. St. Louis: C. V. Mosby Comp. 1931. — The etiology of stone. J. Urol. (Baltimore) **32**, 541 (1934). — The etiology and preventive treatment of urinary lithiasis. Congr. internat. d'Urol., New York, 7, 77, 1939. — Junker, H. R.: Multiple Harnröhrensteine. Z. Urol. **34**, 494 (1940). — Justin-Besançon, L., et S. Lamotte-Barillon: Quelques données recentes sur la pathogénie de la lithiase rénale. Sem. Hôp. Paris **1948**, 1984.

Kahane: Myalgie und Oxalurie. Wien. klin. Wschr. **1921**, 219. — Kapsammer: Über spontane Fraktur von Blasensteinen. Wien. klin. Wschr. **1903**. — Karschulin, O.: Kasuistischer Beitrag zur konservativen Behandlung von Phosphatkonkrementen der Harnwege. Z. Urol. **30**, 752 (1936). — Katsajados, G.: Sur le traitement chirurgical et les resultats post-operatioires de la lithiase urinaire. X. Congr. Soc. internat. d'Urologie, Athen 1956. — Kearns, W. M.: Urinary calculus; modern management. Wis. med. J. **46**, 170 (1937). — Keating, F. R.: Some metabolic aspects of urinary calculi. J. Urol. (Baltimore) **79**, 663 (1958). — Keating, F. R., and E. N. Cook: Recognition of primary hyperparathyreoidism. J. Amer. med. Ass. **129**, 444 (1945). — Keller, J.: Schußfrakturen und Nierensteinbildung. Med. Welt **18**, 268 (1944). — Kent, S. P., S. F. Vawter, R. M. Dowben and R. E. Benson: Klinisch-pathologische Untersuchungen zur Überdosierung mit Vitamin D. Amer. J. Path. **34**, 37 (1958). Ref. Schweiz. med. Wschr. **88**, 936 (1958). — Kerby, G. P.: The occurence of acid mucopolysaccharides in human leucocytes and urine. J. clin. Invest. **34**, 1738 (1955). — Keutel, H. J., G. Hermann u. W. Licht: Immunoelektrophoretische Untersuchungen über den serumidentischen Anteil der Harnkolloide und ihre Bedeutung bei der Harnsteinbildung. Clin. chim. Acta **4**, 665 (1959). — Keyes, E. L.: Problems concerning urinary calculi. Amer. J. med. Sci. **161**, 3 (1921). — Keyser, L. D.: The etiology of urinary lithiasis; an experimental study. Arch. Surg. (Chicago) **6**, 525 (1923). — The mechanism of formation of urinary calculi. Ann. Surg. **77**, 210 (1923). — The relationship of urinary infections to recurrent calculi. J. Urol. (Baltimore) **31**, 219 (1934). — Recurrent urolithiasis. J. Amer. med. Ass. **104**, 1299 (1935). — Calculus disease in the urinary tract; formation of stone. Bull. N.Y. Acad. Med. **14**, 76 (1938). — Urinary lithiasis, a review of a quarter of a century of research. J. Urol. (Baltimore) **50**, 169 (1943). — Keyser, L. D., P. C. Scherer and L. W. Claffey: Studies in the dissolution of urinary calculi; experimental and clinical aspects. J. Urol. (Baltimore) **59**, 826 (1948). — Keyser, L. D., and C. D. Smith: The clinical management of cystin lithiasis. J. Urol. (Baltimore) **62**, 807 (1949). — Kimbourgh, J. C., and P. C. Denslow: Urinary tract calculi in recumbent patients. J. Urol. (Baltimore) **61**, 837 (1949). — Kimbourgh, J. C., and D. K. Worgan: Urinary tract calculi in recumbent patients. J. Amer. med. Ass. **142**, 787 (1950). — King, J. St., and W. H. Boyce: (1) Amino acid and carbohydrate composition of the mucoprotein matrix in various calculi. Proc. Soc. exp. Biol. (N.Y.) **95**, 183 (1957). — (2) Analysis of renal calculous matrix compored with some other matrix materials and with uromucoid. Arch. Biochem. **82**, 455 (1959). — King, J. S., W. H. Boyce, J. M. Little and C. Artom: Total nondialyzable solids in human urine. I. The amount and composition of TNDS from normal subjects. J. clin. Invest. **37**, 315 (1958). — Kirby, J. K., C. F. Pelphrey and J. R. Rainey: The analysis of urinary calculi. Amer. J. clin. Path. **27**, 360 (1957). — Kirkpatrick, H. J. R.: Ref. Zentr.-Org. ges. Chir. **68**, 348 (1934). — Kissin, B., and M. O. Locks: Urinary citrates in calcium urolithiasis. Proc. Soc. Exp. Biol. (N.Y.) **46**, 216 (1941). — Kittredge, W. E., and R. Downs: Role of gout in formation of urinary calculi. J. Urol. (Baltimore) **67**, 841 (1952). — Kitt-

REDGE, W. E., and T. E. WEISS: Uric acid metabolism in relation to renal calculi. In A. BUTT, Etiologic factors in renal lithiasis, p. 110. Springfield 1956. — KJOLHEDE, K. T., and H. K. LASSEN: The significance of Randalls papillary lesions in the causation of renal calculi. J. Urol. (Baltimore) 47, 45 (1942). — KLEIN, J.: Nephrolithiasis in children, with report of a case. Arch. Pediat. 41, 505 (1924). — KLEINSCHMIDT, O.: Die Harnsteine. Berlin: Springer 1911. — KLEMENT, R., u. R. WEBER: Das Verhalten von Hydroxylapatit in Serum und ähnlichen Lösungen. Biochem. Z. 308, 391 (1941). — KLEMPERER, G.: Nierensteinkrankheit als Neurose. Ther. d. Gegenw. 73, 14 (1932). — KLIKA, M.: Prophylaxe der Urolithiasis, ihre experimentell-theoretischen Grundlagen und ihre praktische Durchführung. Münch. med. Wschr. 98, 805 (1956). — KNEISE, O., u. G. BEYER: Die Harnsteinwelle in Mitteldeutschland. Z. Urol. 27, 1 (1933). — KOCH, F.: Niereninsuffizienz durch Oxalsäurevergiftung. Dtsch. Arch. klin. Med. 169, 100 (1930). — KOCH, FR. E.: Experimentelle Untersuchungen über die Nierensteinbildung. Sonderh. Z. Urol. I, 110 (1950). — Weitere Untersuchungsergebnisse zur Frage der Nierensteinbildung. Med. Welt 20, 876 (1951). — Experimentelle Therapie der Nierensteinkrise. Therapiewoche 9, 507 (1951). — Therapie bei Phosphatsteinen der Niere. Med. Klin. 48, 1202 (1953). — Kritik der eigenen Untersuchungsergebnisse über die formale Genese der Harnsteine. Urol. int. (Basel) 7, 91 (1958). — KOCH, FR. E., u. H. HAASE: Tierexperimentelle Befunde am Gefäß-System der Niere im Verlauf von Konkrementbildungskrisen. Vorträge 3. Wissenschaftl. Ärztetagg, Nürnberg 19, 1952. — Die Genese der Steinbildung in den Harnwegen nach den neuesten Forschungsergebnissen. Wildunger Hefte H. 2 (1953). — Spontanzerfall von Harnkonkrementen. Med. heute 4, 16 (1953). — Tierexperimentelle Befunde am Gefäßsystem der Niere während der Harnsteinbildung. Madaus Jber. 8, 43 (1954). — Langenbecks Arch. klin. Chir. 282, 954 (1955). — Recherches expérimentales sur la genèse d'urolothiase. In: La Lithiase urinaire, tome II. Paris: Vigot 1956. — KOCH, FR. E., u. M. L. MAREK: Zur Frage des Spontanzerfalls von Harnkonkrementen. Münch. med. Wschr. 95, 440 (1953). — KOERNER, FR., u. H. H. GRUENAGEL: Spätfolgen nach stumpfen Nierentraumen. Urol. int. (Basel) 8, 193 (1959). — KÖSTER, K.: Steinauflösung in der Blase. Z. Urol. 45, 700 (1952). — 325 Steine in einem Doppelureter. Z. Urol. 45, 656 (1952). — KOHLER, R.: Das chemische Gleichgewicht im menschlichen Harn. Ergebn. inn. Med. Kinderheilk. 17, 473 (1919). — KOJEN, L., et S. PETKOVIC: La lithiase urinaire consécutive aux blessures osseuses de guerre. Rev. Chir. (Paris) 14 (1947). — KORHONEN, A.: Über die Harnsteine; Klinik, physikalische und chemische Eigenschaften sowie Bakteriologie. Acta Soc. Med. "Duodecim" 22, 1 (1936). — KORHONEN, L. D.: On the bacteriology of urinary stones. Acta chir. scand. 78, 265 (1936). — KRAUT, H., u. H. WECKER: Kalkbildung und Kalkbedarf. Biochem. Z. 318, 495 (1948). — KRETSCHMER, H.: Xanthine calculi. J. Urol. (Baltimore) 38, 183 (1937). — KRETSCHMER, H. L.: Cystinuria and cystin stones. Urol. int. Rev. 20, 1 (1916). — KRIZEK, V.: Anthropologische Merkmale und Nierensteinkrankheit. Dtsch. Z. Verdau.- u. Stoffwechselkr. 17, 133 (1957). — KÜBLER, W.: Latente A-Hypovitaminose bei künstlich genährten Säuglingen. Mschr. Kinderheilk. 106, 281 (1958). — KÜSTER, E.: Die Chirurgie der Nieren, der Harnleiter und der Nebennieren. In: Deutsche Chirurgie, Liefg 52 B. 1896—1902. — KÜTTNER, W., u. S. WEIL: Über Blasensteinkrankheit in Württemberg. Bruns' Beitr. klin. Chir. 63, 364 (1909). — KUHLENCORDT: Über tubulusbedingte Nephropathien mit Acidose. 51. Tagg Nord.-Westdtsch. Ges. Inn. Med. 20. VI. 58 Lübeck. — KUHLENCORDT, F.: Zum sog. Fanconi-Syndrom bei Erwachsenen. Verh. dtsch. Ges. inn. Med. 62, 457 (1956). — KUKULA, O.: Die Lithiasis der Harnblase in Böhmen. Wien 1894. — KUNSTMANN, H.: Nichtschattengebende Harnsteine. Z. Urol. 32, 320 (1938).

LAGERGREN, C.: Biophysical investigations of urinary calculi. Acta radiol. (Stockh.) Suppl. 133 (1956). — LAMBERT, P. P., et C. DE HEINZELIN DE BRANCOURT: Syndrome de Fanconi; un cas chez l'adulte. Acta clin. belg. 6, 13 (1951). — LAMDEN, M. P., and G. A. CHRYSTOVSKI: Urinary oxalate excretion by man, following ascorbic acid ingestion. Proc. Soc. exp. Biol. (N.Y.) 85, 190 (1945). — LANGHOF, J.: Zur Harnsteinentstehung bei Körperruhe. Z. Urol. 46, 136 (1953). — LATTEN, W.: Nierensteinentstehung durch Kriegsverletzung. Z. Urol. 52, 17 (1959). — LAUDA: Bakteriensteine im Nierenbecken und ihre Entstehung. Frankfurt. Z. Path. 27, 181 (263) (1922). — LEADBETTER, W. F., and H. C. ENGSTER: The problem of renal lithiasis in convalescent patients. J. Urol. (Baltimore) 53, 269 (1945). — LEBON, J., M. FABREGOULE et A. GROSS: Lithiase urinaire et affections osseuses. In: La lithiase urinaire, tome I, p. 85. Paris: Vigot 1955. — LEBON, J., M. FABREGOULE, A. GROSS et R. CLAUDE: Lithiase urinaire et affections osseuses. Sem. Hôp. Paris 33, 894 (1957). — LEDUC, ST.: Solutions and life. In J. ALEXANDER's Colloid Chemistry, tome II, p. 59. New York: Chem. Cal. 1928. — LEERSUM, VAN: Vitamin A deficiency and urolithiasis. Brit. med. J. 11, 873 (1927). — J. biol. Chem. 76, 137 (1928). — Vitamin A deficiency and calcifications of the epithelium of the kidney. J. biol. Chem. 79, 461 (1928). — LEONHARD, R. H., and A. J. BUTT: Analysis of urinary calculi. In A. J. BUTT, Etiologic factors in renal lithiasis, p. 359. Springfield: Thomas 1956. — LEPOUTRE, C.: De la lithiase urinaire suivant chez les malades longtemps immobilisés pour affections osseuses et osteoarticulaires. Arch. francobelg. Chir. **31**, 789 (1928). — Leriche, R., et A. Jung: Importance pathologique de la calciurie. Calciurie et lithiase urinaire. Rev. Chir. (Paris) 346 (1938). — Leriche, R., et J. Serane: Lithiase renale avec calcifications ganglionaires généralisées, hypercalcémie et hypercalciurie. Presse méd. **60**, 255 (1952). — Lett, H.: On urinary calculus with special reference to stone in bladder. Brit. J. Urol. **8**, 205 (1936). — Lewis, H. B.: The occurence of cystinuria in healthy young men and women. Ann. intern. Med. **6**, 183 (1932). — Cystinuria: a review of some recent investigations. Yale J. Biol. Med. **4**, 437 (1932). — Lichtwitz, L.: Über die Bedeutung der Kolloide für die Konkrementbildung und Verkalkung. Dtsch. med. Wschr. **1910**. — Über die Bildung von Niederschlägen und Konkrementen im Harn und in den Harnwegen. In Kraus-Brugsch, Spezielle Pathologie und Therapie innerer Krankheiten, Bd. II, S. 239. Berlin: Urban & Schwarzenberg 1919. — Prinzipien der Konkrementbildung. In A. Bethe, Handbuch der normalen und pathologischen Physiologie. Berlin: Springer 1929. — Formation of concretions. In J. Alexander's Colloid Chemistry, vol. V, p. 1063. New York: Reinhold 1944. — Liévre, J. A.: Reins et lésions osseuses. J. d'Urol. **55**, 8 (1949). — Les glandes parathyreoides. Ann. Endocr. (Paris) **2**, 686 (1950). — Linneweh, F.: Beitrag zur Frage der kindlichen Aminoacidurie. Klin. Wschr. **29**, 633 (1951). — Vergleichende Untersuchungen über Cystinurie und Cystinspeichererkrankung. Klin. Wschr. **29**, 630 (1951). — Löhr, H.: Zum Problem der Nephrokalzinose. Kongr. Kinderheilk. Düsseldorf, Sept. 1957. — Loeper, M.: Les origines de l'oxalémie chez l'homme. Nutrition (Paris) **3**, 1 (1933). — Syndrome entéro-oxalurique. Monde méd. **60**, 1 (1950). — Loeper, M., et P. Cartier: Un calcul urinaire d'aragonite. Bull. Acad. Méd. (Paris) **135**, 353 (1951). — Loeper, M., et J. Cottet: Traitement des lithiases urinaires. Paris: Doin 1955. — Loeper, M., R. Degos et J. Tonnet: La formation d'acide oxalique dans certains tissus glycogènes. C. R. Soc. Biol. (Paris) **106**, 717 (1931). — Loeper, M., P. Soulié et J. Tonnet: Insuline et oxalémie. C. R. Soc. Biol. (Paris) **107**, 589 (1931). — Loeper, M., et J. Vignalou: La genese de la lithiase oxalique. In: La lithiase urinaire, tome I, p. 5. Paris: Vigot 1955. — Long, H., and L. N. Pyrah: The role of vitamin A deficiency in etiology of renal calculus. Brit. J. Urol. **11**, 216 (1939). — Lowsley, O. S., and T. J. Kirwin: Clinical Urology, vol. 2. Baltimore 1940.

Mach, R. S., J. Fabre et R. Della Santa: L'action de la vitamin D sur le bilan calcique. Schweiz. med. Wschr. **78**, 453 (1948). — Mach, R. S., et E. Rutishauser: Les ostéodystrophies rénales; étude expérimentale et anatomo-clinique des lesions osseuses. Helv. med. Acta **4**, 423 (1937). — Un cas d'ostéodystrophie rénale de l'adulte. Bull. Soc. méd. Hôp. Paris **54**, 450 (1938). — Magnus, P.: Steinbildung in den ableitenden Harnwegen bei Wirbelbrüchen mit Querschnittslähmungen und bei anderen Knochenbrüchen. Mschr. Unfallheilk. **57**, 47 (1954). — Makar, N.: Quelques points sur la lithiase ureterale en Egypte. In: La lithiase urinaire, tome I. Paris: Vigot 1955. — Mallory, G. K., A. R. Crane and J. E. Edwards: Pathology of acute and of healed experimental pyelonephritis. Arch. Path. (Chicago) **30**, 330 (1940). — Mandl, F.: Klinisches und Experimentelles zur Frage der lokalisierten und generalisierten Ostitis. Langenbecks Arch. klin. Chir. **143**, 245 (1926). — Mandl, F., u. R. Uebelhör: Kalkablagerungen in den Harnwegen bei Ostitis fibrosa Recklinghausen. Wien. klin. Wschr. **1932 II**, 1492. — Parathormon — Ostitis fibrosa — Nierenstein. Zbl. Chir. **60**, 68 (1933). — Mandl, J., A. Grauer and C. Neuberg: Solubilization of insoluble matter in nature. Biochem. biophys. Acta **10**, 540 (1953). — Marcell, J. E.: Quelques remarques sur la lithiase du nourisson et de l'enfant. In: La lithiase urinaire, tome I, p. 378. Paris: Vigot 1955. — Marcet, A.: An essay on calcium disorders. London: Longman, Hurst, Rees, Orme and Brown 1817. — Martin, E., et E. Rutishauser: Reins et métabolisme calcique; pathogénie et conséquences du déséquilibre phosphocalcique des néphropathics. Bull. schweiz. Akad. med. Wiss. **2**, 70 (1946). — Mates, J., u. V. Krizek: Die Steinkrankheit im Licht von 3340 beobachteten Fällen. Z. Urol. **48**, 478 (1955). — Mathe, C. P., and A. E. Belt: Bilateral pyelitis due to bacillus pyocyaneus. J. Urol. (Baltimore) **8**, 281 (1922). — May, F.: Zur Auflösung von Phosphatkonkrementen mit Kombuchal. Münch. med. Wschr. **1935**, 1201. — Steinerkrankungen der Harnwege, Behandlung. Dtsch. med. J. **4**, 53 (1953). — Diskussion. Sonderh. I. Z. Urol. 140 (1950). — Mayer, G., R. Waitz, Y. Le Gal, S. Mayer et J. C. Raiga: Lithiase et insuffisance rénale. In: La lithiase urinaire, tome I. Paris: Vigot 1956. — Mayo, C. H.: Stone in kidney. Ann. Surg. **71**, 123 (1920). — Maza, T., de la, et M. R. de la Maza: Un cas de nephrocalcinose. In: La lithiase urinaire, tome II, p. 61. Paris: Vigot 1956. — McCague, E. J.: Calculus formation in fracture and traumatic group. Penn. med. J. **39**, 963 (1936). — McCarrison, R.: The causation of stone in India. Brit. med. J. **1927**, 159. — Experimental production of stone in the bladder of rats. Brit. med. J. **1927**, 717. — The experimental prevention of stone in the bladder in rats. Brit. med. J. **1927**, 159. — McCrea, L. E., and K. E. van Buskirk: Spontaneous disintigration of staghorn calculus due to recumbery. J. Urol. (Baltimore) **66**, 640 (1951). — McCune, D. J., H. H. Mason and H. T. Clarke: Intractable hypophosphaturic rickets with renal glycosuria and acidosis. (The Fanconi syndroma.) Amer. J. Dis. Child. **65**, 81 (1943). —

McGeown, M. G.: The urinary amino acide in relation to calculus disease. J. Urol. (Baltimore) 78, 318 (1957). — Normal standards of renal phosphate clearence and observations on calcul us patients. Clin. Sci. 6, 297 (1957). — McGeown, M. G., and G. H. Bull: The pathogenesis of urinary calculus formation. Brit. med. Bull. 13, 53 (1957). — McIntosh, J. F.: The classification and chemical pathogenesis of urinary calculi. J. clin. Invest. 21, 755 (1942). — McIntosh, J., and M. K. Read: Oxalic acid excretion in oxalate lithiasis. J. Urol. (Baltimore) 80, 272 (1958). — McJunkin, F. A., W. R. Tweedy and E. W. McNamara: Effect of parathyreoid extract and calciferol on tissues of néphrectomised dogs. Amer. J. Path. 13, 325 (1937). — McKay, H. W.: Urologists Letter Club 40, Dez. 1953. — Mclagan, N. F., and A. J. Anderson: Colloidal properties of urinary mucopolysaccharides. In: Chemistry and biology of mucopolysaccharides, edit. by Wolstenholme and M. O'Connor, p. 268. London: Churchill 1958. — Meckel v. Hemsbach, H.: Mikrogeologie. Berlin: Reimers 1856. — Medes, G.: Solubility of calcium oxalate and uric acid in solutions of urea. Proc. Soc. exp. Biol. (N.Y.) 30, 281 (1932). — Menne, F.: Veränderungen der Nierenarbeit bei der Nephrolithiasis. Clin. Chem. 2, 231 (1956). — Merkel, E.: Eine seltene Komplikation bei Pyonephrose. Auftreten kugelförmiger Gerinnungsprodukte im Nierenbecken. Virchows Arch. path. Anat. 207, 56 (1912). — Meyer, A. W.: Zunahme des Nierensteinleidens. Med. Klin. 1932, 218. — Meyer, E., u. Herzog: Ein Fall von Eiweißsteinen im Urin. Med. Klin. 17, 1056 (1921). — Dtsch. med. Wschr. 47, 283 (1921). — Meyer, J.: Über die Ausfällung von Sedimenten und die Bildung von Konkrementen in den Harnwegen. Z. klin. Med. 111, 613 (1929). — Meyerson, R. M., and B. H. Pastor: The Fanconi syndrome and its clinical variance. Amer. J. med. Sci. 228, 378 (1954). — Michels, A. G., and W. J. Engels: Cystinuria and cystine calculi. J. Urol. (Baltimore) 53, 440 (1945). — Cleveland Clin. Quart. 17, 80 (1950). — Milbert, A. H., and J. Gersh: Urolithiasis in the soldier. J. Urol. (Baltimore) 53, 440 (1945). — Milhaud, G., et B. Courvoisier: Appréciation du metabolisme des acides aminés par la chromatographic sur papier. Helv. med. Acta 18, 475 (1951). — Miller, W., C. W. Vermeulen and H. Moore: Experimental urolithiasis XIV. Calcium-oxalate solubility in urine. J. Urol. (Baltimore) 79, 607 (1958). — Minet: Kyste hydatique rénale calcifié. J. d'Urol. 27 (1921). — Mitchell, N.: Zit. nach M. Campbell, Clinical pediatr. Urology, p. 639. Philadelphia: W. B. Saunders Company 1951. — Miyauchi: Amyloidhaltiger Eiweißstein. Zbl. Path. 26, 288 (1915). — Mizuno, J.: Experimentelle Untersuchungen über die Nieren- und Blasensteinbildung und ihre diätetische Behandlung. Langenbecks Arch. klin. Chir. 182, 375 (1935). — Modlin, M.: Renal stone. A study of 520 patients with special reference to the pattern of recurrence. S. Afr. med. J. 31, 824 (1957). — Mörl, F.: Zur Frage der metatraumatischen Nierensteine. Z. Urol. 27, 607 (1933). Moerner, K. A. H.: Untersuchungen über die Proteinstoffe und die eiweißfällenden Substanzen des normalen Menschenharns. Skand. Arch. Physiol. 6, 332 (1895). — Mondor, H., et M. Roux: Lithiase renale et arthrites gonococciques. Soc. Anat. 1936. — Mont, H. L. du: Die pathophysiologischen Voraussetzungen der Steinbildung. Regensburg. Jb. ärztl. Fortbild. 7, 1 (1958/59). — Montinari, M., e D. Torraco: Sulla calcolosi urinaria dell' infanzia. Acta chir. patav. 12, 655 (1956). — Morawitz, P., u. Adrian: Zur Kenntnis der sog. Eiweißsteine usw. Mitt. Grenzgeb. Med. Chir. 17, 579 (1907). — Mori, Y.: Acta urol. (Kyoto) 1, 53 (1955); 2, 67 (1956); 3, 49 (1957). [Japanisch.] Zit. nach N. Yano. — Moritz, A. R.: Über den Einschluß von organischer Substanz in den kristallisierten Sedimenten des Harnes. Verh. 14. Kongr. inn. Med. 1896. — Mortensen, J. D., and A. H. Baggenstoss: Nephrocalcinosis: A review. Amer. J. clin. Path. 24, 45 (1954). — Mortensen, J. D., and J. L. Emmet: Nephrocalcinosis, collectiv and clinicopathologic study. J. Urol. (Baltimore) 31, 398 (1954). — Mortensen, J. T., J. L. Emmett and A. H. Baggenstoss: Clinical aspect of nephrocalcinosis. Proc. Mayo Clin. 28, 305 (1953). — Müller, E. F., u. F. Petersen: Diskussion. Kongr.-Zbl. ges. inn. Med. 44, 419 (1932). — Müller, H. G.: Über geformte Harnbestandteile und Konkrementbildungen nach Sulfonamidgaben. Zbl. Gynäk. 79, 981 (1957). — Müller, K.: Über Nephrolithiasis nach Rückenmarksverletzungen. Langenbecks Arch. klin. Chir. 50 (1895). — Mugler, A.: Points de vue modernes sur la formation des calculs urinaires. Strasbourg méd., N. S. 1, 268 (1950). — Munck, P. de: Over de niersteenvorming. Belg. T. Geneesk. 7, 845 (1951).

Nakano, H.: Beiträge zur Kenntnis der in den Harnsteinen enthaltenen Substanzen. J. Biochem. (Tokyo) 2, 437 (1922/23). — Atlas der Harnsteine, zugleich eine kristallographisch-chemische Studie über deren Entstehung. Wien 1925; s. a. Dtsch. med. Wschr. 51, 769 (1925). — Naoumidis, Sp.: Sur la récidive de la lithiase rénale. Athen 1949. — Neufeld, A. H., and J. B. Collip: Primary action of parathormone. Endocrinology 30, 135 (1942). — Neumann, A.: Über Bakteriensteine im Nierenbecken. Dtsch. med. Wschr. 1925, 1343. — Neumann, W. F.: Collected studies on hydroxyd apatite. Atomic Energy Report U. R. 238, June 1953. — Newcomb, C., and S. Ranganathan: The composition of urinary calculi. Indian J. med. Res. 27, 1037 (1930). — Newns, G. H., and J. A. Black: A case of calcium oxalate nephrocalcinosis. Ormond Str. J. 5, 40 (1953). —

Nicolas, H.: Beobachtungen über die Nierensteinerkrankung in Ostthüringen. Z. Urol. **20** (1926). — Nikitin, B. A.: A few causes of recurrent nephrolithiasis. [Russisch.] Ref. Excerpta med. (Surg.) **11**, 651 (1957). — Noeggerath, C., u. A. Nietschke: Urogenitalerkrankungen des Kindes. In Pfaundler-Schlossmann, Handbuch der Kinderkrankheiten, 4. Aufl., Bd. 4. — Norris, E. H.: The parathyreoid adenoma, a study of 332 cases. Int. Abstr. Surg. **84**, 41 (1947).

Olanesco, G., B. Fingerhut, L. Georgesco et M. Dimitriu: Étude histochimique de la lithiase rénale. Acta urol. belg. **24**, 224 (1956). — Ord, W. M., and S. G. Shattock: On the microscopic structure of urinary calculi of oxalate of lime. Trans. path. Soc. Lond. **46**, 91 (1895). — Osada, T., T. Kawai, K. Kurihara and E. Utasumi: Studies of the urinary calculi. XVIII. A case of osteomalacia with nephrocalcinosis. Jap. J. Urol. **49**, 934 (1958). — Osborne, T. B., L. B. Mendel and E. L. Ferry: Incidence of phosphatic urinary calculi in rats, fed on experimental rations. J. Amer. med. Ass. **69**, 32 (1917). — Ott, W.: Gelungener Auflösungsversuch von Ausgußsteinen in Restniere. Helv. chir. Acta **18**, 157 (1951). — Otto, H.: Über die Bedeutung der Zitronensäureausscheidung im Harn für die Diagnostik der Nierenfunktion. Schweiz. med. Wschr. **87**, 968 (1957).

Paillard, H.: La lithiase urique. In: Encyclopédie Médico-Chirurgicale, vol. Reins. — Paillard, H., et R. Fauvert: La goutte, vol. I. Paris: Baillière. — Palocz, I., and F. Nagy: Stabilität des Harns und „Wasserüberschuß“. Acta med. Acad. Sci. hung. **8**, 119 (1955). — Palocz, I., and I. Sugar: Acta med. Acad. Sci. hung. **3**, 285 (1952). — Parsons, J.: Magnes. dibas. identified as a cristalline component of an urinary calculus. J. Urol. (Baltimore) **76**, 228 (1956). — Zinc. phosphate identified as a constituent of urinary calculi. Science **118**, 217 (1953). — Patrick, C.: Diss. Homburg 1957. Zit. nach Alken u. Hermann. Paul, H. E.: Bone suppuration, the basic cause of renal calculi in 20 cases following warwounds. J. Urol. (Baltimore) **9**, 345 (1923). — Pavone, M.: Etiologie et pathogénie de la calculose urinaire en Sicile. Urol. int. (Basel) **2**, 324 (1956). — Pearlman, C. K.: Xanthine urinary calculus. J. Urol. (Baltimore) **64**, 799 (1950). — Pelphrey, C. F., and J. R. Rainey: The analysis of urinary calculi. Amer. J. clin. Path. **27**, 360 (1957). — Perlmann, S., u. W. Weber: Experimentelle Erzeugung von Blasensteinen durch Avitaminose. Dtsch. med. Wschr. **54**, 1045 (1928). — Münch. med. Wschr. **75**, 2167 (1928). — Petkowic, M. S.: Beiträge zur Erforschung der Dekubitalkalkulose. Z. Urol. **44**, 823 (1951). — Le traitement de la lithiase rénale bilaterale. X. Congr. Soc. internat. d'Urologie, Athen 1956. — Pfeiffer, E.: Ätiologie und Therapie der harnsauren Steine. Verh. 5. Kongr. inn. Med. 1886. — Vier Fälle von Zystinurie bei vier Geschwistern. Zbl. Harn- u. Sex.-Org. **5** (1894). — Indigo in Blasensteinen. Z. Urol. **10** (1916). — Pfisterer, H. G.: Nierensteinbildung bei antibiotisch-chemisch behandelter Knochen-Gelenktuberkulose. Zbl. Chir. **78**, 1243 (1953); **79**, 1272 (1954). — Pflaumer, F.: Gang und Technik der Röntgen-Untersuchung der Harnsteine. Leipzig: Georg Thieme 1940. — Philipsborn, H. v.: Über Calciumoxalat. Fortschr. Mineral. **29/30**, 393 (1950/51). — Zur mineralogischen Untersuchung der Harnsteine. Fortschr. Mineral. **31**, 62 (1952). — Über Calciumoxalat im Harnsediment und in Harnsteinen. Ärztl. Forsch. **7**, 391 (1953). — Biomineralogie. Fortschr. Mineral. **32**, 11 (1953). — Calciumoxalat — 275 Jahre mikroskopischer Forschung. Sudhoffs Arch. Gesch. Med. **38**, 336 (1954). — Biocristallographie. Bull. Soc. franç. Minéral. Crist. **78**, 267 (1955). — Zur Harnsteinbildung aus der Sicht des Mineralogen. Urol. int. (Basel) **7**, 28 (1958). — Pierach, A.: Wasserhaushalt und Harnsteinbildung. Sonderh. I, Z. Urol. 135 (1950). — Pierce, L. W., and B. Bloom: Observations on urolithiasis among american trops in a desert area. J. Urol. (Baltimore) **54**, 468 (1945). — Pierre, C. Y.: La lithiase rénale des poliomyelitiques. Thèse de Paris 1953 (März). Pillet, E.: Lithiase urinaire par avitaminose chez le rat. 34. Congr. Ass. Franç. Urol. 1934, S. 342. — Pitts, H. H., J. W. Schulte and D. R. Smith: Nephrocalcinosis in a father and three children. Trans. west. Sect. Amer. urol. Ass. **21**, 50, 55 (1954). — Pitts, R. F., W. J. Sullivan and P. J. Dorman: Regulation of the content of bicarbonate-bound base in body fluids. Ciba-Foundation-Sympos. 1954, p. 125. — Pizarski, T.: Über die Spontanauflösung von Harnsteinen. Z. Urol. **37**, 235 (1933). — Pleschner, H. G: Nephrektomie einer Cystenniere. Steinanurie 6 Jahre später. Z. urol. Chir. **9**, 50. — Praetorius, E.: Über die zunehmende Häufigkeit von Harnsteinen. Z. Urol. **21**, 30 (1927). — Prather, G. C.: Spinal cord injuries; calculi of the urinary tract. J. Urol. (Baltimore) **57**, 1097 (1947). — Prien, E. L.: The use of polarized light in the analysis of calculi and in the study of cristals in tissue: a preliminary report on the method employed. J. Urol. (Baltimore) **45**, 765 (1941). — Bacterial study and stone analysis. Sth. med. J. (Bgham, Ala.) **47**, 765 (1954). — Use of hyaluronidase to prevent urinary calculi: J. Amer. med. Ass. **154**, 744 (1954). — Studies in urolithiasis. III. Physicochemical principles in stone formation and prevention. J. Urol. (Baltimore) **73**, 627 (1955). — Prien, E. L., and C. Frondel: Studies in urolithiasis. I. Composition of urinary calculi. J. Urol. (Baltimore) **57**, 949 (1947). — II. Relationship between pathogenesis, structure and compositions of calculi. J. Urol. (Baltimore) **61**, 820 (1949). — Prince, Ch. L., Ph. Scardino and C. F. Wolan: The effect of temperature, humidity and dehydration on the formation of renal calculi. J. Urol. (Baltimore) 75, 210 (1956). — PRZEMECK, H.: Ein neuer Weg zur Litholyse. Z. Urol. 48, 97 (1955). — PUGH, D. G.: Roentgenologic diagnosis of hyperparathyreoidism. Surg. Clin. N. Amer. 32, 1017 (1952). — PULVERTAFT, R. G.: Nierensteine nach langer Bettruhe. J. Bone Jt. Surg. 21, 559 (1939). — PYRAH, L. N., and F. P. RAPER: Renal calcification and calculus formation. Brit. J. Urol. 27, 333 (1955).

QUINBY, W. C.: End results of operations for lithiasis. Trans. Amer. Ass. gen.-urin. Surg. 26, 285 (1933).

RACHELBERG, H.: Tuberculose rénale révélée par une lithiase avec lésion d'urétérite totale. J. d'Urol. 56, 66 (1950). — RACIC, J.: Beiträge zur Kenntnis der Blasen- und Nierensteinkrankheit in Dalmatien. Z. Urol. 17, 127 (1925). — Z. urol. Chir. (Ref.) 32, 242 (1931). — Weiterer Beitrag zur Kenntnis der Blasen- und Nierensteinkrankheit in Dalmatien. Z. Urol. 22, 577 (1928). — RACKER, E.: Enzymatic synthesis and breakdown of desoxyribose phosphate. J. biol. Chem. 196, 347 (1952). — RAINES, S. L.: Major urologic complications and treatment in paraplegic injuries. Confer. on spinal cord injuries, Army service forces 105, 1945. — RANDALL, A.: Hypothesis for origin of renal calculus. New Engl. J. Med. 214, 234 (1936). — The origin and growth of renal calculi. Ann. Surg. 105, 1009 (1937). — RANDALL, A., and P. D. MELKIN: Morphogeny of renal calculi. J. Urol. (Baltimore) 37, 737 (1937). — The initiating lesions of renal calculus. Trans. Amer. Ass. gen.-urin. Surg. 29, 323 (1936). — Surg. Gynec. Obstet. 64, 201 (1937). — Role papillary pathology in renal calculi formation. Penn. med. J. 44, 838 (1941). — Analysis of urinary calculi through the use of the polarizing microskope. J. Urol. (Baltimore) 48, 642 (1942). — RANDALL, A., J. E. EIMAN and P. R. LEBERMAN: Pathology of the renal papilla and the relationship to renal calculus. J. Amer. med. Ass. 109, 1698 (1937). — RAYMOND, S., et GELNES: Éthylène-dinitro acide tétraacétique comme solvant des calculs urinaires. Proc. Soc. exp. Biol. (N. Y.) 74, 59 (1950). — REASER, E. F.: Racial incidence of urolithiasis. J. Urol. (Baltimore) 34, 148 (1935). — REIFENSTEIN, E. C., and F. ALBRIGHT: Paget's disease: its pathologic physiology and the importance of this in the complications arising from fracture and immobilisation. New Engl. J. Med. 231, 343 (1944). — REMETE, H.: Nierenstein in Gemeinschaft mit Hypernephrom. Z. Urol. 31, 616 (1937). — REYNOLDS, T. B.: Nephrocalcinosis and the acidity of the urine. J. Urol. (Baltimore) 74, 257 (1955). — RHODIN, J.: Ergebnisse der elektronenmikroskopischen Erforschung von Struktur und Funktion der Zelle. Verh. 41. Tagg Dtsch. Path. Ges., S. 274. Stuttgart: Gustav Fischer 1948. — RIEGEL, C., H. P. ROYSTER, G. J. GISLASON and P. B. HUGHES: Chemical studies in hyperparathyreoidism and lithiasis. J. Urol. (Baltimore) 57, 192 (1947). — RÖLLINGHOFF, W.: Allergische Nierenschädigung durch Sulfonamide. Klin. Wschr. 27, 553 (1949). — ROSE, W. C., W. J. HAINES and D. T. WARNER: The amino acid requirement of man. V. The role of lysine, arginine and tryptophan. J. biol. Chem. 206, 421 (1954). — ROSE, W. C., and T. R. WOOD: The synthesis of cystine in vivo. J. Brit. Chem. 141, 381 (1941). — ROSENKRANTZ, J. A., J. WOLF and J. J. KAICHER: Paget's disease (Osteitis deformans). Arch. intern. Med. 90, 610 (1952). — ROSENKRANZ, A., u. W. SWOBODA: Der Tag- und Nachtrhythmus in der renalen Wasser- und Elektrolytausscheidung. Arch. Kinderheilk. 155, 109 (1957). — ROSENKRANZ, A.: Ein eigenartiges Syndrom tubulärer Nierenstörungen mit Urolithiasis beim Säugling. Helv. paediat. 13, 455 (1958). — ROSENO, A.: Nierensteine als Folgezustände stumpfer Nierenverletzungen. Z. urol. Chir. 26, 52 (1929). — ROSENOW, E. C.: Renal calculi, a study of papillary calcification. J. Urol. (Baltimore) 44, 19 (1940). — ROSENOW, E. C., and J. G. MEISSER: Nephritis and urinary calculi following the experimental production of chronic foci of infection. Collect. pap. Mayo Clin. 13, 253 (1921). — J. Amer. med. Ass. 78, 266 (1922). — Production of urinary calculi by devitalisation and infection of teeth in dogs with streptococci from cases of nephrolithiasis. J. Iowa St. med. Soc. 15, 257 (1925). — ROSENSTEIN: Über echten traumatischen Nierenstein. Z. urol. Chir. 21, 326 (1927). — Doppelseitige Nierensteinbildung nach Gehirnverletzung. Z. urol. Chir. 29, 99 (1930). — Zunahme des Nierensteinleidens in Berlin. Med. Klin. 1931, 1629. — ROTHE, G.: Zur traumatischen Harnsteinbildung. Z. Urol. 43 (1950). ROTHENBÜCHER, W.: Riesiger Urethralstein. Z. Urol. 51, 495 (1958). — ROVSING, T.: Über Diagnose und Behandlung der Nierensteine auf Grund 29jähriger Erfahrung. Z. urol. Chir. 12, 358 (1923). — RUBIN, P. S., and J. E. HOWARD: Histochemical studies on the role of acid muco-polysaccharides in calcifiability and calcification. Tr. 2nd Conf. on Metabolic Interrelation. Josiah Macy Foundation N. Y., Jan. 1950, p. 155. — RUBRITIUS, H.: Riesenharnleiterstein. Z. Urol. 42, 328 (1942). — RUFFER, A.: Remarks on the histology and pathological anatomy of egyptian mummies. Cairo Sci. J. 4 (1910). — RUGE, E.: Zur traumatischen Entstehung von Nierensteinen. Zbl. Chir. 59, 2098 (1932). — RUMPEL, O.: Über die Nierensteinkrankheit unter besonderer Berücksichtigung ihres heutigen vermehrten Auftretens. Klin. Wschr. 15, 1529, 1569 (1936). — Zbl. Chir. 63, 3035 (1936). — RUNEBERG, B.: Anaerobier und Harnsteine. [Schwedisch.] Ref. Z. urol. Chir. 36, 296 (1936). — RUSSELL, D. S., and H. J. BARRIE: Storage of cystine in the reticulo-endothelial system and its association with chronic nephritis an renal rickets. Lancet 1936, 899. — RUTISHAUSER, E.: Ostéodystrophies néphrogènes. Ann. anat. path. **13**, 999 (1936). — Ryckewaert, A.: Les ostéoporoses. Sem. Hôp. Paris **29**, 562 (1953).

Saiki, T.: Disposition und Ernährung. Dtsch. med. Wschr. **1927**, 517. — Über die Bildung von Harn- und Gallensteinen bei vitaminlos ernährten Tieren. Klin. Wschr. **1927**, 974. — Sanjurjo, L.: Diskussion. (Prevention of recurrent calculi.) X. Kongr. Soc. int. d'Urologie, Athen 1956. — Sarre, Hans: Nierenkrankheiten. Stuttgart: Georg Thieme 1958. — Saupe, E.: Röntgendiagramme von menschlichen Körpergeweben und Konkrementen. Fortschr. Röntgenstr. **44**, 204 (1931); **57**, 231 (1938). — Schade, H.: Beiträge zur Konkrementbildung und Entstehung der Harnsteine. Münch. med. Wschr. **56**, 77 (1909); **58**, 723 (1911). — Die physikalische Chemie in der inneren Medizin, 3. Aufl. Dresden: Theodor Steinkopff 1923. — Concretions. In J. Alexander, Colloid Chemistry, vol. 2. New York: Chem. Cata. Co. 1928. — Scheele, K.: Spontane Verkleinerung von Nierensteinen. Z. Urol. **18** (1924). — Genese der aseptischen Nierensteine. Z. Urol. **44**, 269 (1951). — Niere, Harnleiter, Blase. In König-Magnus, Handbuch der gesamten Unfallheilkunde, II. Aufl. Stuttgart: Ferdinand Enke 1955. — Schmidt, M. B.: Referat über Amyloid. Verh. Dtsch. Path. Ges. 1904. — Schmorl, G.: Zur Kenntnis der Harnkonkremente. Verh. dtsch. path. Ges. **4**, 242 (1901). — Schneider, E.: Das primär- und das sekundär-aseptische Nierensteinleiden. Med. Klin. **1937 II**, 1089. — Schneider, O.: Harnsteine in Siam. Z. Urol. **16**, 473 (1922). — Scholz, D. A., and F. R. Keating: Milk-alkali-syndroma. Arch. intern. Med. **95**, 460 (1955). — Schreiber, E.: Über sog. Schatten der Harnsäurekristalle. Virchows Arch. path. Anat. **153**, 147 (1898). — Schreier, K.: Die Oxalurie und Oxalose. In Handbuch der inneren Medizin, 4. Aufl., Bd. VII, Teil 2, S. 875. Berlin-Göttingen-Heidelberg: Springer 1955. — Schütze, E.: Zur Harnsteinbildung bei Körperruhe. Z. Urol. **46**, 136 (1953). — Schultheis, Th.: (1) Über die Entstehung von Harnsteinen als Folge der Änderung der Stabilität des Harnes. Sonderh. Z. Urol. 1949. — (2) Beckenniere. Bruns' Beitr. klin. Chir. **180**, 175 (1950). — (3) Knochenverletzungen und Konkrementbildungen in den Nieren. Unfallchir. Tagg Marburg 21. IX. 1957. — (4) Diskussion. Symp. formale Steingenese. Urol. int. (Basel) **7**, 89 (1958). — Schulze, W.: Die Bedeutung der Körperruhe als Teilursache der Harnsteinbildung. Z. Urol. **45**, 167 (1952). — Nierensteinbildung bei antibiotisch-chemisch behandelter Knochen-Gelenks-Tuberkulose. Zbl. Chir. **79**, 1268 (1954). — Schupbach, A.: Nierensteinbildung bei Knochenkrankheiten. Schweiz. med. Wschr. **77**, 1313 (1952). — Schwarz, O.: Steinbildung bei Bechterewscher Erkrankung. Z. urol. Chir. **40**, 163 (1934). — Scott, W. W., C. Huggins and B. C. Selman: Metabolism of citric acid in urolithiasis. J. Urol. (Baltimore) **50**, 202 (1943). — Seeger, J., and W. M. Kearns: Cystinuric lithiasis. J. Amer. med. Ass. **85**, 4 (1925). — Selye, H.: Mechanism of parathyreoid hormone action. Arch. Path. (Chicago) **34**, 625 (1942). — Einfluß lokaler Faktoren bei der Entstehung von Nierensteinen und Gewebsverkalkungen. Z. Urol. **50**, 440 (1957). — Shattock, S. G.: A prehistoric or predynastic Egyptian calculus. Trans. path. Soc. Lond. **61**, 275 (1905). — Shigematsu, Sh.: Elektronenmikroskopische Betrachtungen über die Entstehung der Nierensteine. 50. Kongr. Ges. Dtsch. Urol., Wien 1957. — Shol, A. T.: Changes in acidity or alkalinity of the urine, produced by Bact. coli as measured by the final hydrogen ion concentration. J. Urol. (Baltimore) **4**, 371 (1920). — Shorr, E.: Urinary citrates in cases of calculi. J. Urol. (Baltimore) **53**, 4 (1945). — Shorr, E., T. P. Almy, M. H. Sloan, H. Tauski and N. Toscani: The relationship between urinary excretion of citric acid; its signification for urinary calcium stone formation. Science **96**, 587 (1942). — Siddal, A. L.: Primary vesical calculus. J. Urol. (Baltimore) **37**, 268 (1937). — Siedner, B.: Ein Fall von Eiweißstein der Blase. Berl. Urol. Ges. 25. XI. 1924. — Silverman, S. R., R. Fuyat and J. D. Weiser: Quantitative determination of calcite associated with carbonate-bearing apatites. Amer. Mineral. **37**, 211 (1952). — Simon, E.: Über Kalksteinbildung in der Niere nach Wirbelsäulenbruch und Rückenmarkslähmung. Z. Urol. **21**, 444 (1927). — Singer, L.: Pathologische Anatomie und Histopathologie der chemotherapierten Nierentuberkulose, studiert an Polresektionen. Urol. int. (Basel) **3**, 144 (1956). — Sirota, J. H., D. Hammerman and E. E. Jaffé: Renal function studies in an adult subject with Fanconi syndrome. Amer. J. Med. **16**, 138 (1954). — Smith, E., and J. F. McIntosh: Urinary urease, crystalluria and recurrent stone formation. J. Urol. (Baltimore) **63**, 923 (1950). — Smith, L. H., and G. E. Schreiner: Studies on renal hyperchloraemic acidosis. J. Lab. clin. Med. **43**, 347 (1954). — Snapper, J.: Osteoporosis. Med. Clin. N. Amer. **36**, 847 (1952). — Snapper, J., W. M. Bendien and A. Polak: Observations on the formation and prevention of calculi. Brit. J. Urol. **8**, 337 (1936). — Snapper, J., W. G. Bradley and V. E. Wilson: Metastatic calcification and nephrocalcinosis from medical treatment of peptic ulcer. Arch. intern. Med. **93**, 807 (1945). — Snapper, J., and E. Gechmann: Calcium and phosphorus metabolism and its relationship to urolithiasis. S. 53 in A. Butt, Etiol. factors in renal lithiasis. Springfield 1956. — Snapper, J., L. Turner and H. Moscowitz: Multiple Myelome. New York: Grune & Stratton 1953. — Sobel, A. E., and M. Bürger: Calcification, XIV. Investigation of the role of chondroitinsulfate in the calcifying mechanism. Proc. Soc. exp. Biol. (N.Y.)

87, 7 (1954). — SOMMER, E.: Hyperkalziurie als Ursache von Nierensteinen. Z. Urol. 46, 345 (1953). — Zur Differentialdiagnose und Therapie der Hyperkalziurie und Nephrolithiasis. Schweiz. med. Wschr. 85, 167 (1955). — SORRENTINO, F.: Experimentelle Untersuchungen über Möglichkeiten der Harnsäuresteinauflösung. Z. Urol. 52, 281 (1959). — SPANIHEL, J.: Cystinsteine im Röntgenbild. Z. Urol. 49, 52 (1956). — SPIRA, L.: Zit. nach J. VOLKMANN, Z. Urol. 51, 341 (1958). — STAEHLER, W.: Nierensteinrückfälle, Entstehung, Wachstum und Verhütung. Z. Urol. 27, 624 (1933). — Zur Auflösung von Nierensteinen durch Zitronensäure mittels Harnleiterkatheter. Med. Welt 20, 1129 (1951). — STAEMMLER, M.: Über pyelonephritische Schrumpfniere. Münch. med. Wschr. 1932, 2005. — Die Harnorgane. In KAUFMANNs Pathologische Anatomie, Bd. II, Kap. 12 und 15. 1957. — Diskussion. Sympos. formale Steingenese. Urol. int. (Basel) 7, 129 (1958). — Die Entstehung von Nierensteinen in morphologischer Sicht. Tagg Nordrh.-Westf. Urol. Ges. Aachen 22. XI. 1958. Ref. Z. Urol. 1959. — Beitrag zur Entstehung von Nierensteinen. Z. Urol. 52, 3 (1959). — STEBOLAND, J. A., and L. R. CERECEDO: Studies on physiology of pyrimidines. J. biol. Chem. 100, 653 (1933). — STEFFENS-KREBS, D.: Nierenbeckenausgußstein mit Hypernephrombildung. Z. Urol. 51, 674 (1958). — STEWART, H. H.: Calcification and calculus formation in the upper urinary tract. Brit. J. Urol. 27, 352 (1955). — STOBBAERTS, F.: La lithiase rénale d'origine traumatique. Gaz. méd. Fr. 61, 327 (1954). — STOLL, H. G.: Beitrag zur Genese der aseptischen Nierensteine. Z. Urol. 45, 412 (1952). — STRIEBEL, A., P. v. PLANTA u. G. VIOLLIER: Calcium- und Magnesiumausscheidung im Urin bei Mammakarzinomen zur Beurteilung der Testosterontherapie. Schweiz. med. Wschr. 85, 167 (1955). — STURM, A.: Nierensteinbildung und Hirnschädigung. Münch. med. Wschr. 1941, 754. — SUBY, H. J., and F. ALBRIGHT: Dissolution of phosphatic urinary calculi by the retrograde introduction of a citrate solution containing magnesium. New Engl. J. Med. 228, 81 (1943). — SUBY, H. J., F. ALBRIGHT, J. WAGNER and E. DEMPSEY: Experimental dissolution of urinary calculi by a solution of ethylene-diamine. J. Urol. (Baltimore) 66, 527 (1951). — Dissolution of urinary calculi. J. Urol. (Baltimore) 68, 96 (1952). — SUBY, H. J., and R. M. SUBY: Experimental production of kidney stones with urea-splitting organisms. J. Urol. (Baltimore) 57, 995 (1947). — SUERMONDT, W. F.: Hyperparathyreoidismus. Arch. chir. neerl. 7, 1 (1955). SUTHERLAND, J. W.: Recurrence following operations for upper urinary tract stone. Brit. J. Urol. 26, 22 (1954). — SWARTZ, D., and J. R. TAYLOR: Urinary calculi associated with recumbery. Canad. med. Ass. J. 63, 559 (1950). — SWEET, and K'ANG: Clinical and anatomic studies of avitaminosis A among the Chinese. Amer. J. Dis. Child. 50, 699 (1935). — SYDOW, W., u. L. STUMPFEGGER: Nierensteinkolik und Wetter. Dtsch. med. Wschr. 65, 707 (1939).

TAKAHASHI, A., T. KUSUNOKI u. K. TOZAWA: Beobachtungen an Harnsteinkranken. Jap. J. Urol. 30, 122 (1941); 32, 58 (1942). — TAMM, J., and F. L. HORSFALL: A mucoprotein derived from human urine which reacts with influenza, mumps and newcastle disease virus. J. exp. Med. 95, 71 (1952). — TANER, F.: Statistiques sur la lithiase urinaire. J. d'Urol. 55, 538 (1949). — TAYLOR, I. R., A. J. WALCOCK and J. A. HILDES: Hyaluronidase and renal calculi in polyomyelitis. Amer. J. med. Sci. 230, 536 (1955). — Canad. med. Ass. J. 75, 29 (1956). — TAYLOR, M. J.: La dissolution des fragments calculaires post-operatoires. X. Congr. de la Soc. internat. d'Urologie, Athen 1956. — TENNANT, C. E.: Ureteral stone of unusual size. J. Amer. med. Ass. 82, 1122 (1924). — Cystin calculi: a complex surgical problem. J. Amer. med. Ass. 80, 305 (1923). — THADDEA, S., u. R. ZOLOFF: Über Steinbildung in den Nieren und abführenden Harnwegen nach oraler Eubasinanwendung bei der Ratte. Z. Urol. 37, 248 (1943). THANNHAUSER, S., u. KRAUS: Eiweißsteine. Über eine degenerative Erkrankung der Harnkanälchen (Nephrose) bei Bence-Jonesscher Albuminurie mit Nierenschwund. Dtsch. Arch. klin. Med. 133, 183 (1920). — Stoffwechsel und Stoffwechselkrankheiten, S. 548. München 1929. — THELEN, A., u. W. KUHLO: Erfahrungen mit der Polresektion in der Behandlung der Nierensteinkrankheit. Z. Urol. 52, 410 (1959). — THIELE, H.: Synthese mizellarer Strukturen und intermizellare Kristallisation. Urol. int. (Basel) 7, 74 (1958). — THIERS, H.: La carence en axerophtol et la lithiase urinaire. In: La lithiase urinaire, vol. I, S. 416. Paris: Vigot 1955. — THIN, R.: Familial cystinuria. Edinb. med. J. 46, 490 (1929). — THOMAS, G., and CH. O. TANNER: Urinary lithiasis in children. J. Urol. (Baltimore) 8, 171 (1922). — THOMPSON, G. J., and J. M. KIBLER: Treatment of ureteral calculus with particular reference to transureteral manipulations. J. Amer. med. Ass. 114, 6 (1940). — THOMPSON, J. C.: Urinary calculi at the Canton Hospital. Surg. Gynec. Obstet. 32, 44 (1921). — TÖBBEN, H.: Zur Frage der Nierenschädigung bei Oxalsäurevergiftung. Virchows Arch. path. Anat. 302, 246 (1938). — TOOMEY, J. A.: Urinary concretions and sulfapyridine. J. Amer. med. Ass. 113, 250 (1939). — TOVBORG-JENSEN, A.: On concrements from the urinary tract. Acta chir. scand. 83, 473 (1941); 84, 207 (1941); 85, 473 (1941). — TRANTOW, W.: Gibt es nierensteinauflösende Mittel? Chirurg 27, 9 (1956). — TRAUBE, J., K. SKUMBURDIS u. V. GOLDBERG: Beitrag zum Problem der Nierensteinbildung. Münch. med. Wschr. 79, 1083 (1932). — TREMOLIERES, F.: Les troubles digestifs de l'oxalémie. Nutrition (Paris) 3, 25 (1933). — TRÖLTZSCH, J.: Eiweißsteine im Nierenbecken. Z. urol. Chir. **24**, 448 (1928). — Tschudnowski: Des accidents et complications rénales chez le tuberculeux osseux allongé ou les rencaux de Boeck. Thèse, Paris 1930. — Twinem, F. P.: Study of recurrence following operations for nephroplithiasis, J. Urol. (Baltimore) **37**, 259 (1937). — Prevention of recurrent renal stone by celyceal resection. Surg. clin. N. Amer. **20**, 299 (1940). — Twinem, F. P., and B. B. Langdon: Surgical treatment of urinary calculi. J. Urol. (Baltimore) **66**, 201 (1951). — Tzschirntsch, K.: Ist die Frage der medikamentösen Auflösung von Phosphatsteinen in den menschlichen Harnwegen gelöst? Münch. med. Wschr. **85**, 183 (1938).

Uebel, H.: Histologische Probleme der formalen Steingenese. Urol. int. (Basel) **7**, 113 (1958). — Uhlir, K.: Neuere Erkenntnisse über die Harnsteinkrankheit. Z. Urol. **47**, 633 (1954). — The question of oestrogens in the treatment and prevention of urinary lithiasis. X. Congr. Soc. internat. d'Urologie, Athen 1956. — Contribution to the metabolismus of citric acid in urinary lithiasis. Congr. balneologicus internat. 8.—13. Sept. 1958, Marianske Lazne, S. 81. — Ultzmann, R.: Die Harnkonkretionen des Menschen. Wien 1882. — Umber, F.: Umfrage über die Zunahme des Nierensteinleidens. Med. Klin. **1931**, 1630. — Ungar, H.: Verkalkung der Nierenpapille in der Pathogenese der Nephrolithiasis. [Hebräisch.] Ref. Excerpta med. Surg. **9**, 239 (1953). — Unger, V.: Nephrokalzinose und Steinbildung in ihren Beziehungen zu Störungen des Kalkstoffwechsels. Z. Urol. **51**, 69 (1958). — Usami: Zur Kenntnis des angeborenen Divertikels und des Struvitsteines. Virchows Arch. path. Anat. **263**, 99 (1927).

Vallery-Radot, L. P., Cl. Laroche, P. Millicz et J. Hazard: Infection urinaire et lithiase. In: La lithiase urinaire, tome I. Paris: Vigot 1956. — Vermeulen, C.W., and R. Goetz: Influence of infection on stone growth in rats. J. Urol. (Baltimore) **72**, 761 (1954). — Vermeulen, C. W., R. Goetz, H. D. Ragins and W. J. Grove: Experimental urolithiasis. IV. Prevention of magnesium-ammonium-phosphor. calculi by reducing the magnesium intake of by feeding of aluminium gel. J. Urol. (Baltimore) **66**, 6 (1951). — Vermeulen, C. W., W. J. Grove, R. Goetz, H. D. Ragins and N. O. Correll: Experimental urolithiasis I. Development of calculi upon foreign bodies surgically introduced into bladders of rats. J. Urol. (Baltimore) **64**, 541 (1950). — Vermeulen, C. W., G. H. Miller and W. H. Chapman: Experimental urolithiasis. On the state of calcium in the urine. J. Urol. (Baltimore) **75**, 592 (1956). — Vermeulen, C. W., H. D. Ragins, W. J. Grove and R. Goetz: Experimental urolithiasis III. Prevention and dissolution of calculi by alteration of urinary p_H. J. Urol. (Baltimore) **66**, 1 (1951). — Vermooten, V.: Occurence of renal calculi and their possible relation to diet as illustrated in the South African Negro. J. Amer. med. Ass. **109**, 857 (1937). — Incidence and significance of the deposition of calcium plaques in the renal papilla as observed in the Caucasian and Negro (Bantu) population in South Africa. J. Urol. (Baltimore) **46**, 193 (1941). — Origin and development in renal papilla of Randall's calcium plaques. J. Urol. (Baltimore) **48**, 27 (1942). — Randall's plaques and their relationship to the etiology. In A. J. Butt, Etiologic factors in renal lithiasis. Springfield: Thomas 1956. — Verrière, P.: La lithiase des "allongés". In: La lithiase urinaire, tome I, p. 42. Paris: Vigot 1956. — Vickery, H. B., and M. D. Abrahams: The metabolism of the organic acids of tabacco leaves. J. biol. Chem. **180**, 37 (1949). — Virchow, R.: Zystinsteine in den Nieren. Virchows Arch. path. Anat. **10**, 230 (1856). — Vischer, H.: Ein Beitrag zur Zunahme der Harnsteine. Schweiz. med. Wschr. **1932**, 1205. — Voigt, E.: Über frühzeitige Rezidivierung von Nierenbeckensteinen. Z. Urol. **46**, 723 (1953). — Voit, E., u. H. H. Hirsch: Untersuchungen mit Hyoluronidase, Hyaluronsäure und Dextran zur Stabilisierung des Urins. Klin. Wschr. **33**, 806 (1955). — Volkmann, J.: Posttraumatische Nierensteine. Zbl. Chir. **42**, 2651 (1930). — Posttraumatische Nierensteine und ihre Begutachtung. Langenbecks Arch. klin. Chir. **171**, 86 (1932). — Fluorgehalt in Nierensteinen. Z. Urol. **51**, 341 (1958). — Volpjan, E. L.: Über Nierensteinrezidive nach operativen Eingriffen. [Russisch.] Ref. Zbl. Chir. **84**, 189 (1959). — Vossbeck, J.: Ein Nierenstein von ungewöhnlicher Größe. Z. Urol. **17**, 673 (1923). — Vyas, K. G.: Urinary lithiasis; a report on 80 cases. Indian J. Child. **5**, 64 (1956).

Waxelbaum, F.: Beobachtungen über die Beteiligung von Eiweiß bei der Entstehung von Harnsteinen. Beitr. path. Anat. **86**, 633 (1931). — Weber, W.: Steinbildung und Knochenerkrankungen. Z. Urol. **25**, 36 (1931). — Weiber, A.: Hyoluronidase och Urinstenbildung. Nord. Med. **55**, 54 (1956). — Weil, H.: Selbstauflösung von Nierensteinen. Z. Urol. **46**, 662 (1953). — Weinberg, R. S., and P. A. Tabenkin: Observations on therapy of cystine calculus disease. Arch. intern. Med. **90**, 850 (1952). — Weischer, P.: Zur Kasuistik der Harnsteine unter der Landbevölkerung von Shantung. Z. urol. Chir. **25**, 245 (1928). — Weiser A.: Primärer Pfeifenstein der prostatischen Harnröhre. Z. urol. Chir. **28**, 160 (1929). — Wermer, P., M. Kuschner and E. A. Riley: Reversible metabolic calcification associated with excessive milk and alkali intake. Amer. J. Med. **14**, 108 (1953). — Wernly, M., et C. Berdjes: Les parathyreoides humaines. Helv. med. Acta **13**, Suppl. (1946). — Wildbolz, E., u. Kohlschütter: Blasensteinfraktur. Schweiz. med. Wschr. **1938**, 872. — Wild-

BOLZ, H.: Cholesterin im Harn. Korresp.-Bl. schweiz. Ärz. **34**, 308 (1904). — Chirurgie der Nierentuberkulose. In: Neue deutsche Chirurgie. 1913. — Lehrbuch der Urologie, 3. Aufl. Berlin-Göttingen-Heidelberg: Springer. — WIDMARK, E. M. P.: Studies on the oxalic acid amount in the urine. Acta med. scand. Suppl. **26**, 340 (1936). — WILLE-BAUMKAUFF, H.: Eine eigenartige und seltene Form der Harnsteinbildung. Z. Urol. **42**, 380 (1949). — WILSON, and DUBOIS: Report of a fatal case of keratomalacia in an infant with postmortem examination. Amer. J. Dis. Child. **26**, 431 (1923). — WILSON, J. G., A. D. LEAHY and J. A. BENJAMIN: Study of experimental urinary calculi. J. Urol. (Baltimore) **56**, 151 (1946). — WINKELMANN, CL.: Über experimentelle Auflösungsversuche an Harnsteinen. Z. Urol. **46**, 171 (1953). — WINSBURY-WHITE, H. P.: Textbook of genito-urinary-surgery. Edinburgh: Livingstone 1948. — The etiology of urinary calculus; with observations on 283 consecutive personal cases. Brit. J. Urol. **27**, 103 (1953). — A general survey of the aetiology of urinary calculus. Urol. int. (Basel) **1**, 210 (1955). — Diskussion. 10. Kongr. Soc. internat. d'Urologie, Athen 1956. — WOHLBACH, B., and P. R. HOWE: Tissue changes following deprivation of fat-soluble A-vitamine. J. exp. Med. **42**, 753 (1925). — WOHLZOGEN, F. X.: Hyoluronidase bei experimenteller Oxalurie. Wien. klin. Wschr. **64**, 562 (1952). — WOHLZOGEN, F. X., u. W. BRANDSTETTER: Beeinflussung von Harnsedimenten durch Hyaluronsäure. Wien. klin. Wschr. **65**, 227 (1953). — WOLF, W.: Steinbildung bei Oberschenkelamputierten. Münch. med. Wschr. **1931**, 1699. — WÜSTENBERG, H.: Urolithiasis im Kindesalter. Dtsch. Gesundh.-Wesen **1956 II**, 1251.

YANO, N.: Studies on urinary calculi with special reference to their dissolution. Mic. med. J. **7**, 225, 235 (1957).

ZAHER, M. F.: Nephrocalcinosis; review of the literature with report of 2 cases. J. Egypt. med. Ass. **38**, 366 (1955). — ZOLLINGER, H. U., u. H. ROSENMUND: Uraemie bei endogen bedingter subakuter und chronischer Kalziumoxalatniere. Schweiz. med. Wschr. **1952**, 261. — ZUKSCHWERDT, L.: Klinische Pathologie der Epiphysenfuge. Langenbecks Arch. klin. Chir. **289**, 330 (1958).

Pathologische Anatomie und Klinik der Nieren- und Harnleitersteine

Von

J. H. J. van der Vuurst de Vries

Mit 39 Abbildungen

A. Allgemeiner Teil

Die Steine der oberen Harnwege werden nach ihrem Sitz als Nierenparenchym-, Nierenbecken- und Uretersteine unterschieden. Sitz und Entstehungsort sind jedoch meist nicht identisch. Wohl ist dieses für die Parenchymsteine anzunehmen, welche in Nebenkelchen, pyelogenen Cysten, ausgeweiteten Tubuluslumina — meist rindennahe — sich finden, ebenso für Papillensteine. Aber schon für sonstige Kelchsteine und die Nierenbeckensteine trifft dieses nur relativ selten zu. Harnleitersteine stammen fast ausnahmslos aus oberen Abschnitten. Sie sind von hier abwärts gewandert. Ich verweise auf die Ausführungen von Boshamer über die Steinbildung in den vorausgegangenen Kapiteln dieses Buches. Hiernach ist für den größeren Prozentsatz aller Steine anzunehmen, daß ihre formale Genese schon in der Niere, und zwar vornehmlich im Tubulusabschnitt, einsetzt, um in den Sammelröhrchen zum Makrolithen, im Kelch und im Nierenbecken zum größeren Konkrement anzuwachsen. Für andere Fälle ist die Entstehung an der Papillenspitze über Randallsche Plaques wahrscheinlich. Diese durch Schwalbenschwanzform gekennzeichneten Papillensteine (Abb. 1) stellen dabei ein wesentliches Kontingent der Harnleitersteine.

Als Beitrag zur Steinbildung auf Randallschen Plaques bzw. in Carrschen Pouches folgende eigene Beobachtung: Bei einem Patienten, der schon mehrfach Steine geboren hatte, ergab die Röntgenaufnahme ein „Steinnest" im untersten Nierenkelch. In dem durch partielle Nephrektomie gewonnenen resezierten Nierenteil sah man nun einen Stein, der im Begriff war, sich von der Papille abzulösen. Nach seiner Entfernung wurden 10 weitere kleinste Konkremente noch im Papillenbereich (Carrsche pouches) erkennbar.

Wie die formale Genese, so ist auch die kausale Genese der Harnsteine bisher nicht voll geklärt. Insbesondere besteht bis heute auch keine klare Vorstellung über die Bedeutung, welche *geologische, klimatische und Ernährungsfaktoren* auf die Steinbildung nehmen (s. Abschnitt 3 des Beitrages Boshamer in diesem Band). In diesem Zusammenhang mögen aber die Verhältnisse interessieren, welche sich in den Niederlanden zeigen.

Die Niederlande rechneten in den vergangenen Jahrhunderten zu den steinreichen Gebieten Westeuropas. Dieser „Reichtum" betraf allerdings vorwiegend die Blasensteine. Konkremente der oberen Harnwege waren selten. So waren denn auch Steinschneider auf den Jahrmärkten ein typisches Bild. Heute liegen wesentlich andere Verhältnisse vor. Die Häufigkeit von Blasensteinen ist stark zurückgetreten gegenüber Nieren- und Harnleitersteinen. Damit ist für die Niederlande ein gleicher Wandel zu vermerken wie in den anderen Steingebieten Westeuropas. Die Vermutung, daß die relative Seltenheit der Nierensteine in den vergangenen Jahrhunderten durch die mangelhaften diagnostischen Möglichkeiten, das Fehlen der Röntgenstrahlen und der Endoskopie, sich erklärte, ist kaum berechtigt. Denn auch in der jüngsten Zeit sehen wir in anderen Ländern die gleiche Entwicklung ablaufen: Rückgang der Blasensteine bei zunehmender Zahl der Konkremente der oberen Harnwege. Hier sei an Japan erinnert, wie die Statistiken von TAKAHASHI, KUSUNOKI und TOZAWA (1941) sowie von INADA u. ICHIKAWA (1958) ausweisen (s. auch S. 49 u. 50). Gleiches gilt für Niederländisch-Indien (Indonesia). Da die Geologie und das Klima Hollands, Westeuropas und Asiens in der benannten Zeit sich nicht maßgebend veränderten, ergeben sich hieraus keine Erklärungsmöglichkeiten. Die Japaner glauben Ernährungsfaktoren (einseitige vegetabile und kohlenhydratreiche Kost) verantwortlich machen

zu können. Von WINSBURY-WHITE wird der Wandel in der Steinlokalisierung auf den zunehmenden Milchkonsum zurückgeführt. Käse und Milch machten aber auch in früheren Jahrhunderten einen sehr wesentlichen Ernährungsfaktor in den Niederlanden aus. Diese Verhältnisse haben sich in den Niederlanden kaum geändert und bieten damit ein nicht zu übersehendes Gegenargument gegen diese Erklärung. Vergleicht man allerdings Speisekarten früherer Zeiten mit solchen der Gegenwart — auch die Bilder von BRUEGHEL, VON JORDAENS u. a. weisen dieses aus —, so wird man einen Unterschied in der Quantität des Essens vermerken müssen.

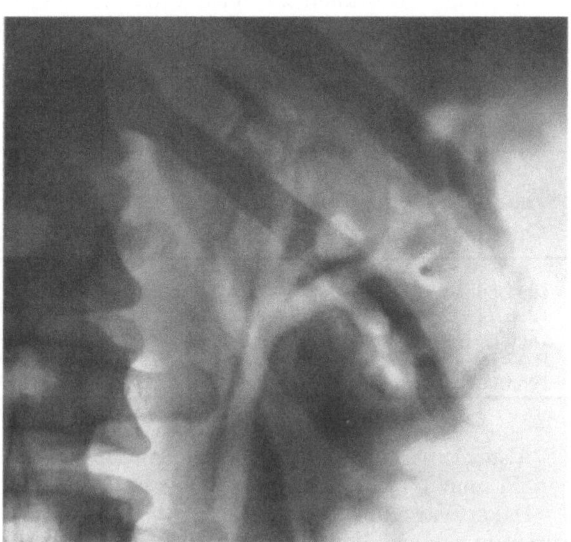

Abb. 1. Papillenstein (Luftfüllung) in mittlerem Kelch

Aber auch hierin stellen sich die Niederlande in Gegensatz zu anderen Ländern mit hohem Blasensteinbefall und heute einsetzendem Wechsel. Sind dieses doch gerade Gegenden mit sehr kargen Lebensbedingungen (Japan, Indien, Türkei, Dalmatien usw.), die sich jetzt erst bessern. Man muß hieraus schließen, daß im Ernährungsfaktor allein keine Erklärung für die hohe Zahl der Blasensteine und für den Häufigkeitswandel nach der Seite der Nierensteine zu liegen kann. Doch ergibt sich in einer Hinsicht für alle Steingebiete einschließlich den Niederlanden das Bild, daß sich der Wechsel vom Blasen- zum Nierenstein unter der Besserung der Hygiene und der Auswertung der zivilisatorischen Errungenschaften vollzieht, wobei sich allerdings ein Einzelfaktor nicht erkennbar herausschält.

Die Zunahme der Konkremente der oberen Harnwege während der letzten Jahrzehnte verlief nicht gleichmäßig ansteigend, ließ vielmehr einen wellenförmigen Verlauf erkennen. Die Niederlande bildeten damit keine Ausnahme zu den anderen westeuropäischen Ländern. Dabei wurden die Wellen vorwiegend durch eine auffallende Zunahme der Harnleitersteine bedingt. Die Zahl der Nierenbeckensteine ging hiermit nicht parallel. Eine Übersicht, welche ich 1944 über die 140 Harnleitersteine gab, welche von 1912—1943 an der Chirurgischen Klinik Utrecht zur Beobachtung kamen, weist für die Zeit von 1912—1929 deren nur sporadisches Auftreten aus. Dann setzte eine echte Welle ein, die gegen 1941 wieder abklang. Eine weitere Welle wird bei uns seit dem Ende des 2. Weltkrieges beobachtet, parallel gehend derjenigen, welche nicht nur in den anderen Ländern Westeuropas, sondern in fast allen Gebieten der Welt sich zeigte. So findet sich 1948 im South Africa M. J. ein redaktioneller Artikel, der die Frequenz der Konkremente der oberen Harnwege als 10—20mal so hoch wie zu Anfang des 20. Jahrhunderts und 3mal so hoch wie 1933 vermeldet. Entsprechende Angaben machte HEDENBERG 1951 für Schweden.

Im allgemeinen wird für Männer ein häufigerer Steinbefall als für Frauen angegeben (s. auch S. 51 dieses Bandes). Unser Steinmaterial verteilt sich dagegen ziemlich gleichmäßig auf beide *Geschlechter*. Für 1948 war sogar eine stärkere Beteiligung der Frauen zu vermerken: Es wurden 1948 2103 Männer und 1270 Frauen in die Chirurgische Klinik Utrecht aufgenommen. Hierunter waren 21 Männer mit Nieren- (8) und Uretersteinen (13), = 1,0%. Für Frauen ergab sich eine Prozentzahl von 1,2% (10 Nierensteine und 5 Uretersteine). Für die Jahre 1954—1958 ergab sich folgendes Bild:

Jahr	Männer				Frauen			
	Totalzahl der Patienten	Nieren-steine	Ureter-steine	Zu-sammen	Totalzahl der Patienten	Nieren-steine	Ureter-steine	Zu-sammen
1954	2734	19	30	49	1605	14	16	30
1955	2658	30	27	57	1577	17	8	25
1956	2536	20	34	54	1498	16	11	27
1957	2274	19	18	37	1403	11	8	19
1958	2290	25	11	36	1394	17	8	25
	12492			233	7477			126

Also in diesen 5 Jahren bei den männlichen Patienten 1,8% Harnsteine, bei den Frauen 1,7% Harnsteine.

Dabei war auch eine gleichmäßige Verteilung der Steine auf beide Körperseiten zu verzeichnen; kein signifikantes Vorherrschen einer Seite. So entfielen von den 140 von mir 1944 beschriebenen Harnleitersteinen der Chirurgischen Klinik Utrecht 69 auf die rechte und 69 auf die linke Seite. In 2 Fällen waren beide Seiten betroffen.

Über die **Morphologie der Harnsteine** hat BOSHAMER in Kapitel 2 seines Beitrages in diesem Band einen Überblick gegeben. Damit kann ich mich auf eine kurze Zusammenfassung beschränken.

Die *Benennung der Harnsteinart* erfolgt im allgemeinen nach der in ihnen vorherrschenden kristallinen Komponente als Calciumoxalat- (Whewellit- und Weddellit-), als Calcium-Phosphat- (Apatit-), als (Tripelphosphat-) Struvit-, Harnsäure- bzw. Urat- und Cystinsteine. Xanthinsteine sind so abnorm selten, daß man sie vernachlässigen kann. Unter den Konkrementen der oberen Harnwege dominieren die Calciumoxalatsteine. Sie machen etwa 60—65% aller Steine aus. An Häufigkeit folgen die Struvitsteine mit etwa 22%. Apatit- und Harnsäure-(Urat)-Steine liegen mit je etwa 5% vor, Cystinsteine mit 0,5—1,0% (s. auch S. 21 dieses Bandes). Mit dem Hinweis auf „die vorherrschende kristalline Komponente" wird schon ausgesagt, daß die Steine vielfach nicht monomineralisch, sondern polymineralisch aufgebaut sind. Dabei sind die verschiedenen Mineralien gewöhnlich nebeneinander angeordnet. Darüber hinaus weisen manche Steine auch verschiedene kristalline Schichten auf (geschichtete Steine).

Die Steine sind durchweg massiv, auch bei Aufbau aus verschiedenen Mineralien. Jedoch auch hohle Steine kommen vor. Das beweist eine Beobachtung von VAN SCHIE. Es handelte sich um einen Nierenbeckenstein, dessen Wand aus Whewellit bestand, welcher einen flüssigkeitsgefüllten Hohlraum umfaßte. Der flüssige Inhalt ging bei der Aufmeißelung des Steines leider verloren und konnte so nicht zur Untersuchung kommen. VAN SCHIE ist der Auffassung, daß der Stein sich um eine „Fibrinmasse" formierte, die später verflüssigte.

Die Größe der Steine reicht von Sand und Grieß bis zu solchen von mehreren Pfund Gewicht. Unter Sand verstehen wir feinste körnchenartige Steine mit typischem Steinaufbau, die im frisch gelassenen Urin angetroffen werden können, die sich aber auch im Nierenbecken und in der Blase zeigen. Bei größerem Körnchenvolumen spricht man von Grieß. Die Frage mancher Patienten, ob Steine „vergrießen" können, ist berechtigt. Tatsächlich sind manche Steine sehr zerbrechlich; sie können in Sand und Grieß auseinanderfallen. Leider gelingt es bisher nicht, eine solche Vergrießung medikamentös im Körper des Patienten einzuleiten.

Die schwersten Steine wurden bei Autopsien gefunden. Aber auch operativ wurden Riesensteine des Nierenbeckens entfernt. So gewannen DE LA PEÑA und DE LA MANO MARCOS mittels transthorakaler Nephrektomie einen Stein von 950 g Gewicht. LANDES beobachtete einen Patienten mit doppelseitiger Steinbildung: das links mittels Pyelonephrolithotomie entfernte Konkrement war nur relativ klein. Dagegen hatte der 16 Tage später mit der hydronephrotisch veränderten linken Niere entfernte Stein ein Gewicht von 415 g bei einer Größe von 10:7:5 cm. Im Fall von CACCHI wog der Stein 380 g. Weitere Riesensteine wurden von DIAZ MUÑOZ und DELL'ORO, von MOR und von PEREZ COUTIÑO operativ entfernt.

Über die Operation abnorm großer Harnleitersteine berichteten u. a. GRÉGOIR, CAMPLANI, HINKEL, MOLLER, ICE sowie GALLENMÜLLER. Bei GÜRSEL wog ein operativ entfernter Ureterstein 126 g. In seinem 2. Fall, mit Nephroureterektomie behandelt, hatte der Stein eine Größe von 9:3 cm bei einem Gewicht von 80 g. BURKLAND berichtete über einen Fall von Riesenharnleiterstein, der 32 Jahre bestand, bis er eine Woche vor der Hospitalisierung des Patienten brach und Beschwerden verursachte. Die beiden Stücke des Konkrementes hatten eine Länge von zusammen 16 cm (8,5 cm bzw. 7,5 cm).

Das Wachstum der Steine verläuft bei den verschiedenen Steinarten unterschiedlich. Besonders langsam erfolgt im allgemeinen die Größenzunahme bei den Calciumoxalatsteinen. Häufig wird hierbei auch ein nur periodisches Wachstum erkennbar. Das läßt folgern, daß für diese Steinart die zu Bildung und Wachstum führende Störung in der Niere nicht dauernd, sondern nur zeitweilig vorliegt, ohne daß äußere Ursachen hierfür erkennbar sind. Dem entsprechen Beobachtungen, wo Calciumoxalatsteine bei jahrelanger Kontrolle keine Größenänderung nachweisen ließen. Auch Harnsäure- und Uratsteine zeichnen sich durch langsames Wachstum aus. Daß aber auch hier Ausnahmen die Regel bestätigen, beweist die Beobachtung Abb. 2a und b.

Im Gegensatz zu diesen aseptischen Steinen sind die Apatit- und die Struvitsteine durch schnelles und anhaltendes Wachstum gekennzeichnet. Perioden fehlenden Wachstums — wie bei den Calciumoxalatsteinen —, werden kaum beobachtet, es sei denn, daß die Nierenfunktion so stark gestört wird, daß nur noch ein diluierter Urin zur Ausscheidung kommt. Die Schnelligkeit, mit der Apatit- und Struvitsteine sich bilden und wachsen können, lassen Rezidivsteine ermessen, welche oft schon wenige Wochen nach der Operation sich zeigen. Riesenkonkremente sind fast stets aus Apatit und Struvit aufgebaut. Bei ihrem anhaltenden Wachstum füllen die Apatit- und Struvitsteine mit der Zeit das ganze Hohlsystem aus (Korallenstein, Ausgußstein). Beschränkt sich die Steinbildung mehr auf ein Kelchsystem, spricht man von Hirschgeweihsteinen (Abb. 3). Korallensteine nehmen das ganze Nierenbecken mit Kelchen und oft

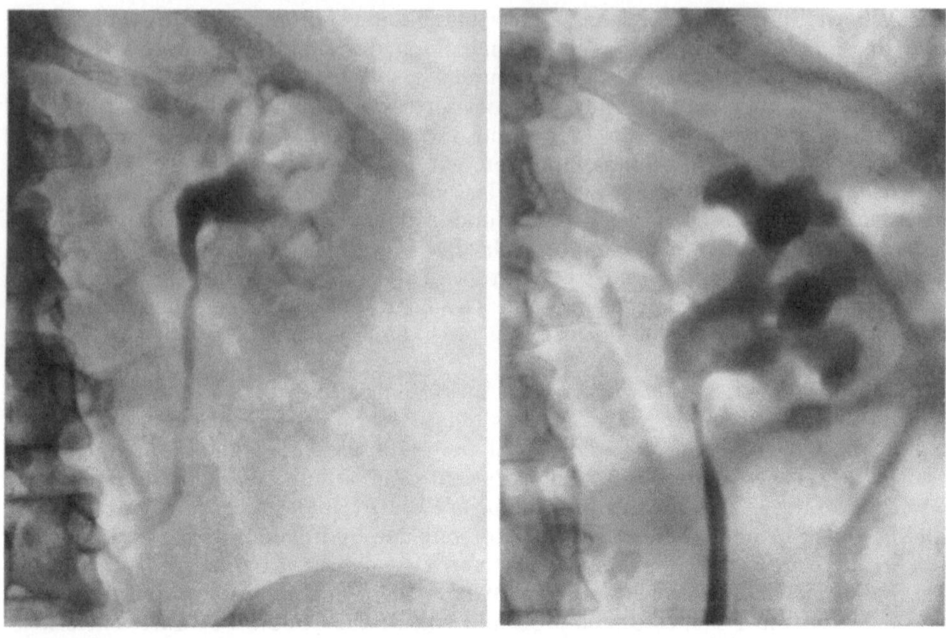

a   b

Abb. 2a u. b. a Kleiner Uratstein im oberen Kelch.   b Drei Monate später: Der Uratstein ist zu einem großen Nierenbeckenstein angewachsen

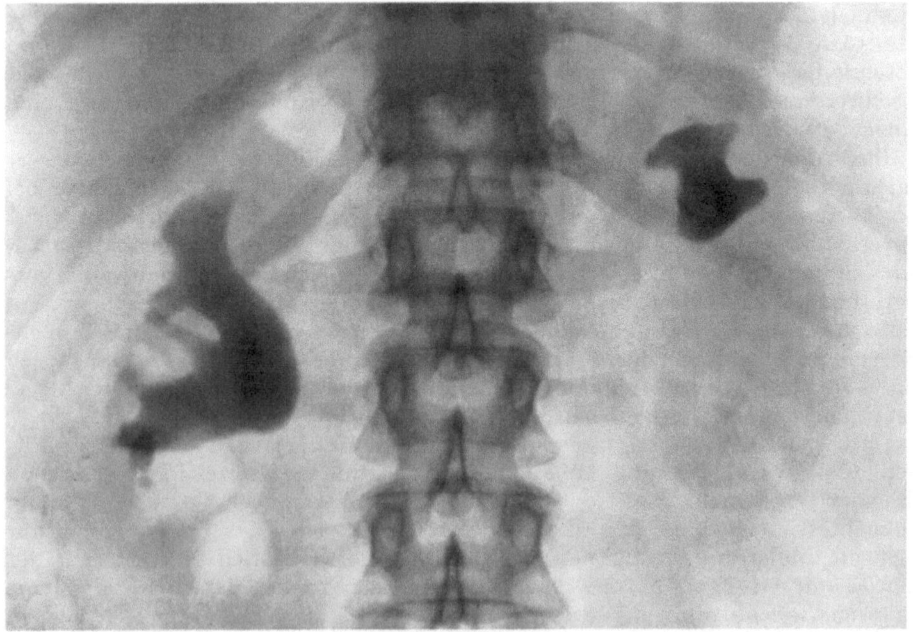

Abb. 3. Rechtsseitig Korallenstein; linksseitig Hirschgeweihstein im oberen Kelchbereich, kleine Steine in unteren Kelchen (Schlammfang)

auch den pyeloureteralen Abgang (Ureter) ein (s. Abb. 3 und 4). Bei Entwicklung von Korallen- und Hirschgeweihsteinen aus mehreren Konkrementen oder aber bei Fraktur solcher Steine können die einzelnen Stücke sich gegeneinander abschleifen, so daß die Verbindungsstellen wie Artikulationen imponieren (s. Abb. 5).

Bei etwa 60% der Patienten liegen Solitärsteine vor. Bei multiplem Auftreten kann die Zahl der Konkremente aber auch in die Hunderte und Tausende gehen. So beschrieb MACLEAN 10 125 kleine braune Steine von 2—6 mm Durchmesser in einer Hydronephrose. GAUSA RASPALL fand in einem Fall 3497, in einem anderen 373 Steine in einem Hydronephrosensack. Eine weitere Mitteilung stammt von COOK: Entfernung von 177 Steinen durch Nephrolithotomie aus der rechten und weiterer zahlreicher Steine aus der linken Niere. KÖSTER fand 325 Steine in einem Doppelureter. PAVONE entfernte durch Ureterschlitzung 24 Konkremente aus einem Harnleiter. Multiple Nieren- und Harnleitersteine wurden von BORGNO beschrieben.

Die *Bedeutung angeborener Mißbildungen* für die Steinbildung liegt nach GRUBER vorwiegend in einer durch sie bedingten Abflußstörung (s. auch bei BOSHAMER, S. 59 dieses Bandes). Sie spielte sicher in dem von mir beobachteten Fall von Steinbildung in zwei großen pyelogenen Cysten der rechten Niere eine mitbedingende Rolle (s. Abb. 6a—c). Gleiche Bedingungen sind für Kelchsteine in polycystischen Nieren gegeben: Die erweiterten und verlängerten Kelche bei engen Kelchhälsen disponieren zur Retention von Steinkernen. Hier seien die Fälle von ARRUES und von NAVAS be-

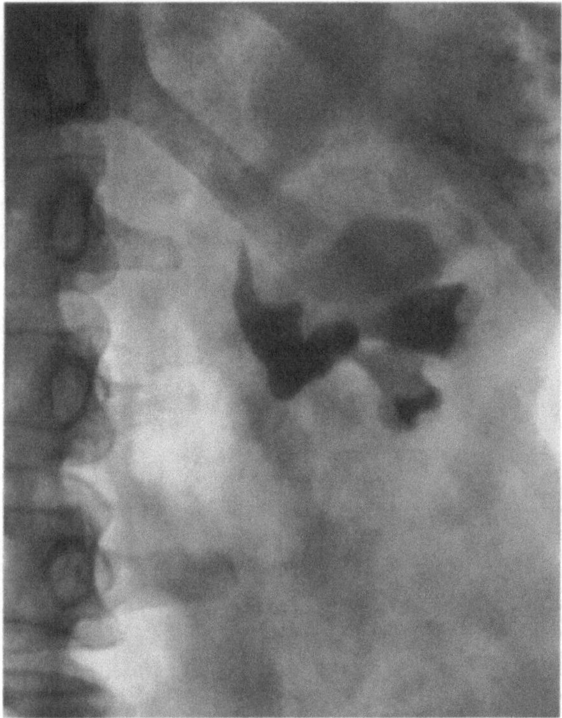

Abb. 4. Nierenbeckensteine mit Fortsatz in den pyelOureteralen Abgang. Hydronephrosenbildung

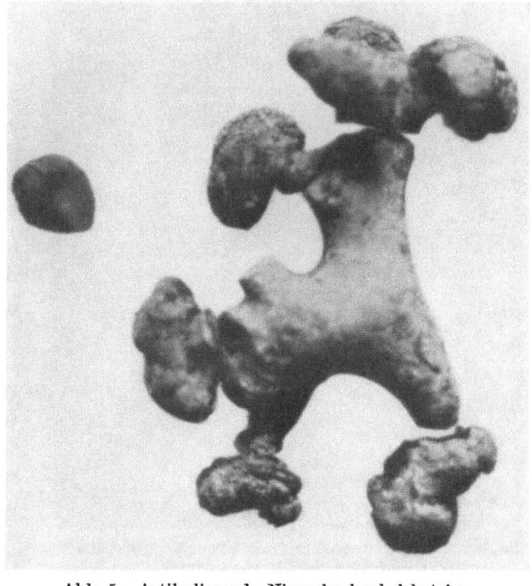

Abb. 5. Artikulierende Nierenbeckenkelchstein

nannt. In einem eigenen Fall waren mehrere Kelchsteine in der linken Niere anwesend (Ignipunktur rechts, Nephrektomie links). Der Fall wurde von BLAD beschrieben (s. Abb. 7a und b). Steinbildung in einer Solitärcyste der Niere beobachteten u. a. THELEN u. KUHLO, in Nierenbeckencysten FERGUSON und

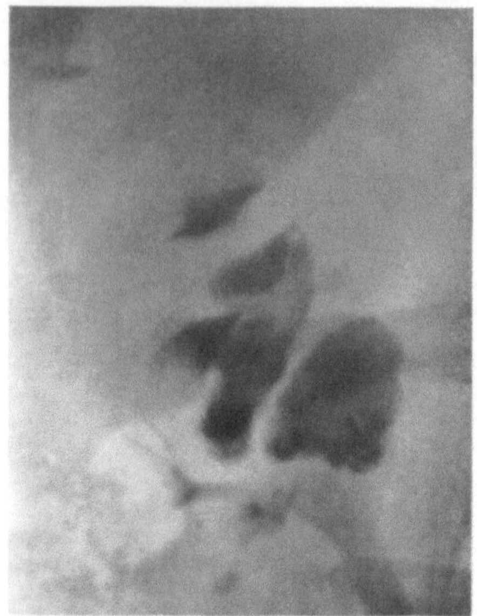

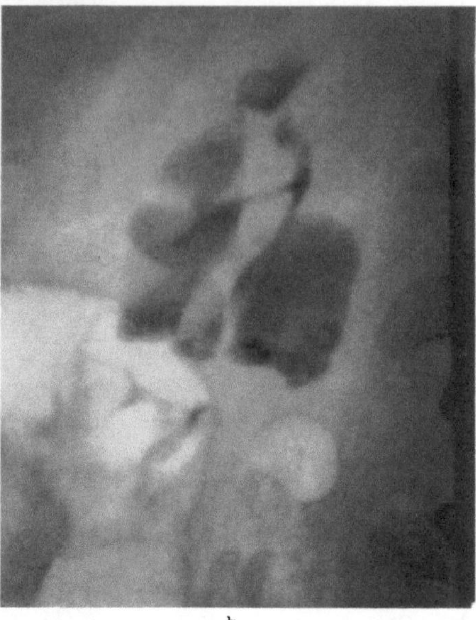

a b

Abb. 6a u. b. Zwei große pyelogene Cysten, die zahlreiche Steine enthalten. Mit positivem Kontrast werden die Verhältnisse nicht klar. (Eigene Beobachtung)

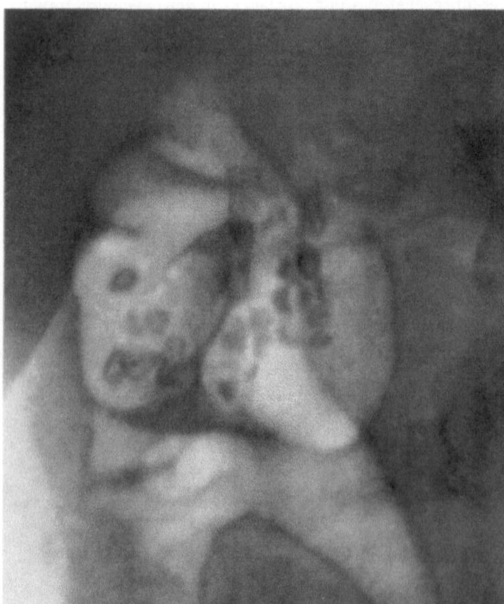

Abb. 6c. Die Pyelographie mit negativem Kontrast (Luftfüllung) beweist die Lage der Steine in pyelogenen Cysten. Die Cysten wurden operativ entfernt, die Niere wurde erhalten. (Eigene Beobachtung)

WARD-MCQUAID. Im Falle von MIGLIARDI bestand eine große Nierenbeckencyste mit multiplen Konkrementen. Als weiteres Beispiel einer Solitärcyste der Niere mit multiplen Steinen (und Vortäuschung einer Cholelithiasis) sei der Fall von JENSEN erwähnt.

Die Steinhäufigkeit bei Hufeisennieren ist geringer, als man bei der doch vielfach vorliegenden Entleerungshemmung annehmen sollte (Beispiele: Abb. 8a und b sowie Fall von PICATOSTE PATIÑO). Nimmt man die nur einmalige Beobachtung bei 21 Hufeisennieren von CHWALLA, so ergibt sich eine Häufigkeit von nur 5%. Sie liegt damit aber doch um mehr als das Doppelte höher als die Annahme von 2% Steinbildung für die Gesamtheit der Nierenmißbildungen durch GRUBER. Unter die Fälle von Steinbildung bei Nieren-

mißbildung rechnen auch solche von gekreuzter Nierendystopie (z. B. 2 Fälle von KÄSTNER mit Steinen im gekreuzten Pelvis) sowie diejenigen von Dystopia pelvica (z. B. Fälle von SANSEVERINO, LINTON, ROUVILLOIS und MATHET, SCHULTHEIS, BOFFI).

Im Harnleiter gibt die cystische Erweiterung des unteren Harnleiterendes oft Anlaß zur Steinbildung bzw. zur Retention gewanderter Steine. Der bekannte typische „Schlangenkopf" enthält dabei ein oder mehrere Konkremente. Im Falle von HOPEWELL war eine linksseitige Ureterocele bei Ureter Fissus und doppeltem Nierenbecken ganz mit Steinen angefüllt. In einem Fall von McCREA wanderten 3 Nierenbeckensteine in eine schon mit 2 Steinen belastete Ureterocele: Cystoskopische Elektrokoagulation der Wand blieb ohne Erfolg. Deshalb Operation und Resektion der Wand. Wegen Infektion mußte anschließend noch nephrektomiert werden. Als weitere Fälle seien diejenigen von SCHEGA, von KAUFHOLD, von SANDRO angeführt. BRITO sah 4 Fälle, unter ihnen einen mit mehreren Steinen. Bei zwei eigenen Beobachtungen lagen im ersten Fall ein solitärer Stein (Abb. 9a und b), im anderen Fall fünf kleine Steine in der Ureterocele. Das Dach der Cele wurde mit dem transurethralen Elektroresektionsgerät von WOLF entfernt; die Steine fielen in die Blase

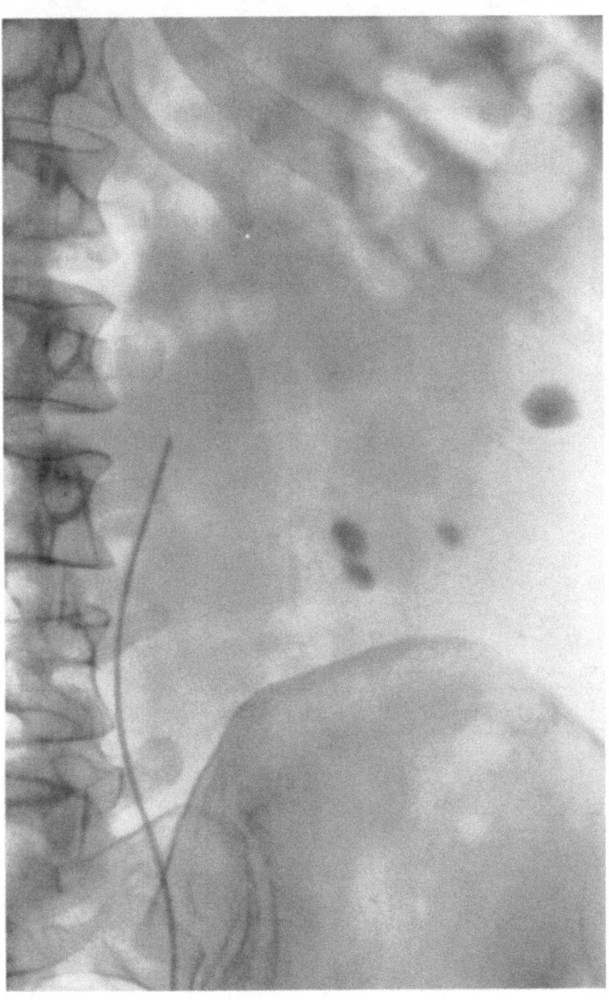

Abb. 7a. Kelchsteine in linksseitiger polycystischer Niere

und wurden mit einer feinen Zange durch die Urethra unter Sicht des Wolfschen Urethroskops aus der Blase entfernt. Beide Fälle sind ausgeheilt, so daß ich diese Methode empfehlen kann.

Eigentümlicherweise kommt es bei Exstrophia vesicae trotz der öfters aufsteigenden Pyelonephritis nur selten zur Steinbildung in den Harnwegen. In einer Serie von 56 Fällen von Exstrophia vesicae sah ich nur einmal doppelseitige Harnleitersteine; rechts lag ein langer Solitärstein, links lagen multiple Uretersteine vor. Sie wurden alle bei der doppelseitigen Ureterosigmoidcostomie entfernt (Abb. 10).

Auf die fraglichen Zusammenhänge zwischen Steinbildung und Nierentumoren wurde S. 102 dieses Bandes eingegangen. Hier seien ergänzend noch

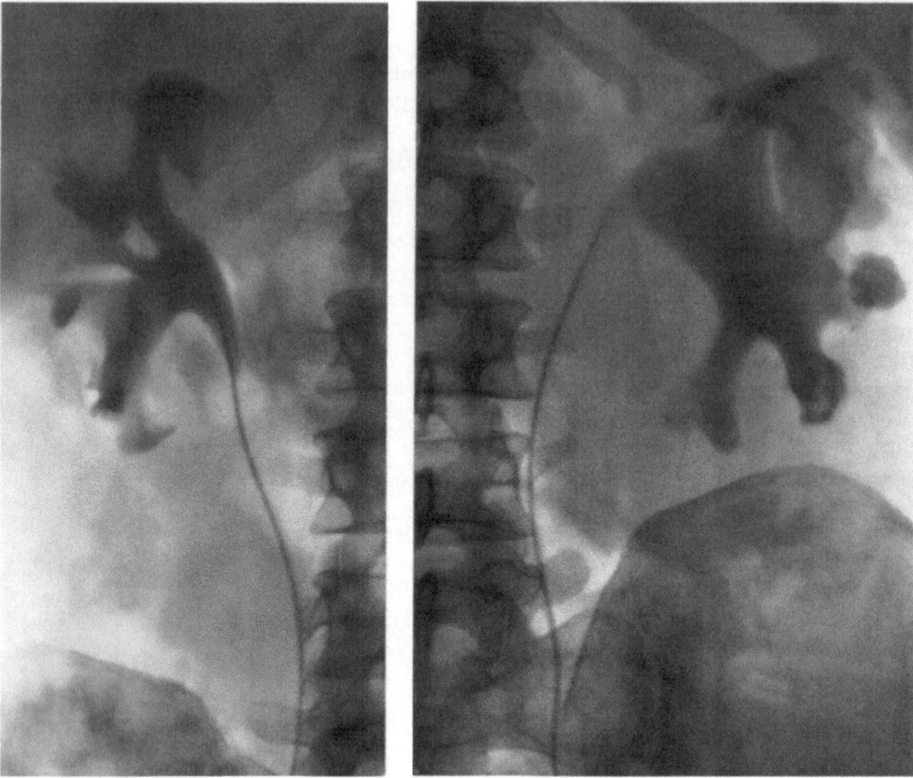

Abb. 7b. Retrogrades Pyelogramm des gleichen Falles. Rechts wurde 2 Monate vorher eine Ignipunktur ausgeführt. Links große Cystenniere mit Kelchsteinen. Nephrektomie links. Der Patient ist 1960, 12 Jahre nach der Behandlung, noch in gutem Zustand. (Eigene Beobachtung)

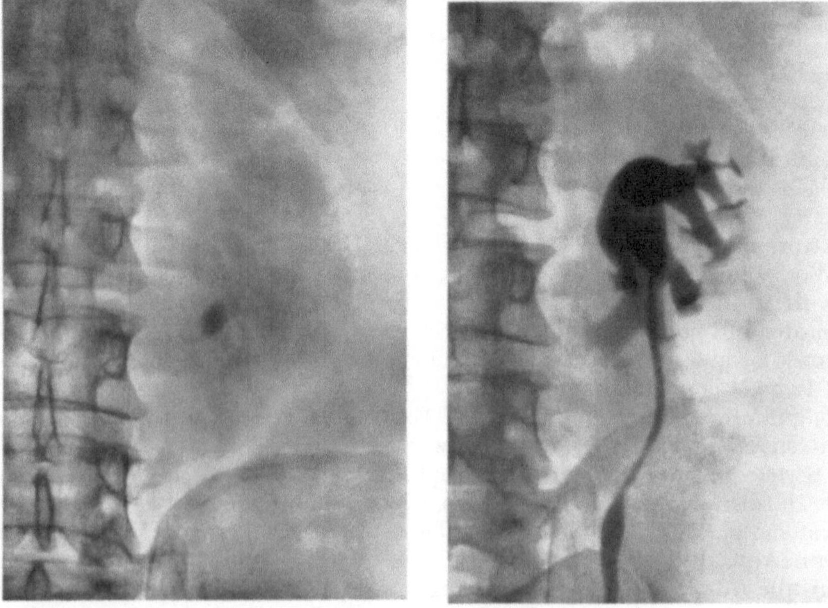

a   Abb. 8a u. b. Kelchstein in Hufeisenniere links   b

die Fälle von Jiménez Evora, von Gomez Ullate und von Muñoz Escoda (Kombination von Korallenstein und Nierensarkom) genannt. Auch diese Autoren

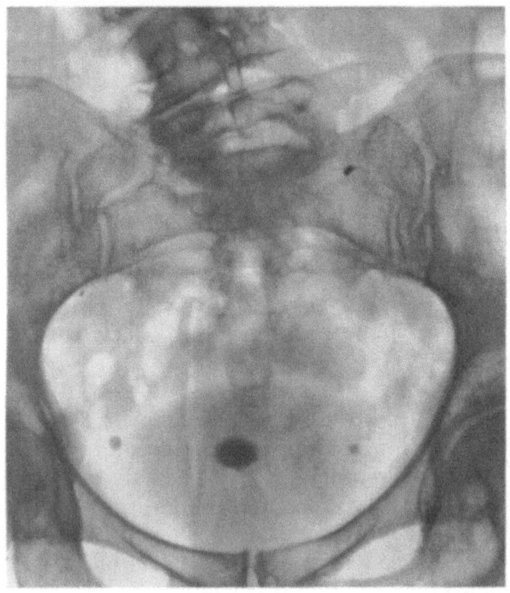

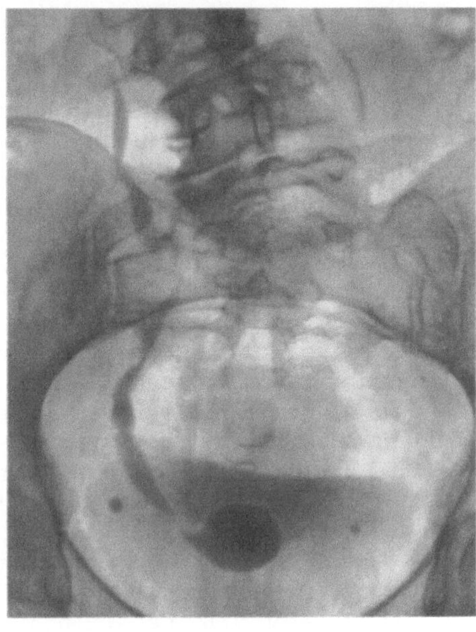

a   b

Abb. 9a u. b. a Blasenstein? b Nein! Stein in rechtsseitiger Ureterocele. Die Ureterocelenwand ist sichtbar als ein feiner Streifen zwischen der Kontrastfüllung der Ureterocele und der der Blase. Der Stein liegt im „Schlangenkopf". Keine Stauung im rechten Nierenbecken. (Eigene Beobachtung)

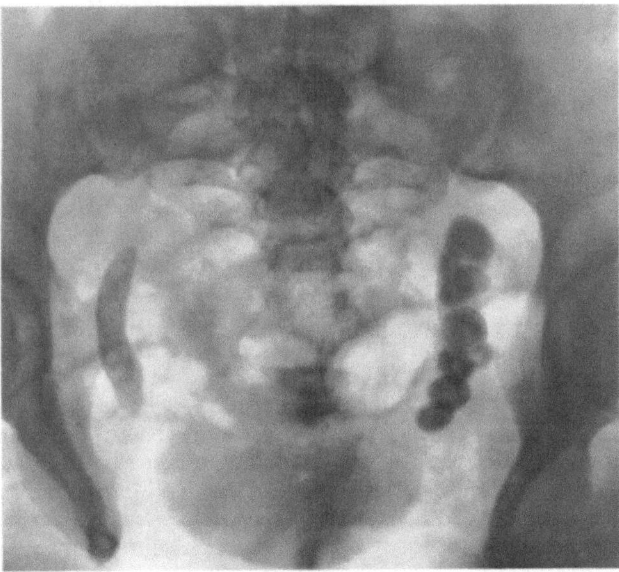

Abb. 10. Großer Solitärstein im rechten Harnleiter, multiple Steine im linken Ureter bei Exstrophia vesicae. (Der Beckenring klafft.) Eigene Beobachtung

verneinen einen ursächlichen Zusammenhang und sprechen die Kombination als zufällig an. Dagegen sind Beziehungen zwischen Steinen und Nierenbecken-

tumoren nicht unbedingt abzulehnen (s. auch S. 102 dieses Bandes). Auch
Fabris ist dieser Meinung, ebenso Bauer. In klinischer Hinsicht spielen Ureter-
papillome insofern eine Rolle, als sie das Wandern eines Harnleitersteines aufhalten können. Andererseits führen Konkremente manchmal auch erst zur
Entdeckung von Uretergeschwülsten. Hier sei der Fall von Saxe erwähnt.
Röntgenologisch war schon bei der Urographie und bei der retrograden Pyelographie eine Aussparung im Kontrastbild neben dem Stein aufgefallen. Bei
der Operation wölbte sich dann nach Entfernung des Steines papilläres Gewebe
durch die Incisionsstelle des Ureters vor. Das langgestielte Papillom wurde
excidiert. Ich selbst sah in einem Fall von Ureterstein, der 3 cm oberhalb der
Ostiumhöhe lag, eine polypöse Geschwulst aus der Uretermündung herausragen.
Die vorliegende hydronephrotische Zerstörung der Niere zwang zur Nephroureterektomie mit Excision des intramuralen Ureterabschnittes. Im Präparat
zeigte sich der Stein an der Basis des langgestielten Ureterpolypen liegend.
Dieser pendelte frei im unteren Ureterabschnitt. Einen weiteren Fall beschrieben
Allen, Nuzie, Llanos und Escarpenter.

Die Bedeutung einer Hypercalciurie als unterstützenden Faktor der Steinbildung hat Boshamer in den entsprechenden Kapiteln dieses Buches gewürdigt
(s. S. 77ff. dieses Bandes). Gleiches gilt für bestimmte Nierenstörungen und für
den primären und den sekundären Hyperparathyreoidismus. So begnüge ich
mich mit dem eindringlichen Hinweis, in jedem Falle von Steinbildung die Kalkausscheidung mit dem Urin zu kontrollieren und ebenso das Vorliegen eines
Hyperparathyreoidismus auszuschalten. Man berücksichtige stets die Feststellung
von Hellström, von Wernly u. a., wonach etwa 3% der Harnsteine auf Para-
thyreoidea-Adenome zurückgehen. Über *Fremdkörper als Ursache einer Steinbildung* liegen für die oberen Harnwege nur wenige Beobachtungen vor. Bilger
und Greiner führen in ihrer Arbeit 9 Fälle an. Ihr eigener Fall betraf ein 5jähriges
Mädchen, bei dem eine etwa 3 Jahre zuvor verschluckte Haarnadel durch das
Colon in die Niere perforiert war und zur Steinbildung führte. In einem weiteren
Fall von Padovan wurde ein Bombensplitter, der 1944 in den Rücken des Patienten gedrungen war, 1 Jahr später als Kern eines Harnleitersteines gefunden.
Naulleau u. Sakka (1958) beschrieben eine Nadel in der Niere mit Konkrement-
bildung. Für die Fremdkörpersteine der oberen Harnwege sind dabei gleiche
Bedingungen wie für diejenigen der Blase anzunehmen. Sie sind besonders von
Vermeulen u. Mitarb. studiert worden. Der Fremdkörper an sich scheint hier-
nach erst dann zur Steinbildung zu führen, wenn er eine Entzündung auslöst
oder aber, wie Baker annimmt, über eine Gewebsreizung zur Ausscheidung von
Mucopolysacchariden der Grundsubstanz führt. Auf die Zusammenhänge zwischen
Nierentrauma und Steinbildung ist Boshamer (S. 103 dieses Buches) eingegangen.
Von niederländischen Arbeiten hierüber seien diejenigen von van Essen und von
Suermondt erwähnt.

Die Frage, weshalb es trotz unbehinderter Passage zur Entwicklung großer
Nierenbeckensteine kommt und weshalb nicht jeder Stein schon in seinen An-
fangsstadien aus dem Nierenbecken ausgestoßen und zum wandernden Ureterstein
wird, läßt sich bisher nicht befriedigend beantworten. Für alle Fälle mit Abflußstörung in Form von Ureterabgangsstenosen usw. liegt in der ,,Kernsperre"
(Heusch), in der Zurückhaltung der Mikrosteine, eine plausible Erklärung.
Gleiches gilt für die Parenchymsteine, welche ja meist in präformierten Höhlen
oder Ausweitungen von Kanälchen liegen. Es ist auch verständlich, daß manche
auf den Papillen, und zwar auf Randallschen Plaques gewachsene Konkremente
im Nierenkelch, zumal bei Kelchhalsenge, oder auch im Nierenbecken verbleiben
und dort eine Größe erreichen, welche ihrem Abgang entgegensteht. Im übrigen

wird man sich mit der Deutung von BOEMINGHAUS zufrieden geben müssen. Er betont, daß die unteren Nierenkelche sowohl im Stehen wie auch bei Rückenlage unter dem Niveau des Ureterabganges liegen und damit gewissermaßen als Falle für die Mikrosteine wirken, die hier Zeit und Möglichkeit zur Weiterentwicklung finden („Schlammfang"). Vielleicht liegt hierin auch die Erklärung, daß Kelchsteine vorwiegend im untersten Kelch, seltener in mittleren und oberen Kelchen gelegen sind. Als Folgerung für die Prophylaxe und für die Therapie der Nierensteine ergibt sich hieraus die Notwendigkeit, für beste Abflußbedingungen zu sorgen. Dabei sind auch die Fixation der Niere mit Hebung des unteren Nierenpoles und gegebenenfalls dessen Resektion in Betracht zu ziehen.

Der Harnleiter weist fünf physiologische Engen auf, welche dem Durchtritt und Wandern von Steinen einen Widerstand entgegensetzen. Die erste Enge bildet der pyeloureterale Übergang. Die 2. Enge liegt in Höhe der Linea innominata, wo der Ureter die Iliacalgefäße trifft. Die Kreuzungsstelle mit der A. uterina bzw. mit dem Vas deferens bildet die 3. physiologische Enge. Sie liegt etwa 5 cm oberhalb der Einmündung in die Blase. Die 4. Enge stellt der intramurale Ureterabschnitt. Eine letzte Fangstelle bildet die Harnleitermündung in der Blase. An diesen Engen fangen sich mit Vorliebe die wandernden Steine, werden hier festgehalten und damit zu ruhenden Uretersteinen. In Abb. 11 ist von mir der Sitz der 147 Harnleitersteine, über welche ich 1944 berichtete, nach dem ersten Röntgenbefund eingetragen. Im pyelo-ureteralen Abgang fanden sich 9 Steine eingeklemmt. In Höhe der Linea innominata waren es 40 Konkremente. 77 Steine lagen im Bereich der 3. Enge, 21 intramural. Die 3. Enge erweist sich damit als diejenige Stelle, welche am schwersten von den Konkrementen überwunden wird. Im ganzen standen 49 hohe Steine 98 tiefgelegenen gegenüber. Das Verhältnis betrug damit 1:2. Die Bedeutung der Unterscheidung in hochgelegene und in tiefe Uretersteine, die in ihren Auswirkungen auf der Niere liegt,

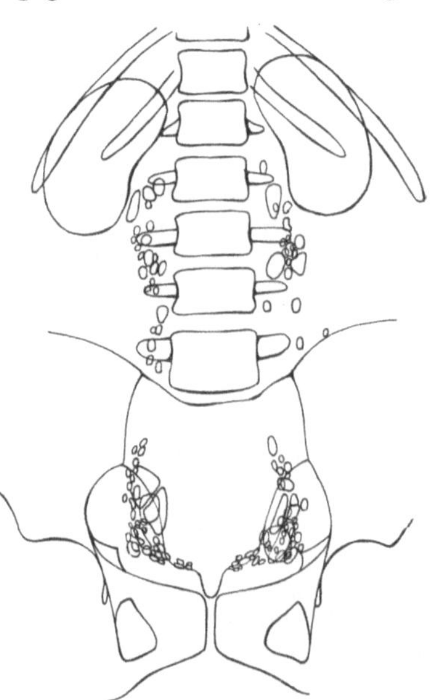

Abb. 11. Verteilung von 147 Harnleitersteinen über beide Ureter

wird uns später noch beschäftigen. Zu diesen physiologischen Uretcrengen gesellen sich in anderen Fällen noch weitere Hemmnisse für Uretersteine und verhindern ihr Weiterwandern. Auf Ureterpolypen wurde oben schon hingewiesen, ebenso auf Ureterocelen. Wichtiger sind Ureterstrikturen durch entzündliche, zumal durch tuberkulöse Prozesse sowie Ureterstenosen durch Briden und durch abnorme Gefäße. PATOIR beschrieb einen Fall, bei dem ein den Ureter kreuzendes abnormes Gefäß das Weiterwandern eines Uretersteines verhinderte und zur Operation zwang. Hierbei ließ sich das Gefäß gut darstellen. Es wurde ligiert und durchtrennt. Bei der Diskussion dieses Falles wies FEY darauf hin, daß solche abnorm verlaufenden Gefäße über eine Muskelfibrose auch echte Strikturen verursachen können, an denen Steine Widerstand finden. In Fällen, wo die erste Enge, der pyelo-ureterale Übergang, durch angeborene Enge, Sporn- oder Klappenbildung oder auch durch Ureterverziehung durch Briden verstärkt wird, sind die sog. „Ventilsteine" häufig. Sie stellen meist kleine, abgerundete, in dem erweiterten Nierenbecken sehr bewegliche

Steine dar, die sich im Ureterabgang einklemmen, ihn dann ventilartig verschließen, um dann ins Nierenbecken zurückzufallen.

Im Harnleiter wandern die Konkremente unter dem hydrostatischen Druck des gestauten Harnes und unter der Ureterperistaltik, Faktoren, welche wir therapeutisch fördern. Ausnahmsweise kommt es aber auch vor, daß ein Ureterstein, selbst ein tiefsitzender Ureterstein, wieder in das Nierenbecken heraufsteigt. Ein solcher Fall wurde von di Donna beschrieben. Ich selbst machte eine ähnliche Beobachtung: Bei einem Patienten, zur Steinextraktion mittels Schlingenkatheter vorbereitet, wies die jetzt angefertigte Röntgenaufnahme den Stein, der zuvor im pelvinen Abschnitt gelegen hatte, im Pyelon aus.

B. Pathologische Anatomie

Dem Zweck dieses Buches entsprechend habe ich in den folgenden Darlegungen die pathologisch-anatomischen Veränderungen in den Vordergrund gestellt, welche sich dem Kliniker zeigen. Das histologische Bild wurde nur so weit berücksichtigt, als es das Verständnis der Vorgänge erfordert. Hierzu hielt ich mich um so mehr berechtigt, als die histologischen Befunde in den Handbüchern der Pathologischen Anatomie umfassend beschrieben sind.

Alle Auswirkungen auf Niere, Nierenbecken und Ureter, die von Harnsteinen ausgehen, sind auf die 3 Faktoren:

> mechanischer Reiz,
> Harnstauung und
> Infektion

zurückzuführen. Je nachdem, ob nur einer derselben oder aber mehrere Faktoren wirksam werden, sind auch die an den Organen auftretenden Störungen verschieden. Daneben sind die Dauer der Einwirkung und das Reaktionsvermögen des Organs zu berücksichtigen. Hieraus erklärt sich die Vielfalt der Bilder, welche Niere und obere Harnwege beim Steinleiden aufweisen können. Es ist bekannt, daß bei fehlender Infektion ruhende Nierenbecksteine über Jahre bestehen können, ohne äußerlich erkennbare Veränderungen an den Nieren zu verursachen. Abgesehen davon, daß die histologische Untersuchung auch in diesen Fällen gewisse Veränderungen aufdeckt, ist ein solches Verhalten aber als Ausnahme anzusprechen. Vielmehr kann als Regel gelten, daß von jedem Harnstein mit der Zeit direkt oder indirekt Organschädigungen ausgehen. Überblickt man die Veränderungen, welche sich an den Nieren selbst einstellen, so ist zunächst darnach zu unterscheiden, ob die Steinbildung aseptisch ist oder mit Infektion einherging. *Bei aseptischen Steinen* reicht bei makroskopischer Betrachtung die Skala von der äußerlich normal erscheinenden Niere über die sog. feste Steinniere von Israel, über die Nieren atrophie und die lipomatöse Steinniere bis zur hydronephrotischen Steinniere. *Bei Infektion* wird das Bild von der Pyelonephritis beherrscht. Es führt weiter zur Bildung primärer Pyonephrosen, neben denen noch die sekundären Hydropyonephrosen zu nennen sind.

Vor Eingehen auf die verschiedenen Reaktionstypen von Steinnieren bleibt die Frage zu beantworten, ob die Nieren Veränderungen erkennen lassen, welche in direkter Verbindung mit der Steinbildung stehen und als kausal zu beschuldigen sind. Diese Frage muß heute noch verneint werden. Mit den bisher üblichen histologischen Methoden haben sich solche Störungen nicht aufdecken lassen. Die von Baker angegebene Verbreiterung der Grundhäutchen der Tubuluszellen und ihre verstärkte Anfärbbarkeit bei PAS-Färbung ist nach Auffassung anderer Autoren keine auf die Steinbildung sich beschränkende Erscheinung (s. auch

S. 143 dieses Bandes). Auch der von Boshamer, Haase, Uebel u. a. beschriebene Befund von Kolloidkörperchen in den Glomerula und solchen wie auch Mikrolithen in den Tubuli (s. S. 125 dieses Bandes) wird nicht nur bei Steinen erhoben. Die von Grimes bei experimenteller Steinbildung gefundenen Granula im Cystoplasma lassen sich in menschlichen Nieren bei idiopathischer Steinbildung nicht nachweisen. Ob elektronenoptische Untersuchungen, wie sie Shigematsu eingeleitet hat, neue Gesichtspunkte erbringen werden, bleibt abzuwarten. Andererseits sind bestimmte Veränderungen bei bestimmten Steintypen auszumachen. Hier seien die Randallschen Plaques erwähnt (s. S. 115 dieses Bandes), welche zur Papillensteinbildung führen. Man erkennt weiterhin nephrocalcinotische Herde bei Hyperparathyreoidismus usw. (s. S. 82 dieses Bandes). Hier liegt aber zweifellos eine besondere Stoffwechselstörung vor, die bei der idiopathischen Steinbildung ausschaltet. Für diese gilt auch heute noch die Feststellung, daß sie an bisher weder makroskopisch noch mikroskopisch erkennbare Störungen in der Niere gebunden ist. Dabei ist jedoch nicht zu übersehen, daß die aseptische Steinbildung bzw. das Steinwachstum vielfach periodisch abläuft und unbestimmbar ist, ob die histologische Untersuchung auch in eine solche Periode fiel.

1. Rückwirkungen aseptischer Steine auf das Nierenparenchym

Nach Albarran (1884) weisen alle auch äußerlich unveränderten steinbehafteten Nieren eine mikroskopisch nachweisbare herdförmige Nephritis auf. Diese Herde faßt er als Folge der Störung auf, welche auch die Steinbildung einleitet; und zwar hält er sie für diätetisch durch ausgeschiedene Salze ausgelöst, beginnend mit epithelialer Schädigung, die sich interstitiell fortsetzt. Diese sog. „Steinnephritis" hat dann Fedoroff bestätigt. Nachdem die histologische Untersuchung des Nierengewebes bei aseptischer Steinbildung in größerem Umfang durch die Polresektion möglich gemacht ist, weisen alle Untersucher erneut auf diesen regelmäßigen Befund hin (s. Alken). Die obige Erklärung von Albarran steht in gewisser Parallele zu den Untersuchungen von L. D. Keyser bei experimenteller Steinbildung nach Injektion von Butyloxalat, das aber zweifellos eine toxische Schädigung für die Nieren bedeutet. Eine solche Form ist aber ebenso wie die Deutung von Albarran für die essentielle Steinbildung abzulehnen, ohne daß sich bisher eine sichere Erklärung für diese interstitiellen Nephritisherde geben läßt. Neben anderem spricht schon die Feststellung gegen die Auffassung von Albarran, daß diese Nephritis sich um so stärker entwickelt, je länger das Steinleiden besteht. Zudem spielt sich die Störung auch wesentlich ausgesprochener in Steinnähe als in entfernteren Nierenabschnitten ab. Das läßt daran denken, daß Durchblutungsstörungen — die von Boshamer und von Koch auch kausal für die Steinbildung angesprochen werden — in Verbindung mit mechanischen Reizen ätiologisch mitspielen.

Wie betont, nimmt die interstitielle Nephritis unter den anhaltenden, von den Nierensteinen direkt und indirekt ausgehenden Störungen und Reizen an Stärke und Ausdehnung im Laufe der Zeit fortlaufend zu. Zu ihr gesellen sich eine Periglomerulitis und eine interstitielle Bindegewebswucherung, während gleichzeitig die Fettkapsel sich hyperplastisch verdickt. Sie täuscht die auch röntgenologisch und palpatorisch auszumachende scheinbare Vergrößerung dieser *sog. großen festen Steinniere* vor. Das Organ selbst erfährt vielmehr, wie auch die Funktionseinschränkung zeigt, eine zunehmende Schrumpfung. Wie früher schon Schultheis beschrieb, unterscheidet sich weder klinisch noch pathologisch-anatomisch das Endstadium dieser Stein-Schrumpfniere wesentlich von der pyelonephritischen Schrumpfniere.

Während die große feste Steinniere das Ergebnis einer langdauernden Entwicklung darstellt, resultiert die

Nierenatrophie aus einem akuten Vorgang. Er besteht in einer plötzlich einsetzenden, anhaltenden kompletten Verlegung des Harnabflusses durch ein Konkrement. Der Stein muß dabei das Nierenbecken bzw. den Harnleiter vollständig blockieren, so daß entsprechende Verhältnisse wie bei der Ureterunterbindung auftreten. Durch die anfangs fortdauernde Harnsekretion — unterstützt aber auch durch die aktiven Kontraktionen der Nierenbeckenmuskulatur, welche den Widerstand zu überwinden suchen —, steigt der Druck im Nierenbecken. Sobald er die Höhe des Sekretionsdruckes erreicht und 70 mm übersteigt (MADUREIRA), versiegt die Sekretion. Schon ein Druckanstieg von 25 mm Hg unterdrückt die Filtration vollkommen. Wohl dehnt sich die Nierenbeckenwand, treten auch verstärkte Rückresorption, Fornixrupturen und pyelovenöser Rückfluß auf. Diese Entlastung genügt jedoch nicht, den „toten Punkt" zu überwinden, um so mehr, als durch die intrarenale Druckerhöhung auch die interlobären Gefäße komprimiert werden. Nach den Untersuchungen von MAATZ und KRÜGER sinkt die Durchblutung auf weniger als 25% des Normalen. Der pyelotubuläre Reflux, die Harnrückstauung in den dilatierten Tubuli bis herauf zu den Tubuli contorti, führt langsam deren Untergang herbei. Am längsten bleiben die Glomeruli erhalten. Das Nierenparenchym wird z. T. fibrös ersetzt, so daß schließlich nur eine den Stein und das Nierenbecken umfassende Bindegewebsschicht verbleiben kann (z. B. Fall FERULANO). Nach HINMAN, BUTTLER, POZZAN u. a. ist nur bei Beseitigung der Abflußstörung innerhalb 3 Wochen eine Erholung des Parenchyms zu erwarten. Daß dieses aber nicht für alle diese Fälle zutrifft und nicht immer Nierenatrophie die Folge ist, vielmehr ein reparabler Zustand eintreten kann, der sog. „Winterschlaf der Niere" nach DOURMASCHKIN, wird durch zahlreiche Beobachtungen erwiesen. Ich verweise hier auf die Fälle, welche DARGET, DUVERGEY, GOUVERNEUR und COUVELAIRE beschrieben. Die Entfernung des Obstakels führte zu Ausheilung mit voller Funktion. Nach G. MARION soll dieser Winterschlaf sogar 8—9 Jahre währen können. Weshalb in dem einen Fall Nierenatrophie, in dem anderen „Winterschlaf" eintritt, ist bisher nicht sicher geklärt. Die Untersuchungen von DE F. MADUREIRA weisen auf eine Abhängigkeit von der Durchblutung der Niere hin. Die größere Wahrscheinlichkeit, daß ein Steinverschluß zur Atrophie und nicht zum Winterschlaf der Niere führt, zwingt uns heute aber noch zu einer möglichst frühzeitigen aktiven Therapie.

In manchen Fällen geht der Nierenatrophie eine Wucherung des perirenalen und zumal des perihilären Fettgewebes parallel. Es „schiebt sich nach Maßgabe der Nierengewebsschrumpfung vor und gewinnt von der Nierenpforte her um das Nierenbecken, ja selbst zwischen den einzelnen Markkegeln entlang den Gefäßen als wuchernder Teil des Interstitiums Platz" (G. B. GRUBER). Aus dieser Vakatwucherung resultiert die *lipomatöse Steinniere* (GOTTSTEIN) (Abb. 12a bis c). Alle bisher beschriebenen Fälle solcher lipomatösen Steinnieren waren durch Nierenbeckensteine und nicht durch solche des Harnleiters ausgelöst. Diese Tatsache läßt daran denken, daß die lipomatöse Wucherung durch mechanische Reize mitbedingt wird.

Während die Nierenatrophie eine komplette Abflußstörung zur Voraussetzung hat, ist die Entwicklung einer *Hydronephrose* an einen inkompletten Steinverschluß gebunden. Art und Grad der Harnstauungsnieren werden dabei von der Reaktionsfähigkeit des Organs bestimmt. Diese wiederum ist an das Alter des Organs gebunden. Wir verdanken BOEMINGHAUS und FUCHS und zumal den Untersuchungen von GRAUHAN (1938) die Erkenntnis, daß sich das Mißverhältnis von Urinzufluß und -abfluß, d. h. die Binnendrucksteigerung im Nierenbecken

bei jugendlichen Individuen (bis um das 20. Lebensjahr) zugleich als Wachstums-
reiz auf das Organ auswirkt. Das Nierenbecken reagiert mit einer Vergrößerung,
die weniger auf einer Dehnung als auf einem Wachstum beruht. Ihr schließt
sich das Parenchym an. So erklären sich die auch bei inkomplettem Steinverschluß beschriebenen großen Sacknieren mit einem Fassungsvermögen von bis

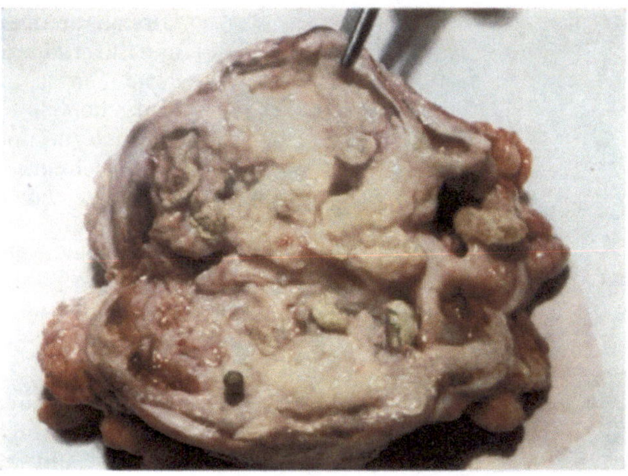

a

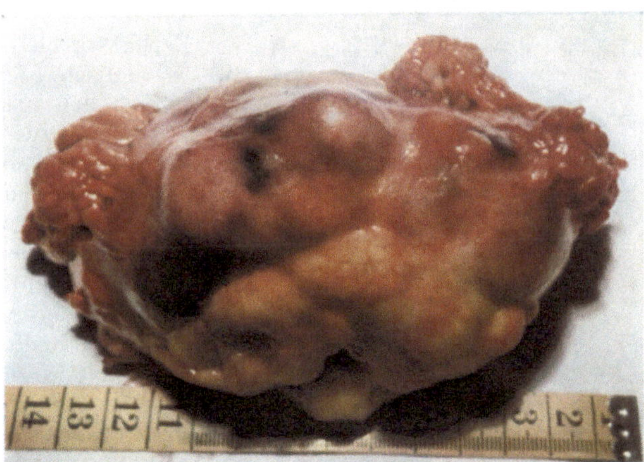

b
Abb. 12a u. b. Lipomatöse Steinniere

1000 cm³ und mehr. So erklärt sich aber auch, daß trotz geringer Parenchym-
dicke die Parenchymmenge relativ groß ist und gewichtsmäßig der normaler
Nieren gleichkommt. Die Parenchymatrophie erreicht niemals den Grad, wie sie
Nieren Erwachsener aufweisen. Das Zwischengewebe wird nicht vermehrt. Die
Tubuli contorti bleiben erhalten. Die Epithelien der Harnkanälchen werden
verständlicherweise erniedrigt gefunden.

Im Gegensatz zu den jugendlichen Nieren fehlt den Nieren der Erwachsenen
dieses im Wachstum sich auswirkende Reaktionsvermögen. Die Stauung bedeutet
für diese Organe nur Druckatrophie. Sie beruht weniger auf dem pyelotubulären
Reflux als auf der Urinstauung in den Hauptstücken. Jede Zunahme des

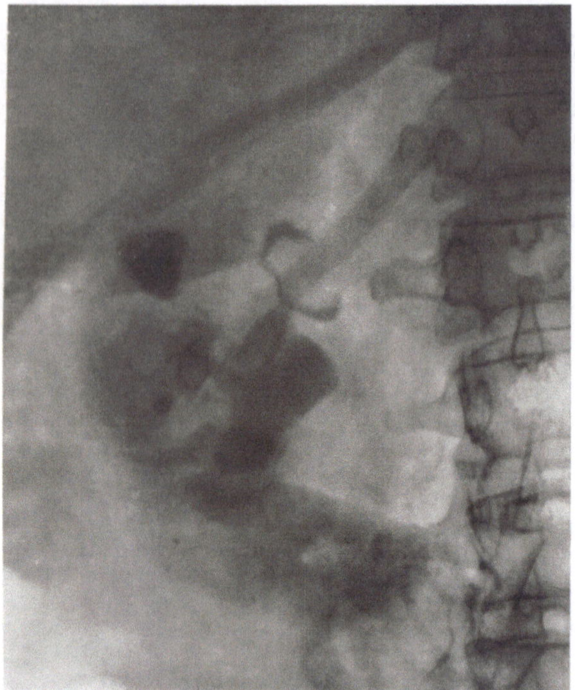

Abb. 12c. Zugehöriges Röntgenbild (Urogramm)

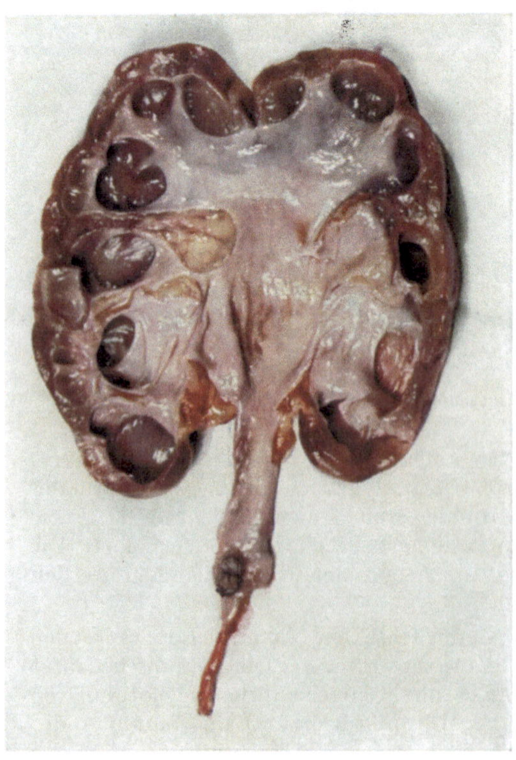

Abb. 13. Hydronephrose und Hydroureter
durch Ureterstein, aufgeschnitten. (Aus WILD-
BOLZ, Urologie, 4. Aufl. 1959)

Fassungsvermögens des Hohlorgans geht bei diesen Hydronephrosen auf Kosten des Parenchyms. Die Steinhydronephrose der Erwachsenen ist durch fehlende Größenzunahme des Organs und durch eine dem Fassungsvermögen des Nierenbeckens weitgehend entsprechende Parenchymminderung gekennzeichnet. Den Endzustand zeigen die Abb. 13, 14a und b).

Hinsichtlich der Entwicklung der Steinhydronephrose spielen Dauer und Grad der Harnstauung eine mitbestimmende Rolle. Je länger die Abflußhemmung besteht, je länger die Harnrückstauung einwirkt, um so ausgedehnter sind auch die Auswirkungen auf die Niere. Neben dem Zeitfaktor bleiben aber auch die anatomisch gegebenen Möglichkeiten, den Stauungsdruck auszugleichen bzw. zu mindern, zu beachten. Sie sind durch die Nierenbeckenform und durch die Höhe des Steinsitzes gegeben. Ein intrarenales Nierenbecken ist durch das umschließende Parenchym eingeengt und in seiner Ausdehnungsfähigkeit behindert. Ein extrarenales Nierenbecken kann sich demgegenüber weit stärker ausdehnen und damit einen Teil des Druckes auffangen. Bei Harnleitersteinen vermittelt zudem der sich dehnende Ureteranteil oberhalb des Steinsitzes einen weiteren Druckausgleich. So wird verständlich, daß trotz gleichstarker Abflußhemmung sich die Parenchymschädigung und die Hydronephrosenbildung bei hohem und bei tiefem Steinsitz verschieden schnell vollzieht und daß auch die verschiedene Form des Nierenbeckens hierbei eine Rolle spielt. Alle diese Verhältnisse verdienen bei abwartender Behandlung von Harnleitersteinen Beachtung. Tiefsitzende Uretersteine erlauben, zumal bei extrarenalem Nierenbecken, längeres Abwarten, als dieses bei hochsitzenden Steinen und intrarenalem Nierenbecken der Fall ist. Das röntgenologische Merkmal, wann die Gefahr für das Parenchym akut wird, ist

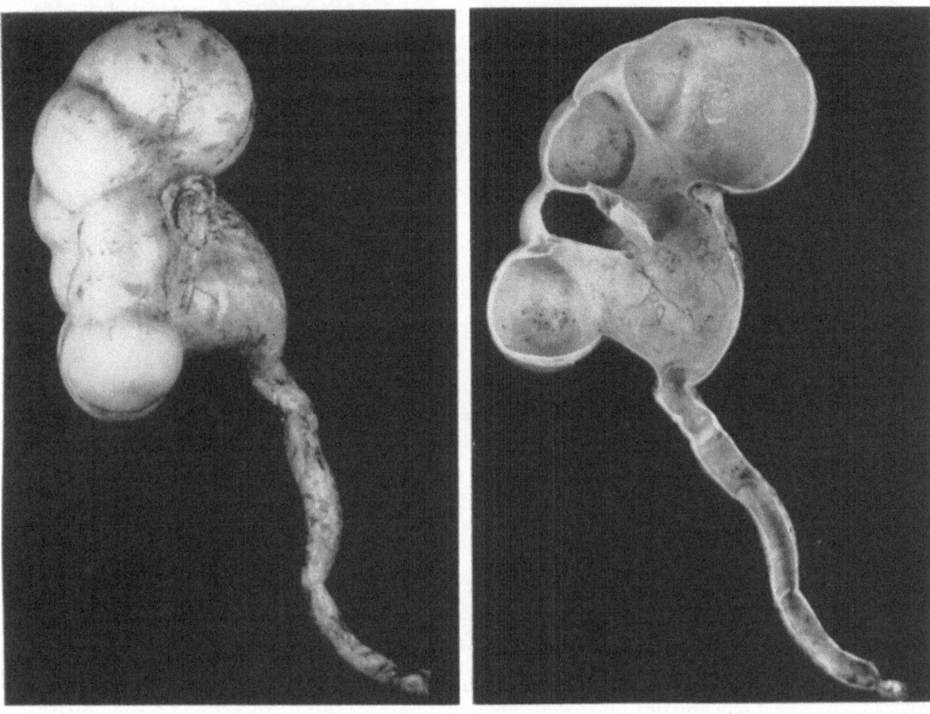

a   b

Abb. 14a u. b. a Hydronephrosebildung bei Ureterstein. b Dieselbe Niere im Durchschnitt. Völliger Schwund des Nierenparenchyms. Der Stein befindet sich gerade an der Unterbindung des Harnleiters

das Verhalten der Nierenkelche und der Kelchteller (LAUBER). Deren Form zeigt an, wann der Druckausgleich durch Nierenbecken und Ureter nicht mehr ausreicht, wann sich der Übergang von der Pyelektasie zur Nephrektasie (VOELCKER) vollzieht.

Welche Regenerations- und Reparationskraft solche gestauten Nieren nach Steinentfernung aber aufzubringen vermögen, soll die folgende Beobachtung demonstrieren.

Es handelte sich um einen 51 Jahre alten Mann, bei dem erstmals 13 Jahre zuvor Nierenkoliken aufgetreten waren, seitdem in Abständen von 1—3 Jahren sich wiederholend. Da sich während der letzten Monate ein zunehmendes Druckgefühl in der rechten Nierengegend einstellte, Klinikeinweisung. Wegen ungenügender Ausscheidung gab das Urogramm keine Auskunft über den Zustand der rechten Niere. Da der große Ureterstein auch einen Ureterkatheter nicht passieren ließ, war eine Pyelographie erst auf dem Operationstisch bei der operativen Entfernung des Steines von der Ureterwunde aus möglich (s. Abb. 15a). Aus dem Nierenbecken ließen sich über 140 cm³ gestauten Urins aspirieren. Bei der 9 Wochen später durchgeführten Röntgenkontrolle erwies sich die Niere voll funktionstüchtig. Das Nierenbecken war wesentlich verkleinert, die Kelchhälse waren enger, die Kelchteller fast normal figuriert. Die Blaufunktion war gegenüber links um nur $^1/_2$ min verzögert, dabei kräftig (Abb. 15b).

Die gleichen Folgen, welche eine Abflußhemmung durch Steine am pyelo-ureteralen Abgang und im Ureter für die Gesamtniere nach sich zieht, ergeben sich bei Kelchsteinen oder im Kelchhals eingeklemmten Nierenbeckensteinen für den zugehörigen Nierenabschnitt, wie z. B. im von Dorsey beschriebenen Fall

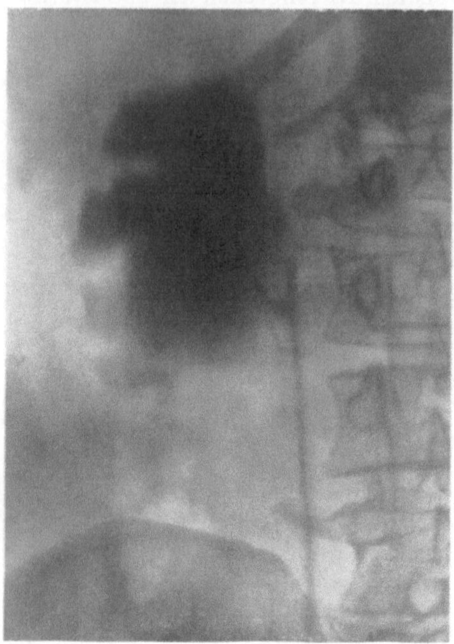 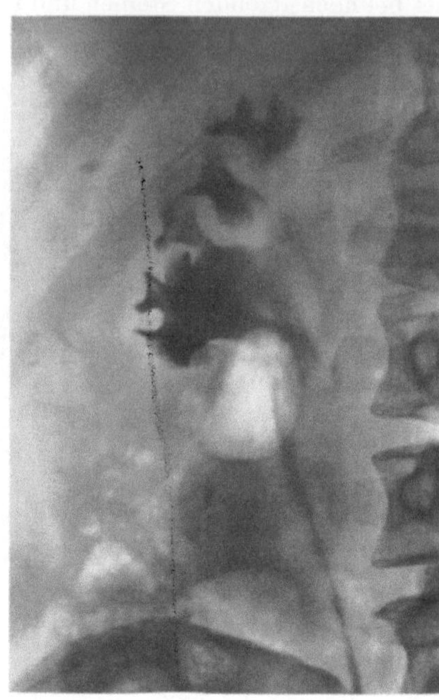

a   b

Abb. 15a u. b zeigen die Rückbildungsfähigkeit von Harnstauungsnieren (s. Text)

eines halterförmigen Kelchhalssteines (s. auch Abb. 4). Solche *partiellen Hydrone-phrosen* können bis zum völligen Schwund des betreffenden Parenchymabschnittes führen. Gleiches trifft für Kelchhalsstrikturen zu, die sich nach Operation von Kelchsteinen und nach steinbedingten Dekubitalgeschwüren entwickeln.

2. Rückwirkungen aseptischer Steine auf Nierenbecken und Ureter

Selbst bei längerer Verweildauer verursachen kleine aseptische Steine mit glatter Oberfläche meist keine gröberen Schleimhautreaktionen im Nieren-becken, zumal, wenn keine Harnstauungen auftraten. Anders bei Steinen mit stacheliger Oberfläche und scharfer Kristallauflagerung, anders auch bei größeren Steinen. Hier werden Schleimhautschwellung und Hyperämie kaum vermißt. Im Schleimhautbindegewebe treten Lymphocyten- und Plasmazelleninfiltrate auf. In schwereren Fällen der „Pyelitis calculosa" finden sich auch Blutaustritte, Epithelabschilferungen und Erosionen, selbst kleine Nekrosen, die mit gerinnendem Exsudat bedeckt und leukocytär demarkiert sind. Zu solchen Geschwüren geben verständlicherweise Uretersteine häufiger als im Nierenbecken liegende beweg-liche kleine Konkremente Anlaß. Daß sie aber auch in solchen Fällen vorkommen können, wird durch eine klinische Beobachtung von Persky und Joelson bestätigt. Sie sahen unter einer Nierenbeckenkontrastfüllung, die wegen eines kleinen Nierenbeckensteines erfolgte, eine Perforation des Nierenbeckens ent-stehen, die auf eine steinbedingte Erosion oder Geschwürsbildung zurückgeführt werden muß. Diese Perforation blieb folgenlos. Der Stein kam später ins Wandern und wurde 9 Monate später mit dem Johnson-Steinfänger extrahiert.

Es ist verständlich, daß bei dem engen Kontakt die Schleimhaut des Harnleiters schon frühzeitig auf ruhende Uretersteine mit Schwellung reagiert. Diese ist bei zackigen Steinen besonders ausgesprochen, wie auch die Operationen zeigen. Hierbei muß das Konkrement aus der geschwollenen Schleimhaut vielfach direkt ausgelöst werden. Anschließend sieht man die Schleimhaut durch

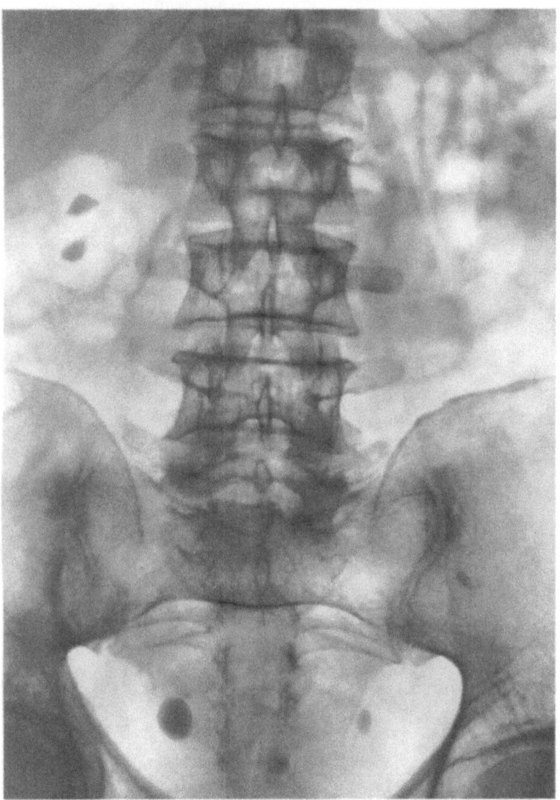
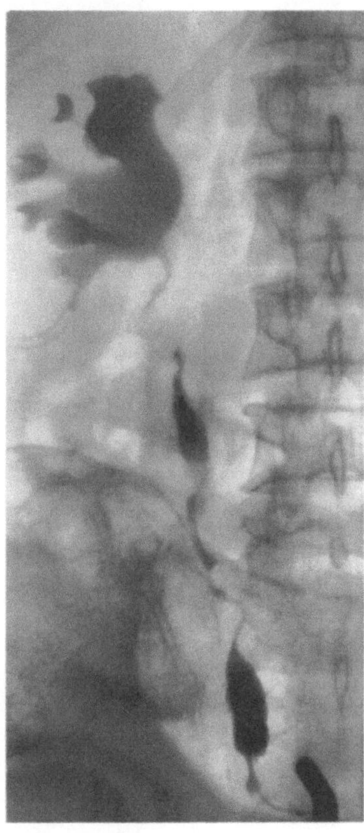

a   b

Abb. 16a u. b. a Nierenbeckensteine rechts, Uretersteine beiderseits (s. Text). b Nach Steinentfernung ausgedehnte Strikturbildung rechts

die Incisionswunde vorquellen. Entsprechende exsudative Vorgänge weisen die übrigen Wandschichten des Ureters auf. Auf dieser Grundlage können sich Druckgeschwüre entwickeln, welche die Perforation solcher Steine anbahnen. Diese wird an anderer Stelle besprochen (S. 200). Solche Dekubitalgeschwüre stellen andererseits aber auch den Beginn einer Strikturbildung bei längerer Verweildauer des Steines. Wenngleich anfangs nur die Schleimhaut betroffen ist, werden mit der Zeit doch Muscularis und periureterales Gewebe reaktiv einbezogen. Dabei beschränken sich die zunächst abakteriell-entzündlichen Reaktionen nicht auf das Steinbett. Bedingt durch Lymphstrom und Harnstauung weiten sie sich vorwiegend auch nierenbeckenwärts aus. Über die Periureteritis wird das umgebende Fettgewebe einbezogen. Den Ausgang bildet dann eine fibröse Durchsetzung der Harnleiterwand mit Sklerose des periureteralen Gewebes. Aus

diesen Erwägungen sollte — ganz abgesehen von dem Schaden, der dem Nierenparenchym aus der chronischen Harnstauung droht —, die abwartende Behandlung ruhender Uretersteine, zumal solcher mit zackiger Oberfläche, nicht zu lange
ausgedehnt werden. Die Entwicklung solcher schwerer Strikturen und die sich

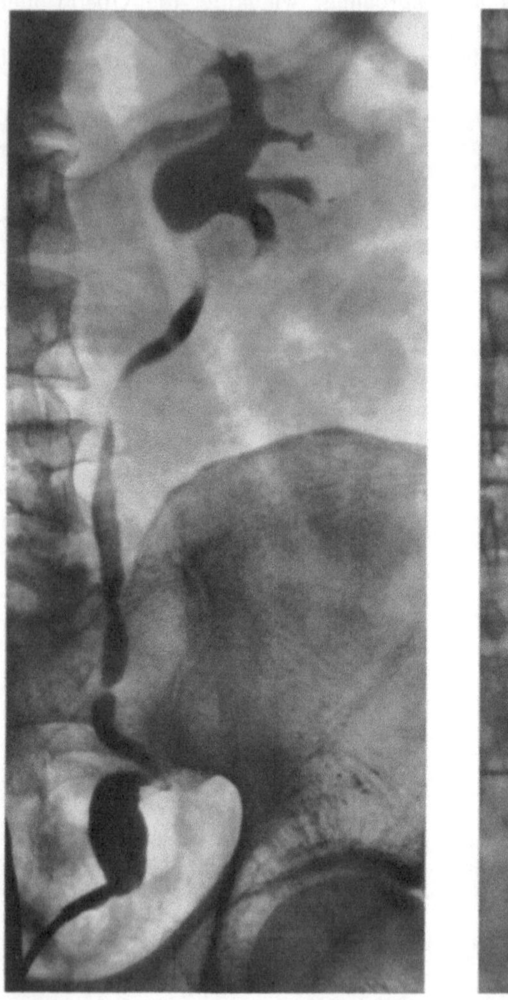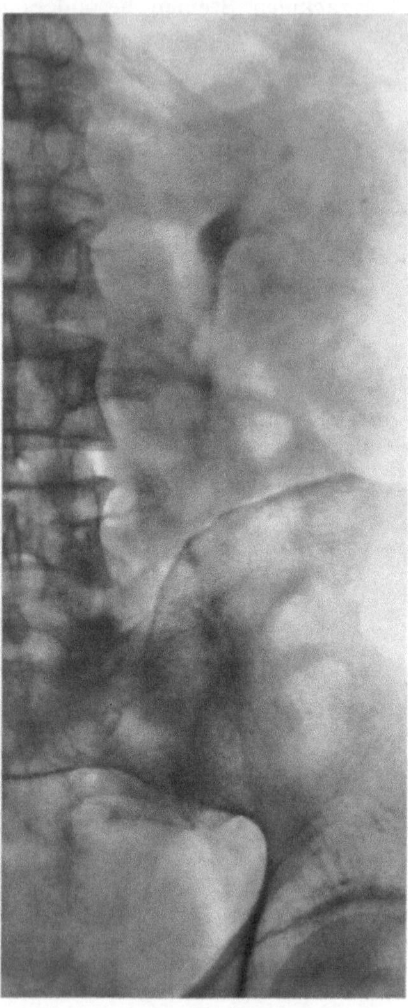

c   d

Abb. 16c u. d. c Die sekundäre Strikturbildung links. d Zustand nach Uretero-Ileo-Cystotomie inks (Urogramm 12 min)

hierbei ergebenden therapeutischen Schwierigkeiten möge die folgende Beobachtung demonstrieren (Fall der Urol. Klinik Wuppertal-Barmen, Prof. Dr.
Boshamer):

Der 52 Jahre alte Mann wurde Juni 1957 der Klinik mit dem Röntgenbefund Abb. 16a
eingewiesen. Erste Nierenkolik 1944. Ihr folgten 1945 in Abständen von 4—6 Wochen weitere
Koliken. Diese waren anfangs nur rechts, stellten sich 1954 aber auch links ein. Seit einem
Jahr besteht beiderseits, rechts dabei stärker als links, dauerndes Druckgefühl in der Lendengegend. Bei der Aufnahme erwies sich der Rest-N im Blut auf 72 mg-%, der Xanthoprotein-
wert auf 43 erhöht. Cystoskopisch rechts keine sichere Ausscheidung, links Blauausscheidung
nach 18 min angedeutet. Passage der Uretersteine weder rechts noch links mit Ureterkatheter

möglich. Deshalb zunächst Nephrostomie rechts, wo eine stark hydronephrotisch veränderte Niere vorlag, mit Entfernung der beiden Nierenbeckensteine (Calciumoxalatsteine). Die Blutwerte normalisierten sich hierauf schnell, so daß 10 Tage später der linksseitige, nach weiteren 2 Wochen der rechtsseitige Harnleiterstein entfernt werden konnten. Es handelte sich dabei um reine Calciumoxalatsteine. Beide Harnleiter wiesen bei der Operation stärkste schwielige Verwachsungen mit der Umgebung auf. Die Periureteritis fibro-adiposa war am ausgeprägtesten im Steinsitzbereich. Sie erstreckte sich aber auch auf den blasen-, stärker auf den nierenwärts führenden Ureteranteil. Beide Ureteren waren hier erweitert trotz auffallender Wandstarre. Während das Steinbett im rechten Ureter bei fehlender Schleimhaut verschwielt war, ließ sich links ein Dekubitalgeschwür nicht sicher erkennen. Beiderseits verlief die Wundheilung ungestört. Ein geringer Urinabfluß durch die paraureteral eingelegten Drains hielt nur $^{1}/_{2}$ Tag an. Bei diesem Operationsbefund mußte mit der Entwicklung einer rechtsseitigen Ureterstriktur gerechnet werden. Wie die 6 Monate später ausgeführten Röntgenbilder (Abb. 16b und c) zeigen, trat aber auch links eine Ureterstriktur auf. Die hierauf linksseitig durchgeführte Ureterolyse blieb erfolglos, da der Ureter nicht nur verzogen und stenosiert, sondern seine Wand auch in größerer Ausdehnung schwielig verändert war mit echter Strikturierung des Lumens. So verblieb nur die Möglichkeit einer Überbrückung des linken veränderten Harnleiterabschnittes durch eine ausgeschaltete Ileumschlinge (Uretero-Ileo-Cystostomie). Das hiermit erzielte gute Ergebnis ermöglichte dann die spätere Exstirpation der rechten gefistelten Niere (s. Abb. 16d).

Auch die Nierenhüllen werden beim Steinleiden mitbetroffen. Jedem Operateur sind diese Verhältnisse vertraut. Selbst in Fällen mit nur relativ kurzer Anamnese begegnet er häufig schon stärkeren, wenngleich mehr umschriebenen perinephrischen Verwachsungen. Je älter der Prozeß ist, um so ausgesprochener erweisen sich auch diese Veränderungen. Sie umfassen dann vielfach das ganze Perinephrium und den Fettkörper, der gewuchert und sklerotisch durchsetzt ist. Diese hyperplastische indurierte Fettkapsel ist, wie beschrieben, ein charakteristisches Kennzeichen der sog. festen Steinniere. Als Kliniker kann man sich nicht des Eindrucks erwehren, daß diese reaktiven Erscheinungen an den Nierenhüllen in direktem Verhältnis zur Häufigkeit durchgemachter Koliken stehen, damit in direkter Beziehung mit Durchblutungsstörungen und Exsudationen. Wieweit hierbei auch die nephritischen Herde kausal mitspielen, ist bisher nicht geklärt. Auf die lipomatöse Steinniere mit ihrer Vakatwucherung des Fettgewebes, insbesondere des perihilären Fettgewebes, wurde vorne schon hingewiesen.

3. Einfluß zusätzlicher Infektion auf Harnwege, Nierenparenchym und Nierenhüllen

Die vom Stein ausgehende mechanische Reizung des Nierenbeckens (Pyelitis calculosa) in Verbindung mit den zeitweise auftretenden Abflußhemmungen des Harns erklärt die Tatsache, daß die Mehrzahl der Nierenbeckensteine mit der Zeit zur Infektion führt. Jedoch ist nicht zu übersehen, daß dieses Ereignis nicht nur hämatogen entsteht, sondern auch durch instrumentelle Untersuchungen eingeleitet werden kann. Die Schwere dieser Komplikation — sowohl im Hinblick auf das Steinwachstum und die Rezidivgefahr (s. Kapitel VII des Beitrages Boshamer in diesem Band), als auch auf die Organfunktion und -erhaltung —, sollte Anlaß sein, jede nicht dringend indizierte Katheterung des Nierenbeckens bei Steinen, zumal wenn die Operation sich nicht direkt anschließt, zu unterlassen.

Das Bild der sich entwickelnden Pyelitis wird dabei von der Schwere der Infektion, von der Virulenz der Erreger, von den lokalen Abwehrkräften und von den Abflußbedingungen des Harns bestimmt. So finden wir alle Formen von der Pyelitis simplex über die exsudative und die eitrige Form bis zur ulcerösen Pyelitis. Mit jeder auftretenden Infektion des Nierenbeckens ist bei Harnsteinen aber auch eine solche des Nierenparenchyms verbunden, so daß richtiger die Bezeichnung Nephropyelitis bzw. Pyelonephritis gewählt wird. Eine wesentliche

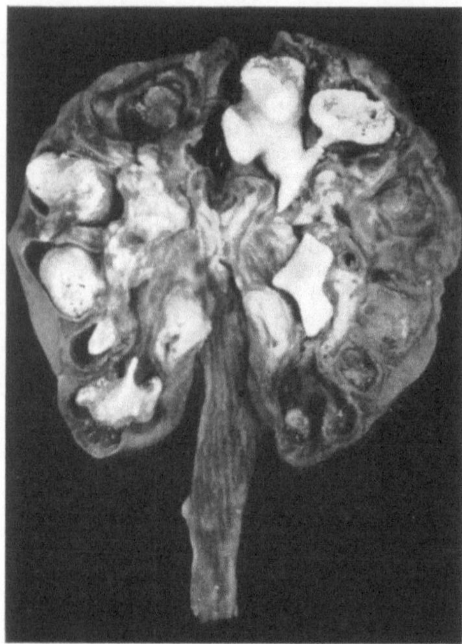

Abb. 17. Sekundäre Steinpyonephrose. (Eigene Beobachtung. Photographie des Path. Inst. der Univ. Utrecht)

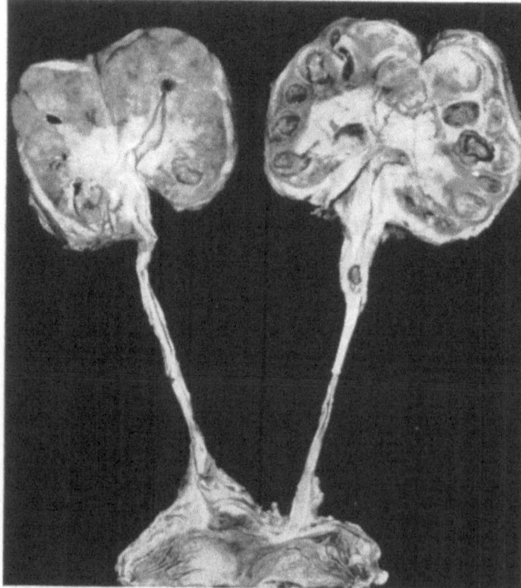

Abb. 18. Präparat doppelseitiger Steinpyonephrose mit Harnleiterstein links eines urämisch gestorbenen Mannes. (Eigene Beobachtung. Photographie des Path. Inst. der Univ. Utrecht)

Rolle spielen hierbei die Abflußverhältnisse des Harns. Sind diese unbehindert und der Stein ohne ausgiebigen Kontakt mit dem Nierenbecken, so herrscht mehr die einfache Pyelitis vor. Akute, steinbedingte Harnstauungen führen zur sog. komplizierten akuten eitrigen Pyelitis, mit der auch stets eine akute Aktivierung der Pyelonephritis verbunden ist. Die Schleimhaut von Becken und Kelchen weist neben entzündlicher Schwellung Abschuppung und schmierigeitrige Beläge auf. Stellenweise findet sich Epithelverlust und Ulceration. Am ausgeprägtesten sind die Erscheinungen in den Kelchecken. Das Bindegewebe der Schleimhaut ist stark leukocytär durchsetzt. Auch die Markkegel werden einbezogen. Die entzündungs- und stauungsbedingte Funktionsschädigung der Henleschen Muskeln läßt einen pyelotubulären Reflux des eitrigen Harnes zu. Nach E. Pfeiffer breitet sich die Steinpyelonephritis vorwiegend auf diesem canaliculären Weg aus. Die allgemeine Ansicht geht jedoch dahin, daß auch hierbei der lymphogene Weg über das Zwischengewebe und insbesondere der Blutweg vorherrschen. Die streifigen, oft keilförmigen, vom Mark rindenwärts ziehenden pyelonephritischen Herde, wobei sich subcapsulär auch kleine eitrige Herdchen zeigen können, läßt eine sichere Entscheidung in dieser Hinsicht nicht zu. Mit Behebung der Abflußhemmung gehen diese akuten Erscheinungen in Nierenbecken und Niere zurück; mit Beseitigung des Steines kann auch volle Ausheilung erfolgen.

Anders bei hydronephrotisch veränderten, steinbehafteten Nieren (s. Abb. 17 und 18). Infektion bedeutet hier die Entwicklung einer *Hydropyonephrose* (sekundäre Pyonephrose). Sie kann wohl in ein chronisches Stadium übergehen, jedoch nicht ausheilen. Bei der infizierten, durch Steinverschluß eines Kelches I. oder II. Ordnung bedingten partiellen Hydronephrose, spricht man von Pyokalikose.

Die obigen Darstellungen beziehen sich sehr wesentlich auf steinbedingte Entzündungen. Der Stein ist hierbei das Primäre, die Entzündung sekundär. Wir wissen andererseits, wie BOSHAMER auch in Kapitel VII seines Beitrages dar-legt, daß Infektionen des Nierenbeckens und zumal subakute bis chronische Pyelonephritiden vielfach Ursache von Steinwachstum und Steinbildung sind. Die Mehrzahl der reinen Apatit- und der Apatit-Struvitsteine, zumal die großen

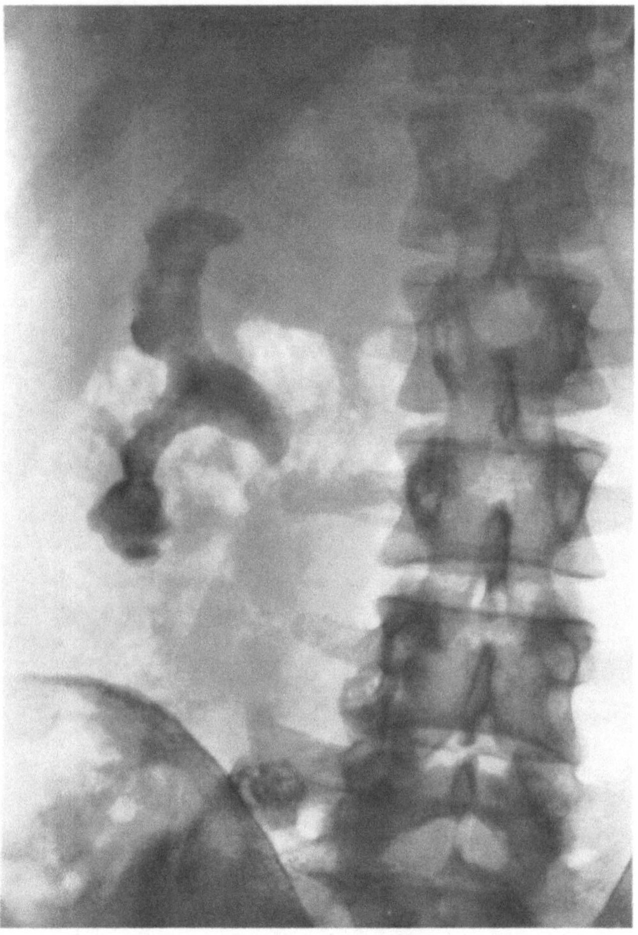

Abb. 19a. Rechtsseitiger Korallenstein, nach Beckenfraktur und Urethraruptur. Rechts vom Körper des 4. Lumbalwirbels und über dem rechten Processus transversus des 5. Lumbalwirbels sind verkalkte Lymphomata projektiert. (Eigene Beobachtung)

Korallensteine, sind wahrscheinlich sekundär, d. h. Folge einer Entzündung. Das Bild, welches sich bei solchen großen Korallensteinen pathologisch-anatomisch ergibt, sehen wir in seinen verschiedenen Graden in den Abb. 19a—d. Sie lassen sowohl die Veränderungen des Nierenbeckens als auch des Parenchyms im vor-geschrittenen Stadium erkennen. Die Wand des Nierenbeckens ist entzündlich verdickt und fibrös durchsetzt. Die Schleimhaut, teils samtartig, teils mehr narbig verdickt, weist eitrig-fibrinöse Beläge auf. Vereinzelt werden auf ihr aber auch fest verankerte kleinste Verkalkungen deutlich. Das Parenchym, anfangs ent-zündlich geschwollen, ist später, wie in dem vorliegenden Bild, in seinen

13*

verschiedenen Abschnitten unterschiedlich verschmälert. Die Reduzierung des
Parenchyms geht auf die 2 Komponenten Harnstauung und Nephritis zurück.
Sie wirken vielfach auf die den verschiedenen Kelchen zugehörigen Abschnitte nicht
gleichmäßig ein. In dem einen Bereich herrscht mehr die hydronephrotische
Atrophie, im anderen die pyelonephritische Schrumpfung vor. Das Bild zeigt
zudem noch eine weitere Komponente der Entzündung; eine Absceßbildung im

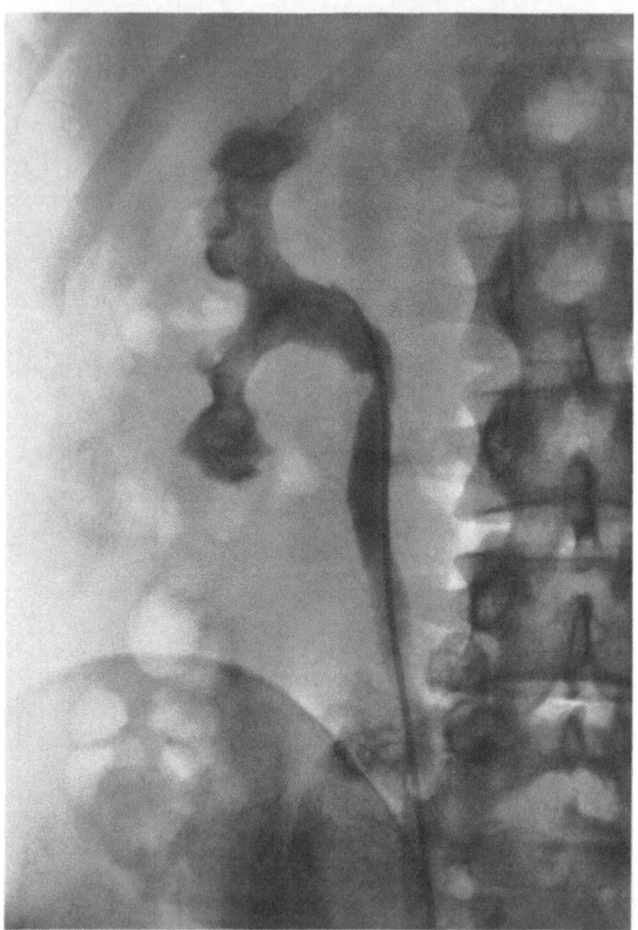

Abb. 19b. Kontrastfüllung: Nierenbecken und Kelche erweisen sich vom Konkrement völlig ausgefüllt.
Erweiterter, atonischer Ureter

unteren Abschnitt, d. h. eine umschriebene primäre Pyonephrose. Von mancher
Seite (z. B. G. B. GRUBER) wird für Nieren mit Korallensteinen auch eine direkt
vom wachsenden Stein ausgehende Druckatrophie des Parenchyms angenommen.
Man sieht einen Hinweis hierauf in der Tatsache, daß die der unnachgiebigen
fibrösen Nierenkapsel nahe gelegenen Malpighischen Körperchen vielfach flach-
elliptische und nicht kugelige Form aufweisen. Mir erscheint aber eine Erklärung
über den harnstauungsbedingten Druck, an dem, abgesehen vom Stein, auch das
starre, in der Peristaltik behinderte Nierenbecken teilhat, voll ausreichend.
Dieser Funktionsverlust des Nierenbeckens bei und nach schweren, die Wand

durchsetzenden Entzündungen wird bei der Beurteilung der am Nierenparenchym auftretenden Folgezustände von Steinen vielfach noch zu wenig bewertet.

Wie betont, zeigen die Abb. 19c und d nicht nur das Bild der sekundären Pyonephrose, sondern zugleich ein solches einer umschriebenen primären Pyonephrose. Primäre Pyonephrosen ergeben ein besonderes Zustandsbild, dessen Kennzeichen Kavernenbildungen des Parenchyms sind. Diese treten meist mit dem Nierenbecken in Verbindung. Während bei der sekundären (Hydro-)Pyonephrose das Strukturbild der primären Dilatation mit Abflachung der Papillen und Verschmälerung der Columnae Bertini erhalten und der Parenchymrest nur relativ wenig und nicht destruierend vom Eiterungsprozeß befallen ist, steht bei den originären Steinpyonephrosen der Parenchymzerfall im Vordergrund. Bei der sekundären Pyonephrose steht im Anfang die Harnstauung. Die Infektion tritt erst nach Entwicklung der Hydronephrose hinzu. Bei der primären, originären Pyonephrose spielt die Harnstauung eine nur untergeordnete Rolle. Von Beginn an wird vielmehr das Bild von der eitrigen einschmelzenden Entzündung des Parenchyms beherrscht. Zwischen diesen beiden Pyonephroseformen stehen Mischformen, welche die Eigentümlichkeiten der beiden anderen Formen in sich vereinigen (s. auch Abb. 20). Sie weisen sowohl Vergrößerung des Nierenbeckens als auch Kavernenbildung auf. Diese Kombinationsformen werden meist bei jüngeren Harnabflußstörungen beobachtet, auf die sich sekundär eine akute, virulente Infektion aufpflanzt (VOELCKER), also Verhältnisse, wie sie sekundär infizierte Uretersteine manchmal bieten. Die Entwicklung

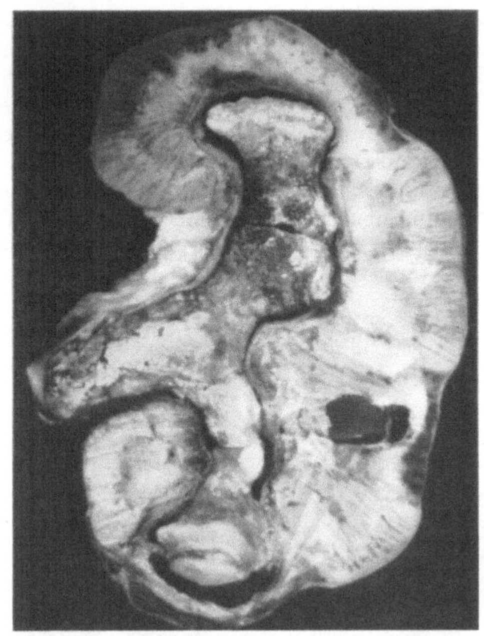

c

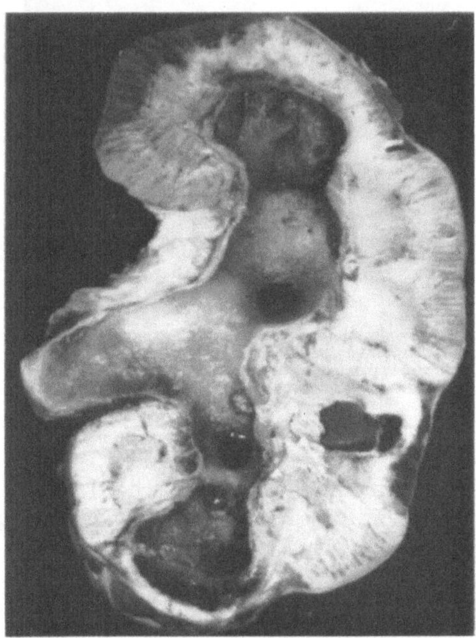

d

Abb. 19c u. d zeigen das Organ mit Stein und nach Herausnahme desselben. (Eigene Beobachtung)

der Pyonephrose läuft dabei entweder über eine umschriebene Absceßbildung im Parenchym, wie in Abb. 19c, oder aber über eine Papillitis necroticans ab. wie sie als eigenes Krankheitsbild zumal bei Diabetes mellitus häufiger beschrieben ist (Günther, Alken, Froboese, Schneider, Cremer, Mellgren u. Redell u. a.). An deren Entstehung ist maßgeblich eine Durchblutungsstörung der Papillen beteiligt (Kalbfleisch), wie auch die Tierversuche mit Ureterabbindung von Muirhead u. Mitarb. (1950) wahrscheinlich machen.

Die primäre, originäre Steinpyonephrose setzt dagegen mit einer eitrigen Einschmelzung der Kelchwände ein. Diese greift dann auf die Papillen und Markkegel über. Aus dieser eitrig-nekrotisierenden Nephritis resultieren die kavernösen Hohlräume im Parenchym. Diese können auf einen Nierenabschnitt beschränkt bleiben. Häufiger ist die ganze Niere betroffen. Bei dieser Entwicklung wird verständlich, daß weniger Harnleitersteine als Nierenbecken- und Kelchsteine die Ursache der primären Pyonephrose bilden. Sind es doch gerade akute, steinbedingte Druckgeschwüre im Kelchbereich, welche den Ausgangspunkt für eine solche Entwicklung abgeben. Das Nierenbecken bleibt nicht unbeteiligt. Es weist schwerste entzündliche Schleimhautschwellung auf. Im Bereich des betroffenen Nierenabschnittes bilden sich bei Verlust des Epithels große Granulationswucherungen im Zwischengewebe. Sie drängen in das Lumen des Nierenbeckens und der Kelche vor. Damit wird der Eiter- und Harnabfluß zusätzlich gehemmt und der Einschmelzungsvorgang in der Niere unterstützt. Diese Granulationswucherungen dringen auch in die Kavernen ein (Neuhäuser). Durch Speicherung von Fettsubstanzen aus den zerfallenden Eitermassen werden sie in ,,schwefelgelb gefärbte pyogene Membranen'' umgewandelt.

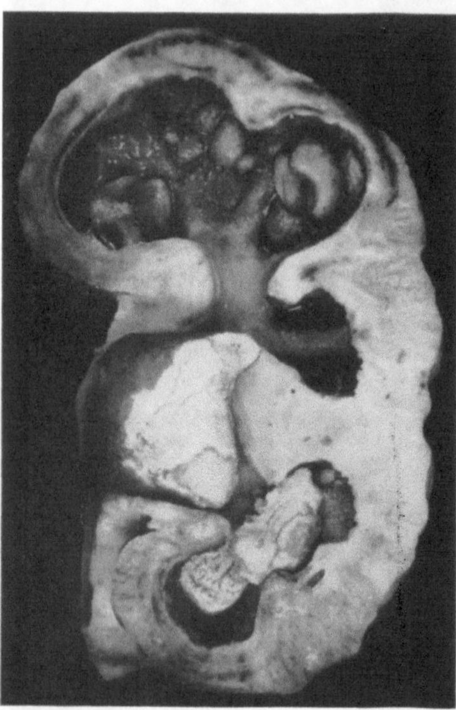

Abb. 20. Steinpyonephrose (kombinierte Form). Absceß im oberen Pol der Niere, Konkremente in erweiterten Kelchen des unteren Poles und im Nierenbecken. (Eigene Beobachtung. (Photographie des Path. Inst. der Univ. Utrecht)

Unter der Entzündung kommt es zu ödematöser Durchtränkung und eitriger Infiltration der Nierenhüllen. Im weiteren Verlauf gehen diese eine lipomatöse Wucherung und sklerotische Umwandlung ein. Im allgemeinen herrscht die fibrosklerotische Form vor, bei der die Niere von einer harten, mit der Umgebung verlöteten Bindegewebsplatte eingeschnürt ist, die eine Stärke von mehreren Zentimetern erreichen kann. Mit diesem fibrosklerotischen Fettgewebe ist die fibröse Nierenkapsel fest verbacken. Dagegen ist die Niere selbst von ihr leicht abzulösen, was operationstechnisch bedeutsam ist. In diese Sklerose des Fettkörpers wird auch das peripelvine Gewebe einbezogen. Hieraus kann eine Drosselung der Stielgefäße resultieren. Die lipomatöse Wucherung, die, wie in Abb. 18 ersichtlich, auch als Vakatwucherung intrarenal eintreten kann, bzw. die Fettkörpersklerose täuschen eine Vergrößerung des Organs vor. In Wirklichkeit sind aber sowohl Niere wie auch Nierenbecken entzündlich verkleinert, geschrumpft. Hierin liegt ein sicheres Unterscheidungsmerkmal gegenüber der sekundären Pyonephrose mit ihrem erhöhten Fassungsvermögen des Nierenbeckens. Bei der sekundären Pyonephrose gehen aber auch die Nierenhüllen keine so schwere Umwandlung ein, wie sie die primäre Form auszeichnet. Weiterhin unterscheiden sich beide Pyonephrosenformen durch das Verhalten des Harnleiters. Bei der primären Form ist der Ureter in weiter Ausdehnung von sklerotischem Fett eingescheidet (Periureteritis fibro-adiposa). Er selbst ist in ein starres, oft auch schwielig eingeengtes Rohr umgewandelt. Dagegen erweist sich der Harnleiter bei der sekundären Pyonephrose relativ unbeteiligt, sofern ein Nierenbeckenstein im Spiele war. Bei Harnleitersteinen als Ursache der Hydropyonephrose ist er sogar erweitert, wobei die Erweiterung bis Dünndarmstärke gewinnen kann. Die Periureteritis ist relativ gering. Eine schwerere Sklerose des umgebenden Fettes wird häufig sogar vermißt. Und schließlich sei als Unterscheidungsmerkmal noch die Länge des Nierenstieles hervorgehoben: seine ausgesprochene Verkürzung bei der primären Pyonephrose, eher ein gegenteiliges Verhalten bei der sekundären Form.

Jede Infektion des Nierenbeckens und der Niere greift auf den Harnleiter über. Wie es unter einer chronischen Infektion bei Steinbildung zu einer Pyelitis follicularis, granularis und cystica kommen kann, können sich gleiche Formen auch am Ureter entwickeln. Die Ureteritis follicularis beruht dabei auf einer Vermehrung des normalerweise nur spärlich entwickelten

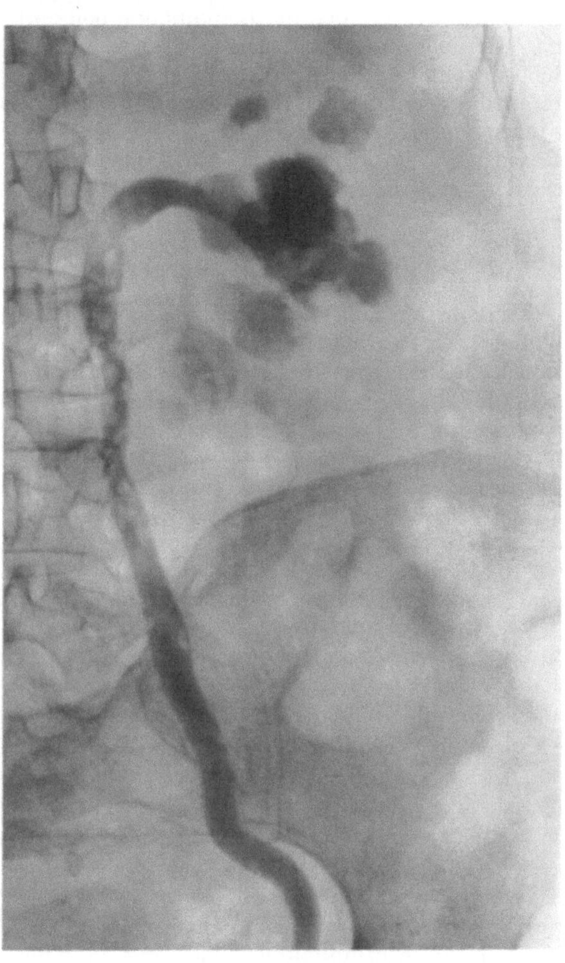

Abb. 21. Ureteritis und Pyelitis cystica bei pyelonephritischer Steinniere. Der kontrastreiche Fleck im Nierenbecken ist ein Stein. (Eigene Beobachtung)

lymphatischen Gewebes. Jede Bakterienart kann sie auslösen. Die Pyelitis und Ureteritis granularis geht auf eine Umwandlung des Übergangsepithels in Cylinderepithel und die gleichzeitige Bildung von mit diesem Epithel ausgekleideten Drüsenschläuchen zurück. Makroskopisch läßt sich die Pyelitis granularis nicht von der P. follicularis unterscheiden. Als weitere Entzündungsfolge verdienen die Pyelitis und die Ureteritis cystica Erwähnung. Die bei Entzündungen der oberen Harnwege auftretende Vermehrung der v. Brunnschen Zellnester im Stratum proprium ist bekannt, wenngleich ihr Wesen und ihre Natur bisher nicht sicher aufgedeckt ist (s. PUTSCHAR). Aus ihrer cystischen Umwandlung ergibt sich die *Pyelitis und Ureteritis cystica*. Ich erwähne aus neuerer Zeit den bei Steinbildung beobachteten Fall von HEUCK (1955). Die Abb. 21 zeigt eine eigene Beobachtung. Es handelte sich um eine 55jährige Frau mit pyelonephritischer Steinniere. Eine eigene Auffassung über die Beziehungen dieser Ureteritis cystica zur Steinbildung hat MACLEAN. Ihm bedeutet sie nicht Folge, sondern Anlaß zur Steinbildung.

Schließlich sei noch die Leukoplakie benannt, die als Folge einer chronischen, mit Epithelverlust und -regeneration einhergehenden Schleimhautentzündung sich einstellt und damit auch das Ergebnis einer Steinbildung sein kann. (Hier sei an die Versuche von LUBARSCH erinnert, der solche Leukoplakien durch Einbringen von Kirschkernen in die Harnblase hervorrufen konnte.) Sie verdient Beachtung, wie der Fall von MARIGLIANO zeigt. Er sah auf dem Boden einer solchen steinbedingten Leukoplakie ein Epitheliom sich entwickeln.

4. Nieren- und Ureterperforationen beim Steinleiden

Diese Komplikationen des Steinleidens wurden in früheren Jahrzehnten häufiger beobachtet. Durch die Fortschritte der Diagnostik und Therapie sind sie heute ein seltenes Ereignis geworden. Man darf nicht vergessen, wie jung die moderne Urologie noch ist. Wohl fallen die Entdeckung der Röntgenstrahlen, die Voraussetzung einer sicheren Steindiagnostik, die Entwicklung des Cystoskops durch NITZE (1878) und die Beweisführung, daß eine Nephrektomie nicht den Tod des Patienten bedeutet (erste erfolgreiche Nephrektomie durch G. SIMON-Heidelberg 1869) in das vergangene Jahrhundert. Die Entwicklung der funktionellen Nierendiagnostik (Chromocystoskopie nach VOELCKER-JOSEPH 1903) und der Pyelographie (VOELCKER und v. LICHTENBERG 1906) begann aber erst vor wenig mehr als 50 Jahren. Die Urographie stammt sogar erst aus den 30er Jahren dieses Jahrhunderts (ROSENOW, v. LICHTENBERG u. SWIFT). Dieser Entwicklung, ganz abgesehen von der modernen Operationstechnik und Narkose, verdanken wir aber erst die Möglichkeit und die relative Gefahrlosigkeit von Frühoperationen, auf welche die Reduzierung der hier zu besprechenden Komplikationen, zumal des Steindurchbruchs durch das Nierenbecken, zurückgeht.

Hier seien zunächst Perforationen der Niere in die Nierenhülle mit und ohne Entwicklung perinephrischer Abscesse benannt. Ich verzichte dabei auf die Darstellung des epiparanephrischen Abscesses als Folge steinbedingter eitriger Nephritis und Pyelonephritis. Größeres Interesse verdienen andere Nierenperforationen auf dem Boden einer Steinbildung. Sie können direkt durch Druckusur von Steinen, die im Parenchym oder im Kelch liegen, erfolgen. Häufiger ist indirekte Einflußnahme. Sie liegt in einer steinbedingten akuten Druckerhöhung bei schon geschädigter Niere mit umschriebener Wandverdünnung, wie sie beispielsweise bei der Hydrokalikose und bei der Pyokalikose besteht. Diese Erklärung traf meines Erachtens für eine eigene Beobachtung zu, die in den Abb. 22a und b wiedergegeben ist. Bei der Operation fand sich der größere Stein durch das Parenchym durchgebrochen, während der kleinere Stein den zugehörigen Kelch verlegte. Eine partielle Nephrektomie führte zur Heilung. Eine ähnliche Beobachtung von Perforation eines eingeklemmten Kelchsteines teilte BANKS mit. Für den Fall von COUNCILL und COUNCILL ist dagegen ein echter Durchbruch durch Usurierung von Kelch und Parenchym wahrscheinlicher. Die Spitze des Steines ragte durch das Parenchym vor. Die Steinentfernung wurde nach Zurückschieben des Steines in das Nierenbecken durch Pyelolithotomie durchgeführt, während die Parenchymwunde verschlossen wurde. Heilung bei Fünfjahreskontrolle. Ähnliche Verhältnisse wurden für einen Fall von MARTINEAU und TÜRKEL beschrieben.

Der Durchbruch von Steinen durch das Nierenbecken basiert auf Dekubital-geschwüren. Er ist deshalb fast immer entzündlicher Natur (s. in dieser Hin-sicht auch S. 191). ZIEGLER und WAHL fanden einen sol-chen Stein im retroperito-nealen Raum bei erhaltener Nierenfunktion. Bei TORDOIR war der Durchbruch des Steines in den Psoas erfolgt. Er lag in einem 3 cm großen Absceß, 12 cm unterhalb der Niere. Von hier führte ein Fistelgang zum Nierenbek-ken. VANWELKENHUYZEN sah in seinem Fall einen iliacalen Absceß. Im Fall von WET-TERWALD und CASTELAIN führte der perforierte Stein zu Senkungsabsceß- und Fistelbildung am Oberschen-kel. (Nach diesen Autoren hat POTAMPA 1949 50 Fälle von Steinperforation durch Niere und Nierenbecken zu-sammengestellt.) Ähnliche Verhältnisse lagen bei dem 1958 von STEFFENS-KREBS beschriebenen Fall bei einem 14 Jahre alten Mädchen vor. Dieser beweist zudem, daß die Steinperforation völlig symptomlos verlaufen kann und daß die Perforations-stelle im Nierenbecken sich später nicht mehr zu erken-nen geben muß. Bei sich an-bahnender Perforation des Steines wird das anliegende Gewebe in die entzündlichen Vorgänge einbezogen. Damit erklären sich Steinperforatio-nen in benachbarte Organe. Einen Durchbruch in die freie Bauchhöhle mit Aus-lösung einer diffusen Peri-tonitis, wie sie MICHON sah,

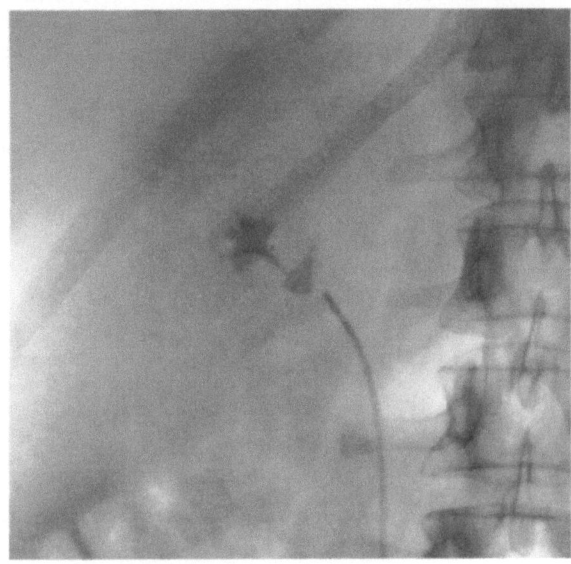

Abb. 22a. Der obere laterale Stein ist durch das Parenchym der rechten Niere perforiert. Der kleinere Stein liegt im Halse des oberen Calyx major. (Eigene Beobachtung)

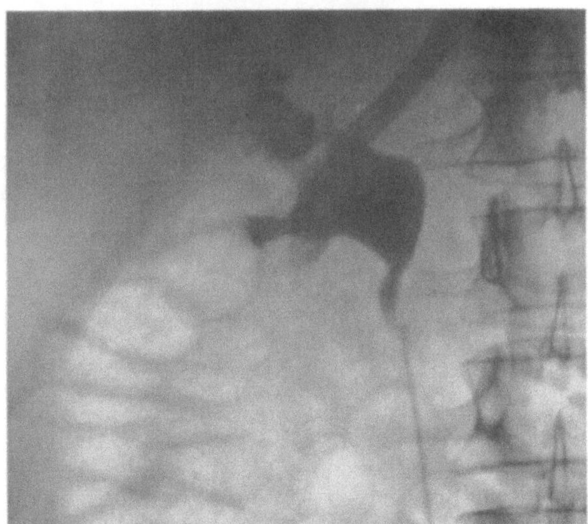

Abb. 22b. Retrogrades Pyelogramm, zum selben Fall gehörend. (Eigene Beobachtung)

bildet gegenüber solchen in den Darm eine Ausnahme. Vielmehr herrscht die Perforation mit anschließender Fistelbildung in den Darm vor. Auf der rechten Seite steht dabei solche zum Duodenum im Vordergrund (Fälle von GLASER; im Fall von JONES, MELENDY und FLYNN entwickelte sich ein Epidermoidkrebs in einer solchen Fistel. Hier auch weitere Literaturangaben.) Aus dem älteren Schrifttum verdient der Fall von MELION Erwähnung wegen der Seltenheit

eines Durchbruches in den Pylorus. Links erfolgt die Perforation und Fistelbildung meist in die Flexura lienalis oder in den absteigenden Abschnitt
des Colons. Als Beispiel führe ich einen Fall an, den ich 1953 beobachtete (s.
Abb. 23a und b). Hier fanden sich noch zwei weitere Steine im Nierenbecken und
ein 3. Konkrement im untersten pelvinen Ureterabschnitt. Bei der Nephrektomie

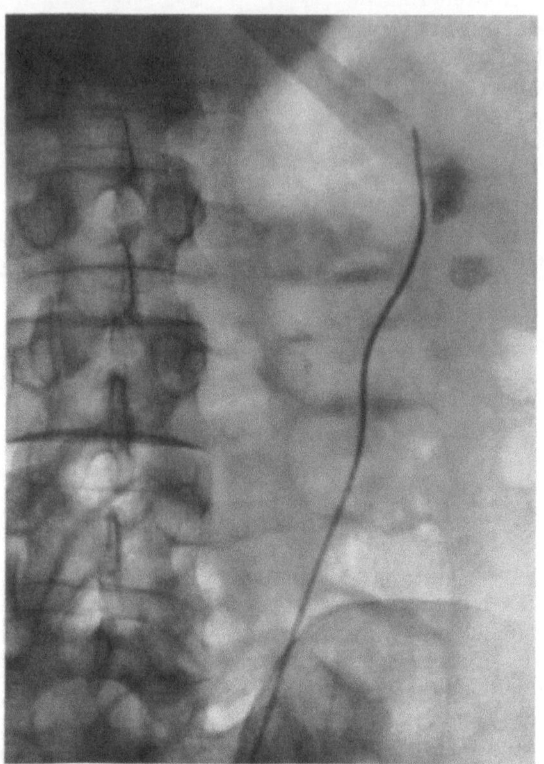

Abb. 23 a. Zwei Steine im linken Nierenbecken. (Eigene Beobachtung)

ließ sich die Fistel zum Colon descendens gut verschließen. Diese Fisteln sind
wie auch unser Beispiel zeigt, pyelographisch leicht darzustellen.

Schon oben wurde die Reaktion des Harnleiters auf solche Uretersteine beschrieben, die im Wandern aufgehalten wurden. Auch für diese Uretersteine
bilden Druckgeschwüre den Beginn der Perforation. Entsprechend den Prä-
dilektionsstellen der ruhenden Harnleitersteine werden diese Perforationen vorwiegend im iliacalen Abschnitt beobachtet. Nach STAEMMLER erfolgt die Perforation am häufigsten im intramuralen Ureteranteil mit Durchbruch in die Blase
(s. a. Fall HAGEMANN). ORKIN hat 26 Fälle der Weltliteratur von Ureterstein-
perforationen zusammengestellt. ABESHOUSE (nach WETTERWALD u. CASTELANI)
beschrieb 1939 12 Vorkommnisse dieser Art, von denen 3 im pyelo-ureteralen
Abschnitt lagen. Dieser Komplikation widmete auch PEREZ CASTRO einen Artikel.

Bei aseptischen Steinen kann eine Perforation in den retroperitonealen Raum
ohne Absceßbildung, ohne gröbere Reaktion des umgebenden Gewebes und ohne
Folge für den Ureter ablaufen, wie eine Beobachtung von BOSHAMER beweist
(persönliche Mitteilung). Der knapp erbsgroße, zackige Oxalatstein, der wenige
Tage zuvor noch als Verschlußstein wirkte, fand sich bei der Operation in Höhe

der Linea innominata außerhalb des Ureters reizlos im periureteralen Gewebe. Der Ureter selbst war fistellos verheilt. Auch in späterer Zeit zeigte sich keine Strikturierung. Diese Beobachtung beweist den schnell ablaufenden Perforationsvorgang und die schnelle Abheilung der Durchbruchstelle bei aseptischen Steinen. Ob aber das Gewebe über längere Zeit reaktionslos geblieben wäre, erscheint

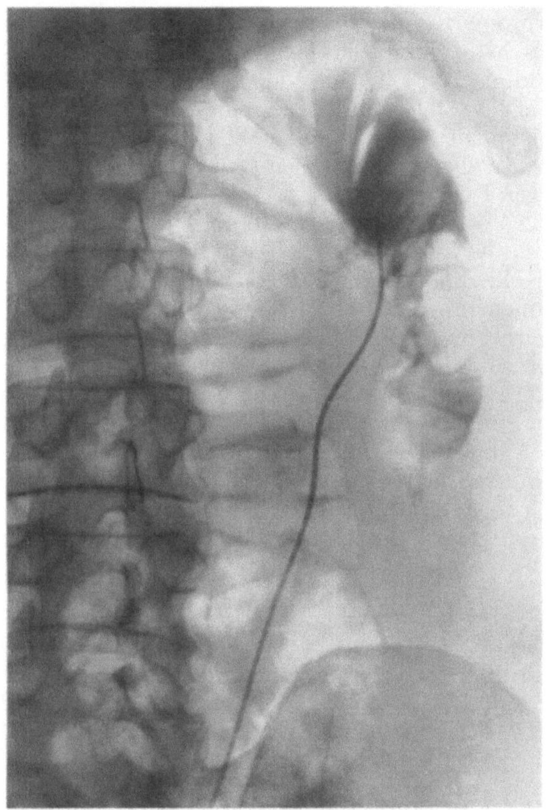

Abb. 23b. Bei der retrograden Pyelographie zeigt sich die Nierencolonfistel. Das Colon descendens ist mit Kontrast gefüllt. (Eigene Beobachtung)

fraglich. Vielmehr liegt in den lumbalen, iliacalen und paravesicalen, nach außen führenden Fistelbildungen nach Steindurchbruch der Hinweis, daß die Mehrzahl solcher Perforationen mit einem Infekt einhergeht bzw. sich ein solcher sekundär einstellt (s. Fälle von FRENKEL, BATALLA SABATE und HERMANDEZ SOLER). Wie bei Nierensteinen, so kann auch bei Uretersteinen eine Perforation in Nachbarorgane erfolgen. Als Beispiel hierfür wurden schon die Durchbrüche intramuraler Steine in die Blase angeführt (s. oben). Perforation in den Dünndarm berichteten DOTTA und DELPORTE, MORAVEK solche ins Peritoneum mit Peritonitis. Diese wie auch die zwei von CIBERT beschriebenen Fälle mit ungünstigem Ausgang zeigen die Gefahren, welche solche Steinperforationen durch den Ureter bedingen können.

Schließlich sei noch als seltenes, dem Gallensteinileus entsprechendes Vorkommnis das Auftreten eines Harnsteinileus erwähnt. KRÜGER hat einen solchen Fall nach Nierenbeckensteinperforation berichtet.

C. Symptomatologie

Die Symptome der Nierensteine sind subjektiv: Schmerz; objektiv: Steinabgang, Hämaturie, Pyurie.

1. Subjektive Symptome

Schmerz in Form von Koliken oder von Dauerschmerz ist das häufigste, dabei auch charakteristischste Symptom der Harnsteine. Jedoch gehört er nicht zwangsläufig zum klinischen Bild der Nieren- und Uretersteine. So fehlt er verständlicherweise bei der Mehrzahl der Parenchymsteine und bei den noch festhaftenden Papillensteinen. Aber auch große, das Nierenbecken weitgehend ausfüllende Konkremente sind meist „Calculs silencieux". Sie werden oft nur zufällig oder bei wegen Pyurie ausgeführter Röntgenuntersuchung entdeckt. Das Symptom „Schmerz" beschränkt sich vielmehr vorwiegend auf kleine und mittelgroße Konkremente, die frei im Nierenbecken liegen oder sich im Ureter finden. Dabei weist ein Kolikanfall mehr auf einen wandernden, Dauerschmerz oder Druckgefühl auf einen ruhenden Stein hin. Diese Regel ist jedoch nur bedingt richtig. So können Harnsteine völlig symptomlos den Ureter passieren. Sie können aber auch in ihm liegenbleiben und ihn blockieren, ohne Schmerz auszulösen. Jeder Urologe weiß über Fälle von akuter „Anurie" zu berichten, bei denen die Harnsperre ohne schmerzhafte Sensationen einsetzte und beide Harnleiter sich steinverlegt erwiesen, ein Ereignis, das besonders bei glatten Harnsäuresteinen angetroffen wird. Anderseits vermag aber auch jeder Nierenbecken- und Kelchstein, ohne daß er Tendenz zum Wandern zeigt, über eine Schleimhautirritation eine Kolik auszulösen (FEY und ASSELIN).

a) Kolikanfall oder Krampfschmerz

Dem Kolikanfall liegt ein umschriebener tetanischer Krampf der glatten Muskulatur des Harnleiters, eines Nierenkelches oder auch des Nierenbeckens zugrunde, mit dem sich akute Stauungszustände in dem Organ mit Dehnung von Nierenbecken und Nierenkapsel verbinden. Diese Betrachtungsweise macht verständlich, daß selbst kleinste Oxalatsteine wegen der von ihrer zackigen Oberfläche ausgehenden Reizung meist stärkere Koliken verursachen als größere glattwandige Cystin-, Harnsäure und Uratsteine.

Der Kolikanfall mit seinem stechenden, krampfartigen Schmerz beginnt gewöhnlich in der Nierenloge; entlang dem Ureter strahlt er in die Blase und Leistengegend aus. Seine Dauer variiert von wenigen Minuten bis zu Stunden. Mit kurzen Unterbrechungen kann sich eine Kolik aber auch über Tage hinziehen. Dabei ist der Schmerz nicht gleichmäßig stark, sondern von mehr wellenförmigem Verlauf: nach Erreichen des Höhepunktes langsames Abklingen, ohne jedoch ganz zu schwinden, und erneutes Anschwellen. Er kann sich bis zur Unerträglichkeit steigern. Von Frauen, die geboren haben, wird er vielfach als heftiger als der Wehenschmerz bezeichnet. Dem entspricht das Verhalten der Patienten. Sie wälzen sich im Bett und versuchen durch Veränderung der Körperlage — vergeblich — sich Erleichterung zu verschaffen. Sie stehen auch auf. Jedoch zwingt sie der Schmerz schon bald wieder, sich hinzulegen. Denn unter der körperlichen Bewegung gewinnt er noch an Intensität, wie auch tiefe Atemzüge den Schmerz verstärken. In anderen Fällen versagen unter dem Schmerz selbst die Beine ihren Dienst. So überraschte einen meiner Patienten eine Kolik, während er die Treppe zu seiner Wohnung heraufstieg. Solange die Kolik anhielt, war er nicht in der Lage, die letzten wenigen Stufen bis zu seiner Tür zu nehmen.

Der Kolikanfall setzt meist plötzlich ohne Vorboten ein. Er überfällt die Patienten oft während oder im Anschluß an körperliche Bewegung bzw. an körperliche Erschütterungen, wie sie Motorrad- und Autofahren mit sich bringen. Das ist verständlich. Liegt der Mehrzahl der Koliken doch der durch Bewegung begünstigte Eintritt eines Steines in den Ureterabgang oder in den Ureter selbst mit dem anschließenden Dauerkrampf der Muskulatur und der folgenden Nierenbecken- und Nierenkapseldehnung zugrunde. In anderen Fällen ist eine äußere Veranlassung nicht zu erkennen. So setzen Koliken auch gerne in der Nacht während des Schlafes ein. Hierbei ist die Beobachtung zu registrieren, daß Fälle von Steinkoliken sich an bestimmten Tagen häufen. Es sind Tage mit Frontendurchgängen. Man muß hieraus folgern, daß die atmosphärischen Einflüsse auf das vegetative Nervensystem welche nachts ja besonders wirksam sind, die durch die Harnsteine schon bedingte Krampfbereitschaft wesentlich fördern.

Der Krampfschmerz strahlt, wie gesagt, entlang dem Ureter in den Unterbauch und in die Blase, insbesondere auch in die Leisten und Hoden bzw. Schamlippen aus. Bei Männern ergibt sich aus dieser sog. inguino-genitalen Schmerzprojektion ein diagnostisch auswertbares Zeichen. Es besteht in einem Hochstand des betreffenden Hodens, ausgelöst durch Cremaster-Reflex. Auf gleicher Reizung beruht der Hodenzugschmerz (= Hyperalgesie des M. cremaster). Seltener pflanzt sich der Schmerz auch auf die Oberschenkelinnenfläche fort. Ein weiteres Zeichen liegt in der schmalen hyperästhetischen (Headschen) Zone, die sich von der Lendengegend bis zum Hypogastrium zieht. Es wird nur selten vermißt.

Jeder Kolikanfall beteiligt reflektorisch auch andere Organe und Systeme. Besonders ausgeprägt sind die Rückwirkungen auf Herz und Kreislauf. Der Puls ist klein, die Pulsfrequenz erhöht, die Gesichtsfarbe blaß. Der Kranke hat ein Gefühl von Kälte und schwitzt stark. Die Reaktion auf den Magen zeigt sich in Form von Übelkeit und Brechreiz. Auf der Höhe des Kolikanfalles setzt vielfach auch Erbrechen ein. Dieses zeitliche Eintreten des Erbrechens ist differentialdiagnostisch wichtig gegenüber dem Erbrechen bei Perforationsperitonitis, das erst dem Schmerzanfall folgt. Reflektorisch bedingt ist auch der Meteorismus. Er macht sich bei der Röntgenuntersuchung unangenehm bemerkbar, da er sich bildmäßig stark abzeichnet und die Steinerkennung erschwert. Über einen renorenalen Reflex erklärt sich die Oligurie, welche die Mehrzahl aller Kolikanfälle begleitet. Sie kann bis zur Anurie gesteigert sein. Das Vorkommen einer solchen *Reflexanurie* wird von H. B. WULFF bestritten, womit er sich in Gegensatz zur allgemeinen Auffassung stellt. Allerdings ist eine Reflexanurie selten. Ihre Diagnose darf auch nur bei Ausschaltung einer doppelseitigen Harnsperre gestellt werden, wobei nichtschattengebende Konkremente nicht übersehen werden dürfen. In den zwei eigenen Beobachtungen steinbedingter Reflexanurie setzte die Funktion der Zweitniere sofort nach Entlastung der gestauten Niere wieder ein. In allen anderen Fällen war die Anurie nur vorgetäuscht durch doppelseitige Harnsperre oder durch Verlegung des Harnabflusses, bzw. lagen Aplasie oder Hypoplasie der Zweitniere vor. Auf den renorenalen Reflex geht auch die *kontralaterale Schmerzempfindung* zurück, eine Erscheinung, welche relativ selten ist. Hierbei wird die Kolik nicht in der betroffenen, sondern in der gegenseitigen Niere verspürt. Dieses führt verständlicherweise leicht zu Irrtümern, was vor der Röntgenära schwerwiegende Folgen zeitigen konnte. Unter besonderen Umständen kann die richtige Diagnosestellung aber auch heute noch Schwierigkeiten bereiten. BALVERS (Tilburg) berichtete mir folgenden Fall: Bei schweren rechtsseitigen Koliken ergab die Röntgenaufnahme einen Harnleiterstein auf der Seite der Leber. Es lag jedoch ein Situs inversus vor, so daß es sich in Wirklichkeit um einen linksseitigen Harnstein mit kontralateraler Schmerzempfindung handelte. Mir ist nicht bekannt, ob bei Situs inversus kontralaterale Schmerzangabe häufiger vorkommt.

Relativ selten wird Ausstrahlen der Schmerzen in den Schulterblattbereich geklagt (renothorakale Irradiation), wodurch eine Gallenkolik vorgetäuscht werden kann.

Je tiefer der kolikauslösende Stein im Harnleiter liegt, um so ausgesprochener pflegt sich Harndrang mit Entleerung von nur wenigen Kubikzentimetern Urin einzustellen. Hierin liegt ein gewisser Hinweis auf den Steinsitz. Ein weiterer ergibt sich aus der Lokalisation des Krampfschmerzes. Bei Nierenbeckensteinen liegt er vorwiegend in der Lendengegend, bei Uretersteinen ist er dagegen mehr bauchwärts bis unter Nabelhöhe konzentriert. Dabei ist zu beachten, daß sich tiefsitzende, juxtavesicale Uretersteine nicht durch Schmerz im Unterbauch anzeigen. Der Schmerz wird vielmehr wesentlich höher, ungefähr in Nabelhöhe. geklagt und zieht von hier lendenwärts.

Mit Freigabe der Harnpassage, d. h. wenn das Konkrement aus dem Ureterabgang ins Nierenbecken zurückfällt oder aus dem Ureter in die Blase geboren wird, hört die Kolik meist schlagartig auf. Zugleich schwinden die Abdominalerscheinungen. Nur die Gesichtsblässe hält noch längere Zeit an. Oft fällt eine relative Harnflut auf, die sich mit der Schmerzfreiheit einstellt. Jedoch keine dieser Erscheinungen gibt die Sicherheit, daß der Stein auch wirklich abgegangen und die Passage wirklich frei ist. Diese ist erst — und auch nur relativ — durch die Ausstoßung eines Steines nach außen gegeben: Vielfach sistieren die Schmerzen, verliert sich auch jedes Druckgefühl, obwohl noch der Stein im Ureter (oder im Nierenbecken) verweilt. Als Beispiel möchte ich einen Patienten anführen, der wegen einer akuten Kolik in meine Behandlung trat. Ich fand bei ihm einen im pyeloureteralen Übergang eingeklammerten Ureterstein mit hydronephrotischer Umwandlung der Niere. Anamnestisch wurde eine einzige Kolik angegeben, die 25 Jahre vorher aufgetreten war. Für die ganze spätere Zeit wurden subjektive Beschwerden von seiten der Niere bis zu dieser erneuten Kolik verneint. Man erkennt hieraus die Notwendigkeit und absolute Verpflichtung zu einer Röntgenkontrolle eines jeden Patienten, der wegen einer Kolik in die Behandlung tritt. Sie ist auch dann gegeben, wenn ein Stein ausgestoßen wurde, ist doch multiples Vorkommen von Konkrementen nicht selten. Zudem würden lokale, die Bildung von Rezidivsteinen fördernde Störungen (Harnabflußhemmung) nicht erfaßt werden. Um so bedeutungsvoller noch ist sie in den Fällen, wo kein Stein geboren wurde. Diese Forderung ergibt sich auch aus der Tatsache, daß sich Koliken anderer Genese nicht von den steinbedingten unterscheiden. Die Erscheinungen sind absolut gleichartig. Art und Ursache der Kolik lassen sich nur durch weitere Untersuchungen klären, an deren Spitze die Röntgenuntersuchung steht. Man vergesse nicht, daß die steinbedingte Kolik gegenüber solchen aus anderen Ursachen prozentual zurücksteht. So berechneten Chauvin und Jean auf 4200 ihrer urologischen Kranken 486 mit Koliken. Von diesen hatten aber nur 186, d. h. 38,3% ihre Ursache in Harnkonkrementen. (Von diesen waren 62 Nierensteine, die übrigen Uretersteine, von denen sich 38 im lumbalen und 86 im pelvinen Ureteranteil fanden.) Es ist also absolut falsch, jede Kolik auf Steine zu beziehen, wie andererseits auch nur ein Teil der Steine sich durch Koliken zu erkennen gibt: Von den 120 Steinpatienten von Cottet wiesen nur 80, also 66,6% Kolikschmerzen in der Anamnese auf. Koliken treten in erster Linie bei wandernden Steinen auf. Für ruhende Steine, sowohl des Nierenbeckens als auch des Harnleiters, bildet vielmehr der Dauerschmerz ein wichtiges Symptom.

b) Dauerschmerz

Hierbei lassen sich 2 Arten unterscheiden. Die erste bedeutet ein anhaltendes leichtes, mehr dumpfes, unbestimmtes Druckgefühl in der Costo-Vertebral-Gegend. Es kann so gering sein, daß es dem Patienten erst auf besonderes Befragen zum Bewußtsein kommt. Die Ursache liegt in einer chronischen Harnstauung, weshalb diese Beschwerden in erster Linie an ruhende Nierenbecken- und Uretersteine und an Hydronephrosenbildung denken lassen. „Damit wird", wie BOSHAMER sagt, „dieses subjektive Symptom eines der wichtigsten Symptome dieser Erkrankungen überhaupt und es gibt uns, sowenig bedeutsam es dem Kranken erscheinen mag, den wichtigsten Anhaltspunkt zur Erkennung und Erfassung dieser Erkrankungen." Die 2. Art bildet ein ziehender, an Intensität wechselnder Dauerschmerz. Er wird durch Erschütterungen des Körpers, durch körperliche Arbeit, durch langes Stehen oder Gehen verstärkt. Dieser Dauerschmerz ist besonders dann auf ruhende Harnsteine verdächtig, wenn er sich Koliken anschließt. Aber auch in jedem anderen Fall sollte er Indikation zu einer urologischen Kontrolle bilden, wobei zumal auf Harnsteine zu fahnden ist. Dabei beschränkt sich — und diese Kenntnis ist bedeutungsvoll —, dieser als ausgesprochen störend empfundene Dauerschmerz vielfach nicht auf die Lendengegend; häufig wird er auch in den Bauch lokalisiert und kann selbst die gegenseitige Nierengegend betreffen. Durch diese Reflexirradiationen ergeben sich leicht differentialdiagnostische Fehldiagnosen. Sie entsprechen denen bei der akuten Kolik mit dem Unterschied, daß ein mehr chronischer Prozeß angenommen wird (s. unten).

2. Objektive Erscheinungen

a) Steinabgang

In der Ausstoßung eines in die Blase abgegangenen Steines mit der Miktion nach außen liegt der Beweis, daß die vorausgegangene Kolik steinbedingt war. Dieser Beweis wird trotz „erfolgreicher Kolik" in anderen Fällen nicht erbracht: Das Konkrement verbleibt in der Blase, wo es über lange Zeit verweilen kann, ohne Beschwerden zu machen. Dieses kommt besonders häufig bei bestehender Harnretention durch Blasenhalsadenom oder Sphincterstarre vor. In der Folgezeit wird ein solcher Stein, zumal wenn eine Harninfektion eintritt, gerne zum Kern eines großen Blasensteines. Das Konkrement kann auf seiner Wanderung aber auch in der Harnröhre festgehalten werden und als Urethralstein in Erscheinung treten. Diesem Ereignis begegnet man zumal bei Divertikeln und Strikturen der Urethra sowie bei säbelscheidenartiger Veränderung der hinteren Harnröhre, wie sie Blasenhalsadenome bedingen.

Mit der Geburt des Steines in die Blase sistiert fast augenblicklich die Kolik; zum mindesten ergibt sich Erleichterung, die zur Schmerzfreiheit überführt. Um so enttäuschender wirkt ein erneuter ziehender und selbst kolikartiger Schmerz, der in einem gewissen Prozentsatz der Fälle trotz Steinabgangs wenige Stunden später einsetzt. Er erklärt sich durch eine Abflußbehinderung infolge Verschwellung des traumatisierten Ureterostiums. Mit dieser Erklärung soll man sich jedoch nicht zufriedengeben im Hinblick darauf, daß mehrere Konkremente vorhanden sein können, von denen noch ein weiteres im Ureter oder auch im Nierenbecken verblieb. Deshalb ist, auch bei erwiesenem Steinabgang, d. h. also in jedem Falle, eine Röntgenkontrolle erforderlich.

Schließlich bleibt noch die Tatsache zu erwähnen, daß, um eine Morphininjektion zu erhalten, Hysterische und zumal Morphinisten nicht ganz selten eine Kolik vortäuschen und als Beweis einen angeblich jetzt oder früher abgegangenen

Stein vorweisen. Die Überprüfung dieses „Harnsteines" und die Ausschließung seines Ursprungs aus dem Harnsystem läßt manchmal schon die Simulation bzw. Täuschung erkennen. Im übrigen wird die richtige Diagnose sich aus der Allgemeinuntersuchung und aus dem *Harnbefund* gewinnen lassen.

b) Harnbefund

Die Harnuntersuchung ergibt bei aseptischen Steinen fast ausnahmslos saure *Harnreaktion*. Bei sekundären Konkrementen von Struvitcharakter herrscht dagegen die alkalische Reaktion vor. Der Urin enthält Tripelphosphate. Bei infektiösen, zumal colibedingten, einseitigen Phosphatsteinen ist dagegen eine amphotere und auch schwachsaure Reaktion nicht selten. Hierfür ist die Ausscheidung durch die normale Niere mitbestimmend.

Das *spezifische Gewicht* des Harns ist bei fehlender Nierenstörung normal. andernfalls durch diese beeinträchtigt.

α) Hämaturie

Als wesentliches objektives Symptom ist die Hämaturie zu werten. Sie rechnet zu den Symptomen, welche in Verbindung mit einer Kolik oder einem Dauerschmerz Steinbildung in den Harnwegen wahrscheinlich machen. Dieses trifft mehr noch für die nur mikroskopisch erkennbare Erythrurie als für die Makrohämaturie zu.

Bei der Makrohämaturie ist die außerordentliche Färbekraft des Hämoglobins zu berücksichtigen. Schon der Zusatz von 10% Blut zum Urin erweckt den Eindruck reinen flüssigen Blutes. 1%iger Zusatz vermittelt dem Urin noch starke blutige Färbung und selbst bei $1^0/_{00}$ ist er noch deutlich rötlich oder bräunlich verfärbt. Da manche Medikamente dem Urin eine Blutfarbe vermitteln, ist mikroskopische Kontrolle erforderlich.

Steinbedingte Makrohämaturien, bei denen auch Blutkoagel mit dem Urin entleert werden können, setzen vielfach im Anschluß an Koliken ein. Sie werden aber auch bei Konkrementen beobachtet, welche bis dahin erscheinungslos waren oder bei denen die Kolik schon längere Zeit zurückliegt. Ihre Ursache liegt in der Traumatisierung der Schleimhaut mit Arrosion derselben und selbst mit Geschwürsbildung. Deshalb überwiegt ihr Vorkommen auch bei den zackigen Calciumoxalatsteinen. Wesentlich seltener werden diese Blutungen bei Steinen mit glatter Oberfläche gefunden, d. h. bei Phosphat-, Harnsäure- und Cystinsteinen. Als Blutungsquelle ist bei Nierenbeckensteinen aber auch eine Kelchpyelitis (Günther) zu berücksichtigen. Meist währt die Blutung nur kurze Zeit. Nur in Ausnahmefällen erreicht sie solchen Grad, daß sie Anlaß zu operativem Vorgehen gibt. Selbst tödlich verlaufene Blutungen wurden beschrieben. Hierzu rechnen solche durch Steinarrosion der Arteria renalis. Zu erwähnen bleibt noch, daß eine Hämaturie selbst über eine Gerinnselbildung im Ureter echte Koliken auslösen kann.

In den meisten Lehrbüchern wird als Unterscheidungsmerkmal gegenüber der Tumorblutung und derjenigen durch Urotuberkulose der zeitliche Zusammenhang der Steinblutung mit körperlicher Arbeit und Bewegung angegeben. Im Gegensatz zur Steinblutung stelle sich diejenige durch Tumoren oder bei tuberkulöser Papillitis ohne erkennbaren äußeren Anlaß und ohne subjektive Symptome plötzlich ein, um ebenso plötzlich wieder zu schwinden. Nach meinen Erfahrungen ist dieses Merkmal nur sehr bedingt verwertbar. Wohl war der zeitliche Zusammenhang mit körperlicher Bewegung bei fast allen Blutungsfällen durch Blasensteine gewährt. Bei solchen durch ruhende Nierenbecken- und Harnleitersteine war er jedoch häufig nicht gegeben. Fiel der Blutungsbeginn doch selbst in die Zeit des Nachtschlafes. In dieser fehlenden Möglichkeit, die Steinblutung klinisch sicher von der Tumorblutung abzugrenzen und Tumoren und Papillome sowie eine Uro-Tb. als Blutungsursache auszuschließen, liegt die absolute Indikation zur endoskopischen Untersuchung begründet, wobei dieselbe möglichst noch während der Blutung erfolgen soll.

Anders liegen die Verhältnisse bei der *Erythrurie (Mikrohämaturie)*. Hier ist nicht zu verkennen, daß die auch bei ruhenden Harnsteinen im Urin fast immer nachweisbaren Erythrocyten nach körperlicher Bewegung vermehrt erscheinen[1]. Diese Feststellung ist von diagnostischer Bedeutung. Läßt sich doch aus ihr die Diagnose eines Steines mit großer Wahrscheinlichkeit ableiten, obwohl die Erythrurie als solche Symptom vieler urologischen Erkrankungen ist. Hierin liegt auch ein Unterscheidungsmerkmal gegenüber der Appendicitis, die differentialdiagnostisch sowohl beim wandernden wie auch beim ruhenden Stein in Betracht zu ziehen ist. Eine Erythrurie, zumal wenn sie sich bei körperlicher Bewegung verstärkt, spricht gegen eine Appendicitis. Es sind absolute Ausnahmefälle, wo eine Appendicitis eine Mikrohämaturie verursacht oder bei einem Steinleiden Erythrocyten im Urin vermißt werden.

β) Pyurie

Eine *Pyurie* in ihrer massiven Form findet sich als objektives Symptom nur bei großen infektiösen Harnsteinen. Nicht selten ist sie der einzige Hinweis auf große Korallensteine. Die wenigen, im Urin sich findenden Erythrocyten können durch die Masse der Leukocyten völlig verdeckt werden. Subjektive Erscheinungen fehlen oft völlig. Die Klärung wird durch eine Röntgenaufnahme leicht erbracht. Sie weist den großen Stein als Ursache der Pyurie aus. Pyurien leichtesten Grades, d. h. Leukocyturien, werden aber auch bei aseptischen Steinen beobachtet. Stärkeren Umfang haben sie in Fällen mit sekundärer Infektion. Durch Harnstauung sowie durch Traumatisierung des Nierenbeckens bereitet der aseptische Stein den Boden für eine bakterielle Infektion vor. Über die Häufigkeit dieser Komplikation orientieren die in Kapitel VII des 1. Abschnittes dieses Buches zusammengestellten Statistiken über Bakterienbefund im Harn Steinkranker. Eine leichte Leukocyturie begleitet mit der Zeit aber auch jedes Steinleiden aseptischer Natur. Für sie sind die aseptische Pyelitis und die sich entwickelnde interstitielle Nephritis (s. oben) verantwortlich. Diese interstitielle Nephritis erklärt auch den *Eiweißbefund* im Steinkrankenharn, der allerdings nur leichteste Grade hat und auch nur zeitweise nachweisbar ist. Eine bei der Eiweißprobe über feinste Opalescenz hinausgehende Trübung, die sich nicht zellbedingt erklärt, muß den Verdacht auf eine chronische Pyelonephritis erwecken.

γ) Kristallurie

Sedimentbildung und Steinbildung sind nicht identisch. Aus einer Kristallurie läßt sich somit nicht auf Steinbildung schließen. Oxalurie kommt häufiger für sich als in Verbindung mit Oxalatsteinen vor (HAMMARSTEN u. a.). Bekannt ist auch die Auslösung echter Koliken durch massive Oxalurie und Uraturie (Leukämie). Das bedeutet, daß selbst die Verbindung von Koliken und Sedimenturie nicht die Berechtigung zur Steindiagnose gibt. Trotzdem hat die Feststellung einer Kristallurie bei bestehendem Steinleiden gewisse Bedeutung. Gibt sie doch Hinweise auf die Natur des Steines. Harnsäure- und Uratkristalle bekräftigen

---

[1] ISRAEL (nach GROSSMANN) gibt Erythrurie für jeden Steinfall, CHWALLA für 97% seiner Steinfälle an. BRAASCH und MOORE beobachteten sie dagegen nur in 88%.

die Diagnose eines Harnsäure- bzw. Uratsteines, Oxalate diejenige eines Calciumoxalatsteines. Tripelphosphate findet man nur bei ammoniakalischer Harnzersetzung, welche Voraussetzung einer Struvitsteinbildung ist.

c) Fieber

Im Auftreten von Fieber liegt bei Steinkranken ein sicherer Hinweis nicht nur
auf eine Harninfektion, d. h. auf eine Pyelitis bzw. Pyelonephritis, sondern auch auf
eine zugleich bestehende Harnstauung. Dabei geht die Temperaturerhöhung im
allgemeinen der Schwere der Infektion und dem Grad der Harnstauung parallel.
Die sog. akute „komplizierte" Pyelitis, durch Steinverschluß der oberen Harnwege ausgelöst, ist durch Schüttelfrost und hohes Fieber gekennzeichnet. Dieses
fällt schlagartig ab, sobald die Niere entlastet und die Harnsperre gelöst wird.
es sei denn, daß sich eine fortschreitende akute Pyelonephritis entwickelte. Bei
großen infektiösen, mit massiver Pyurie verlaufenden Korallensteinen wird normalerweise jede Temperaturerhöhung vermißt. Sie ist vielmehr an Stauungen
gebunden, die sich dabei auf einen Kelchbezirk beschränken können. Die hierbei
einsetzende leichte Temperaturerhöhung wird subjektiv vielfach kaum vermerkt.
Erst bei grober, große Nierenbezirke einbeziehender Harnstauung wird höheres
Fieber gemessen.

Eine steinbedingte Fieberattacke, mag sie auch schnell abklingen, ist für den
Betroffenen keineswegs gleichgültig. Nur dann, wenn der (aseptische) Stein bald
entfernt und anschließend die Infektion zur Ausheilung gebracht wurde, zeitigt
sie keine nachhaltigen Folgen. Jeder Fieberschub beweist eine die Niere beteili-
gende Infektion, die, solange der Stein verbleibt, nicht ausheilen kann. Die
Entzündung ergreift vielmehr langsam weitere Nierenabschnitte. In dieser
chronischen Pyelonephritis liegt aber mit die Ursache für die Neigung dieser
Nieren zu Steinrezidiven und für das beschleunigte Wachstum, das verbliebene
Konkremente auch dann zeigen, wenn mit der Infektion nicht ein Wandel zur
Entwicklung des sog. infektiösen Steines eintritt (s. auch Abschnitt VII, S. 62).
Bei den großen Korallen- und Hirschgeweihsteinen ist mit jeder Harnstauung.
d. h. mit jedem Fieberschub, eine Ausweitung des pyelonephritischen Prozesses
verbunden.

D. Diagnostik

Die folgenden Abschnitte beschränken sich auf die Untersuchungen, welche
dem Nachweis des Steinleidens dienen. Die Diagnostik hat dabei gleichzeitig
auch Größe, Zahl und Lage der Steine zu umfassen sowie die Funktion der
Nieren und das Vorliegen einer Infektion zu bestimmen. Die weitergehenden
Untersuchungen, welche nach erfolgter Steindiagnostik dessen Entwicklung aus
Stoffwechsel- und anderen Störungen des Gesamtorganismus (Calcul d'organisme)
auszuschließen bzw. zu sichern trachten, werden in einem gesonderten Abschnitt
(S. 229) abgehandelt. Dabei ist mit besonderer Aufmerksamkeit auf Abfluß-
störungen im pyeloureteralen Übergang zu achten (Calcul d'organe).

1. Die Anamnese

Die Anamnese ist hinsichtlich einer Nierenerkrankung vielfach leer. Sie kann
aber gewisse Hinweise auf ein vorliegendes Steinleiden dadurch geben, daß sie
für die Aszendenz oder bei Geschwistern eine solche Erkrankung verzeichnet
(s. auch S. 38). Mit der Angabe des Patienten, schon früher Koliken gleicher
Art durchgemacht zu haben, verdichtet sich die Wahrscheinlichkeit eines Stein-
anfalles. Jedoch bleibt zu berücksichtigen, daß Koliken auch andere Ursachen

als Konkremente zugrunde liegen können. Berichtet der Patient aber über Steinabgang in vergangener Zeit, so ist man zu der Annahme, daß jetzt wieder ein Stein vorliegt, wohl berechtigt.

2. Physische Diagnostik im Steinanfall

Über die Erscheinungen der Kolik wurde oben berichtet, Hier seien nochmals die durch den Schmerz hervorgerufene Unruhe des Patienten und seine Blässe hervorgehoben. Der Patient schwitzt, stöhnt, wälzt sich hin und her, ist ratlos vor Schmerz. Die Atmung ist relativ flach. Tiefe Atemzüge werden vermieden, da sich unter ihnen der Schmerz verstärkt. Bei der Inspektion fällt weiter ein Hochstand des Hodens der betroffenen Seite auf. In diesem Zustand wird die Abdominaluntersuchung durch eine gewisse Abwehrspannung oft erschwert. Diese erreicht jedoch nur selten Grade wie bei einer Magen- oder Darmperforation. Man beachte dabei den Verlauf der Headschen Zone, die weiteren Aufschluß geben kann. Bei Prüfung der Druckempfindlichkeit erweist sich fast immer die Costo-Vertebral-Gegend als besonders schmerzhaft. In anderen Fällen wird die Empfindlichkeit mehr nach vorn in den Oberbauch verlegt. Dem Druckschmerz entspricht der durch Perkussion und Erschütterung ausgelöste Schmerz. Er wird beim Aufrichten des Oberkörpers aus der Rückenlage verstärkt bzw. ausgelöst, wie gleiches bei der akuten Appendicitis der Fall sein kann. Das Bild kann aber, wie oben dargelegt, durch die verschiedenen Reflexirradiationen stark variieren, Erkrankungen anderer Organe vortäuschen und zu Fehldiagnosen Anlaß geben. In erster Linie kommen dabei differentialdiagnostisch die akute Appendicitis, die Gallenkolik, der Ileus und die Perforationsperitonitis in Frage. Gemeinsame Erscheinungen der akuten Appendicitis und der Steinkolik liegen in dem Flankenschmerz und der auch bei der Kolik zu beobachtenden Bauchdeckenspannung. Deshalb ist die Beachtung der die Erkrankungen trennenden Symptome von besonderer Wichtigkeit. Auf den unterschiedlichen Eintritt des Erbrechens wurde oben schon hingewiesen, ebenso auf den eine Kolik bestätigenden Hodenhochstand und Hodenzugschmerz. Beim Stein vermißt man die Druckempfindlichkeit des Douglas; für Nierenkolik und gegen Appendicitis spricht weiterhin das Nachlassen oder Schwinden der Schmerzen nach Injektion eines Spasmolyticums oder Setzen einer Cardiazol-Quaddel (WAITZ u. HEMMERLE). Die Headsche Zone gibt keinen zuverlässigen Hinweis. Sie nimmt bei Ureterkolik und bei der Appendicitis vielfach gleichen Verlauf. Bedeutsamer ist der Nachweis einer Hämaturie oder gröberen Erythrurie. Sie spricht mit Sicherheit gegen eine Appendicitis, wobei allerdings zu beachten bleibt, daß vereinzelte Erythrocyten, wenngleich selten, auch bei einer akuten retrocöcalen Appendicitis beobachtet werden können.

Bei Berücksichtigung des zwischen den Schulterblättern gelegenen Boas-Druckpunktes in Verbindung mit der Harnuntersuchung (Gallenfarbstoffe, Erythrurie) bereitet die Differentialdiagnose zwischen Gallen- und Nierenkolik meist keine Schwierigkeiten.

Der Peritonitis und dem Ileus ist der Meteorismus mit der Steinkolik gemein. Eine Fehldiagnose läßt sich aber vermeiden: Auskultation des Abdomens (klingende, metallische Geräusche), Palpation des Abdomens (Steifungen), Urinkontrolle auf Erythrocyten und Indican. Weiterhin ist der Eintritt des Erbrechens zu beachten, aber auch, ob ein Hodenhochstand besteht.

Durch die renothorakale Schmerzprojektion kann besonders bei Kindern eine beginnende Pneumonie vorgetäuscht werden. Hinzu kommt die flache Atmung, da tiefe Atemzüge den Schmerz verstärken. In der Körpertemperatur, dem

Blutbild und der Blutsenkung einerseits, in dem Urinbefund und dem Hodenzugschmerz andererseits, liegen aber Hinweise zur richtigen Diagnose.

3. Physische Untersuchung
im Intervall bzw. bei ruhenden Konkrementen

Die physische Untersuchung bietet im Intervall bzw. bei ruhenden Konkrementen insofern größere Möglichkeiten, als der Patient, nicht schmerzgequält,
präzisere Angaben macht. Doch auch hier sind sie beschränkt. Nierensteine
lassen sich nicht palpatorisch nachweisen. Nur bei chronischem Steinleiden mit
ausgesprochener Kapselverdickung wird die Niere palpabel vergrößert. Dagegen
sind Uretersteine des untersten Harnleiterabschnittes häufiger zu fühlen. Das
ist besonders bei Frauen bei vaginaler Untersuchung der Fall. Beim Manne liegen
die Verhältnisse ungünstiger. Der palpatorische Steinnachweis gelingt auch nur
bei rectaler Untersuchung nach der Methode von Marion, d. h. bei Rückenlage
des Patienten mit stark angezogenen Beinen. Voraussetzung ist auch, daß der
Patient nicht zu fettleibig oder zu muskulös ist.

Die körperliche Untersuchung auf Harnsteine konzentriert sich vorwiegend
auf den Nachweis einer umschriebenen Druckempfindlichkeit im Nieren- oder
Ureterbereich. Für Nierensteine ist ein stechender Schmerz charakteristisch, der
auf Druck im Costo-Vertebralwinkel auftritt und der nach unten ausstrahlen
kann. Bei negativem Ausfall ergeben die Untersuchung nach Guyon oder die
Perkussion nach Burgerhout häufiger noch einen Anhalt. Die erste Methode
prüft die Empfindlichkeit der Niere durch ballottierenden Druck der Finger
einer Hand dorsal in der Lendengegend, während die andere Hand im Oberbauch
vorne einen leichten Gegendruck ausübt. Die Perkussion nach Burgerhout wird
am sitzenden Patienten ausgeführt. Sie besteht in kurzen Schlägen mit der
Ulnarseite der Hand auf die Lendengegend. Ein weiterer, bei Nierensteinen öfters
positiver Druckpunkt liegt im Oberbauch, dem Costo-Vertebralwinkel gegenüber.
Zuverlässiger als dieser „vordere Druckpunkt" erweist sich der von Boshamer
angegebene Punkt, welcher mehr medial, etwa 2 Querfinger breit neben der
Mittellinie oberhalb Nabelhöhe gelegen ist. Er ist auch bei höherliegenden Uretersteinen meist positiv. Von sonstigen, zur Uretersteindiagnose beschriebenen
Druckpunkten seien hier benannt:

1. derjenige von Israel: Er liegt 2 Querfinger breit oberhalb des Schnitt-
punktes der Verbindungslinie beider Spinae iliacae supp. mit der durch das
Pecten ossis pubis gezogenen Vertikalen. Als

2. Bazyschen Punkt bezeichnet man einen solchen in Nabelhöhe oberhalb
des McBurney-Punktes.

3. Den Tourneurschen mittleren Ureterpunkt findet man an der Kreuzung
der Bispinallinie mit der Vertikalen, die von der Grenze des mittleren und inneren
Drittels des Poupartschen Bandes nach oben zieht.

Schon die Lage der genannten Punkte nahe dem Kümmell-, dem McBurney-
und dem Lanz-Punkt läßt folgern, daß die körperliche Untersuchung für sich
allein vielfach noch keine sichere Abgrenzung eines rechtsseitigen Harnleitersteines gegenüber einer subakuten bzw. chronischen Appendicitis gewährleistet.
Hier führt die Harnuntersuchung weiter. Gegebenenfalls führe man sie auch im
Anschluß an körperliche Bewegung durch (Erythrurie s. oben). Diese Untersuchung ist aber auch für alle anderen Fälle zu fordern. Zumal bei fehlender
Druckempfindlichkeit des Nierenlagers kann in dem Nachweis einer Erythrurie
der einzige bestimmende Hinweis auf ein Steinleiden liegen. Man vergesse nicht,
daß, abgesehen von der Appendicitis, auch Erkrankungen anderer Bauchorgane

durch Reflexirradiationen vorgetäuscht werden können. Hier seien die chronische Gastritis, die chronische Enteritis und die chronische Cholecystopathie genannt.

Aus dem Gesagten geht hervor, daß auf Grund der körperlichen Untersuchung in Verbindung mit der Harnkontrolle sich nur die Wahrscheinlichkeitsdiagnose eines Steinleidens stellen läßt. Sie muß durch weitere Untersuchungen erhärtet werden. Hier steht die Radiographie an erster Stelle.

4. Radiographie

Der Radiographie kommt nicht nur für die Diagnose, sondern auch für die Beurteilung des Gesamtbildes größte Bedeutung zu. Die endoskopische Untersuchung, früher bei der Steindiagnostik führend, ist heute an die 2. Stelle getreten. Sie ist mit Ausnahmefällen erst dann berechtigt, wenn die Radiographie in Form der Leeraufnahme und der Urographie kein sicheres Ergebnis zeitigte und Unklarheiten verblieben.

Etwa 95% aller Harnsteine sind sog. Kalksteine und damit schattengebend. Steine dieser Art zeichnen sich röntgenologisch bis herunter zu Stecknadelkopfgröße ab, sofern sie sich nicht mit dem Knochen decken. Nur etwa 5% der Harnsteine sind nicht schattengebend und damit radiographisch nur unter besonderen Bedingungen zu erfassen. Es sind die aus Uraten, Harnsäure und Cystin sich aufbauenden Konkremente. An diese Steinarten ist besonders bei älteren adipösen Menschen bzw. bei Kindern zu denken.

Die Röntgenaufnahmen sollen stets mit gleicher Technik durchgeführt werden. Der Focusplattenabstand soll 100 cm betragen und der Zentralstrahl auf den Nabel eingestellt sein. Diese gleichmäßige Einstellung ermöglicht den Vergleich mit früheren Aufnahmen und läßt so Wachstum und Lagewechsel von Steinen erkennen. Bei dieser Einstellung wird aber auch das kleine Becken und damit der unterste Ureterabschnitt ohne Überlagerung durch Knochen zur Darstellung gebracht.

a) Leeraufnahme (Übersichtsaufnahme)

Jede Röntgenuntersuchung hat mit der Leeraufnahme zu beginnen. Sie muß den ganzen oberen Harntrakt einschließlich der Nieren und der Blase erfassen. Hierzu genügt im allgemeinen eine Platte (bzw. Film) der Größe 30:40 cm. Erweist sich, was nur ausnahmsweise bei abnorm großen Menschen der Fall ist, diese Filmgröße als zu klein, um auch den untersten Ureterabschnitt darzustellen, muß unbedingt eine weitere Aufnahme mit kleinerer Platte erfolgen. (Auch hierbei muß der Zentralstrahl unverändert auf den Nabel weisen.) Bei Unterlassung dieser 2. Aufnahme besteht die Gefahr, daß tiefliegende Uretersteine übersehen werden.

Die Kalksteine geben sich auf dem Röntgenfilm als Schatten zu erkennen, dessen Dichte nach dem Steinaufbau variiert (s. S. 13). Da sich aber auch sonstige Veränderungen durch umschriebene Schatten abzeichnen, sind immer Herkunft und Art derselben zu prüfen. Venensteine (Phlebolithen) im kleinen Becken sind meist von rundlicherer Gestalt als Uretersteine; verkalkte Lymphome sind größer und unregelmäßiger gezeichnet. Gleiches gilt für Verkalkungen in Myomen. Kalkinseln in der A. iliaca und A. hypogastrica, vorwiegend unterhalb der Artic. sacro-iliaca und damit im Verlauf des Harnleiters gelegen, lassen sich meist durch ihre mehr strichartige Zeichnung von den Uretersteinen abgrenzen. Weiterhin sind Compactainseln in den Beckenknochen zu nennen sowie Kerne und Fäkalsteine in der Appendix. Entsprechende Fälle beschrieben z. B. MARTIN-LAVAL und SAWYERS u. ROSENFELD. Aber auch Steine in einem Blasendivertikel

können als Uretersteine imponieren (s. Abb. 24). Die Fehldiagnose eines Nierenbeckensteines können Gallensteine (s. Abb. 25) und solche des Pankreasganges
verursachen. Weiterhin kommen verkalkte Rippenknorpel und kalkhaltige
Lymphome in Betracht. Letztere sind auch dadurch gekennzeichnet. daß sie auf zu verschiedenen Zeiten aufgenommenen Bildern Lagewechsel zeigen. Diese Erscheinung ist aber
auch bei Steinen, zumal multiplen Steinen, zu beobachten, die sich in großen Hydronephrosen
oder in segmental erweiterten Harnleitern finden. Ich verweise hier auf den von MACARINI
beschriebenen Fall. Differential-diagnostisch führt eine Seitenaufnahme weiter: Steine des
Nierenbeckens und des oberen Harnleiterabschnittes werfen ihren Schatten im Gegensatz
zu allen anderen schattengebenden Veränderungen in den Wirbelkörperbereich.

Die Leeraufnahme kann aber auch in negativem Sinne täuschen. Das bezieht sich nicht
nur auf die kontrastarmen organischen Steine. Auch Kalksteine können ihren Schatten verlieren.
und zwar durch Veratmung. Diese Erscheinung, sog. „Auslöschphänomen", bedeutet.
daß ein negatives Bild

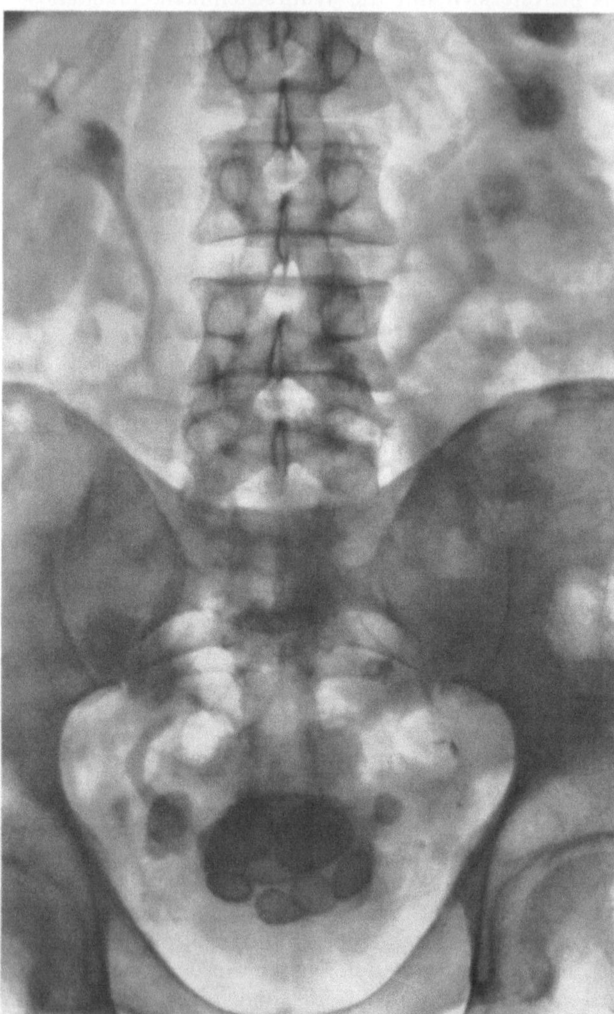

Abb. 24. Bei dem links liegenden Konkrement handelt es sich nicht um
einen prävesicalen Ureterstein, der die linksseitige Harnstauung verursacht,
sondern um einen in einem Blasendivertikel liegenden Stein. Die Harnstauung ist durch das Blasenhalsadenom und die sekundären Blasensteine
bedingt

dann nicht verwertbar ist, wenn es nicht bei absolutem Atemanhalten geschossen
wurde. Aber auch Meteorismus und mangelhafte Darmentleerung stellen sich
einer klaren Deutung des Bildes entgegen. Besonders oft vereiteln überdeckende
Darmschatten das Erkennen des Steines. Gleiches gilt für kleine Konkremente.
die sich auf den Knochen projizieren.

Daraus ergibt sich, daß die Leeraufnahme selbst zur Diagnose der Kalksteine
vielfach nicht ausreicht. Sie kann in der Mehrzahl der Fälle wohl den Verdacht auf
das Vorliegen eines Steines verstärken, sie bleibt aber den letzten Beweis schuldig.

b) Urographie

Dieser Beweis ist durch die Kontrastdarstellung mittels *Urographie (auch intravenöses Pyelouretogramm, Ausscheidungspyelogramm oder descendierendes Pyelogramm benannt)* zu erbringen. In erhöhten Rest-N-Werten liegt jedoch eine absolute Kontraindikation. Die Urographie verlangt auch eine gewisse Vorbereitung des Kranken. Der Darm muß entleert sein, was ebenso für die Leeraufnahme erwünscht ist. Um eine möglichst kräftige Kontrastbildung durch das intravenös gegebene Kontrastmittel zu erreichen, soll der Patient vorher die Flüssigkeitsaufnahme einschränken. Uns hat sich folgende Vorbereitung bewährt: Am Mittag des der Röntgenuntersuchung voraufgehenden Tages erhält der Patient ein sicher wirkendes, aber nicht reizendes Abführmittel. Wir bevorzugen die Gabe von 2 Dragées Laxans Thomae (Dulcolax), welches über nervale und nicht über eine Schleimhautreizung laxierend wirkt. Während an diesem Tage noch ein normales Mittagessen eingenommen werden kann, soll

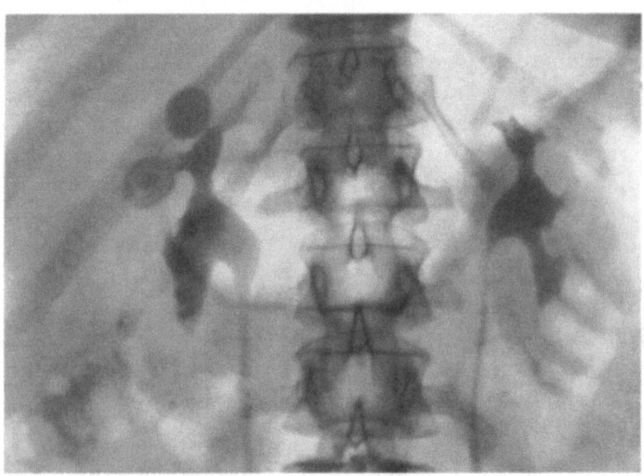

Abb. 25. Gallenstein, der sich über das rechte Nierenbecken projektiert. (Eigene Beobachtung)

das Abendessen nur aus einer leichten Suppe bestehen. Am Aufnahmetag bleibt der Patient morgens nüchtern. Darmsäuberung durch Klistiere ist ungünstig und sollte am Aufnahmetag absolut vermieden werden (Gasansammlung).

Beim Kleinstkind, bei dem Abführmittel sich verbieten, das zudem beim Schreien Luft schluckt, sind Magen und Darm stets gashaltig, was die Beurteilung der Bilder beeinträchtigt. Durch eine einfache Methode läßt sich dem begegnen. Und zwar erhält das Kind direkt vor der ersten Röntgenaufnahme reichlich Flüssigkeit zu trinken. Der so gefüllte Magen drängt den gashaltigen Darm tiefer und liegt nun, strahlendurchlässig und ohne Eigenzeichnung, vor dem Nierengebiet, das klar zur Darstellung kommt.

Als Kontrastmittel dient eine intravenös gegebene komplexe Jodverbindung, welche im Körper nicht abgebaut und vorwiegend durch die Nieren ausgeschieden wird. Die Gefahr einer Überempfindlichkeitsreaktion (Jodismus) ist bei den modernen Kontrastmitteln nur gering. Sie ist aber nicht absolut ausgeschaltet. Deshalb empfiehlt sich eine vorausgehende orientierende Testung mit subcutaner Injektion von 0,5 cm³ des Mittels am Vortag. Unverträglichkeit zeigt sich durch Hautrötung im Injektionsbereich an. Klagt der Patient während der intravenösen Injektion des Mittels über Übelkeit mit Erbrechen oder stellen sich als Zeichen einer Überempfindlichkeit Reaktionen von seiten des Kreislaufes ein, muß die Injektion sofort abgebrochen werden. Die Tatsache, daß frühere Urographien reaktionslos vertragen wurden, beweist nichts. Diese Injektionen können eventuell sogar Ursache einer nunmehrigen Überempfindlichkeit sein, wie eine Beobachtung mir bewies. Eine erste Kontrastmittelinjektion zwecks Urographie wegen eines Uretersteines wurde von dem 51 Jahre alten Mann reaktionslos vertragen. Auf eine 2. Injektion 15 Tage später reagierte er mit leichter Übelkeit. Zwei Monate später wurde zur Kontrolle eine 3. Urographie mit dem gleichen Mittel vorgenommen. Schon nach den ersten Kubikzentimetern stellten sich jetzt starkes Erbrechen und ein schwerer Kollaps ein. Inzwischen hatte sich eine Überempfindlichkeit gegen das jodhaltige Mittel ausgebildet. Diese Beobachtung muß zur Vorsicht mahnen und sei Anlaß, jeder Urographie eine Testung vorauszuschicken, aber auch Anlaß, auch für die Urographie eine strenge Indikation anzulegen.

Bei Unmöglichkeit intravenöser Injektion des Kontrastmittels, wie sie bei Kleinkindern, manchmal auch bei Erwachsenen vorliegen kann, wird das Kontrastmittel subcutan (unter dem Schulterblatt, in der Glutäalgegend oder am Oberschenkel) verabreicht. Caffey verdünnt hierzu 1 Ampulle (20 cm³) des 40%igen Kontrastmittels mit 80 cm³ physiologischer Salzlösung. Von diesem Gemisch injiziert er 1 cm³ pro englisches Pfund (453,6 g) Körpergewicht des Kindes. Die Röntgenaufnahmen erfolgen nach 5, 10 und 30 min, gegebenenfalls noch nach 60 und 120 min. Schäfer verdünnt 5—10 cm³ des Kontrastmittels mit der doppelten Menge Aqua dest. Diese Lösung injiziert er in ein 10 min zuvor gesetztes Depot von 2,5 T.R.U.-Hyaluronidase. Osol-Farrar setzen die Hyaluronidase, und zwar in einer Menge von 150 T.R.U., dem Kontrastmittel direkt zu, wobei sie für Erwachsene eine Ampulle (20 cm³ 40%) mit 100 cm³ Aqua dest. verdünnen. Beim Kind verwenden sie 5—10 cm³ des Gemisches. Martindale empfiehlt 45% Pyelombrine M in einfacher Verdünnung zur subcutanen Injektion. Das 1. Bild schießt er nach 30 min.

Der Kontrastaufnahmeserie wird die Leeraufnahme vorausgeschickt. Sie entscheidet auch darüber, ob der Darm genügend entleert ist und keine gröbere Vergasung besteht. Andernfalls soll die Untersuchung abgebrochen und auf den nächsten Tag verschoben werden, sofern man nicht den Versuch macht, durch Pitruitininjektion (z. B. Piton) die Gase auszutreiben mit anschließender Untersuchung $^1/_2$ Std später. Eine Kontrastdarstellung, ohne daß zuvor eine Leeraufnahme gemacht wurde, bedeutet einen Kunstfehler. Durch die Kontrastausscheidung kann ein Steinschatten verhüllt werden. Es besteht aber auch die Möglichkeit, fälschlicherweise Steine als Kontrastfüllung zu deuten. Mir wurden kürzlich auswärts angefertigte Urogramme eines Kindes vorgelegt, auf denen ein großer Nierenbeckenausgußstein als Kontrastfüllung gedeutet worden war, da man auf eine Übersichts-(Leer-)Aufnahme verzichtet hatte. Der Stein als solcher war nicht erkannt worden, wobei man die unterschiedliche Schattendichte wie auch das Fehlen einer Ureterdarstellung nicht beachtet hatte. Eine Leeraufnahme klärte schnell die Verhältnisse und ließ auch die Niere als stumme Niere sichern.

Zur Technik der Urographie bei Steinverdacht sei noch erwähnt, daß die ersten Röntgenaufnahmen, wie allgemein üblich, nach 7 und nach 15 min geschossen werden. Hiernach ist zu entscheiden, ob noch weitere Aufnahmen zu späterer Zeit notwendig sind. Die Auffassung, ob man ein Ureterkompressorium bei der 1. Kontrastaufnahme anlegen soll, ist unterschiedlich. Ich selbst bevorzuge diese Methode und glaube nicht, daß hierdurch die Abflußverhältnisse bei Uretersteinen verwischt werden. Unterschiedlich ist auch die Technik bei prävesicalen und intramuralen Harnleitersteinen bzw. bei Verdacht auf solche. Diese Konkremente werden durch die mit Kontrast sich auffüllende Blase leicht verdeckt. Deshalb ist notwendig, daß die Blase vor der letzten Röntgenaufnahme nochmals entleert wird. Hierzu genügt meines Erachtens, den Patienten urinieren zu lassen (s. Abb. 26a—c). Eine Katheterung der Blase halte ich für überflüssig und, wegen der Infektionsgefahr, auch nicht für empfehlenswert.

In manchen Kliniken ist üblich, nur für die Übersichts-(Leer-)Aufnahme und für die letzte Nierenaufnahme Filme der Größe 30:40 cm zu verwenden. Die anderen Bilder werden auf quergelegten Filmen 18:30 cm angefertigt. Dieses Vorgehen ist abzulehnen. Es kann uns keine genügende Kenntnis der Abflußverhältnisse in den Harnleitern vermitteln und

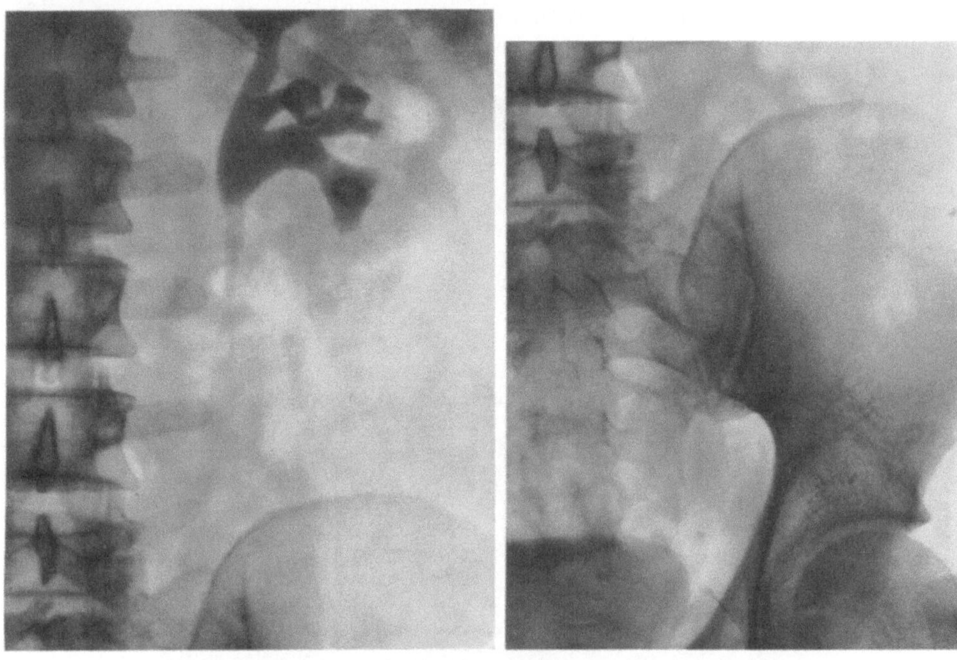

a   b

Abb. 26a u. b. Leichte Stauung im linken Nierenbecken bei prävesicalem Ureterstein, der aber von dem Blasenschatten verdeckt wird

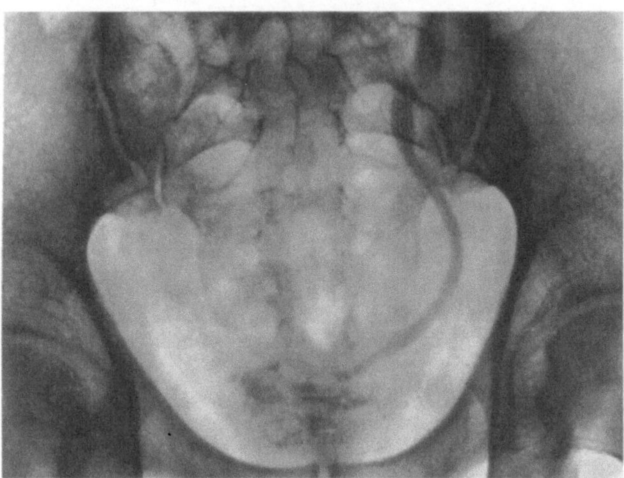

Abb. 26c. Nach Miktion sind der Stein und der gestaute Harnleiter gut erkennbar

führt nur zu leicht dazu, daß wenig kontrastreiche Uretersteine übersehen werden. Aus gleichem Grund glaube ich auch bei der Frau auf die Abschirmung der inneren Genitalorgane verzichten zu müssen. Beim Manne soll die Abschirmung nicht über den unteren Rand des Os pubis hinausgehen.

Während oder kurz nach einer Kolik gewährt das Urogramm keine weitergehende Klärung, als sie schon das Übersichtsbild vermittelt, es sei denn, daß auch mehrere Stunden nach der Injektion noch Röntgenaufnahmen geschossen werden. Denn während einer Kolik ist die Ausscheidung des Kontrastmittels in die Harnwege stärkst gehemmt. Wohl nimmt die kolikkranke Niere das Kontrastmittel aus der Blutbahn auf und reichert sich mit ihm an. Sie vermag es aber

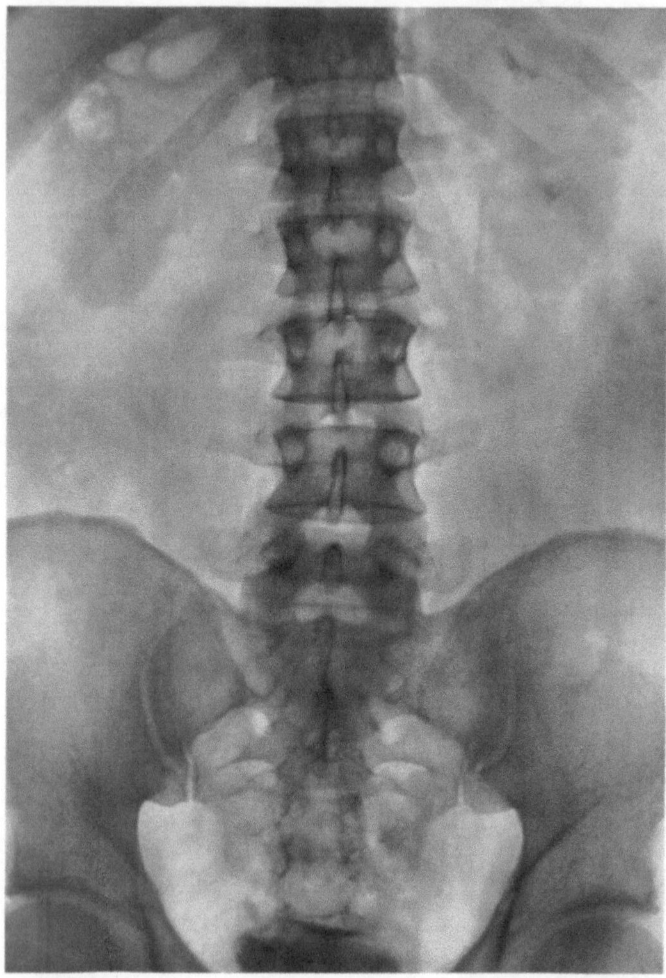

Abb. 27. Prävesicaler Ureterstein rechts. Nephrogramm rechts, während links deutliche Füllung der Harnwege. (Röntgenaufnahme nach 15 min)

nicht in das Nierenbecken abzugeben. Im Röntgenbild wird deshalb die Niere kontrastreich gezeichnet; die Harnwege sind jedoch nicht dargestellt. Man erhält somit ein Nephrogramm, aber kein Urogramm (Abb. 27). Meist vergehen Stunden, bis zunächst das Nierenbecken, dann auch der Harnleiter sich mit Kontrastmittel füllen, während gleichzeitig der Nierenschatten abblaßt. Zu dieser Zeit ist die Ausscheidung auf der gesunden Seite schon vollständig abgelaufen. Bisher ist ungeklärt, weshalb das Kontrastmittel in der Kolikniere (und auch der gestauten Niere, s. unten) gespeichert und nicht von der zweiten normalen Niere

schnell ausgeschieden wird. Ungeklärt ist aber auch, ob das Bild des Kolik-
nephrogramms allein durch Spasmen der Nierenkelchmuskulatur, allein durch
Rückstauung des Harnes oder aber durch die Kombination beider Vorgänge
verursacht wird (SCHEE-LE). Nun schwindet das Nephrogramm bei Über-
windung der Harnsperre durch Einlegen eines Ureterkatheters sehr
schnell, während gleich-zeitig die Ausscheidung des Kontrastmittels einsetzt (BOEMINGHAUS).

Diese Erscheinung spricht dafür, daß die Ausscheidungsstörung
im wesentlichen auf die Druckerhöhung im Nie-renbecken zurückgeht.
Da mit der Aufhebung des Druckreizes aber auch der Reiz auf die
Kelchmuskulatur aus-fällt, liegt hierin kein Beweis. Er ist eher darin
zu sehen, daß auch bei einfacher Ureterkom-pression ein Nephrogramm entstehen kann (s. Abb. 28a und b) und daß sich die Niere gleicherweise bei steinbe-dingter Harnstauung ohne Kolik mit dem Kontrastmittel anschoppt. Auch hier können Stun-den vergehen, bis die
Harnwege bis herunter zum Konkrement gefüllt sind. Diese Verhältnisse
gibt die Abb. 29 wieder. Dabei ist das Bild, wel-ches den steinverdächtigen Schatten als solchen ausweist, erst 2 Std nach der Injektion gewonnen.
FRAENKEL und BOE-MINGHAUS, welche als

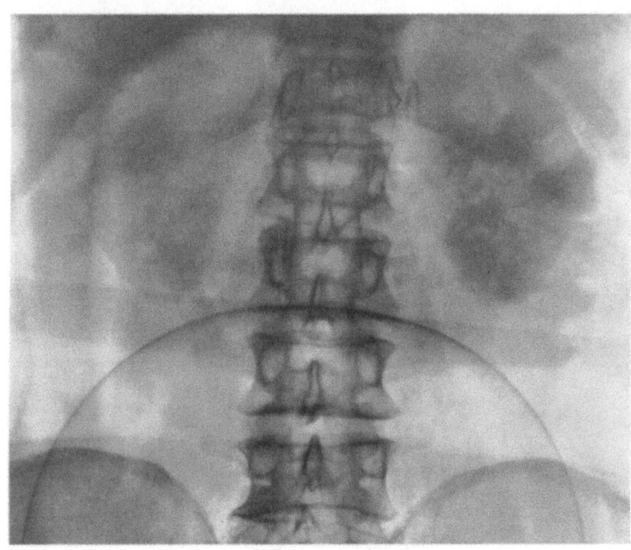

Abb. 28a. Nephrogramm, 25 min nach Einspritzung des Kontrastmittels.
Zu hoher Druck bei der Absperrung führt zu Speicherung des Kontrastmittels in den Tubuli

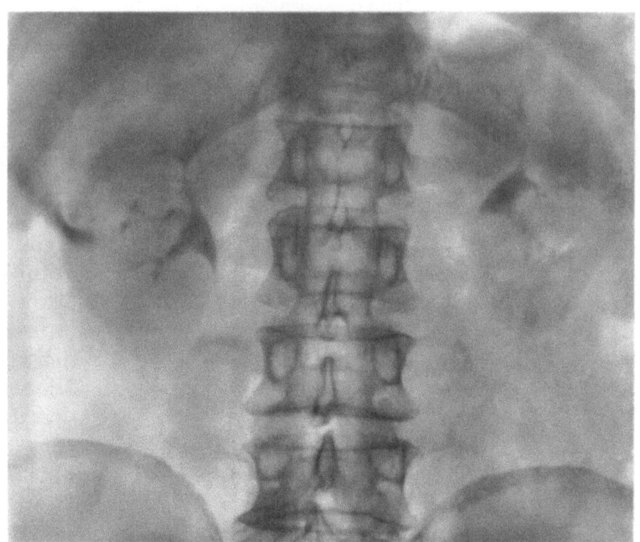

Abb. 28b. Nach Dekompression wurde das Urogramm sichtbar.
(Eigene Beobachtung)

erste 1930 dieses Phänomen beschrieben, wiesen schon darauf hin, daß die
Stärke des Nephrogramms und die Zeitdauer bis zur Füllung des Nierenbeckens und Harnleiters von dem Grad der Harnstauung abhängig sind. Eine
nur geringe Harnstauung durch den Stein läßt kein deutliches Nephrogramm

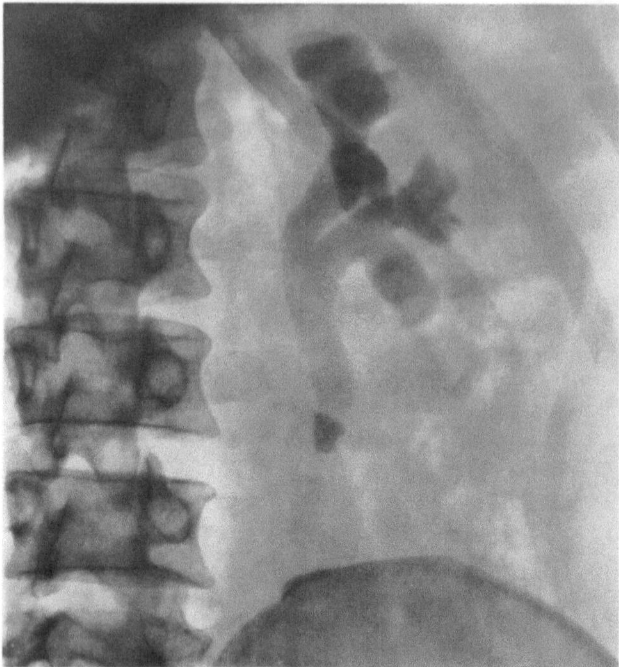

Abb. 29. Harnleiterstein mit Stauung im Nierenbecken, 2 Std nach der Einspritzung des Kontrastmittels. (Eigene Beobachtung)

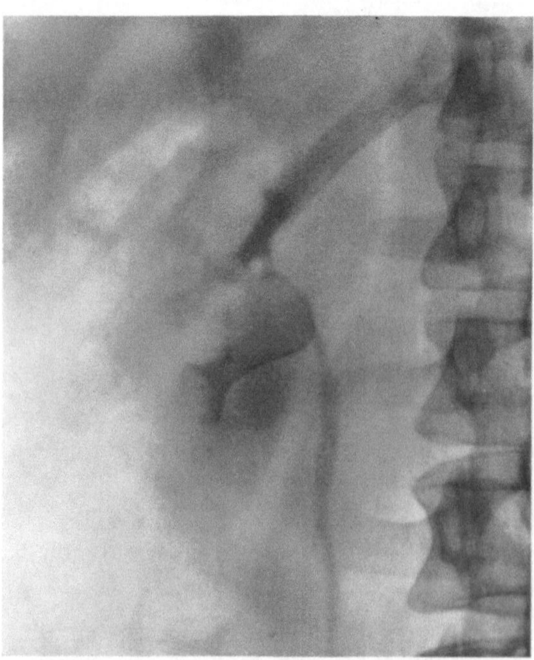

Abb. 30. Großer Harnsäurestein des Nierenbeckens, sich durch die Aussparung anzeigend. (Keine Schattenbildung auf dem Leerbild)

aufkommen. Auch verläuft die Darstellung der Harnwege nicht oder nur wenig verzögert.

Ein kompletter Steinverschluß mit vollkommener Hemmung des Harnabflusses bedingt das *Bild der stummen Niere* (ren silencieux). Weder Niere noch Harnwege zeigen Kontrastschatten. Es ergibt sich also auch kein deutliches Nephrogramm. Die Frage nach dem Zustand der Niere, ob diese im sog. Winterschlaf liegt (DOURMASHKIN) oder aber eine Atrophie sich anbahnt, lassen die Bilder nicht beurteilen. Zeitfaktor und Größe des Parenchymschattens sind zusätzlich zu berücksichtigen, ohne aber Sicherheit zu geben.

Schaltet man die Besonderheiten aus, wie sie durch eine Kolik gegeben sind, so zeigt sich, daß das Urogramm für die Mehrzahl der Fälle sowohl über den Steinsitz wie auch über die steinbedingte Nieren- und Harnabflußstörung klare Auskunft erteilt. Eine stumme Niere weist auf einen kompletten Verschluß der Harnwege und auf die der Niere drohende Gefahr hin. Aus dem Nephrogramm und aus der Ausweitung von Nierenbecken und Harnleiter läßt sich der Grad der inkompletten Harnstauung ablesen. Große Konkremente des Nierenbeckens sind in dem Kontrastschatten erkennbar. Auf der Leeraufnahme gefundene Schatten kleiner Steine können verdeckt sein, woraus sich deren Art und die Zugehörigkeit zum Harn-

system folgern läßt. Kontrastarme Konkremente werden durch das sie um-
fließende Kontrastmittel als Aufhellung, Aussparung hervorgehoben (s. Abb. 30
und 31; auch Abb. 2b). Dabei kommen auch solche in Nierenkelchen zur Darstellung (s. Abb. 2a), zumal wenn sie einen Hydrocalyx verursacht haben (Fälle
von CARNEIRO DE MOURA und von BORIANI). Gleiches gilt für Harnsäure-
und Cystinsteine des Harnleiters. Dabei darf die auch unterhalb des Steines
vielfach erkennbare Weitstellung des Ureters nicht zu falschen Schlüssen verleiten.

Dem Bild, welches intramurale
Uretersteine im Urogramm zeichnen, hat MATTOSSO FILHO eine
spezielle Arbeit gewidmet. Selbst
sehr kleine Konkremente (s. Abbildung 32) werden hierbei durch
die über dem Stein zugespitzte
Harnleitererweiterung angezeigt.
Das starke Ostiumödem, das
solche Steine auslösen und das
auch endoskopisch als Tumor
imponieren kann, kommt bei zunehmender Auffüllung der Blase
mit dem kontrastreichen Harn
zur Darstellung und kann auch
hier diese Fehldiagnose veran-
lassen (MIOLA).

Paralaxaufnahmen, d.h. Röntgenaufnahmen im schrägen Durchmesser, können die Bilder kom-
plettieren und dazu beitragen, in
den Ureterverlauf fallende Schatten als Steine zu sichern bzw.
auszuschalten.

c) Endoskopie

Hat das Urogramm keine eindeutige Klärung der Verhältnisse
gebracht, so bietet die Endoskopie in Verbindung mit der
retrograden Pyelographie weitere

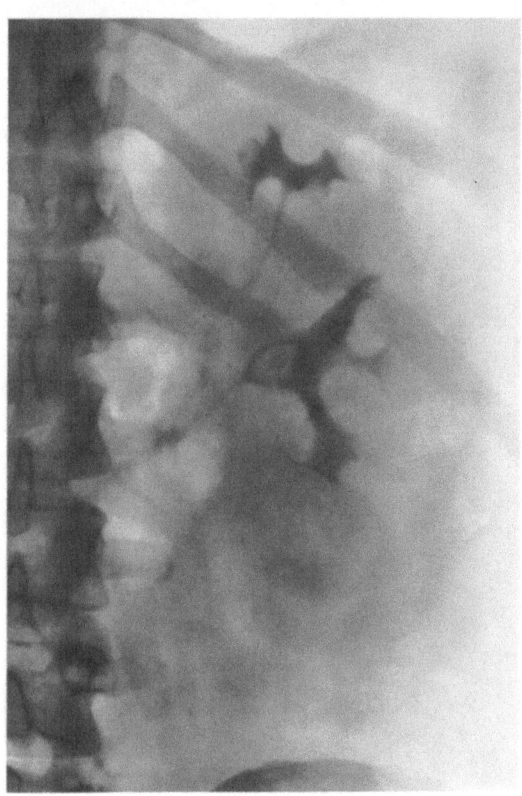

Abb. 31. Uratstein in unterem Nierenbecken bei Langniere

diagnostische Möglichkeiten. Diese Untersuchungsmethode ist auch bei Jodüberempfindlichen indiciert, bei welchen sich ein Urogramm verbietet. Hinzu
kommen die Fälle mit Makrohämaturie (Sicherung der Blutungsquelle und Ausschaltung von Nieren- und Blasentumoren) und solche, wo mit der Diagnostik
gleichzeitig therapeutische Maßnahmen verbunden werden sollen. Hier ist besonders an die steinbedingte „komplizierte Pyelitis", an Einnierige mit Harnsperre und an tiefsitzende Uretersteine zu denken, die für eine Extraktion des
Konkrementes mit der Schlinge geeignet erscheinen. Man sei sich aber bewußt,
daß jede Endoskopie als operativer Eingriff gewertet werden muß, mit dem sich
die Gefahr einer Infektion und einer Verletzung verbindet. Harnsteine bedingen
vielfach Harnstauungen, was Infektionsbereitschaft des Nierenbeckens und der
Niere bedeutet. Die Folgen einer Infektion auf den Ablauf eines Steinleidens
sind aber so schwerwiegend, daß schon aus diesem Grunde die endoskopische
und pyelographische Untersuchung bei aseptischen Steinen nur bei wirklicher

Indikation berechtigt ist. Die hierbei zu fordernde strengste Asepsis verlangt auch die Verwendung nur neuer, ungebrauchter Ureterkatheter und die Ausführung des Eingriffs unter Antibioticaschutz.

Auch bei endoskopischer, mit Röntgendarstellung kombinierter Untersuchung ist eine spezielle Vorbereitung des Patienten erwünscht. Sie entspricht hinsichtlich der Darmentleerung der bei der Urographie beschriebenen Art. Dagegen ist die Diurese anzuregen und nicht abzu-

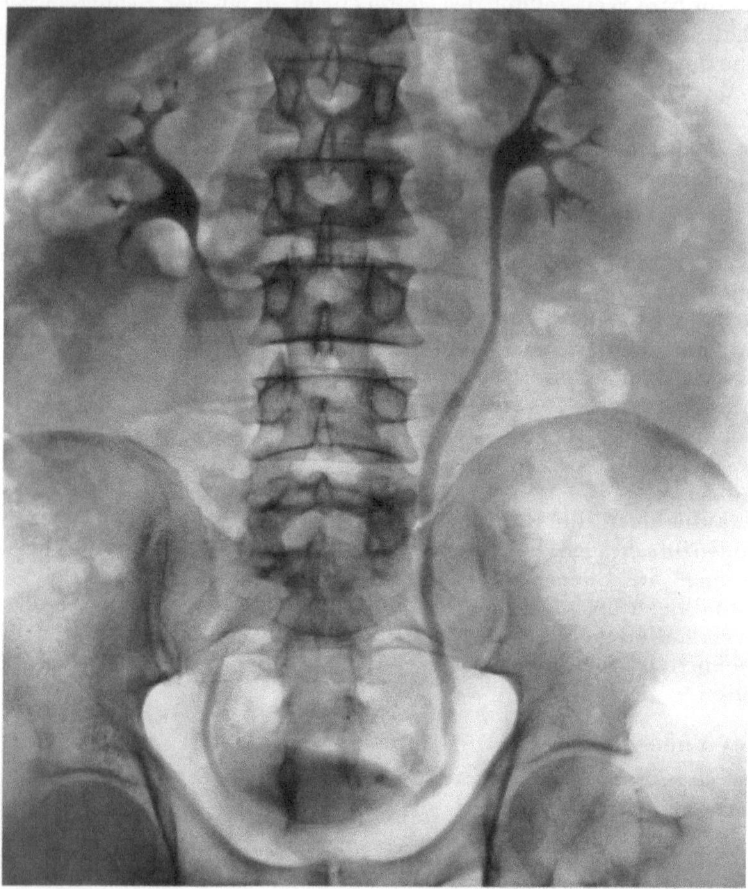

Abb. 32. Die Urographie zeigt einen Stein im untersten Harnleiterabschnitt links. Der Ureter ist ganz gefüllt, das Nierenbecken gestaut, nicht erweitert. (Eigene Beobachtung)

schwächen. Der Patient kann am Untersuchungstag ein einfaches Frühstück einnehmen (Kaffee oder Tee und Brot mit Butter). Darüber hinaus soll er $^{1}/_{2}$ Std vor der Untersuchung noch 400—500 cm³ dünnen Tee trinken.

Die endoskopische Betrachtung der Blase und speziell der Ureterostien kann schon Hinweise auf Konkremente der oberen Harnwege vermitteln. Sie ergeben sich aus Veränderungen am Ostium und aus dem Ostiumspiel. Man muß sich aber bewußt sein, daß bei hohen Uretersteinen und solchen des Nierenbeckens das Ostium nur nach einem Steinanfall, der erst kürzere Zeit zurückliegt, Veränderungen zeigt. Dann allerdings werden sie, zumal bei Uretersteinen, nur selten vermißt. Sie reichen von geringgradiger Schwellung oder dem Bestehen einzelner Petechien — d. h. Veränderungen, wie sie beispielsweise schon die einfache Katheterung des Ureters hinterläßt —, bis zu schwerer Verschwellung.

Diese ist Kennzeichen tiefliegender prävesicaler und intramuraler Uretersteine. Bei diesen und den im Ostium eingeklemmten Konkrementen kann sie solche Grade erreichen, daß die Harnleitermündung, ödematös verschwollen und blutig durchsetzt, tumorartig in die Blase vorspringt und an eine papilläre Geschwulst denken läßt. Wegen des Aussehens hat man auch den Vergleich mit einer Erdbeere gezogen. Im Ostium liegende Steine können dabei völlig verdeckt sein.

Nicht selten findet man bei Uretersteinen auch eine aus dem Ureterostium hängende, kleine, im Urinstrom flottierende Fibrinblutfahne.

Einen weiteren Steinhinweis kann das Ostiumspiel durch frustrane und durch seltenere Kontraktionen geben. Dabei ist gleichzeitig die Urinausstoßung zu beachten. Eine gröbere Hämaturie ist hierbei nicht zu übersehen. Ebenso ist eine Pyurie erkennbar. Bei einer Pyurie leichterer Form sieht man, wie der Urin als trüber, milchiger Strahl aus dem Ostium ausgestoßen wird, um sich dann in der wassergefüllten Blase aufzulösen. Bei schwerer Pyurie entleert sich ein dicker Eiterwurm langsam aus der Uretermündung, vergleichbar dem Auspressen von Zahnpasta aus der Tube.

Die Urinausscheidung und die Art der Urinausstoßung aus dem Ostium wird durch die *Chromocystoskopie* verdeutlicht. Ihr besonderer Wert liegt aber in ihrem Wesen als Funktionsprüfung der Nieren und des Harntransportes. Steinleiden haben meist verzögerte Blauausscheidung im Gefolge. Normale Blauausscheidung schließt keineswegs das Vorliegen von Harnsteinen aus. Verzögerte und fehlende Blauausscheidung bekräftigen aber einen Steinverdacht. Tritt noch hinzu, daß der Urin in Schleicherform ausgestoßen wird, läßt dieses auf einen Harnleiterstein schließen.

Mit der Katheterung des der steinverdächtigen Niere zugehörigen Harnleiters beginnt der 2. Untersuchungsakt. Er erübrigt sich bei schwerer Verschwellung des Harnleiterostiums, wenn die vorausgegangene Übersichtsaufnahme oder die Urographie schon für ein intramurales oder im Ostium eingeklemmtes Konkrement sprechen. Man wird hier vielmehr versuchen, die primär der Diagnose dienende Cystoskopie therapeutisch auszuwerten. Durch Injektion von Hyaluronidase läßt sich die ödematöse Schwellung gewöhnlich innerhalb 10 min so reduzieren, daß verdeckte, eingeklemmte Steine sicht- und faßbar werden bzw. eine Ostiumschlitzung oder auch die Einführung eines Schlingenkatheters möglich wird. Diese Injektion von Hyaluronidase ist auch in den Fällen angezeigt, wo ein stärkeres Ödem sich der Einführung eines Ureterkatheters zu diagnostischen und therapeutischen Zwecken entgegenstellt.

Die Katheterung des Harnleiters dient mehreren diagnostischen Aufgaben. Sie gibt die Möglichkeit zur Kontrastdarstellung der oberen Harnwege und zur Sichtbarmachung kontrastarmer Konkremente. Durch seine Lage gibt der Katheter im Röntgenbild Auskunft über die Beziehungen steinverdächtiger Schatten zu den Harnwegen (s. Abb. 33). Beim Einführen läßt er Uretersteine palpieren, ihren Sitz feststellen und den Grad der Harnstauung bestimmen. Dieses setzt voraus, daß die Katheterung langsam und nur stufenweise erfolgt.

Die früher vielfach geübte Methodik, durch Wachskatheter einen Ureterstein zu sichern, findet heute kaum noch Verwendung. Sie beruht darauf, daß die Konkremente auf dem Wachsüberzug des Katheters feine Kratzer hinterlassen. Selbst bei vorsichtigster Handhabung besteht aber die Möglichkeit, daß solche Kratzer im Instrument und am Albarran-Hebel entstanden. Hinzu kommt, daß die Röntgenaufnahme bei liegendem schattengebendem Katheter nicht nur sicherer ist, sondern auch ein bleibendes Dokument darstellt.

Incarcerierte Uretersteine können ein absolutes Passagehindernis für den Katheter sein. Jedem Versuch, durch kraftvolles Vorstoßen des Katheters die Passage zu erzwingen, ist zu widersprechen. Er bedingt die Gefahr der Harnleiterperforation. Sie wird noch größer, wenn der Katheter durch einen Mandrin armiert wird. Vielmehr empfiehlt sich, einen 2. Katheter (Charr. 5) neben dem liegenden Katheter hochzuführen. Dieser findet dann häufig einen Weg am Stein vorbei. Der Erfolg läßt sich daraus ablesen, daß der gestaute Urin jetzt im Dauerfluß durch diesen Katheter abfließt und dieser selbst, was bei Perforation nicht möglich ist, sich mühelos weiter, bis ins Nierenbecken, vorschieben läßt. Mißlingt die Passage des Steines, soll jetzt eine Röntgenaufnahme erfolgen (s. Abb. 34). Auch schattenarme Konkremente werden dabei an der Spitze des Katheters öfters erkennbar. Ein negativer Befund macht zusätzliche Kontrastdarstellung notwendig, wie sie unten beschrieben wird.

In anderen Fällen gleitet der Ureterkatheter ohne allen Widerstand an dem ruhenden Ureterstein vorbei. Hier erweist sich der Vorteil des langsamen, alle 5 cm unterbrochenen Vorschiebens des Katheters: Besteht eine auch nur geringe Harnstauung oberhalb des Steines, so zeigt das Abträufeln des Urins das Passieren des Steines und damit die Höhe des Steinsitzes an. Häufiger wird diese Diagnose noch durch das fühlbare Anstoßen der Katheterspitze am Stein unterstützt.

Ventilsteine des Nierenbeckens und dicht unterhalb des Pyelons liegende Uretersteine werden durch den Ureterkatheter leicht mobilisiert und in das Nierenbecken zurückgestoßen. Die Operation dieser Steine gestaltet sich aber gewöhnlich einfacher und unkomplizierter, wenn die Konkremente incarceriert sind und nicht, wie nach ihrer Zurückstoßung, mobil im Nierenbecken oder in einem Nierenkelch liegen. Man verzichte deshalb auf die Katheterung, wenn die Operation dieser Steine geplant ist und kein Grund zur akuten Entlastung der gestauten Niere vorliegt. Dieser Verzicht ist um so berechtigter, als die Chromocystoskopie durch die fehlende oder stark verzögerte Blauausscheidung in Verbindung mit dem Übersichtsbild die Diagnose sichert. Anders liegen die Verhältnisse bei Verdacht auf kontrastfreie Konkremente dieser Art, wenn differentialdiagnostisch auch eine adrenale Knickungsstenose des Harnleiters in Betracht gezogen werden muß.

Eine besondere Indikation zur endoskopischen Untersuchung mit Harnleiterkatheterung ist bei der Harnsperre Einnieriger und bei doppelseitigem Harnleiterverschluß gegeben. Neben der Diagnostik dient sie zugleich der Therapie und kann hier lebensrettend wirken. Gelingt es, den Ureterkatheter am Stein vorbeizuführen und das Nierenbecken zu drainieren, so kann der sonst notwendige sofortige operative Eingriff auf einen späteren Zeitpunkt verschoben und damit wahrscheinlich unter günstigeren Bedingungen ausgeführt werden. Selbstverständlich verlangt dieses Vorgehen eine exakte Behandlung mit Antibioticis, um eine Infektion zu verhüten bzw. in Grenzen zu halten. Gleicherweise ist die Ureterkatheterung bei steinbedingter komplizierter Pyelitis angezeigt. Mit der Entlastung des Nierenbeckens und Sicherung des Harnabflusses durch den Katheter fällt das Fieber meist akut ab. Daneben besteht die Möglichkeit, die Infektion mit Antibiotica-Instillationen direkt anzugehen. Mir hat sich dabei Chlorhexidin (Hibitane) in einer Lösung 1:5000 bewährt.

Bei liegendem Katheter erfolgt nun die *Röntgenaufnahme*. Die Zeit bis zur vollen Entwicklung der Aufnahme nutzt man, den abtropfenden Harn steril aufzufangen. (Untersuchung auf Eiweiß, Reaktion, Zellbestandteile und gegebenenfalls auf Erreger und deren Resistenzbestimmung gegen Antibiotica.) Diese Röntgenaufnahme gibt die Lagebeziehungen des im Leerbild als Stein gedeuteten Schattens zum Ureter bzw. zum Ureterkatheter an. Fehlschatten werden dann gleich als solche erkannt (s. Abb. 33a und b). Projiziert sich der Schatten auf oder direkt neben den Katheter, bzw. liegt er bei mißlungener Hochführung der Katheterspitze an (Abb. 34), so ist die Steindiagnose wahrscheinlich gemacht.

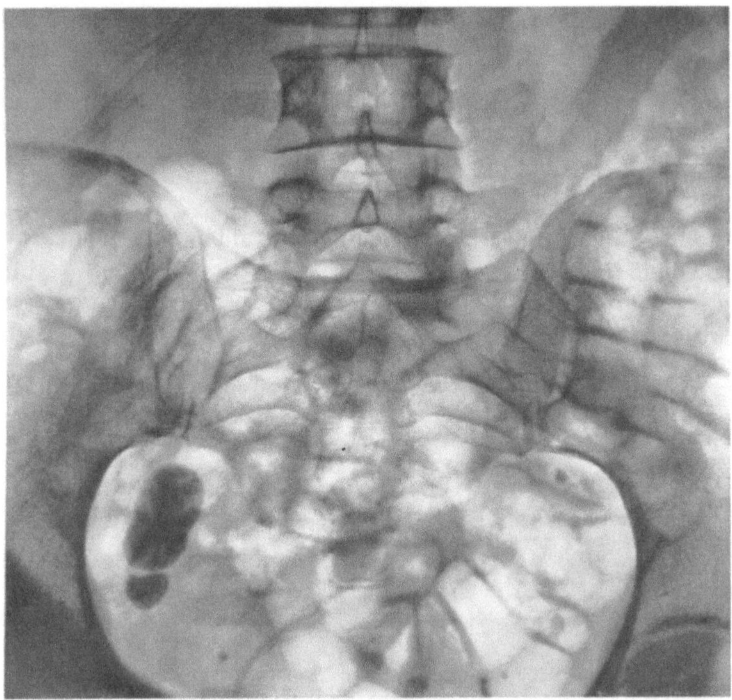

Abb. 33a. Große Flecke rechts im Becken. Verdächtig auf Konkremente in einem Megaureter

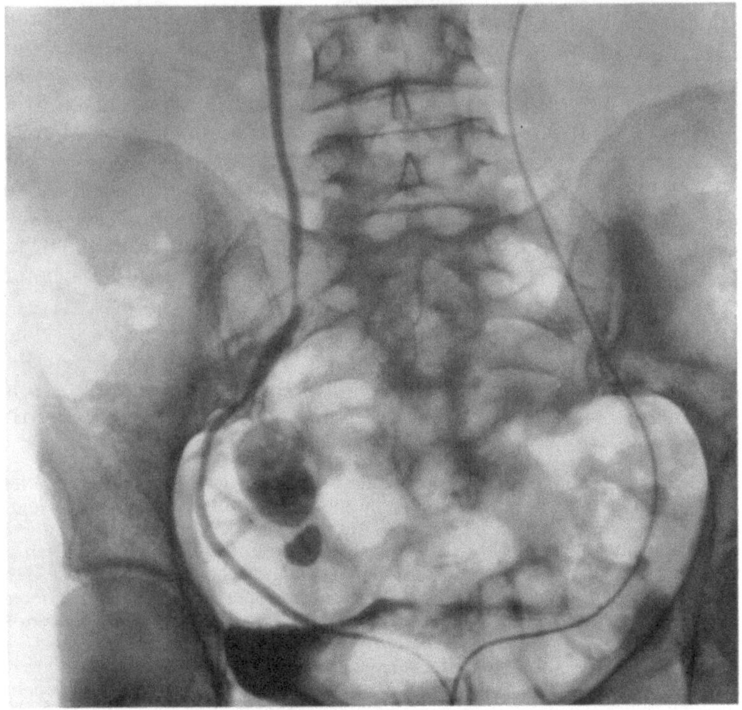

Abb. 33b. Die Harnleiter-Katheterisierung schließt sie als solche aus

Gesichert wird sie jedoch erst, wenn Paralaxaufnahmen gleiche Verhältnisse zeigen. Diese Paralaxaufnahmen gewinnen besondere Bedeutung, wenn trotz Deckung von Schatten und Katheter das klinische Bild Zweifel an dem Steincharakter des Schattens aufkommen läßt, sowie in Fällen, wo ein im Leerbild erkennbarer Schatten auf dem Katheterbild vermißt wird: Kleine Steinschatten können durch den schattengebenden Katheter ausgelöscht werden. Sie kommen bei Schrägaufnahmen aber vielfach zur Geltung.

d) Kontrastaufnahme (Pyelogramm)

Zur Darstellung nicht schattengebender Steine ist die Kontrastaufnahme, *retrogrades Pyelogramm*, unerläßlich. Mit ihr sind aber auch die anderen Fälle diagnostischer Endoskopie abzuschließen. Gewährt sie doch Einblick in die Lagebeziehungen der Steine zum Nierenbecken und zu den Nierenkelchen, über die Form des Nierenbeckens, den Grad der stauungsbedingten Ausweitung desselben und sein Reaktionsvermögen. Im allgemeinen bedient man sich zur Pyelographie des bis in das Nierenbecken oder bis zum incarcerierten Stein hochgeführten Harnleiterkatheters. Handelt es sich darum, gleichzeitig die Verhältnisse am pyeloureteralen Übergang darzustellen oder die Differentialdiagnose zwischen einem kontrastarmen Stein und einer adrenalen Ureterknikkungsstenose zu klären, verdient die Pyelographie mittels Vlietstra-Sonde oder einem 5 bis 10 cm eingeführten Pflaumerbzw. Woodruff-Katheter den Vorzug.

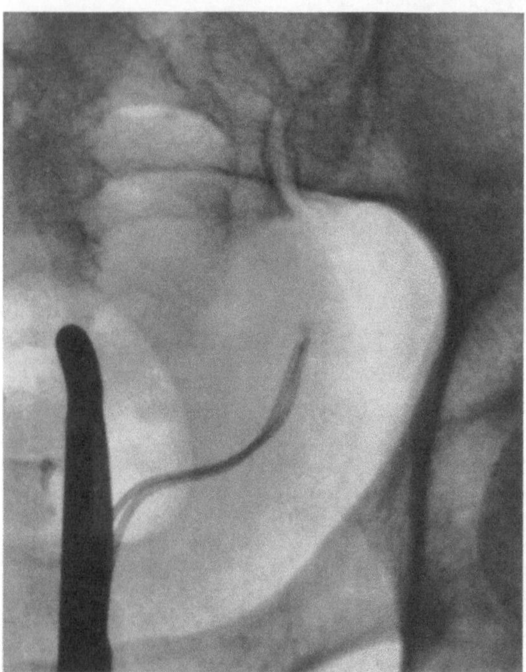

Abb. 34. Ureterstein über der Spitze der zwei eingeführten Ureterkatheter

Zur retrograden Pyelographie stehen uns zwei Arten der Kontrastgebung zur Verfügung. Die erste besteht in der Instillation eines schattengebenden Mediums („positiver Kontrast"). Ein „negativer Kontrast" wird durch Injektion von Oxygen oder von Luft erzielt.

Die retrograde Pyelographie mit Kontrastflüssigkeit wurde 1906 von VOELCKER und v. LICHTENBERG angegeben. Um exakte Bilder zu gewinnen und bestimmte Störungen auszuschalten, welche die Darstellung des Nierenbeckens verwischen, zudem für den Patienten unangenehm und nicht absolut ungefährlich sind, sind bestimmte Regeln einzuhalten. Hierzu gehört, daß das Auge des Katheters im Nierenbecken liegt. Die Katheterspitze darf nicht bis in einen Kelch hochgeführt sein oder sogar penetrierend im Parenchym liegen. Die gewünschte Lage ist normalerweise erreicht, wenn die 25 cm-Marke des Katheters sich im distalen Ureterostium findet. Bei der Injektion des Kontrastmittels ist darauf zu achten, daß der Ureterkatheter keine Luft enthält, welche, durch die Injektion in das Nierenbecken und in den Ureter vorgetrieben, hier eine Aussparung durch kontrastarmen Stein vortäuschen kann. Besonders ist bei Verwendung stärkerer Ureterkatheter und der Vlietstrasonde diese Möglichkeit gegeben. Durch die runde Form weist sich die Aussparung jedoch meist als Luftblase aus (s. Abb. 35). Die Menge des zu instillierenden Kontrastmittels variiert. Unbedingt ist Überfüllung des Pyelons zu vermeiden. Im allgemeinen richtet man sich mengenmäßig nach den Angaben des Patienten über ein in der Niere auftretendes Druckgefühl. Bei deren ersten Zeichen ist die Injektion zu stoppen. Das kann schon bei einer Kontrastmenge von 2—3 cm³ der Fall sein, trotz größeren Fassungsvermögens es Nierenbeckens. Der Reiz, der vom Stein, vom Ureterkatheter oder von einer chronischen Entzündung ausgeht, setzt vielfach eine Krampfbereitschaft des Nierenbeckens, die bei der mechanischen Entfaltung desselben zur Auswirkung kommt. Eine Überfüllung (Überspritzen) des Nierenbeckens hat zwei sich röntgenologisch abzeichnende Störungen zur Folge. NARATH unterscheidet

1. den pyelocaniculären Rückfluß. Hierbei zeigen die Papillen durch das in die Sammelröhrchen eindringende Kontrastmittel eine sich fächerförmig ausbreitende Schattenbildung.

2. Durchbruch des Nierenbeckens in den Sinus renalis (Fornixruptur) eines oder mehrerer Calyces. Die einfachere Form besteht in der sinolymphatischen Kontrastmittelresorption. Im Röntgenbild ziehen feine Kontraststreifen vom Nierenhilus zur Medianlinie. Dabei können auch Lymphknoten sichtbar werden. Häufiger ist ein sinovenöser Durchbruch, auch pyelovenöser Rückfluß genannt. Er beruht auf einer gröberen Zerreißung der Calixwand mit direktem Übertritt des Kontrastmittels in die Venen. Neben streifen- und ringförmigen Kontrastflecken im Gewebe, welche die Kelche verzerrt zeichnen, kommen gleichzeitig die Venae interlobulares, arcuatae und interlobares zur Darstellung. Gleiche Bilder können aber auch bei der Urographie entstehen, die während einer Kolik durchgeführt wird (AUVERT 1957).

Die Oxygenpyelographie wurde von LICHTENBERG 1911 eingeführt. Sie erfolgt heute vorwiegend in Form der Luftpyelographie (COHN 1927). Wie SCHLECHT und SEELENTAG zeigten, gibt sie auch in Kombination mit der Tomographie schöne Bilder, welche die Lokalisierung von Steinen im Nierenbecken erleichtern. Die Gefahr der Luftembolie auf dem Boden eines pyelovenösen Rückflusses wird bei vorsichtiger, langsamer und ohne Druck erfolgender „Luftfüllung" nur sehr gering eingeschätzt. Daß sie bei

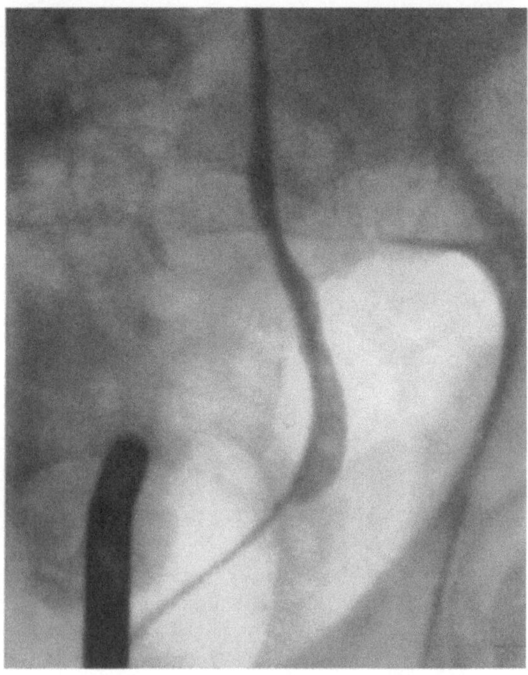

Abb. 35. Luftblasen im Ureter (durch Katheter eingeführt)

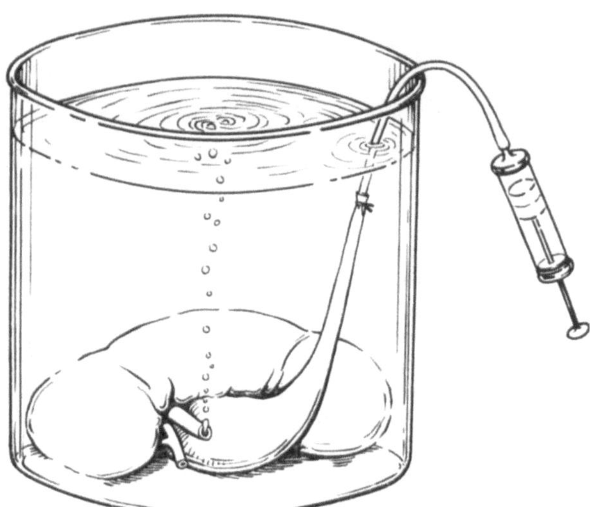

Abb. 36. Nachdem das Pyelon mit 30 ml Luft unter einem Druck von 75 mm Hg aufgefüllt war, trat Luft aus der Nierenvene. [Nach PYTEL, A.: Z. Urol. **53**, 133 (1960)]

übermäßigem Druck möglich ist, zeigt Abb. 36. Deshalb empfiehlt sich aus Sicherheitsgründen, diese Methodik unter dem Schirmbildverstärker oder unter Durchleuchtung (Pyeloskopie) durchzuführen. Beides hat sich auch bei der Pyelographie in Narkose bewährt.

Hierbei wird eine Nierenbeckenkontraktion ebenso erkennbar wie das Eindringen von Kontrastmittel durch eine Fornixruptur. Die Beobachtung der Nierenbeckenauffüllung vor dem Röntgenschirm ist auch bei allen jodüberempfindlichen Patienten anzuraten. Bedeutet für diese Patienten doch ein pyelovenöser Rückfluß mit Aufnahme des jodhaltigen Kontrastmittels in die Blutbahn eine gewisse Gefahr.

Welche der beiden Methoden, der negative oder der positive Kontrast, verdient nun bei der Steindiagnostik den Vorzug? Hierauf läßt sich keine allgemeingültige Antwort geben. Beide Kontrastformen haben ihre Vorzüge, aber auch ihre Nachteile. Keine der beiden Methoden ist für alle Fälle geeignet. Der negative Kontrast des Pneumopyelogramms ist bei adipösen Patienten und kleinen Nierenbecken oft schwach und kaum erkennbar. Andererseits werden

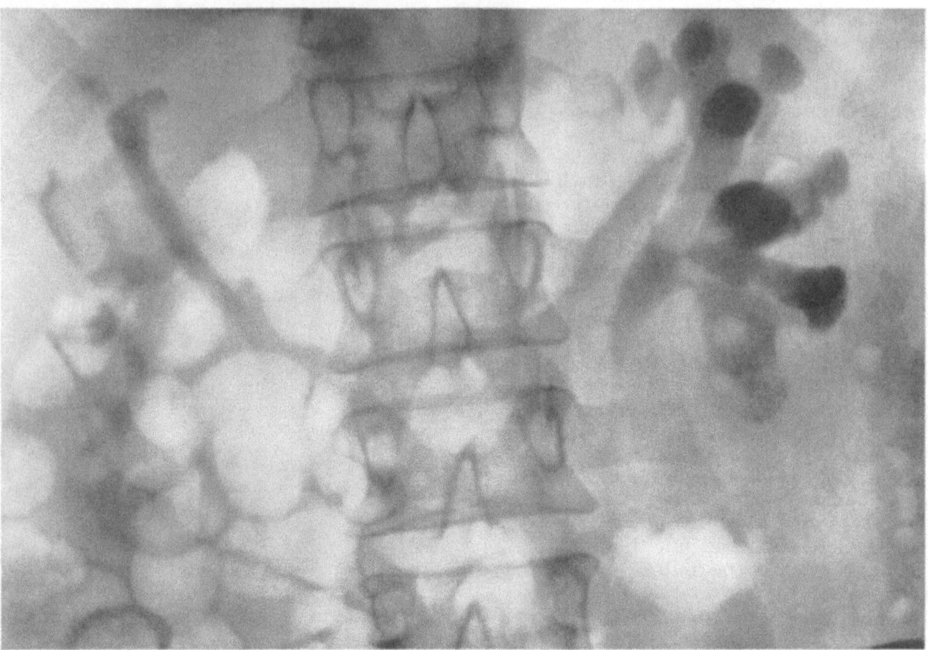

Abb. 37a. Urogramm zeigt (bei rechtsseitiger Nierentuberkulose) linksseitig sich entwickelnde Hydronephrose

kleine Kalksteine des Nierenbeckens durch ein schattengebendes Kontrastmittel leicht völlig überdeckt, so daß ihre Lage im Nierenbecken nicht ausgemacht werden kann. Man soll deshalb die Methode nach den Gegebenheiten wählen, wobei neben der Konstitution des Patienten (Adipositas) auch die durch die Leeraufnahme vermittelten Kenntnisse über Größe und Schattendichte des Konkrementes zu berücksichtigen sind. Zur Aufdeckung kleiner und mittelgroßer Nierenbeckensteine geringer Schattendichte sowie zur Lokalisation kleiner Kalksteine eignet sich im allgemeinen der negative Kontrast von Luft besser als ein schattengebendes Kontrastmittel (Abb. 1 und 37a und b). Hierauf weisen auch Ritter u. Shehadi und Vicchi u. Asbun hin, die sich besonders für die Pneumopyelographie einsetzen. Große kontrastarme, aber auch große schattengebende Steine sowie solche des Harnleiters werden dagegen durch schattengebende Kontrastmittel meist besser hervorgehoben (s. a. Abb. 30 und 31).

Nicht unerwähnt darf aber bleiben, daß sich Täuschungen ergeben können. Vier solcher Fälle beschrieb Lhez. Die Leeraufnahme hatte keinen Steinschatten im Pyelon gezeigt. Dagegen wiesen alle anderen Untersuchungen, und zwar

das Urogramm, das Kontrastpyelogramm und das Luftpyelogramm eine gleich-
bleibende Aussparung im Nierenbecken auf. Klinisch hatten die Patienten

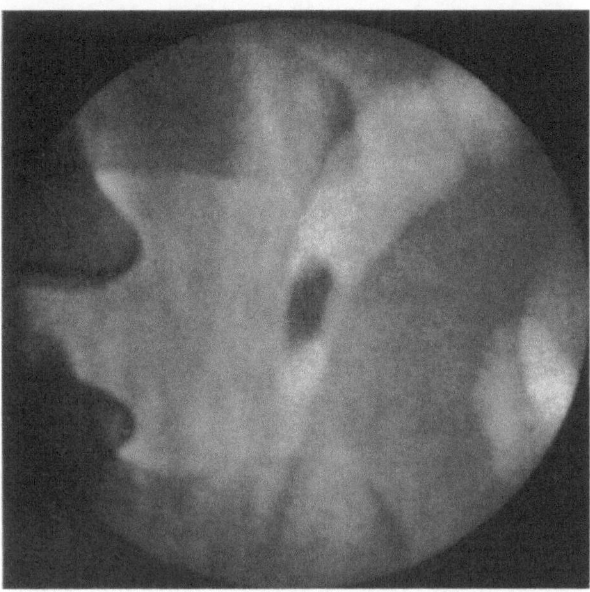

Abb. 37 b. Pyelographie mit negativem Kontrast weist einen schattenlosen Stein als Ursache der Hydronephrose aus

Nierenkoliken gezeigt. Bei der Pyelotomie wurde aber in keinem dieser Fälle
ein Stein gefunden. Die Ursache der Aussparung hat LHEZ nicht klären können.

E. Stein des Organismus oder Stein des Organs?

Nach klinischer und radiographischer Feststellung sind Art und Wesen des
Steines zu klären. Insbesondere ist der Frage nachzugehen, ob die Konkrementbildung mit Allgemein- oder Stoffwechselstörungen in Verbindung zu bringen
ist. Hierzu ist die Kenntnis der Steinart wichtig. Sie läßt sich vielfach schon
aus Dichte und Form des Schattens ableiten, welchen der Stein auf dem Röntgenbild zeigt. S. 12ff. in diesem Band ist hierauf näher eingegangen: Calciumoxalatsteine weisen sich durch ihren kräftigen Schatten und ihre Maulbeerform
oder bei kleinen Konkrementen durch zackige Abgrenzung aus. Noch höher
liegt die Schattendichte bei Calciumphosphatsteinen. Sie sind aber mehr homogen
gezeichnet und durch glatte Abgrenzung charakterisiert. Struvitsteine sind
wesentlich schattenärmer. Wenig oberhalb der Grenze der Sichtbarkeit im
Röntgenbild liegen Cystinsteine reiner Form, die manchmal jedoch deutlichen
Schatten geben und als Kalksteine imponieren können (s. Abb. 38). Gleiches ist
der Fall, wenn sie infolge Infektion stärker mit Phosphaten untermischt sind
(s. Abb. 39). Ohne jeden Kontrast sind Harnsäuresteine. Auch Uratsteine geben
sich nur selten durch einen weichen Schatten zu erkennen. Die Steinbestimmung
nach dem Röntgenbild ist aber keineswegs exakt. Deshalb ist unerläßlich, daß
nach operativer Steingewinnung dieser chemisch untersucht und die Steinart genau
bestimmt wird. Das Röntgenbild in Verbindung mit der Urinuntersuchung
(Cystinsteine s. u.) erlaubt jedoch mit relativer Sicherheit die anorganischen von

den organischen kristallinen Konkrementen abzugrenzen. Damit ist aber für die weitere Untersuchung die Grundlage geschaffen.

Ursächlich für die Entwicklung *anorganischer kristalliner Steine* kommt nur eine einzige echte Stoffwechselstörung in Betracht, sofern man von der sehr seltenen Oxalose absieht (s. S. 74). Es ist *der Hyperparathyreoidismus*, der, wie wir wissen, Konkremente verschiedener Art, sowohl Calciumoxalatsteine wie auch

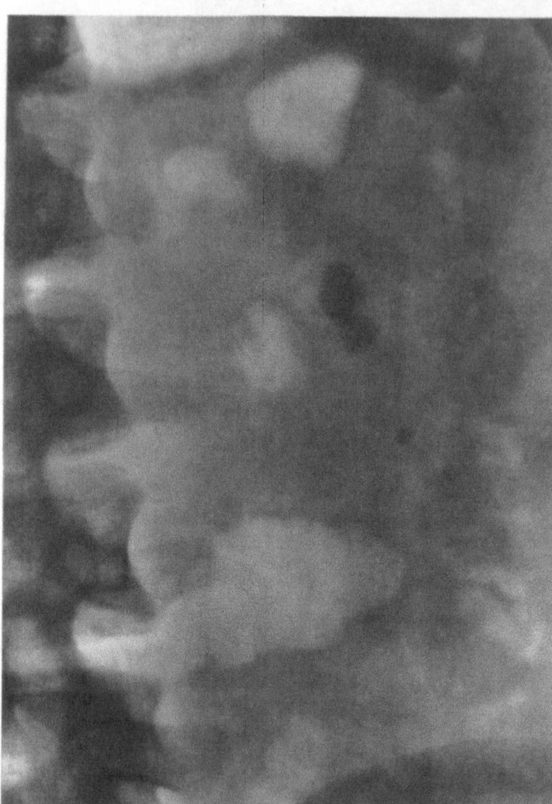

Abb. 38. Cystinsteine bei 13 Jahre altem Jungen
(Rezidiv nach 6 Jahren)

solche jeder Phosphatform verursachen kann. In einer Kalksteinbildung liegt häufig das erste Symptom dieser Stoffwechselstörung. Das heißt andererseits aber auch, daß in dem vorliegenden Kalkstein die Erkrankung sich erstmalig anzeigen kann (etwa 3 % !). Aus diesem Grunde ergibt sich die Verpflichtung, jeden Patienten mit einem Kalkstein auf das Vorliegen eines Hyperparathyreoidismus zu überprüfen. Kennzeichnend für diese Störung sind Hypercalciurie, Hypercalcämie, Hypophosphatämie und Erhöhung der alkalischen Serumphosphatase. Mit Ausnahme der Hypercalciurie sind diese Erscheinungen jedoch häufig nur wenig ausgeprägt. Zur orientierenden Untersuchung dient der Sulkowitch-Test vom 24 Std-Urin, der vermehrte Kalkausscheidung im Urin anzeigt:

Sulkowitch-Lösung:

Acid. oxal. 2,5
Ammon. oxal. 2,5
Acid. acet. glaciale 5,0
Aqua dest. ad 150,0

5 cm³ Urin werden im Reagensglas mit 2 cm³ der Sulkowitch-Lösung gemischt. Nach 1 min Trübungsgrad ablesen:

Opalescenz — Trübungsgrad 1
Leichte Trübung — Trübungsgrad 2
Stärkere Trübung — Trübungsgrad 3
Sehr starke Trübung — Fällung — Trübungsgrad 4

Der 4. Trübungsgrad zeigt abnormen Kalkgehalt-Hypercalciurie an.

Bei der Bewertung der Probe muß aber selbstverständlich die 24 Std-Menge des Urins berücksichtigt und in Beziehung zu dem Ausfall der Probe gesetzt werden. So kann eine Hypercalciurie auch bei einem Trübungsgrad 3 vorliegen, wenn der Urin durch abnorme Flüssigkeitsaufnahme stärker diluiert ist. Es besagt ein Trübungsgrad 4 bei nur wenig und hochgestelltem Urin aber auch nicht unbedingt eine vermehrte Kalkausscheidung. Deshalb empfiehlt sich, eine klare Übersicht dadurch zu gewinnen, daß die Flüssigkeitsaufnahme auf 1500 cm³ eingestellt und gleichzeitig eine Diät gegeben wird, bei welcher die Calciumeinfuhr etwa 120—130 mg beträgt. Eine exakte Untersuchung liegt aber nur in der quantitativen Calciumbestimmung im Urin nach dreitägiger diätetischer Vorbehandlung. Sie ist dann erwünscht, wenn nach den Bestimmungen des Blutspiegels für Calcium, Phosphor und Phosphatase sich der Verdacht auf eine Nebenschilddrüsenstörung verdichtet. Ebenso wichtig ist dann aber auch die Prüfung des Konzentrationsvermögens der Nieren, das bei Hyperparathyreoidismus stets verringert ist (HELLSTRÖM).

Hypercalciurie ist aber keineswegs mit verstärkter Nebenschilddrüsenfunktion identisch. Vielmehr ist sie eine relativ häufige, vom Parathormon unabhängige Erscheinung gerade bei Kalksteinträgern (s. S. 78). Sofern nicht knochenzerstörende Prozesse und akute Osteoporosen, Vitamin D-Überdosierung und Cortisongaben ursächlich in Frage kommen, handelt es sich wahrscheinlich um die sog. essentielle Form. Diese geht, soweit bisher bekannt, auf Resorptionsstörungen im Darm zurück (s. S. 79). Die Diagnose einer essentiellen Hypercalciurie darf jedoch nur nach sicherer Ausschaltung eines Hyperparathyreoidismus gestellt werden. Auch diese Form der Hypercalciurie ist für die Steinbildung nicht gleichgültig. Wenn auch nicht ursächlich wirkend, kann sie doch Steinwachstum und -bildung unterstützen.

Ein Hyperparathyreoidismus verlangt die Exstirpation der

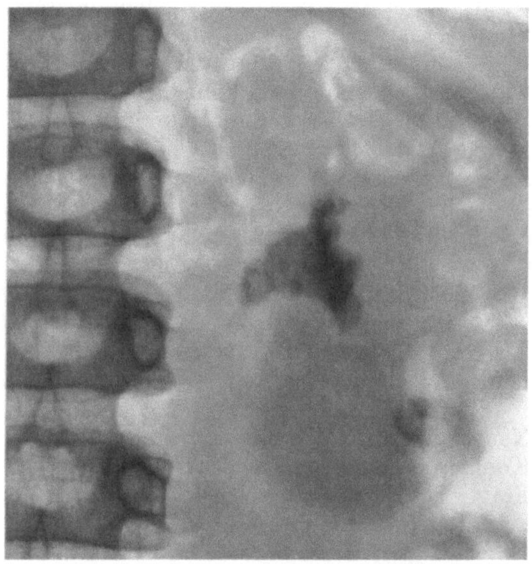

Abb. 39. Polimineralische Cystin-Phosphatsteine

Adenome bzw. der hyperplastischen Nebenschilddrüsen. Bei essentieller Hypercalciurie sind aus prophylaktischen Gründen die stärksten Kalkträger Milch und Käse aus der Nahrung auszuschalten. Gleichzeitig sind die Konzentration im Urin durch reichliche Flüssigkeitszufuhr herabzusetzen und die Menge der lyotropen Substanzen im Urin zu erhöhen (Magnesiumgabe, Glucuronsäuregabe). Diese Forderungen sind auch bei akuten Osteoporosen zu erfüllen, bei denen zusätzlich noch eine kausale Behandlung (Hormone, Aufhebung der Immobilisation usw.) erfolgen soll.

Weder die formale noch die kausale Genese der Harnsteine sind bis heute voll geklärt. Das trifft besonders für die kausale Entstehung zu. Die Forschungen der letzten Jahre haben nun wahrscheinlich gemacht, daß die Steinbildung mit Durchblutungsstörungen der Niere in Verbindung steht, Durchblutungsstörungen, welche z. T. auch nerval ausgelöst sein können. Aus diesem Grunde ist für alle Kalksteinträger auch eine genaue *Untersuchung auf Herdinfekte* (fokale Infekte) und deren Beseitigung anzuraten. Ich verweise hier auf die Ausführungen im 1. Abschnitt dieses Buches.

Die Fokalsanierung ist auch bei entzündlichen Steinen von Wert. Hier liegt ihre Bedeutung hauptsächlich in der Umstimmung des Organismus und der damit verbundenen Erhöhung der Abwehr.

Primäre bakteriell-entzündliche Nephritiden machen vorliegende *Steine* als solche des *Organs* wahrscheinlich. Diese sind auch bei Abflußstörungen am pyeloureteralen Übergang und im Ureter anzunehmen. Die Steinentfernung allein genügt nicht. Vielmehr ist auch die Beseitigung der vorliegenden Störungen notwendig, um Rezidive zu verhüten. Bei jeder Infektion ist eine Langzeitbehandlung mit Antibioticis durchzuführen. Eine ungehemmte Harnpassage ist notfalls operativ zu sichern.

Besonders bei Kindern mit Harnsteinen ist dem Zustand der Harnwege genaueste Beachtung zu schenken. Ein hoher Prozentsatz von ihnen weist Mißbildungen der Nieren und Harnwege auf. Daneben sind bei jedem steinkranken Kind und Jugendlichen aber auch *organische kristalline Konkremente* infolge Stoffwechselstörungen in Betracht zu ziehen. Die Abb. 39 zeigt, daß auch Cystinsteine infolge Infektion kräftige Schatten im Röntgenbild geben und damit echte Kalksteine vortäuschen können. Wir wissen aber auch, daß beim Fanconi-Syndrom Kalksteine entstehen können (s. S. 97). Deshalb ist bei allen kindlichen Steinen auf Cystinurie zu fahnden und ein Fanconi-Syndrom auszuschließen. Eine orientierende Untersuchung liegt in der von E. MEYER angegebenen Methode:

3—5 cm³ Urin werden im Reagensglas mit 2 cm³ 5%iger Natriumcyanidlösung gemischt. 10 min stehen lassen. Dann einige Tropfen 5%ige Natriumnitroprussidlösung zusetzen. Auftreten einer purpurroten Färbung zeigt Cystin an. (Bei normalem Urin ergibt sich nur eine schwache Rotfärbung.)

Positiver Ausfall macht die quantitative Bestimmung wünschenswert. Denn der Grad der Cystinurie bestimmt die Form der Diät. Ich verweise hier auf die neuen Arbeiten von SMITH, KOLB u. HARPER[1].

Ob die Konkremente von Kleinstkindern mit den Harnsäureinfarkten der Neugeborenen in Verbindung stehen, indem diese Kern und Ansatzpunkt der Konkremente liefern, ist bisher nicht sicher geklärt. Für die hier zu behandelnde Frage ist dieses auch bedeutungslos. Umsomehr verdienen die organischen kristallinen Steine der Erwachsenen, d. h. die Harnsäure- und Uratsteine unsere Beachtung. Während des 2. Weltkrieges und der ersten Nachkriegsjahre stellten diese Steinarten eine direkte Rarität dar. Mit dem wirtschaftlichen Aufschwung und mit der Umstellung der Ernährung haben sie dann aber stetig zugenommen. sodaß sie heute wieder etwa 5% aller Erwachsenensteine ausmachen. Dabei liegt eine echte Stoffwechselstörung in Form der Gicht oder der essentiellen Hyperurikämie bei nur 20—30% der Patienten vor (s. Kapitel VIII/1, S. 71). Die Mehrzahl läßt auch keine erhöhte Harnsäureausscheidung mit dem Urin erkennen. sofern die Nahrung nicht abnorm purinreich ist. Um Klarheit über die Verhältnisse zu gewinnen und eine entsprechende Behandlung einleiten zu können. ist mehrfache Kontrolle des Harnsäurespiegels im Blut und der täglich ausgeschiedenen Harnsäure im Urin notwendig.

Literatur

(Siehe auch die Literaturangaben zum vorangehenden Beitrag BOSHAMER, S. 154)

ALLEN, C. D., S. B. NUZIE, M. A. LLANOS and J. M. ESCARPENTER: Calculus overshadowing benign tumor of ureter. J. Tenn. med. Ass. 49, 118—119 (1956). — ARRUES, L. D.: Riñón poliquistico y litiasis unilateral. Rev. argent. Urol. 16, 113—120 (1947). — AUVERT, J.: Les reflux à partir du bassinet. Rapport pour l'Assoc. franç. d'Urologie, 51 session, Paris 1957.

BALVERS, A. G.: Persönliche Mitteilung. — BANKS jr., R.: Spontaneous rupture of kidney secondary to impacted calculus; case. Sth. med. (Bgham, Ala.) 47, 1079—1082 (1954). — BATALLA SABATE, L., y J. HERNANDEZ SOLER: Fistula supuradas lumbares y litiasis renal. Med. clín. (Barcelona) 16, 261—264 (1951). — An. Med. (Barcelona) 38, 227

[1] J. Urol. (Baltimore) 81, 61 (1959) — Trans. West. Sect. Amer. Urol. Ass. 25. II. 1958.

bis 231 (1951). — Bauer, K. M.: Plattenepithelkarzinom des Nierenbeckens mit Steinbildung. Z. Urol. 46, 194—196 (1953). — Bilger, F., et G. Greiner: Calcul du bassinet chez un enfant de cinq ans, développé autour d'une barrette ingérée vraisemblablement trois ans auparavant et ayant perforé le colon. Guérison après néphrectomie. J. d'Urol. 55, 259—261 (1949). — Blad, K. O. H.: Klinisch-chirurgische studie over cystennieren. Acad. Proefschrift Utrecht 1957, blz. 75—76. — Boeminghaus, H.: Funktion der Nieren bei akutem Ureterverschluß. Langenbecks Arch. klin. Chir. 171, 109 (1932). — Die Ausscheidungsureographie und ihre bevorzugten Indikationen. Dtsch. med. Wschr. 1937, 17. — Boeminghaus, H., u. Zeiss: Zur Erholungsfähigkeit mechanisch bedingter Stauungszustände im Nierenbecken-Harnleitersystem. Z. Urol. 29, H. 2 (1935). — Boffi, L.: Calcolosi primaria e idronefrosi in rene ectopico pelvico; trattamento chirurgico conservativo. Considerazioni a propositi di un caso clinico. Boll. Soc. tosco-umbra Chir. 15, 465—473 (1954). — Borgno, M.: Calcolosi multipla; renale bilaterale ed ureterale. Minerva chir. (Torino) 2, 393—395 (1947). — Boriani, G.: Calcolosi renale „inpertrasparente". Radiol. med. (Torino) 38, 649—651 (1952). — Boshamer, K.: Lehrbuch der Urologie, 5. Aufl. Stuttgart: Georg Fischer 1953. — Brito, R. R.: Ureterocele. A propósito de 4 novos casos. Rev. paul. Med. 46, 282—287 (1955). — Burkland, C. E.: Fracture of giant ureteral calculus. Amer. J. Urol. 69, 366—371 (1953).

Cacchi, R.: Rari aspetti della nefrolitiasi. Urologia Treviso 21, 117—119 (1954). — Caffey, J.: Pediatric X-ray diagnosis, p. 504. 1950. — Camplani, M.: Un caso di calcolosi muta multipla gigante ureterale in quattordicenne. Policlinico, Sez. prat. 61, 519—523 (1954). — Carneiro de Moura, A.: Lithiase renal radio-transparente. Gaz. méd. port. 1, 231—240 (1948). — Chauvin, E., et C. Jean: Le rôle exact de la lithiase dans l'étiologie de la colique néphrétique. In: La lithiase urinaire, S. 344—348. Paris: Vigot Frères 1955. — Cibert, J.: Rupture spontanée de l'uretère dans la lithiase urétérale. J. d'Urol. 58, 659—661 (1952). — Cohn, T.: Die Aufblasung des Nierenbeckens für das Röntgenbild. Zbl. Chir. 54, 1431, 1988—1995 (1927). — Cook, J.: An unusual case of renal lithiasis. Brit. J. Urol. 24, 99—100 (1952). — Cottet, J., et J. Foglierini: Entretiens de Bichat. 1957. — Councill, W. A., and W. A. Councill jr.: Spontaneous rupture of renal parenchyma associated with renal lithiasis. Amer. J. Urol. 63, 441—445 (1950).

Diaz Muñoz, I., y S. R. dell'Oro: Cálculo renal gigante. Bol. Soc. Cir. Chile 25, 238 bis 240 (1947). — Rev. mèd. Chile 76, 165—167 (1948). — Donna, D. di: Retromigrazione di un calcolo dall'uretere lombare fino ad un calice. Urologia Treviso 15, 367—370 (1948). — Dorsey, J. W.: Solitary hydrocalyx secondary to a dumbbell calculus. Amer. J. Urol. 62, 742—747 (1949). — Dotta, J. S., et T. V. Delporte: Perforación del uréter en el intestino delgado; complicación de una litiasis ureteral. Bol. Soc. Cir. Rosario 22, 219—224 (1955).

Emanuel, M.: Large varyingdensity calculus simulating intrapelvic tumor with stone. J. Maine med. Ass. 46, 196—199 (1955). — Essen, A. G. van: Het trauma van de nier, S. 156—164. Traumata, Kongr. der „Ned. Stichting tot Bevordering der chirurgische wetenschappen", Utrecht 1952.

Fabris, P.: Su presunto rapporti fra calcolosi e neoplasie in sede pielo-renale. Arch. ital. Urol. 24, 343—361 (1950). — Ferguson, G., and J. N. Ward-McQuaid: Stones in pyelogenic cysts. Brit. J. Surg. 42, 595—600 (1955). — Ferulano, O.: Atrofia e calcolosi renale. Giorn. ital. Chir. 11, 506—526 (1955). — Frenkel, S.: Calculs aberrants de l'uretère. Ann. Mal. Org. gén.-urin. 2, 1825 (1911).

Gallenmüller, K.: Entfernung eines extrem großen, tiefsitzenden Harnleitersteines. Z. Urol. 47, 785—787 (1954). — Gausa Raspall, P.: Dos casos de nefrolitiasis unilateral múltiple y numerosa, en número poco común (373 y 3,497 cálculos respectovamente) associades con hidronefrosis. An. Med. Cir. (Barcelona) 41, 184—189 (1955). — Glaser, S.: Nephroduodenal fistula. Brit. J. Urol. 26, 105—117. — Gomez Ullate, F.: Duplicidad, cálculos múltiples y tumor, coincidentes en un mismo riñón. Arch. esp. Urol. 10, 206—212 (1954). — Grauhan, M.: Wachstum und Form der Hydronephrosen. Langenbecks Arch. klin. Chir. 180, 517 (1934). — Grégoir, W.: Néphro-urétérectomie pour calculose urétérale géante. J. belge Urol. 18, 266—268 (1950). — Gürsel, A.E.: Deux cas de calculs géants de l'uretère. J. d' Urol. 61, 386—389 (1955).

Hagemann, E.: Übergroßer Harnleiterstein mit Einbruch in die Blase. Z. Urol. 43, 160—166 (1950). — Hedenberg, I.: Renal and ureteral calculi; occurrence in Sweden during 1911—1938 with notes on geographie distribution. Acta chir. scand. 101, 17—36 (1951). — Heuck, F.: Pyelitis und Ureteritis cystica bei Nephrolithiasis. Z. Urol. 48, 759—762 (1955). — Hinkel, C. L., and G. A. Moller: Multiple giant ureteral calculi. Amer. J. Roentgenol. 75, 900—904 (1956). — Hinman, F.: The significance of renal counterbalance inrenal surgery, with reference particularity to treatment of unilateral and bilateral hydro-angular ureters and hydronephrosis, with description of operation for this condition. Surg. Gynec. Obstet. 51, 237—244 (1930). — Hopewell, J. P.: Multiple "corn cob" calculi with ureterocele and double ureter. Brit. J. Urol. 24, 160—161 (1952).

Ice, W. H.: Giant ureteral calculi. West. J. Surg. 62, 486—489 (1954).

Jensen, D. R.: Solitary renal cyst containing free stones simulating cholelithiasis. Amer. J. Surg. 91, 283—287 (1956). — Jimenez Evora, S.: Coincidencia de carcinoma de riñón y pionefrosis calculosa. An. Casa Salud Valdecilla (Santander) 13, 369 bis 373 (1952). — Jones, G. H., O. A. Melendy and W. F. Flynn: Spontaneous nephroduodenal fistula. Amer. J. Urol. 69, 760—763 (1953).

Kästner, H.: Zwei Fälle von gekreuzter Nierendystopie mit Steinentfernung aus dem gekreuzten Nierenbecken und Harnleiterlösung. Z. Urol. 46, 649—652 (1953). — Kaufhold, N.: Steinhaltige Ureterocelen. Chirurg 22, 128—131 (1951). — Köster, K.: 325 Steine in einem Doppelureter. Z. Urol. 46, 656—657 (1952). — Krüger, J.: Nierenstein als Ursache eines Obturationsileus. Z. Urol. 47, 422—423 (1954).

Landes, R. R.: Giant renal calculus. J. Amer. med. Ass. 152, 514—516 (1953). — Laval. M.: Histoire d'un faux calcul de l'uretère. J. d'Urol. 56. 604—605 (1950). — Lhez, A.: Fausses images de calculs du bassinet. J. d'Urol. 56, 969—970 (1950). — Lichtenberg, A. v.. u. H. Dietlen: Die Darstellung des Nierenbeckens und Ureters im Röntgenbild nach Sauerstofffüllung. Münch. med. Wschr. 58, 1341—1342 (1911). — Linton, H.: Ectopic kidney with nephrolithiasis and pyelonephritis. Canad. med. Ass. J. 68, 155—156 (1953).

Maatz, R., u. E. Krüger: Das Verhalten der Nierendurchblutung in der experimentellen Hydronephrose. Z. Urol. 31 756—770 (1937). — Macarini, N.: Difficoltà d'interpretazione di una formazione calcarea addominale; (notevole dilatazione segmentaria dell' uretere pelvico ripiena di calcoli). Ann. radiol. diagn. (Bologna) 24, 306—322 (1952). — Maclean, J. T.: Unusual conditions of the ureter and kidney. II. Ureteropelvic obstructions. 1. Aberrant vessels; Inflammatory bands. Brit. J. Urol. 26, 130—132 (1954). — II. 3. Ureteropelvic obstructions caused by calculus in one branch of a double ureter and double renal pelvis. Brit. J. Urol. 26, 134—135 (1954). — III. Inflammatory lesions causing obstruction of the ureter. 1. Ureteritis cystica and pyelitis cystica causing stone formation in the kidney. Brit. J. Urol. 26, 135—137 (1954). — Madureira, H. de F.: Sur un cas de rein silencieux en urographie. J. d'Urol. 61, 187—190 (1955). — Marigliano, F.: Epitelioma della pelvi renale. leucoplachia a calcolosi. Arch. De Vecchi Anat. pat. 14, 1115—1122 (1950). — Martindale. W. H..: The extra pharmacopoeia, 24th edit., vol. I, p. 799. 1959. — Martineau, L. A., and E. F. Turkel: Spontaneous rupture of kidney. Amer. J. Roentgenol. 59, 365—369 (1948). — Mattosso, Filho, J.: Signo radiologico de cálculo ureteral intramural. Arch. esp. Urol. 10, 71—74 (1954). — McCrea, A. N.: A case of ureterocele complicated by renal and ureteral calculi. Brit. J. Urol. 21, 157—160 (1949). — Melion, Merkwürdiger Sectionsbefund des an Nephritis calculosa verstorbenen 56jähr. Sch. in Freudenthal, bei dessen Lebzeiten Speisetheile als Mohn, Nudeln etc. durch den Urin abgegangen sind. Öst. med. Wschr. 113—115 (1844). — Michon, J.: Péritonite par perforation d'un rein calculeux. Mém. Acad. Chir. 79, 315—317 (1953). — Migliardi, L.: Cisti renale pelvica con calcolosi multipla. Urologia Treviso 21, 63—67 (1954). — Miola, L.: Deformazione cistografica da calcolo dell'uretere simulante neoplasia. G. ital. Chir. 8, 499—505 (1952). — Mor, F.: Un caso di calcolosi renale gigante. Urologia Treviso 16, 51—55 (1949). — Moravek, J.: Peritonitis due to perforation of ureteral lithiasis. Rozhl. Chir. 28, 157—160 (1949). — Muñoz Escoda, J.: Cálculo coraliforme y sarcoma renal. Med. clin. (Barcelona) 21, 96—99 (1953).

Narath, P.: Renal pelvis and ureter. New York: Grune & Stratton 1951. — Naulleau, J., et S. Sakka: Les corps étrangers du rein. Presse méd. 66, 705 (1958). — Navas, J.: Caso de litiasis renal y riñones poliquisticos. Arch. esp. Urol. 10, 60—65 (1954).

Osol, A., and G. E. Farrar jr.: The dispensatory of the United States of America, 25th edit., part I, p. 707. 1959.

Padovan, Q.: Calcolo ureterale da Scheggia metallica. Urologia Treviso 22, 444—446 (1955). — Patoir, G.: Calcul de l'uretère arrêté au niveau de la région iliaque par un vaisseau anormal. J. d'Urol. 60, 562—563 (1954). — Pavone, M.: Un caso di calcolosi multipla dell'uretere con idonephrosi secondaria, guarito con intervento endoscopico. Urologia Treviso 21, 127—131 (1954). — Peña, E. de la, y L. J. de la Mano Marcos: Nefrectomia transtorácica por litiasis gigante de riñon (950 gramos). Chir. Gynec. e Urol. 5, 60—63 (1953). — Perez Castro, E.: Perforazione da calcolo delle vie urinarie superiori. Urologia Treviso 17, 208—215 (1950). — Perez Coutiño, A.: Pionefrosis litiasica gigante. Arch. esp. Urol. 9 39—47 (1953). — Persky L. and J. J. Joelson: Spontaneous rupture of renal pelvis secondary to small calculus. Amer. J. Urol. 72, 141—144 (1954). — Picatoste Patiño, J.: Cálculo ureteral en riñón en herradura. An. Casa. Salud Valdecilla (Santander) 16, 25—31 (1955).

Ritter, J. S., and W. H. Shehadi: Pneumopyelography. Urol. cutan. Rev. 55, 649—652 (1951). — Rocco, B., e E. Bagnoli: Sopra un caso di sclerosi renale secondaria ad idronefrose calcolosa. Boll. Soc. tosco-umbra Chir. 11, 531—549 (1950). — Rouvillois, C., et P. Mathet: Rein en ectopie pelvienne avec énorme hydronéphrose et lithiase. Mém. Acad. Chir. 81, 328—331 (1955).

SANDRO, R. E.: Sobre un caso de dilatación quistica de extremidad inferior del uréter y lithiasis. Rev. argent. Urol. **22**, 109—110 (1953). — SANSEVERINO, E.: Pionefrosi calcolosa in rene presacrale con sintomatologia vesicale. Rif. med. **66**, 122—127 (1952). — SAWYERS, T. M., and D. D. ROSENFELD: Appendiceal stones simulating ureteral calculi. Calif. Med. **79**, 112—113 (1953). — SAXE, T. L.: Associated primary benign neoplasm and ureteral calculus. Amer. J. Urol. **68**, 819—822 (1952). — SCHÄFER, K. H.: Pädiatrischer Röntgenatlas, S. 209, 1955. — SCHEGA, H. W.: Beitrag zur Steinbildung in blasigen Erweiterungen des vesicalen Ureterendes. Chirurg **22**, 41—43 (1951). — SCHIE, W. VAN: Holle Niersteen. Ned. T. Geneesk. **97**, 287—290 (1953). — SCHLECHT, L., u. W. SEELENTAG: Zur Eignung des Tomogramms bei der Luftpyelographie zur Darstellung schattengebender Konkremente resp. des Nierenbeckens bei Gasüberlagerung. Fortschr. Röntgenstr. **71**, 605—606 (1949). — SCHNEIDER, H.: Funktionsstörungen bei Harnleiter- und Nierenbeckensteinen. Zbl. Chir. **39**, 2320 (1935). — *South African Med. J. Editorial:* Increased frequency of kidney stones. S. Afr. med. J. **22**, 356—357 (1948). — STEFFENS-KREBS, D.: Nierensteinperforation ins Retroperitoneum. Z. Urol. **51**, 676 (1958). — STOBBAERTS, F.: La lithiase rénale d'origine traumatique. J. belge Urol. **22**, 410—413 (1954). — SUERMONDT, W. F.: Niertraumata, S. 164—169. Traumata, Kongr. der „Ned. Sichting tot bevordering der chirurgische wetenschappen". Utrecht 1952.

TAKAHASHI, A., T. KUSUNOKI u. K. TOZAWA: Harnsteinkrankheit in Tokyo. Jap. J. med. Sci. Part XIII/2, 195—199 (1941). — THELEN, A., u. W. KUHLO: Erfahrungen mit der Polresektion in der Behandlung des Nierensteinleidens. Z. Urol. **52**, 410 (1959). — TORDOIR, B. M.: Spasm of and abscess formation in psoas muscle caused by renal calculus. Amer. J. Urol. **66**, 638—639 (1948).

VANWELKENHUYZEN, P.: Abcès iliaque et lithiase rénale. J. belge Urol. **22**, 87—89 (1953). — VICCHI, M. F., y Z. J. ASBUN: Ureteropneumopielograma, su importantia en el diagnostico de la litiasis. Rev. argent. Urol. **22**, 157—160 (1953). — VLIETSTRA, H. P.: Method for treatment of low ureteral strictures by means of catheter-led, flexible dilator. Arch. chir. neerl. **5**, 197—208 (1953). — VUURST DE VRIES, J. H. J. VAN DER: De behandeling van ureterstenen. Ned. T. Geneesk. **27/28**, 621—624 (1944). — Exstrophia vesicae, S. 82, Acad. Proefschr. Utrecht 1958.

WETTERWALD, F., et G. CASTELAIN: Un cas de pyonéphrose calculeuse spontanément rompue. J. d'Urol. **61**, 770—773 (1955).

ZIEGLER, F., u. W. D. WAHL: Über den Verlauf des Krankheitsbildes bei Durchbruch eines Nierenbeckensteines in den Retroperitonealraum bei weitgehend erhaltener Funktion der Niere. Zbl. Chir. **78**, 319—323 (1953).

Therapie der Nieren- und Harnleitersteine

Von

H. K. Büscher

Unter Mitarbeit von A. Gaca

Mit 16 Abbildungen

A. Schmerzbekämpfung und Steinaustreibung

I. Behandlung der Steinkolik

Die Kolik ist eine zielgerechte Reaktion des Körpers gegen einen Fremdkörper in den Harnwegen. Sie bezweckt die Austreibung des Steines. Die Kolik wird ausgelöst durch den Auslaßwiderstand. Es hängt von Lage, Form und Größe des Steines ab, ob eine Kolik zum Ziel führt oder nicht. Die Abgangsfähigkeit eines Steines ist nicht allein abhängig von der absoluten im Röntgenbild feststellbaren Größe, sondern ist gegeben aus dem Verhältnis der Steingröße, seiner Oberfläche, seiner Form in bezug zum Harnleiterlumen und seinen physiologischen Engen. Es ist deshalb auch nach dem Urogramm eine genaue Prognose über den Spontanabgang eines Steines nicht zu fällen. Eine Prognose ist eher möglich, wenn man den Fortgang der Steinaustreibung eine längere Zeit hat beobachten können. Ebensowenig läßt sich voraussagen, ob ein Stein mit der Schlinge entfernt werden kann (s. dort). Eine zunächst abwartende Haltung wird in der Regel bessere Anhaltspunkte für den weiter einzuschlagenden therapeutischen Weg ergeben als sofort eingeleitete Maßnahmen, wenn dies ohne Risiko möglich ist. Es ist wichtig, wohl den Schmerzanfall zu coupieren. nicht aber die Steinaustreibung als Eigenleistung des Organismus zu behindern.

Mit einer Steinkolik vergesellschaftet ist sehr häufig eine subileusartige Darmatonie. Derartige Zustände können differentialdiagnostische Schwierigkeiten bereiten und lassen oft an die Möglichkeit einer intraabdominellen Erkrankung denken.

Eine Kolik kann bekämpft werden entweder mit Pharmaka, die den Spasmus der Harnleitermuskulatur unterbinden, durch solche Mittel, die die Schmerzempfindung wesentlich eindämmen, oder durch Kombination beider pharmakologischer Komponenten. Die Schmerzbekämpfung allein läßt den dynamischen Ablauf der Kolik unbeeinflußt, kann damit den Steinabgang fördern, kann aber auch eine Einklemmung eines Steines nicht lösen.

1. Medikamentöse Behandlung

a) Spasmolytica

Reine Spasmolytica dämpfen den Schmerz nicht genügend, unterbinden die Austreibung des Steines, können aber die Einklemmung eines Komkrementes freigeben. Aus dieser Tatsache resultiert, daß die am besten wirksamen Pharmaka schmerzstillende und krampflösende Komponenten besitzen.

b) Morphinderivate

Im weiteren Sinne müssen wir zu den Spasmolyticis auch die Morphine zählen, ist doch eine ihrer wichtigsten Wirkungskomponenten die Spasmolyse. Auch das Dolantin hat eine starke krampflösende Wirkung. Von vielen wird das Atropin empfohlen (DUFOUR, FEY u. GENOT, LECLERC-DANDOY, LOWSLEY u. KIRWIN, STAEHLER u. v. a.). Im gleichen Sinne wirkt Papaverin und Papavydrin. Meist wird es in Kombination alternierend oder zusammen mit peristaltikanregenden Mitteln gegeben. Die alternierende Verabfolgung scheint uns sinnvoller. In Frankreich hat in letzter Zeit das Khelline, ein Extrakt aus der Amnivisnaga-Frucht, mit einer sehr guten spasmolytischen Wirkung, Eingang in die Behandlung der Uretersteine gefunden (GADERMANN, TRUC, BRINGER, RAPP u. SHAPIRO). Auch die Kombination mit Hyaluronidase (s. dort) ist mit Erfolg angewandt worden (JOOS u. LEFEBRE).

Uns hat sich in Kombination mit *Novalgin* das *Buscopan* (Hyoscin-N-butylbromid) sehr bewährt, während es allein geeignet ist, als Dauermedikation den Steinabgang zu fördern. Es hat den Vorteil sehr geringer Nebenwirkungen auch bei hoher Dosierung.

Morphinderivate sind in der Regel analgetisch recht wirksam; jedoch haben sie den Nachteil, daß die begleitende Darmatonie so verstärkt werden kann, daß ileusartige Zustände entstehen. Mehrfach gegebene Alkaloidpräparate führen darüber hinaus zu subjektiven unangenehmen Zuständen, zu Überkeit und Erbrechen, wie sie ohnedies durch die Steinkolik allein schon ausgelöst werden.

Dennoch werden sie noch von einigen empfohlen; SEYDENHAM empfiehlt im Anfall 25 Tr. Tinct. Opii und einen Einlauf. LOEPER und COTTET meinen, daß die Furcht vor der Wirkung auf die glatte Muskulatur mit ihrer Hemmung der Steinaustreibung mehr auf theoretischen Vorstellungen als auf praktischer Erfahrung beruhe. In der Tat gibt es keine Arbeit, die einen schädlichen Einfluß auf die Steinaustreibung belegt.

Auch LOWSLY und KIRWIN empfehlen für die Schmerzbekämpfung Morphin, das sie immer noch für das beste Medikament bei Harnwegskoliken halten. Sie sehen den Vorteil darin, daß Morphium die Peristaltik hemmt, so daß vor allem während der Nacht der Harn am Stein vorbei abfließen kann.

Empfohlen werden Morphium hydrochlor, Tinct. Opii simpl., Pantopon, Eucodal, Kombinationen mit Atropin, Papaverin, Dolantin.

Wir selbst verwenden Dolantin in der Kolikbekämpfung in Kombination mit Phenergan bzw. Atosil, wobei die zentrale dämpfende Wirkung günstig in Erscheinung tritt.

c) Prostigmin, Hypophysin

Die peristaltikanregende Wirkung des Prostigmins auf den Harnleiter steht außer Zweifel. Ein Erfolg bei Harnleitersteinen setzt voraus, daß der Stein beweglich ist und die Harnwege frei sind, d.h., daß kein Mißverhältnis zwischen Steingröße und Harnleiterlumen vorliegt. Die Kombination mit Spasmolyticis kann den Stein aus seiner Einklemmung befreien und ihn dann austreiben (OCONNOR u. DYKHUTZEN, SHOLL).

Glycerin. Vielfach wird die Gabe von Glycerin zur Steinaustreibung empfohlen. Glycerin wird im Darm sehr leicht resorbiert. Ein kleiner Teil wird abgebaut zu CO_2 und H_2O, der größere Teil wird im Organismus oxydiert, und der Rest erscheint unverändert im Harn. GISSELS zeigt, daß nach Gaben von 30 g Spuren von Glycerin im Urin auftreten. Nach Verabfolgung von 150—200 g ist die Konzentration im Harn etwa 5%. Eine wesentliche „Schmierwirkung" ist damit nicht gegeben. Andererseits schreiben manche (LICKINT) dem Glycerin eine gewisse spasmolytische Wirkung zu.

d) Neuroplegica

Die spasmolytische und zentral dämpfende Wirkung der Neuroplegica vom Typ des Atosil, Lagactil, Phenergan usw. hat sich in der Bekämpfung von Steinkoliken bewährt, jedoch pflegen sie allein eine heftige Steinkolik nicht coupieren zu können. In der Kombination mit Analgeticis wie z. B. Dolantin liegt eine erhebliche Erweiterung ihres Wirkungsbereiches.

Novalgin. Die Präparate vom Typ des Novalgin (phenyldimethylpyrazolanmethylaminomethansulfonsaures Natrium) zur intravenösen Injektion haben sich dagegen allein und in Kombination mit Spasmolyticis bisher am besten in der medikamentösen Behandlung der Steinkolik bewährt (Barralgin, Novalgin comp.). Nach unseren Erfahrungen ist diese Gruppe von Pharmaka am besten geeignet bei der Steinkolik (s. auch STAEHLER). Die einmalige Injektion kann zu einer völligen Schmerzfreiheit führen und hinterläßt keine wesentliche Einbuße des Allgemeinbefindens.

Im Intervall zwischen einzelnen Koliken besteht sehr häufig ein dumpfer Stauungsschmerz im Bereich der betreffenden Niere, der nur schwer beeinflußbar ist. Dauergaben von Spasmolytica können hier Linderung verschaffen, hinterlassen aber auf die Dauer unangenehme Nebenwirkungen.

Novocain. Die intravenöse Injektion von 10—20 cm³ 1%iger Novocainlösung kann eine heftige Steinkolik coupieren. Sie kann 3—4mal täglich wiederholt werden (LOEPER u. COTTET). BITSCHAI, LÄWEN haben die Paravertebralanaesthesie bei Steinkoliken empfohlen. Sie kommt vor allem dann in Frage, wenn trotz medikamentöser Behandlung ein Dauererfolg nicht zu erzielen ist (TISHOLM).

Die Technik haben LAEWEN, KAPPIS und MANDL angegeben: Im allgemeinen wird eine Blockade des Sympathicus in Höhe von D 12 und L 1, oder L 1 und L 2 gesetzt. In wenigen Minuten pflegt der Schmerz zu schwinden. Aber der Erfolg ist nicht allein auf der analgetischen Komponente beschränkt. Wir haben in der paravertebralen Anaesthesie außerdem ein differentialdiagnostisches Hilfsmittel.

Nicht selten ist die Differentialdiagnose zwischen einer rechtsseitigen Harnwegskolik und einer Gallenkolik nicht einfach. Die Beseitigung des Schmerzes durch eine Novocainblockade in der angegebenen Höhe (D 12—L 2) spricht fast eindeutig für eine nephrogene Kolik, während eine Blockade in Höhe von D 9 bis D 10 eine Gallenkolik coupieren kann. Eine Abgrenzung gegenüber dem appendicitischen Schmerz ist dagegen nicht sicher möglich.

Die Methode ist kontraindiziert bei Verdacht auf paranephrische entzündliche Prozesse.

Die Paravertebralanaesthesie bewirkt, wie wir wissen, auch eine vermehrte Diurese der betreffenden Niere, ein Effekt, der nur erwünscht sein kann.

TREVISINI berichtet über gute Erfahrungen mit den Novocaininfiltrationen des Nierenhilus bei Harnsteinkoliken. Die spastische Engstellung der glatten Muskulatur der harnableitenden Wege wird durch die Novocaininfiltration gelöst. Er infiltriert 20 cm³ 1%iges Novocain in Höhe des 1. und 3. Lumbalwirbels in Richtung auf den Nierenhilus. Häufig führt ein gleichzeitiger Ureterkatheterismus oder die Ostiumdachschlitzung in Kombination mit der Infiltration des Nierenhilus zum Steinabgang. Nebenbei hat er durch pyelographische und arteriographische Befunde feststellen können, daß sich nicht nur die Spasmen der Nierenbecken- und Harnleitermuskulatur lösen, sondern daß auch eine Erweiterung der kleineren und mittleren Nierenarterien eintritt. Damit erscheint die Novocainblockade des Nierenhilus gleichfalls geeignet zur Bekämpfung einer Anurie oder Oligurie.

Mayo hat gezeigt, daß die intracutane Injektion von Aqua dest. Koliken beseitigen kann. Das gleiche kann eine Impletol- oder Cardiazolquaddel bewirken. Ein Chloräthylspray auf den Punkt des höchsten Schmerzes kann versucht werden (Staehler).

Im Kolikintervall bleibt nicht selten ein Dauerschmerz zurück, der durch die Harnstauung oder durch den Spasmus bedingt sein kann. Er ist dann entweder mehr auf die Nierengegend beschränkt oder strahlt bei tiefstem Steinsitz in Unterbauch, Blasengegend und Genitale aus. Der Dauerschmerz ist nicht selten abhängig von der körperlichen Betätigung; Radfahren, Reiten können ihn verstärken. Große Steine vom Typ der Ausguß- oder Korallensteine oder des schon seit langem eingeklemmten Harnleitersteines bewirken öfter einen Dauerschmerz als Koliken. Ruhe pflegt diese Schmerzen günstig zu beeinflussen. Feuchtwarme Packungen, wiederholte Gaben von Spasmolyticis können lindern, aber ein nachhaltiger Erfolg bleibt gewöhnlich aus.

2. Physikalische Maßnahmen

Eine Steinkolik auf der Höhe des Schmerzes kann durch physikalische Maßnahmen allein nicht bekämpft werden, sie leisten aber sehr Gutes, wenn Medikamente nicht zur Hand sind oder im Intervall zwischen den Koliken bzw. in Kombination mit Arzneimittel.

Feuchte, heiße Kompressen auf die Gegend des heftigsten Schmerzes (Lumbal, Unterbauch), Packungen mit Leinsamen oder Kartoffelbrei sind wirksam. Eine allgemeine Beruhigung und eine gewisse antispasmotische Komponente ergänzen sich hier.

3. Behandlung der Blutung

Die Hämaturie (Mikro- oder Makrohämaturie) ist wohl einer der wichtigsten diagnostischen Hinweise auf das Vorliegen eines Harnsteines, hat aber bezüglich der Therapie nur untergeordnete Bedeutung. Lee und Davis fanden eine Makrohämaturie in nur 2,7 % unter den Harnblutungen durch einen Nierenstein, nur 5,3 % durch einen Harnleiterstein bedingt. Es kommt so gut wie nie vor, daß eine durch einen Stein bedingte Harnblutung so stark wird, daß eine antihämorrhagische Therapie notwendig wird. Antikoagulantien sind in der Regel auch wenig wirksam.

4. Entlastung durch Ureterkatheter

Wenn sich Harnsteinkoliken häufen und große Mengen von Medikamenten zu ihrer Beseitigung erforderlich machen, ist nach Möglichkeit eine Entlastung der Niere vorzunehmen, insbesondere, wenn sichergestellt ist, daß die Kolik zu keinem Erfolg führt, d. h. das Konkrement nicht in den Harnleiter eintritt bzw. im Harnleiter nicht tiefer tritt. Dann ist der Versuch, einen Ureterkatheter neben den Stein einzulegen, gerechtfertigt. Im Augenblick, wo der Harnleiterkatheter den Stein passiert, hören die Koliken auf. Der weitere Heilplan wird durch diese Maßnahme nicht weiter beeinflußt. Es kann, sofern keine Harnwegsinfektion vorliegt, weiterhin konservativ oder nach Lage der Dinge instrumentell oder operativ verfahren werden.

Ist eine Harnwegskolik coupiert worden, so muß so schnell als möglich die Diagnose eines Harnsteines durch Röntgenaufnahme gesichert werden, da die weitere Therapie allein von der differenzierten Diagnose abhängt. Die Sofortmaßnahme der Schmerzbekämpfung entbindet nicht von der Pflicht, die Diagnose zu sichern.

II. Steinaustreibung

Erste Voraussetzung für den Spontanabgang eines Steines bzw. ihn auf konservativem Wege zum Abgang zu bringen, ist seine Möglichkeit, den Harnleiter zu passieren. In der Regel wird als maximale Größe eines Steines Erbsengröße angegeben, jedoch erscheint dies allein nicht entscheidend zu sein. Die Form des Steines, ob glatt wie viele Uratsteine, oder zackig wie die Oxalatsteine und Phosphatsteine, ist mindestens ebenso entscheidend. Immer wird nur annähernd festzustellen sein, ob ein Stein noch abgangsfähig ist oder nicht, oft wird erst der Verlauf eine Entscheidung darüber bringen. Dabei stellen die physiologischen Engen des Harnleiters am Nierenbeckenausgang (der sog. Sphincter souspyelique), die Kreuzungsstelle des Harnleiters mit den Ileacalgefäßen und der intramurale bzw. prävesicale Anteil des Harnleiters die natürlichen Hindernisse auf dem Wege eines Harnsteines dar. Ein Stein, der ein oder mehrere Engen passiert hat, kann immer noch an der 3. Enge prävesical liegenbleiben und nicht mehr spontan abgehen. Die meisten Harnsteine gehen jedoch spontan ab. Der natürliche Austreibungsmechanismus ist in den meisten Fällen in der Lage, einen Abgang in die Blase zu erzwingen. Diese Tatsache erlaubt uns, soweit als möglich, konservativ zu verfahren. Der Spontanabgang eines Steines macht keine wesentlichen Schädigungen des Harnleiters, während alle operativen und vor allem auch instrumentellen Behandlungsverfahren und Behandlungsversuche erhebliche Läsionen des Harnleiters hinterlassen können. Diese Läsionen sind sicher nicht gleichgültig im Hinblick auf Steinrezidive.

Der Spontanabgang eines Steines kann durch verschiedene Maßnahmen unterstützt werden. Unerläßlich ist reichliche Flüssigkeitszufuhr, um die Diurese auf einer genügenden Höhe zu halten. Die Peristaltik wird entsprechend angeregt. Es kommt dabei weniger auf die Art der Getränke an als auf die absolute Menge. Wir empfehlen den Kranken Tee, Mineralwasser wechselnder und indifferenter Art. Viele empfehlen Aqua dest. oder Tee mit je 2 Teelöffeln Glycerin alle 3 Std. Enantin und Rowatin scheinen eine günstige Wirkung zu haben. Ebenso wichtig ist aber, daß der Steinkranke in den schmerzfreien Intervallen nicht ruht, sondern sich reichliche Körperbewegung verschafft. Laufen, Hüpfen, Treppensteigen, besonders treppab, Bohnern, Gartenarbeit usw. sind günstig. Auch Schwimmen ist, wenn Unterkühlung vermieden wird, sehr günstig. Treten häufig Koliken auf, so sollte Motorradfahren, Autofahren und Arbeit an gefährlichen Arbeitsplätzen verboten werden. Die plötzlich einsetzende Kolik kann leicht zu Unfällen führen. Im übrigen braucht die gewohnte Arbeit nicht aufgegeben zu werden, wenn die Schmerzen nicht dazu zwingen. Sehr bewährt haben sich subaquale Darmbäder, ebenso ersatzweise hohe Einläufe, die auch gegen die meist bestehende Obstipation gerichtet sind.

Indikation zu Trinkkuren[1]

Trinkkuren haben eine dreifache Wirkung:
1. auf die Harnzusammensetzung,
2. auf die Harnwege,
3. auf den Organismus.

Ad 1. Die Harnkonzentration wird vermindert. Sie zielen auf die Normalisierung der Konzentration der Salze in bezug auf die Steinbildung, sie suchen eine Änderung des Harn-p_H zu erreichen, um der Ausfällung von Harnsalzen vorzubeugen und bei sekundären Harninfektionen ein bakterienfeindliches Milieu zu schaffen.

---

[1] Siehe auch Abschnitt Cottet.

Ad 2. Durch den kräftigen Harnstrom kommt es zu einer mechanischen Reinigung von Grieß und Schleim, zu einer Verdünnung des Schleims und Detritus, zur Austreibung kleiner Konkremente durch Anregung der Peristaltik.

Ad 3. Trinkkuren können eine allgemeine Stoffwechselwirkung ausüben, die eine besondere Rolle in der Genese der Urat-, der Cystin- und Xanthinsteine spielen kann.

Trinkkuren sind vor allem in folgenden Fällen angezeigt:

1. Bei chronischer Harnsteinbildung. Die regelmäßige Durchspülung der Harnwege kann verhindern, daß Steine eine Größe erreichen, die eine Operation notwendig macht.

2. Eine besondere Indikation zu Trinkkuren mit alkalischen Wässern liegt bei allen organisch-kristallinen Konkrementen vor, d. h. bei Urat-, Cystin- und Xanthinsteinen. Den Steinbildnern wird die Neigung zur Ausfällung genommen, da sie bessere Lösungsbedingungen finden.

2. Kleine septische, primäre, für Spontanabgang geeignete Steine. Dieser wird durch Trinkkuren oft eingeleitet und gefördert. Der Verschluß durch einen Harnleiterstein bedeutet jedoch eine absolute Kontraindikation gegen Trinkkuren. Auch beim inkompletten Verschluß kann die vermehrte Diurese zu einer akuten Erweiterung der oberen Harnwege führen. Urographische Kontrollen während forcierter Flüssigkeitszufuhr sind deshalb erforderlich.

Bei Konkrementen, die nicht mehr abgangsfähig sind und bei denen keine Kontraindikation gegen eine operative oder instrumentelle Behandlung besteht, verspricht eine Trinkkur keinen Nutzen. Nicht vor, sondern im Anschluß an die Steinbeseitigung sollte die Trinkkur eingesetzt werden, oder auch (Zeiss) mit ihr kombiniert werden. Wo eine operative oder instrumentelle Entfernung von Harnsteinen möglich und notwendig ist, hat diese an erster, die Trinkkur erst an zweiter Stelle zu stehen.

3. Zustände nach Steinabgang oder Steinbeseitigung. Restinfektionen werden durch Trinkkuren günstig beeinflußt, vorausgesetzt, daß keine Abflußstörungen vorliegen (Ureterstenosen, Restkonkremente). Bei gröberer Infektion reichen allerdings die entzündungswidrige Kraft der verschiedenen Quellen und die verstärkte Diurese nicht aus, so daß zusätzlich Antibiotica erforderlich sind. Der Hauptwert der Trinkkuren liegt in der Rezidivverhütung.

Bei der Steinbildung spielt die Harnkonzentration eine entscheidende Rolle. Zum Beispiel ist Calciumoxalat physiologischerweise im Urin 3-, 4- und selbst 8mal so konzentriert enthalten, wie es seiner Löslichkeit im Wasser entspricht. Damit ist die Gefahr der Ausfällung gewissermaßen eine physiologische Angelegenheit (JOLY). Im Wasser sind Harnsäure und Calciumurat praktisch unlöslich. Phosphate und Carbonate sind wenig löslich. Die Gefahr der Ausfällung ist mit zunehmender Verdünnung des Harnes vermindert. Dabei ist die Harnkonzentration sicher nicht die alleinige Ursache der Steinbildung. Dennoch spielt sie zweifellos, wie einige klinische Fakten auch beweisen, eine entscheidende Rolle bei der Neigung zur Ausfällung von Harnkristallen. Interessant ist in dieser Hinsicht der Einfluß des Wüstenklimas auf den menschlichen Organismus in bezug auf die Steinbildung. JUSTIN BESANÇON, G. WOLFROMM und R. WOLFROMM haben hierüber Untersuchungen angestellt. PIERCE und BLOOM berichteten den Einfluß des Wüstenklimas auf amerikanische Soldaten, die unter den gleichen Ernährungsverhältnissen wie im Heimatlande lebten. In 2 von 3 Fällen traten nach der Rückkehr Symptome der Urolithiasis auf. Diese Neigung zu Steinbildung hielt etwa 10 Monate nach der Rückkehr in die Heimat an. Bezeichnend ist, daß im Sommer, während im allgemeinen eine Oligurie ausgeprägter ist, die Symptome der Harnsteine häufiger auftraten. Cottet u. Vittu haben nach Beobachtung von 74 Steinkranken feststellen können, daß eine Steinbildung während einer Konzentration des Harnes mit einem spezifischen Gewicht unter 1010 außerordentlich selten ist. Dabei ist es gleichgültig, ob es sich um Urat-, Oxalat- oder Phosphatsteine handelt. Nur 3mal hat er eine Steinbildung bei einer Konzentration unter 1008 feststellen können. Das spezifische Gewicht des Harns erscheint ebenso entscheidend über die Harnsteinbildung wie etwa auch der p_H-Wert.

Die klinisch-therapeutische Konsequenz aus dieser, durch zahlreiche klinische Beobachtungen gestützten Vorstellung ist, bei jeder Steinkrankheit einen möglichst verdünnten Harn zu erhalten. In der Regel ist dies nur möglich, bei reichlichem Flüssigkeitsangebot. Man kann nicht ohne weiteres sagen, wieviel ein Steinkranker an Flüssigkeit zu sich nehmen muß, wenn die Steinbildung hintangehalten werden soll. Auf jeden Fall aber muß so viel getrunken werden. daß die Harnkonzentration nach Möglichkeit den Grenzwert von 1010 nicht oder nur kurzfristig überschreitet. Dazu sind durchschnittlich $1^1/_2$—2 Liter täglich notwendig. Die Perspiratio insensibilis und andere Wasserverluste, z. B. über den Darm, müssen berücksichtigt werden.

Die Frage der Harnkonzentration in Beziehung zur Steinbildung spielt in der Begutachtung nicht selten eine Rolle. So ist, wie bereits oben erwähnt, bekannt, daß Soldaten im Wüstenklima sehr häufig weit über das normale Maß hinaus an Steinen leiden, während z. B. Kriegsgefangene vom russischen Kriegsschauplatz, die eine außerordentlich wasserreiche Kost bekommen hatten, so viel wie nie an einer Lithiasis erkrankten.

Die Vermehrung der Diurese ist die Grundlage aller Steinprophylaxe und fördert den Abgang von Steingrieß und kleinen abgangsfähigen Konkremente.

B. Die Behandlung der Nierensteine

Für das Nierensteinleiden als solches ist die Tendenz zu organerhaltenden Eingriffen immer mehr in den Vordergrund gerückt. Die von Boeminghaus in den Vordergrund gestellte Tendenz zur Frühoperation trägt dem genau so Rechnung wie die Möglichkeiten konservativer kausalgenetisch begründeter Behandlung der Steine und der Prophylaxe gegen Steinrezidive. Zemann sieht die Indikation für organerhaltende Eingriffe bei Nierensteinen in folgendem:

1. absolute Indikationen:

a) Erkrankungen einer Einzel- oder Restniere,
b) Erkrankungen einer Niere, wenn die andere funktionsunfähig ist;

2. relative Indikationen:

a) beiderseits Nierensteinleiden,
b) Ausgußsteine bei funktionsfähiger Niere,
c) Steine in hydronephrotischem Nierenbecken.

Man muß sich darüber im klaren sein, daß die operative Entfernung von Steinen im Grunde ein Palliativeingriff ist. «Enlever un calcul ne guérit pas les anomalies anatomiques, ne guérit pas la diathése lithiasique qui peuvent étre à son origine» (Loeper u. Cottet). Die Entfernung von Steinen ist nur dann angezeigt, wenn sie einen schädigenden Einfluß auf die Niere haben, und nur dann, wenn sie nicht durch ein Abflußhindernis verursacht sind. Im letzteren Fall muß die Ursache beseitigt und der Stein entfernt werden. Andernfalls ist ein Mißerfolg sicher (Couvelaire).

1. Kelchsteine

Hier ist zwischen Papillensteinen, d. h. auf Randallschen Plaques wachsenden Konkrementen, und echten Kelchsteinen zu unterscheiden: Papillensteine sind symptomlos. Sie verursachen weder Koliken noch eine Harninfektion. Sie können per vias naturales abgehen oder am Ort der Entstehung sitzenbleiben, allmählich wachsen und in den Kelch hineingeboren werden. Hier können sie steckenbleiben oder in das Nierenbecken wandern. Eine Indikation zur operativen Behandlung eigentlicher Kelchsteine ist nur dann gegeben, wenn die Beschwerden dazu zwingen oder sie eine dauernde Infektion, partielle Hydronephrose oder Abszeßbildung unterhalten. STAEHLER gibt als Mindestgröße für die Indikation zur operativen Behandlung Bohnengröße an. Es kommt hinzu, daß es schwierig ist, diese kleinen Steine operativ zu entfernen. DUFOUR empfiehlt, bei diesen Steinen konservativ zu bleiben.

Finden sich derartige Steine in Verbindung mit größeren Konkrementen, die operativ entfernt werden, so ist anzustreben, die kleinen Konkremente mit zu entfernen, wenn dies technisch ohne Zerstörungen an der Niere möglich ist.

Zur Entfernung kleiner Kelchsteine und Steintrümmer anläßlich einer Pyelotomie hat DEES ein Verfahren angegeben, bei dem durch Injektion von Fibrinogen und Thrombin in das Nierenbecken sich in wenigen Minuten ein Koagulum bildet, das die Steine umfließt und einschließt. Das Koagulum wird dann mit den Steinen entfernt.

MOORE und SWEETSER haben dieses Verfahren insofern noch ausgebaut, als sie Rinderthrombin und Fibrinogen in einer Spezialspritze miteinander im vorgesehenen Verhältnis einspritzten.

Durch einen verschließenden Ureterkatheter kann eine Stauungsniere erzeugt werden. Kleine Kelchkonkremente lösen sich und fallen in das Nierenbecken, aus dem sie dann leicht entfernt werden können (DORSEY). Ist der Stein größer, so ist in der Regel die Operationsindikation gegeben. In Frage kommt die Pyelotomie, die Nephrotomie und die Polresektion. Entschließt man sich nicht zur Polresektion, so ist der Pyelothotomie sicher der Vorzug zu geben, da die Zerstörungen in der Niere zweifellos geringer sind. Hat der Stein die oben angegebene Größe erreicht, so wird die Extraktion vom Nierenbecken aus in der Regel keine allzu großen Schwierigkeiten bereiten, gegebenenfalls wird die Pyelotomie in Verbindung mit der Nephrotomie durchgeführt. Die alleinige Nephrotomie hinterläßt größere Narben und Infarktgebiete und sollte deshalb nur als Ausweichlösung angesehen werden.

a) Indikation zur Polresektion bei Kelchsteinen

Die Polresektion beim festsitzenden Kelchstein hat viele Anhänger. Sinn der Polresektion ist es, den steinbildenden Kelch, in dem eine isolierte Noxe innerhalb der Niere angenommen wird (RANDALL), mit zu entfernen und Rezidive zu verhüten. Damit scheiden Steine in mehreren Kelchen von vornherein aus, da man hier eine Gesamtdisposition des steinbildenden Organs annehmen muß. Sicher ist es nicht richtig, die Polresektion als einen Ersatz für die Pyelotomie oder Nephrotomie anzusehen, wenn diese technische Schwierigkeiten bereitet. STAEHLER weist allerdings darauf hin, daß bei Polresektion der Niere Infarkte in größerem Umfang zurückbleiben und diese wieder durch Narbenbildung und sekundäre Infektion zur Steinbildung Anlaß geben können. Andererseits sahen wir nach 30 Polresektionen bei Kelchsteinen nur einmal, allerdings in kurzer Zeit, ein Steinrezidiv in einer Beobachtungszeit bis zu 7 Jahren. Handelt es sich dagegen um Steinnester, um multiple Steine und Grieß in einem Kelch, so ist zweifellos die Polresektion, die weitgehend eine radikale Entfernung aller

16*

Steintrümmer garantiert, der Pyelotomie oder Nephrotomie vorzuziehen. Das
Zurücklassen von Kleinstkonkrementen ist gleichbedeutend einem „Rezidiv".

Stewart gibt eine Übersicht über 76 Teilresektionen der Niere bei Steinen
im unteren Pol, bei Steinen im oberen Pol (20), bei Steinen in beiden Polen (4)
und bei Steinen im oberen Pol und im mittleren Kelch (1). Er sieht in der Teilresektion der Niere die Operation der Wahl, wenn einzelne Steine sich im unteren
oder oberen Pol der Niere finden. Gelegentlich kann man auch bei einem Stein

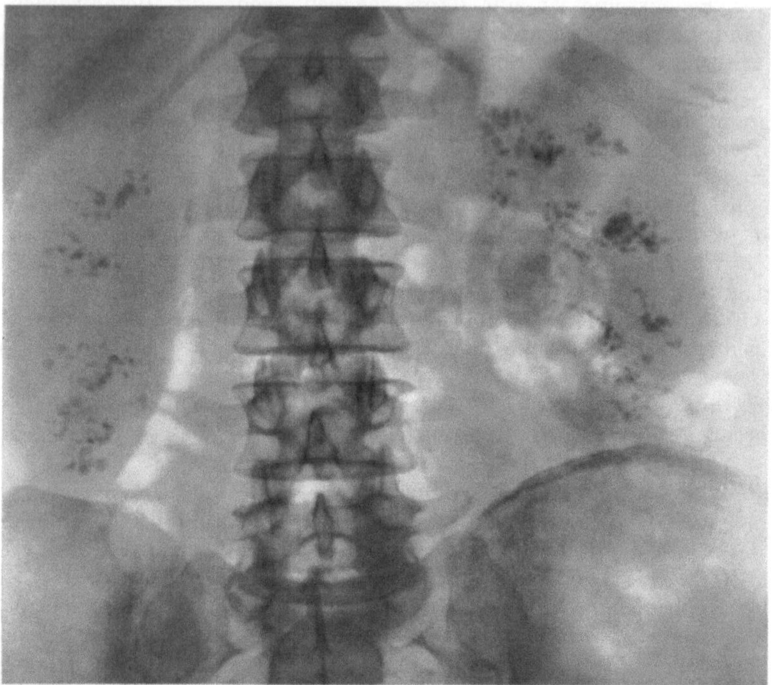

Abb. 1. Multiple Kelchsteine in beiden Nieren (keine Nephrocalcinose)

in einem Pol mit einem Stein in einem mittleren Kelch durch Teilresektion bei
geeigneter Schnittführung beide Steine entfernen.

Als Kontraindikation für die Teilresektion der Niere bei Steinen werden
folgende Momente angesehen (Stewart):

1. Schwere Infektion der Niere und erhebliche Erweiterung der Kelche. Bei
gesunder anderer Niere kann die Nephrektomie eher ins Auge gefaßt werden.

2. Verwachsungen der Niere als Folge früherer Entzündungen oder Operationen können die technischen Schwierigkeiten so steigern, daß man besser von
einer Teilresektion absieht.

3. Kongenitale Mißbildungen der Niere.

4. Erkrankungen der Niere außerhalb des Steinleidens wie Tuberkulose,
polycystische Degeneration oder Tumoren bei gleichzeitigem Vorliegen von
Steinen.

Unter 87 polresezierten Fällen, die nach 2—3 Jahren nachuntersucht wurden
(Stewart), wurde in 6 Fällen ein Rezidiv gefunden. Dabei handelt es sich um
echte Rezidive, da die Niere jeweils in situ während der Operation nach Entfernung der Steine röntgenuntersucht wurde. Besonders wichtig scheint die Bekämpfung des postoperativen Harninfektes in bezug auf die Rezidivsteinbildung

auch nach Polresektion zu sein. Eine postoperativ einsetzende, in hoher Dosierung fortgeführte Behandlung mit Sulfonamiden oder Antibiotica wird allgemein befürwortet. Er meint, daß eine postoperative Nierenbeckendrainage nur außerordentlich selten notwendig und eher dazu angetan ist, eine Harninfektion in die Niere hineinzubringen als deren Folgen zu vermeiden. Weiterhin trägt eine Nephropexie nach der Teilresektion wegen der verbesserten Abflußverhältnisse dazu bei, Rezidive nach Polresektionen zu verhüten. ABESHOUSE u. Mitarb. berichten über 17 Nierenteilresektionen wegen Polsteinen ohne Rezidive.

Zur Frage der Polresektion nimmt DUFOUR im gleichen Sinne wie TRUC, D'ABESHOUSE und LERMAN folgende Stellung ein: Nach ihm representiert die Steinbildung im Kelch und in Kelchdivertikeln die Hauptindikation zur Polresektion. MIGLIARDI ist ebenfalls ein strikter Befürworter der partiellen Nephrektomie in diesen Fällen. Er sah eine wesentlich geringere Rezidivhäufigkeit. In vielen Fällen ist es so möglich, eine Niere zu erhalten, die sonst verloren wäre. Wir selbst halten die Polresektion bei solitären Kelchsteinen in einem Pol und bei solitäre Steinnest für die Methode der Wahl.

THELEN und KUHLO sahen bei 60 Patienten, bei denen wegen Steinen eine Polresektion vorgenommen war, 57mal ein gutes Ergebnis. Ein Steinrezidiv fand sich dabei nur einmal. Ihnen fiel auf, daß bei 6 Patienten nach der Operation ein beträchtlicher Blutdruckanstieg zu verzeichnen war. Sie sehen die Ursache der Blutdruckerhöhung in der Infarzierung im Nahtbereich.

Die Indikation ist grundsätzlich auch dann gegeben, wenn erhebliche Schmerzen oder eine Harninfektion durch den Kelchstein unterhalten werden. In diesem Punkte sind sich alle Autoren einig. Auch schwere Hämaturien, die allerdings bei dieser Steinlokalisation sehr selten sind, können zum Eingriff zwingen. Die Entfernung kleiner Kelchsteine kann dabei auf technische Schwierigkeiten stoßen. Die Verwendung der intraoperativen Röntgenuntersuchung erleichtert das Finden kleiner Steine und die Lokalisation von Kelchsteinen bei beabsichtigter partieller Nephrektomie (BÜSCHER, THIERMANN). Die intraoperative Röntgenuntersuchung der Niere ist weiterhin von Vorteil, um kleine Konkremente, die bei der normalen Übersichtsaufnahme nicht zur Darstellung kommen, zu finden. Es ist nach unseren Erfahrungen erstaunlich, wie oft sich weitere kleine Konkremente finden.

BOEMINGHAUS empfiehlt im Hinblick auf die schlechte Prognose bei Steinnestern, meist im unteren Pol einer Niere gelegen, die Teilresektion. Dabei weist er darauf hin, daß die Absetzungslinie nicht durch die Kelchenden, sondern durch den Kelchhals laufen muß, um günstige Abflußverhältnisse zu schaffen und damit die Infektion zu bekämpfen. Nach ihm ist die temporäre Drainage des unteren Kelches auch mit lokalen Spülungen nicht in der Lage, Rezidive zu verhüten.

STAEHLER dagegen ist der Ansicht, daß die Theorie, nur ein Teil der Niere sei für die Steinbildung verantwortlich, wie es RANDALL annimmt, für den Einzelfall als unbewiesen zu gelten hat. Er glaubt, daß die Teilresektion gelegentlich nur dann ausgeführt wird, wenn der Stein nicht gefunden und damit die Polresektion als ein operativer Ausweg gewählt wird. Für eine Teilresektion wegen Steinbildung fordert STAEHLER folgende Voraussetzungen:

1. Umschriebene, bereits lange bestehende Steinkonglomerate, die weit ins Parenchym reichen.

2. Steine, die das Nierengewebe durch lokalisierte chronische Pyelonephritis schwer geschädigt haben.

3. Steinnester oder Steinschlamm, die mittels einfacher Incision von der Nierenoberfläche aus nicht genügend entfernt werden können, weil örtliche Höhlenbildung und Kelchhalsstenosen vorliegen.

4. Bei Steinbildung mit Verdacht auf Tuberkulose.

5. Notfalls bei gleichzeitig notwendiger Plastik mit Gefäßresektion, die zu Zirkulationsstörungen führt und somit ihrerseits die Polresektion erfordert.

Eine Gegenindikation zur Teilresektion sieht er in doppelseitiger Steinbildung, in multipler Steinbildung bei Einzelnieren und bei Urämie.

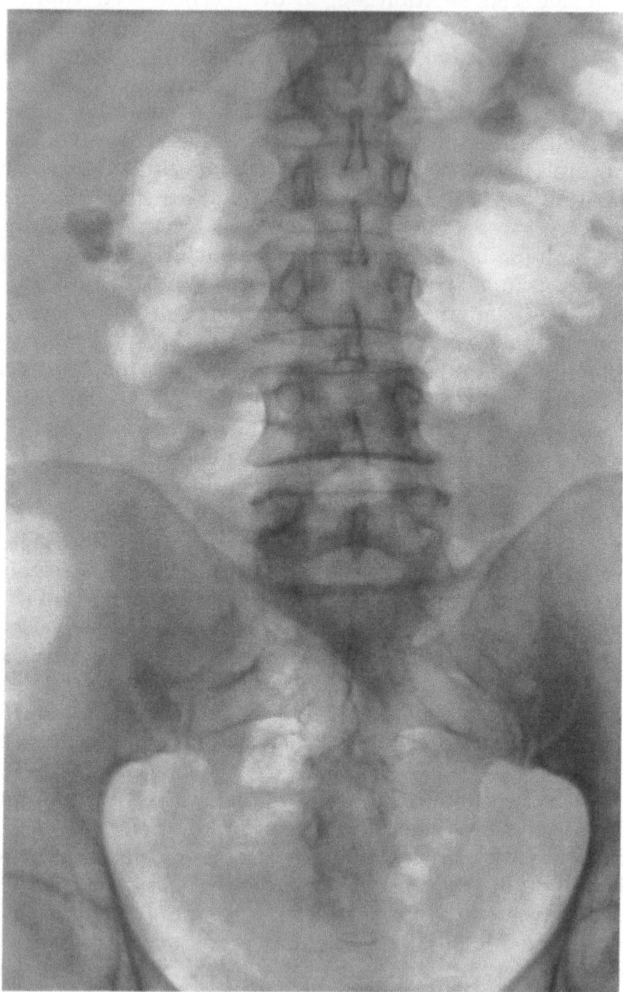

Abb. 2a u. b. Multiple Kelchsteine beiderseits, nicht mehr abgangsfähig

Die Mortalität der Teilresektion ist ähnlich der der Nephro- bzw. Pyelolithotomie (STEWART).

Ist der Kelchstein beweglich, d. h. findet er sich bei mehrfachen Kontrollen jeweils an einem anderen Ort in der Niere, im Nierenbecken, in dem einen oder anderen Kelch, im Kelchhals eingeklemmt oder im Nierenbeckenausgang, so ist mit der Operationsindikation Zurückhaltung geboten. Ist der Stein seiner Größe nach nicht mehr abgangsfähig, so wird es zweckmäßig sein abzuwarten, bis der Stein im Nierenbeckenausgang festgeklemmt ist, wo er sich leichter entfernen läßt. Erscheint er seiner Größe nach noch abgangsfähig, so ist, wenn irgend möglich, abwartend zu verfahren. Da diese Steine jedoch recht häufig Koliken verursachen, im Gegensatz zum festsitzenden Kelchstein, ist die Indikation zur Entfernung gar nicht so selten deshalb zwingend.

Jedoch kann man immer davon ausgehen, daß nur dann operativ eingegriffen werden soll, wenn ein Mißverhältnis vom Harnleiterlumen und Stein bereits vorliegt. Sei es daß der Stein zu groß geworden ist, sei es daß ein Abflußhindernis

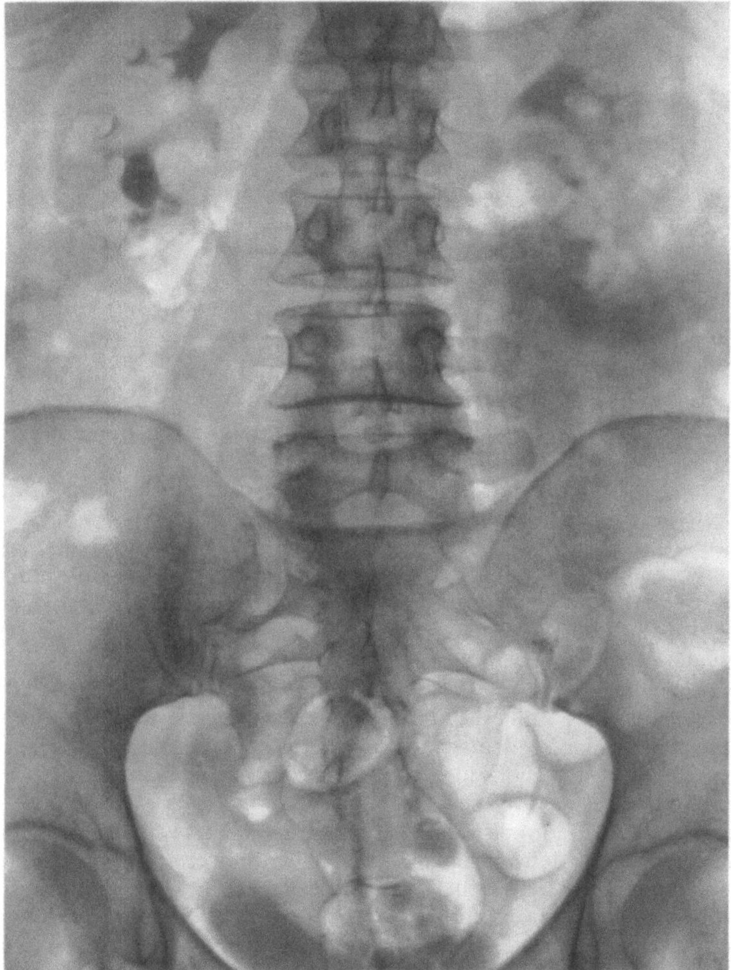

Abb. 2b. Dazugehöriges Urogramm

vorliegt. Die Indikation zum Eingriff richtet sich also im wesentlichen nach den Abflußverhältnissen aus dem Nierenbecken und der Steingröße.

Dagegen bildet eine vom Stein unterhaltene Harninfektion, wenn nicht mit einem baldigen Steinabgang zu rechnen ist, immer eine Indikation zur operativen Entfernung. Harnstauung und Infektion führen schnell zum Untergang von Nierenparenchym. ZEISS hat gezeigt, daß man kleinere auch multiple Nierenbeckensteine mit der Schlinge entfernen kann. Die Methode ist besonders da wichtig, wo es sich um häufig rezidivierende Steine handelt, die mehrfache operative Eingriffe sonst erforderlich machen würden. Er benutzt hierzu vor allen Dingen die Dauerzugmethode, wobei bei einzelnen und multiplen Steinen die Einzel- wie auch die Doppelschlinge angewandt werden. Zeiss hat weiter gezeigt, daß es gelingt, durch zunächst aufs Geratewohl in das Nierenbecken eingelegte Schlingen Kelchsteine durch die erfolgte Weitstellung des Nierenbeckens aus dem Kelch in das Nierenbecken „hinein zu locken" und den Stein dann zu extrahieren. Da das Verfahren immer in Zusammenhang mit einer Kontrastmitteldarstellung des Nierenbeckens geübt wird, lassen sich auch Abflußstörungen am Nierenbecken erfassen. Er geht jedoch nicht darauf ein, daß bei bestehenden Abflußstörungen die Extraktion eines Steines nur ein Palliativeingriff sein kann, wenn man annimmt, daß die Retention im Nierenbecken zur Steinbildung und zum Rezidiv beiträgt. Es wäre dem also entgegenzuhalten, daß bei bestehenden Abflußstörungen die operative Behandlung mit Beseitigung des Hindernisses die einzige Methode ist, Rezidive einzuschränken. Staehler bezeichnet die Extraktion von Nierenbeckensteinen aus dem Nierenbecken als Experimente, deren Gefährlichkeit nicht genug betont werden, kann und die nur im Rahmen einer Klinik durchgeführt werden können. Er sah nach einem abgebrochenen Schlingenversuch bei der darauffolgenden Operation den Harnleiter stark ödematös blutig infarziert und die ganze Umgebung leicht sulzig, als Ausdruck der erheblichen Schädigung durch den Extraktionsversuch.

b) Multiple Kelchsteine

Finden sich Kelchsteine in einer Niere multipel, so wird in der Regel so konservativ wie möglich zu verfahren sein. Eine allgemeine Richtlinie läßt sich nicht geben. Am besten ist es, wenn es gelingt, Stein für Stein zum konservativen Abgang zu bringen. Erst wenn es zu einer Harnstauung durch Einklemmung im Nierenbeckenausgang kommt, ist eine absolute Indikation gegeben. Es gelingt nur selten und unter großen Schwierigkeiten, nach Freilegung einer Niere alle vorhandenen Steine restlos zu entfernen. Die Multiplizität der Steinbildung ist ein Hinweis auf die mögliche Rezidivfreudigkeit, so daß auch aus diesem Grunde erst im Notfall operiert werden soll. Multiple Phosphatsteine können durch Irrigation steinauflösender Mittel beseitigt werden (Suby, Staehler). Bei Eingriffen dieser Art ist zu beachten, daß die Traumatisierung der Niere bei der Entfernung multipler Kelchsteine zu einer Funktionseinbuße führen kann (Staehler). Aus all diesem ist ersichtlich, daß man mit der Operationsindikation bei multiplen Kelchsteinen außerordentlich zurückhaltend sein muß (Lowsley u. Kirwin, Boeminghaus, Rolnick).

Ist das Steinleiden doppelseitig, ist die Prognose außerordentlich schlecht.

Bei einseitigen multiplen Kelchsteinen mit Harninfektion, bei denen es infolge von Steinabgängen zwischenzeitlich zu Harnstauungszuständen kommen kann, ist die Nephrektomie in Erwägung zu ziehen. Ist diese kontraindiziert, so kommt eine Nephrostomie in Frage. Durch diese kann dann eine Spülung mit steinauflösenden Flüssigkeiten je nach Art der Steine durchgeführt werden.

Multiple Kelchsteine mit Harninfektion müssen nach den Gegebenheiten einer chronischen Pyelonephritis behandelt werden.

Multiple Kelchsteine finden sich manchmal in angeborenen Harnstauungsnieren. Die Indikation zu ihrer Entfernung ist mit der plastischen Korrektur der Hydronephrose gegeben. Bei Gelegenheit der Plastik werden dann die Steine so radikal als möglich entfernt, was meist leicht gelingt.

2. Der einseitige solitäre Nierenbeckenstein

Ist beim solitären Nierenbeckenstein ein Spontanabgang nicht mehr zu erwarten, d.h. wenn er etwa Bohnengröße erreicht hat, so ist eine absolute

Indikation zur operativen Entfernung gegeben. BOEMINGHAUS wie auch COUVE-
LAIRE, CIBERT u. DELINOTTE sind Verfechter der Frühoperation, d. h., sie halten
alle konservativen Maßnahmen in diesem Fall für nutzlos. Jedes längere Zuwarten
läßt eine zunehmende Nierenschädigung erwarten.

BOEMINGHAUS begründet seine Forderung nach der Frühoperation wie folgt:
Die Frühoperation bewahrt die Niere vor der Gefahr einer sekundären Mitbeteili-
gung, verläuft im allgemeinen technisch leicht (Pyelotomie) und komplikationslos. Der Eingriff hat in diesem Stadium die meiste Aussicht auf Dauerheilung.
Eine unmittelbare Notwendigkeit zum Operieren besteht oft nicht, und man kann
auch darauf hinweisen, daß es Fälle gibt, wo solche Steine jahrzehntelang beobachtet wurden, sich bei geeigneter Lebensweise im Laufe der Zeit röntgenologisch
nur wenig vergrößerten und weder Infektion noch Harnstauungen auftreten.
Dies ist bekannt, und solche Träger gutartiger Steine finden wir besonders in
den urologischen Heilbädern zum vorbeugenden Gebrauch der Kurmitteln. Wenn
man aber den Verhältnissen näher auf den Grund sieht, so sind es doch nur verhältnismäßig wenige im Vergleich zu der großen Zahl der zunächst aseptischen
Steine, deren Träger im Laufe der Jahre durch zusätzliche Komplikationen nicht
nur Schaden an ihren Nieren erleiden, sondern unter Umständen auch in ernste
Lebensgefahr geraten. Vom ärztlichen Standpunkt aus gesehen besteht daher
bei aseptischen Nierensteinen an und für sich häufig zwar keine Notwendigkeit
eines chirurgischen Eingriffs, dennoch ist gerade der aseptische Nierenstein unter
allen Steinen hinsichtlich der konservativ-operativen Behandlung das Objekt der
Wahl. Hier kann mit einem in der Regel leichten und ungefährlichen Eingriff am
ehesten eine rezidivfreie Heilung erzielt werden. Der Kranke wird so vor der
ernsten Gefahr bewahrt, mit der zwar nicht zwangsläufig in jedem Fall, aber
doch überwiegend häufig gerechnet werden muß.

Nach BOEMINGHAUS gilt die Forderung nach der Frühoperation beim doppelseitigen Solitärstein in noch stärkerem Maße als beim einseitigen.

CIBERT und ROLLAND schreiben: Wenn der Stein im Nierenbecken liegt,
eine mittlere Größe hat, nach der Urographie das Nierenbecken extrarenal
gelegen ist, wenn es sich um einen Patienten im guten Allgemeinzustand
handelt, ist die Pyelolithotomie angezeigt. Das gilt auch dann, wenn keine
Nierenbeckenerweiterung besteht, die Nierenfunktion nicht eingeschränkt ist, der
Harn aseptisch ist, und wenn keine wesentlichen Beschwerden vorliegen. Auch
COUVELAIRE sowie DELINOTTE bekennen sich zu dieser Auffassung, wobei
COUVELAIRE besonders darauf hinweist, daß der Eingriff technisch besonders
leicht und auch besonders verträglich ist. So sehr diese Indikation für den
nichtinfizierten Stein gilt, um so mehr gilt sie für den Stein, der mit einer
Harninfektion einhergeht. Es ist allgemein üblich, bei schweren Infektionen
p. op. eine temporäre Nephrostomie anzulegen.

Folgen wir BOEMINGHAUS, so gehören zunächst Erwägungen, die mehr oder
weniger bei jedem größeren Eingriff eine Rolle spielen, zur Anzeigestellung. Zunächst soll das Alter berücksichtigt werden. Jenseits des 65. Lebensjahres werden
im allgemeinen nur dringliche Fälle operativ angegangen. Liegen schwerwiegende
Erkrankungen vor wie Myokarditis, Lungenemphysem, Niereninsuffizienz, so
ist die Entscheidung, ob der Eingriff oder die Unterlassung des Eingriffs für den
Kranken gefährlicher ist, oft äußerst schwierig. BOEMINGHAUS empfiehlt unter
solchen Umständen, den Kranken bzw. seine Angehörigen nach klarer Auf-
klärung die Wahl selbst treffen zu lassen.

LOWSLY und KIRWIN halten die operative Entfernung dieser Steine in den
meisten Fällen für angezeigt. Jeder Stein stellt eine spezielle Gefahr für die

Niere dar. Nur wenn der Spontanabgang noch zu erwarten ist und keine Infektion vorliegt, kann konservativ behandelt werden.

Der größere Nierenbeckenausgußstein von meist dreieckiger Form ist unbeweglich. Sie lassen sich leicht, oft leichter als die kleinen Steine, entfernen. Staehler weist darauf hin, daß diese Steine oft entzündliche Stenosen am Nierenbeckenausgang verursachen, die durch Plastik beseitigt werden müssen.

Die Entscheidung, ob eine organische Stenose vorliegt oder nicht, läßt sich dabei aber fast immer erst in situ fällen. Urogramm und Pyeloskopie sind hier oft recht vieldeutig in der Abgrenzung gegenüber funktionellen Stenosen. Nur bei sehr intrarenal gelegenen Nierenbecken kann die Nephrotomie vorzuziehen sein. Besteht gleichzeitig ein Polstein, so führen wir gern die Polresektion durch und entfernen den Nierenbeckenstein durch den amputierten Kelch. Staehler legt nach diesen Eingriffen immer ein Schienungsdrain ein.

Sand und Grieß im Nierenbecken lassen sich nur schwer radikal entfernen. Die Extraktion und die digitale Entfernung reichen nicht aus. Spülungen müssen zu Hilfe genommen werden. Kleine Steinchen können sich p. op. im Harnleiter einklemmen und zu Harnstauung führen. Die postoperative Harnleiterschienung beweist hierfür ihren Wert.

Bei Nierenbeckensteinen, die auf Grund einer Abflußstörung im Verlauf der Harnwege vorliegen, erlangt der Stein sekundäre Bedeutung. Es liegen hier absolut analoge Verhältnisse zum Blasenstein bei Restharnbildung vor. Die Therapie ist auf die Beseitigung des Abflußhindernisses auszurichten, wobei der Stein mit entfernt wird. Stenosen am Nierenbeckenausgang müssen plastisch beseitigt werden. Liegt eine starke Harninfektion vor, so wird man den Eingriff am besten sekundär vornehmen, nach dem vorher durch eine Nephrostomie eine weitgehende Entlastung und Reinigung vom Infekt vorgenommen wurde. Staehler empfiehlt dort, wo eine Plastik, sei es wegen der Infektion, sei es wegen ausgedehnter Schwartenbildung, nicht möglich ist im Anschluß an die Steinextraktion für 2 bis 3 Wochen einen Schienungskatheter einzulegen. Die gleichen Richtlinien gelten für den solitären Nierenbeckenstein als auch für multiple Steine bei Abflußstörungen.

3. Reflektorische Anurie

Bei Steinnieren kann es zu einer reflektorischen Sekretionshemmung des anderen Organs kommen, so daß trotz einseitiger Harnsperre eine totale Anurie die Folge ist. Das Ereignis ist zweifellos sehr selten. Wir selbst haben es niemals erlebt und auch Staehler berichtet über keine eigenen Erfahrungen. Bekannt ist, daß während einer Steinkolik die Funktion der anderen Seite vorübergehend ausfallen kann. Jedoch gibt dieses Ereignis selten Anlaß zu therapeutischen Eingriffen.

Zu prüfen bleibt jedoch immer, ob es sich nicht um Funktionsausfall anderer Ursache handelt (Nierenaplasie, Verschlußniere durch Stein oder Mißbildung. Tuberkulose usw.). Bei der Seltenheit reflektorischer Anurien wird man sehr sorgfältig nach anderen Ursachen fahnden müssen, ehe man diese Diagnose annimmt (Boeminghaus). Die reflektorische Anurie ist eine Folge sympathischer Impulse, die von der anderen Niere, aber auch von der Blase oder anderen Organen ausgehen können.

Die Durchbrechung der Sekretionsdrosselung geschieht am besten durch die Paravertebralanaesthesie, Wärmegaben, Pervitin u. a. durchblutungsfördernde Maßnahmen.

4. Doppelseitige Nierenbecken- und Harnleitersteine

Die Indikation zur Entfernung dieser Steine ist im Grunde von den gleichen Überlegungen abhängig wie beim einseitigen Stein. Jedoch ist die Frage entscheidend, *welche Seite zuerst operiert werden soll,* falls man nicht überhaupt konservativ verbleibt.

LEGUEU rät, zuerst immer auf der Seite der besseren Niere zu operieren, um diese vollständig wiederherzustellen. Mit um so geringerem Risiko kann die

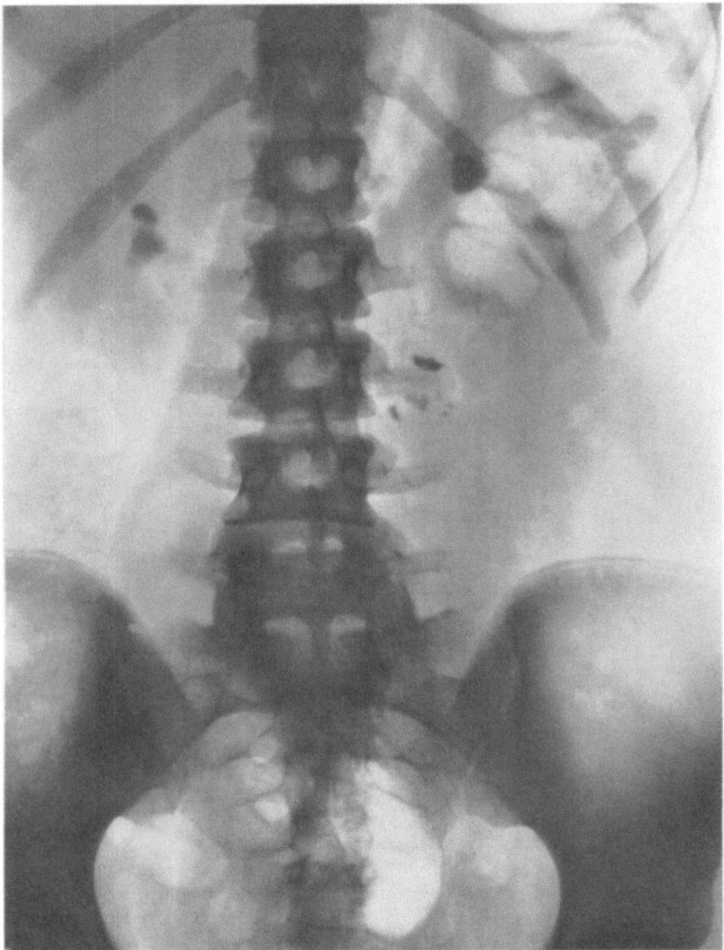

Abb. 3a. Multiple Kelchsteine beiderseits

andere Seite in Angriff genommen werden. Der gleichen Meinung ist auch DUFOUR. Man kann sich jedoch nicht der Logik verschließen, wenn MARION vorschlägt, die schlechtere Niere zuerst zu operieren, damit der Kranke während dieses risikovolleren Eingriffs seine bessere Niere voll zur Verfügung hat. Beide Meinungen haben durchaus ihre Begründung, wenn uns selbst auch scheint, daß die Meinung DUFOURS im allgemeinen den Vorzug verdient. Vermittelnd wirkt die Meinung von CIBERT und ROLLAND, die raten, die Seite zu operieren, die den leichteren Eingriff verspricht.

Dix empfiehlt bei doppelseitigen Harnleitersteinen stets die Seite zu operieren, bei der die bessere Nierenfunktion vorliegt oder zu erwarten ist.

Boeminghaus hat für die operative Behandlung des doppelseitigen Steinleidens der Niere folgende Empfehlungen gegeben:

1. Dem Stein mit Neigung zum Nierenbeckenverschluß gebührt der Vorrang.

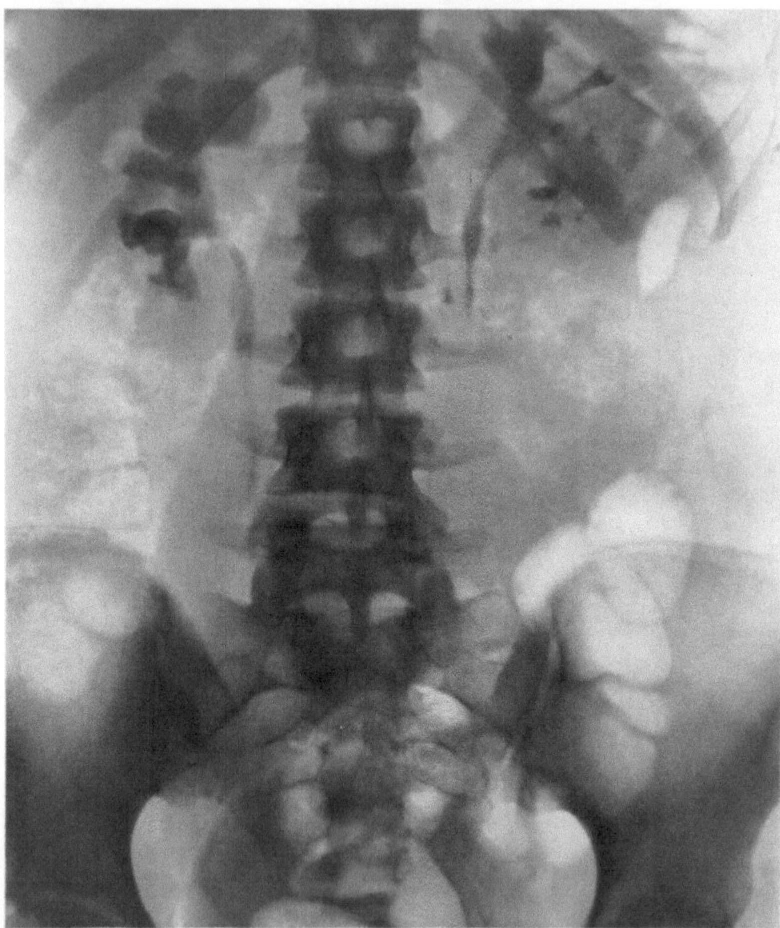

Abb. 3b. Dazugehöriges Urogramm. Erhebliche Harnstauung rechts

2. Bei guter Nierenfunktion wird zunächst der Stein entfernt, der die größeren Beschwerden macht.

3. Bei noch ausreichender Nierenfunktion soll zunächst die Niere angegangen werden, die die bessere Leistung aufzuweisen hat.

4. Bei schlechter Nierenfunktion soll, wenn überhaupt, auch hier die bessere Niere in Angriff genommen werden; eventuell muß man sich zunächst oder endgültig mit einer Nephrostomie begnügen.

Solche Kranke können mit ihrer Nierenfistel noch viele Jahre leben, während sie sonst innerhalb kürzester Frist zugrunde gehen. Durch eine Nephrektomie ist nichts zu gewinnen, sie ist nur bei septischer Niere gerechtfertigt.

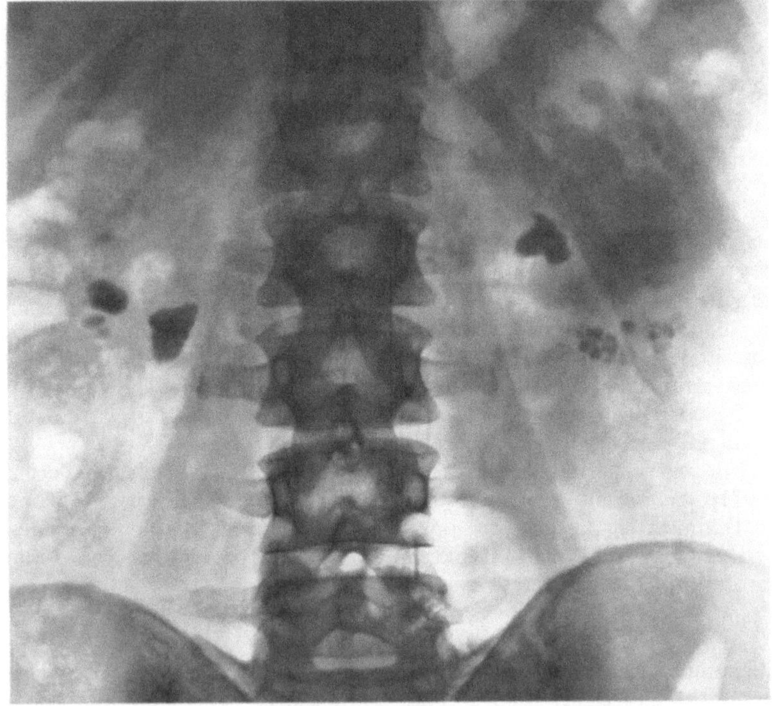

a

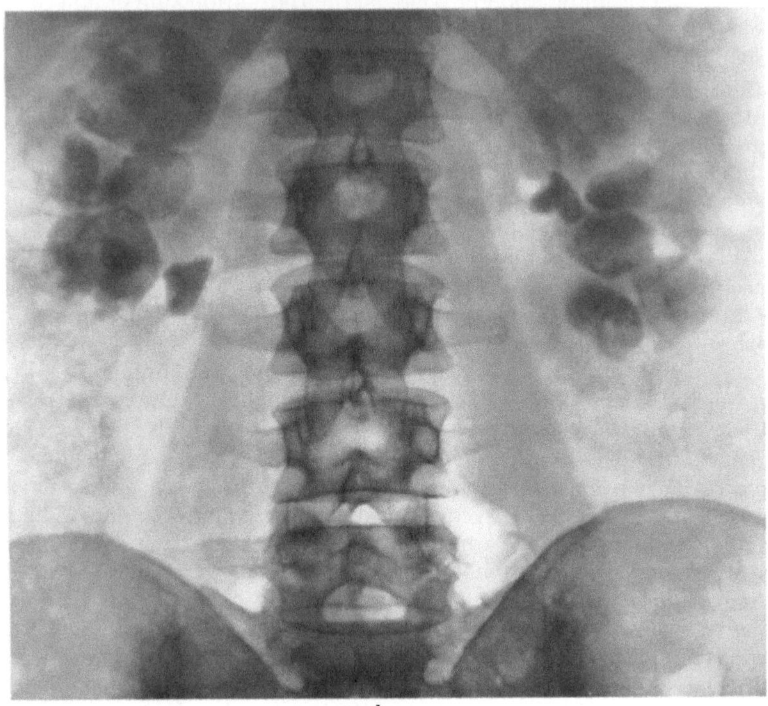

b

Abb. 4a u. b. Übersichtsaufnahme und Urogramm. Nierenbeckenstein, beiderseits mit erheblicher Harnstauung, Nierenbeckenkelchsteine rechts, Steinnest im unteren Pol links

Die Entscheidung fällt dann leicht, wenn einseitig Harnstauung mit fieberhafter Harninfektion vorliegt. Es ist selbstverständlich, daß in diesen Fällen zuerst hier eingegriffen werden muß, um den lebensbedrohlichen Zustand zu beseitigen.

Bei doppelseitiger akuter Steinpyonephrose ist die beidseitige Nephrostomie notwendig. Beschränkung des Eingriffs auf eine Seite bei Entlastung der anderen Niere durch Ureterkatheterung ist gefährlich. Niemand ist davor sicher. daß der Ureterkatheter im entscheidenden Augenblick während oder nach der Operation herausrutscht und in der postoperativen Phase sich der fieberhafte Stauungszustand wiederholt.

PETKOVIC gibt folgende Richtlinien für das Verhalten bei doppelseitigen Nierensteinen:

Unter allen Umständen sollte eine Nephrektomie vermieden werden. Sie kommt nur in Frage bei schweren Eiterungen oder bei lebensbedrohlichen Blutungen. In erster Linie ist die Pyelotomie anzustreben. Bei schwerer Infektion soll nicht gezögert werden, eine Nephrostomie anzulegen, durch die dann mit der Solution G oder M gespült werden kann.

Von 17 doppelseitig Operierten starben 2. Von 42 einseitig Operierten 5. Von den 110 behandelten Patienten starben 7 ohne Eingriff, 7 trotz eines Eingriffs. Dadurch ist die Schwere des doppelseitigen Steinleidens an sich unterstrichen. PETKOVIC gibt 20% Rezidive, fast immer bei infizierten Fällen, an. 16mal mußte zum zweitenmal operiert werden.

5. Korallensteine

Korallensteine werfen in therapeutischer Hinsicht besondere Probleme auf. Sie sind relativ häufig, 10—18% sind doppelseitig. Sie sind außerordentlich rezidivhäufig. Bei gesunder anderer Niere ist die Indikation zum organerhaltenden Eingriff oder zur Nephrektomie allein von der Funktion der steinerkrankten Niere abhängig. Die Urographie, die Blauprobe, die seitengetrennte Clearenceuntersuchung geben hierüber Auskunft. Genau so entscheidend ist der Grad der Infektion, und ob eine Entleerungsstörung vorliegt oder nicht. Es ist durchaus möglich, Korallensteine in toto zu entfernen. Dabei ist jedoch immer eine erhebliche Traumatisierung der Niere die Folge. Da es selten gelingt, den Stein allein vom Pyelon aus zu entfernen und es fast immer notwendig ist. den einen oder anderen Kelch durch Nephrotomie zu eröffnen und den kelchseitigen Teil des Korallensteines dort zu entfernen, wird man mit einer schweren Funktionseinbuße des Organs für immer oder für einen längeren Zeitraum rechnen müssen. Auch dieser Gesichtspunkt ist bei der Überlegung, ob der Stein entfernt werden oder ob nephrektomiert werden soll, von Bedeutung. COUVELAIRE meint, daß bei unilateralen Korallensteinen immer operativ vorgegangen werden sollte. Bei alten Leuten sei die Nephrektomie anzustreben. Bei jungen Leuten mit weitgehend zerstörter Niere sei gleichfalls die Nephrektomie angezeigt. Wenn der Stein jedoch in Erwartung noch ausreichender Nierenfunktion allein entfernt wird, soll auf jeden Fall eine langdauernde Nephrostomie angelegt werden. Nierenbeckenspülungen durch die Nephrostomiewunde können dann einem Rezidiv und einer überhandnehmenden Infektion vorbeugen. Man muß sich aber auch die Tatsache vor Augen halten, daß totale Ausgußsteine des Nierenbeckens, falls sie aseptisch sind, häufig keine wesentliche Abflußstörung verursachen und nur sehr langsam eine zunehmende Nierenfunktionsstörung herbeiführen, so daß man bei alten Leuten, insbesondere wenn das Steinleiden doppelseitig vorliegt, mit gutem Recht konservativ verbleiben kann. BOEMINGHAUS weist darauf hin, daß die von den Kelchen aus sich entwickelnden Korallensteine in bezug auf die durch sie bedingte Nierenschädigung wesentlich günstiger zu beurteilen sind als die Ausgußsteine, die vom Nierenbecken in die Kelchen hineinwachsen. Die letztere Art ist die häufigere. Die Niere leidet von vorneherein eher unter Entleerungsstörungen und erweist sich deshalb in der Regel als stärker geschädigt. Bei den vom Nierenbecken aus wachsenden Steinen verbietet es sich, die Nephrektomie länger hinauszuschieben.

Wird der Korallenstein operativ entfernt, so ist der früher empfohlene sog. Sektionsschnitt zweifellos ungünstig. Es geht so ein erheblicher Teil von dem Nierenparenchymgewebe zugrunde, so daß eine Wiederaufnahme der Funktion oder auch nur eine genügende Restfunktion des Organs fast nie zu erwarten ist. Die außerordentlich ausgedehnten Infarkte lassen den Rest der Niere als einen Narbenblock zurück, der kaum funktionsfähig erscheint. Wenn die Steine nicht anders als durch einen Sektionsschnitt entfernt werden können, ist bei unilateralen Leiden die Nephrektomie vorzuziehen, bei bilateralen Leiden die Operation am besten aufzugeben und weiter konservativ zu verfahren. Wir selbst haben mit der Nephrotomie im Sinne des Sektionsschnittes nur schlechte Erfahrung gemacht. Es kam stets zur Sekundärnephrektomie.

Bei Ausgußsteinen, die die Hälfte oder nahezu die Hälfte des Hohlraumsystems einnehmen, kann die Heminephrektomie angezeigt sein. Auch bei doppelseitigem Vorkommen dieser Teilausgußsteine kann beidseitig-zweizeitig heminephrektomiert werden. Wenn sich, wie sehr selten, die Steinbildung im oberen Pol allein abspielt, kann man mit größerer Wahrscheinlichkeit annehmen, daß es sich um eine lokale Disposition handelt. Um so eher ist der Eingriff gerechtfertigt (ERCOLE). Wir konnten doppelseitige Teilausgußsteine des oberen Poles durch Heminephrektomie rezidivfrei entfernen.

Wie STAEHLER betont, ist es durchaus möglich, daß die totale Ausräumung der Niere von einem Korallenstein ohne Rezidiv bleiben kann und eine gute Prognose bietet. Es muß jedoch betont werden, daß die ungünstigen Ausgänge bezüglich Nierenfunktion und Rezidiv weitaus in der Mehrzahl sind. Nach den bisherigen Erfahrungen ist auch kaum zu erwarten, daß eine Harnsteinprophylaxe (s. dort) auf diätetischer oder medikamentöser Basis daran grundlegend etwas ändern wird.

Nach dem Eingriff wird man temporär eine Nephrostomie anlegen, um das Nierenbecken spülen zu können sowohl mit Antisepticis, Antibioticis als auch mit lösenden Mitteln wie der Solution G usw. (LOEPER und COTTET, STAEHLER).

Bei einseitigen Korallensteinen berichtet FEY über 25 Nephrektomien mit 2 Todesfällen. Dabei kam es 3mal zu einem Rezidiv auf der anderen Seite in einem Zeitraum zwischen 1 und 10 Jahren. Diese Tatsache zeigt, daß man bei einseitigem Korallenstein nicht mit Sicherheit voraussagen kann, ob das Leiden nicht im Grunde bilateral besteht. Bei 14 Kranken wurde der Stein aus der Niere unter Erhaltung des Organs entfernt. Drei dieser Kranken starben. Bei einem 4. wurde die Nephrektomie wegen einer Pyonephrose 1 Jahr später vorgenommen. Bei einem weiteren trat eine Exklusion mit Funktionslosigkeit der ganzen Niere ein. Von den neun übrigen erlitten sechs ein frühes Rezidiv, bereits im folgenden Jahr. Einer rezidivierte sehr viel später.

Über ähnliche Ergebnisse berichten CHAUVIN, CALAS, sowie HESS, ROTH und KAMINSKY.

In der Behandlung der Korallensteine ist stets nach einem Abflußhindernis zu fahnden. Die schlechten Ergebnisse der konservativen bzw. der nierenerhaltenden steinentfernenden Behandlung lassen die Nephrektomie noch relativ günstig erscheinen, solange das Leiden einseitig ist. Bei doppelseitigem Leiden ist die Nephrektomie absolut verboten.

Wenn auch unter der schlechten Prognose der operativen Therapie viele der konservativen Behandlung den Vorzug geben, so ist doch zumindest der einseitige, nicht infizierte Stein bei nicht zu weitgehender Nierenfunktionsstörung geeignet, nierenerhaltend entfernt zu werden, wie dies besonders Lowsley und Kirwin betonen. Da Rezidive der anderen Seite nicht sehr häufig sind (3% nach Kirwin), ist die Auffassung derer, die lieber nephrektomieren, verständlich, zumal die postoperative Mortalität nach der Nephrektomie geringer zu sein scheint als nach der viel schwierigeren Steinentfernung.

Mißbildete und dystope Nieren haben in einem hohen Prozentsatz organische oder dynamische Abflußstörungen. Steinbildung, vor allem aber auch Steinrezidive haben hier ihre wesentliche Mitursache. Da es selten gelingt, diese Abflußstörungen zu beseitigen, ist diesem Moment in der Frage der konservativen oder operativen Behandlung besondere Beachtung zu schenken.

Cibert und Rolland befürworten eine weitgehend konservative Einstellung. Man sollte dem Kranken seine Niere so lange als möglich, so lange noch funktionstüchtiges Parenchym vorhanden ist, belassen und erst dann nephrektomieren, wenn eine dringliche Indikation vorliegt. Jede Komplikation allerdings ist dann Indikation zur unmittelbaren Nephrektomie.

Wenn auch bei massivem Steinbefall des Nierenbecken einer mißbildeten Niere wie etwa einer Beckenniere, von der Steinentfernung abgeraten werden muß, sondern daß eher die Nephrektomie den Vorzug verdient, wenn der Zustand der anderen Seite dies erlaubt, so liegen die Verhältnisse doch anders, wenn es sich nur um kleine opturierende Steine handelt. Durch die Entfernung dieser Steine kann die Funktion einer solchen Niere wieder hergestellt werden. Das ist besonders dann wichtig, wenn irgendwelche Schäden der anderen Niere vorliegen (Pfeiffer).

Wie auch Baumbusch betont, ist bei Steinen in einer Beckenniere, eine gesunde leistungsfähige andere Niere vorausgesetzt, die Nephrektomie der Steinentfernung vorzuziehen. Die Rezidivhäufigkeit in den meist abflußgestörten Nieren ist so groß, daß eine Steinentfernung, die immer mit größeren Schwierigkeiten verbunden ist, keine Dauererfolge bringt. Anders liegen die Verhältnisse natürlich, wenn es sich um Einzelnieren handelt. Auch dann dürfte die Abflußstörung durch Harnleiter- oder Nierenbeckenausgangssteine allein eine Indikation abgeben, nicht dagegen Kelchsteine und Ausgußsteine.

6. Steinerkrankung bei Einnierigen

Unter Einzelnieren sind solche Nieren zu verstehen, bei denen die andere Niere entweder nicht vorhanden, dysplastisch oder funktionslos ist.

a) Nierensteine

Für die Harnsteine bei Einnierigen gilt die Forderung nach der Frühoperation, wie Boeminghaus so deutlich herausstellt, in besonderem Maße. Jedes Abwarten führt in der Regel zu einer Zunahme der Nierenschädigung, die bei einer Einzelniere dann eine Schädigung der Gesamtnierenfunktion mit allen ihren Folgen bedeutet. Er weist darauf hin, daß Einnierige eine frühzeitige Operation genauso gut wie Zweinierige ertragen. Eine sofortige Operationsindikation ist immer durch Steinverschluß gegeben. Ist bereits eine Urämie eingetreten, so kann der Versuch, nur durch einen Ureterkatheter Entlastung zu bringen, gemacht werden. Gelingt dies nicht, so ist unter allen Kautelen der Eingriff sofort vorzunehmen. Eine Kontraindikation zu einem Eingriff bietet allein die bereits weitgehend fortgeschrittene Niereninsuffizienz, die einen operativen Eingriff überhaupt verbietet, wenn es nicht gelingt, durch die Dialyse den Patienten operationsfähig zu machen. Liegen andere Erkrankungen vor, die die Operabilität beeinträchtigen, so ist oft sehr schwer abzugrenzen, ob der Eingriff an der Niere das geringere Risiko und die größere Erfolgschance bietet. Die Operation ist immer dann angezeigt, wenn der Stein noch aseptisch ist und die Nierenfunktion noch gut ist. Jedes Zuwarten bedeutet eine Verschlechterung der Prognose (BOEMINGHAUS).

Aseptische Nierenbeckensteine, solitäre oder multiple, sollen, wenn sie nicht spontan abgangsfähig sind, und wenn keine Kontraindikation von seiten der Nierenfunktion vorliegt, operativ entfernt werden. Bei häufig rezidivierenden Steinen, die die technischen Möglichkeiten hierzu bieten, ist die Schlingenextraktion ins Auge zu fassen. Sie wird jedoch nur in der Hand sehr Geübter mit kleinem Risiko durchzuführen sein (ZEISS).

Bei einer Urämie, die das Operationsrisiko erheblich erhöht, ist bei irgendwelchen Schwierigkeiten, den Stein durch Uretero- oder Pyelotomie zu entfernen, die Nephrostomie in kürzester Form zu empfehlen. Alles weitere ist eine spätere Sorge. Nicht nur die Entfernung des Hindernisses, notfalls palliativ durch Nephrostomie, sondern auch die Schonung der Niere, ist oberstes Gesetz. Liegt ein Korallenstein in einer Einzelniere, so sollte, wenn der Stein aseptisch ist, lieber konservativ behandelt werden. Die Ausräumung des Steines ist in der Regel mit einer so starken Traumatisierung des Einzelorgans verbunden, daß die postoperative Sekretionshemmung zu einer nicht zu überwindenden Urämie führen kann. Man kann nicht auf die Anwendung eines Dialysierverfahrens vertrauen. Falls nicht lebensbedrohliche Zustände durch Harnsperre oder schwerste Koliken oder akute fieberhafte septische Harninfektionen vorliegen, ist in der Regel dem konservativen Verfahren der Vorzug zu geben (STAEHLER).

Gelegentlich kommt es bei längerem Steinsitz im Harnleiter, besonders wenn dieser tief sitzt, allmählich zu einer Atonie der Ureterwand, die es erlaubt, daß der Harn am Stein ohne Stauung der oberen Harnwege abfließt. Es ist in solchen Fällen durchaus möglich, bei regelmäßiger Beobachtung des Kranken solche Steine in situ zu belassen und das Risiko eines Eingriffs nicht auf sich zu nehmen. Diese Regel sollte jedoch nur dann gelten, wenn gegen einen operativen Eingriff von vornherein Bedenken bestehen, sei es, daß der Allgemeinzustand des Kranken es nicht erlaubt, sei es, daß dieser Eingriff aus irgendwelchen Gründen besondere Schwierigkeiten zu bieten verspricht.

b) Multiple Steine in Einzelnieren

Sind die Steine sehr klein und ist ihr Spontanabgang zu erwarten, so ist konservative Behandlung immer angezeigt, zumal wenn es sich um rezidivierende Steinbildung handelt. Sind die Steine nicht abgangsfähig, sei es, daß sie zu groß sind, sei es, daß es sich um zackige Oxalatsteine handelt, ist es zweckmäßig, eine Steineinklemmung abzuwarten und dann die Niere zu revidieren und soviel als möglich der Steine zu entfernen. Das Ergebnis bleibt freilich unbefriedigend. Kommt es gehäuft zu Steineinklemmungen mit Harnsperren, soll man sich zur Nephrostomie entschließen. Die Schädigung der Niere durch eine Nephrostomie ist aber oft größer als durch multiple Steine, wenn diese nicht zu Harnsperren führen und vorher keine Infektion vorgelegen hatte. ZEISS hat gezeigt, daß es möglich ist, multiple Nierenbeckensteine mit der Schlinge zu entfernen. In der Hand eines mit der Methode Vertrauten und bei gleichzeitiger Operationsmöglichkeit mag es gelingen, solche Nieren durch jeweilige Entfernung der sperrenden Steine auf lange Sicht vor dem Untergang zu bewahren.

c) Harnsperre bei Einnierigen durch Steine

Tritt eine Harnsperre bei Einnierigen auf, so ist die erste Frage, ob eine chronische oder akute Urämie vorliegt (Staehler). In jedem Falle ist es gut, den Harnabfluß durch einen Ureterkatheter zu sichern. Der langsame Harnabfluß sichert vor paradoxem Harnstoffanstieg. Gelingt der Ureterkatheterismus nicht, empfiehlt Staehler bei der chronischen Urämie zunächst ein Dialyseverfahren anzuwenden, ehe ein entlastender Eingriff gewagt werden kann. Der schonende Eingriff ist der beste, auch wenn es nicht gelingt, den blockierenden Stein zu entfernen. Auf jeden Fall ist es gefährlich, Ausgußsteine, die als häufige Ursache solcher Steinanurien gelten, entfernen zu wollen. Bei Einnierigen würde die Traumatisierung des Parenchyms meist den letalen Ausgang bedeuten. Auch in der postoperativen Phase kann es zu schweren Störungen der Nierenfunktion kommen. Besonders ungünstig sind in dieser Hinsicht die infizierten Steinnieren. Da es sich bei den postoperativen Funktionsstörungen zuweilen um vorübergehende, durch den Eingriff bedingte Zustände handelt, kann man auch dann die Anwendung der Dialyse in Betracht ziehen. Die Prognose bleibt aber in jedem Falle ungünstig. Ob, wie Staehler empfiehlt, die Peritonealdialyse für diese Fälle ausreicht, mag nach den Erfahrungen bei anderen Indikationen zweifelhaft sein.

d) Funktionsstörungen bei doppelseitigen Steinen

Doppelseitige Ausgußsteine oder Nierenbeckensteine größeren Ausmaßes verursachen fast immer eine latente chronische Urämie, falls das Leiden nicht schon weiter fortgeschritten ist. Diese Form der Steinbildung wird oft spät erkannt, da diese Steine nicht immer Koliken verursachen. Erst die Symptome der chronischen Urämie oder die Oligurie bzw. Anurie lassen das Leiden erkennen. Zu klären ist auf jeden Fall, ob es sich um eine Sekretionshemmung der Niere auf Grund der Parenchymschädigung allein handelt oder ob ein ein- oder doppelseitiger Verschluß durch Harnsteine (oder Stenosen) besteht.

Im Zustand der chronischen Urämie ist jeder Eingriff lebensgefährlich. Staehler empfiehlt die Untersuchung des Harnstoffspiegels im Magensaft, die Auskunft darüber gibt, ob eine paradoxe Harnstoffreaktion bei einem Eingriff zu erwarten ist. Ergibt sie Werte, die um oder über denen im Serum liegen, sei dies ein Zeichen, daß eine vikariierende Ausscheidung von Harnstoff über den Magen stattfindet. Eine Blut- oder Peritonealdialyse sei dann unbedingt angezeigt, bevor ein entlastender Eingriff gewagt werden kann. Bei doppelseitigem Verschlußstein oder Verschlußstein einer Seite bei guter Nierenfunktion der anderen Steinniere kann der Versuch, den Stop mittels Ureterkatheter zu überwinden, gewagt werden oder nur eine Nephrostomie angelegt werden.

Übelhör gibt an, daß eine Operation bei chronischen Urämien erst bei Clearencewerten von über 20% gewagt werden sollte.

7. Harnsperre durch doppelseitige Steine

Die doppelseitige akute Steineinklemmung durch Nierenbeckenstein und Harnleiterstein oder Harnleiterstein beiderseits verursacht immer eine totale oder hochgradige Harnsperre. Sie ist auf die Dauer mit dem Leben nicht vereinbar. Jeder Tag, ja jede Stunde, die die Harnsperre früher beseitigt wird, verbessert die Prognose, vermindert das Risiko des notwendigen Eingriffs. Es besteht immer eine absolute Indikation, aktiv vorzugehen. Um Irrtümer auszuschließen, muß geprüft werden, ob eine Harnverhaltung am Blasenausgang, eine

Harnsperre im Verlauf der oberen Harnwege oder eine renale Funktionsstörung vorliegt. Bei der doppelseitigen Harnsperre kann man als erste Maßnahme versuchen, die eine oder andere Seite mit dem Ureterkatheter zu entlasten. War der Patient bereits urämisch, kann man sich nun Zeit lassen, wenn die entlastete Niere eine ausreichende Ausscheidung zeigt. Gelingt dies nicht, soll man mit dem Eingriff nicht lange Zeit warten. Die Entlastung einer Niere genügt in der Regel, um wieder normale Blutwerte zu erreichen. Ist man sich im unklaren, welche Seite den Vorzug verdient, so richte man sich danach, welche Seite die stärkere Stauung aufweist, oder die zuletzt Koliken verursacht hat (BOEMINGHAUS, STAEHLER, COEVELAIRE, DELINOTTE). Hier ist in der Regel die bessere Funktion zu erwarten. Ist der Stein leicht zu entfernen, soll dies sofort geschehen. Sind Schwierigkeiten zu erwarten, begnüge man sich mit der einseitigen Nephrostomie bzw. Ureterostomie. Auf jeden Fall muß der Harnabfluß nach dem Eingriff völlig einwandfrei sichergestellt sein. Die Operation der anderen Seite kann dann zu einem späteren Zeitpunkt nach Erholung des Kranken erfolgen. Für den doppelseitigen Steinverschluß mit langer Anamnese und chronischer Urämie empfiehlt STAEHLER die doppelseitige Operation. Dem wäre hinzuzufügen, daß dann der Eingriff so klein als möglich zu halten sei, am besten also nur in der doppelseitigen Nephrostomie bestehen soll. Die Beseitigung des Abflußhindernisses ist dann eine spätere Sorge. Eine ins einzelne gehende Diagnostik wird zu klären haben, ob die Abflußstörung allein durch Steine oder durch Stenosen mit sekundärer Steineinklemmung verursacht war. Die Therapie hat darauf Rücksicht zu nehmen.

8. Fremdkörpersteine in Nierenbecken und Harnleiter[1]

Selten werden Fremdkörpersteine in der Niere oder im Harnleiter gefunden. SCHRÖDER beschrieb einen Nierenbeckenstein, der sich um eine Nähnadel im Nierenbecken eines Kindes gebildet hatte sowie einen Harnleiterstein, der sich auf Grund eines Granatsplitters gebildet hatte. CAMPBELL beschreibt eine Haarklemme im Nierenbecken eines 4jährigen Kindes mit Steinbildung. Die Indikation zur Steinentfernung ist hier ohne Zweifel stets gegeben.

9. Harnsteine außerhalb des Harntraktes[2]

Nierensteine können aus der Niere oder aus dem Harnleiter in das Retroperitoneum perforieren (TREPS). In der Regel handelt es sich um schwere pyelonephritische Steinnieren oft als Steinpyonephrose mit weitgehendem Parenchymschwund, der eine Perforation in das Perinephrium gestattet. Die Perforation wird dann erleichtert, wenn es sich primär um tuberkulöse Nieren handelt. In einem solchen Fall kann ein perforierter Stein entlang eines nephrogenen Senkungsabscesses bis zur Leiste absteigen. Bei den ins Perinephrium perforierten Steinen ist in der Regel die Nephrektomie der einzige Ausweg.

DOTTA und DELPORTE haben eine Perforation eines Harnleitersteines in das Colon descendens beschrieben.

10. Mehrere Steine auf einer Seite

Liegt bei einem Nierenbeckenstein, der eine Erhaltung der Niere erlaubt und der entfernt werden muß, gleichzeitig ein Harnleiterstein der gleichen Seite vor, so ist zuerst der Harnleiterstein zu entfernen. Zuweilen können Nierenstein und Harnleiterstein in gleicher Sitzung entfernt werden. Die Beseitigung der Harnstauung ist immer vordringlich (STAEHLER, BOEMINGHAUS).

---

[1] Siehe auch S. 182.   [2] Siehe auch S. 200.

Staehler empfiehlt darüber hinaus, auch multiple Nierenbecken und Kelch-steine mit zu entfernen.

Handelt es sich um Steine in der Niere, die eine Erhaltung des Organs nicht rechtfertigen, so liegt die Indikation bei der Niere; es wird nephrektomiert. Läßt sich bei einem tiefsitzenden Harnleiterstein bei gleichseitigem Nierenstein die Schlingenextraktion des Harnleitersteins bewerkstelligen, ist ihr zur Vermeidung eines Doppeleingriffs der Vorzug zu geben. Gelingt das nicht, geht die Uretero-lithotomie voraus. Wenn der Nierenbeckenstein klein ist, kann er sekundär abgehen; ist er größer, folgt die Nierensteinentfernung nach. In der Zwischenzeit kann sich das Organ erholen: Nach Behebung der Harnstauung läßt sich beur-teilen, ob die Niere erhaltungswürdig ist, oder ob statt der Pyelotomie eher eine Nephrektomie in Frage kommt.

C. Die Behandlung der Harnleitersteine

Harnleitersteine können je nach Lage, Größe und Form spontan abgehen, sich vorübergehend auf ihrer Wanderung einklemmen oder sich an irgendeiner Stelle, meist an den sog. physiologischen Engen, fest-setzen. Sandegard hat an Hand von 512 Patienten auf-gezeigt, daß

Steine bis zu einer Größe von 4 mm in 93% aus dem unteren Harnleiter spontan abgingen,

Steine bis zu 4 mm Größe aus dem oberen Harnleiter in 83% spontan abgingen,

Steine von 4—6 mm Größe aus dem unteren Harnleiter in 53% spontan abgingen.

Steine von 4—6 mm Größe aus dem oberen Harnleiter in den unteren sehr oft ab-gingen. Im oberen Abschnitt verursachten sie häufig Kom-plikationen.

Große Steine (über 6 mm) im unteren Harnleiter gingen nur selten ab. Diese Durch-schnittswerte lassen natür-lich für den Einzelfall nur grobe Rückschlüsse zu.

Wir unterscheiden nach Boeminghaus den *akuten* Harnleiterstein vom *chroni-schen* und nach Staehler den *eingeklemmten* von dem *festsitzenden* Stein. Unter einem „akuten Harnleiter-stein" versteht er den Stein,

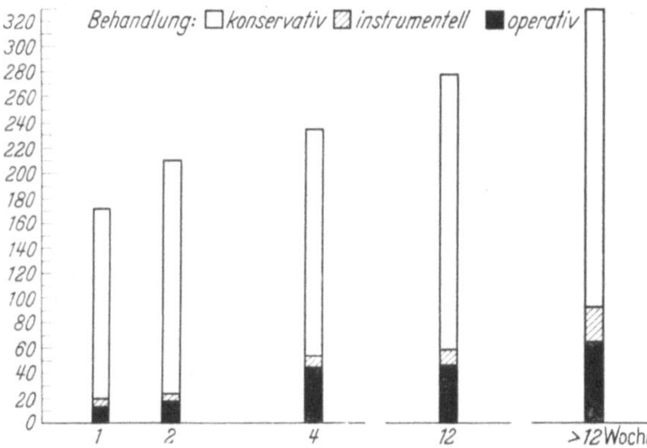

Abb. 5 a—f. Therapie der Nierenbecken- und Harnleitersteine. (Nach Sandegard)
a Verlauf aller Steine insgesamt

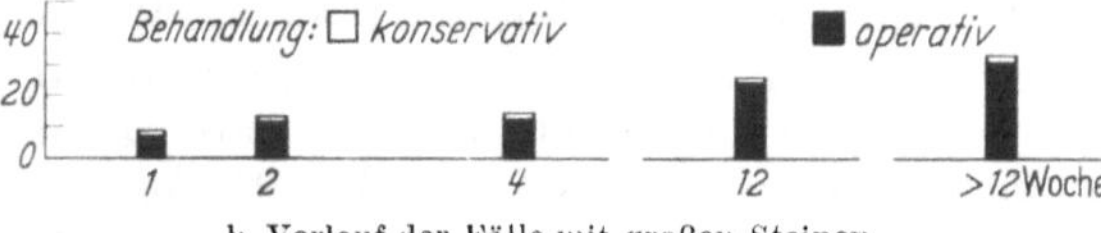

b Verlauf der Fälle mit großen Steinen

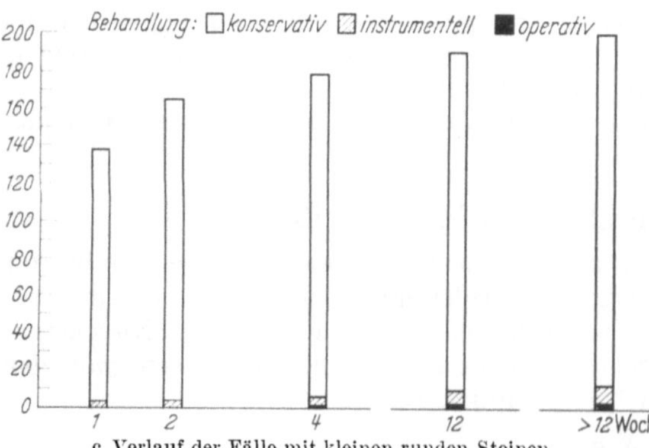

c Verlauf der Fälle mit kleinen runden Steinen

der zur akuten Steineinklemmung mit Harnstauung führt. Er ist selten eine Domäne sofortigen chirurgischen Handelns. Als chronische Harnleitersteine spricht er alle jene Fälle an, wo der Stein mit oder ohne Koliken seinen Standort nicht mehr wechselt. Der Stein kann bereits im obersten Harnleiterabschnitt endgültig steckenbleiben. In anderen Fällen rückt der Stein jedoch im Laufe von Tagen, Wochen oder noch länger mit jeder stärkeren Kolik ein wenig weiter voran, um dann irgend einmal abzugehen oder endgültig an einer tieferen Enge steckenzubleiben. Ausdruck dafür ist, daß 80—90% aller chronischen Harnleitersteine sich im Beckenteil des Harnleiters finden.

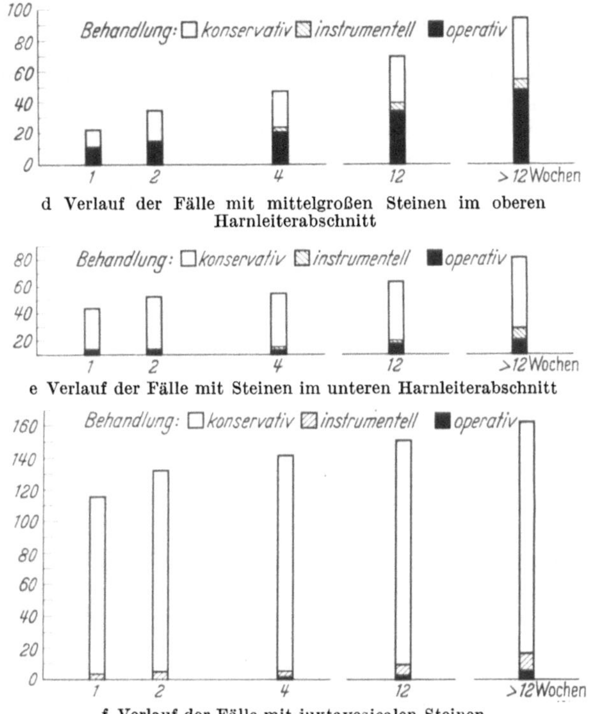

d Verlauf der Fälle mit mittelgroßen Steinen im oberen Harnleiterabschnitt

e Verlauf der Fälle mit Steinen im unteren Harnleiterabschnitt

f Verlauf der Fälle mit juxtavesicalen Steinen

I. Indikation zum konservativen, instrumentellen und operativen Vorgehen bei Harnleitersteinen

Im allgemeinen ist man sehr zurückhaltend mit der Indikation zur operativen Steinentfernung geworden. Die Tatsache, daß zahlreiche Steine noch spontan abgehen, daß andererseits instrumentelle Steinextraktionen und Steinextraktionsversuche irreversible Schädigungen am Harnleiter hervorrufen können und postoperative Stenosen sich entwickeln können, bestimmen mit die Indikation zu instrumentellen und operativen Eingriffen. Wir sahen z. B. mehrfach nach Steinextraktionsversuchen hochgradige blutige Imbibierung des Harnleiters im Bereich des Steinsitzes und darunter, die zweifellos nicht ohne Folgen für den späteren Harnabfluß sein können.

Solange keine fieberhafte Harninfektion vorliegt, und der Stein noch von selbst tiefer tritt, ist eine Notwendigkeit zum Eingreifen nicht gegeben. Die Dringlichkeit einer instrumentellen oder operativen Entfernung eines Harnleitersteines richtet sich vor allem nach der Entleerungsstörung der Niere. Es kann eine vollständige oder unvollständige Harnentleerungsstörung vorliegen. Von der Dauer der vollständigen oder unvollständigen Harnstauung hängt es ab, ob die Niere einen irreparablen Schaden erleidet oder nicht. Besonders ungünstig ist in dieser Hinsicht eine Harninfektion. Hören Harnwegskoliken auf, so kann dies einen freien Harnabfluß anzeigen, aber ebenso ein Erlahmen der Peristaltik beim kompletten Verschluß bedeuten. Hier wird die Nierendurchblutung durch den erhöhten intrapelvinen Druck herabgesetzt. Im Urogramm drückt sich dies durch die Funktionslosigkeit des Organs aus. BOEMINGHAUS weist darauf hin, daß die Beurteilung des Schadens, der durch eine komplette Stauung entsteht, nicht konform geht mit einer urographisch erkennbaren Erweiterung des Nierenhohlraumsystems.

Zur Indikation beim kompletten Verschluß meint BOEMINGHAUS, daß die Steinentfernung dann angezeigt ist, wenn der Verschluß länger als 3 Tage anhält und konservative, auch instrumentelle Maßnahmen nicht zur Wiederherstellung der Passage führen. Eine Harnsperre mit Infektion, d. h. mit Fieber, Schüttelfrösten, Ikterus, Erbrechen und eine hochgradige Druckempfindlichkeit der gestauten Niere sind in jedem Falle eine absolute Indikation zu Sofortmaßnahmen zur Behebung des Abflußhindernisses. Es ist erstaunlich, wie schnell eine blockierte Niere mit Harninfektion durch schwere eitrige Pyelonephritis zugrunde gehen kann, so daß man nicht selten bereits nach wenigen Tagen eine Nephrektomie ausführen muß.

Nicht jeder Harnleiterstein verursacht eine beträchtliche Harnstauung. Recht häufig, besonders bei chronischen Steinbildnern, finden sich Steine im Harnleiter so locker, daß der Harn ohne wesentliche Stauung am Stein vorbeifließen kann. Erweiterungen des darüber liegenden Harnleiterabschnittes und des Nierenbeckens sind oft nur sehr geringfügig oder gar nicht nachweisbar. Selbstverständlich kann man hier, falls keine fieberhafte Infektion vorliegt, abwarten, eine Tatsache, die Berücksichtigung verdient, wenn es sich um chronische Steinbildner handelt. Es ist wichtig zu wissen, daß eine Niere um so eher zugrunde geht, je näher der Stein der Niere eingeklemmt ist, d. h. also, wenn es sich um Steine im oberen Harnleiterabschnitt handelt. Der darüberliegende „Windkessel" des gestauten Harnleiters ist bei höher gelegenen Steinen weniger leistungsfähig.

Bei totalem Verschluß des Harnleiters ist vor dem Eingriff, aber auch bei dem Eingriff oft nicht zu entscheiden, ob das dazugehörige Organ noch reparationsfähig ist. Urographie und retrograde Pyelographie sind nicht möglich oder können keine Auskunft geben. Wenn die Diagnose einer schweren, langdauernden Pyonephrose nicht bereits vor dem Eingriff auf Grund der klinischen Symptome gestellt werden kann, soll man sich nach operativer Entfernung des Harnleitersteines besser konservativ verhalten, den Patienten jedoch unbedingt im Auge behalten und spätere Funktionskontrollen (Urographie) vornehmen.

Die Mortalität der komplikationslosen Harnleitersteinentfernung ist außerordentlich gering. Auch die postoperativen Komplikationen, die zu Funktionsstörungen der dazugehörigen Niere führen können, vor allem der Harnleiterstrikturen, sind im ganzen gesehen doch selten.

Ist vor Entfernung eines Harnleitersteines bekannt, daß die Niere bereits hochgradig geschädigt ist, weitere Steine enthält, vereitert oder sehr hochgradig hydronephrotisch verändert ist, ist es besser, den Eingriff primär als Nephrektomie durchzuführen, falls die andere Niere intakt ist. Eine schematische Indikation in diesen Fällen ist nicht möglich. Die Indikation zur Nephrektomie bei verschließenden Harnleitersteinen wird selbstverständlich wesentlich auch vom Alter her beeinflußt. Junge Menschen, die ihr Leben noch vor sich haben und bei denen gegebenenfalls Nierenerkrankungen der einen, der anderen oder beider Nieren hinzutreten könnten, zwingen zu einer konservativeren Einstellung als alte Menschen.

In allen Fällen, wo verschließende Harnleitersteine zu schweren Allgemeinstörungen geführt haben, sei es, daß bei Schädigung der anderen Niere eine Urämie aufgetreten ist, sei es, daß es sich um eine Einzelniere handelt, oder sei es, daß schwere uroseptische Zustände vorliegen, das Operationsrisiko also als besonders hoch anzusehen ist, ist die transrenale Nephrostomie die Methode der Wahl. Der kleinste Eingriff, der den Harnabfluß wieder herstellt, ist der richtige. Die

Entfernung des Steines ist dann zweckmäßigerweise auf einen späteren Zeitpunkt zu verschieben, wenn der Allgemeinzustand des Kranken es erlaubt. Auch die primäre Nephrektomie bei Verschlußnieren ist im schlechten Allgemeinzustand nicht geraten. Auch hier scheue man nicht die Sekundärnephrektomie nach primärer Nephrostomie, auch wenn sie technisch größere Schwierigkeiten bereiten sollte (BOEMINGHAUS).

Liegen in einem Harnleiter mehrere Steine vor und besteht keine Möglichkeit der instrumentellen Entfernung, so ist ihre operative Entfernung in einer Sitzung anzustreben. Dabei kann der Einsatz eines Zeissschen Schlingenkatheters, der nach Entfernung des größten Steines durch die Ureterotomie eingeführt wird, zur Ausräumung der übrigen Konkremente gute Hilfe leisten und eine zweite Harnleiterincision vermeiden.

Beim Harnleiterstein mit gleichseitigem Nierenstein geht die größere Gefahr immer vom Harnleiterstein aus (BOEMINGHAUS, COUVELAIRE). Die Folgerung für die Therapie ist, den Harnleiterstein zuerst zu entfernen. Liegt er sehr hoch, so kann er mit dem Nierenbeckenstein in einer Sitzung entfernt werden. Die umgekehrte Reihenfolge wäre nur dann einmal zweckmäßig, wenn durch den Harnleiterstein eine Bedrohung der Niere in so hohem Grade eingetreten ist, daß eine Nephrostomie aus vitaler Indikation notwendig wird.

Besondere Verhältnisse liegen bei Einnierigen vor, wobei unter Einnierigen auch solche zu verstehen sind, bei denen die 2. Niere in ihrer Funktion wesentlich eingeschränkt ist. Hier ist die operative Indikation, sofern überhaupt eine Stauung vorliegt, immer dringlich. BOEMINGHAUS hält die Operation für angezeigt, wenn instrumentelle oder konservative Maßnahmen innerhalb 24 Std nicht zum Ziel führen. Die Gefahr der Harnsperre bestimmt das Handeln (s. S. 258).

Soweit es sich nicht um festsitzende Steine handelt, von denen keine Lageveränderung zu erwarten ist, kann sich das durch einen Harnstein hervorgerufene Zustandsbild außerordentlich schnell ändern. Die Lageveränderung eines Harnleitersteines oder eines Nierenbeckensteines, ein fieberhafter pyelonephritischer Schub, gehäufte Koliken oder eine totale Harnsperre können das therapeutische Problem von einer Stunde zur anderen in einem neuen Licht erscheinen lassen. Da auch Steine, von denen man kaum annimmt, daß sie ihre Lage noch verändern, überraschenderweise tiefertreten oder spontan abgehen können, soll man vor einem beabsichtigten Eingriff durch eine Übersichtsaufnahme (soweit es sich um schattengebende Konkremente handelt), die Lageverhältnisse aufs neue klären. Selbst dann kann es noch durch die Anaesthesie mit ihrer spasmolytischen Wirkung und die Lagerung auf dem Operationstisch zu überraschenden Lageveränderungen des Steines kommen. Nicht so selten hat sich eine geplante Ureterolithotomie als überflüssig erwiesen und mancher Stein wäre bei der Operation gefunden worden, wenn die Kontrollaufnahme vor der Operation nicht unterlassen worden wäre.

Für die Entfernung von Harnleitersteinen stellt sich oft die Frage, ob der Stein operativ oder instrumentell transvesical entfernt werden soll, nachdem die Indikation zum Eingreifen feststeht.

LOWSLY u. KIRWIN definieren die *Indikation zur instrumentellen Entfernung* von Harnleitersteinen. Folgende Faktoren müssen berücksichtigt werden:

1. Lage, Größe und Form des Steins,

2. Dauer und Schwere seiner Symptome,

3. Zustand der Niere über dem Stein und Zustand der anderen Niere,

4. der Allgemeinzustand des Patienten.

Allgemein gesprochen sei die transurethrale Entfernung des Steines dann angezeigt, wenn der Stein klein genug ist, um spontan abzugehen oder extraktionsfähig zu sein, vorausgesetzt, daß der Patient in gutem Zustand ist und weder Fieber noch Schüttelfröste zeigt. Steine, die sich im oberen Harnleiterabschnitt befinden und sich noch bewegen können, sollen zunächst konservativ behandelt werden, bis sie so tief getreten sind, daß sie im unteren Harnleiterabschnitt mit der Schlinge mit geringerem Risiko erfaßt werden können. Die Dilatation des Harnleiters mit Ureterkatheter und Sonden kann dabei unterstützend wirken. Größere Steine und kleinere, die keine Tendenz zum Spontanabgang mehr zeigen, sollen lieber operativ entfernt werden. Bei bestehender Harninfektion ist der sofortigen Ureterolithotomie immer der Vorzug zu geben.

Zeiss, der über Erfahrung bei 3000 Schlingenextraktionen verfügt, bewies hierbei, daß es möglich ist, ebenso Steine des Nierenkelches wie solche des Nierenbeckens und des Ureters mit der Schlinge zu extrahieren.

Die Möglichkeit ist selbst für mittelgroße Nierensteine nicht zu bezweifeln. Doch ist die hiermit verbundene Infektionsgefahr und damit die Gefahr für die Niere und diejenige der Rezidivsteinbildung nicht zu übersehen (s. auf S. 248). Die Schlingenbehandlung der Konkremente im Nierenkelch und Nierenbecken kann bisher nur ausnahmsweise empfohlen werden. Hinsichtlich der Behandlung der Harnsteine haben die Erfahrungen von Zeiss aber manche neuen Gesichtspunkte gebracht. Mit Recht warnt Zeiss vor der vorzeitigen operativen Behandlung des Harnsteines:

„Wenn der Chirurg einen Stein, der eben in den Harnleiter eingetreten ist, aus Sorge um das Schicksal der Niere herausschneidet, bevor Niere, Harnleiter und Stein überhaupt Gelegenheit hatten, sich auf die neue Situation einzustellen und mit ihr fertig zu werden — und sie werden, wenn man ihnen Zeit läßt, so gut wie immer damit fertig —, kann er bei dieser Art der Handhabung auch in einem langen Chirurgenleben naturgemäß keine Erfahrungen sammeln, wie früh oder spät eine Niere ohne chirurgische Intervention zugrunde geht."

Immer wieder erneute Krankenhausaufnahme mit den dazwischen liegenden Intervallen verhindern oft durch das Auftreten von Koliken eine Wiederaufnahme der Arbeit. Die Indikation zur operativen Entfernung des Steines ist hier nur zu oft gegeben.

Die technische Möglichkeit, einen Stein instrumentell zu entfernen, kann allein die Indikation hierzu nicht abgeben. Abgesehen vom Allgemeinzustand des Kranken muß die Zeit und der Aufwand in Relation zu den sozialen Verhältnissen des Patienten gesetzt werden.

Zeiss unterscheidet streng zwischen akuten Harnleitersteinen und solchen, die sich schon längere Zeit im Harnleiter aufhalten. Die eben erst in den Harnleiter eingeklemmten Steine sollen keinesfalls sofort mit der Schlinge angegangen werden. In solchen Fällen treten immer erhebliche Schwierigkeiten auf, selbst wenn es sich um kleine Steine handelt. Beim akut eingeklemmten Stein versagen häufig auch die Spasmolytica, so daß die Extraktion aus diesem Grunde schon kaum möglich ist. Der Harnleiter hat beim akut eingetretenen Stein keine Gelegenheit, sich auf die neue Situation einzustellen. Diese Gewöhnung tritt erst nach einer gewissen Zeit ein und erleichtert außerordentlich die Schlingenextraktion. Hier sprechen die Spasmolytica an und die Schlinge kann den Stein passieren. Nach Zeiss wird der akute Harnleiterstein zunächst immer nur medikamentös mit Analgetica und Spasmolytica, Wärmeanwendung und Wasserstößen behandelt. Kommt der Stein nicht zum Abgang, so läßt man ihn, falls nicht Fieber durch eine Harninfektion auftritt, am Ort der letzten Enge, die er nicht mehr passieren kann, liegen. Jetzt beginnt die Gewöhnung des Harnleiters an die Steinsituation, wie es Zeiss nennt.

Wie lange kann man einen Stein im Harnleiter dulden, ohne die Niere ernsthaft zu gefährden und wann müssen konservative Methoden durch das Messer abgelöst werden, um den drohenden Nierenuntergang aufzuhalten?

ZEISS: „Der Chirurg wird mehr geneigt sein, diese Fristen kurz zu bemessen. Der Internist wird vielleicht ein wenig länger Geduld haben. Im ganzen wird

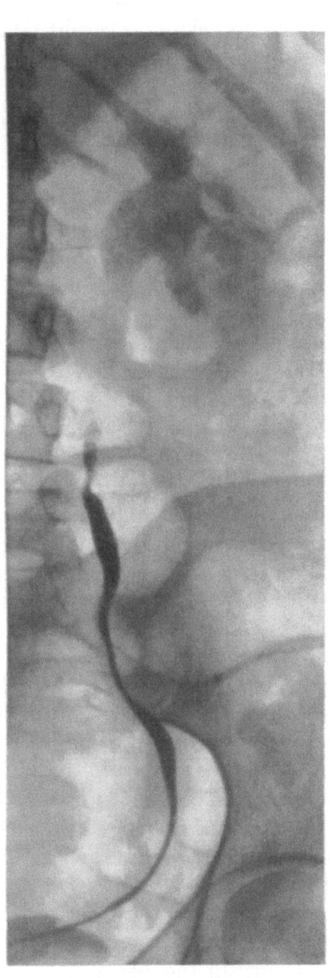 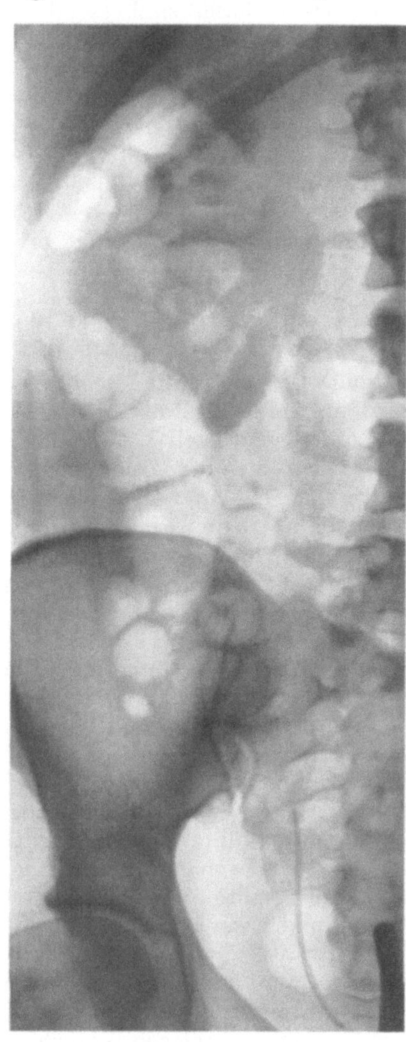

Abb. 6   Abb. 7

Abb. 6. Harnleiterstein links mit sekundärer Harnstauung. Retrograde Pyelographie

Abb. 7. Harnleiterstein (an der Spitze des Ureterkatheters mit erheblicher Harnstauung). Der Versuch einer Zeiss-Schlinge wurde wegen der Gefahr der Sekundärinfektion im gestauten Anteil unterlassen und primär ureterolithotomiert

es sich aber um Angaben zwischen 2 und 3 Tagen, bestenfalls 3—4 Wochen handeln. ZEISS beantwortet die Frage, indem er sagt, man habe bei entsprechender Überwachung 2—3 Monate oder auch 3—4 Jahre Zeit. Er weist darauf hin, daß er Harnleitersteine extrahiert habe, die 3, 4, 6, ja sogar 8 Jahre im Harnleiter gesessen haben. In keinem Fall war die Niere zugrunde gegangen. Die meisten waren mäßig bis mittelstark infiziert, fast stets traten nach der Steinextraktion eine Restitutio integrum in anatomischer und funktioneller Hinsicht ein."

Dem ist jedoch entgegenzuhalten, daß ebenso häufig die Niere in allerkürzester Zeit zugrunde geht, insbesondere wenn eine chronische oder akute Harninfektion hinzutritt. Diese Fälle sind es, die in der Regel nicht in die Hand des Schlingenextrakteurs kommen, sondern durch Ureterolithotomie bzw. Nephrostomie oder Nephrektomie mit Recht chirurgisch behandelt werden.

Das Prinzip der Schlingenextraktion, wie es Zeiss sieht, besteht darin. daß die Schlinge nicht in erster Linie der Extraktion, der Zutageförderung des Steines dient, sondern den Steinabgang auf möglichst physiologische Art und Weise, nur fördernd beschleunigen soll. Die Schlingensonde hat nach Zeiss den Sinn, die Niere zu drainieren. Am Schluß steht die Steinextraktion als erwünschtes aber nicht unbedingt erforderliches Ziel. Ende der Manipulation kann gegebenenfalls auch der Spontanabgang sein.

Die Schlingenextraktion mit der Schlinge gelingt gelegentlich in der ersten Sitzung, braucht aber häufig mehrere Sitzungen in oft recht großen Abständen, wenn der Forderung nach dem physiologischen Vorgehen nicht entgegengetreten werden soll. Der Zeitfaktor spielt deshalb für die instrumentelle Behandlung eine ganz entscheidende Rolle, wenn man die Schonung des „Geburtsschlauches" in den Vordergrund stellt. Zweifellos sind die Harnleiterläsionen, die andere Autoren sowohl mit der Zeissschen Schlinge als auch mit anderen Stone-Baskets gesehen haben, Folge überstürzten Handelns. Aus persönlicher Überzeugung und in Übereinstimmung mit anderen Autoren (Lowsly u. Kirwin sowie Staehler) halten wir es jedoch in zahlreichen Fällen für nicht gerechtfertigt, derartige Zeiträume für die Behandlung eines oder auch mehrerer Harnleitersteine anzusetzen. Die soziale Indikation, die Berücksichtigung der finanziellen und zeitgebundenen Verhältnisse eines Kranken wird sehr oft dazu zwingen, eine möglichst rasche Heilung mit Wiederherstellung der Arbeitsfähigkeit zu erzielen. Der operative Eingriff, der keine so große Belastung darstellt, ist nicht so selten trotz technisch möglicher Schlingenextraktion vorzuziehen.

Wenn Zeiss der chirurgischen Behandlung entgegenhält, daß es nicht selten zu Sekundärinfektionen oder zu postoperativen Stenosen kommt, so muß doch erwidert werden, daß auch die Schlingenextraktion nicht immer zu einer Restitutio ad integrum führt. Wenn man Gelegenheit hat, einen Harnleiter zu besichtigen, aus dem wenige Tage vorher ein Stein ohne Erfolg mit der Schlinge entfernt werden sollte, so kann man aus den schweren Läsionen mit blutiger Imhibierung und paraureteralen Blutungen bereits ablesen, daß hier später nicht immer eine Restitutio ad integrum eintreten wird.

Die Indikation zur Schlingenextraktion wird ganz zweifellos immer von der persönlichen Erfahrung des Urologen auf diesem speziellen Gebiet abhängen. Mehr als bei dem operativen Vorgehen gehört eine erfahrungsbedingte exakte Vorstellung über die physiologischen Vorgänge des natürlichen Steinabganges dazu, um die Schlinge rationell mit möglichst geringem Risiko abwenden zu können.

Die Schlingenextraktion verdient besonders beim konstitutionellen Steinbildner den Vorzug. Es liegt auf der Hand, daß man sich scheuen wird, operative Eingriffe vorzunehmen, die eventuell in Monaten oder Jahren wiederholt werden müßten. Die Erfahrung lehrt andererseits auch, daß bei rezidivierender Steinbildung immer größere Steine den Harnleiter passieren. häufig sogar ohne wesentliche Beschwerden. Die Steinextraktion ist allein aus diesem Grunde hier schon erleichtert. Multiple Steine im Harnleiter können einer nach dem anderen mit der Schlinge entfernt werden, wie ZEISS zeigen konnte.

Bei der multiplen Steinbildung sieht ZEISS die Aufgabe darin, die ableitenden Harnwege wenigstens von dem Nierenbeckenausgang an abwärts freizuhalten.

Bei chronischen Steinbildnern seien größere Nierenbecken- und Kelchsteine, die der Extraktion nicht mehr zugänglich sind, zu belassen. Für zahlreiche Fälle steht diese Ansicht in Übereinstimmung mit dem Vorgehen der meisten anderen Autoren. Es trifft jedoch nur dann zu, wenn die Nierenbeckensteine selbst keine Abflußstörungen verursachen und die Nierenschädigung auf lange Sicht nur gering ist. Daß auch hierbei das Alter des Patienten bei der Indikation eine erhebliche Rolle zu spielen hat, liegt auf der Hand.

Die Schlingensonden sind im Gegensatz zu den korbartigen Steinfängern nicht nur geeignet, Steine aus Nierenbecken und Harnleiter zu entfernen, sondern es können auch Steine aus Blasendivertikeln, aus Harnröhrendivertikeln und aus der Harnröhre selbst gezogen werden.

Als Notbehelf wurde die Möglichkeit mitgeteilt, während eines operativen Eingriffs, bei dem der Harnleiter nicht unmittelbar über dem Stein eröffnet werden könnte, diesen mit der Schlinge bei offener Operation aus dem Harnleiter zu ziehen.

Eine weitere Möglichkeit besteht darin, Steine, die in Harnleiterstümpfen nach Nephrektomie zurückgeblieben sind und dort zu Beschwerden, zu Entzündungen, Fistel- und Absceßbildung führen, ohne Entfernung des Harnleiters zu extrahieren. ZEISS betont jedoch, daß von den zahlreichen Harnleiterstumpfsteinen die allerwenigsten eine Indikation zur Extraktion oder zur Ureterektomie abgaben.

LOWSLEY u. KIRWIN definieren die Indikation der instrumentellen Extraktion folgendermaßen:

Die transvesicale Extraktion von Harnleitersteinen verdient im Prinzip immer den Vorzug, sobald Lage und Größe sowie der Zustand der Niere es erlauben. Der ausgiebige Gebrauch von wirksamen Antibiotica haben die Indikation zur transvesicalen Steinentfernung wesentlich erweitert. Jedoch sei die instrumentelle Entfernung nicht ohne Gefahren. Zu lange dauernde und forcierte Versuche, den Stein transvesical zu entfernen und den operativen Eingriff zu lange hinauszuschieben, führen zu schweren Komplikationen vor allem der beteiligten Niere.

Sie unterschieden 2 Methoden, einen Harnleiterstein auf cystoskopischem Wege zum Abgang zu bringen:

1. die mechanische Dilatation des Harnleiters,
2. die instrumentelle Extraktion mit Spezialinstrumenten.

Die Dilatation des Harnleiters kann erfolgen

1. durch Einführung mehrerer Ureterenkatheter nebeneinander,
2. durch Lockerung des Steines mit einem gedrehten Katheter (GIONGO),
3. durch Einlegen von Knopfsonden oder Bougies steigenden Kalibers und
4. mittels Dourmashkin-Sonden oder anderen speziellen Dilatatoren.

Durch die Dauerdilatation kommt es zu einer Erweiterung des Harnleiters, die dem Stein den Spontanabgang nach Entfernung der Sonden erleichtert. Im unteren Harnleiterabschnitt kann der Ureter oft so weit erweitert werden, daß der Stein mit einer kleinen Faßzange herausgezogen werden kann. Eine Ostiumdachschlitzung erleichtert in diesen Fällen die Extraktion. Als beste Methode bezeichnen LOWSLY und KIRWIN die Dilatation des Harnleiters mit multiplen Ureterkathetern, die den Harnleiter unter- und oberhalb des Steine erweitern (Bumpus). Steine, die sich nicht passieren lassen und die eingeklemmt sind, erfordern jedoch operative Entfernung.

Versuchen wir der Auffassung der der Schlingenextraktion verschworenen Urologen und denen der mehr zur operativen Behandlung neigenden Autoren gerecht zu werden, so schält sich folgende Indikation für die Zeiss-Schlinge heraus:

1. tiefsitzende Harnleitersteine, soweit sie sich passieren lassen,

2. hochsitzende Harnleitersteine, insbesondere bei multiplen Steinbildnern (mit besonderer Vorsicht),

3. Nierenbeckensteine, soweit sie nach Form und Größe einer Extraktion noch zugänglich sind und bei denen eine Kontraindikation gegen eine Operation vorliegt, insbesondere multiple Steinbildung.

Alle 3 Indikationen überschneiden sich jedoch im Einzelfall mit der operativen. Bei fieberhaft infizierter Harnstauung scheint uns die Schlingenbehandlung in jedem Fall kontraindiziert und sollte durch die operative Therapie ersetzt werden. Für den oberen Harnleiterabschnitt und das Nierenbecken ist die Indikation dagegen ganz weitgehend abhängig von der persönlichen Erfahrung des Operateurs auf diesem Spezialgebiet. Im ganzen kann wohl auch gesagt werden, daß für alle Lokalisationen die Schlinge und ihre Modifikationen ungefährlicher sind als die Korbfänger. Eine Mittelstellung in dieser Hinsicht nehmen die Schlingen von Johnson-Typ ein. Zweifellos gibt es jedoch Steine, die sich mit der Zeissschen Schlinge weniger leicht als mit einem Stone-Basket oder der Johnsonschen Schlinge entfernen lassen.

Hochsitzende Harnleitersteine

Hat zunächst Zeiss selbst die Meinung vertreten, daß nur der Harnleiterstein im unteren Drittel mit der Schlinge extrahiert werden solle, so hat er in seiner letzten Monographie (1959) zeigen können, daß auch der hochsitzende Harnleiterstein instrumentell entfernt werden kann, vom Nierenbeckenstein ganz abgesehen.

Zweifellos sind jedoch die Gefahren der Schlingenextraktion beim hochsitzenden Harnleiterstein wesentlich größer als beim tiefsitzenden. Dieser Tatsache muß man sich bewußt sein. Harnleiterläsionen durch den in der Schlinge gefangenen Stein während der Extraktion sind beschrieben worden, sicher häufiger noch vorgekommen. Staehler weist darauf hin, daß auch der milde Dauerzug zu erheblichen Harnleiterverletzungen führen kann. Fieber, Pulserhöhung und Infiltrate mit Bauchdeckenspannungen, Harninfiltrationen sind die Folge und können zur sofortigen Operation zwingen. Die schwerste Komplikation ist die von der Harnleiterläsion ausgehende Urinphlegmone, die häufig zur Nephrektomie zwingt. Ambulante Schlingenversuche sind nach Staehlers Ansicht, der wir uns vollgültig selbst anschließen, eine verantwortungslose Handlungsweise. Schlingenversuche, ganz gleich in welchem Abschnitt des Harnleiters, können nur dort vorgenommen werden, wo auch die sofortige Operation möglich ist. Staehler gibt eine allgemeine Regel für die Schlingenextraktion der hohen Harnleitersteine:

Eine hohe Schlinge soll nicht als Allgemeingut betrachtet werden. Sehr Erfahrene können sie durchführen, aber mit dem Messer bei der Hand. Meistens gehen die Steine doch noch spontan ab, wenn auch mit schweren Koliken, oder man wartet, bis sie in den Bereich des kleinen Beckens kommen, wo sie mit der Schlinge ohne große Gefahren angegangen werden können. Die operative Entfernung eines hochsitzenden Uretersteines ist weniger gefährlich, geht rasch und meist komplikationslos vor sich.

Bei *beweglichen Uretersteinen* besteht die Gefahr der Steinwanderung (STAEH-LER). Er nimmt deshalb von einer operativen Entfernung beweglicher Ureter-steine möglichst Abstand. Wenn auch vor jeder Steinoperation, ganz besonders eines Uretersteines, eine Rönt-genaufnahme gemacht werden muß, kann es trotzdem vor-kommen, daß der Stein nicht an der vermuteten Stelle liegt und nicht zu finden ist.

Der eigentliche Schlingen-katheter, wie er von ZEISS angewandt worden ist, ist in Amerika von WEHRBEIN, ELIK u. a. modifiziert worden. Der Elik-Katheter hat sich dort besonders eingebürgert.

Seine Gefahren sind zwei-fellos etwas geringer als die der Stone-Baskets, haben aber auch nach amerikanischen Er-fahrungen, vor allem nach ELIK u. NEWTON, ihre Ge-fahren. Unter 104 Steinextrak-tionen berichten sie über 4 Harnleiterverletzungen. Es kann vorkommen, daß bei der Schlingenextraktion nicht der Stein, sondern ganze Streifen der Harnleiterschleimhaut mit extrahiert werden. Eventuell ist dann eine Nephrektomie unumgänglich (BENVENUTI, CREIGHTON, MIDDLETON, GRAU u. BARLOON). KLIKA und STAEHLER berichten über

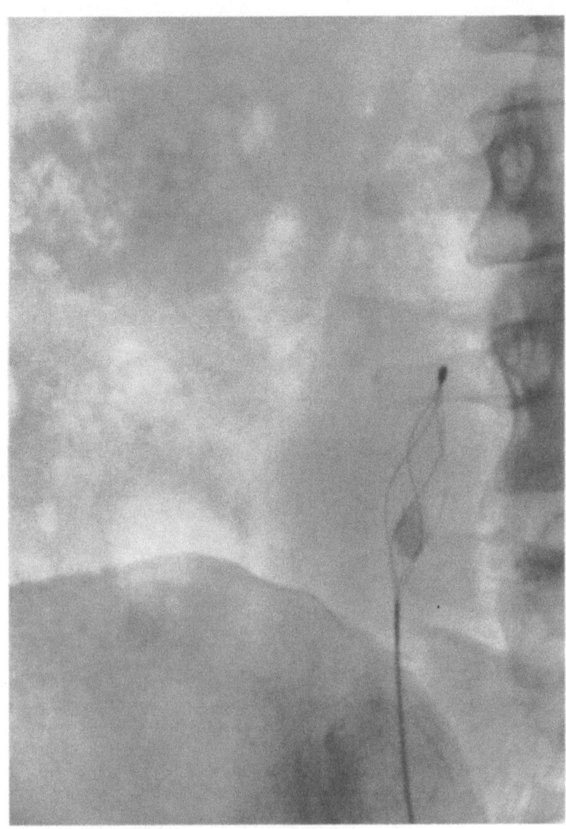

Abb. 8. Harnleiterstein in der Schlinge nach DORMIA eingefangen vor der Extraktion

Komplikationen bei der Schlingenextraktion. Diese Zwischenfälle stehen jedoch einer großen Anzahl von komplikationslosen Steinextraktionen aus dem unteren und oberen Harnleiter gegenüber.

Wenn wir die Komplikationen bei und nach instrumenteller Entfernung von Harnleitersteinen dargestellt haben, so müssen wir auch die *postoperativen Komplikationen der operativen Steinentfernung* diesen gegenüberstellen, um zu einer echten Differentialindikation zu kommen. FLICK hat unter 154 Uretero-lithotomien postoperativ 8mal Harnleiterstrikturen nachweisen können. Er unterscheidet Strikturen, die durch entzündliche Prozesse hervorgerufen werden und solche, die ohne eigentliche Wandbeteiligung durch Kompression von außen bedingt sind. Sehr häufig kann man die Striktur bereits bei der Operation voraus-sehen. Langdauernde Spasmen bei sehr langdauerndem Steinsitz können auf dem Weg über die Ischämie (GREGOIRE) zu Harnleiterwandveränderungen führen. BUMP u. CROWE, HAMM u. WEINBERG haben in Tierversuchen nachweisen können, daß nach plastischen Harnleiteroperationen häufig Strikturen auftreten, wenn der im Anschluß an die Operation aus dem Harnleiter austretende Urin nicht durch ein über längere Zeit liegendes Wunddrain nach außen abgeleitet wurde.

Auch Nachblutungen in das Wundgebiet und mangelnde Adaptation der Wundränder sollen nach Flick eine Rolle bei der Entstehung von postoperativen Harnleiterstrikturen spielen. Man muß sich jedoch auch vor Augen halten, daß

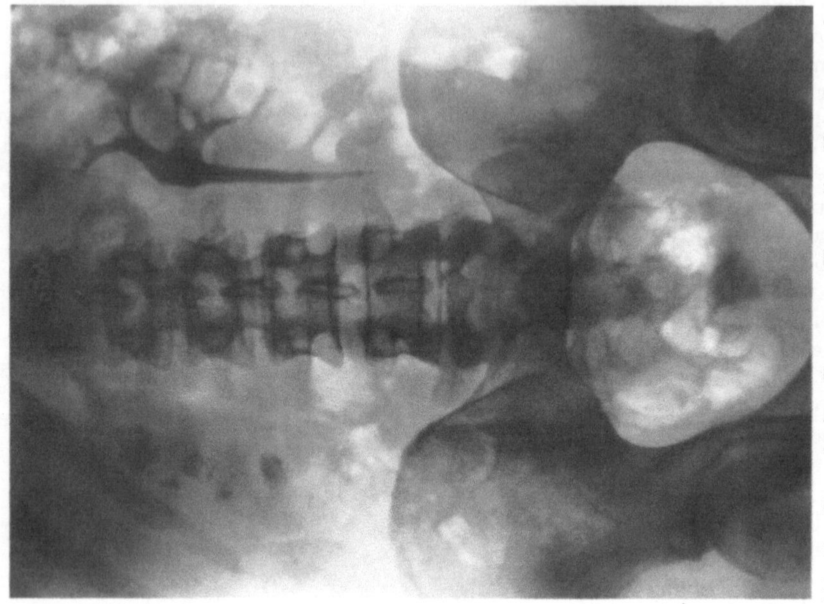

Abb. 9b. Dazugehöriges Urogramm: Hochgradige Harnstauung der rechten oberen Harnwege

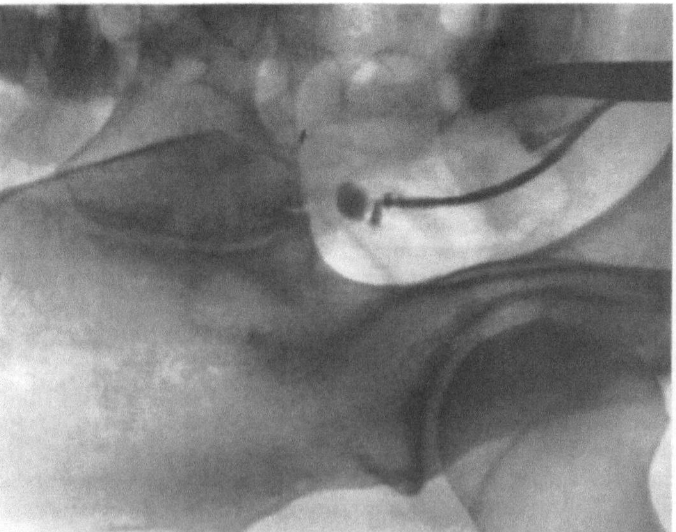

Abb. 9a. Retrograde Ureterographie. Hochgradige Stenose nach Entfernung eines Steines mittels der Dormia-Schlinge mit schwerer Harnleiterverletzung

Harnleiterstrikturen ebenso bei dem langdauernden Steinsitz auftreten können, wenn der Stein schließlich doch per vias naturales abgeht. Die Harnleiterschwiele führt dann ebenfalls zur Striktur. Die Frühoperation bei Steinen, deren Spontanabgang nicht oder kaum zu erwarten ist, verhindert am ehesten die Schwielenbildung. FLICK befürwortet die Harnleiternaht, sowie eine ausreichende langdauernde Harnableitung durch ein Drain. Die Drainage soll jedoch den Harnleiter nicht berühren. Die Gegenwart von Schienungskathetern, die FLICK nur in Ausnahmefällen anwendet, begünstigt das Festsetzen einer Infektion, wie CORDONNIER und ROANE histologisch haben nachweisen können.

Von 8 Harnleiterstrikturen zwangen 2 zur Nephrektomie, in den übrigen Fällen konnte sie konservativ behandelt werden (FLICK).

Findet man bei einer Ureterolithotomie derartige Harnleiterschwielen vor, so ist selbstverständlich zu überlegen, ob man nicht besser die strikturgefährdete Stelle durch Resektion entfernt und den Harnleiter End-zu-End wieder vereinigt. Nach unseren Erfahrungen ist die Entscheidung außerordentlich schwer, da sich gelegentlich solche Schwielen zurückbilden, in vielen Fällen jedoch zu Strikturen führen. Die End-zu-End-Naht des Harnleiters führt zumindest vorübergehend gleichfalls zu schweren dynamischen Störungen mit allen ihren Folgen.

II. Technik der instrumentellen Harnleitersteinentfernung

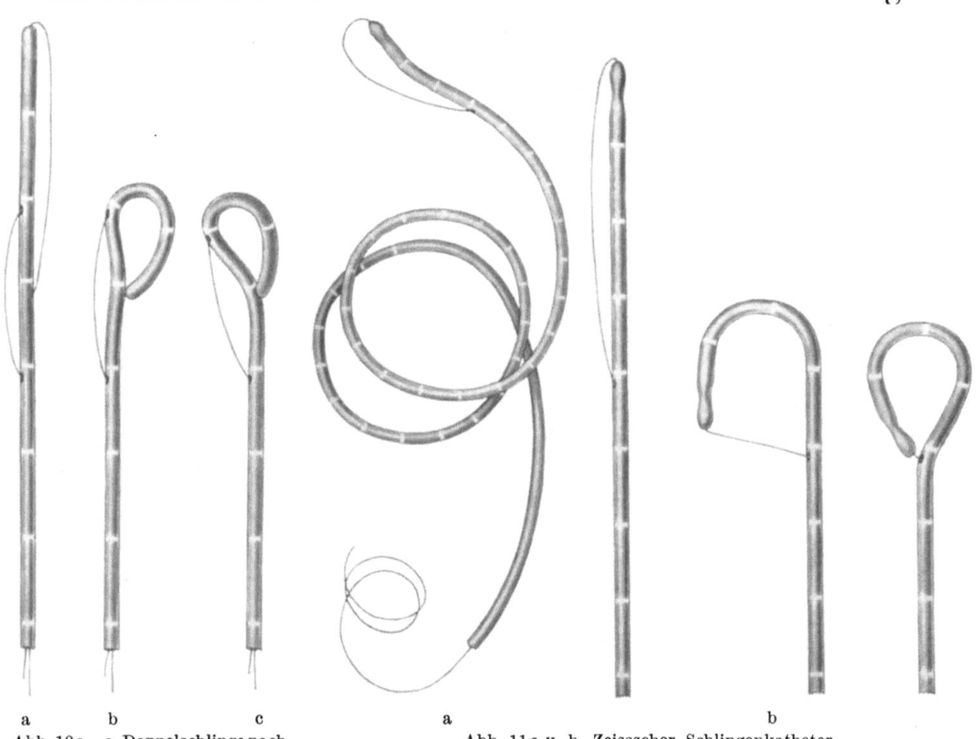

Abb. 10a—c. Doppelschlinge nach ZEISS. a In Ruhestellung. b Erste Schlinge gebildet. c Schlinge gekippt

Abb. 11a u. b. Zeissscher Schlingenkatheter

Der Abgang eines Harnleitersteines kann auf instrumentellem Wege beschleunigt oder zu Ende gebracht werden. Nach STAEHLER können dazu folgende Instrumente verwandt werden:

1. Katherartige Steinlockerer: ein oder mehrere Harnleiterkatheter, Dauerharnleiterkatheter, Dehnkatheter.

2. Steinlockerer: Steinlöserspirale von GIONGO.

3. Harnleiterdehner, z. B. die nach BUERGER.

4. Schlingensonden und Fadenschlingen: Schlingensonden nach Zeiss, Katheterfadenschlingen nach Staehler, Stone-Baskets nach dem Prinzip von Johnson.
    5. Dehn- und Faßzangen.
    6. Kalte Dehn- und Schlitzgeräte für die Harnleitermündung.
    7. Schlitz- und Schneidelektroden, z. B. das Messer von Rosenburg.

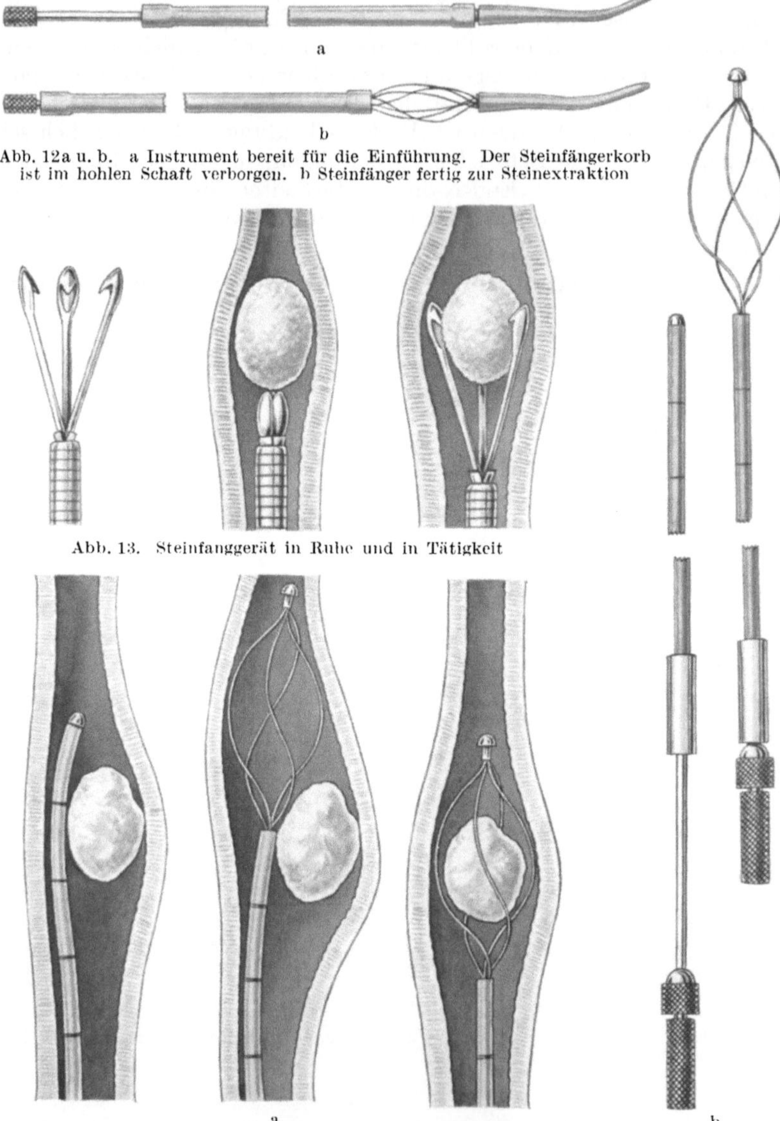

Abb. 12a u. b. a Instrument bereit für die Einführung. Der Steinfängerkorb
ist im hohlen Schaft verborgen. b Steinfänger fertig zur Steinextraktion

Abb. 13. Steinfanggerät in Ruhe und in Tätigkeit

a   b
Abb. 14a u. b. Steinfänger nach Dormia

    Jede Anwendung von Instrumenten auf transvesicalem Wege hat einen mehr-
fachen Zweck:
    1. Der Stein kann durch das Instrument gelockert werden.
    2. Gelingt es, eine Sonde neben den Stein zu legen, wird die Harnstauung
beseitigt.

3. Wird eine Sonde neben dem Stein liegengelassen, tritt Dehnung und Atonie des Harnleiters auf, die den Steinabgang begünstigt.

4. Durch geeignete Instrumente, wie die Schlingensonden und Korbsonden, können die Steine unmittelbar oder mittels Dauerzug entfernt werden.

Voraussetzung für die Extraktion eines Harnleitersteines ist, daß er sich mit einer Sonde passieren läßt. (Eine Ausnahme machen die sog. Steinfänger, die jedoch, aus Metall, gefährlich sind. Wir sind mit STAEHLER der Meinung, daß alle Instrumente aus Metall, einschließlich der Dormia-Schlinge, gefährlich sind und nicht angewandt werden sollten.) Dies kann erleichtert werden:

1. durch Spasmolytica,

2. durch Mittel, die die Abschwellung der Schleimhaut im Bereich des Steinsitzes herbeiführt (Privin) (STAEHLER, ZEISS, KLIKA u. a.).

KLIKA wie auch DIX empfehlen außerdem durch den Ureterkatheter oberhalb des Steines Olivenöl einzuspritzen.

Während ZEISS den „akuten Stein" von der Schlingenextraktion ausnimmt, befürwortet MERGET die frühzeitige Extraktion von Harnleitersteinen, wenn dies technisch möglich ist.

In Amerika haben sich eine große Anzahl von Steinfängern eingebürgert (FITZPATRIK, COUNCILL, JOHNSON, DAVIS, ROBINSON). Der Johnson-Extraktor hat sich in den USA, aber auch in Europa, recht gut bewährt (HAMMEL). MIDDLETON u. GRUA berichten über ihre Erfahrungen: 70 Harnleitersteine wurden behandelt. Bei 43 Steinen gelang der 1. Versuch, bei 6 Kranken mußten mehrere Versuche unternommen werden. Zweimal ging der Stein nach dem Schlingenversuch spontan ab.

Eine weitere Modifikation der Steinextraktion wurde durch VLIETSTRA angegeben. Dabei handelt es sich um einen modifizierten Johnson-Extraktor, der über den als Leiter dienenden, am Stein vorbeiführenden Ureterkatheter geschoben wird.

DAVIS gab einen Extraktor an, der ähnlich der Zeissschen Schlinge konstruiert ist.

LOWSLY u. KIRWIN betonen in ihrem Lehrbuch jedoch ausdrücklich die Gefahren der instrumentellen Steinentfernung oberhalb des unteren Harnleiterabschnittes: "The higher the stone in the ureter, the greater the possiblity of trauma". Sie berichten über zahlreiche Harnleiterrupturen oder Verletzungen bei zu weitgehender Indikation für die instrumentelle Steinentfernung. Gar nicht selten reißt der Steinfänger ab und muß dann mit dem Stein zusammen operativ entfernt werden. Ein solcher Eingriff ist sehr viel schwieriger und belastender als eine einfache Ureterolithotomie. Komplikationen kommen vor

1. bei Verlust eines Teils des Instruments im Harnleiter,

2. durch Perforation oder Ruptur des Ureters,

3. durch Verletzung des Harnleiters bei zu großen Steinen, vor allem bei zu hoher Lokalisation,

4. durch Verletzungen der Schleimhaut des Harnleiters.

Wenn man irgendeine Verletzung des Harnleiters annehmen kann, empfehlen sie auf jeden Fall die Einlage eines Ureterkatheters nach dem Eingriff für 24 bis 48 Std sowie die Anwendung von Antibiotica.

Sehr häufig wird die Entlastung und Erweiterung des Harnleiters mit einem einfachen Ureterkatheter bei sehr viel geringerem Risiko gleiche Erfolge bringen können.

Voraussetzung ist weiter, daß unterhalb des Steines keine Stenose vorliegt. STAEHLER empfiehlt, nötigenfalls durch Röntgendarstellung des Harnleiters mittels des sog. Woodruff-Katheters oder Vlietstra-Sonde die Verhältnisse zu klären.

Die Möglichkeit, den Harnleiterstein mit einer Sonde zu passieren, ist nicht allein abhängig von der Größe des Steines, sondern weit mehr von dem Zustand der Harnleiterwand im Bereich des Steines. Je länger ein Stein an einem Platz festsitzt, um so stärker bilden sich Harnleiterschwielen aus. Diese Harnleiterschwielen verhindern nicht nur ein Passieren des Steines mit der Sonde, sondern auch die Extraktion.

Zeiss empfiehlt, zur Lockerung des Steines niemals die Schlinge selbst zu nehmen. Am geeignetsten sind dafür Ureterkatheter und andere Sonden. Immer muß bei dem Versuch, den Stein zu passieren, so vorsichtig wie möglich zu Werke gegangen werden. Auch ein Ureterkatheter kann eine geschädigte Harnleiterwand perforieren. Bei Metallinstrumenten ist dies noch sehr viel eher möglich, so daß vor ihnen im allgemeinen gewarnt werden muß.

Die Zeisssche Schlingensonde

Im Prinzip ist die Zeiss'sche Schlingensonde ein Ureterkatheter, der durch einen in ihm hochgeführten Faden im Harnleiter zu einer Schlinge umgeformt

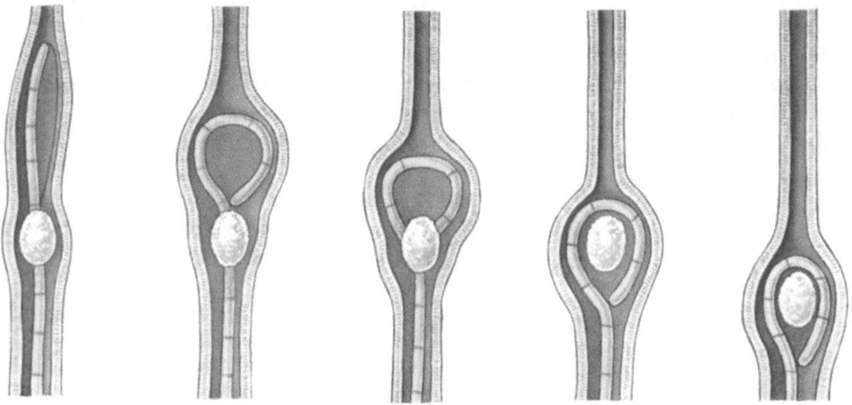

Abb. 15. Schlingenextraktion nach Zeiss

wird. Die Sonde, ähnlich einem Harnleiterkatheter, hat eine Stärke von 5 Ch. Es gibt Schlingen verschiedener Länge. Sie muß auf die Größe des Steines abgestimmt sein. Nachdem geprüft worden ist, ob der Stein passierbar ist, wird die Schlingensonde mit einem Ureterencystoskop in das Ostium eingeführt und am Stein vorbei hochgeschoben. Nach Zeiss wird die Schlinge so weit hochgeführt, daß das Fadenauge in Höhe des oberen Steinpoles zu liegen kommt. Dann wird der Faden angezogen, so daß sich die Schlinge oberhalb des Steines bildet. Unter cystoskopischer Kontrolle wird so vorsichtig wie möglich die zugezogene Schlinge abwärts gezogen, bis sich der Stein in der Schlinge fängt. Man spürt dies am erhöhten Widerstand. Folgt der Stein dem Zug, so entfernt Zeiss das Cystoskop, um bei der Steinextraktion die Tastempfindung, von der man sich leiten lassen muß, nicht zu verlieren. Zeiss macht darauf aufmerksam, daß man bei Steinen im Verlauf des freien Harnleiters keine Gewalt anwenden darf, daß man vor Durchtritt des Steines in die Blase jedoch sehr kräftig ziehen muß. Nach Entleerung der Blase wird durch den Zug am Stein das Ostium bis in den Blasenausgang hineingezogen, der einen natürlichen Schutz bietet. Aus dieser Stellung heraus wird der Stein extrahiert. Der Stein passiert den Blasenhohlraum nicht mehr, sondern wird unmittelbar in die Harnröhre und ins Freie gezogen.

Sind tiefsitzende Harnleitersteine sehr groß, so gelingt es zuweilen nicht, die Schlingensonde hoch genug am Stein vorbei zu bringen, um die Schlinge oberhalb des Steines zu bilden. In diesen Fällen muß die Schlinge direkt um den Stein gebildet werden. Voraussetzung ist nur, daß die Spitze des Katheters 1—1$^{1}/_{2}$ cm über den Stein hinausgeschoben werden kann. Bei Anziehen des Fadens umgreift die Sonde den Stein unmittelbar.

Für größere dattelförmige Steine hat ZEISS die sog. Doppelschlinge angegeben. Ein 2. Zugfaden in exzentrischer Anordnung ist an der Schlinge angebracht, die die 1. Schlinge recht-winkelig über den Stein herüberkippt. Gelegentlich können 2 Schlingensonden am Stein vorbeigebracht werden und gemeinsam an der Extraktion beteiligt sein. Gelingt es nicht, den Stein durch das enge Ostium zu ziehen, so empfiehlt KREBS in diesem Stadium die Ostiumdachschlitzung durchzuführen. Voraus-setzung ist, daß man ein doppelläufiges Cystoskop benutzt.

Ist die Extraktion des Steines nicht sofort mög-lich, ergibt sich ein federn-der Widerstand, so ist es besser, einen Dauerzug an die Schlinge anzulegen, als forciert zu ziehen. An das Ende der Schlingensonde wird ein 2 m langer Seiden-faden geknüpft. Das Faden-ende wird über das Fuß-ende des Bettes gelegt und mit etwa 50 g belastet. Die Belastung kann allmäh-lich auf 300 g gesteigert

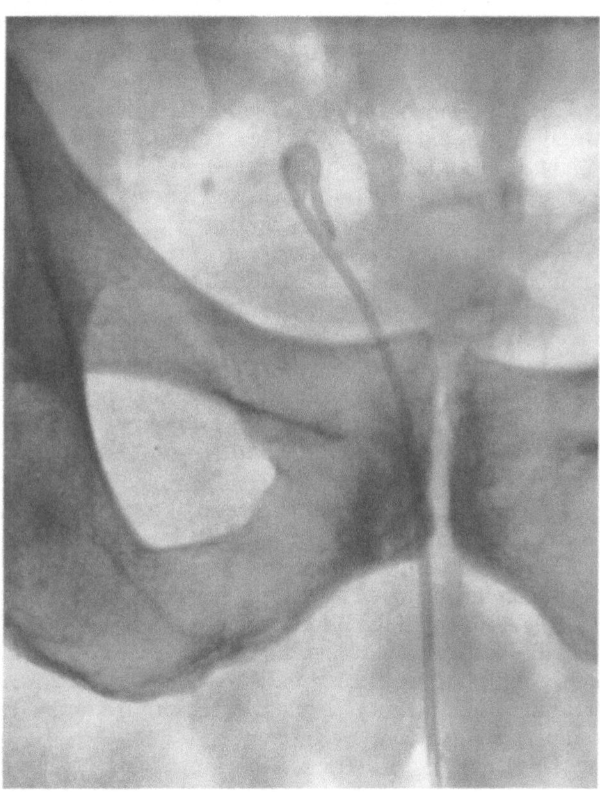

Abb. 16. Tiefsitzender Harnleiterstein in der ZEISSschen Schlinge vor der Extraktion

werden. Nach STAEHLER sind Gewichte über 500 g keinesfalls zulässig. Da sehr häufig Beschwerden auftreten, wird man die Schlingensonde gelegentlich inter-mittierend belasten müssen. Der Dauerzug ist, vorausgesetzt, daß der Stein nicht in einer Schwiele verankert, das beste und schonendste Mittel, den Stein zu entfernen. Nach 24 oder 48 Std gelingt es oft, den Stein manuell zu extrahieren.

a) Hochsitzende Harnleitersteine

Über die Gefahren der Extraktion hochsitzender Harnleitersteine wurde schon gesprochen. Die Möglichkeit eines Harnleiterabrisses ist, je höher der Stein ge-legen ist, um so eher gegeben. Die Schlingensonde soll, wenn der Stein passierbar ist, 5 cm über den Stein hinaus vorgeschoben und die Schlinge durch Fadenzug gebildet werden. Wenn bei allmählichem Zug der Stein eingefangen ist, muß sehr behutsam weiter gezogen werden. Jeder stärkere Widerstand zwingt zur

18*

Aufgabe der Extraktion. Es kann dann immer noch der Dauerzug verwandt werden. Erst wenn der Stein intramural gelegen ist, darf der Zug verstärkt werden (s. tiefsitzende Harnleitersteine). Dann wird das Cystoskop entfernt und die Extraktion vollendet.

b) Extraktion von Nierenbeckensteinen

Es dürfen nur solche Nierenbeckensteine zur Extraktion kommen, die nach Lage, Form und Größe abgangsfähig sind. Damit schränkt sich die Indikation zur instrumentellen Steinentfernung aus dem Nierenbecken ganz wesentlich ein. Die Schlingensonde wird bis ins Nierenbecken vorgeschoben und die Schlinge locker gebildet. Durch Hin- und Herschieben unter Röntgenkontrolle wird versucht, den Stein in die Schlinge einzufangen. Gegenbewegungen der Niere durch Palpation können dabei mithelfen. Hat die Schlingensonde den Stein eingefangen, kann extrahiert werden. Sehr häufig sind zahlreiche Versuche notwendig. Wichtig ist, daß die Schlingensonde das Nierenbecken gleichzeitig drainiert. Die weitere Extraktion durch den Harnleiter geht analog dem Vorgehen beim Hochsitzen bzw. Tiefsitzen der Harnleitersteine vor sich.

Jede Schlingenextraktion wird am besten unter röntgenologischer Kontrolle durchgeführt. Nur tiefsitzende Harnleitersteine, bei denen man sicher den Stein fühlt und die Schlinge sicher bilden kann, können ohne Röntgenkontrolle gezogen werden.

STAEHLER hat als Ersatz für die Zeisssche Schlingensonde, dort wo sie nicht anwendbar ist, sog. Katheterfadenschlingen angegeben. Sie bestehen aus 1 oder 2 Ureterkathetern, durch die ein Faden gezogen ist. STAEHLER selbst hält dieses Verfahren für gefährlicher als das von ZEISS. Im einzelnen geht er folgendermaßen vor:

1. Einführen des Harnleitercystoskops mit der Katheterfadenschlinge.
2. Einführen beider Katheter bis zum tiefsitzenden Stein.
3. Versuch, einen Katheter oder beide am Stein vorbei hochzuschieben.
4. Zug an beiden Faden und Katheterenden.
5. Gegebenenfalls Dauerzug.

Alle Extraktionsversuche können in Allgemeinbetäubung durchgeführt werden. Sehr häufig genügt jedoch eine starke Prämedikation, am besten in Verbindung mit Spasmolyticis. Die Harnröhre kann durch eine Urethralanaesthesie schmerzfrei gemacht werden.

Die Dehnung des Harnleiters, um einen Stein zum Abgang zu bringen, kann mit verschiedenen Dehngeräten erfolgen. Am gefahrlosesten ist die Ballonsonde von DOURMASHKIN, besonders bei hochsitzenden Steinen. Alle Geräte aus Metall, wie der nach EINARDT, sind zu widerraten. Steinfaßzangen sind nur dann erlaubt, wenn der Stein bereits im Ostium sichtbar ist.

Die Steinfänger vom Johnson-Typ lassen sich oft wegen ihrer dünnen, langen Spitze verhältnismäßig leicht am Stein vorbeibringen. Sie sind besonders geeignet, den Stein gleichzeitig zu lockern. Hat die Sonde den Stein passiert, gleitet er im günstigsten Fall in das Fadenkörbchen hinein und kann extrahiert werden. Gelegentlich können Steine, die mit der Zeissschen Schlingensonde nicht entfernt werden, besser mit der Johnsonschen Schlinge extrahiert werden. Im wesentlichen gelten die gleichen Vorsichtsmaßregeln wie bei der Schlingensonde.

III. Indikation zur operativen Steinentfernung

Sie ist gegeben:

1. für alle größeren Steine oberhalb und unterhalb der Linea innominata, wenn die Schlingenextraktion nicht möglich ist,

2. bei festsitzenden Steinen, auch dann, wenn sie klein sind und keine Tendenz zeigen, tiefer zu treten, vor allem, wenn vorher bereits vergebliche Extraktionsversuche unternommen worden sind,

3. wenn eine Harninfektion besteht oder sie sich im Verlauf der konservativen oder instrumentellen Behandlung eingestellt hat,

4. wenn dem Patienten cystoskopische Untersuchungen nicht zugemutet werden können oder aus anatomischen Gründen unmöglich sind.

Auch Lowsly und Kirwin betonen, daß die Sozialindikation eine erhebliche Rolle bei der Entscheidung, ob instrumentelle oder operative Behandlung eingeschlagen werden soll, spielen kann. Einem Patienten, der keine Zeit und kein Geld hat, sind zahlreiche instrumentelle Extraktionsversuche nicht zuzumuten.

Flick zieht die operative Entfernung des Steines vor:

1. bei jeder akuten fieberhaften Pyelonephritis mit passagebehinderndem Stein,

2. bei aufsteigenden Harninfektionen nach instrumentellen Eingriffen; dabei legt er zunächst die Niere frei. Sie wird dekapsuliert. Miliare Nierenabscesse geben eine Indikation zur Nephrektomie, eventuell nur Nephrostomie, ab,

3. bei chronischer Pyelonephritis mit abflußbehinderndem Stein, wenn mit einem Spontanabgang in Kürze nicht zu rechnen ist,

4. bei jeder steinabhängigen Harnsperre,

5. falls auf Grund von Lage, Form und Größe ein Spontanabgang nicht erwartet werden kann,

6. bei Funktionseinstellung einer Niere durch totalen Verschluß, wenn die Niere nach Ablauf einer Woche noch keine Funktion wieder aufweist. Die Hoffnung auf eine Erholung der Niere nach längerer Zeit birgt Gefahren in sich, die den Nutzen eines Spontanabganges nicht aufwiegen,

7. beim inkompletten Verschluß hängt der Zeitpunkt der Operation von der Dauer und dem Grad der Stauung ab. Jede Harninfektion läßt den Eingriff dringlicher werden.

8. Liegen Steine länger als 1—2 Monate am gleichen Ort, soll wegen der Gefahr der Schwielenbildung operiert werden.

Kairies vertritt die Auffassung, daß bei vollständigem Ureterverschluß konservative Maßnahmen nicht länger als 2—3 Wochen durchgeführt werden dürfen.

1. Der hochsitzende Harnleiterstein

Ist der Stein nur eingeklemmt und nicht unbeweglich, so kann man in der Regel zunächst abwarten, wenn keine Harninfektion vorliegt und Koliken auftreten. Hören die Koliken bei totaler Harnsperre auf oder kommt es zu Fieberschüben, ist die Operationsindikation gegeben. Macht der Stein jedoch Anstalten, tiefer zu treten, kann man weiter konservativ behandeln, es sei denn, daß der Stein so groß ist, daß er tiefere Engen voraussichtlich nicht passieren kann. Entweder läßt man ihn bis in den unteren Harnleiterabschnitt vordringen, um ihn dann mit der Schlingensonde zu entfernen, oder man entfernt ihn operativ, bevor er den untersten, für die Freilegung ungünstigeren Abschnitt des Ureters erreicht hat. Die Entscheidung richtet sich wesentlich nach der Häufigkeit der Koliken, der zur Verfügung stehenden Zeit für den Patienten und nach dem Allgemeinzustand des Kranken.

Ist der Stein sehr beweglich, tritt aber nicht tiefer, so können Schwierigkeiten auftreten: Mit der Schlingensonde kann der Stein wieder in das Nierenbecken zurückgeschoben werden; bei operativer Behandlung kann es passieren, daß man den Stein trotz Röntgenkontrolle nicht findet. Staehler befürwortet deshalb in diesen Fällen absolut konservatives Vorgehen, oder, wenn schon der Harnleiter freigelegt wurde und der Stein nicht gefunden wurde, alles Suchen zu unterlassen.

Über die Indikation und die Gefahren der Schlingenextraktion aus dem oberen Harnleiterabschnitt s. dort.

Sitzt der Harnleiterstein im oberen Abschnitt fest, d. h., sitzt er nach Anamnese und längerer Beobachtung am selben Platze (auch nach Gaben von Spasmolyticis), muß der Stein durch Operation entfernt werden. Organische Stenosen können reseziert und der Harnleiter End-zu-End vereinigt werden. Staehler empfiehlt, p. op. einen Schienungsdrain einzulegen.

Bei angeborenen oder erworbenen Harnleiterstenosen, bei denen sich in den stark erweiterten proximalen Ureter ein Stein, meist sehr beweglich, findet, wird der Stein anläßlich der plastischen Beseitigung der Stenose entfernt.

Besteht auf Grund des Harnleitersteins eine Pyonephrose, muß in situ entschieden werden, ob die Niere erhaltungswürdig ist. Bei hochsitzendem Harnleiterstein kann die Niere von gleichem Schnitt aus revidiert werden. Kommt man mit einem Ureterkatheter vor der beabsichtigten Steinentfernung vorbei, ist es zweckmäßig, die Niere vor dem Eingriff zu entlasten. Danach ergeben sich bessere Anhaltspunkte für die Frage, ob die Niere erhalten werden kann oder nicht. Liegt eine Nierenmißbildung vor, richtet sich die Indikation nach dieser.

2. Der tiefsitzende Harnleiterstein

Im allgemeinen wird gesagt, daß Harnleitersteine bis zu Kirschkerngröße, die das untere Harnleiterdrittel spontan erreicht haben, und bei denen eine Harninfektion mit einer infizierten Harnstauung nicht vorliegt, eine Domäne der Schlingenextraktion sind. Staehler gibt als Extraktionsquote für die unteren Harnleitersteine 70%, Zeiss 90% an. Bei einem Teil dieser Steine läßt sich die Sonde jedoch am Stein nicht vorbeiführen, so daß die Extraktion nicht gelingt. Passiert die Sonde den Stein, so ist es entweder möglich, den Stein in einer Sitzung zu extrahieren, oder aber die Schlinge als Dauerzug oder auch nur als Dauerentlastung liegen zu lassen. Gelegentlich kann man bereits am nächsten Tag den Stein ohne große Schwierigkeiten ziehen. Zeiss: „Es ist keineswegs so, daß die Größe eines Steines in erster Linie ausschlaggebend für seine Extraktionsmöglichkeit oder Schwierigkeit ist." Vor allem gilt dies für tiefe Steine. Man kann sogar bei tiefen Harnleitersteinen sagen, daß ein großer Stein im allgemeinen leichter zu extrahieren ist als ein kleiner. Der große Stein bietet der Schlinge eine entsprechend größere Haftfläche und führt weniger leicht zum Abrutschen der Schlinge. Was die Dehnungsfähigkeit der letzten tiefsten Harnleiterenge, nämlich der juxtavesicalen und intramuralen Harnleiter betrifft, sagt Zeiss, daß sich keine der 4 Harnleiterengen so verhältnismäßig leicht und gefahrlos auch mit größten Steinen in der Schlinge passieren läßt, wie gerade diese.

Eine Gefahr jeder Schlingenextraktion ist die nachfolgende Harninfektion. Ist die Steinextraktion nicht gelungen, der Stein vielmehr in einem tieferen Harnleiterabschnitt festgekeilt, so kann es zu einem infizierten Steinverschluß kommen, der zur sofortigen operativen Entfernung des Steines zwingt. Gelegentlich gelingt es jedoch, durch einen Ureterkatheter Entlastung zu schaffen. Besonders Zeiss, aber auch Staehler haben darauf hingewiesen, daß die Uretersondierung nach

Entfernung des Steines mit der Schlingensonde ein zusätzlicher Sicherheitsfaktor ist. ZEISS ist sogar dazu übergegangen, regelmäßig für eine Zeit einen Dauerkatheter nach der Schlingenentfernung zu legen.

Wo die Schlingenextraktion nicht gelingt oder aber die Operation aus anderen Gründen indiziert ist, wird der Stein am besten von einem Pararectalschnitt aus entfernt. Je tiefer der Stein sitzt, desto größer sind die Operationsschwierigkeiten. Es ist deshalb nicht verwunderlich, daß für diesen Abschnitt von der Regel abweichende Methoden angegeben worden sind. Zu nennen wären hier der perineale und der vaginale Zugangsweg.

Für die tiefsitzenden Harnleitersteine, bei denen vielleicht schon Extraktionsversuche mißglückt sind und die erfahrungsgemäß von ventral her außerordentlich schwer zu entfernen sind, wird die perineale bzw. die vaginale Ureterolithotomie empfohlen.

DE LA PENA und DE CASTRO betonen, daß die vaginale Harnleitersteinentfernung nur dem empfohlen werden kann, der größere Erfahrungen im vaginalen Operieren besitzt. Sie sehen Gefahrenpunkte in Nebenverletzungen der Blase mit nachfolgender Blasenscheidenfistel, in Blutungen aus der Arteria uterina und in einem ungewollten Hochschieben des Konkrementes in einen höheren Harnleiteranteil. Als Indikation für diese Methode nennen die Verfasser die vaginale Tastbarkeit des Ureters bzw. des Steines, die Unmöglichkeit transvesicalen endoskopischen Vorgehens in die Höhe des Steines 6—8 cm oberhalb der Blase. Vorzüge sehen sie in der direkten Erreichbarkeit des pelvinen Ureters, der nur sehr wenig traumatisiert wird. Der postoperative Schock ist sehr gering. Eine absolute Kontraindikation ist nur bei einer virgo intacta gegeben.

3. Der intramurale Harnleiterstein

Der juxtavesicale intramurale Stein ist vom Unterbauchschnitt in der Regel nicht erreichbar. Er kann nach Eröffnung der Blase durch Incision des Ostiumdachs extrahiert werden.

Beim intramuralen Stein hält ZEISS die Ostiumdachschlitzung nur in den allerseltesten Fällen für notwendig. Er weist darauf hin, eine Tatsache, die jeder bestätigen kann, daß die Schlitzung des Ostiumdaches zumindest vorübergehend, den Steindurchtritt erschwert und bei falscher Handhabung, auch zur Stenose führen kann. Berechtigt ist nach seiner Ansicht die Ostiumdachschlitzung nur dann, wenn der Stein unmittelbar submukös gelegen ist. Für höherliegende Steine ist die Ostiumdachschlitzung, soweit nicht eine nachweisbare anatomische Enge vorliegt, sinnlos.

Harnleitersteine, die prävesical gelegen sind und dort wegen der letzten Enge länger liegenbleiben, verursachen dort oft sehr erhebliche Schwielen. Entfernt man diese Steine, so kann es sehr leicht zu einer postoperativen Stenose kommen. Andererseits ist es oft sehr schwierig, diese Steine überhaupt zu entfernen, da die periureteralen Narben den Zugang zu dem prävesicalen Harnleiteranteil außerordentlich erschweren (FRAUBOES). In diesen Fällen ist es durchaus zu überlegen, ob man nicht primär eine Ureterocystoneostomie anlegt. Dabei kann der Stein in situ innerhalb seiner Schwielen belassen werden, wenn es nicht leicht gelingt, ihn zu entfernen. Die Ureterocystoneostomie hat recht gute Ergebnisse, so daß dieser Weg vorzuziehen ist, wenn man eine postoperative Stenose erwartet. Keinesfalls gelingt es, durch eine Harnleiterdauerdrainage die Stenose auf die Dauer zu verhüten (MIGUEL u. SANAZA, BÜSCHER u. GACA).

4. Steine in Ureterocelen

Ureterocelen bilden gewöhnlich nicht unerhebliche Abflußstörungen, die auch zu Steinen Anlaß geben können. Die gebildeten Steine sammeln sich dann gern, soweit sie die obere Harnleiterenge passiert haben, im Ureterocelensack an (Burghele u. Mitarb.).

Kempel (zit. bei Burghele) berichtet über 6 Ureterocelen, in denen sich Steine gebildet haben, unter 80 Fällen. Gutt (zit. bei Burghele) berichtet über 2 Steine bei 28 Ureterocelen. Die Behandlung besteht in der Beseitigung des Abflußhindernisses durch Schlitzung oder Resektion der Ureterocele. Damit ist die Entfernung der Steine gleichzeitig verbunden.

Davis, Lee und Davis entfernen submuköse Harnleitersteine mit dem Resektoskop, indem sie das Ostiumdach abtragen.

5. Der blockierende Harnleiterstein

Staehler empfiehlt beim verschließenden, tiefsitzenden Harnleiterstein, der weder durch Urographie noch durch retrograde Katheterung ein Bild über die dazugehörige Niere gewinnen läßt, perirenale Luftfüllung oder Aortographie. Er legt die Niere nach einer Harnleitersteinentfernung in solchen Fällen nur dann frei, wenn sich wenig infizierter Harn entleert, der den Verdacht auf eine schwere Nierenschädigung nahelegt. Ist der Harn, der bei der Operation abfließt, reichlich und klar, wird der Eingriff mit der Ureterolithotomie beendet und alles weitere einer späteren Diagnostik überlassen. Er weist darauf hin, daß die Regenerationsfähigkeit des Nierenparenchyms in der Regel viel höher ist, als man nach dem autoptischen Bild annehmen kann. Staehler nimmt bei der aseptischen Niere im Gegensatz zu Boeminghaus einen mehr konservativen Standpunkt ein, während die toxische Niere in jedem Fall zur Nephrektomie zwingt.

Entlastung der Niere durch Ureterkatheter bei verschließenden Harnleitersteinen

Treten bei nach Lage, Form und Größe abgangsfähigen Harnleitersteinen sehr häufig quälende Koliken auf und ist nach Lage der Dinge eine Operation nicht angezeigt oder aus anderen Gründen kontraindiziert, so kann versucht werden, mit dem Ureterkatheter den Stein zu passieren. Dies gelingt nicht immer. Der Versuch kann aber wesentlich erleichtert werden, wenn man hohe Dosen von Spasmolytica gibt bzw. in Narkose arbeitet. Hat der Harnleiterkatheter den Ureterstein passiert, so fließt in der Regel gestauter Harn ab. Die Koliken hören sofort auf. Der liegende Ureterkatheter hat darüber hinaus die Aufgabe, eine Atonie des Harnleiters herbeizuführen, der den Stein nach Entfernung des Harnleiters leichter abgehen läßt. Der festgeklemmte Stein kann wieder in einen beweglichen verwandelt werden. Besteht jedoch eine Harninfektion, so gelte die Indikation für den infizierten Stein. Dann ist eine schnelle operative Entfernung des Steines der instrumentellen Behandlung vorzuziehen. Durch die Entlastung mit einem Ureterkatheter bei infizierter Harnstauung kann der operative Eingriff nur zum Zwecke besserer Vorbereitung des Patienten hinausgeschoben werden, er wird jedoch nicht überflüssig. Die Wiederentfernung des Ureterkatheters führt fast immer zum Rezidiv des septischen Zustandes. Handelt es sich um einen nichtinfizierten Harnleiterstein, so kann die Entlastung ebenso mit einer Zeiss'schen Schlingensonde durchgeführt werden. Passiert die Schlingensonde den Stein, so kann der Stein in gleicher Sitzung extrahiert werden. Ist dies aber nicht möglich, empfiehlt Zeiss, die Schlinge liegen zu lassen, da sie gleichzeitig eine ideale Dauerdrainage des Nierenbeckens bewirkt. Er meint, daß die Drainage der des Ureterkatheters völlig ebenbürtig ist. Dies hat den Vorteil, daß zu einem späteren Zeitpunkt die Extraktion durch Dauerzug oder in einer Sitzung zu Ende geführt werden kann.

6. Ureterausgußstein

In den meisten Fällen besteht dabei eine hochgradige Harnstauung mit Untergang des Nierenparenchyms. Die Ureteronephrektomie ist, wenn nicht aus Gründen der anderen Niere kontraindiziert, notwendig. Befindet sich der Stein im unteren Harnleiterabschnitt, liegt fast immer eine prävesicale Harnleiterstenose vor. Läßt sich die Niere erhalten, ist eine Plastik angezeigt.

IV. Lokale Steinauflösung[1]

Bei den sog. spontanen Steinauflösungen handelt es sich nicht um echte Auflösungen — d.h. die Substanz geht nicht in Lösung über —, sondern um einen Steinzerfall mit nachfolgender Ausscheidung der Fragmente. Dieser Vorgang wurde bisher niemals bei Urat- und Oxalatsteinen beobachtet, sondern ausschließlich bei Phosphat- und Carbonatkonkrementen, die oft von breiiger Konsistenz sind (BOEMINGHAUS).

Ein Steinzerfall nach Urinansäuerung ist bei Phosphat- und Carbonatsteinen möglich. BOEMINGHAUS glaubt, daß es sich bei diesen Konkrementen, die ohnehin leicht zum Zerfall neigen, nicht um echte Steinbildungen, sondern um eine plötzliche Änderung des Aggregatzustandes handelt und daß dieser Übergang innerhalb weniger Stunden vor sich gehen kann.

SCHIFFER berichtet 1929 über die Steinauflösung von Phosphatsteinen mit einem Puffergemisch. Er verwendete Normolactol mit einem p_H von 3,7. Die Lösung bestand aus einer Mischung von Milchsäure und ihrem Natriumsalz. Er ging von der Vorstellung aus, daß ein Puffergemisch nicht so schnell neutralisiert werden kann und durch die zurückgedrängte Säuredissoziation eine Verätzung der Schleimhaut vermieden wird. Das Normolactol wurde auf 1:40 bzw. 1:20 verdünnt. Im Reagensglas lösten sich Steinchen von Erbsgröße in 24 bis 48 Std in einer 1:20 verdünnten Normolactollösung vollständig unter grauer Trübung der Flüssigkeit auf. Einfüllung der Lösung erfolgte in Form einer Irrigatordauerspülung durch einen dünnen Nelatonkatheter, der durch einen Nephrostomie-Ableitungsdrain ins Nierenbecken geschoben wird. Es wurde über gute Erfolge bei Phosphatsteinen berichtet.

Die intrapelvine Litholyse (STAEHLER) kann durch eingelegte Harnleiterkatheter oder durch operativ eingebrachte Rohre erfolgen.

Es bestehen folgende Möglichkeiten zur instrumentellen Steinauflösung von Nierenbeckensteinen:

1. Zwei Ureterenkatheter verschiedenen Kalibers: ein dünnerer für die Dauerirrigation, ein dickerer für die Ableitung aus dem Nierenbecken.

2. Doppellumige Gummikatheter (RÜSCH).

3. Kombination eines Ureterenkatheters zum Einführen der Lösung und Nephrostomiedrain zur Ableitung.

4. Nephrostomiedrain mit durchgestecktem Katheter für kontinuierlichen Zu- und Abfluß.

5. Instillationen ins Nierenbecken durch Ureterkatheter.

---

[1] Siehe S. 29 ff.

1. Citronensäure zur Steinauflösung

Von der Citronensäure ist bekannt, daß sie mit Calciumionen einen löslichen Komplex bildet. Die Citronensäure entsteht im intermediären Stoffwechsel als Zwischenprodukt bei der biologischen Oxydation des Kohlenhydrates und bei der β-Oxydation der Fette und wird durch die Niere ausgeschieden. Die Mittelwerte der Citronensäure im Serum betragen nach NATELSON (1948) beim Erwachsenen 2,4 mg-%, bei Kindern 2,8 mg-%, bei Neugeborenen 3—6 mg-%. Die im 24 Std-Urin von Gesunden ausgeschiedene Citratmenge beträgt 300—600 mg pro Tag. Bei Urolithiasiskranken ist sie stark herabgesetzt und schwankt zwischen 0—325 mg pro Tag. Der Ausscheidungsmodus in der Niere — ob glomerulär oder tubulär — ist nicht sicher geklärt. Eine Citratbildung in der Niere scheint möglich (SCOTT u. HUGGINS). Oestrogene Substanzen können die Citratausscheidung durch die Niere vermehren. Bei Frauen wurde eine cyclusabhängige Veränderung des Urincitratspiegels festgestellt (SHORR). Klinische Versuche, die Citratausscheidung durch Oestrogene im Urin zu erhöhen und gebildete Steine aufzulösen oder weitere Steinbildung zu verhindern, schlugen fehl (SHORR und CARTER). Zu den gleichen Ergebnissen kamen HESS, RUSSEL und KAMINSKI. Den metabolischen Antagonismus zwischen Oestrogenen und Androgenen und den Einfluß von Sexualhormonen auf die Entstehung von experimentellen Blasensteinen bei Ratten haben McDONALD u. Mitarb. studiert. Dabei zeigte sich, daß bei männlichen Ratten, den man menschliche Steinfragmente in die Blase implantierte, das Durchschnittsgewicht der Steine um 220% wuchs, während das Steingewicht bei weiblichen Tieren um 90% abnahm.

Andere Untersucher (GERSUON u. COHEN) konnten andererseits bei weiblichen Ratten innerhalb von 15—60 Wochen durch Applikation von Testosteronproprionat (3mal täglich 1 mg) Harnsteine künstlich erzeugen.

Beim Menschen konnte eine cyclische Veränderung der Citronensäureausscheidung eindeutig nachgewiesen werden, und zwar zeigte sich eine geringere Citratausscheidung während der Menstruation, ein Anfluten der Citronensäure im Intermenstruum und eine hohe Citratanreicherung in der Mitte des Cyclus. SHORR führte den Beweis, als er zwei amenorrhoischen Mädchen Oestradiol-Benzoat injizierte und dabei eine signifikante Erhöhung des Urincitratspiegels erzielte. Nach Abklingen der Oestradiolwirkung kehrten die Citratwerte im Urin wieder zum Ausgangsspiegel zurück. In ähnlicher Weise zeigte ein Mann mit pituitärem Hypergonadismus einen Abfall der Citronensäureausscheidung während der Testosteronbehandlung und eine Rückkehr zum Ausgangswert nach Absetzen der Hormontherapie.

Auch die Hypophysenhormone, die Cortisone und das ACTH scheinen eine wichtige Rolle bei der Citronensäureausscheidung zu spielen. Welche metabolischen Effekte oder biochemischen Mechanismen im einzelnen durch die Sexualhormone oder durch die Cortisone bei der Harnsteinbildung ausgelöst werden, ist noch nicht geklärt.

McDONALD implantierte männlichen Ratten Magnesiumnidusen in die Blase. Der beste Schutz gegen weitere Steinbildung war durch Kastration und Stilboestroltherapie zu erzielen. Das Steinwachstum wurde gefördert durch Hypophysektomie und Verabfolgung von Testosteron. In beiden Versuchsreihen ließ sich ein bemerkenswerter Anstieg der Magnesiumausscheidung feststellen.

Die Änderung der Citronensäureausscheidung wird wahrscheinlich durch endokrine Mechanismen gesteuert. 1948 konnten NATELSON, PINCUS und LOGOVOY zeigen, daß durch orale Glucosezufuhr eine charakteristische Veränderung des Blut-Citratspiegels bei normalen Versuchspersonen auftrat. Der Serum-Citratspiegel sank 25—35% unter den Nüchternwert und kehrte erst nach 5—6 Std wieder zu seinem Ausgangswert zurück. Die Injektion von Insulin verursachte eine signifikante Erniedrigung des Citratspiegels im Blut. Die Citronensäureerniedrigung ist am stärksten während der Zeit, in der die Glucose aus dem Blut verschwindet. Bei normalen Versuchspersonen ist der höchste Citratspiegel im Serum während der Nüchternzeit.

Die Citratausscheidung bei Menschen ist abhängig von der Diät. Nach YARBRO steigt das Urincitrat bei alkalischer Kost an und fällt bei saurer Kost ab. Die Anwesenheit physiologischer Mengen von Vitamin D in einer Diät scheint ebenfalls das Urincitrat zu erhöhen.

Das Serumcitrat — normal bei 1,5—2,7 mg pro 100 ml Serum — ist erhöht bei Hypercalcämie,
Hyperparathyreoidismus,
Morbus Paget,
Vitamin D-Intoxikation,
osteolytischen Metastasen.

Serumcitrat ist erniedrigt bei:
Hypoparathyreoidismus,
Vitamin D-Defizit,
und beim Prostatacarcinom (0,0—0,882 mg).

Die Rolle der Citronensäure im intermediären Stoffwechsel der Prostata haben 1959 COOPER und IMFELD studiert.

Die Löslichkeitssteigerung von calciumhaltigen Konkrementen mittels Oestrogenen (über eine vermehrte Citratausscheidung) wurde verschiedentlich für die Therapie nutzbar gemacht (HEUSSER). Entscheidende Erfolge konnten auf diesem Wege nicht erzielt werden (SHORR und CARTER, RUSSEL und KAMINSKI).

1939 führten ALBRIGHT, SULKOWITCH u. CHUTE die Citronensäurelösung für die örtliche Auflösung von Steinen in die Therapie ein. Zu gleicher Zeit konnte der Nachweis erbracht werden, daß Phosphatsteine gut und Calcium-Oxalatsteine in Citronensäure unlöslich sind. STAEHLER verwendete eine 9%ige Citronensäurelösung (p_H-Wert etwa 1) für in vitro-Versuche mit Calcium-Phosphatsteinen, die aufgelöst wurden. Da auch eine 7%ige Citratlösung (p_H 3,8) außerordentlich gewebsfeindlich war, verwendet er jetzt eine Lösung folgender Zusammensetzung:
Acidum-Citricum 70,0,
Ammonium-Citricum 30,0,
Aqua dest. ad 1000,0 zur Dauerinstillation mit einem Doppelkatheter.

Das Ammoniumion soll nach SCHABADASCH den gleichen Effekt wie Citrationen haben.

SUBY berichtete 1952 über die von ihm verwendete Lösung G (p_H 4), die folgende Zusammensetzung hat:
Citric. acid. (monohydrate) 32,25,
Magnesiumoxyd (anhydrous) 3,84,
Natrium carbonate (anhydrous) 4,37,
Aqua dest. 1000,0.
Die Lösung G wird retrograd ins Nierenbecken eingefüllt (SUBY, ALBRIGHT).

ABRAMSON, OTT, GAEHLER und KEYSER, SCHLASSELY, ELIOT, ADAMSON und LEWIS berichten über sehr gute Erfolge bei Phosphatsteinen, indem sie eine 1molare Lösung eines Natriumsalzes der Äthylen-Diamin-Tetracitronensäure mit einem p_H-Wert von 7,5 verwendeten. GUNST, WORN, PELOT, VOEGTLIN und

Masson berichten über gute Erfolge bei Steinauflösung mit der Lösung G nach Suby-Alright und mit der Lösung nach Staehler.

Über die experimentellen und klinischen Steinauflösungsversuche mit Calsol, dem Natriumsalz der Äthylendiamintetraessigsäure berichten auch Gehres und Raymond. Das Calsol bindet Calcium in wasserlöslicher Form. Das optimale Auflösungsverfahren ist mit einer 1—3%igen Lösung erzielbar. Für die klinische Verwendung erwies sich eine 1,5%ige isotonische Lösung als gut. Kaninchenblasen, die 5—6 Std lang dem Calsol ausgesetzt waren, wiesen keinerlei toxische Reizerscheinungen auf. 4 von 6 in die Kaninchenblase deponierten Uratsteine wurden durch Calsol rasch aufgelöst. Die klinische Behandlung mit Calsol war bei 4 von 7 Patienten mit Blasensteinen erfolgreich.

Suby, Albright, Wayne u. Dempsi machten 1951 experimentelle Untersuchungen mit Sequestrine (Versene acid ethyl diamine tetra acetic acid). Dieser Stoff vermag Calcium und andere Kationen aus einer Lösung zu bringen. Die experimentellen Untersuchungen wurden am Kaninchenzahn als Modell getestet, der über das Auflösungsvermögen von Calciumphosphat Aufschluß geben sollte. In einer 1-, 2- und 3%igen Lösung wurden Kaninchenzähne demineralisiert. Sequestrine soll auch in vitro Calciumoxalatsteine auflösen, jedoch in bedeutend geringerem Maße als Calciumphosphatsteine. Die klinischen Versuche an 2 Patienten mit einer in das Nierenbecken eingebrachten Lösung mußten wegen stärkerer Schmerzhaftigkeit abgebrochen werden. Abeshouse und Weinberg konnten bei ähnlichen Untersuchungen mit Versene zeigen, daß das Calciumion mit Versene ein Komplexsalz bildet und das Metall an das Anion mit Versene gebunden wird. Harnsäure- und Uratsteine wurden durch Versenelösung nicht beeinflußt. Calciumcarbonatsteine lösten sich innerhalb von 6 Std in einer 10%-igen Lösung zu 51,5% auf. Gemischte Phosphatsteine zerfielen in der gleichen Lösung in 45—50% der Fälle, Calciumoxalatsteine nur 31,1% in 6 Std. Cystinsteine zeigten nur eine 15%ige Auflösung in 6 Std, da eine 10%ige Versenelösung bereits im Kaninchenversuch stärkere toxische Reizerscheinungen machte, wurden spätere Versuche mit einer 3%igen Lösung mit demselben Löslichkeitsvermögen angestellt, ohne daß Reizerscheinungen an den Schleimhäuten auftraten.

Jüngere Steine der Phosphat- und Carbonatgruppe, etwa bis zu einem Jahr alt und von kleiner, bröckeliger Konsistenz, sollen mit einer 3—10%igen Citronensäure und Milchsäure bei Hinzufügen von Ammoniumcitrat einen Lösungseffekt von 100% haben. Steine der Größenordnung von 0,2—3 g werden bei 2tägiger, sehr langsamer Dauerumspülung aufgelöst (Winkelmann). Alte, marmorierte Phosphate sind nur schwer oder überhaupt nicht beeinflußbar. Ebenso schwierig ist es, Oxalatsteine oder Gemische aufzulösen. Urate waren im Reagensglas nur gelegentlich in starken Normal- bis Normalzehntellaugen löslich.

Köster empfiehlt vor einer instrumentellen Zertrümmerung von Blasensteinen einen Versuch mit Ammonium-Citricum purum und Acisteril, wodurch ein Zerfall oder eine Auflösung der Konkremente herbeigeführt werden kann.

Gegenüber diesen klinischen Erfolgen berichten Gasser, Brauner und Preisinger, daß mit der Lösung G nur eine geringe Löslichkeit der Steine erzielbar ist, so daß ihnen eine erfolgversprechende klinische Anwendung sehr fragwürdig erscheint. In neuerer Zeit (1959) berichten dagegen Elliot, Adamson und Lewis über erfolgreiche Anwendung von Citronensäurelösung bei Nierenphosphatsteinen. Die Citronensäure wurde durch einen Ureterkatheter in das Nierenbecken instilliert. Sie verwendeten eine einmolare Lösung eines Natriumsalzes der Äthylen-Diamin-Tetra-Citronensäure mit einem p_H von 7,5. Die Einlaufgeschwindigkeit der Lösung betrug 1—2 Tropfen pro Sekunde. Die Irrigation wurde Tag und Nacht fortgesetzt, bis eine Auflösung der Steine Phosphatsteine vollzogen war. Erfolge sehr gut. Phosphatsteinauflösungen wurden bei 8 Patienten, die an Polyomyelitis litten, vorgenommen.

2. Renacidin

1959 berichtete MULVANEY über erfolgreiche in vitro- und in vivo-Versuche mit einer 10%igen Renacidinlösung. Renacidin ist ein Gemisch von etwa 65% hochgepufferten multivalenten organischen Säuren, die in Wasser gut löslich sind. Der p_H-Wert beträgt 3,9. Harnsäure- und Calciumoxalatsteine waren relativ unlöslich. Dagegen wurden Calciumcarbonat-, Phosphat- und Magnesiumammoniumphosphatsteine durch die Lösung angegriffen. Renacidin soll bei einer Konzentration von 10% nicht toxisch sein. Der Gebrauch wird bei Nierenbecken-, Harnleitersteinen und Blasensteinen empfohlen. Nach Lithotomien kann Renacidinlösung benutzt werden, um kleine Steinpartikelchen zur Auflösung zu bringen. SORRENTINO beschreibt 1959 zwei biologische Behandlungsmethoden für Harnsäuresteine. Die erste Methode beruht darauf, die Xanthinoxydase, die Xanthin zu Harnsäure oxydiert, im Organismus unwirksam zu machen. Da das Ferment Molybdän enthält, ist es SORRENTINO durch Verabreichung von Natrium-Wolframat gelungen, im menschlichen Organismus einen Molybdänmangel zu erzielen, der von einem Abfall des Harnsäurespiegels im Serum und Urin begleitet ist. Die zweite Methode beruht darauf, die Harnsäure zu metabolisieren, um sie in Harnstoff überzuführen. Verwendet werden Saccharomyces cerevisiae. Die Fermente sind in der Lage, sowohl im Reagensglas wie am Lebenden die Harnsäure bis zu Harnstoff und Glyoxalsäure abzubauen. Die Injektion von Saccharomyces cerevisiae verursacht im menschlichen Organismus keinerlei Reaktion. Sie werden noch lebend im Urin ausgeschieden. Da es ihm nicht gelang, auf parenteralem Wege eine ausreichende Konzentration im Blut und im Harn zu erreichen, schlägt er eine retrograde Einbringung von Sacchamyces cerevisiae in die Harnwege vor.

3. Fermentativer Abbau

Bei den aufgeführten experimentellen und klinischen Steinauflösungsversuchen durch Heranbringen von organischen Säuren geht es darum, das Calcium zu binden, um es für eine Konkrementbildung unschädlich zu machen. Nachdem die Matrixtheorie in den Mittelpunkt der Steinforschung rückte, wurde versucht, das Proteingerüst der Harnsteine fermentativ abzubauen. Diese 1952 erstmals von SUBY durchgeführten experimentellen Untersuchungen mit verschiedenen proteolytischen Enzymen scheiterten an der schnellen Inaktivierung und Zerstörung der Fermente bei bestimmten p_H-Werten. Auch die Desoxyribonucleoproteinase (DORNASE) konnte sich für den fermentativen Abbau der Harnsteinmatrix nicht durchsetzen. WINKELMANN berichtete 1953 über experimentelle Auflösungsversuche an Harnsteinen und unterwarf die nach Demineralisation mit der Citronensäure gewonnene organische Matrix von Steinen der Phosphatgruppe einem fermentativen Prozeß mit Pepsin, Acidolpepsin, Papayaferment, Pankreasgesamtferment, Hyaluronidase, Thrombocid und Uriase. Ein sicherer Effekt wurde nicht beobachtet. Lediglich unter Einfluß des Papayafermentes sollen einige Flöckchen in den amorphen Zustand übergegangen sein, ohne gelöst zu werden. GACA verwendete 1958 hochgereinigtes kristallines stabilisiertes Trypsin mit genau bekannter proteolytischer Aktivität (Trypure Novo). Das Ferment ist frei von Verunreinigungen (Chymontrypsin), Protaminasen und Carpoxypeptidasen und hat eine Wirksamkeit über 48 Std. Das Wirkungsoptimum liegt zwischen p_H 5 und 9 und bei 37°. Eine 1%ige Lösung ist gewebsfreundlich. Gesundes Gewebe wird duch Trypsininhibitoren vor fermentativer Wirkung abgeschirmt. Der Trypsineffekt konnte an Eiweiß-Phosphatsteinen eindrucksvoll nachgewiesen werden. Mit retrograder Instillationsbehandlung von Trypure Novo lassen sich auch Phosphatsteinpyonephrosen in wenigen Tagen konservativ behandeln. Durch in vitro-Versuche konnten GACA und KEUTEL den Nachweis erbringen, daß weiche Calciumcarbonatsteine in 1%iger Trypurelösung völlig zerfallen, Calciumphosphatsteine und Harnsäuresteine der Niere zu etwa einem Drittel zerfielen, während Oxalatsteine und Uratsteine der Blase in Trypinlösung nur eine geringe Löslichkeit zeigten. Wir konnten papier- und immunoelektrophoretisch in Modellversuchen beweisen, daß die serumidentischen Eiweißkörper der Harnsteine und das Tamm-Horsfall-Mucoproteid oder Uromucoid durch Trypure hydrolytisch gespalten wird. Über eine erfolgreiche klinische Anwendung von stabilisiertem Pankreasferment zur Proteolyse der Steinmatrix wurde in letzter Zeit auch von BÜCHER und HEER berichtet.

D. Das Steinrezidiv

I. Häufigkeit und Ursachen

Eines der schwierigsten und brennendsten Probleme der Harnsteinbehandlung ist das der Rezidive. BRAESCH und FOULDS fanden

> unter 467 Solitärsteinen 11,7%,
> unter 85 Ausgußsteinen 12,9%,
> unter 368 multiplen Steinen 8,9%,
> unter 519 kleine Steine 13,5%,
> unter 300 großen Steinen 6,6% postoperative Steinrezidive.

Die meisten Autoren geben eine erhöhte Frequenz der Rezidive nach Entfernung von kleinen Steinen an, weniger bei Solitärsteinen.

TWINEM fand nach 102 Pyelolithotomien die Rezidivhäufigkeit mit 18,3% für Solitärsteine im Vergleich zu 30% bei multiplen Steinen. Bei 100 Nephrolithotomien war die Rezidivhäufigkeit 23,7% bei Solitärsteinen im Vergleich zu 36,9% bei multiplen Steinen.

Nach HELLSTRÖM fanden sich Rezidive bei 348 Patienten in 24,7%, die wegen einer Nephrolithiasis operiert wurden, davon 13 mit einem beidseitigen Rezidiv.

BURKLAND und ROSENBERG berichten in ihrer Übersicht über die Urolithiasis in den USA über 13,7% Steinrezidive. Interessant ist, daß sie das Ansteigen der Urolithiasis in den Jahren nach dem 2. Weltkrieg unter anderem auf den Genuß von Coca-Cola zurückführen. Weiche Steine pflegen häufiger zu rezidivieren als harte.

Unter echten Rezidivsteinen versteht man dann solche, die nach operativer oder instrumenteller Entfernung neu entstanden sind. Die Begriffe werden nicht immer sicher gegeneinander abgegrenzt. Fälschlicherweise werden zu den Rezidivsteinen die gerechnet, die bei der Operation nicht gefunden wurden oder sich auf dem Boden eines Restsplitters neu gebildet haben. Eine gewisse Sicherheit gibt hier das postoperative Röntgenbild, das zurückgelassene Steinreste aufdecken kann. Jedoch ist bekannt, daß kleinste Konkremente auf der Übersichtsaufnahme nicht erkennbar sind, sondern nur im intraoperativen Röntgenbild zur Darstellung kommen. Es ist daher empfohlen worden (CABOT), daß bei der Entfernung von multiplen Steinen oder von sehr bröckeligen Steinen stets intraoperativ eine Kontrollaufnahme vorgenommen wird.

Als Ursache für die postoperativen Steinrezidive sind nach LOWSLY und KIRWIN folgende Faktoren anzusehen:

1. die postoperative Nierenfunktionsstörung,
2. die Harninfektion,
3. allgemeine Stoffwechselstörungen oder eine lokale Störung in der Niere selbst, wie z.B. eine Papillitis,
4. die chemische Zusammensetzung und Lokalisation der Steine.

SOUTHERLAND hat die Faktoren der Steinrezidive an großer Zahl genauestens untersucht und verglichen mit früher erhobenen Befunden. Der Wert seiner Untersuchungen liegt in der langen Beobachtungszeit.

Nach operativer Entfernung von Steinen aus dem oberen Harntrakt traten Rezidive während der Jahre 1915—1950 unter 345 Patienten 216mal auf.

Unter 100 Pyelolithotomien fand er 20% leichte Rezidive und 27% schwere Rezidive. (Unter leichten Rezidiven versteht er, wenn eine Sekundäroperation nicht notwendig ist, während schwere Rezidive einen erneuten Eingriff bedingt.)

Unter 40 Nephrolithotomien 25% leichte und 37% schwere Rezidive.

Unter 49 Ureterolithotomien 29% leichte Rezidive und 8% schwere Rezidive.

Unter 6 Fällen einer Ostiumdachschlitzung 17% leichte Rezidive.

Bei 45 Nephrektomien fanden sich auf der anderen Seite 11,1%.

Danach betrug die Rezidivfreudigkeit unter 240 Operationen aller Arten, einschließlich der Nephrektomie, 40%.

Zieht man die Nephrektomien ab, sind es 46,7%. Weniger als die Hälfte der Rezidive machten offensichtliche Symptome. Die Tatsache, ob es sich um Einzel- oder multiple Steine gehandelt hat, steht nach SOUTHERLAND in keiner sicheren Beziehung zur Rezidivquote.

Nach SANDEGARD zeigten 169 Patienten mit Harnleitersteinen, die konservativ behandelt wurden, in einem Zeitraum von 6 Jahren 17% Rezidive, wovon nur 4% in der Niere erschienen. Bei den anderen handelt es sich wieder um abgangsfähige Steine. Bei den Kranken, die rein konservativ behandelt wurden, war die Nierenfunktion bei der Kontrolle in jeder Hinsicht normal. Bei Patienten, die operiert worden waren, zeigten sich gleichfalls keine Nierenfunktionsstörungen, soweit sie nicht vor dem Eingriff bestanden hatten.

Eine entscheidende Rolle spielt die Harninfektion. Die Patienten, die vor der Operation einen sterilen Harn hatten, rezidivierten nur in 13%, während die primär Infizierten 64,5% Rezidive aufwiesen. In den allermeisten Fällen handelt es sich um Bact. Coli, während die harnstoffspaltenden Mikroorganismen nicht so wichtig erschienen. Hyperparaoidismus wurde bei den Rezidiven nur in 2,7% festgestellt. Interessant ist weiterhin, daß die Pyelolithotomie der Nephrolithotomie in bezug auf die Rezidivfreudigkeit überlegen ist.

Die postoperative Funktionsstörung auf Grund einer Abflußbehinderung des Harns spielt eine erhebliche Rolle für die Entstehung von Steinrezidiven. Wir hatten gesehen, daß die Harnstauung an sich zur Steinbildung prädisponiert. Die postoperative Harnstauung führt zu einer Infektion. Der Hauptvertreter der Rezidivsteine ist der Phosphatstein.

Eine vorübergehende Abflußstörung muß bei präoperativer Harninfektion durch eine Dauerdrainage mittels transrenaler Nephrostomie oder Ureterdauerdrainage überbrückt werden.

Bei Cystinsteinen empfehlen KAISER und SMITH Nierenbeckenspülungen mit alkalisierenden Lösungen. Später auftretende Abflußstörungen sollten, wenn es möglich ist, durch plastische Eingriffe, wenn dies nicht möglich ist, durch Nephrektomie behandelt werden.

Bei der postoperativen Harninfektion spielen in bezug auf Rezidivsteinbildung die harnsäurespaltenden Mikroorganismen, vor allem Bacillus proteus und Staph. aureus, eine bedeutende Rolle. Bakterien, wie E. Coli, die auch im sauren Urin vorkommen, machen sehr viel seltener Rezidivsteine. SCHNEIDER und COUDOUNES untersuchten 51 Fälle von Rezidivsteinen und konnten feststellen, daß der E. Coli die Bildung von Calciumoxalatsteinen begünstigt und daß Staph. aureus mehr Uratsteine im Gefolge hat. Nach ILLYES verursachen Staph.-Infektionen vor allem Phosphatsteine. Auch die Sekundärinfektion nach Nephrostomien und Harnleiterdrainagen verdient Beachtung, vor allem ist hier die Kontrolle des p_H und die Untersuchung auf harnsäurespaltende Bakterien wichtig. Eine Infektion mit solchen Mikroorganismen bedarf immer einer prompten Behandlung im Sinne der Rezidivsteinprophylaxe.

LOWSLY und KIRWIN empfehlen die Spülung des Nierenbeckens durch die Drainage mit der Solution G bzw. Solution M gegen die Bildung von Calciumphosphatsteinen, Carbonatsteinen oder Magnesiumammonium-Phosphatsteinen. Rezidive von Calciumoxalaten und Harnsäuresteinen sind dagegen auf diese Weise nicht zu verhindern. Bei schweren postoperativen Harninfektionen kann das Nierenbecken mit Sulfonamidlösungen oder Antibiotica unmittelbar durch die Drainage gespült werden.

Die Annahme, daß bei Bildung von Steinen eine krisenhafte oder dauernde Durchblutungsstörung der Niere eine Rolle spielt, hat zu therapeutischen Konsequenzen geführt: Die Entnervung der Niere durch Resektion des N. splanchnicus bzw. des Ggl. aorticorenale (BOSHAMER, BOEMINGHAUS) hat eine doppelte Wirkung: Nervenimpulse, die eine Konstruktion der Nierengefäße mit Verminderung der zirkulierenden Blutmenge bewirken könnten, werden unterbrochen. Die entnervte Niere ist außerdem polyurisch. Die Verminderung der Harnkonzentration gleicht nach BOEMINGHAUS einer Trinkkur. Wenn auch die Eingriffe am autonomen Nervensystem in der Regel durch Umschaltungen keine Dauererfolge bringen, so hält es BOSHAMER doch für nützlich, wenigstens für ein Jahr die Wirkung der Denervation erwarten zu können. Wie wir gesehen haben, ist in diesem Zeitraum die Entstehung von Rezidivsteinen besonders häufig.

BOSHAMER legt besonderen Wert auf die Fokalsanierung bei Harnsteinen. Sie soll, wenn möglich, vor der Operation erfolgen.

Die Möglichkeit des Steinrezidivs auf der gleichen Seite, aber vor allem auch in der anderen Niere, legt die Forderung nach organerhaltenden Eingriffen beim Steinleiden, soweit es sich um funktionstüchtige Organe handelt, besonders nahe (GONNERMANN).

HEUSSER tritt allgemein für konservative Behandlung des Rezidivsteines ein, wenn es sich um einen nicht infizierten ruhenden Kelchstein handelt, in den seltenen Fällen, wo eine Selbstauflösung nicht ausgeschlossen erscheint und bei den doppelseitigen Korallensteinen.

ROLNICK hält folgende Maßnahmen für erforderlich:

1. Präoperative Untersuchungen der Ausscheidung von Ca, Harnsäure, Kreatinin und Zucker im Harn.

2. Abstriche und Kulturen von Nierenbecken bzw. Harnleiter bei der Operation.

3. Untersuchung des Harn-p_H getrennt von der Steinseite.

4. Nierenbeckenspülung des Nierenbeckens während der Operation bzw. nach Operation durch Nephrostomie.

5. Chemische Analyse des Steines. Danach Einstellung der Diät, je nach p_H und bakteriellen Untersuchungen.

In der postoperativen Prophylaxe hält er für wesentlich:

1. den Ausschluß bzw. die Behandlung von Fokalherden (Prostata, Samenblasen, Cervix),

2. die Behandlung von mechanischen oder neurogenen Störungen, die Abflußstörungen und Infektion unterhalten können,

3. bei Infektion die Gabe von Sulfonamiden und Antibiotica.

GARVEY und BOYCE sowie HEUSSER befürworten die möglichst atraumatische Entfernung des Steines. Nephrektomien nur im äußersten Notfall. Nephrostomien empfiehlt HEUSSER nur dann, wenn die Niere infiziert war, wenn die Nierenfunktion gefährdet ist und wenn Steingrieß zurückgeblieben ist. Dann kann mit steinauflösenden Mitteln gespült werden.

II. Konservative Steinbehandlung und Steinprophylaxe

Konservative kausale Steinbehandlung und postoperative Steinrezidivprophylaxe beruhen auf denselben Vorstellungen und Prinzipien. Sie stützen sich auf unsere bisher sehr unvollkommenen Kenntnisse von der kausalen und formalen Steingenese.

Die Steinprophylaxe richtet sich nach der chemischen Analyse der vorgefundenen Steine, dem Harnbefund, der Analyse der Harninfektion und der Kontrolle der anatomischen Gegebenheiten der Harnwege. Sie muß Rücksicht nehmen auf andere Erkrankungen des Steinträgers, mit deren Behandlung sie in Konflikt geraten kann (Diabetiker, Magenulcuskranke usw.). Sie muß fahnden nach ursächlichen Krankheiten, die sekundäre Steinbildung hervorrufen können und diese behandeln. Die Maßnahmen der Steinprophylaxe sind sehr langdauernd, oft lebensbegleitend und müssen sich den allgemeinen Lebensumständen soweit als möglich anpassen, ohne an Wirksamkeit einzubüßen. In ungünstigen Fällen kann Berufswechsel erwogen werden, wenn z.B. ein chronischer Steinbildner einen sehr heißen Arbeitsplatz hat, an dem er durch vieles Schwitzen zu keiner ausreichenden Diurese kommt (z.B. Hüttenarbeiter). Im Einzelfall ist jedoch zu überlegen, ob es sich um chronische Steinbildner handelt oder ob der vorgefundene Stein Folge eines einmaligen krisenhaften Ereignisses ist. Wir meinen, daß die Steinprophylaxe nur für die chronischen Steinbildner zur Anwendung kommen sollte.

1. Prophylaxe bei Oxalatsteinen

Die reichliche Flüssigkeitszufuhr ist bei der Oxalatsteindiathese Grundlage aller Therapie. Dabei ist zu beachten, daß alkalische und kalkreiche Wässer zu vermeiden sind. In der Regel kommen vor allem neutrale Wässer für die Trinkbehandlung in Frage. LOEPER und COTTET weisen darauf hin, daß nicht selten die Oxalatsteine mit Phosphatsteinen vergesellschaftet sind. Unter 14 Mischsteinen, die sie beobachteten, hatten 13 gleichzeitig Phosphatsteine. In der Ernährung wird in der Regel darauf geachtet, daß oxalathaltige Nahrungsmittel vermieden werden. Jedoch spielen sie in der normalen Ernährung in der Regel nur eine geringfügige Rolle. Im allgemeinen verordnet man Einschränkung, vor allem von Spinat und Rhabarber, in denen die Oxalsäure in Form des Natrium- und Calciumoxalats vorkommt. GUILLAUMIN hat jedoch darauf hingewiesen, daß gerade diese Oxalate im Darm nur außerordentlich schwer resorbiert werden. Da das Calcium bei der Bildung von Calciumoxalatsteinen auch eine entscheidende Rolle spielt, ist es wichtig, Calciumstoffwechselstörungen aufzudecken und zu beseitigen. Auch BUTT ist in der Einschränkung der oxalathaltigen Nahrungsmittel nicht so streng: Auch er verbietet lediglich Spinat und Rhabarber, während z. B.

Schokolade und schwarzer Tee in normalem Umfang genossen werden können. Eine normal gemischte Kost ohne wesentliche Einschränkungen sind erlaubt, wobei auch Milch in geringem Umfang gestattet ist. Sowohl Löper als auch Butt legen großen Wert auf eine ausreichende Vitaminzufuhr, da die erzwungene Diurese alle wasserlöslichen Vitamine zu einer schnelleren Ausscheidung bringen. Saure Milch ist besser als frische. Auch für die Oxalatsteine wird die Magnesiumgeltherapie als Prophylaxe gegen die endogene Oxalatbildung empfohlen. Unterstützend kommt der laxierende Effekt der Magnesiumtherapie noch hinzu (Loeper u. Cottet). Grundlage für die endogene Oxalatbildung sind vor allem die Zucker. Für den Menschen erscheint dies gesichert, wenn man ihn einer extrem kohlenhydratreichen Nahrung über lange Zeit aussetzt (Löper u. Cottet).

Die medikamentöse Behandlung der Oxalatsteine wie auch deren Prophylaxe zeitigt klinisch nur sehr geringe Erfolge. G. Hammersten hat gezeigt, daß eine Diät, die reich an Oxalsäure und arm an Vitamin A und Vitamin D ist, bei der Ratte Calciumoxalatsteine hervorbringt, falls der Urin sauer ist, und daß Calciumphosphatsteine entstehen, wenn der Urin alkalisch ist. Eine Oxalsäurediät, die reich an Magnesium und Vitaminen ist, machte eine Verminderung des Steinvolumens von 2 auf 3 Tiere. Hammersten nimmt an, daß das Magnesium mit der Oxalsäure einen Komplex bildet. Barret jedoch hält diese experimentellen Arbeiten auf die klinische Medizin nicht für anwendbar.

Die konservativen Behandlungsergebnisse bei der Oxalatsteinbildung sind naturgemäß außerordentlich gering. Unter allen Maßnahmen ist, wie die meisten Autoren hervorheben, die reichliche Flüssigkeitszufuhr die beste Methode, eine Ausfällung von Oxalatsteinen zu vermeiden.

2. Prophylaxe bei Phosphatsteinen

Voraussetzung für jede Prophylaxe bei Phosphatsteinen ist eine reichliche Flüssigkeitszufuhr, wobei jedoch zu beachten ist, daß alkalisierende Wässer unbedingt zu vermeiden sind. Obst- und Gemüsesäfte sind gleichfalls einzuschränken. Nach Loeper sind nur kleine Mengen Milch erlaubt, da sie reichlich Calcium enthält. Darüber hinaus sind alle weiteren Nahrungsmittel, die besonders calciumreich sind, einzuschränken. Freeman gibt an, daß sich Steine nur dann bilden, wenn die Harnkonzentration von Calcium mehr als 15 mg-% beträgt. Um eine Steinbildung zu verhüten, müßte also die Diurese entsprechend gesteigert oder die Calciumzufuhr entsprechend vermindert werden. Shorr empfiehlt eine Diät, die pro Tag nur 1,5 g Phosphor, 0,7 g Calcium und 13 g Stickstoff bei einer Gesamtcalorienzahl von 2500 enthält. Barret schränkt die Diät noch weiter ein, in der nur 0,6 g Calcium, 1,2 g Phosphor und 0,24 g Magnesium bei einer Gesamtzahl von Calorien von 1800 pro Tag enthalten sind.

Calciumphosphat und Ammoniummagnesium fällen niemals aus, wenn das Harn-p_H niedriger als 6,6 ist. Daraus ergibt sich die Notwendigkeit, den Harn anzusäuern. Gebräuchlich ist Ammoniumchlorid und Phosphorsäure. Loeper und Cottet halten es für wichtig, daß die Ansäuerung nicht zu plötzlich geschieht, da es sonst zu einer artefiziellen Bildung von Uratsteinen kommen könne. Zumindest haben sie eine deutliche Vermehrung des Uratsedimentes bei zu starker Übersäuerung gesehen. Rolnick hingegen versucht durch eine säuernde Diät das p_H radikal zu senken, ohne eine Uratsteinbildung zu befürchten. Man muß aber daran denken, daß die säuernde Diät auf der anderen Seite auch Wirkungen auf die Calciumelimination hat, Chlorammonium z.B. wirkt durch Säuerung im Intestinaltrakt in diesem Sinne. Jedenfalls scheint es kontraindiziert zu sein, Ammoniumchlorid zu geben, wenn eine Hypercalciurie vorliegt.

Als Voraussetzung für eine säuernde Diät sehen LOEPER und COTTET die regelmäßige pH-Kontrolle im Harn, die Calciumausscheidungsmenge im Harn und die Analyse des Harnsedimentes an.

THOMAS und RATUSIER haben bei 24 calciumhaltigen Steinen den Harn während einer fleischreichen bzw. einer vegetabilischen Kost untersucht. Die Calciurie war während der vegetarischen Kost ohne Ausnahme viel geringer als während einer fleischreichen Kost.

3. Prophylaxe bei Uratsteinen

Bei der Prophylaxe bei Uratsteinen kommen gemäß ihrer Kausalgenese 2 Grundsätze zur Anwendung: Die Einschränkung aller purinreichen Nahrungsmittel und die Einstellung auf eine alkalisierende Nahrung. Demnach empfiehlt es sich, daß eine reichliche Flüssigkeitsaufnahme zur Vermehrung der Diurese auch hier eine conditio sine qua non ist, die Verordnung von Obstsäften, von alkalischen Wässern und die Aufnahme von Getränken indifferenter Art unter Vermeidung von Säuerlingen. (In Deutschland Wildungener Helenen-Quelle, Überkinger Adelheid-Quelle.) Der Harnsäurespiegel im Blut ist oft, aber nicht immer, im Harn erhöht.

Die Zufuhr einer purinfreien Diät führt nicht immer zum Absinken des Harnsäurespiegels (BOGASH u. DOWBEN). Dennoch ist sie unerläßlich. Ebenso wichtig ist indessen auch eine Einschränkung der Eiweißzufuhr im allgemeinen. Milch ist zwar alkalisierend, ist aber wegen ihres Eiweißgehaltes nicht im Übermaß zu geben (STAEHLER). DEMOLE empfiehlt nicht mehr als 0,7 g Eiweiß pro Kilogramm Körpergewicht zu geben. Die Diät kann kontrolliert werden durch Bestimmung der Harnsäureausscheidung im Harn.

Die medikamentösen Möglichkeiten bei der Uratsteindiathese sind nur sehr beschränkt. Die Versuche, die experimentellen Ergebnisse mit Piperazin oder Diäthylendiamin oder Lithinsalzen in die Behandlung einzuführen, haben zu keinen positiven Ergebnissen führen können (TANT, BARDET u. NICOLAIER).

Zum Alkalisieren kommen vor allem Na-Bicarbonat und Na-Citrat in Frage. Gegeben werden 1—3 g/die, jedoch sind manchmal Dosen bis 8 g/die notwendig, wenn man das Harn-pH zwischen 5,6 und 6,6 halten will.

LOEPER und COTTET empfehlen ihren Uratsteinkranken soviel zu trinken, daß die tägliche Ausscheidung nicht unter 1800 cm³ sinkt und jeden Tag etwa 300 bis 400 cm³ einer alkalischen Quelle zu trinken. 10 Tage lang jeden Tag 3mal einen Teelöffel Pierazine und salzarme Kost. Während der nächsten 10 Tage 3mal täglich 1 g Natriumbicarbonat und in den folgenden 10 Tagen den Saft von 2—3 Citronen in einem alkalischen Wasser (s. auch BIBUS).

Für den chronischen Uratsteinbildner sind regelmäßige Trinkkuren unter den Kautelen exakter Indikation zweckmäßig.

Nach Untersuchungen von ARMSTRONG und GREENE hatten von 117 Patienten mit Uratsteinen nur 32 (21%) eine Hyperuricämie (s. auch S. 70).

4. Prophylaxe bei Cystinsteinen

Die präventive Therapie der seltenen Cystinsteine ist durch folgende Tatsachen bestimmt:

Cystin wird ausgeschieden, weil die Rückresorption im Tubulus gestört ist (FELIX). Glykokoll erschwert die Rückresorption. Deshalb sind Gelatine, Leber, Weizenmehl, Fleisch und Eiweiß als Glykokollträger einzuschränken. Cystin ist in alkalischem Milieu besser löslich als in saurem. Die Kost hat deshalb vor

allem dafür zu sorgen, daß der Harn alkalisch ist. Dent und Senior empfehlen
zusätzlich bis zu 100 g Natriumbicarbonat, jedoch über nicht zu lange Zeiträume.
Staehler entzieht sehr adipösen Patienten purin- und eiweißhaltige Nahrungsmittel. Flüssigkeit muß soviel aufgenommen werden, daß die tägliche Ausscheidung 2 Liter beträgt. Alkalisierende Wässer werden empfohlen sowie Frucht-
säfte (Loeper u. Cottet). Man nimmt an, daß Cystin aus dem Methioninstoff-
wechsel stammt, so daß Michels und Engel vorgeschlagen haben, die Nahrung
methioninfrei zu gestalten. Das ist indes kaum möglich. In der Beurteilung der
Wirksamkeit diätetischer Maßnahmen muß jedoch beachtet werden, daß der
größte Teil des Cystins endogenen Ursprungs ist, wie Tarver und Schmidt
gezeigt haben. Deshalb bleibt die Cystinausscheidung oft trotz aller Einschrän-
kungsmaßnahmen unverändert. Es bleibt also im wesentlichen übrig, die Ausfällung von Cystin zu verhüten. Die Sorge um eine ausreichende Diurese und
Alkalescenz des Harns stehen im Vordergrund. Dabei soll sich das Harn-p_H
zwischen 7 und 8 bewegen. Weinberg und Tabenkin haben berechnet, daß zur
Lösung einer Menge von 900 mg Cystin bei einem p_H von 9,0 2,5 Liter Harn
notwendig sind. Das bedeutet, daß etwa 3 Liter Flüssigkeit pro Tag zugeführt
werden müssen.

In der Prophylaxe bei Cystinsteinen spielt die Gabe von Cholin eine gewisse
Rolle, wie von Zinsser angegeben wurde. Weinberg hat auf Grund theoreti-
scher Erwägungen dem jedoch widersprochen. Nach Levine ist Ascorbinsäure
in der Lage, die Bildung von Cystin zu unterdrücken, hat keine praktische
Bedeutung gewinnen können. Ebenso hat Cortison, das von Thorn geprüft
worden ist, klinisch keine Erfolge gezeigt.

Santelle weist auf die Häufigkeit der Rezidive bei Cystinsteinen hin und
hält deshalb eine Nephrektomie in jedem Falle für verboten. Musiani empfiehlt
1,5 g Natriumbicarbonat pro Tag und sah dabei keine Rezidive dieser Steine
auftreten.

5. Prophylaxe bei Xanthinsteinen

Xanthinsteine sind außerordentlich selten. In der Weltliteratur sind 28 beschrieben. Davon 10 beim Kind. Da es sich ebenso wie bei den Cystinsteinen um
eine Stoffwechselstörung handelt, ist der konservativen Behandlung stets der
Vorzug zu geben. Nephrektomien sind wegen der Rezidivfreudigkeit nicht in
Betracht zu ziehen (Boussouat).

Zur Behandlung der außerordentlich seltenen Xanthinsteine hat Kretschmer
eine Diät angegeben, die sich eng an die bei Uratsteinen anlehnt. Der Versuch
Pearlmans, die Xanthinurie durch intravenöse Gaben von Uricase zu hemmen,
hat zu keinem Erfolg geführt.

6. Prophylaxe bei Carbonatsteinen

Reine Carbonatsteine sind außerordentlich selten. Sie bestehen aus Aragonit.
Man nimmt an, daß sie sich aus Oxalsäure bilden können. Bei den wenigen
Beobachtungen, die bisher mitgeteilt wurden (Loeper und Cartier, Boissier
und Seraphino) fiel auf, daß die Kranken sich von außerordentlich oxalsäure-
haltigen Gemüsen ernährten. Man hat deshalb eine oxalsäurearme Kost neben
den üblichen Präventivmaßnahmen empfohlen.

7. Vitamin A

Fuyimaki u. McCarrison haben auf Grund einer geographischen Studie
zeigen können, daß die Häufigkeit von Harnsteinen besonders in solchen Ländern

hervorsticht, in denen eine Vitamin A-arme Kost üblich ist. LOEPER u. COTTET kritisieren jedoch mit Recht, daß bei diesen Untersuchungen auf andere Mangel-schäden, die einen ebenso großen Einfluß auf die Steingenese haben könnten, nicht eingegangen wird. HIGGINS, später auch ERICKSON und FELDMANN, konnten bei einem sehr hohen Prozentsatz von Steinträgern eine A-Hypovitaminose feststellen. VERMOOTEN fand bei über 1 000 000 Negern, die eine außerordentlich A-vitaminreiche und calciumarme Kost einnahmen, nicht einen Harnstein. Diese Untersuchungen konnten jedoch von HEDENBERG nicht bestätigt werden. Andererseits ist bekannt, daß das Vitamin A als sog. Epithelschutzvitamin ange-sehen werden kann. Man nahm an, daß Vitamin A-Mangel zu einer Schädigung der Epithelien der Harnwege und damit zur Begünstigung einer Steinbildung führen können. Alle Autoren, die eine günstige Wirkung des Vitamin A gegen eine Harnsteinbildung annehmen, berufen sich eher auf dessen Wirkungen auf die Harnwegsepithelien und seine Regenerationsfähigkeit als etwa auf seine un-bewiesene Wirkung auf die kausale Harnsteingenese (SHORR, BARRET, HIGGINS, HARADA u. Mitarb., SWIFT, JOLY, FRODE, RYDGAARD). Durchschnittlich wird als Dosis im Beginn 50 000 E pro Tag, als Dauerdosis 25 000 E angegeben. Die Wirksamkeit soll sich auf alle Steinarten ohne Bevorzugung einer bestimmten erstrecken (s. auch S. 42 ff.).

8. Ätherische Öle

Rowatinex ist eine Mischung von ätherischen Ölen wie Pinen, d-camphen, Borneol, Anethol, Fenchon und Cineol. Diese Substanzen werden ebenso wie etwa die Acetylsalicylsäure an Glucuronsäure gebunden ausgeschieden. Außer-dem enthält Rowatinex Rubiaglykoside. Die ätherischen Öle haben eine spasmo-lytische Wirkung auf die Harnwegsmuskulatur und steigern die Diurese (GEINITZ, HOLLMANN, BEICHLER, KANSTEIN). Eine leichte bactericide Wirkung ist ihnen gleichfalls eigen. GEINITZ konnte im Tierexperiment Harnsteinbildung verhüten. Klinisch liegen eine Reihe günstiger Berichte vor (BRAUN, HEUSSER, PRIEN u. WALKER, TERZANI).

9. Convallariaglykoside (Convalyt)

Die Convallariaglykoside haben eine zweifache Wirkung auf die Niere:
Durch ihre kompensatorische Wirkung bei latenter oder manifester Herz-dekompensation führen sie zu einer vermehrten Diurese und zeigen außerdem auch beim Nichtherzkranken eine Steigerung der Nierendurchblutung mit konsekutiver Diuresesteigerung. Nach BOSHAMER ist dieser Wirkungsmechanis-mus unter Umständen geeignet, krisenhafte Gefäßspasmen, die nach seiner An-sicht Teilursache einer Harnsteinbildung sein können, zu unterbinden. Im gleichen Sinne äußern sich EGGERS und ZYLMANN sowie ERBRING.
Im Uralyt (MADAUS) wurde ein Kombinationspräparat zur Harnsteinprophy-laxe von Rubia- und Convalariaglykosiden geschaffen. Daneben enthält es ein Magnesiumsalz und andere Pflanzenextrakte. Günstige Ergebnisse, die sich vor allem in einem erleichterten Abgang von Konkrementen, einer Steigerung der Diurese und in einer Minderung der Inkrustationsneigung bei Cysto- und pyelo-stomierten Kranken äußern, liegen verschiedentlich vor.

10. Rubia Tinctorum (Krappwurzel)

Die Krappwurzel ist bereits im Altertum zur Auflösung von Harnsteinen emp-fohlen worden. MADAUS u. KOCH haben gezeigt, daß bei der Ratte experimentell erzeugte Phosphat- und Carbonatsteine durch Krappwurzelextrakte verkleinert werden konnten. Auf Uratsteine und Oxalatsteine konnte ein solcher Einfluß nicht nachgewiesen werden. Außer dieser Wirkung auf den Stein unmittelbar sah Bauer eine tonisierende Wirkung auf die Harnwegsmuskulatur. Wirksames Agens der Rubia Tinctorum ist der Farbstoff Alizarin. Man nahm an, daß dieser Farbstoff eine Affinität zu bestimmten Bindegewebssubstraten des Nierenmarkes habe, die eine Rolle bei der Entstehung der Nephrocalcinose hätten. Das Alizarin kann dadurch die Kalkablagerungen verhindern (Richter, Trantow). Keller und Görlich konnten eine echte Steinauflösung nicht feststellen. Jedoch betonen auch sie den tonisierenden Einfluß auf die Harnwege, der eine Steinaustreibung erleichtert. Entzündliche Phosphatsteine, die noch sehr weich und unzusammenhängend sind, wie man sie häufig bei Knochenerkrankungen oder bei Querschnittsgelähmten findet, scheinen günstig anzusprechen, wobei auch eine Wirkung auf den Harninfarkt mit im Spiele ist.

E. Behandlung der Nephrocalcinose

1. Allgemeine Therapie der Nephrocalcinose

Eine Therapie der Nephrocalcinose ist ätiologisch nur möglich unter Berücksichtigung der pathogenetischen Faktoren, die zur Entstehung führen. Es gibt kein „therapeutisches Allgemeinrezept" (Loeper und Cottet). Auch Mortensen, Emmet und Baggenstoss behaupten, daß eine gezielte Therapie der Nephrocalcinose nur schwer möglich ist.

In erster Linie müssen die Grundkrankheiten behandelt werden:

1. Multiple Myelome = Plasmocytom: Hypercalcämie und Hypercalcurie. Möglicherweise findet hier auch vermehrte Ausscheidung von Mucoproteinen durch die Niere mit Konkrementbildung statt. Die Nierenschädigung wird auf eine interstitielle Nephritis, auf eine Tubulusverstopfung mit Bence-Jones-Eiweißkörpern zurückgeführt.

2. Ostitis deformans Paget: verstärkte Calciumausscheidung im Urin. Alkalische Serumphosphatase wegen der starken Osteoklastentätigkeit erhöht.

3. Osteomyelitis, Frakturen und Knochentuberkulose behandeln, da Calcinose möglich (Ostry).

4. Intensive Behandlung der Sarkoidose (M. Boeck-Schaumann), da eine pathologische Überproduktion von Vitamin A-artigen Substanzen angenommen wird (Scholz u. Keating jr.). Bei der Sarkoidose soll die Fähigkeit verlorengehen, Vitamin D zu inaktivieren.

5. Quecksilberhaltige Medikamente sind zu vermeiden, da durch chronische Sublimatintoxikation eine Hypochlorämie und eine Nephrocalcinose entstehen kann.

6. Hyperchlorämie und konsekutive Alkalose soll bekämpft werden (durch Überschuß von Alkali bei Säureverlust infolge Pylorusverschluß und rezidivierendem Erbrechen). Kalkablagerungen sind möglich.

Es müssen ferner alle Noxen, die kausal-genetisch zur Nephrocalcinose führen können, ausgeschaltet werden. In erster Linie muß die primäre Störung des Kalkhaushaltes beseitigt werden. Übersättigung des Serums mit Calcium (vermehrtes Kalkangebot in der Blutbahn) kann zum Niederschlag unlöslichen Calciumphosphates in säureausscheidenden Organen führen (Engel).

Eine abnorme Calciumausscheidung im Urin (mehr als 300 mg pro Tag; Cottet u. Mitarb. 1957) wird beobachtet:

1. bei abnormer Calciumresorption aus dem Darm,

2. bei Hemmung der Osteoklastentätigkeit (Knochen ist das größte Calcium-depot),

3. bei erhöhter Osteoblastentätigkeit,

4. bei Störungen im Phosphorspiegel des Blutes,

5. bei Störungen im Säure-Basenhaushalt,

6. bei essentieller Hypercalciurie (Genese unbekannt).

BOYCE fand 1958, daß in jeder Steinniere mehr Calcium ausgeschieden wird, bei wachsenden Steinen mehr als bei ruhenden.

An erster Stelle steht die Verminderung der alimentären Calciumzufuhr und reichliche Flüssigkeitszufuhr (Diluierung des Urins). ALBRIGHT empfiehlt zur Verminderung der renalen Acidose, zur Normalisierung der Mineralisation, Recalcifizierung des Skelets und zum Stillstand der Calcinose und Steinbildung eine Lösung folgender Zusammensetzung:

  Acid-Citr. 140,0 g,

  Natr. Citr. 98,0 g,

  Aqua dest. ad 1000,0 g,

  M.D.S. täglich 100—200 cm³ per os (SARRE).

SHOL und BUTLER empfehlen täglich 2 Teelöffel einer Lösung von

  Natriumcitr. 100,0 g,

  Kaliumcitr. 100,0 g,

  Wasser und Orangensaft ad 1000,0 g.

Weiter müssen folgende Noxen ausgeschaltet werden:

1. Vitamin D_2-Überdosierung (Achtung bei Vigantoltherapie!) unter Vermeidung gleichzeitiger Zufuhr von Kalkpräparaten.

D_2-Überdosierung führt zur Hypercalciurie, Hypercalciämie und Hyperphosphaturie, woraus Parenchymverkalkungen resultieren.

Bei Vigantolvergiftung Behandlung mit Cortison.

2. Überdosierung von AT 10 (Tachysterin) (FREEDMAN). Das Hormon verursacht Verkalkungen und Veränderungen der Mucopolysaccharide im Tubulusapparat (BEAKER und SISON), soll aber auch eine diuretische Wirkung haben (JESSERER).

3. Vorsicht ist geboten bei Verwendung von ACTH. STOUT u. a. beobachten danach Nephrocalcinosen.

4. STRIEBEL, PLANTA und VIOLLIER sind der Meinung, daß Vorsicht bei Gebrauch von Testosteron zur Behandlung von malignen Knochenmetastasen bei Hypernephromen und Mammacarcinom geboten sei, da dabei vermehrte Steinbildung und Calcinose beobachtet wurden.

Bei chronischer Mangeldurchblutung können Kalkzylinder im Parenchym und in den Tubuli abgelagert werden, die zur Nephrocalcinose führen können (STOUT u. Mitarb., PYRAH und RAPER).

Intoxikationen und Kreislaufstörungen allgemeiner Art sollen behoben werden. Eine lower-nephron-nephrosis begünstigt die Nephrocalcinose (STOUT, BAKER).

Für die Prophylaxe und Therapie der Nephrocalcinose ist besonders wichtig, alle Tubulusnoxen zu vermeiden. Tubuläre Schädigungen können verursacht werden durch

  a) Sublimat,

  b) Vitamin D-Überdosierung (s. oben),

  c) Hämoglobinurie,

  d) Myoglobinurie,

  e) AT 10-Vergiftung (Überdosierung von Tachysterin) (s. oben),

  f) Sulfathiozole und Sulfapyridin.

Engel, Baines, Barcley und Cooke, Pitts und Alexander, ferner Autopel berichten über Nephrocalcinosen und Acidosen bei Verwendung von Sulfo-
thiazolen und Sulfapyridin. Die Anwendung dieser Sulfonamidverbindungen
sollte mit Vorsicht geschehen, da auch Thaddea und Zoloff bei Rattennieren
Parenchymverkalkungen durch Eubasin (Sulfapyridin) erzeugen konnten. Die
Verkalkungen sind auf eine Schädigung des Tubulusapparates zurückzuführen.

Gaben von Natriumphosphaten bei gleichzeitiger Applikation von Oestradiol
hatten bei Ratten eine schwere Calcinose zur Folge (Selye).

Nach neueren Untersuchungen bestehen pathogenetische Beziehungen zwischen der Nephrocalcinose und der Paraaminosalicylsäure (Schneider).

Cowie berichtete 1950 über eine Häufung von Nephrocalcinosen bei der Behandlung der Knochentuberkulose mit PAS. Er nimmt eine Störung des Phos-
phatasemechanismus und des Steroidstoffwechsels an.

Cowie schlägt folgende Therapie vor: Vitamin B-Komplex, Hebung der
Alkalireserve, Phosphorlebertran.

Über Nephrocalcinose beim hohen Darmverschluß wurde von Ostry berichtet.
Therapie: Operation des Ileus und symptomatische Behandlung der Calcinose.

2. Therapie des Fanconi-Syndroms

Das Fanconi-Syndrom ist ein hereditäres Leiden mit recessivem Erbgang.
Der obere Tubulusabschnitt ist stark verlängert („Schwanenhalsbildung"). Die
Rückresorption von Glucose, Phosphat, Aminosäuren, Citronensäure und Milch-
säure ist gestört.

Die typischen Symptome sind:

Renale Glykosurie, Hypercalciurie, Aminoacidurie, Albuminurie und Hyperphosphaturie mit Acidose, meistens auch Cystinurie mit häufiger Cystinsteinbildung.

Die Therapie gestaltet sich ähnlich wie bei der tubulären Acidose: alkalisierende und phosphatreiche Diät, Shol-Albright-Trunk (morgens zum Frühstück oder über den Tag verteilt 100 cm³, wenigstens aber 50 cm³ schluckweise).

Förderung der Nierendurchblutung mit Uralyt, Nephrolith, Rowatinex u. a.

3. Behandlung der Nephrocalcinose beim Burnett-Syndrom
(auch Milchalkali-Syndrom genannt)

Kennzeichnend sind Alkalose (Schneider), Hypercalcämie ohne Hypercalciurie, normaler oder erhöhter Serumphosphorspiegel ohne Hyperphosphaturie.
Verkalkungen kommen auch in anderen Organen vor.

Als Behandlung wird empfohlen (Shol, Albright): alkaliarme, leicht an-
gesäuerte Diät, Shol-Albright-Trunk zur Löslichkeitsverbesserung der Kalk-
salze im Urin und durchblutungsfördernde Mittel.

4. Behandlung der Hypercalciurie bei Immobilisations-Osteoporosen
mit Nierenverkalkungen

Ziel ist, die Hypercalciurie zu beseitigen durch Urindiluierung (täglich
3 Liter Flüssigkeit) zur Verminderung der Calciumionen (Butt, Kimbourg und
Dedslow). Shol-Albright-Trunk. Verabfolgung von Rubia-Teep (Krappwurzel),

soll nach Unger die Hypercalciurie einengen, ,,indem es das Calcium im Knochen zu binden scheint".

Eine Harninfektion verstärkt die Hypercalciurie, die Citratausscheidung und die Durchblutung.

5. Therapie der postklimakterischen Altersinvolutionsosteoporose mit Nephrocalcinose infolge vorzeitigen Ausfalls der Ovarialfunktion durch Operation oder Bestrahlung

Reifenstein u. Albright empfehlen 5 mg Oestradiolproprionat intramuskulär und 10—25 mg Testosteronproprionat für die Dauer von 4—6 Wochen, gegebenenfalls Wiederholung der Kur nach 10tägiger Pause. Zusätzlich Verordnung von Rubia-Teep und Shol-Albright-Trunk. Die Calciumausscheidung läßt sich dabei mit der Sulkowitch-Probe kontrollieren.

6. Behandlung des sekundären Hyperparathyreodismus mit Nephrocalcinose

Im Anfang Vitamin D_2 in täglichen Dosen von 20000—50000 E zur Normalisierung des Phosphor- und Ca-Serumspiegels (Shol, Albright).

Für alle Fälle von nephrogenem sekundären Hyperparathyreoidismus wird von Martin und Rutishauser zusätzlich Calciumgluconat empfohlen. Kontrolle der alkalischen Serumphosphatase, um eine D_2-Hypervitaminose zu vermeiden. Die Therapie soll nach Rückkehr zur Norm abgesetzt werden.

Shol-Albrightscher Trunk (s. oben), calcium- und kochsalzarme Kost.

Garvey und Boyce schlagen eine Applikation von ,,Inositol", dem Na-Salz der Phytinsäure, vor. (100—150 mg/kg Körpergewicht in 10%iger Lösung, 3mal täglich auf ein Glas Wasser.) Es soll mit Ca-Ionen im Darm eine komplexe Verbindung eingehen, wodurch die Ca-Resorption verhindert wird.

7. Therapie bei hyperchlorämischer Acidose

Sie geht mit starker Alkalose des Urins einher. Zur Prophylaxe und Therapie dienen alkalisierende Diät, Zufuhr von Kationen, um die Säure zu binden, Natrium-Bicarbonicum- und Natriumthiosulfat-Injektionen, Reduzierung der Kalkzufuhr in der Nahrung (Vermeidung von Milch und Käse), magnesiumreiche Kost (Ljungreen), da Magnesium die Löslichkeit der Calciumsalze um das 10-fache erhöht (Hammarstein).

Der Shol-Albright-Trunk wird empfohlen.

Sarre gibt folgende Regel: es sind alle chronischen Acidosen zu behandeln, da nach Erschöpfung der Alkalireserven Calciumionen zur Neutralisierung der Säuren durch die Nieren vermehrt ausgeschieden werden. Daraus kann eine tubuläre Schädigung mit Verkalkung resultieren.

Operative Behandlung

Eine chirurgische Behandlung kommt nur da in Frage, wo ein primärer Hyperparathyreoidismus durch ein Nebenschilddrüsen-Carcinom (Woolner, Keating u. Black) oder durch eine Nebenschilddrüsenhyperplasie verursacht wird. Da auch multiple Nebenschilddrüsentumoren, multiple Inselzelltumoren des Pankreas und chromophobe Hypophysenadenome Nephrocalcinose erzeugen können (Woolner u. Mitarb.), ist diesen ursächlichen Faktoren besonderes Augenmerk zu schenken. Rich empfiehlt eine partielle Parathyreoidektomie.

Danach soll ein Abfall des Calciumspiegels im Serum und ein Ansteigen des Phosphorserumspiegels zur Norm eintreten. (Calcium und Phosphor verhalten sich dabei gegensinnig.) Bestehende Verkalkungen bleiben jedoch. Allerdings wurde eine Spontanauflösung weicher Steine nach Entfernung eines Nebenschilddrüsenadenoms bei einem 13jährigen Kind mitgeteilt (Wicke).

Der Grad der interstitiellen Nephritis entscheidet über den weiteren Verlauf (Albright).

F. Harnsteine bei anderen Erkrankungen[1]

1. Harnsteine bei Bilharziose

Nach den Untersuchungen von Bulgakow, Salib und Makar führen venöse Verbindungen vom Coecum zum Harnleiter. Auf diesem Wege gelangen die Bilharzioseeier der Chistosoma-Hämatobium in die Submucosa des Harnleiters. Das Ei fällt schließlich in das Harnleiterlumen, umgeben von einem Zellgemisch aus Monocyten, Eosinophilen, Fibroblasten und Riesenzellen, die eine Masse bilden, die Bilharziome genannt werden oder die Makar mit Bilharzon zu bezeichnen empfohlen hat. Durch diese Bilharziome kann es kommen:

1. zu einer Narbenstenose, die eine Steinbildung begünstigen kann,

2. können sie zu Veränderungen des Harnleiterepithels führen, die ihrerseits eine sekundäre Steinbildung hervorrufen können,

3. kann eine Steinbildung auf dem Wege über die bilharziosebedingte Infektion entstehen.

Es kommt am häufigsten zu Harnleitersteinen, sehr viel seltener zu Blasen- oder Nierenkonkrementen. Nach Makar ist das Verhältnis der einzelnen Steine nach ihrer Lokalisation folgendermaßen:

211 Harnleitersteine zu 153 Blasensteinen und 119 Nierensteinen.

Zur Behandlung werden Mineralwässer empfohlen. Zweifellos sind solche Wässer gut, die auch einen günstigen Einfluß auf den Gastrointestinaltrakt und die Leber haben. Wenn eine Harnleiterstenose besteht und der Stein deshalb nicht mehr abgangsfähig ist, sind Mineralwässer von keinem Nutzen mehr. In Ägypten ist das Amni visnaga sehr gebräuchlich. Dieses Medikament ist schmerzlindernd und kann auch Harnwegskoliken dämpfen. Austreibungen von kleinen Steinen sind beobachtet worden. Wenn dieses Mittel über lange Zeit gegeben wird, können Hämaturien auftreten und eine schon gestörte Nierenfunktion soweit herabsetzen, daß eine Urämie auftritt. Konservative Behandlung ist nutzlos, wenn Stenosen im Vordergrund stehen. Ein Harnleiterkatheterismus gelingt bei diesen bilharziösen Stenosen nur ausnahmsweise. Auch eine Dehnung dieser Engen ist selten möglich. Jeder chirurgischen Behandlung soll eine antibilharziöse und antiinfektiöse Therapie vorangehen. Wird eine Ureterotomie vorgenommen, so kann bei leichten bilharziösen Veränderungen der Harnleiter nach der Steinentfernung und nach sorgfältiger Präparierung mit der Cuvette ausgekratzt werden. Anschließend wird er mit Hegarstiften gedehnt. Makar empfiehlt, die Längsincision des Harnleiters quer zu vernähen. Bei schwereren Veränderungen der Harnleiterwand ist die Harnleiterresektion und End-zu-End-Naht die Methode der Wahl. Auf jeden Fall soll ein Schienungsdrain eingelegt werden. Steinrezidivstenosen und postoperative Fisteln sind nach Makar sehr viel häufiger als nach der Entfernung nichtbilharziöser Steine. Im übrigen unterscheidet sich die Behandlung der Urolithiasis auf bilharziöser Grundlage nicht wesentlich von der übrigen.

---

[1] Über Steine bei Tuberkulose siehe S. 100.

2. Steine bei Rückenmarksschädigungen

Rückenmarksläsionen mit Lähmungserscheinungen vom Typ der Querschnittslähmung haben sehr häufig Steine zur Folge. Die gestörte Harnwegsdynamik, die gestörte Blasenentleerung, die weitgehende Bewegungsunfähigkeit dieser Gelähmten und die unvermeidliche Harnwegsinfektion sind dafür die Ursache. Es handelt sich daher auch fast ausschließlich um Phosphatsteine. Die Rezidivneigung ist bei diesen Steinen außerordentlich hoch, da das Grundleiden sich nicht ausschalten läßt. Das Hauptaugenmerk ist deshalb auf die konservative Behandlung bzw. die Prophylaxe zu richten. Sie hat sich nach den Richtlinien für die Entzündungssteine zu richten. Operative Maßnahmen sind, wenn irgendmöglich, hinauszuschieben. Eine dringliche Indikation zur Entfernung von Steinen ist vor allem bei blockierendem Harnleiterstein gegeben. Blasensteine müssen entfernt werden, um eine ungestörte Blasendauerdrainage, die ja in den meisten Fällen notwendig ist, zu gewährleisten. Nach Möglichkeit sollte man hier mit instrumentellen Eingriffen auskommen.

Alle instrumentellen Eingriffe müssen mit besonderer Sorgfalt ausgeführt werden, da die bestehenden Sensibilitäts- und trophischen Störungen unbeabsichtigte Läsionen begünstigen. Häufig werden bei Querschnittsgelähmten Steine erst sehr spät erkannt, da Schmerzen oft fehlen. Die Behandlung der Steine bei Querschnittsgelähmten ist nur ein Teil der urologischen Betreuung dieser Kranken, die in Zusammenarbeit mit dem Neurologen und Orthopäden erfolgen sollte. Im Vordergrund steht die Behandlung der Abflußstörungen und der Harninfektion (BOSHAMER).

COMARR gibt eine Übersicht über 1104 in einem Paraplegikerkrankenhaus behandelte Patienten. 6,8% hatten Nierensteine, 28% Blasensteine. In der überwiegenden Mehrzahl handelte es sich um traumatische Querschnittslähmungen. Komplette Querschnittslähmungen haben häufiger Steine zur Folge als inkomplette. In den allermeisten Fällen entstehen die Steine in den ersten 18 Monaten nach der Verletzung. Die Steinbildung bei Rückenmarksverletzungen ist weit mehr eine Folge mechanischer, nur vorübergehender Stoffwechselstörungen, im Gegensatz zu Paraplegikern ohne Verletzung. Die Rezidivhäufigkeit ist nach Operationen erstaunlich gering. Nur bei einem Patienten unter 75 trat ein echtes Rezidiv auf. Unter 8 Patienten, die ein „Pseudorezidiv" aufwiesen, mußte 3mal ein zweites Mal operiert werden. Unter den 75 Patienten mit Steinen mußten wegen Komplikationen 8 Nephrektomien, 11 Nephrostomien, bei 7 Patienten eine cutane Ureterostomie angelegt werden. COMARR hält allein die ausreichende Flüssigkeitszufuhr für eine sinnvolle prophylaktische Maßnahme. Diät und Versuche, den Harn anzusäuern, spielen nach seiner Meinung eine ganz untergeordnete Rolle. Seine Patienten tranken mindestens 3—4 Liter pro Tag.

3. Harnsteine in der Schwangerschaft

Solange keine vitale Indikation zur Entfernung von Harnsteinen vorliegt, soll konservativ verfahren werden. Dabei ist es gleichgültig, ob es sich um ein ein- oder doppelseitiges Leiden handelt. Diese konservative Einstellung hat ihre Grenzen da, wo ein Steinverschluß bei Einzelniere oder eine doppelseitige Harnsperre durch Uretersteine vorliegt. Schwere fieberhafte steinbedingte Harnwegsinfekte können gleichfalls nicht konservativ behandelt werden. BOEMINGHAUS widerrät der Harnleitersteinentfernung in den späteren Schwangerschaftsmonaten, da sie technische Schwierigkeiten bereitet und die vorzeitige Geburt einleiten kann. Er befürwortet in allen Fällen von Harnsperre und infizierter

Steinstauungsniere die schonende Nephrostomie. Die allgemeine Auffassung geht dahin, operative Eingriffe bis zum 6. Schwangerschaftsmonat durchzuführen.

Meusir berichtet über eine ausgedehnte doppelseitige Nephrolithiasis bei Gravidität im 7. Monat bei einer 36jährigen Frau. Der Harninfekt wurde mit großen Mengen Antibiotica behandelt (Chloromycin und Terramycin). Mit dieser Therapie gelang es, die Gravidität zu erhalten, und nachdem ein gesundes Kind geboren wurde, auch die Gesundheit der Mutter durch mehrere Operationen mit Entfernung der linken Niere wieder herzustellen.

4. Steine der oberen Harnwege bei Prostataadenom

Steine, die die Nierenfunktion erheblich einschränken und sich leicht entfernen lassen, sollten vor der Prostatektomie beseitigt werden (z.B. Harnleitersteine, nach deren Entfernung eine Besserung der Nierenfunktion zu erwarten ist). Bestehen beim Prostataadenom jedoch Steine ohne wesentliche Funktionseinbuße, so verdient die Prostatektomie als erster Eingriff den Vorzug. Bei urämischen Zuständen ist in erster Linie zu klären, ob die Nierenfunktionsstörung Folge des Adenoms oder der Steine ist. Im allgemeinen wird die Dauerkatheterbehandlung darüber Aufschluß geben. Es sollte nach der Regel verfahren werden, die Abflußstörung von unten her, d. h. mit dem Prostataadenom beginnend, zu beseitigen.

Literatur[1]

Abeshouse, B. S., and S. Lerman: Partial nephrektomie versus pyelolithotomy and nephrolithotomie in the treatment of localized calculares disease of the kidney. Surg. Gynec. Obstet. 91, 209 (1950). — Abeshouse, B. S., and T. Weinberg: Experimental study of solvent action of "versene" on urinary calculi. J. Urol. (Baltimore) 65, 316—332 (1951). — Albright, F., and H. W. Sulkowitch: Further studies on the in vitro and in vivo dissolution of calcium phosphate urinary calculi. J. clin. Invest. 19, 786 (1940). — Albright, F., H. W. Sulkowitch and R. Chute: Non-surgical aspects of the kidney stone problem. J. Amer. med. Ass. 113, 2049 (1939). — Archer, H. E., A. E. Dormer, E. F. Scowen and R. W. E. Watts: Primary hyperoxaluria. Lancet 1957, 320. — Arduini, G.: Le traitement salicyle de la lithiase urinaire. (Bases biochimiques, hématuriques et urinaires.) J. d'Urol. 64, 707 (1958). — Armstrong, W. A., and L. F. Greene: Uric acid calculi: With particular reference to determinations of uric acid content of blood. J. Urol. (Baltimore) 70, 545—546 (1953).

Baker, R., and J. P. Connelly: Bilateral and recurrent renal calculi. J. Amer. med. Ass. 160, 1106—1110 (1956). — Baker, R., and F. Sison: Precalcific alterations of tissue mucopolysaccharides in renal calculus disease. Medical centr. 8, Nr 3, 78—84 (1955). — Barrett, George S.: Influence of alumina gels on prevention of urinary calculi. J. Urol. (Baltimore) 66, 315—330 (1952). — Bauer, K. M.: Harnsteingenese und -prophylaxe. Medizinische 52, 1939—1941 (1957). — Boeminghaus, H.: Harnsteine. Z. Urol. 29, 14 (1935). — Nierensteine und ihre operative Behandlung. Leipzig: Georg Thieme 1943. — Auflösung von Nierenkonkrementen. Z. Urol. 37, 244, 254 (1943). — Steingenese, Steinauflösung, konservative Behandlung Steinkranker und Prophylaxe nach operativer Steinentfernung. Konkrementbildung und Nebenschilddrüse. Medizinische 1953, 369—375. — Urologie, operative Technik. München: Dr. Banaschewski 1954. — Boeminghaus, Junker: Korallenstein in Hufeisenniere. Z. Urol. 37, 66 (1943). — Bogash, M., Otto Rosenthal and John J. Murphy: Studies in the prophylaxis of urinary tract calculi. I. Urinary Glucuronides. J. Urol. (Baltimore) 78, 216 (1957). — Boissonnat, P.: Lithiase xanthique bilatérale chez un garçon de 10 mois. J. d'Urol. 63, 518—527 (1957). — Boshamer, K.: Splanchnicotomy for prevention and treatment of urologic disturbances in diseases of the spinal cord. J. int. Coll. Surg. 15, 424—426 (1951). — Die Behandlung der Querschnittsverletzten nach Durchführung der Erstversorgung. Zbl. Neurochir. 20, 195 (1960). — Boyce, W. H., F. K. Garvey and C. E. Goven: Diagnostic and therapeutic problems incideal to surgical treatment of "malignant" renal calculous disease. J. int. Coll. Surg. 25, 310—326 (1956). — Brinkmann, W.: Zur Prophylaxe des postoperativen Harnsteinrecidivs

---

[1] Nachtrag zum Literaturverzeichnis s. S. 514.

unter Berücksichtigung medikamentöser Möglichkeiten. Medizinische **36**, 1300—1304 (1957). — BROSIG, W., u. H. H. HIRSCH: Glukonsäure zur Steinprophylaxe. Z. Urol. **50**, 303 (1957). — BÜSCHER, H. K.: Beitrag zur Röntgendiagnostik an der freigelegten Niere. Urologia **22**, 217 (1955). — BURGHELE, TH., P. SIMICI et J. GOLDSTEIN: Uretèrocèle, nid de calculs. J. d'Urol. **64**, 338—341 (1958). — BURKLAND, C.-E., and M. ROSENBERG: Survey of urolithiasis in United States. J. Urol. (Baltimore) **73**, 198 (1955). — BUTT, A. J., E. A. HAUSER u. J. SEIFTER: Steigerung der Harnschutzkolloide durch Hyaluronidase. Calif. Med. **76**, 123 (1952). — Effect of hyaluronidase on urin and its possible significance in renal lithiasis. J. Amer. med. Ass. **150**, 1096—1098 (1952). — BUTT, A. J., E. A. HAUSER and V. TRAINA: Traitement medicale de la lithiasis rénale en provoquant l'accroissement des colloides urinaires par l'hyaluronidase. Presse méd. **60**, 106—108 (1952). — BUTT, A. J., J. SEIFTER and E. A. HAUSER: Effect of hyaluronidase on protective urinary colloids and its significance in treatment of renal lithiasis. New Orleans med. surg. J. **104**, 754 (1952).

CAMPBELL, M.: Ureterocele. Surg. Gynec. Obstet. **93**, 79 (1951). — CHAUVIN, E., et R. COLAS: Calcul coralliforme du veni extrait per pyélotomic e'larpie. J. d'Urol. **60**, 72—73 (1954). — CHAUVIN, F., et A. M. FOURNIER: Quelques aspects des calcifications du parenchyme rénal. J. Radiol. Electrol. **38**, 1007 (1957). — CHAUVIN, H.-F.: A propos de la coexistence de la lithiase et de la tuberculose rénale. J. d'Urol. **64**, 495—496 (1958). — CIBERT, I., et F. ROLLAND: Le traitement chirurgical de la lithiase rénale. Rev. Prat. (Paris) **4**, 697 (1954). — COOPER, J. F., and H. IMFELD: The role of citric acid in the physiology of the prostate: a preliminary report. J. Urol. (Baltimore) **81**, 157—164 (1959). — COUNCILL, W. A.: Spontaneous rupture of the renal parenchyma associated with renal lithiasis J. Urol. (Baltimore) **63**, 441 (1950). — COUVELAIRE, R.: Lithiase rénale. Non veau pricis de pathologic chirurgicale. Paris: Masson & Cie. 1949. — COUVELAIRE, R., P. DELINOTTE, M. LEGRAIN, G. RICHET et F. SIGUIER: Dans quels ras de lithiase urinaire doit-on intervenir chirurgicalement? Presse méd. **71**, 1601 (1958). — COWIE, THOMAS N.: Nephrocalcinose und Nierensteine. Röntgenologische Studien über die Steinbildung. Brit. J. Radiol. **27**, 210—218 (1954).

DAVIS, EDWIN, LEROY W. LEE and EDWIN DAVIS jr.: Transurethrale endovesicale Ureterolithotomie mit dem Resektoskop. M. Urol. (Baltimore) **67**, 634—637 (1952). — DAVIS, THOMAS A.: Removal of ureteral calculus by a new cathetertype extractor. J. Urol. (Baltimore) **72**, 346—349 (1954). — DEMOLE, L.: Zit. in LOEPER u. COTTET. — DINGLEY, A. G., and A. W. BADENOCH: The influence of hyaluronidase in renal lithiasis. Proc. roy. Soc. Med. **47**, 809—811 (1954). — DIX, V. W.: Harnleitersteine. Ann. roy. Coll. Surg. **11**, 137—156 (1952). — DOTTA, S., y TOMAS DELPORTE: Perforacion del ureter en el intestino delgado. Complicacion de una litiasis ureteral. Rev. argent. Urol. **25**, 81—84 (1956). — DUFOUR, A.: La lithiase réno-urétérale. Hôpital (Paris) **21**, 83 (1950).

ELIOT, J. S.: Spontaneous dissolution of renal calculi. J. Urol. (Baltimore) **72**, 331 (1954). — ELIOT, JAMES S., J. PATRICK ADAMSON and LEON LEWIS: The dissolution of renal phosphatic calculi by retrograde irrigation. J. Urol. (Baltimore) **81**, 1, 56—60 (1959). — ENGEL, A.: Partial nephrectomy. J. Urol. (Baltimore) **57**, 619—634 (1947). — Nephrocalcinose. J. Amer. med. Ass. **145**, 288 (1951). — ERCOLE, RICARDO: Heminephrektomie wegen Steinbildung bei einem 6jährigen Mädchen. Rev. argent. Urol. **20**, 117—121 (1951).

FEY, B., M. LEGRAIN et J. SIFALAKIS: La lithiase reno-urétérale calcique. Presse méd. **1957**, 371—372, 443—445. — La lithiase coralliforme. J. d'Urol. **64**, 613—623 (1958). — FITZPATRICK, R. J.: Removal of urethral calculi by Johnson stone basket. J. Urol. (Baltimore) **77**, 377—381 (1957). — FLICK, H.: Beitrag zur Indikation zur operativen Nierenbecken- und Uretersteinentfernung. Z. Urol. (Baltimore) **52**, 539—545 (1959). — FRAUBOES, R.: Konkrement — einer Ureterocele. Z. Urol. (Baltimore) **37**, 117 (1952).

GACA, A.: Endovesikale fermentative Beeinflussung organischer Blaseninhaltsstoffe mit Trypure. Medizinische **1958**, 1739—1740. — GASSER, G., K. BRAUNER u. A. PREISINGER: Das Harnsteinproblem. Z. Urol. **49**, 148 (1956). — GEHRES, R. F., and S. RAYMOND: A new chemical approach to the dilution of urinary calculi. J. Urol. **65** (1951). — GEINITZ, W.: Tierversuche zur Verhinderung der Harnsteinbildung. Münch. med. Wschr. **98**, 895—897 (1956). — GONNERMANN, H.: Erfahrungen bei vornehmlich erhaltenen Operationen wegen Nierensteinleidens. Z. Urol. **46**, 119—123 (1953). — GUNST, W.: Ein Beitrag zur intrarenalen Steinauflösung. Medizinische **1956**, 226, 227—228.

HAMMEL, H.: Ein neues Instrument zur endovesicalen Steinextraktion aus den Harnwegen (mit Ergänzung zur instrumentellen Fremdkörperentfernung aus Speise-, Luft- und Gallenwegen). Chirurg **29**, 93—96 (1958). — HELLSTRÖM, J.: Einige Erfahrungen über Entstehung, Wachstum und spontanen Abgang von Nierensteinen. Z. urol. Chir. **18**, 248 (1925). — HESS, E., R. B. ROTH and A. F. KAMINSKY: Staphylococcus calculi. J. Urol. (Baltimore) **69**, 347 (1953). — HESS, E., B. RUSSEL and A. F. KAMINSKI: J. Urol. (Baltimore) **69**, 347 (1953). — HEUSSER, H.: Die Prophylaxe der Urolithiasis vom pharmakologischen Standpunkt aus. Praxis **1955**, 1062—1069, 1087—1091. — Zur Prophylaxe der Harnsteinkrankheiten. Z. Urol. **48**, 529—538 (1955). — Der Rezidivstein der Harnwege. Dtsch. med. Wschr. **83**,

945—950 (1958). — Higgins, C. C.: Dietary control in calculous disease. Mod. Hosp. 51 84, (1938). — Hirsch, H. H., u. E. Voit: Experimentelle Untersuchungen über die Verhinderung der Harnsteinbildung durch Schutzkolloidvermehrung im Harn. Klin. Wschr. 32, 651—654 (1954).

Jesserer, Hans: Das Krankheitsbild der idiopathischen Hyperkalkurie. Dtsch. med. Wschr. 1957, 943—946, 961. — Joos, F., et Ph. Lefebre: L'Association hyaluronidase-khellineans le traitement de la lithiase pyelo-uréthérale. Rev. méd. Louvain Nr 10, 153—162 (1953). — Justin-Bésançon, L., A. Wolfromm et R. Wolfromm: Lithiase rénale, pyélique et calicielle. Traité de Médicine, S. 831—908. Paris: Masson & Cie 1949.

Keller, J., u. B. Görlich: Die chemische Einwirkung von Krapwurzel auf Nieren- und Blasensteine. Zerfall und Abgang von Harnsteinen. Z. Urol. 38, 1—18 (1944). — Keller, Philipp: Behandlung von Uretersteinen mit Neo-Octinum. Ther. d. Gegenw. 94, 371 bis 375 (1955). — Keyser, L. D., and C. D. Smith: Clinical management of cystine lithiasis. J. Urol. (Baltimore) 62, 807 (1949). — Kimbourg, F., and T. S. Dedslow: J. Urol. (Baltimore) 61, 837 (1949). — Koch, Fr. E.: Experimentelle Therapie der Nierensteinkrise. Therapie-woche 1951, Folge 9, 507. — Weitere Untersuchungs-Ergebnisse zur Frage der Nierenstein-bildung. Med. Welt 1951, 876. — Köster, Karl: Steinauflösung in der Blase. Z. Urol. 45, 700—706 (1952). — Kretschmer, H. L.: Xanthine-stones. J. Urol. (Baltimore) 38, 182 (1937).

Leclerc-Dandoy, V.: La lithiase uriferale. Scalpel (Brux.) 107, 261—264 (1954). — Lickint, F.: Zit. in M. Loeper et J. Cottet. — Loeper, Maurice, et Jean Cottet: Traitement des lithiasis rénales. Paris: G. Doin & Cie. 1955. 203 S. — Lowsley, O. S., and Th. J. Kirwin: Clinical urology. Baltimore 1956.

Makar, N.: The bilharzial center. Brit. J. Surg. 36, 148 (1948). — Sur la lithiase uretérale bilharzienne. J. d'Urol. 62, 761—767 (1956). — Marshall, V. F., and J. L. Green: Alu-minium gels with constant phosphorus intake for the control of renal phosphatic calculi. J. Urol. (Baltimore) 67, 611—620 (1952). — McCune, D. J., H. H. Mason and H. T. Clarke: Intractable hypophosphatemic rickets with renal glycosuria and acidosis. (The Fanconi Syndrome.) Amer. J. Dis. Child. 65, 81—146 (1943). — McDonald, Donald F., and Maria O. Orallo: Dissolution of experimentally induced vesical calculi in rats by sodium phytate and sodium neutral phosphate treatment. J. Urol. (Baltimore) 81, 534—536. — The influence of cortisone and thyroid extract on posthypophysectomy dissolution of experimental vesical calculi in rats. J. Urol. (Baltimore) 81, 431—434 (1959). — Middleton, Richard E., and O. E. Grua: Überblick über die Erfahrungen während eines Jahres mit dem Johnson-Extraktor in der Behandlung von Harnleitersteinen. J. Urol. (Baltimore) 68, 125—136 (1952). — Miguel, S. de, y V. Sanaza: Litiasis ureteral en riñon unico funcionante en una niña de veintium meses. Uretero-cisto-neostomia. Arch. esp. Urol. 14, 90—96 (1958). — Moore, Thomas D., u. Theodore H. Sweetser jr.: Die Entfernung von Steinen aus dem Nierenbecken mit Hilfe von Fibrinkoagula. J. Urol. (Baltimore) 67, 579—584 (1952). — Mortensen, I. D., and A. H. Baggenstoss: Nephrocalcinosis: a review. Amer. J. clin. Path. 24, 45—63 (1954). — Mulvaney, W. P.: A new solvent for certain urinary calculi: A preliminary report. J. Urol. (Baltimore) 82, 546 (1959).

Pélot, G., R. Voegtlin et B. Masson: Dissolution des calculs urétéraux et pyéliques par la solution „G". J. d'Urol. 65, 585—588 (1959). — Pena, A. de la, y L. de Castro: Cirurgia transvaginal del uréter pelviano. Consejo gen. Col. Méd. 18, 7, 18 (1955). — Pet-kovic, Sava: Surgical treatment of bilateral lithiasis. J. int. Coll. Surg. 20, 709—715 (1953). — Petkovic, Sava, et Branko Ostojic· (Belgrad): La néphrolitotomie et ses résultats. Uro-logia 26, 345 (1959). — Petcovic, Sava D. (Belgrad): La pathologie et le traitement de la lithiase rénale bilatérale. Urologia 26, 464—469 (1959). — Pierce, F., et Bloom: Observations sur la lithiase urinaire des troupes américaine dans le climat de'sertique. J. Urol. (Baltimore) 54, 466 (1945). — Prien, E. L., and B. S. Walker: Studies in uro-lithiasis. J. Urol. (Baltimore) 74, 440 (1955). — Salicylamide and acetylsalicylic acid in recurrent urolithiasis. J. Amer. med. Ass. 160, 355—360 (1956). — Pyrah, L. N., and F. P. Raper: Renal calcification and calculus formation. Arch. Surg. (Chicago) 71, 333—351 (1953). — Renal calcification and calculus formation. Brit. J. Urol. 27, 333 (1955).

Randall, A.: Die Pathologie der Nierenpapille. J. Amer. med. Ass. 109, 1698 (1937). — Reifenstein, R., and F. Albright: J. clin. Invest. 24 (1947). — Rich, C.: The calcium metabolism of a patient with renal insufficiency before and after partial parathyroidectomy. Metabolism 6 (6), Part 1, 574—582 (1957). — Rolnick, H. C.: The practice of urology. Philadelphia-London-Montreal 1949.

Sandegard, Einar: Prognosis of stone in the ureter. Acta chir. scand. Suppl. 219. — Santelle, Alcala: Lithiase rénale bilatérale récidivante familiale de type cystinurique. J. d.'Urol. 64, 706 (1958). — Schneider, P. W.: Beitrag zur Nephrocalcinose. Radiol. clin. (Basel) 28, 34—42 (1959). — Schneider, R. W.: Problems in the differentiation of the milk-alkali-syndrome (Burnett's syndrome) and hyperparathyreoidism, illustrated by two case-reports. Cleveland Clin. Quart. 22, 184—189 (1955). — Schröder, A.: Seltene Fremdkörper in Nierenbecken und Ureter mit Steinbildung. Z. Urol. **51**, 246 (1958). — Scott, W. W., and C. Huggins: J. Urol. (Baltimore) **50**, 202 (1943). — Selye, H.: Sensitization by oestradiol to the production of experimental nephrocalcinosis. Nature (Lond.) **180**, 1420—1421 (1957). — Sorrentino, F.: Experimentelle Untersuchungen über Möglichkeiten einer biologischen Behandlung der Harnsäuresteine. Z. Urol. **52**, 281—292 (1959). — Staehler, W.: Nierensteinrückfälle. Entstehung, Wachstum und Verhütung. Z. Urol. **27**, 624 (1933). — Zur Auflösung von Nierensteinen durch Zitronensäure mittels Harnleiterkatheter. Med. Welt **20**, 1129—1130 (1951). — Zur Auflösung der Nierensteine durch Zitronensäure mittels Harnleiterkatheter (Instrumentelle Litholyse). Med. Welt Nr. 37, 1—7 (1951). — Klinik und Praxis der Urologie, Bd I/II. Stuttgart: Georg Thieme 1959. — Stewart, H.: Partial nephrectomy in the traitment of renal calculi. Ann. roy. Coll. Surg. Engl. **11**, 32 (1952). — Stout, H. A.: J. Urol. (Baltimore) **74**, 8 (1955). — Striebel, R., M. v. Planta u. C. Viollier: Schweiz. med. Wschr. **85**, 167 (1955). — Suby, H., R. M. Suby and F. Albright: Properties of organic acid solutions which determine their irritability to the bladder mucous membrane, and the effect of magnesium ion in overcoming this irritability. J. Urol. (Baltimore) **48**, 549 (1942). — Dissolution of urinary calculs. J. Urol. (Baltimore) **68**, 96 to 104 (1952). — Calculs diseases in a single kidney. J. Urol. (Baltimore) **81**, 369 (1959). — Suby, H. I., and F. Albright: Dissolution of phosphatic urinary calculi by the retrograde introduction of a citrate solution containing magnesium. New Engl. J. Med. **228**, 81 (1943). — Suby, H. I., F. Albright, J. Wayne and E. Dempsy: Dissolution of urinary calculi: Experiments with ethylene and diamine tetra-acetic-acid with and without „wetting agent". J. Urol. (Baltimore) **66**, 527—532 (1951). — Sutherland, J. W.: Recurrence following operation for upper urinary tract stone. J. Urol. (Baltimore) **26**, 22 (1954). — Swift-Joly, J.: Etiology et traitement préventif de la lithiase rénale. Congr. Int. d'Urologie, St. Moritz, 1947.

Taylor, I. R., A. J. Walcock and J. A. Hildes: Hyaluronidase and renalcalculi in polyomyelitis. Amer. J. Sci. **230**, 536—540 (1955). — Thaddea, S., u. R. Zoloff: Über Steinbildung in den Nieren und abführenden Harnwegen nach oraler Eubasinanwendung bei der Ratte. Z. Urol. **37**, 248—250 (1943). — Trevisini, Attilio: Einige Probleme der Nierenkolik und der Novocaininfiltration des Nierenhilus. Z. Urol. **46**, 822—830 (1953). — Truc, F., et Schilliro: Valeur de l'hyaluronidase dans la gravelle et la lithiase urinaire. J. d'Urol. **59**, 667—668 (1953).

Uebelhoer, R.: Trinkkuren bei Nierensteinleiden. Wien. med. Wschr. **107** (35), 699—703 (1957).

Vermooten, V.: The occurence of renal calculi and their possible relation to diet. J. Amer. med. Ass. **109**, 857—859 (1937). — Some aspects of the medical management of renal calculi. J. Amer. med. Ass. **157**, 783—786 (1955).

Weinberg, R., u. S. Tabenkin: Effect of choline for reduction of excretion of cystin. J. Urol. (Baltimore) **63**, 929 (1950). — Woolner, L. B., F. R. Keating and B. M. Black: Tumors and hyperplasis of the parathyreoid glands: A review of the pathological findings in 140 cases of primary hyperparathyreoidism. Cancer (Philad.) **5**, 1069—1088 (1952). — Wurm, E.: Dissolution des calculs par la solution G. Thèse de Lyon, 1947—1948.

Yarbro, C. L.: Influence of diet on urinary citrate excretion. J. Urol. (Baltimore) **75**, 216—222 (1956).

Zeiss, L.: Über eine neue Methode der konservativen Harnleitersteinbehandlung. Z. Urol. **33**, 121—158 (1939). — Die Harnsteinextraktion mit dem Schlingenkatheter nach Zeiss. Zbl. Chir. **41**, 2—7 (1940). — Z. Urol. **33**, H. 3 (1939). — Über Möglichkeiten und Technik zur Entfernung von Steinen aus Niere und unteren Harnwegen. Berlin: Urban & Schwarzenberg 1959.

Steine der Harnblase, der Harnröhre und der Vorsteherdrüse

Von

Otto Hennig

Mit 95 Abbildungen

A. Blasensteine (Cystolithe)

I. Allgemeine Betrachtungen über Harnsteinbildungen der Blase

Gegenüber den Nierensteinen, die infolge einer Dyskolloidurie, über die wir nur unzureichende Vorstellungen besitzen, in der Mehrzahl der Fälle primäre Steinbildungen darstellen, sind die Harnsteine der Blase vorwiegend sekundärer Natur, indem sie sich um bereits vorhandene Kristallisationskerne entwickeln. Über die steinbildenden Faktoren, bei denen wir heute die primären, ätiologisch-biologischen Faktoren von den sog. sekundären, formalgenetisch-physikochemischen unterscheiden, verweise ich, um Wiederholungen zu vermeiden, auf das einleitende Kapitel von Boshamer. Es sei hier aber noch einmal betont, daß wir bei den Blasensteinen genauso wie bei den Steinbildungen in den übrigen Harnorganen dieselben anorganischen und organischen Verbindungen vorfinden und den gleichen Wachstumsmechanismus nachweisen können, der sich durch konzentrischen Schichtaufbau mit regelmäßigem Wechsel von organischer und anorganischer Substanz auszeichnet. Diese Tatsache wurde in jüngster Zeit nochmals von Gasser, Brauner und Preisinger durch ein neues Anfärbeverfahren der Schichtabschnitte mit Ninhydrin bestätigt. Sie konnten außerdem durch chemische Elementaranalyse feststellen, daß die in jedem Harnstein vorhandene organische Gerüstsubstanz unabhängig von der jeweiligen Zusammensetzung stets zu den gleichen Prozentsätzen aus C, H, N, S und O besteht. Die von diesen Autoren ermittelten Zahlen lauten:

N	C	H	O	S
10,40	48,20	7,54	33,33	0,53.

Wenn auch eine restlose Klärung der organischen Gerüstsubstanz noch nicht gegeben ist, so wird ihr doch heute allgemein eine grundsätzliche Bedeutung für das innere Gefüge und das appositionelle Wachstum der Harnsteine beigemessen. In ihr dürfte auch künftig der Schlüssel für eine mögliche Auflösung derselben zu suchen sein.

Auf der anderen Seite kommt nach heutigen Erkenntnissen den anorganischen Bestandteilen der Harnkonkremente wahrscheinlich nur sekundäre Bedeutung zu. Die bisher übliche medizinisch-chemische (quantitative und qualitative) Steinanalyse reicht, vom wissenschaftlichen Standpunkt gesehen, zur Klassifizierung der in den Steinen vorhandenen Verbindungen nicht mehr aus. Auf Grund neuer Untersuchungsverfahren — den röntgenographischen Untersuchungen von Steinpulver nach DEBYE-SCHERRER und den mikroskopisch-kristalloptischen Untersuchungen an Dünn- und Anschliffen von Steinen mit dem Polarisationsmikroskop — wurden weitere Differenzierungen der Einzelkomponenten der Steinzusammensetzung gewonnen.

Tabelle 1 zeigt die bis jetzt in Harnsteinen gefundenen kristallinen Komponenten der Harnsteine nach GASSER, BRAUNER und PREISINGER.

Tabelle 1. *Kristalline Komponenten der Harnsteine*

Verbindung	Formel	Mineralogischer Name	Ungefähr pH
Harnsäure	$C_5H_4N_4O_3$		
Saures Ammoniumurat (Urat) .	$NH_4HC_5H_2O_3N_4$		5,5
Cystin	$HSCH_2CH(NH_2)COOH$		
Calciumoxalat-Monohydrat (Calciumoxalat)	$Ca(COO)_2 \cdot H_2O$	Whewellit	
Calciumoxalat-Dihydrat (Calciumoxalat)	$Ca(COO)_2 \cdot 2\,H_2O$	Weddelit	6
Magnesiumammoniumphosphat (Tripelphosphat)	$MgNH_4PO_4 \cdot 6\,H_2O$	Struvit	
Hydroxylapatit (Phosphat) . .	$Ca_{10}(PO_4)_6(OH)_2$	Hydroxylapatit	
Carbonatapatit (Phosphat) . . .	$Ca_{10}(PO_4, CO_3OH)_6(OH)_2$	Carbonatapatit	7
Calciumhydrophosphat (Phosphat)	$CaHPO_4 \cdot 2\,H_2O$	Brushit	
Calciumorthophosphat (Phosphat)	$Ca_3(PO_4)_2$	Whitlockite	

Diese Aufstellung stimmt mit den aus dem Schrifttum bekannten Statistiken (PRIEN-FRONDEL, V. PHILIPSBORN u. a.) überein. Als Besonderheiten wurden ferner noch Aragonit (BARRAUD), Hopeit (PARSONS), Xanthin, Indigo, Cholestrol, Calciumsulfat, Bobierrit und saures Natriumurat gefunden. In allerjüngster Zeit berichten SPIRA und VOLKMANN über das Vorkommen des Halogens Fluor (s. auch Abschnitt BOSHAMER).

Tabelle 2. *Blasensteine*
bei

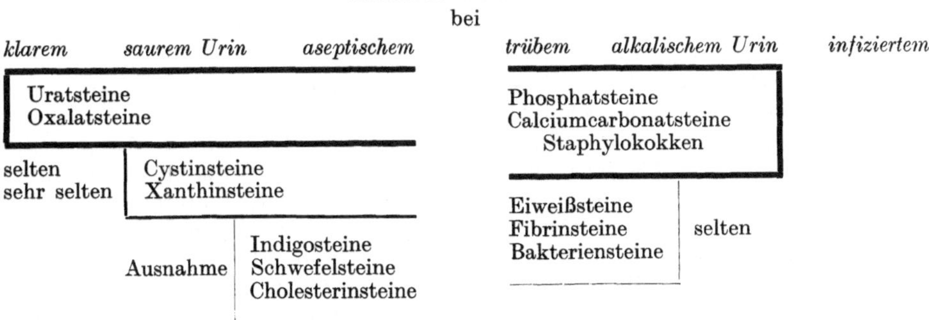

Trotzdem hält die bisher übliche Einteilung der Harnsteinbestandteile, wie ich sie in Tabelle 2 dargestellt habe, zur raschen Orientierung ihre Bedeutung.

Diese Unterscheidung in aseptische Blasensteine in saurem bzw. infizierte Blasensteine in alkalischem Milieu ist für praktisch-klinische Zwecke vorteilhaft, weil sie uns über den jeweiligen Zustand der Blase Auskunft gibt. In dem angeführten Schema soll die Stärke der Umrandung der einzelnen Steinsorten uns gleichzeitig auch über die Häufigkeit ihres Vorkommens Auskunft geben.

Hinsichtlich des inneren Gefüges der Steine und des Wachstumsmechanismus sind wir durch Untersuchung zahlreicher Autoren weitgehend aufgeklärt. Vor allem war es Schade, der auf Grund systematischer Untersuchungen, in denen er auf kolloid-chemischer Grundlage die Einzelerscheinungen der Konkrementbildungsvorgänge analysierte und die allgemeinen Gesetze der Formgebung bei diesen Prozessen fand, die Einteilung in Kolloid- und Kristalloidsteine vornahm. Nach Schade ist der Grundtypus der Ablagerungsart der Eiweißkolloide die konzentrische Schichtung, während die Kristalloide, die sich aus einem tropfigen Entmischungsprozeß entwickeln, eine kristallinische Radiärstrahlung anstreben. Das Wachstum der Harnsteine erfolgt durch Apposition immer neuer Schichten, die sich zwiebelschalenartig um die älteren herumlegen, wobei jede Schicht noch lange die Besonderheit der Materialzusammensetzung und der Struktur, welche jeweils der Lösungsbeschaffenheit zur Zeit der Entstehung der Einzelschicht entsprochen hat, besitzt und bewahrt. Hinsichtlich des Wachstumsmechanismus mit dem regelmäßigen Wechsel von anorganischen und organischen Schichten glauben Gasser, Brauner und Preisinger die periodischen Tag- und Nachtschwankungen des p_H-Wertes des Harnes verantwortlich machen zu müssen. Zur Unterstützung ihrer Ansicht ziehen sie die experimentellen Untersuchungen von Palócz und Sugár heran, die Inkrustationen an den in Harnproben deponierten Fremdkörpern erst dann erreichen konnten, wenn sie künstlich p_H-Oscillationen erzeugten.

Neben den allgemein gültigen Gesetzen, die die Blasensteine hinsichtlich ihres inneren Aufbaues und des Wachstumsmechanismus mit allen anderen Steinvorkommen in den Harnwegen teilen, stehen sie in ihrer Genese sowie in ihrer Formung unter anderen Einflüssen als die Nierensteine. Die Ursache dieser Unterschiede liegt in der Tatsache, daß der Blasenharn oft nicht der gleiche ist wie der Nierenharn, daß aber auch die anatomischen und physiologischen Voraussetzungen in der Blase völlig andere sind als in der Niere.

Unter normalen Verhältnissen besitzen der Blasenharn und der Nierenharn die gleichen p_H-Werte. Unter besonderen Bedingungen kann es aber vorkommen, daß sowohl der Harn beider Nieren unterschiedliche Wasserstoffionenkonzentrationen aufweist; aber auch der Blasenharn stimmt bisweilen hinsichtlich seines p_H-Wertes nicht mit dem der Nieren überein. Daraus ergibt sich, daß die Löslichkeitsbedingungen vom Blasenharn nicht immer die gleichen sind wie im Nierenurin, wodurch sich im Gehalt der Schutzkolloide sowie der hydrotropen Substanzen Verschiebungen einstellen können. Minder hat auf diese Tatsachen hinsichtlich der Blasensteinentwicklung hingewiesen. Der gleiche Autor will auch den auffallenden Unterschied zwischen Nieren- und Blasensteinbildung damit erklären, daß bei Nierensteinen neben den übrigen Steinfaktoren besonders die Änderung der Resorptionstätigkeit der Tubuli, bei Blasensteinen dagegen die Änderung der normalen Grenzflächenspannung auf die Steinbildung fördernd einwirke. Gerade in der Blase, wo die Schleimhaut schon wegen ihrer Ausdehnung das Blaseninnere beherrscht, ist es nach Minder sehr wahrscheinlich, daß die Grenzflächenspannung hier eine viel größere Bedeutung hat als in der Niere.

II. Die Ätiologie der Blasensteine

1. Primäre Blasensteine

Primäre Blasensteinbildung ist nur selten; auch ist ihre Entstehungsweise in dem scheinbar normalen Harn eines gesunden Organs ohne Mitwirkung eines Fremdkörpers noch nicht geklärt. Falócz, Sugár, Roth, Gasser, Brauner und Preisinger halten allerdings für sehr wahrscheinlich, daß ein fremder Keim für die Bildung eines Konkrementes nicht erforderlich ist, sondern jede Phasenänderung in einem zu Steinbildung geeigneten Urin als Kern in Frage kommen kann.

2. Sekundäre Blasensteine

Die überwiegenden sekundären Blasensteine können die verschiedensten Kristallisationskerne zum Bildungszentrum haben.

An erster Stelle stehen hier die aus der Niere durch den Ureter gewanderten Steine, die auch bei Kranken mit normalem Harnabfluß in der Blase liegenbleiben können. Der Durchgang eines länglichen, oft walzenförmigen oder zylindrischen Steines geht infolge des Auswringmechanismus des Ureters und dessen Dehnbarkeit oft leichter vonstatten als der Durchtritt eines solchen Steines durch die physiologischen Engen in den unteren Harnwegen. Gegen Schluß der Miktion legen sich alle länglichen Gebilde infolge der napfförmigen Gestalt der wenig gefüllten Blase quer vor den Blasenausgang, während rundliche Steine leichter durch den Harnstrahl ausgespült werden können. Bei den in der Blase eingetretenen Uretersteinen handelt es sich vorwiegend um Urat- und Oxalatsteine, die dann bei gleichbleibendem Milieu den gleichen inneren Aufbau bei ihrem Wachstum beibehalten. Hinzutretende Blaseninfektion kann später Veranlassung zu einem mantelförmigen Beschlag von Erdphosphaten werden.

Eine weitere wichtige Quelle der sekundären Blasensteinbildung liefern Entzündungsprodukte oder Gewebereste, die sich in der Blase selbst bilden. Hierzu zählen Epithelabschürfungen, nekrotische Gewebsanteile, Blut- und Fibringerinnsel, Bakterienhaufen, Tumorpartikel, Exsudatabsonderungen von Geschwürflächen usw. In seltenen Fällen kommen auch Parasiten als Kristallisationskerne in Frage. In allen Ländern, wo die Bilharziakrankheit vorkommt, sind Blasensteine endemisch. Im Zentrum von Schliffen derartiger Steinbildungen konnten gelegentlich Bilharziaeimassen nachgewiesen werden. In der Mehrzahl der Fälle scheinen aber nicht die Eier selbst den Kristallisationskern abzugeben, sondern die infolge der Begleitcystitis entstehenden sekundären Entzündungsprodukte.

Eine dritte Quelle für die sekundären Steinbildungen der Blase sind Fremdkörper, welche von außen her gewaltsam durch die Blasenwand in das Innere dringen. So können bei Verletzungen Geschoßteile, Knochenfragmente, Kleiderfetzen, Holzsplitter bei Pfählungen usw. unmittelbar in die Blase gelangen. Hierzu zählen auch Tupfer und Kompressen (s. Abb. 1), welche bei Operationen vergessen wurden (s. auch Hennig), ebenso Seidenfäden. Die gleichen Fremdkörper können aber auch aus zunächst paravesicaler Lage langsam in die Blase durchbrechen und hier als Kristallisationskern wirken. Gleiches gilt für Knochensequester bei Beckencaries, für Kotsteine nach durchgebrochenen perityphlitischen Abscessen usw. Es liegen zudem Beobachtungen vor, daß selbst zersetzter Tuben- oder Uterusinhalt mit Knochenteilen von Feten den Weg in die Harnblase gefunden hat. Auch von der Scheide her können Pessare, wenn sie nicht entfernt werden, durch Druckusur nach jahrelangem Liegen sich in die Blase einbohren und durch Versteinerung zu absonderlichen Steinbildungen führen.

20*

Weitaus häufiger gehen sekundäre Blasensteine aber auf solche Fremdkörper zurück, welche durch die Harnröhre in das Blaseninnere gebracht wurden. Fast jede Art Fremdkörper, auch tierischer und pflanzlicher Herkunft, wurde schon als Steinkern gefunden, sofern er nach Größe und Oberfläche die Harnröhre passieren kann. Hierbei spielen Teile ärztlicher Instrumente eine kleinere Rolle. Hier sind Katheterteile aus Gummi oder Glas, abgebrochene Bougies, Metallbacken von Steinknackinstrumenten usw. zu nennen, welche bei endovesicalem Eingreifen in der Blase zurückblieben. Dazu kommen noch Zusammenballungen von Gleitmaterial, Paraffin, Öl usw.

Wesentlich mehr sind es Gegenstände — vorzugsweise länglicher Art — die bei onanistischen Handlungen aus der Harnröhre in die Blase abrutschen. Eine vollständige Aufzählung der bisherigen Kasuistik über derartige Fremdkörper soll hier nicht gegeben werden. Es sei nur erwähnt, daß Fremdkörper weitaus seltener bei Männern als bei Frauen gefunden werden.

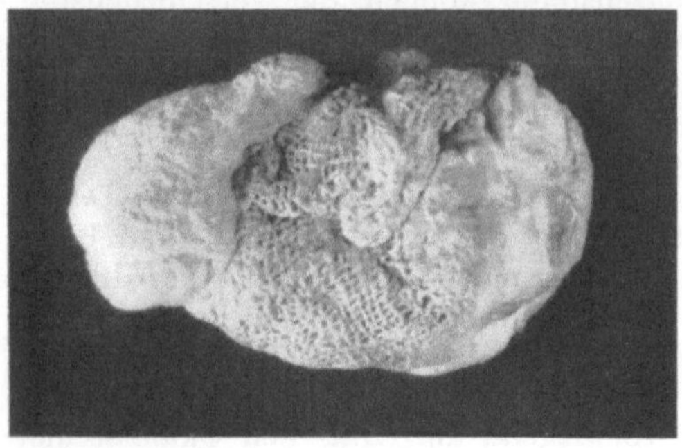

Abb. 1. In der Blase zurückgelassene Mullkompresse (nach Prostataoperation) in Versteinerung begriffen. Eigene Beobachtung

Bei der Frau scheint die Haarnadel immer noch die bevorzugte Rolle zu spielen und am häufigsten als Fremdkörper beobachtet zu werden. Hierzu kommen noch in die Harnröhre eingedrungene Wattepartikel, Wollfäden, Schamhaare, Salben, Cremen, Puder usw. Auch bei Abtreibungsversuchen sind schon versehentlich Fremdkörper in die Blase gelangt.

Unter den von Männern eingeführten Gegenständen finden sich, um einige Beispiele zu nennen, Bleistifte, langgezogene Kerzen mit und ohne Docht, Federhalter, Drahtstücke, Thermometer, Ventilgummi, Stroh- und Grashalme, Insekten usw.

Je nach der Art der Gegenstände treten in der Regel Veränderungen an den Fremdkörpern ein. Sowohl Metall wie Gummi werden langsam angegriffen, rauh und brüchig. Pflanzliche und tierische Gebilde quellen auf und können faulen. Dünner Draht kann durch die Tätigkeit der Blasenmuskulatur zu einem festen Knäuel zusammengeballt werden. Bei Glasstücken oder keimfrei in die Blase gelangten Metallteilen bleiben sekundäre Inkrustationen lange aus. KIELLEUTHNER beobachtete einen Fremdkörper, der 20 Jahre lang unverändert in der Blase lag. Sehr bald aber setzen sich mörtelartige Massen auf den Fremdkörpern ab und hüllen sie allmählich vollständig in einen Steinmantel ein. So können Fremdkörper schließlich die Veranlassung zu Konkrementbildungen gewaltigen Ausmaßes werden. Bei den mörtelartigen Massen handelt es sich vornehmlich um Phosphate und Carbonate. Bei aseptisch bleibenden Fremdkörpern bilden sich auch Urat- oder Oxalatbeschläge. Manche Fremdkörper werden noch viele Jahre innerhalb der Blasensteinbildung gut erhalten vorgefunden. Man muß sich dieser Tatsache bewußt sein, um bei einer Lithotripsie nicht in Schwierigkeiten zu geraten. Andererseits können sich Metallteile in Fremdkörpern soweit verändern, daß sie sich im Laufe von Jahren vollständig zersetzen, aufzehren und schließlich nur noch als „Negativ" in des Wortes eigenster Bedeutung vorfinden.

a) Das Tempo der Blasensteinvergrößerung

Hinsichtlich der Schnelligkeit des Wachstums der Blasensteine bestehen, wie Beobachtungen und Röntgenaufnahmen an neu sich bildenden Steinen nach

Steinoperationen lehren, beachtliche Unterschiede. Durchschnittlich am raschesten wachsen Phosphat- und Carbonatsteine, wesentlich langsamer Uratsteine, am langsamsten Oxalate und die seltenen Xanthin-, Cystin- und Indigosteine. Bei gleichbleibenden Urinverhältnissen können sich besonders Uratsteine im Laufe von Jahren zu großen Steingebilden entwickeln. Sumatzki beobachtete einen Fremdkörperstein, der sich um die Reste eines Katheters im Laufe eines Jahres gebildet hatte und 92 g wog; Pfau einen solchen um den Kopf eines Pezzer-Katheters, der nach einem halben Jahre einen Durchmesser von 5 cm aufwies.

b) Wirkung der Infektion

Neben den den gesamten Organismus betreffenden Faktoren spielen für das Wachstum der Blasensteine örtliche Bedingungen eine wesentliche Rolle. In erster Linie ist es die Infektion der Blase mit der alkalischen Umstellung der Harnreaktion, die das Wachstum der mörtelartigen Calciumphosphat- und Calciumcarbonatbeläge fördert. Es ist aber beim Auftreten von Entzündungen oft schwer zu entscheiden, ob sie als primär und nicht erst als Folgen der Steinkrankheit mit ihrer größeren Infektionsbereitschaft aufzufassen sind. Phosphat- oder Carbonatsteine mit Urat- und Oxalatkernen sind ein Beweis, daß sich auf eine ursprünglich in einem aseptisch sauren Milieu abspielende Steinbildung sekundär eine Infektion aufgepfropft hat. Besonders gefürchtet in ihrer Bildung sind die sog. „Tupfersteine", deren lockeres, poröses Gefüge geradezu eine Fanggrube für Bakterien darstellt. Durch ihre rauhe, unregelmäßig verkrustete Oberfläche unterhalten und verstärken sie eine schwere jauchige hämorrhagische Cystitis. Unter den pathogenen Keimen, die für das Auftreten cystitischer Prozesse verantwortlich sind, scheinen neben Colibacillen hauptsächlich Staphylokokken und Proteus in Frage zu kommen.

c) Rolle der Harnstauung

Daß die Harnstauung in der Blase für die Steinbildung eine wichtige Rolle spielt, ist allgemein bekannt. Als örtlicher Faktor ist sie zweifellos imstande, das Wachstum der Blasenkonkremente zu begünstigen. Dies geht schon allein aus der Tatsache hervor, daß kleine Steine durch die Harnstauung zurückgehalten werden und dadurch eher die Möglichkeit haben, zu großen Gebilden heranzuwachsen. Ich verweise hier nur auf das häufige Zusammentreffen von Blasensteinen mit Prostataadenomen, Sphinctersklerosen, Harnröhrenstrikturen und aller Arten von Atonien bei Blasenlähmung. Umgekehrt sind ja gerade die günstigen Abflußverhältnisse der weiblichen Blase auch der Grund, warum so selten Blasensteine beim weiblichen Geschlecht gefunden werden (s. die Verhältniszahlen im Kapitel von Boshamer). Schließlich begünstigt jeder stagnierende Urin in der Blase seinerseits wieder die Entstehung entzündlicher Prozesse, und es addiert sich zur Rolle der Harnstauung als Ursache für das raschere Wachstum der Steine noch die Wirkung der Infektion hinzu.

III. Eigentümlichkeiten der Blasensteine
1. Zahl und Größe der Blasensteine

Blasensteine kommen als Einzelsteine oder in der Vielzahl vor. Bei Kindern finden sich oft nur ein einziger Stein, bei Erwachsenen dagegen häufig mehrere Steine, meist von gleicher Größe. Es finden sich aber auch manchmal neben einem größeren Stein zahlreiche kleinere. Gelegentlich geht die Zahl in die

Hunderte. Es liegen sogar Beobachtungen von Tausenden von Blasensteinen vor;
doch handelt es sich dann um sehr kleine Konkremente (Abb. 2 und 3).

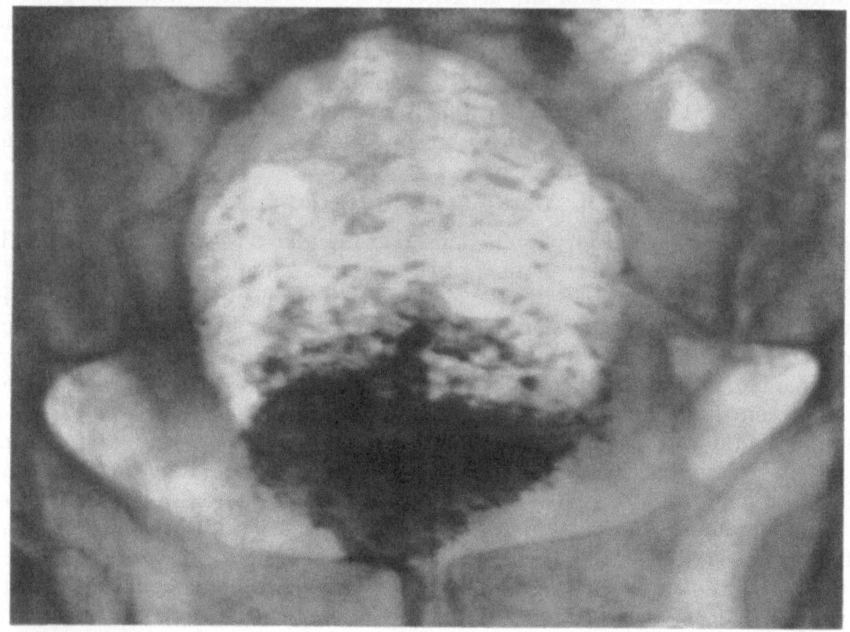

Abb. 2

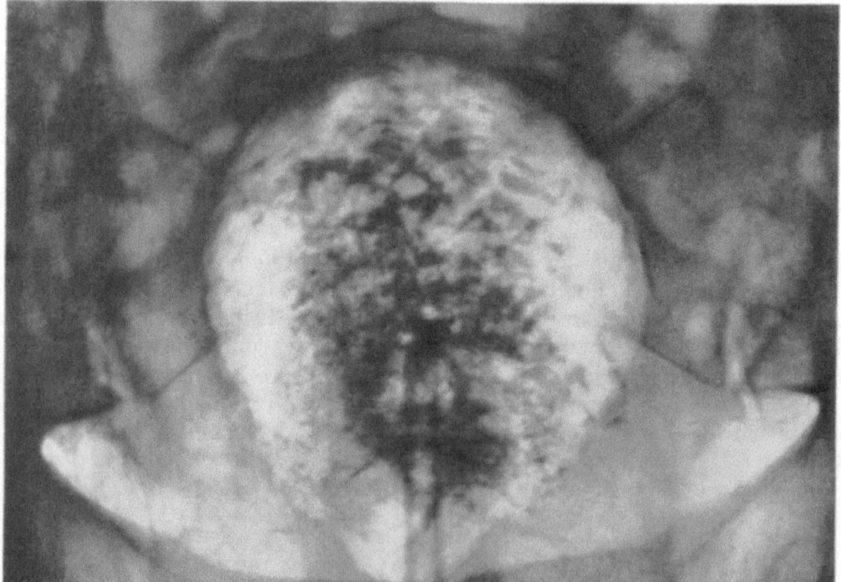

Abb. 3

Abb. 2 u. 3. Röntgendarstellung einer Blase mit massenhaft kleinen Blasensteinen im Stehen und Liegen
(Reliefdarstellung). (Eigene Beobachtung)

Auch die Größe der Blasensteine schwankt außerordentlich. So gibt es alle
Übergänge vom pulverförmigen Blasensand über Steingrieß in kaum zählbaren

Einzelkörnern zu Ansammlungen von kirschkern-, bohnen- bis walnußgroßen Steinen, ja bis zu hühnereigroßen Einzelsteinen und darüber. Monströse Solitärsteine findet man allerdings heutzutage nur ausnahmsweise, da durch die Fortschritte in der Diagnostik und die Einsicht der Kranken ihrem Steinleiden gegenüber die Behandlung frühzeitig mit Erfolg einsetzt. Bei sog. „Riesensteinen" kann die Blase bis zu einem schmalen Spaltraum von einem Konkrement ausgefüllt sein. Derartige riesige Steinbildungen weisen bisweilen an ihrer Oberfläche rinnenförmige Aussparungen auf, an denen der fortgesetzt ablaufende Urin seinen Weg zum Blasenausgang nimmt. Auch tunnelartige Röhrenbildungen durch die Steinmasse entsprechend dem Urinabfluß wurden beobachtet.

2. Gewicht und Härte der Blasensteine

Gewicht und Härte der Blasensteine hängen von ihrer chemischen Zusammensetzung ab. Oxalatsteine sind besonders hart. Ihnen folgen die kristallinischen Phosphate und reinen Harnsäuresteine. Weicher sind die Urate und am weichsten amorphe Phosphate und Cystine. Bei gemischten Steinen besteht der Steinkern oft aus härterem Material, während die Außenschichten sich aus weicheren Erdphosphaten aufbauen. Das Gewicht von Blasensteinen mittlerer Größe beträgt in trockenem Zustande 20—50 g. Steine von 100 g und darüber sind aber keine Seltenheiten. KUMMER und BRUGSCH konnten aus dem Schrifttum über 100 sog. „Riesensteine" sammeln, von denen 6 mehr als 1000 g wogen. HÜTTERHOVEN entdeckte einen Stein von 1150 g, ALLEMANN einen von 1360 g und DUPUYTREN einen solchen von 1596 g. Der weitaus größte Blasenstein, der bis jetzt beobachtet wurde, scheint der aus der Sammlung von PITHA zu sein, der das Gewicht von 2575 g aufwies.

Die Beurteilung der Steinhärte ist für eine in Frage kommende Steinzertrümmerung von großer Bedeutung.

3. Farbe und Oberfläche

Die Farbe der Steine läßt keine bindenden Schlüsse auf ihren inneren Aufbau zu, sondern sagt nur über die chemische Zusammensetzung der äußersten Schicht aus. Hier bietet die Radiographie (s. unter Diagnostik) eine wertvolle Ergänzung über die Beurteilung des Steininneren und ihres chemischen Gefüges. Phosphat- und Carbonatschichten sind weißlich grau, Urate gelblich bis rötlichbraun, Oxalate dunkelbraun bis schwarz, Cystinsteine zeigen eine gelbliche Farbe.

Die Oberfläche der Blasensteine hängt ebenfalls von der chemischen Zusammensetzung der äußeren Schicht ab. Glatt sind im allgemeinen Urate; sie gleichen oft einem polierten Kieselstein. Gelegentlich zeigen sie auch eine feinkörnig-kristalline Oberfläche. Rauh dagegen sind Phosphate. Die kugeligen Oxalate, die nur ausnahmsweise Walnußgröße überschreiten, sind auf ihrer Oberfläche entweder drusig uneben (Maulbeersteine) oder sie tragen dornig-spießige Fortsätze (Morgensternformen).

Hinsichtlich der inneren Struktur der Steine und ihrer chemischen Zusammensetzung sowie ihrer Analyse verweise ich auf das Eingangskapitel von BOSHAMER.

4. Form der Blasensteine

a) Freibewegliche Steine

In der Formung ihrer äußeren Gestalt unterliegen die Steinbildungen in den verschiedenen Abschnitten der Harnwege jeweils eigenen Gesetzen, die von den anatomischen und physiologischen Gegebenheiten ihres Entstehungsraumes

diktiert werden. Ahmt der im Nierenbecken weilende Stein seine Umgebung in
Form eines keilförmigen Steingebildes nach, der sich beim Einwachsen in die
Kelche zu Korallensteinen verbreitert, paßt sich ein festsitzender Ureterstein

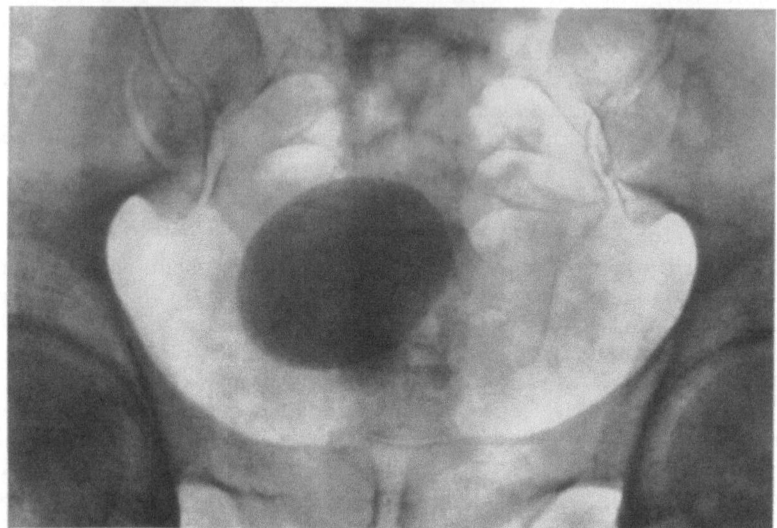

Abb. 4. Großer ovalärer Blasenstein (Übersichtsaufnahme). Eigene Beobachtung

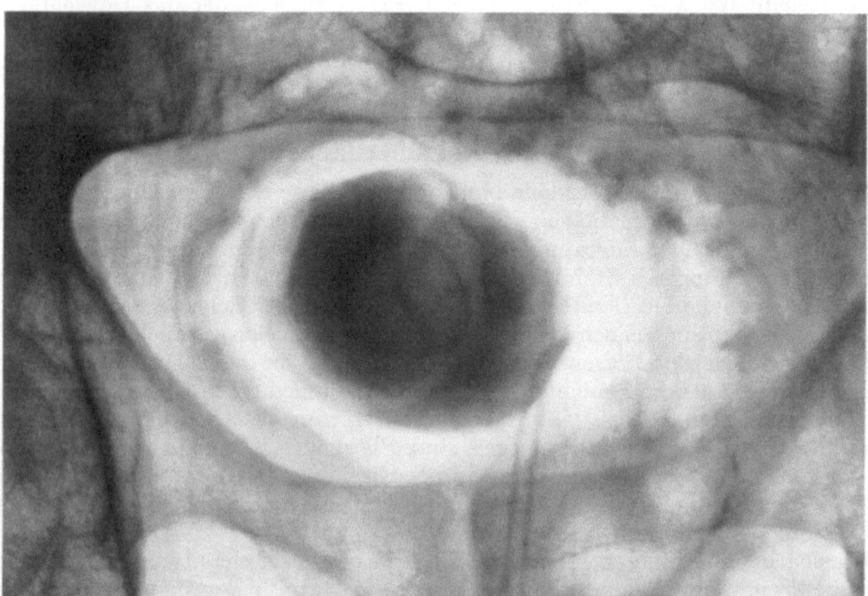

Abb. 5. Großer Blasenstein, Luftfüllung der Blase (Balkenblase). Eigene Beobachtung

der schmalen Lichtung durch Ausbildung einer Walzen- oder Zylinderform an,
so haben die freibeweglichen Blasensteine in der Regel eine kugelige bis ovaläre,
dabei öfters abgeflachte Form (Abb. 4 und 5).

In der Blase, der als einem großen muskulären Hohlorgan die Auflage obliegt,
den aus beiden Nieren pausenlos intermittierend zuströmenden Harn während der

Sammlungsphase bei gleichbleibendem Muskeltonus und niedrigem Innendruck aufzustauen, um dann den gesamten Blaseninhalt durch die kurz bemessene kinetische Muskelaktion, der sog. Austreibungsphase, auszustoßen, bleibt ein Stein in dem geräumigen Blaseninneren ständig in Bewegung und wird auf diese

Weise mehr oder weniger abgerundet. Dies gilt ebenso für den Solitärstein sowie für multiple Steine (Abb. 6), die sich hier wie Geröll in einem Flußbett gegenseitig abrunden. Von diesem Gesetz machen auch die großen Oxalatsteine keine Ausnahme, da die von ihrem Kernstück absprießenden Dorne in der Begrenzungsfläche ihrer Spitzen stets Kugelform aufweisen (Abbildung 7). Dem Gesetz der Schwere folgend, liegen die Steine meist am Blasenboden, und zwar der physiologischen Dextroversion der Blase entsprechend oft in der rechten Blasenhälfte.

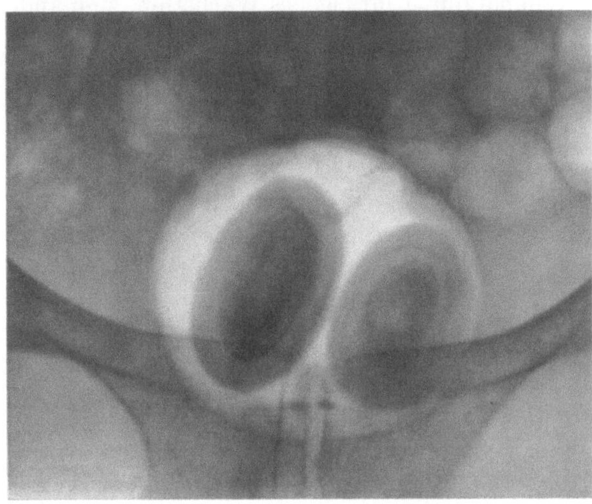

Abb. 6. Zwei bewegliche Blasensteine von ovalärer Form, deutliche Schichtbildung (in mit Luft gefüllter Blase). Eigene Beobachtung

Nach ULTZMANN soll bei Bildung freibeweglicher Steine deren äußere Gestalt — ob Kugelform oder Ellipsoidbildung — der Ausdruck des betreffenden Kristall-

systems in seiner Massenkristallisation sein. So zeigte er, daß Urate, Phosphate und Cystinsteine — und nach GRUBER auch die Xanthinkonkremente — zu Ellipsoidbildung neigen, während sich nur Oxalate mehr der Kugelgestalt nähern. ULTZMANN schreibt darüber:

„Die Harnsäure, die Urate, die Erdphosphate und das Cystin gehören dem rhombischen Kristallsystem an; daher zeigt auch die Harnkonkretion — bei ihrer Massenkristallisation — den Dreidurchmessertypus des rhombischen Systems, während der oxalsaure Kalk dem quadratischen Kristallsystem angehört, daher auch die Harnkonkretion aus oxalsaurem Kalk

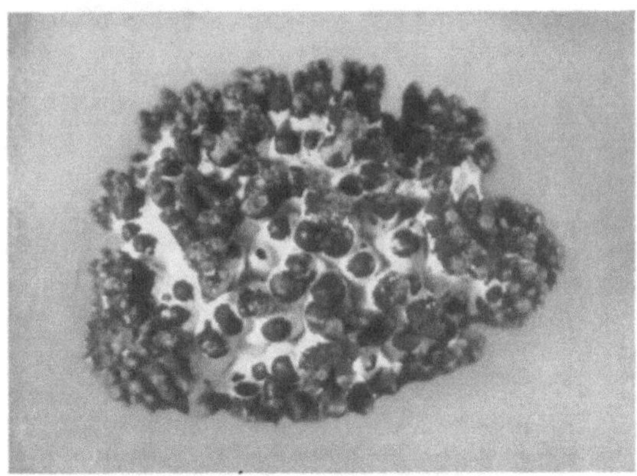

Abb. 7. Riesiger Oxalatstein in der Blase (nat. Größe) mit Phosphatauflagerungen. Eigene Beobachtung

mit 2-Durchmessertypus des quadratischen Systems zur Geltung bringen muß. Kombinieren sich die Steinbildner des rhombischen Kristallsystems, so resultiert immer auch die charakteristische Gestalt der abgeflachten Eiform, jedoch nur in der der Konkretion vorhandenen Menge der einzelnen Steinbildner entsprechend den verschiedenen Durchmessern. Kombiniert sich hingegen der oxalsaure Kalk (quadratisches System) mit dem Steinbildner des rhombischen Systems, so resultieren Steine, welche, wenn der oxalsaure Kalk prävaliert, mehr zur Kugelgestalt und, wenn die Steinbildner des rhombischen Kristallsystems prävalieren, mehr zur abgeflachten Eiform hinneigen.“

b) Wenig bewegliche oder fixierte Blasensteine

Ganz anders verhält es sich mit jenen Steinbildungen, welche sich aus irgendeinem Grund nicht frei in der Blase entwickeln können.

Den Übergang zu den fixierten Blasensteinen bilden große Steine, bei denen sich einmal durch ihr eigenes Wachstum, zum anderen Male durch Schrumpfung

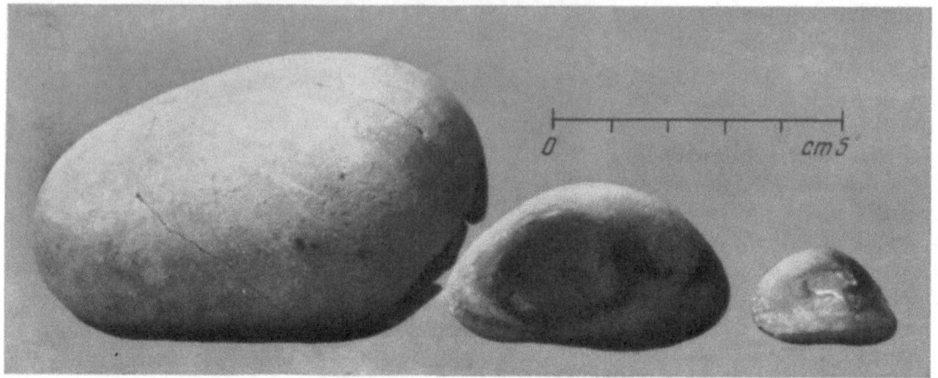

Abb. 8. Ovaläre Blasensteine mit muldenförmigen Eindellungen. Zusammengelegt ein riesiger ovalärer Blasenausgußstein. Beobachtung von WIGMINK

der gesamten Blasenwand, der Spielraum zwischen Steinoberfläche und Blasenschleimhaut so weit verkleinert, daß die freie Beweglichkeit der Steine eingeengt wird, so daß sie gegenseitig ihre Gestalt beeinträchtigen. Es finden sich dann Spuren von gegenseitigen Pressungen, Abplattungen und schüsselförmigen Eindellungen.

Abb. 8 zeigt eine Beobachtung von WIGMINK. Neben der stumpfen Seite eines gänseeigroßen Blasensteines liegen zwei kleine ovaläre Steine mit muldenförmigen Vertiefungen, die der Berührungsstelle der Steine entsprechen. Eng zusammengefügt ergeben alle 3 Steine eine ovaläre Gesamtform.

Als weiteres Beispiel sei eine interessante Beobachtung von RAČIĆ angeführt. Hier hatten zwei hühnereigroße Phosphatsteine mit glatter Oberfläche sich durch gegenseitigen Druck

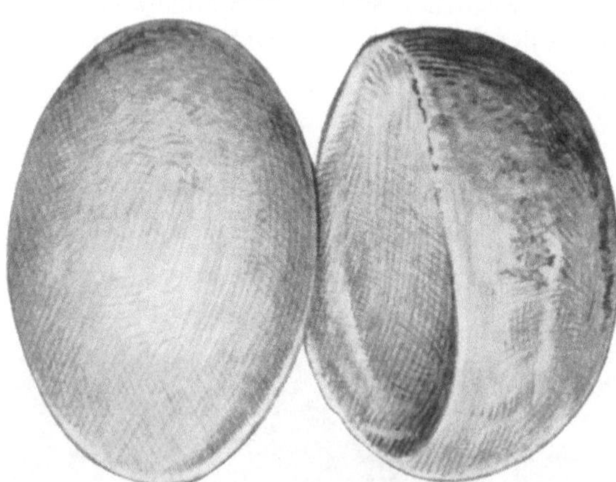

Abb. 9. Zwei hühnereigroße Blasensteine, von denen der eine in eine wannenförmige Aushöhlung des anderen hineinpaßt. ⁴/₅ nat. Größe. Beobachtung von RAČIĆ (Handbuch der speziellen Pathologie und Histologie, Bd. VI/2, 1934)

derartig gestaltet, daß die Wölbung des einen Steines in eine tiefe Wanne des zweiten Steines hineinpaßte (Abb. 9). Auf den durchschnittenen und geschliffenen Hälften beider Steine trat je ein dunkler Oxalatkern zutage, um den sich Phosphatschalen in der oben beschriebenen Form angelagert hatten.

Durch Prostataadenome, die in das Blaseninnere vordringen, können Steinbildungen in der Ausbildung ihrer Form stark beeinflußt werden. Abb. 10 zeigt einen großen Blasenausgußstein bei einem riesigen Prostataadenom. Der Stein hatte ein Gewicht von 210 g und maß 10 zu 6 zu 4 cm. Mit einer kegelförmigen Spitze hatte er sich in die hintere Blasenwand eingegraben, während er an seiner Vorderseite eine glatte, muldenförmige Vertiefung zeigte, die durch den Dauerdruck des Prostatamittellappens hervorgerufen wurde. Durch diese Verklemmung war die Exstirpation des Steines sehr erschwert.

Überhaupt ist der Spalt zwischen Blasenwand und einem sich in das Blaseninnere entwickelten Prostatamittellappen eine Prädilektionsstelle für das Einfangen von Blasensteinen. Die in diesem Recessus verklemmten, anfangs rundlichen Steine, bilden nach Ausfüllung der Hohlräume zwischen den Berührungspunkten der einzelnen Steine mit neuem Steinmaterial infolge gegenseitiger Abpressung jene bekannten Formen der Facetten- oder Polyedersteine. Abb. 11 stellt derartige Steinformen dar.

In gleicher Weise können in Schrumpfblasen multiple Steine durch die umklammernde Blasenwand so fest zusammengehalten werden, daß ihre Berührungsstellen sich zu spiegelglatten Gelenkflächen abschleifen. Eng zusammengelegt täuschen sie so einen zusammenhängenden Ausgußstein dar.

Einen ganz ähnlichen Befund beschreibt HARTMANN. Auch hier handelt es sich, wie die Abb. 12 zeigt, um einen extrem großen Blasenausgußstein, der sich

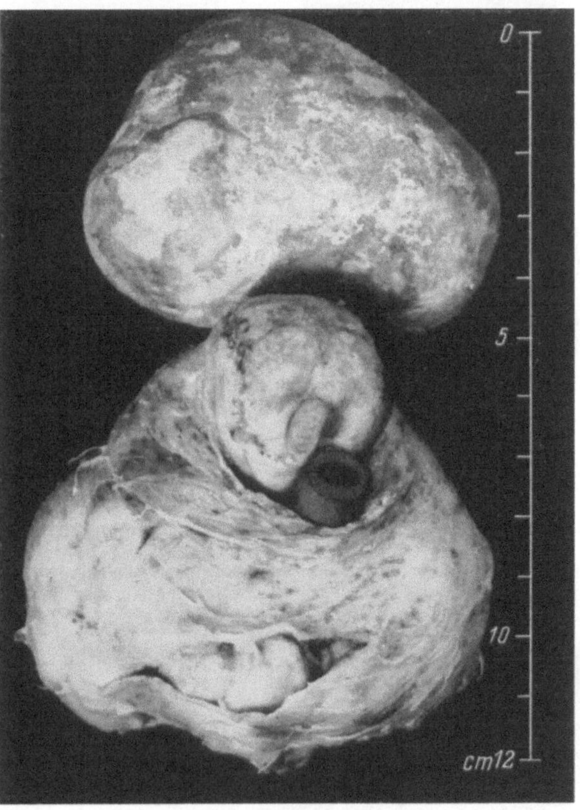

Abb. 10. Riesiger Blasenausgußstein mit tiefer muldenförmiger Ausbuchtung entsprechend dem Mittellappen eines großen Prostataadenoms. Eigene Beobachtung

aus zahlreichen gegeneinander abgeschliffenen Einzelstücken zusammensetzt. Das Auffallende an dieser Steinbildung ist eine sog. zentrale Urinrinne, die in der Abbildung durch einen durchgesteckten Katheter markiert ist.

Ebenso wie im Blaseninneren können sich auch in divertikelartigen Ausstülpungen oder weiten Ausbuchtungen der Blasenwand (Cystocele, echte und falsche Divertikel, sog. „Vorblase") Steine bilden, die je nach den örtlichen anatomischen Verhältnissen ihre Besonderheiten aufweisen. Bei der Beschränktheit ihres Bildungsraumes geht ihre ursprüngliche Verschieblichkeit bald verloren. Multiple Steine wachsen zu den bekannten Facettenformen aus. Ein Solitärstein kann nach Ausfüllung des Hohlraumes unter fortgesetzter Anschichtung neuer Steinkrusten sogar durch die Blasenwand in das Blaseninnere einwachsen.

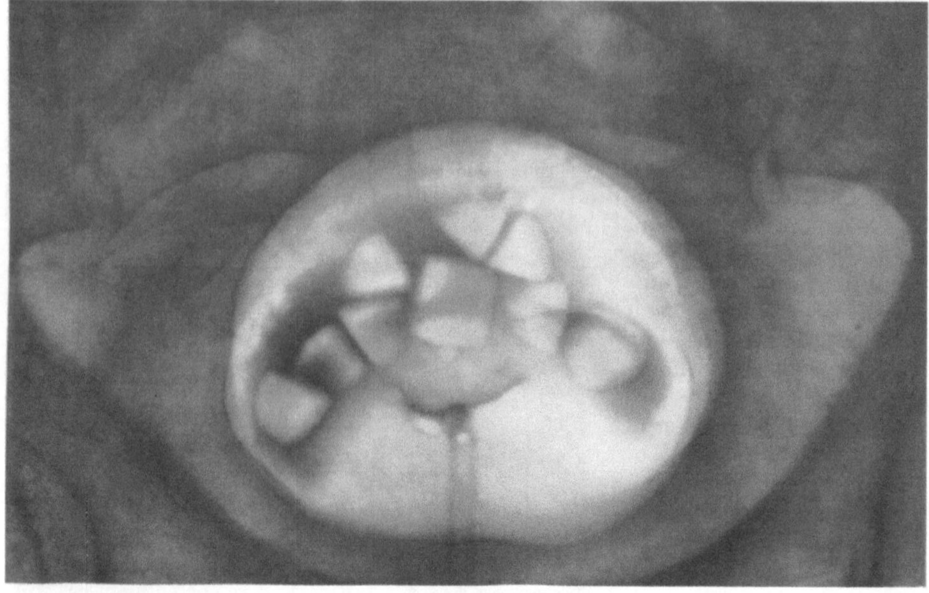

Abb. 11. Facettierte Blasensteine hinter Prostatamittellappen eingeklemmt. Plastische Darstellung durch Reliefverfahren. Eigene Beobachtung

α) Cystocelensteine

Bekannt sind jedem Gynäkologen Steinbildungen, die sich bei Vaginalprolaps älterer Frauen in die scheidenwärts gerichtete Ausstülpung der Harnblase ent-

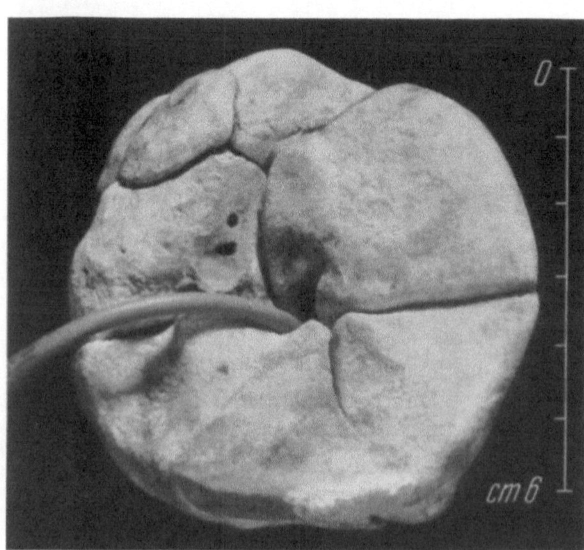

Abb. 12. Aus mehreren Teilstücken bestehender riesiger Blasenausgußstein mit gelenkartigen Trennungsflächen und zentraler Urinrinne. Beobachtung von HARTMANN [Z. Urol. **51**, 128 (1958)]

wickeln. Die Steine können entweder aus der Blase in die Ausbuchtung hineingelangen und hier in dem stagnierenden, meist infizierten Urin durch Anschichtung neuer Phosphatmassen sich vergrößern oder es können sich auch auf dem Boden von Entzündungsrückständen von vornherein Phosphatsteine ausbilden. Auf Querschnitten derartiger Steine kann man den Werdegang des Steinwachstums prachtvoll ablesen. War ein Blasenstein der Ausgangspunkt, so findet sich meist ein rundlicher Steinkern in den sonst facettierten Steinen. Als Beispiel sei hier eine Beobachtung von KÖLSCHE

angeführt, der eine Cystocele mit Steinbildung bei einer 70jährigen Frau beschreibt. Auf Abb. 14 sieht man eine kindskopfgroße Cystocele mit beginnender

Nekrose, die aus der Vulva heraushängt. Abb. 14 zeigt ein Konvolut von facettierten Steinen, die den ganzen Hohlraum ausfüllen.

β) Blasendivertikelsteine

Steinbildungen in Blasendivertikeln sind verhältnismäßig selten. Nach einer größeren Statistik von KRAYHAM und CRAMPTON aus der Mayo-Klinik wurden in den Jahren 1907—1920 22 Blasendivertikel operiert. Darunter waren 9mal Steine in der Blase und im Divertikel und 6mal nur im Divertikel. SWINBORN fand bei 28 Blasensteinen 3 in Divertikeln. B. v. RIHMER entfernte bei 28 Divertikeln und 182 Steinoperationen nur 3mal Divertikelsteine. BABIES ANTAL fand bei 33 Divertikeloperationen 8mal Steine, CHARLES TEEL unter 31 Divertikeln (30 Männer und eine Frau) 4mal Steine. W. E. LOWER und C. HIGGINS beobachteten bei 110 Divertikeln (108 Männer, 2 Frauen) 12 Steine, davon 3mal Einzelsteine, 6mal multiple Steine, 3mal Blasen- und Divertikelsteine.

Bei Frauen kommen Divertikelsteine nur selten vor. Der Grund hierfür ist einmal die Tatsache, daß die meisten Divertikel erworben sind und erst bei Abflußstörungen zur Entwicklung kommen. Der weitere Grund besteht darin, daß viele Divertikelsteine nicht primär im Divertikel, sondern in der Niere oder Blase entstehen und von dort aus erst in das Divertikel gelangen.

Die Divertikelsteine scheinen gewisse Altersstufen zu bevorzugen. Nach einer Statistik von ENGLISH ist das 1.—15. und dann wieder die Zeit vom 30. Lebensjahr an bevorzugt.

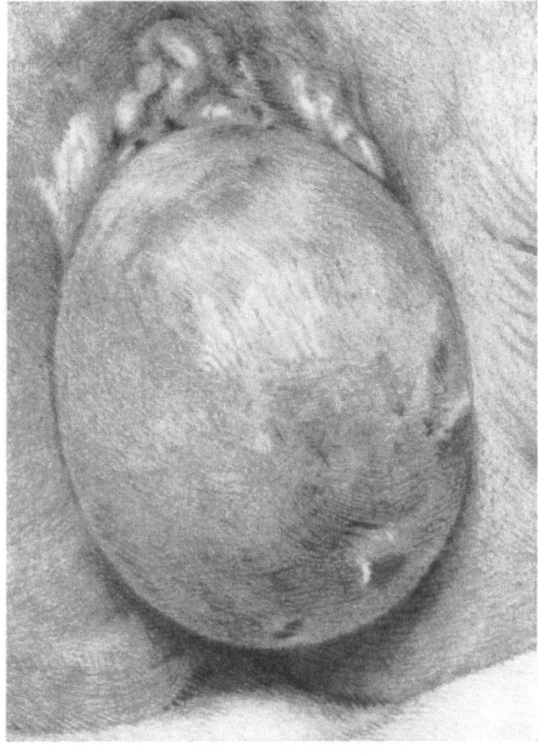

Abb. 13. Kindskopfgroße Cystocele bei 70jähriger Frau, die aus der Vulva heraushängt

Divertikelsteine erreichen in der Regel keine besondere Größe (Abb. 15). Durch die Wände des Divertikels sind dem Wachstum der Steine Grenzen gesetzt, so daß sie unter der Größe von Blasensteinen bleiben (Abb. 16 und 17). Durch die häufigen Entzündungsvorgänge in dem Divertikel kommt es sogar zur Schrumpfung und Verdickung der Divertikelwand, was seinerseits wieder dem Wachstum des Steines größeren Widerstand bietet. Auch hier wird sich die Vergrößerung der Steine dadurch verlangsamen, daß bei Ausfüllung der Höhle nur eine geringe Menge steinbildenden Harnes vorhanden ist (Abb. 18). Das Durchschnittsgewicht von Divertikelsteinen beträgt 10 bis 40 g. Steine über 60 g sind seltene Beobachtungen. Riesensteine in Divertikeln zählen zu den allergrößten Seltenheiten. So beobachtete CLARKE einen Stein von 100 g, GARDINI von 280 g, DAMSKI von 285 g, LION von 230 g, RATHBURN von 300 g, JAY von

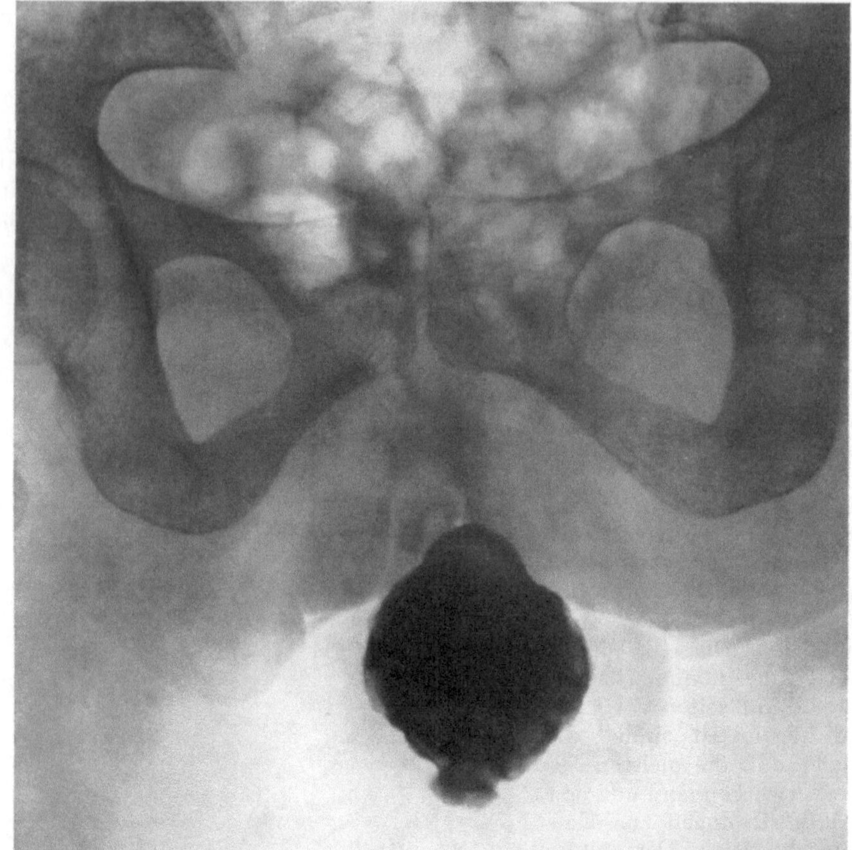

Abb. 14. Der gleiche Fall. Die Röntgenaufnahme zeigt ein Konvolut facettierter Steine in der Cystocele.
Beobachtung von KÖTZSCHE

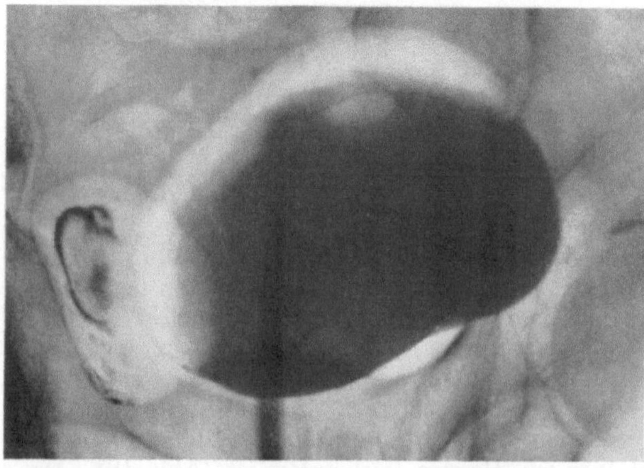

Abb. 15. Röntgenaufnahme eines Divertikelsteins, Blase mit Luft und
Kontrastmittel gefüllt. Eigene Beobachtung

330 g (Oxalatstein), ROSENO von 355 g, VAN WY von 480 g, PFAU einen solchen mit dem ansehnlichen Gewicht von 610 g, Umfang 31,5, Länge 11, Breite 9 und Höhe 7,5 cm. Dieser Divertikelstein (Abbildung 19—22) zeigte außerdem einen kleinen knopfförmigen Auswuchs, der in die Blase hineinragte. Einen noch größeren Divertikelstein beschreibt KELLER. Der Stein war durch die Bauchdecken fühlbar. Er hatte ein Gewicht von 660 g, eine Länge von 18 cm, eine Breite von 12 cm und einen Umfang von 26 cm. Mit einem kleinen fingergliedgroßen Zapfen erstreckte er sich in die Blase hinein (Abb. 23).

γ) Hantelsteinbildungen der Blase

Durch das Einwachsen eines Divertikelsteines in das Blaseninnere können sich hantelförmige Steine entwickeln. Bei diesen seltenen Steinformen handelt es

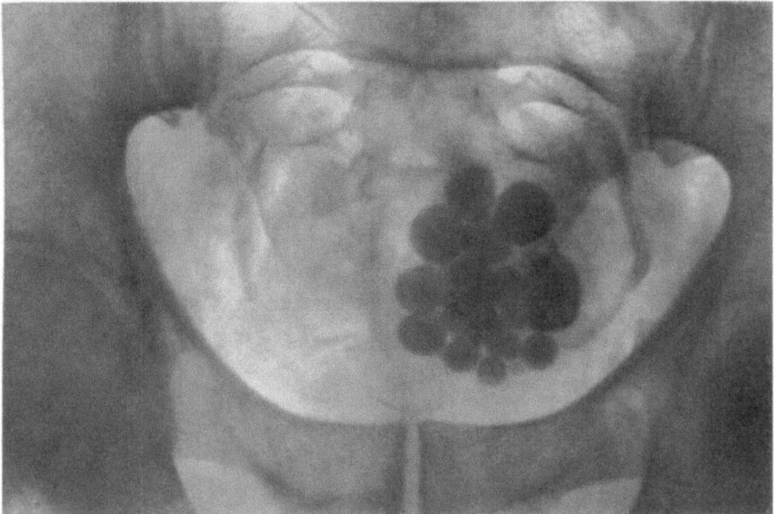

Abb. 16. Röntgenaufnahme zahlreicher runder Blasensteine in einem Blasendivertikel

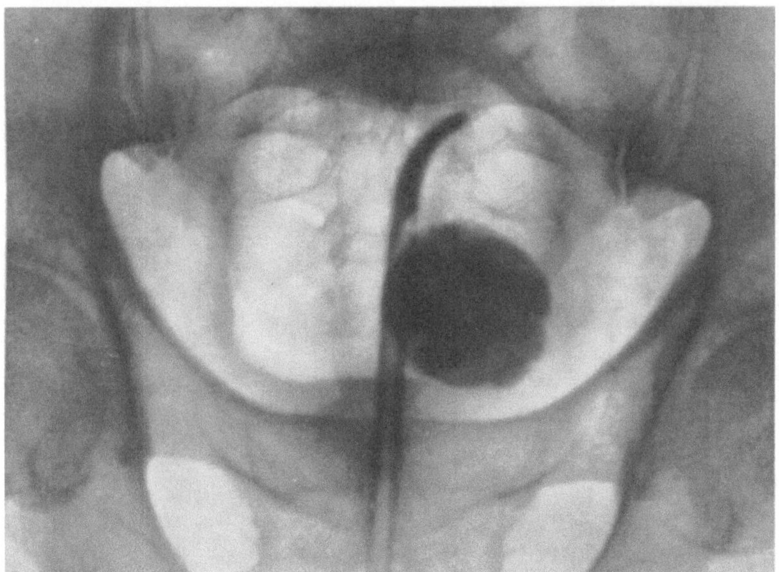

Abb. 17. Der gleiche Fall, Steine 2 Jahre später zu einer Masse zusammengesintert. Eigene Beobachtung

sich um Phosphate bei schwerer ammoniakalischer Cystitis. Schon RINGLEB führt diese Tatsache an. Da der Beginn solcher Hantelsteinbildungen gesetzmäßig in dem extravesicalen Hohlraum infolge örtlich veränderter Verhältnisse des stagnierenden Urins stattfindet, ist das Verhältnis der beiden Hantelsteinhälften zueinander fast stets ungleich. Der extravesicale Anteil übertrifft den intravesicalen um ein beträchtliches.

Äußerlich mit den Steinbildungen in den angeborenen Divertikeln übereinstimmend, aber ganz andere Genese, sind Hantelsteine, die sich bei blasennahen

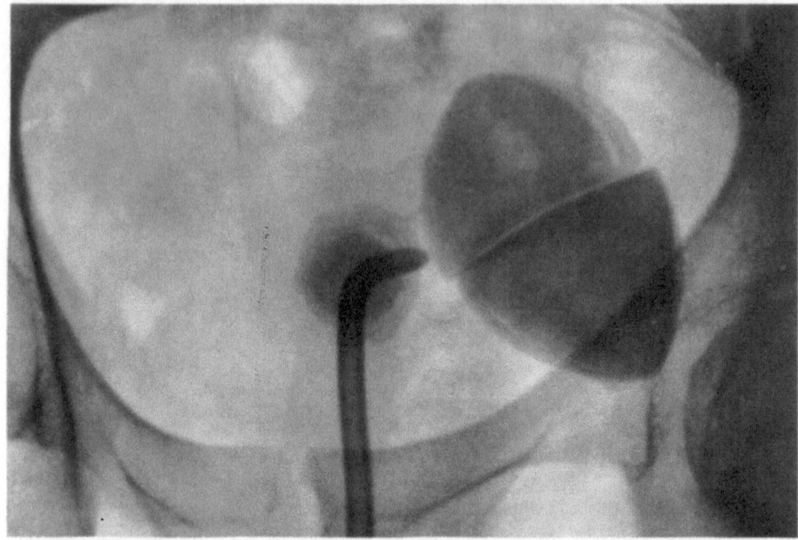

Abb. 18. Divertikelstein mit Gelenkbildung und Blasenstein. Beobachtung von BOSHAMER

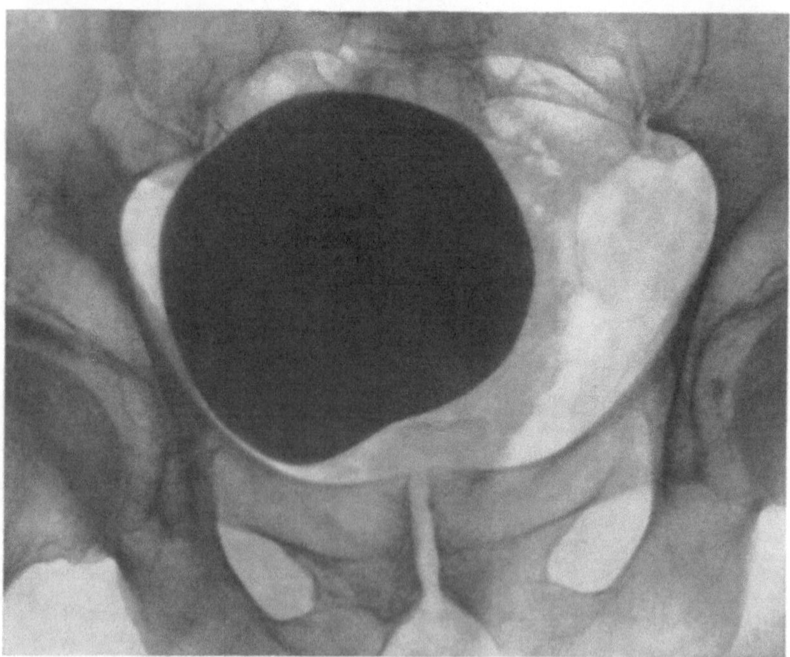

Abb. 19. Beckenübersichtsaufnahme. Übergroßer Divertikelstein

Cysten (Dermoidcyste des Ovariums) nach deren Durchbruch in die Blase mit
bleibender Kommunikation bilden.

Während Divertikelsteine sich stets in einem vom Epithel ausgekleideten
Hohlraum befinden, können sich in Fistelgängen, die von der Blase ausgehen

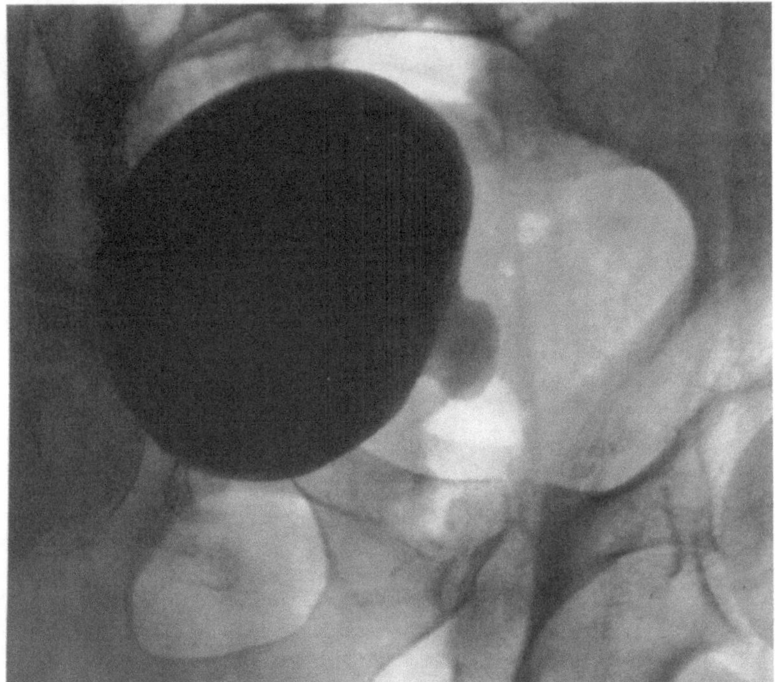

Abb. 20. Derselbe Fall, Aufnahme in Schräglagerung

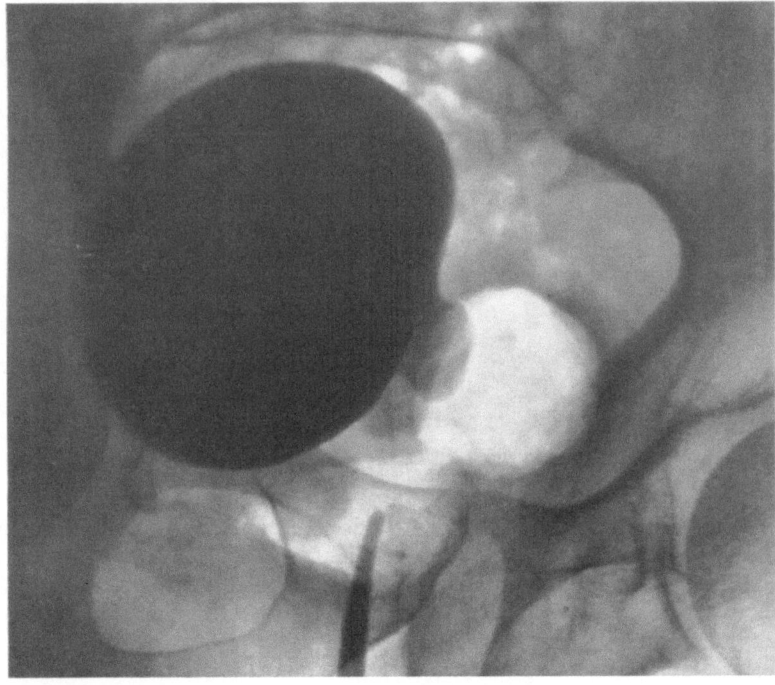

Abb. 21. Der gleiche Fall, Blasenluftfüllung, Aufnahme in rechter Seitenlage, Steinzapfen in Blase hineinragend

(z. B. nach Scheidenfisteloperationen), Steine bilden, die allmählich den Gang ausweiten, zu beträchtlicher Größe auswachsen und auch mit einem pilzförmigen Fortsatz in die Blase hineinreichen (Pseudodivertikelsteine).

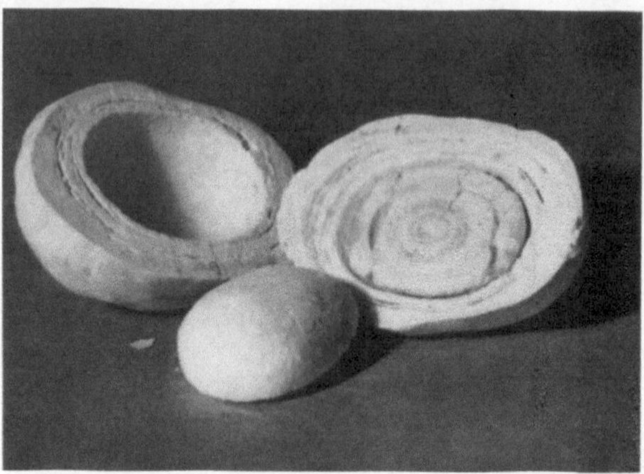

Abb. 22. Der gleiche Fall, Aufnahme nach Durchsägung des Konkrementes, zwiebelschalenartige Anordnung der Schichten. Beobachtung von PFAU [Z. Urol. **45**, 4 (1952)]

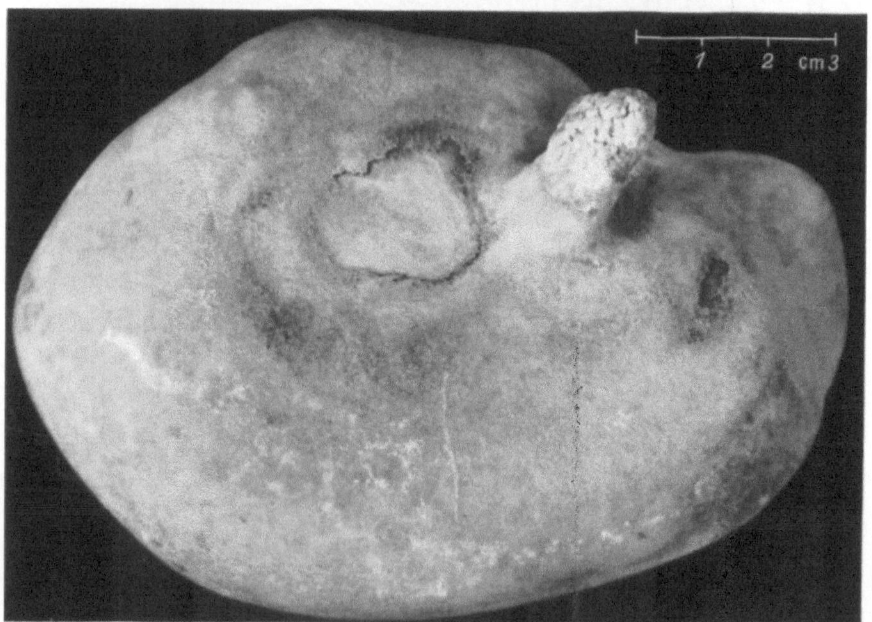

Abb. 23. Riesenblasendivertikelstein mit kleinem Fortsatz in die Blase. Gewicht 660 g, Länge 18 cm, Breite 12 cm, Umfang 26 cm. Beobachtung von KELLER

Eine ganz große Seltenheit stellen Scheiden-Blasen-Hantelsteine dar, die sich um Fremdkörper bilden, die in der Scheide liegen geblieben sind (Pessare usw.). Der Durchbruch des Fremdkörpers in der Scheide erfolgt durch eine allmähliche Druckusur am Blasenboden. Nach Ausbildung einer Blasenscheidenfistel setzt rasch die Inkrustation derartiger Fremdkörper ein.

Eine groteske Steinbildung in der Blase mit Auswüchsen in mehrere Divertikel beobachtete SARAFOFF. Es handelte sich um einen riesigen Blasenausgußstein,

der mit mehreren keulenförmigen bzw. pilzartigen Auswüchsen in entsprechende
Divertikelsäcke eingewachsen war. Drei von diesen Auswüchsen waren 6 cm lang.
Die Steinbildung füllte die Blase und die einzelnen Divertikel so völlig aus, daß
sie wie eingemauert waren. Die operative Entfernung dieses Steingebildes war
technisch sehr schwierig.

δ) Steinbildung in sog. Vorblasen

Den Übergang vom Blasen- zum Harnröhrenstein bildet die Konkrementbildung in der sog. „Vorblase". Anatomisch gehört die Vorblase bereits der Pars
prostatica der Harnröhre an. Funktionell stellt sie aber durch ihre breite Kom-

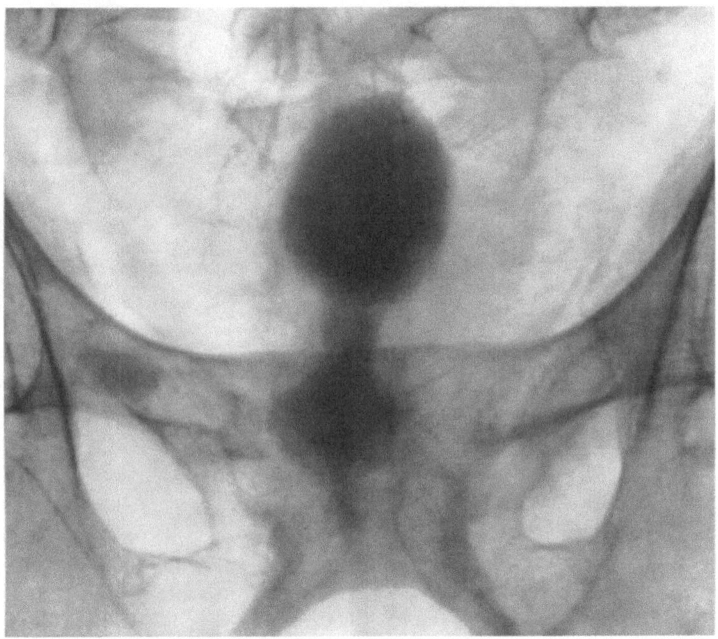

Abb. 24. Hantelsteinbildung zwischen Prostataloge und Blase nach Enucleation eines Prostataadenoms auf
suprapubischem Weg. Beobachtung von ATHANASIADIS, Saloniki

munikation mit der Blase eine Art von Siphonbildung dar. Ihre Entstehung
verdankt sie einerseits entzündlichen Prozessen der Vorsteherdrüse, die nach
Abszedierung und Gewebsverlust zu einem allmählich sich vergrößernden Hohlraum führt, der zuletzt nur noch von der Prostatakapsel begrenzt wird. Andererseits kann sie nach Enucleation von Adenomen als persistierende Prostataloge
bestehen bleiben. In diesem „Schlammfang" können sich alle Abfälle der Blase,
insbesondere Rückstände von entzündlichem Material ansammeln, zusammen-
backen, inkrustieren und den Grundstock zu langsam wachsenden Steinen bilden.
Ein diaphragmaartiger Saum, der sich gelegentlich zwischen Blase und Vorblase
ausprägt, kann das Zurückfallen eines Konkrementes in die Blase verhindern.
Durch Anlagerung von Phosphatmassen kann sich blasenwärts die Steinbildung
vergrößern und zu sog. Pfeifen-, Pilz- und Hantelsteinbildungen führen. Abb. 24
zeigt eine Beobachtung von Athanasiadis einer Vorblasenhantelsteinbildung.
Diese Hantelsteinbildung zwischen Vorblase und Blase hatte sich nach einer
Enucleation eines Prostataadenoms gebildet. Sie bestand aus annähernd zwei

gleichgroßen, keulenförmigen Hälften, die durch einen schmalen Hals, der dem
Blasenausgang entspricht, verbunden waren.

Seit Verwendung von resorbierenden Tampons (Fibrinschwamm, Oxycellulose
usw.) zur Blutstillung der Prostataloge nach Enucleation von Adenomen wurden
Inkrustationen dieser Rückstände in der Prostataloge beobachtet (Abb. 25).
Ich selbst konnte mehrmals in einer derartigen Vorblase ein ganzes Nest
von weichen Steinen, die sich um Reste nicht aufgelöster Tampons gebildet
hatten, feststellen.

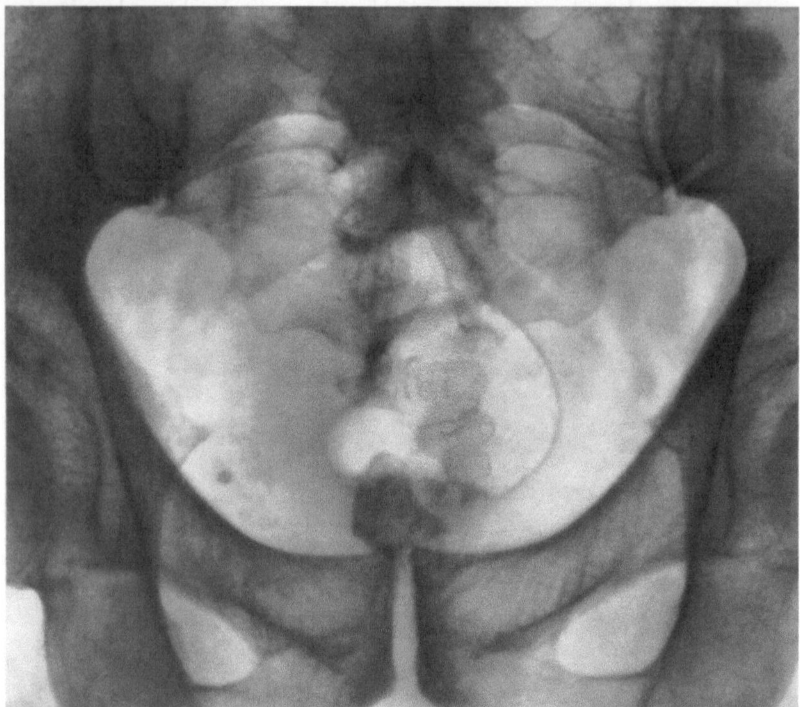

Abb. 25. Inkrustierter, resorbierbarer Tampon in Prostataloge nach Prostataenukleation. Eigene Beobachtung

c) Haftende Blasensteine

Blasensteine, die sich irgendwie mit der Blasenschleimhaut verbinden, sind
außerordentlich selten. So können Inkrustationen aus einer Geschwürsfläche
hervorwachsen und stalaktitenartig in das Blaseninnere hineinragen. GRANDJEAN
erwähnt den Befund korallen- und stalaktitenartiger Phosphatbildungen in und
auf der Blasenwand im Gefolge einer Nephrektomie wegen Tuberkulose.

Auch nach dem Durchbruch eines Dermoides durch die Blasenwand können
sich um Haare, die in das Blaseninnere hineinragen und sich vom Boden der
teratoiden Bildung noch nicht gelöst haben, Inkrustationen bilden und zu größeren
Steinkörpern auswachsen.

Es kommt auch vor, daß sich Harnsteine um wandständige Seidenfäden oder
um durchgespießte Fremdkörper entwickeln. So konnte ich bei einem Kriegsgefangenen anläßlich einer Blasenspiegelung am Blasendach in der Mittellinie
eine von vorne nach hinten sich erstreckende Kette erbsengroßer Phosphatbildungen beobachten, die sich um durchgreifende Seidennähte nach einer
Operation einer Blasenverletzung gebildet hatten.

d) Spontanzerfall von Blasensteinen

Während ihres langen Aufenthaltes in der Blase lassen sich bei Blasensteinen oft Veränderungen ihres inneren Gefüges feststellen.

Bestehen ihre Kerne statt aus Steinmaterial aus organischen Substanzen, Blutgerinnsel, Fibrinbatzen, nekrotischem Gewebe, Bakterienklumpen od. dgl., so kann es bei Einschrumpfung dieser Gebilde zu Hohlräumen kommen. Eine derartige Beobachtung wurde von ROTHE als Seltenheit bei einem eigroßen, weichen, elastischen Blasenstein erwähnt, der konzentrische Schichten von Eiweiß und Ammoniummagnesiumphosphat aufwies und im Zentrum ein pflaumengroßes Lumen enthielt.

Andererseits können Blasensteine an Grenzschichten verschiedener organischer Verbindungen schalenförmige Abblätterungen aufweisen, so daß an Defektstellen derartiger Steine tiefergelegenes, andersfarbiges Material zutage tritt.

Das spontane Zerplatzen von Blasensteinen in einzelne Bruchstücke mit scharfen Kanten ist verhältnismäßig selten. Ein derartiger Selbstzerfall von Blasensteinen vollzieht sich nicht schichtweise, sondern erfolgt senkrecht zu dem Schichtverlauf des Steinmaterials.

Ich konnte mehrmals derartige Befunde erheben und in allen meinen Beobachtungen mit dem Cystoskop den oben beschriebenen Steinzerfall in der Blase nachweisen und

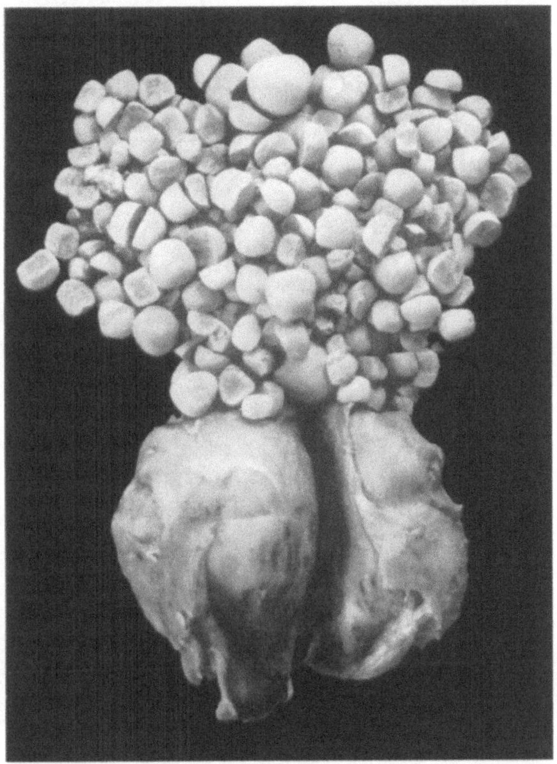

Abb. 26. Enukleiertes Prostataadenom mit zahlreichen Blasensteinen, zum größten Teil spontan in der Blase zerfallen. Eigene Beobachtung

der Blase nachweisen und später nach operativer Eröffnung der Blase bestätigen (Abb. 26). In zwei Fällen handelte es sich um hunderte von kleinen, stecknadelkopf- bis erbsengroßen Steinen, die fast alle bereits in der Blase zerbrochen waren (Abb. 27—29). Ich betone diese Tatsache deshalb noch einmal, weil Beobachtungen vorliegen, daß das Steinmaterial der Blase nachträglich in Sammlungen infolge Austrocknung in kleine Stücke zerfallen war.

Eine eindeutige Erklärung dieses Phänomens der Spontanzertrümmerung von Blasensteinen ist bis heute noch nicht gegeben. Die älteren Anschauungen darüber dürften heute kaum mehr überzeugen. So glaubte v. FRISCH, daß der Wachstumsdruck der in die Risse eingedrungenen Bakterien wirksam sei; ältere Autoren (HELLER, SOUTHAM) haben an plötzliche Gasentwicklung durch Harnstoffzersetzung gedacht. ORTH hat eine Quellung, LEROY und D'ETOILLES dagegen eine Austrocknung des Kernes angenommen, also Veränderungen des kolloiden Materials. NAKANO erklärte die Entstehung der Steinrisse durch Pseudo-

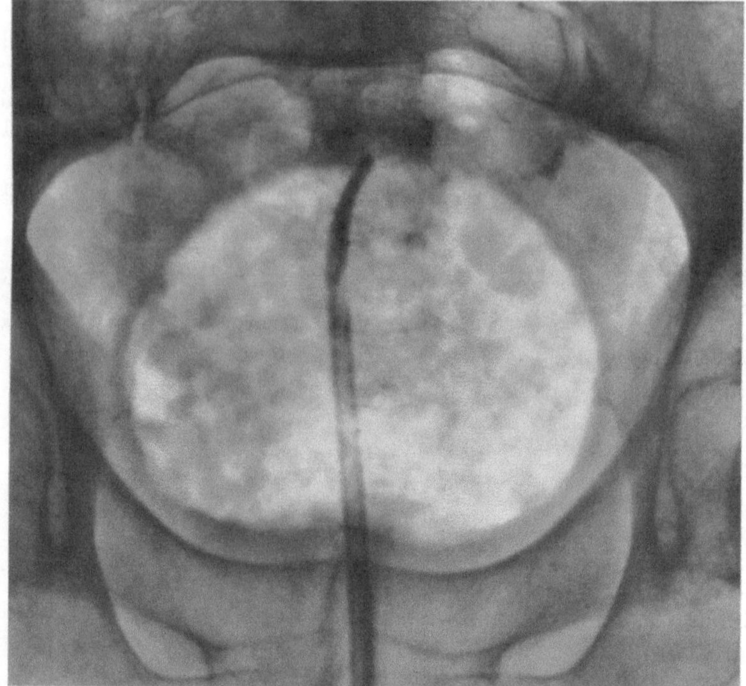

Abb. 27

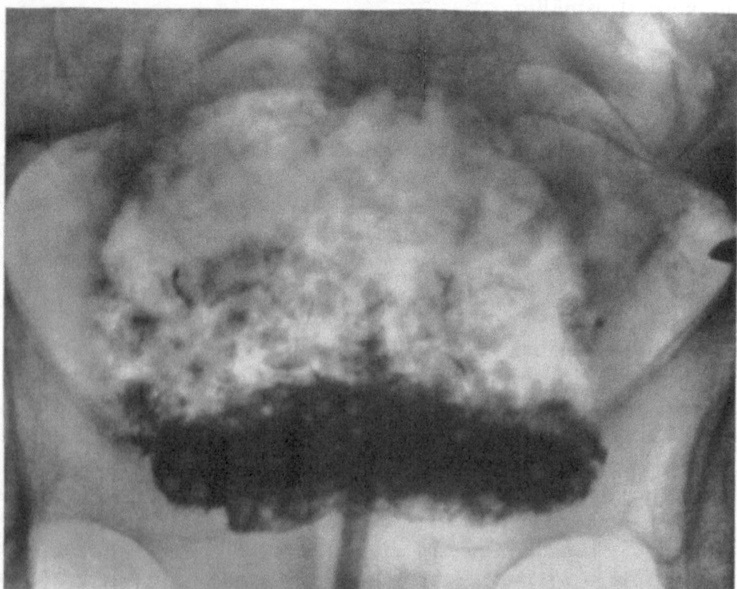

Abb. 28

Abb. 27 u. 28. Röntgenaufnahme zahlloser, größtenteils spontan zerfallener Blasensteine im Liegen und Stehen, Luftfüllung der Blase. Eigene Beobachtung

morphose, da die Spalträume häufig von neu eingetretenen Massen ausgefüllt werden. Auch eine schnelle Änderung der Kohäsion wurde von Nakano in

Betracht gezogen. Im Prinzip ist das Eiweißgerüst der Blasensteine für proteo-
lytische Fermente, die im Harn enthalten sind, aber auch von Leukocyten und
Bakterien geliefert werden können, angreifbar. Eine derartige Veränderung im
Steininnern ist aber bisher noch nicht nachgewiesen worden. ORTH und ULTZ-
MANN haben den Bakterien eine einleitende Wirkung für die Entstehung der
Spalten zugeschrieben, die man vielleicht als eine enzymatische auffassen darf.
KAPSAMER erklärt die Zertrümmerung in Annäherung an die alte Auffassung von
CIVIALE durch kräftige Kontraktion der Blasenwand. Dieser mechanischen
Theorie stehen Ansichten (ALZINGER) gegenüber, die einen chemischen Umwand-
lungsprozeß der Steinsubstanz durch Änderung der Harnsekretion annehmen.

Auf Grund neuer wissenschaftlicher
Erkenntnisse nehmen WILDBOLZ und
KOHLSCHÜTT an, daß die Voraussetzung für den Spontanzerfall von
Blasensteinen schon in dem inneren
Gefüge des Steines gegeben ist. Sie
machen die hohe Dispersität der Harnsäure, die Einlagerung kolloidaler Substanzen, den konzentrisch schaligen
Aufbau des Steines und seine Unterteilung in dünne Zwischenschichten
verantwortlich. Beim Altern der
Steine soll es zu einer Abnahme der
Dispersität und Volumenverbindung
der kolloidalen Substanzen kommen,
wodurch radiale und tangentiale
Spannungen mit Rißbildung zustande
kommen.

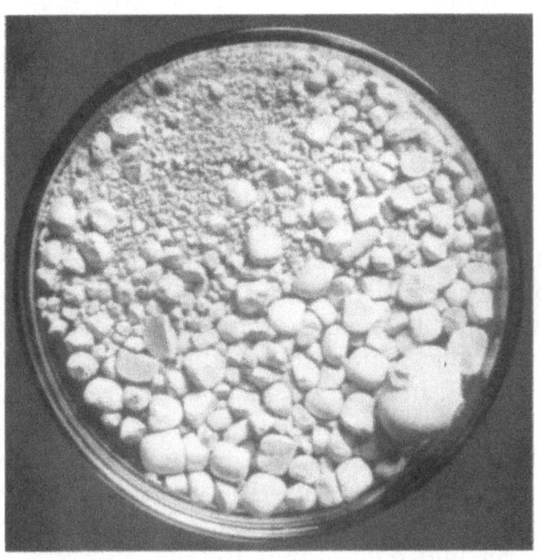

Abb. 29. Steinansammlung in der Blase, fast sämtliche
spontan zerfallen. Am größten Stein Aufbruch aus dem
Innern zu erkennen. Eigene Beobachtung

Viel überzeugender sind die Erklärungen des Spontanzerfalles der
Blasensteine, die SCHADE gibt, indem
er seine Überlegungen und Beobachtungen aus den Gesetzen der Kristallbildung
schöpft. SCHADE weist darauf hin, daß im Innern auch der scheinbar fertigen
Blasenkonkremente fortwährend weitere Umbildungen vor sich gehen. Im Verein
mit der Diffusion sind es vor allem die Kristallisationskräfte, die ständig bestrebt
sind, die jeweils instabilen Kristalle in stabile Kristallformen überzuführen.
SCHADES Schüler HÄBLER beschreibt diesen Vorgang folgendermaßen:

„Die Aufzehrung der kleineren Kristalle bzw. der unbeständigeren Kristallformen durch
die großen und auch ihrer Form nach unbeständigsten Kristalle geht immer weiter. Einige
wenige der ältesten, d.h. der nahe der Steinmitte gelegenen Kristalle gewinnen zunehmend
mehr die Vorhand. Das ursprüngliche Steinzentrum geht dabei seiner Rolle als Ausgangspunkt
der Radiärstrahlung verlustig.“

Bei Nachprüfung dieser Beobachtung, die ich zusammen mit ZIEGENSPECK
durchführte, konnten wir die gleichen Feststellungen an Dünnschliffen von Harnsäuresteinen machen und auch hier das Wolfgang Ostwaldsche Gesetz bei der
Kristallbildung bestätigen.

e) Folgen der Blasensteine

Blasensteine können gelegentlich lange und ohne auffällige Folgen in der
Blase verweilen. Dies gilt selbst für große Steine, wenn eine Infektion ausbleibt.
Im allgemeinen erzeugt aber der chronische Reiz der Blasensteine im Laufe der
Zeit Schleimhautverdickungen und durch Umwandlung des Übergangsepithels

zu mehrschichtigem Plattenepithel Leukoplakien. Kommt es zu Epithelverlust, so können sich örtliche, geschwürige Wandveränderungen entwickeln, die durch Granulationsbildungen zu Sickerblutungen Veranlassung geben und mit Schwielen der Blasenwand ausheilen können. Auch die tiefen Schichten der Blasenwand sind bei größeren Steinbildungen mehr oder weniger mit betroffen. Die Muskulatur kann durch ständigen starken Kontraktionsreiz hypertrophieren. Bedeutet ein Stein vor dem Blasenausgang ein ständiges Entleerungshindernis für den Blaseninhalt, so kann auch eine Dilatation der Blase bis zum bindegewebigen Ersatz der contractilen Elemente auftreten. Sehr große Steine bedeuten allein schon für die oberen Harnwege eine ähnliche Gefahr wie ein peripheres Harnabflußhindernis. Selten ist eine an die Blasenwandveränderung hinzutretende Pericystitis. Das ganze pathologisch-anatomische Bild ändert sich aber schlagartig, wenn eine Infektion hinzutritt. Bei einer Cystitis calculosa sehen wir alle Stadien der Entzündungen. Das Ende eines derartig chronischen Prozesses bedeutet dann die entzündliche Schrumpfblase. In fortgeschrittenen Fällen kommt es durch Aszension der Infektion in die oberen Harnwege zu Pyelonephritis bzw. Pyonephrose.

Besonders bei Blasendivertikeln mit Steinbildung schafft der Resturin im Divertikelsack eine hochgradige Neigung zur Blaseninfektion, die ihrerseits wieder als Schrittmacherin für eine aufsteigende Infektion der oberen Harnwege in Frage kommt. Dies um so mehr, als das Blasendivertikel, besonders, wenn es in der Nähe der Harnleitermündung liegt, häufig auf den Harnleiter drückt und die Stauung in dem zugehörigen Nierenhohlsystem begünstigt.

Örtliche Komplikationen können dadurch auftreten, daß sich durch Druck des Steines an der Blasenwand Geschwüre bilden, die sogar unter Durchwanderung zu einer Pericystitis und Absceßbildung in der Blasennachbarschaft führen können. Es sind sogar Austritte von Steinen beobachtet worden, so in den Mastdarm und das Cavum Retzii.

Das Vorkommen von Steinen in Blasendivertikeln kann zu erheblichen Komplikationen führen. Durch Drucknekrose können sich die Steine nach außen entleeren, wobei die Perforation in die Blase selbst erfolgen kann. Lion schildert einen Fall, bei dem ein Divertikelstein die Divertikel- und Blasenwand an 2 Stellen durchbrochen hatte, was durch Cystoskopie festgestellt werden konnte. In ungünstigen Fällen erfolgt der Durchbruch in die Bauchhöhle mit anschließender tödlicher Peritonitis. Im günstigen Falle entsteht ein perivesicaler Absceß, der sich nach außen entleeren und dann wieder abheilen kann oder zu einer Dauerfistel führt.

Bei der Entwicklung eines Blasenkrebses mögen gelegentlich chronische Entzündungen mit Geschwürsbildung und Epithelmetaplasie wie Leukoplakie eine Rolle spielen. Doch darf bei Vergesellschaftung von Blasensteinen mit Krebs nicht vergessen werden, daß die mit dem Krebs zusammenhängenden Entzündungsvorgänge auch ihrerseits wieder die Steinbildung unterstützen können.

f) Statistische Angaben

α) Geographische Verbreitung von Blasensteinen

Es ist schwierig, statistische Betrachtungen über die regionäre Verteilung von Blasensteinen zu machen. Alle bisherigen Veröffentlichungen sind zu unterschiedlich, beruhen auf den verschiedensten Voraussetzungen und sind zeitgebunden, so daß sich hinsichtlich der Genese der Blasensteinbildung keine verwertbaren Schlüsse ziehen lassen. Aus der Häufung von Blasensteinvorkommen in bestimmten Lebensräumen glaubte man früher klimatische und biologische Einflüsse für die Blasensteinbildung verantwortlich machen zu müssen. Auch nahm man an, daß bestimmte Rassen für die Steinbildung besonders veranlagt seien. Eingehende Nachprüfungen ließen aber keine gesetzmäßigen Beziehungen zwischen Bodenbeschaffenheit, Klima und den örtlich gehäuften Blasensteinvorkommen erkennen. Gegen solche Zusammenhänge spricht schon allein die Tatsache, daß in Gegenden, wo ehedem Steinendemien beschrieben wurden, heute Blasensteine fast gar nicht mehr zur Beobachtung kommen, trotzdem die klimatischen und geographischen Verhältnisse die gleichen geblieben sind. Als Beispiel sei nur angeführt, daß bis ins 18. Jahrhundert in ganz Mitteleuropa das Blasensteinleiden weit verbreitet war und geradezu eine Volkskrankheit darstellte. Um sich der vielen Blasensteinleidenden annehmen zu können, wurden in manchen Städten eigene Hospitäler für Blasensteinträger eingerichtet. So beispielsweise im 16. Jahrhundert in Augsburg. Eine eigene Gilde von Steinschneidern zog durch die Lande um die vielen Steinkranken auf blutigem Wege von ihrem Leiden zu befreien. Heute ist in ganz Mitteleuropa das Blasensteinleiden zur Seltenheit geworden, ja in Gegenden, wo es früher endemisch war, fast verschwunden. Als Ursache dieser Abnahme der Blasensteinkrankheit im mitteleuropäischen Raume muß man wohl die unverkennbare Verbesserung der sozialen Lebensbedingungen annehmen, wobei die veränderte Ernährungsweise die größte Rolle spielt. Damit stimmt auch überein, daß in einzelnen Randgebieten Europas, wo die Volksernährung noch mangelhaft ist, heute noch das Blasensteinleiden gehäuft auftritt. Namentlich Kinder der ärmeren Bevölkerung sind davon betroffen, während Kinder wohlhabenderer Eltern vom Blasenstein fast ganz verschont werden. Hierbei dürfte weniger die Einseitigkeit der Ernährung im Sinne einer vorwiegenden animalischen oder vegetarischen Kost eine Rolle spielen — denn Blasensteinendemien finden sich sowohl bei Völkern mit fast rein tierischer wie bei solchen mit fast rein pflanzlicher Ernährung — als die unzweckmäßige Zubereitung der Nahrung (Mangel an Vitamin A).

Da also sekundäre Veränderungen, soziale Umschichtung der Bevölkerung Kriegsgeschehen und Notzeiten die Häufigkeit des Auftretens von Blasensteinen beeinflussen, können Statistiken über geographische Verteilung von Blasensteinen immer nur das Bild eines bestimmten Zeitabschnittes abgeben. Verwertbare Schlüsse lassen sich aber nur dann daraus ziehen, wenn die Untersuchungen auf internationaler Basis, unter gleichen Voraussetzungen und an einem großen Krankengut vorgenommen werden.

β) Statistische Angaben über regionäre Verbreitung der Blasensteine

Auch heute noch ist die Verbreitung von Blasensteinen in den verschiedenen Gegenden der Welt sehr unterschiedlich. In Europa und Nordamerika sind Blasensteine nicht sehr verbreitet. Hier sind Steinbildungen in den oberen Harnwegen viel häufiger.

Der Prozentsatz der Blasensteine gegenüber dem übrigen Steinvorkommen betrug nach TEPOSU, DANICICO und BRUDA (1918) 50% in Rumänien, nach THOMPSON (1921) 84,8% in Canton, nach RAČIĆ (1931) 52,8% in Dalmatien, andererseits berichtet LETT (1936) 19,8% in Lewisham (England) und DEGE (1938) 13,1% in Jena (Deutschland). INADA, MIYAZAKI, OMORI, NIHIRA, HINO (1954) 20,7% in Japan.

γ) Einfluß von Geschlecht und Alter

Wie übereinstimmend alle Statistiken zeigen, sind die Blasensteine bei Männern sehr viel häufiger als bei Frauen. Nach großen Statistiken (EGYEDI, LATZKO,

Gruber, Prentis, Christol, Greene) beträgt die Zahl der befallenen Frauen
3—4%. Thompson fand unter 1007 Blasensteinträgern nur 14 Frauen, Lower
unter 157 Fällen 9 Frauen, Bibus unter 333 Fällen 33 Frauen, Wishard und
Nourse unter 242 Fällen 17 Frauen.

Bei den in weiblichen Blasen beobachteten Steinbildungen handelt es sich
vornehmlich um Fremdkörpersteine oder um infektiöse Steine, die sich auf dem
Boden schwerer Blasenentzündungen (Schrumpfblase), inkrustierten Geschwüren
(Radiumschaden), in Cystocelen älterer Frauen mit stagnierendem Urin sowie in
Divertikeln, auch falschen Divertikeln nach Fisteloperationen und eitrigen Durch-
brüchen bilden.

Reine Harnsteinbildungen dagegen kommen in der weiblichen Blase nur selten
vor, da Nieren- und Harnleitersteine, die unter Koliken in die Blase einwandern,

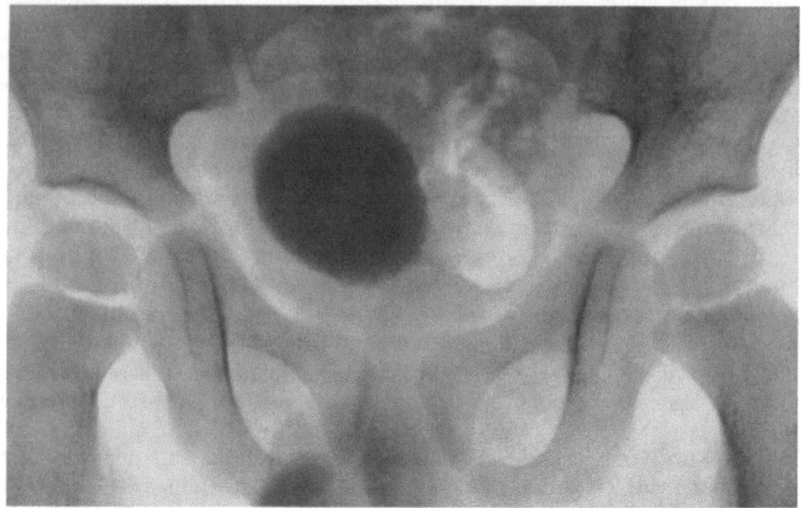

Abb. 30. Beckenübersichtsaufnahme, großer kindlicher Blasenausgußstein. Eigene Beobachtung

durch die einfachen anatomischen Verhältnisse am Blasenauslaß und durch die
kurze, sehr dehnbare Harnröhre nicht zurückgehalten werden. Kommt es trotzdem zu einer Steinbildung in der Blase, so liegt diesem Ereignis oftmals eine Harnretention als Folge einer gynäkologischen Operation zugrunde (Prolapsoperation,
Interposition, Radikaloperation usw.). Chwalla beobachtete unter 13 Blasen-
steinträgerinnen 52%, die eine gynäkologische Operation durchgemacht hatten.
Bei derartigen Steinbildungen stehen die Harnsäurekonkremente an erster
Stelle. Weber beobachtete folgendes Prozentverhältnis: 50% Urate, 25%
Oxalate, 15% Phosphate und 10% gemischte Steine.

Blasensteine bei Kindern werden in etwa 75% der Fälle bei männlichem
Geschlecht beobachtet, da bei Knaben die Abflußhindernisse häufiger sind als bei
Mädchen. Bei Kindern entwickeln sich die Blasensteine in der Mehrzahl der Fälle
aus abwandernden Nieren-Uretersteinen. Sie bestehen häufig aus reiner Harnsäure oder enthalten oft Harnsäurekerne, die von einem Mantel aus Oxalaten
(bei saurem Urin) oder Phosphaten (bei infiziertem Urin) umgeben sind. Selten
bilden sich die Steine primär in der Blase aus Phosphatinkrustationen um eingeführte Fremdkörper (Nadeln, Haarspangen, Pflanzenhalme, Wachsstücke usw.).
Auch bei Kindern können die Blasensteine — meist handelt es sich um Einzelsteine — erhebliche Größe erreichen (Abb. 30 und 31).

Über das Auftreten von Blasensteinen je nach dem Alter der Kranken bestehen sehr unterschiedliche Angaben, wobei offenbar geographische Faktoren eine große Rolle spielen. Da, wo das Blasensteinleiden endemisch auftritt, übersteigt die Zahl der Jugendlichen und Kinder bis zum Säugling diejenigen der Erwachsenen und zwar betrifft es oft auffallend die Kinder der ärmeren Bevölkerung. CALK gibt an, daß in Nordamerika die Mehrzahl der Blasensteinträger 40—70 Jahre alt war. Nach HERBUT beträgt das Steinvorkommen in der Blase bei Kindern in Nordamerika etwa 2%, in China 25%. RAČIĆ gibt für Dalmatien bei Kindern 73,7% an, während CHWALLA in Wien in 16 Jahren nie ein blasensteinkrankes Kind sah. BARNEY berichtet (1919) aus England von nur 0,9% Blasensteinen bei Kindern unter 10 Jahren, dagegen 60% zwischen 50 und 80 Jahren. In Japan war nach INADA u. a. das Vorkommen von Blasensteinen bei Kindern etwas

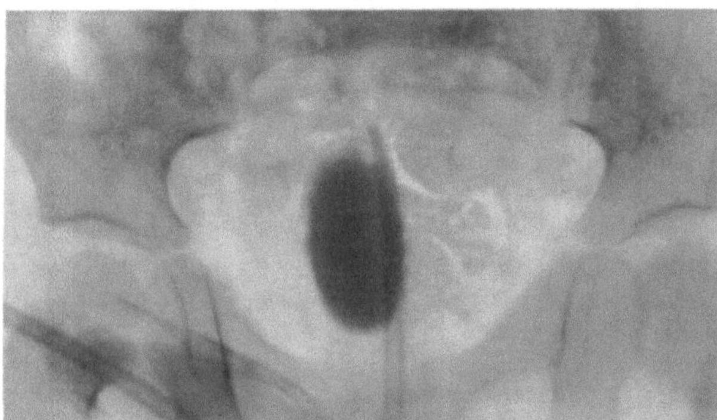

Abb. 31. Beckenübersichtsaufnahme, ovalärer Stein in kindlicher Blase. Eigene Beobachtung

höher als in Amerika und England, aber weitaus geringer als in den sog. Steingebieten, wo sie endemisch vorkommen. Sie beobachteten am häufigsten Blasensteine im 6. Lebensjahrzehnt.

Was die prozentuale Verteilung der Harnsteine in den einzelnen Abschnitten der Harnwege anbelangt, so ergeben statistische Untersuchungen an erster Stelle Harnleitersteine, darnach kommen der Reihe nach Blasen-, Nieren-, Harnröhren- und Prostatasteine. Nach einer Untersuchung von INADA u. a. aus dem Jahre 1954 wurden in Japan folgende Zahlen gefunden: Harnleitersteine 45,1%, Nierensteine 27,2%, Blasensteine 20,8%, Harnröhrensteine 4,7% und Prostatasteine 2,2%.

IV. Symptome und klinisches Bild

Das klinische Bild des Blasensteinleidens gestaltet sich sehr verschieden, je nachdem die Steine in aseptischen Harnwegen zur Entwicklung kommen oder sich, begleitet von einer Cystitis, in einer bereits pathologisch veränderten Blase befinden.

Nach dem klinischen Verlauf kann man 4 Stadien unterscheiden:
1. Stadium der Symptomlosigkeit.
2. Stadium der aseptischen Blasenreizung.
3. Stadium der Begleitcystitis.
4. Endstadium mit aufsteigender Infektion (Urosepsis).

1. Stadium: Anfangsstadium

Die Dauer der Symptomlosigkeit des Blasensteinleidens ist sehr unterschiedlich. Bei aseptischen Verhältnissen können Steine bisweilen ein, ja mehrere Jahre vollkommen symptomlos in der Blase verweilen, wobei Beweglichkeit, Größe und Oberfläche des Steines eine Rolle spielen. Steine mit glatter Oberfläche treten im allgemeinen später in Erscheinung als solche mit rauher, kristalliner oder stacheliger Oberfläche.

Verfasser beobachtete einen großen Oxalatstein mit einem Längsdurchmesser von 5 cm, der, ohne den Kranken im geringsten zu belästigen, mehrere Jahre in der Blase gelegen haben mußte und erst durch Auftreten einer akuten Cystitis als Zufallsbefund entdeckt wurde. Abb. 7 zeigt diesen Stein mit einem dünnen, weißlichen Phosphatbelag zwischen den groben, schwarzen Stacheln.

2. Stadium: Fortgeschrittenes Stadium

Meistens rufen aber Blasensteine schon frühzeitig sehr charakteristisch subjektive und objektive Symptome hervor. Jeder frei in der Blase liegende Stein ist ein Fremdkörper, der sich stets am tiefsten Punkt der Blase, beim Stehen dem sehr empfindlichen Blasenboden und im Liegen der unteren hinteren Blasenwand anlegt. Durch seinen ständigen Lagewechsel kommt es durch Hyperämie zu einem Reiz der Blasenschleimhaut, wodurch ein günstiger Boden für Blutungen und Infektionen geschaffen wird. Die klassischen Symptome, die durch die Reizung der Blasenschleimhaut hervorgerufen werden, sind Schmerzen, Störungen der Harnentleerung und Harnblutungen. Das Gemeinsame dieser Symptome ist ihre Steigerung bei stärkeren körperlichen Bewegungen und ihr Abklingen bzw. Verschwinden während der Ruhe, insbesondere der Nacht.

a) Schmerzen

Die vom Blasenstein erzeugten Schmerzen beschränken sich nicht auf die Blase allein, sondern strahlen nach dem Damm, dem Mastdarm und sehr typisch in die Eichel aus. Dieser Schmerz tritt nicht nur bei der Harnentleerung, sondern auch bei Erschütterungen auf und wird vom Kranken so deutlich an dieser Stelle empfunden, daß er eine wunde Stelle an der Penisspitze vermutet. Brüske Bewegungen, Reiten, Springen, Treppabgehen, lösen die Schmerzen in erhöhtem Maße aus. Blasensteinkranke haben oft einen eigentümlichen Gang. Sie gehen wie auf „Eiern" um jedes feste Auftreten und jede rasche Bewegung zu vermeiden. Auch beim Niedersitzen fangen sie durch Aufstützen der Hände sozusagen ihre Schmerzen in der Blasengegend ab.

b) Miktionsbeschwerden

Störungen der Harnentleerung, die durch Blasensteine ausgelöst werden, zeigen meist ein sehr charakteristisches Bild. Wird ein mittelgroßer Stein während einer Blasenentleerung durch die konzentrisch wirkende Kraft des Detrusors gegen den Blasenauslaß verlagert, so kommt es zu Unregelmäßigkeit der Harnentleerung. Der Harnstrahl verliert seine Kraft und seinen bogenförmigen Verlauf. Die Kontinuität des Strahles kann gegen Ende der Miktion durch das wiederholte Anschlagen des Steines gegen die Blasenöffnung stakkatoartige Unterbrechungen erleiden. Handelt es sich um einen kleinen Stein, so kann er sich, wenn die Harnentleerung im Stehen erfolgt, ventilartig am Blasenausgang einklemmen und den Harnstrahl plötzlich unterbrechen. Dieser Vorgang ist mit einem heftigen, schneidenden Schmerz, der gegen die Eichel oder den Mastdarm ausstrahlt, begleitet. Durch Lageänderung versuchen die Kranken die Steineinklemmung zu lösen, um den Strahl wieder in Gang zu bringen. Gelingt es ihnen, so kann die Harnentleerung unter Beibehaltung der Seitenlage zu Ende geführt werden.

Manche Steinkranke ziehen daher die Urinentleerung im Liegen einer solchen im Stehen vor. Gelegentlich führt eine Steineinklemmung im Blasenausgang zu einer Harnverhaltung, die dann durch Zurückstoßen des Steines in die Blase mit einem Metallbougie beseitigt werden muß. Auch unwillkürlicher Urinabgang, der bis zum ständigen Harnträufeln führen kann, kommt in solchen Fällen vor, wenn der Stein mit einem Anteil in die hintere Harnröhre reicht und den Blasenverschluß unmöglich macht. Bei Kindern kann eine Blaseninkontinenz als erste Erscheinung eines Blasensteines unter dem Bilde einer Enuresis nocturna verlaufen.

c) Hämaturie

Die Harnblutungen sind die Folgen kleinster Verletzungen der hyperämischen Blasenschleimhaut, die durch das Scheuern der Blasensteine hervorgerufen werden. Auch für sie ist es charakteristisch, daß sie sich bei Körperbewegung steigern und bei Ruhelage, besonders nachts, verschwinden. Oft handelt es sich um Mikrohämaturien, ein andermal auch um sichtbare Blutungen, die sich gegen Ende der Harnentleerung verstärken. Massive Blutungen, wie sie bei einem Tumor vorkommen, sowie das Auftreten von Blutgerinnseln fehlen im allgemeinen bei Blasensteinen. Hämaturien, die nach körperlichen Bewegungen auftreten, sind oft das erste Zeichen eines Blasensteinleidens.

d) Andere Störungen

Blasensteine lösen auch gelegentlich schmerzhafte Erektionen aus, die sich bis zum Priapismus steigern können.

Einen ungewöhnlichen Fall einer Störung durch einen Riesenstein in einem Divertikel, der bereits vorher erwähnt wurde, hat PFAU beschrieben. Infolge seiner Größe und der dadurch bedingten Raumverdrängung im kleinen Becken mit Kompression des Mastdarmes, hatte der Kranke größte Schwierigkeiten bei der Stuhlentleerung und außerdem zeigten sich Drucksymptome von seiten des N. ischiadicus.

3. Stadium: Stadium der Infektion

Durch die ständigen Kongestionen und oberflächlichen Läsionen der Blasenschleimhaut infolge Scheuern der Steine sowie durch Unregelmäßigkeiten der Harnentleerung wird der Boden für das Auftreten einer Begleitcystitis geschaffen. Diese entwickelt sich entweder ganz allmählich oder auch schlagartig. Ursachen hierfür sind Erkältungen, Anstrengungen, Katheterungen, Stauungen, Erschütterungen usw. Damit ändert sich das klinische Bild von Grund auf, denn die Begleitcystitis und ihre Folgen bedeuten für den Kranken eine ernste Gefahr. Zu den geschilderten Steinsymptomen treten jetzt die Erscheinungen einer Blaseninfektion hinzu. Die Schnelligkeit der Steinentwicklung nimmt zu und die Beschwerden der Kranken verstärken sich. Die Dysurie wird zur Strangurie. Unter starken Schmerzen und durch heftige Wirkung der Bauchpresse wird jedes Urinieren zur Qual.

Ich habe Kranke gesehen, die mit kurzen Unterbrechungen Tag und Nacht tropfenweise Urin unter qualvollen Schmerzen entleerten. Ich habe Kinder mit Steinen beobachtet, die bei jeder Miktion im Bett hochsprangen, sich vor Schmerzen krümmten und unter starkem Ziehen am Glied Harn entleerten. Rüsselartige Verlängerung des Präputiums sind bei steinkranken Kindern gelegentlich beobachtet worden. Durch die ständigen qualvollen Tenesmen kommt es zur Bildung von Hämorrhoiden, Mastdarmvorfall, Erweiterung der Leistenkanäle und Auftreten von Leistenbrüchen.

Auch die Hämaturie, die bei einer einfachen Blasenreizung nur ein Symptom darstellt, gewinnt bei einem Blasensteinleiden mit einer Begleitcystitis an Bedeutung. Der ständige Aderlaß schwächt die Kranken und vermindert ihre Abwehrkraft gegen die toxische Schädigung der Blaseninfektion. Schließlich entleeren die Steinkranken nur noch aus einer starrwandigen Schrumpfblase eine mit Eiter durchmischte, stinkende, jauchige, bräunliche Brühe, die man kaum mehr Urin nennen kann. Durch die Vergesellschaftung von Stein und Blasenentzündung stellt sich ein richtiger Circulus vitiosus ein. Der Stein unterhält die Cystitis und der infizierte ammoniakalische Urin fördert das Wachstum des Steines.

4. Stadium: Endstadium

Unter der Einwirkung des Steines wird die Blaseninfektion nicht nur immer häufiger, sie dehnt sich auch unvermeidlich auf die rückwärtigen Harnwege bis zu den Nieren aus, wenn der Stein nicht rechtzeitig entfernt wird. Durch aufsteigende Infektion kommt es zu einer doppelseitigen eitrigen Nierenbeckenentzündung und Urämie. Urämie und Urosepsis können das Ende eines Steinkranken bedeuten.

V. Diagnose der Blasensteine

Die Diagnose des Blasensteinleidens stützt sich auf die anamnestischen Angaben der Kranken und den objektiven Nachweis durch eine genaue lokale Untersuchung der Blase. Angaben von Kranken über Schmerzen in der Blase bei Körperbewegungen mit Ausstrahlung nach dem Damm und in das Glied, vermehrter Harndrang beim Gehen, der bei der Ruhe wieder nachläßt, Beobachtungen von blutig verfärbtem Urin bei Tag und klarem Urin in der Nacht, plötzliche Unterbrechung des Urinstrahles bei der Harnentleerung lassen mit großer Sicherheit das Vorhandensein eines Blasensteines annehmen. Aber nicht immer geben sich Blasensteine durch die subjektiven Angaben der Kranken so klar zu erkennen. In der Mehrzahl der Fälle sind ihre Erscheinungen viel weniger deutlich und Verwechselungen mit anderen Blasenleiden leicht möglich.

Für den objektiven Nachweis stehen uns folgende Untersuchungsverfahren zur Verfügung: Die Palpation, die Urinuntersuchung, die Untersuchung mit der Metallsonde, die Blasenspiegelung und die Radiographie mit ihren verschiedenen Abwandlungen.

1. Palpation

Durch Palpation lassen sich durch die Bauchdecke nur abnorm große Steine abfühlen, bei Kindern lassen sich dagegen durch zangenförmiges Zusammenfügen von Zeigefinger und Daumen, wobei der eine in den After eingeführt wird, hinter der Schambeinfuge gelegentlich Steine nachweisen. Bei Verdacht auf einen Blasenstein darf bei Kindern die Rectaluntersuchung nie unterlassen werden. Verron konnte bei stehenden Patienten regelmäßig oberhalb der Prostata eine glatte, wegdrückbare Resistenz nachweisen, wobei starke Schmerzen angegeben wurden. Bonino sowie Billi beschreiben ein Ballotement derart, daß man dem Stein einen kurzen Stoß nach oben gibt, der dann der Schwere folgend, wieder an den Finger stößt. Bimanuelles Abtasten führt beim Manne, weil die Vorsteherdrüse im Wege ist, nicht zum Ziel; wohl dagegen bei der Frau die bimanuell-vaginale Untersuchung.

2. Urinuntersuchung

Der Nachweis einer Hämaturie (auch Mikrohämaturie) nach körperlichen Bewegungen und ihr Nachlassen oder Verschwinden bei Ruhe kann zur richtigen

Diagnose sehr wesentlich beitragen. Außerdem gibt der Urinbefund Auskunft über das Steinmilieu, ob aseptische oder infizierte Zustände in der Blase vorliegen. Jede anhaltende Pyurie bzw. Erythrocyturie ist besonders bei einem männlichen Kind auf einen Blasenstein verdächtig.

3. Sondenuntersuchung

Gelegentlich lassen sich schon mit einfachen Kathetern und Bougies durch Hervorrufen eines rauhen, kratzenden Geräusches Steine fühlen. Das richtige Tastinstrument ist jedoch die Metallsteinsonde. Heute darf dieses diagnostische Hilfsmittel als entbehrlich angesehen werden. Es wird höchstens noch gelegentlich aus historischen Gründen für den Lehrbetrieb benutzt, um in einem Hörsaal vor einem großen Auditorium das charakteristische Steingeräusch vorzuführen.

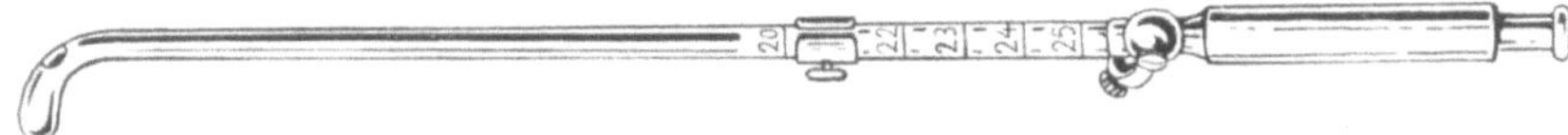

Abb. 32.   Steinsonde.   (Nach THOMPSON)

Eine derartige Metallsteinsonde (Abb. 32) ähnelt einem Metallkatheter mittleren Kalibers und ist mit Gradeinteilung versehen. Die Spitze ist scharf abgebogen und leicht geknöpft. Der Haltegriff ist hohl und kann zur Verstärkung des Steingeräusches noch mit einem hölzernen Resonanzteller oder einem Mikrophon versehen werden. In geübten Händen gibt diese Untersuchungsmethode gute Ergebnisse, doch können durch Auslösung einer Blutung oder bei Vorhandensein einer Neubildung oder einer Balkenblase diagnostische Irrtümer vorkommen.

4. Cystoskopie

Die wichtigste Untersuchungsmethode für den Nachweis von Blasensteinen ist die Blasenspiegelung, die auch in schwierigen Fällen weitgehende Aufschlüsse gibt. Sie gibt nicht nur über die Zahl und die Größe der Steine Auskunft, sie läßt in vielen Fällen aus der Form und Farbe Rückschlüsse auf ihr inneres Gefüge und auf ihre Härte ziehen. Außerdem vermittelt sie gleichzeitig wichtige Aufschlüsse über den Zustand der Blase, insbesondere die anatomischen Verhältnisse am Blasenauslaß. Selbstverständlich müssen die für jede Blasenspiegelung notwendigen Voraussetzungen — Durchgängigkeit der Harnröhre, Füllbarkeit und Klarspülung der Blase — gegeben sein. Ausgußsteine der Blase, große Prostatamittellappen, hochgradige Cystocelen können eine Orientierung in der Blase erschweren. Gelegentlich bereiten auch Ansammlungen von Blutkoagula, Fibrin- und Eitermassen am Blasenboden einer richtigen Beurteilung Schwierigkeiten. Die Möglichkeit einer Dauerspülung, wie sie bei den modernen Blasenspiegeln gegeben ist, läßt aber dieser Schwierigkeiten meist Herr werden. Was der Blasenspiegel für die Steindiagnose zu leisten vermag, sei hier mit den Worten NITZES gesagt, der uns in seiner klassischen Darstellung eine so plastische Vorstellung über den cystoskopischen Befund von Blasensteinen gibt, daß dem kaum noch etwas hinzuzufügen ist:

„Steine (und Fremdkörper) kann man cystoskopisch so deutlich sehen, als ob sie frei vor uns lägen. — Wir vermögen uns durch das Cystoskop über alle Eigenschaften der Steine, über ihre Anzahl, über Form und Größe auf das vollkommenste zu unterrichten. Wir können sehen, ob der Stein frei und beweglich, ob er eingeklemmt oder eingewachsen ist. Hinsichtlich der chemischen Beschaffenheit eines Steines kann uns die cystoskopische Untersuchung natürlich nur über die Zusammensetzung der äußeren Schicht Aufschluß geben, aber selbst unter dieser Beschränkung muß man die cystoskopischen Bilder mit Vorsicht beurteilen und immer berücksichtigen, daß harnsaure Steine im cystoskopischen Bilde oft auffallend hell, ja direkt weißlich erscheinen können. — Phosphatsteine sehen meist blendend weiß wie Kreide aus, oxalsaure Steine braun resp. schwärzlich; doch ist zu bemerken, daß gelegentlich auch Phosphatsteine durch Blutfarbstoff ganz oder teilweise bräunlich, ja schwärzlich gefärbt sein können. — Um ein richtiges Urteil über ihre Beschaffenheit zu erlangen, ist es nötig, die Besichtigung bei wechselnder Entfernung vom Prisma vorzunehmen. Kleine Steine geben die schönsten Bilder. In ihrer ganzen Größe erscheinen sie samt einem Stück der umgebenden Schleimhaut im Gesichtsfeld, deutlich sieht man, wie ihre Schatten bei jeder Bewegung der Lampe Form und Lage wechseln. Man kann sie mit dem Schnabel des Instrumentes perkutieren und hin und her schieben oder mittels kräftigen Irrigationsstrahles auf dem Blasenboden hin und her rollen lassen. Besonders schön gestaltet sich der Anblick, wenn mehrere Steine in der Blase vorhanden sind, die in größeren oder kleineren Gruppen beieinanderliegen. Beherbergt eine Blase eine größere Anzahl kleinerer und mittelgroßer Steine, liegen sie in einem großen Haufen übereinander, so kann das Bild sehr wechselnd sein. Beim Eindringen des Prismas in die Blase sieht man eine Gruppe von Steinen mit facettierter Oberfläche, wie Kalkblöcke aufeinandergetürmt. Wird das Cystoskop nun langsam um seine Achse gedreht, so wechselt das Bild kaleidoskopisch, indem der Bau plötzlich zusammenzustürzen scheint und die Steine dann wieder in anderer Weise gruppiert daliegen. Bald bilden zwei größere Konkremente eine torförmige Öffnung, durch die man die entzündete Schleimhaut erblickt, im nächsten Moment erfolgt ein jäher Zusammensturz. Bald endlich legt sich ein Stein auf das Prisma und bewirkt eine völlige Verdunklung des Gesichtsfeldes. Bei einem großen Stein kann es weiterhin vorkommen, daß man ihn mit dem Schnabel vor sich herschiebt, ohne ihn überhaupt zu Gesicht zu bekommen. Man fühlt deutlich die Berührung des Instrumentes mit einem harten Körper, kann aber letzteren nicht zur Ansicht erhalten. Man muß in solchen Fällen den Schnabel des Instrumentes nach der Peripherie des Konkrementes drängen. Es gelingt auf diese Weise, wenigstens einen Teil seiner Oberfläche zu besichtigen.

Die größte Schwierigkeit bietet die richtige Beurteilung der Größe eines cystoskopisch erblickten Steines. Der Anfänger pflegt meist seine wirkliche Größe zu überschätzen. Kann man ein Konkrement bei verschiedenen Stellungen des Prisma, auch bei größerer Annäherung des letzteren leicht so einstellen, daß es in seinem ganzen Umfange, ja vielleicht noch mit einem Streifen der Blasenwand umgeben im Gesichtsfelde erscheint, so ist es sicher nur klein. Je größer der Stein ist, um so schwieriger wird es, ihn so einzustellen, daß wir ihn auf einmal in seiner ganzen Größe erblicken. Um einen gewöhnlichen, brotförmigen, harnsauren Stein in der mit 150 cm³ erfüllten Blase überhaupt noch auf einmal völlig übersehen zu können, dürfte sein größter Durchmesser 3 cm nicht überschreiten. Von jedem größeren Steine kann man auf einmal nur einen Teil seiner Oberfläche zu Gesicht bekommen. Niemals darf man sich bei Beobachtung von Steinen mit der Betrachtung derselben bei einer einzigen Stellung des Instrumentes begnügen. — Ihrem spezifischen Gewicht entsprechend liegen die Steine in einer sonst normalen Blase an deren tiefster Stelle am Blasenboden resp. im Fundus und zwar mehr nach einer Seite zu. Schiebt man das eingeführte Cystoskop mit nach oben gerichtetem Schnabel hart auf den Blasenboden nach hinten, so erblickt man meist einen Teil des rechts oder links gelegenen Steines. Um denselben ganz und frei auf der Schleimhaut liegen zu sehen, muß man den Schnabel des Cystoskopes nach abwärts drehen und das äußere Ende des Instrumentes nach unten drängen.

Handelt es sich um frische, unkomplizierte Fälle, so bietet die den Stein beherbergende Blase meist keine weiteren Veränderungen dar. Bisweilen aber zeigt die durch die Bewegungen des Steines irritierte Partie der Blasenwand, also namentlich der Blasenboden und die Umgebung der inneren Harnröhrenmündung, starke Gefäßinjektion. Selten beobachtet man an der Stelle des Blasenbodens resp. des Fundus, an der der Stein für gewöhnlich liegt, ein epitheliales Geschwür von gleicher Größe wie der Stein, das sich von der umgebenden Mucosa durch seine stumpfe Oberfläche, entzündliche Röte und dadurch auszeichnet, daß an seinem Rande meist halb abgelöste Epithelfetzen haften.

Bei Prostatahypertrophie liegen die Steine meist in dem Recessus hinter dem Wulst der Prostata. Ist dieser Recessus eng und tief, so können bei einer Anfüllung der Blase mit 150 cm³ selbst große Konkremente unseren Blicken entzogen bleiben. Lassen wir in solchen Fällen in der oben angegebenen Weise allmählich mehr Flüssigkeit injizieren, so bietet sich uns namentlich bei Vorhandensein von Phosphatsteinen ein eigenartiger Anblick dar, indem der Stein aus der Tiefe plötzlich auftaucht und immer größer erscheint. Lassen wir dann die Flüssigkeit wieder abfließen, so fallen die Wände der Blase von allen Seiten kulissenartig zusammen und der bis dahin strahlende Stein verschwindet wie in einer Versenkung.

In seltenen Fällen liegen die Steine bei Prostatikern nicht in der eigentlichen Blasenhöhle, sondern in Divertikeln, wie sie in vorgeschrittenen Fällen ja oft in großer Anzahl vorkommen. Solche Steine kann man natürlich nur dann wahrnehmen, wenn sie entweder zur Öffnung des Divertikels herausragen oder wenn die Öffnung des letzteren so groß ist, daß man mit dem

Instrument in seine Tiefe hineinleuchten kann. Man sieht in solchen Fällen die Steinchen wie Vogeleier im Nest liegen.

Ein heftiger Blasenkatarrh erschwert die Untersuchung durch Reizbarkeit der Blase und namentlich durch Neigung der Schleimhaut zu Blutungen, die oft durch die leiseste Berührung mit dem Instrument ausgelöst werden. Das katarrhalische Sekret läßt sich meist genügend fortspülen, um klare Bilder zu erhalten. Man sieht dann den Stein zwischen den hochroten Falten der entzündeten Schleimhaut liegen. Sind letztere noch teilweise mit anhaftenden Sekretmassen bedeckt, so wird die Mannigfaltigkeit und der Reiz der Bilder weiter erhöht, aber auch in den Fällen, in denen es nicht gelingt, einen völlig klaren Blaseninhalt zu erzielen, kann man den Stein doch meist so deutlich sehen, um wenigstens eine sichere Diagnose „Blasenstein" zu stellen."

5. Radiographie

Die Radiographie der Blasensteine ergänzt die cystoskopische Untersuchungsmethode. Sie bedeutet für den Kranken nicht nur ein schmerzloses Verfahren, sie füllt auch eine Lücke aus, wenn die Einführung eines Blasenspiegels aus anatomischen Gründen oder bei Kindern unmöglich ist. Außerdem gibt sie wertvolle Aufschlüsse, die über den Bereich der Blase hinausgehen. Leider können nicht alle Steinbildungen mit der Radiographie zur Darstellung gebracht werden. Nur 87,9% erscheinen auf einfachen Übersichtsaufnahmen. Der Röntgennachweis der Harnsteine in vivo ist bekanntlich von ihrer chemischen Zusammensetzung und Dichte, man kann auch sagen vom Verhältnis Gewicht zur Größe abhängig. Friedrich und Pflaumer geben folgende Absorptionsreihenfolge an, welche nach Atomgewicht, Dichte und Wellenlänge der angewandten Röntgenstrahlen errechnet ist:

1. Kohlensaurer Kalk	0,19	5. Cystin	0,07
2. Phosphorsaurer Kalk	0,16	6. Harnsaures Natron	0,035
3. Oxalsaurer Kalk	0,15	7. Harnsäure	0,019
4. Tripelphosphate	0,09	8. Xanthin	0,019

Da der Massenabsorptionskoeffizient für Wasser bei 0,026 liegt, müssen Harnsäure- und Xanthinsteine als Aufhellungen im Körpergewebe erscheinen, während alle anderen Schatten auf der Röntgenaufnahme ergeben. Die Reihenfolge der Sichtbarkeit der Harnsteine im Röntgenbild ist folgende:

1. Gut schattengebende Steine:
   Wewelith-Steine
   Wedelith-Steine
   Brushit-Steine
   Whitlockit-Steine
   Hydroxylapatit-Steine

2. Wenig schattengebende Steine:
   Struvit-Steine
   Cystin-Steine

3. Nicht schattengebende Steine:
   Harnsäure-Steine
   Xanthin-Steine

Bei den einfachen Übersichtsaufnahmen bei leerer Blase hängt der direkte Nachweis kleiner schattengebender Steine weitgehend von der Aufnahmetechnik ab. Scharfe kontrastreiche Bilder erleichtern die Diagnosestellung. Man muß ferner damit rechnen, daß die Größe eines Steinschattens, abgesehen von seiner Projektionsvergrößerung, nicht immer die Ausdehnung eines Steines anzeigt, denn es kann eine röntgenstrahlendurchlässige Schicht noch einen mantelförmigen Belag bilden. Der Hauptvorteil der Radiographie besteht aber im Nachweis von Steinen, die auf andere Weise nicht gefunden werden können, in der Aufdeckung eines Fremdkörpers in einem Konkrement, sowie in der Möglichkeit einer Abschätzung der Härte eines Steines durch Feststellung der Röntgenstrahlendurchlässigkeit und seines Schichtaufbaues. Fehldiagnosen können in mannigfaltiger Weise vorkommen, wenn nicht gleichzeitig eine Blasenspiegelung vrogenommen werden kann. Man sollte daher in der Beurteilung der Übersichtsaufnahme sehr vorsichtig sein, um von unangenehmen Fehlschlägen bewahrt zu bleiben.

Ein Teil der Fehldiagnosen läßt sich vermeiden, wenn man zu den einfachen
Übersichtsaufnahmen der Blase noch eine solche mit Luftfüllung hinzufügt.
Durch den bedeutend größeren Dichtigkeitsunterschied treten Steinbildungen
wesentlich besser hervor. Es können bisweilen Konkremente, die vorher überhaupt nicht zu sehen waren, zur Darstellung kommen. Auch Gewebsvorsprünge
in das Blaseninnere (Prostataadenome, Barrieren bei Sphinktersklerosen usw.),
hinter denen sich Steine verstecken, lassen sich auf diese Weise wahrnehmen.

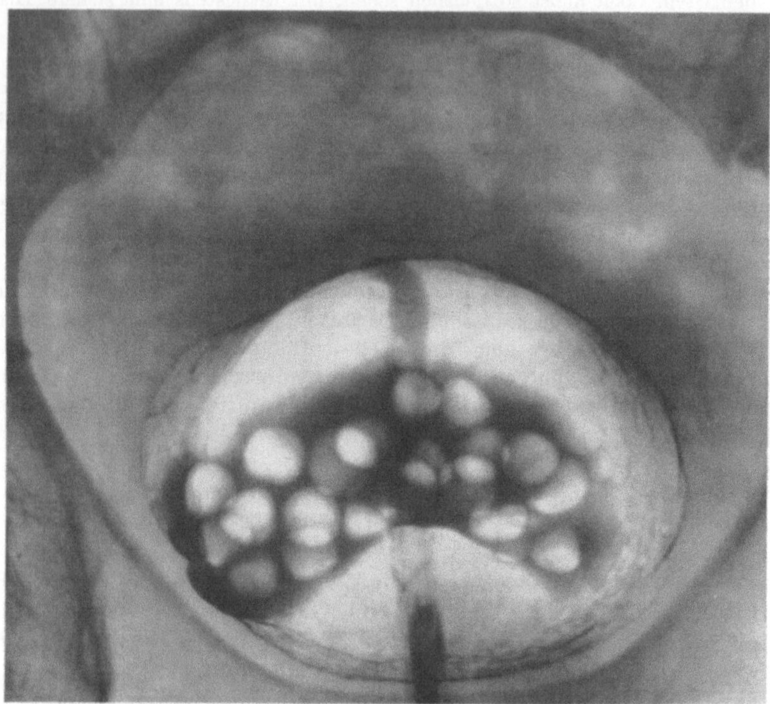

Abb. 33. Kleine runde strahlendurchlässige Steine, beweglich, durch Reliefdarstellung kenntlich gemacht.
Eigene Beobachtung

Eine besondere Betrachtung erfordert der Nachweis röntgenstrahlendurch-
lässiger Steine. Hier hat die Anwendung der „Kontrastmittelpfütze" nach
KNEISE-SCHOBER einen bedeutenden Fortschritt gebracht. Mit diesem einfachen
Verfahren kommt nicht nur jeder nicht schattengebende Stein zur Darstellung,
sondern zusätzlich erhält man noch einen plastischen Befund der anatomischen
Verhältnisse am Blasenauslaß.

Das Prinzip dieses Verfahrens besteht darin, eine Aussparung der röntgen-
strahlendurchlässigen Steine in einer flachen Pfütze einer schattengebenden
Kontrastmittelflüssigkeit nach Auffüllung und Entfaltung der Blase durch Luft
zu erzielen.

Die Technik ist einfach. Bei liegendem Tiemann-Katheter wird zunächst der
Blaseninhalt abgelassen, darnach 20 cm³ des Kontrastmittels instilliert und zuletzt die Blase mit 100 cm³ Luft angefüllt.

Durch Anwendung des Reliefverfahrens treten Veränderungen im Blaseninneren einschließlich von Steinbildungen noch plastischer hervor (Abb. 33—37).
Um einen haftenden filmartigen Belag des Kontrastmittels auf der Schleimhaut
der Blase und ihrem Inhalt zu erzielen, wird das Kontrastmittel von DARGET

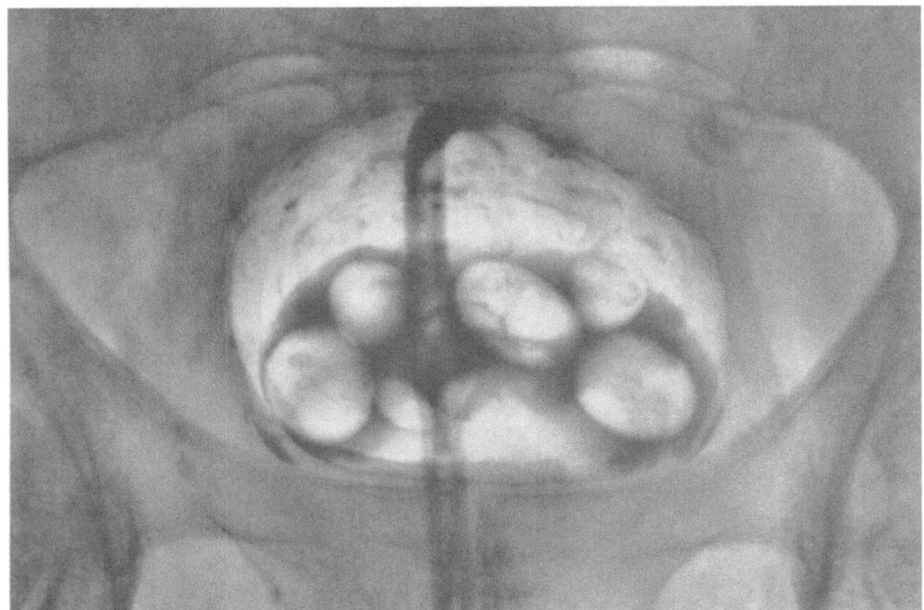

Abb. 34. Reliefdarstellung; strahlendurchlässige, etwas größere Steine. Eigene Beobachtung

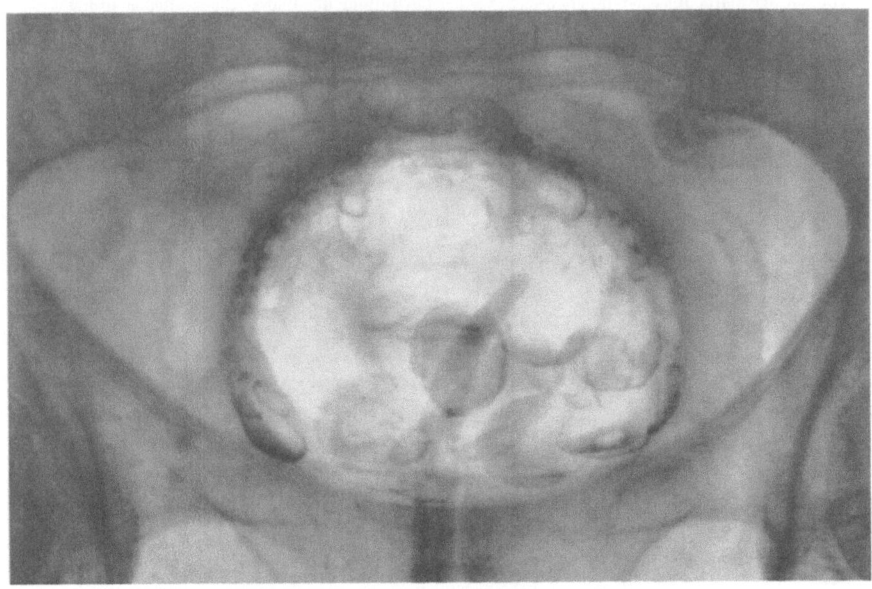

Abb. 35. Reliefaufnahme einer Prostatikerblase. Zahlreiche Steine am Blasenboden sowie Taschenbildung der
Blase. Eigene Beobachtung

mit Eidotter, von GANDINI und GIBA mit 10%igem Gomenolöl versetzt. Ich führe das Reliefverfahren folgendermaßen aus:

Einfüllen einer dünnen Aufschwemmung von sehr feinkörnigem Bariumpulver, der man zur besseren Haftung Tween zusetzt.

Erste Aufnahme am liegenden, zweite Aufnahme nach Ersatz des Kontrastmittels durch Luft am stehenden Kranken.

22*

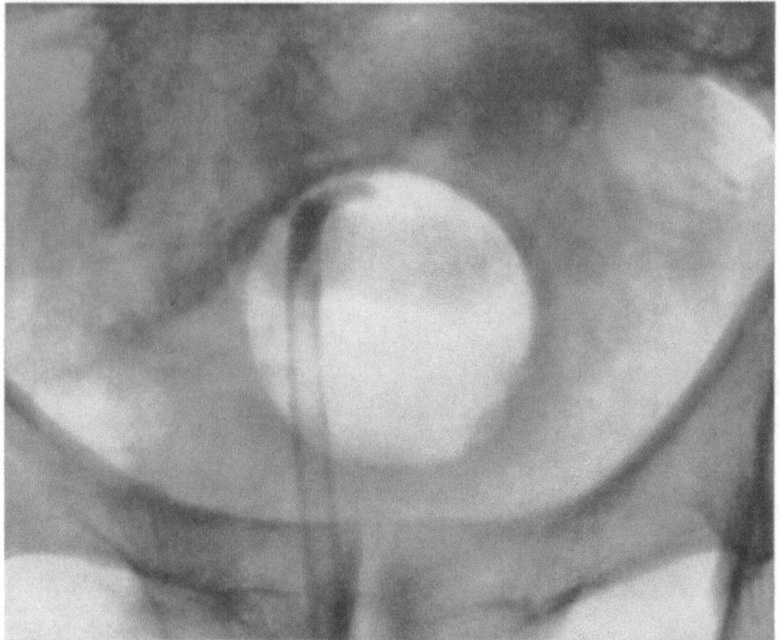

Abb. 36. Ovalärer Blasenstein, eben sichtbar bei Luftfüllung der Blase. Eigene Beobachtung

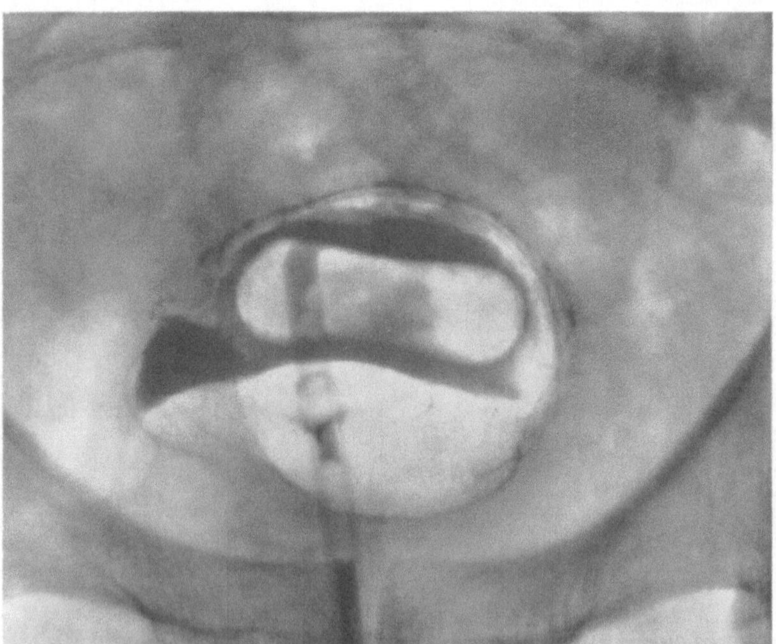

Abb. 37. Der gleiche Fall. Deutlich sichtbar bei Reliefdarstellung. Eigene Beobachtung

Die angeführten Röntgenaufnahmen, die mit diesem Verfahren gewonnen wurden, zeigen sehr instruktive Bilder einer Prostatikerblase mit Steinbildung (Abb. 38). Der Befund von über-, neben- und hintereinanderliegenden kalotten-

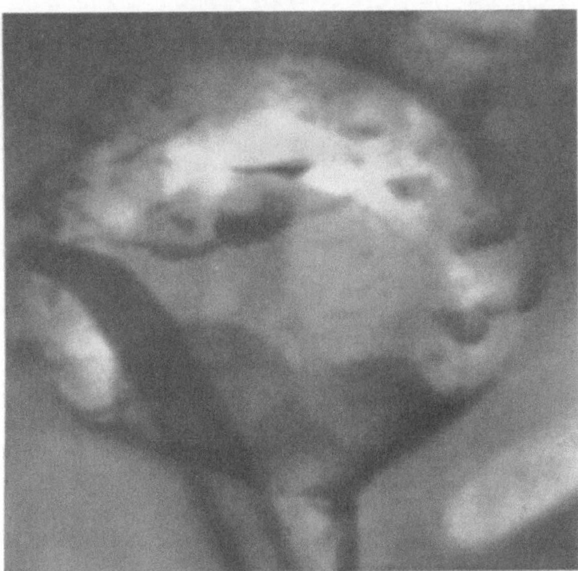

Abb. 38. Reliefdarstellung einer Prostatikerblase. Dreidimensionale plastische Darstellung des Blaseninnern. In einer Balken-Taschenblase liegt hinter einem Prostatamittellappen rechts ein taubeneigroßer Stein. Eigene Beobachtung

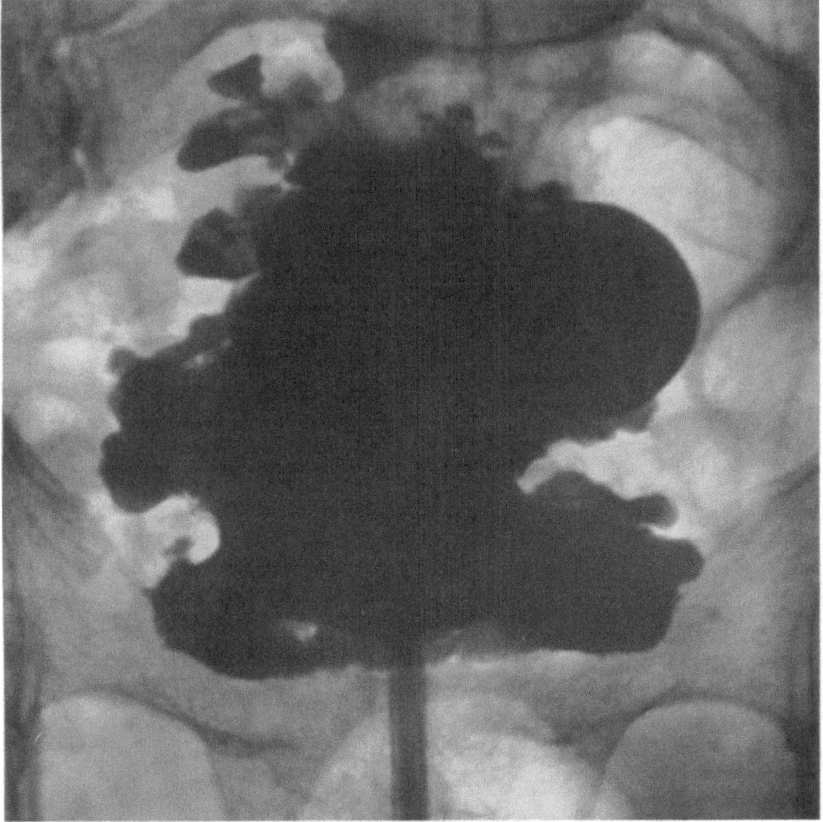

Abb. 39. Balken-Taschenblase eines Prostatikers mit Kontrastmittel gefüllt. Details im Innern nicht sichtbar. Eigene Beobachtung

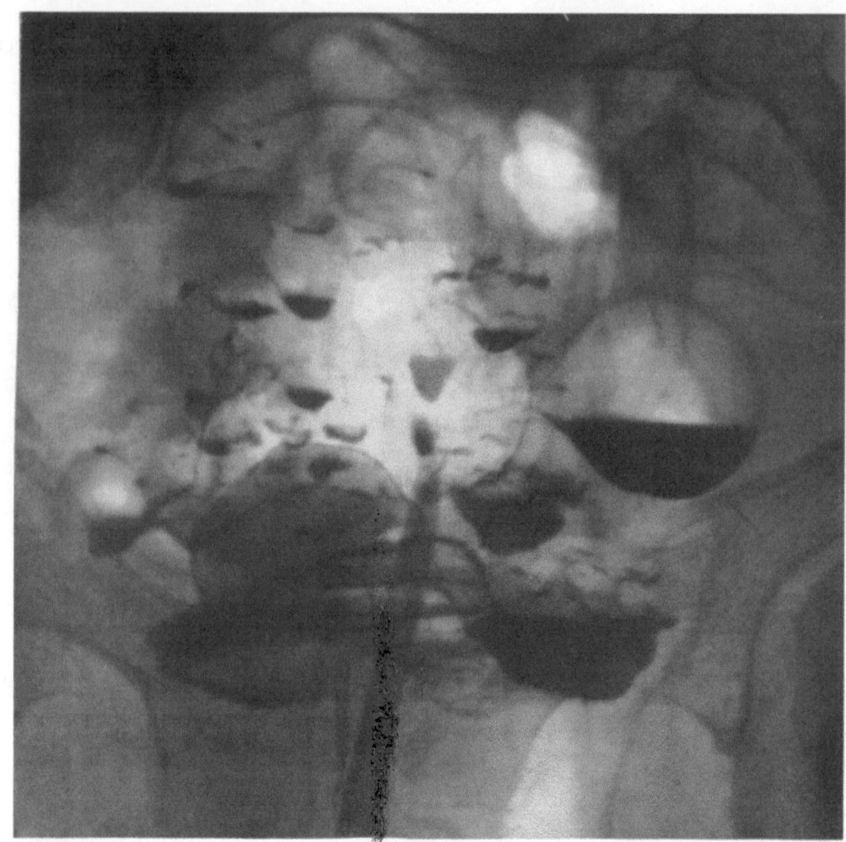

Abb. 40. Reliefaufnahme. Über dem Prostatalappen taubeneigroßer Blasenstein, Spiegelbildung in den zahlreichen Taschen und Divertikeln. Eigene Beobachtung

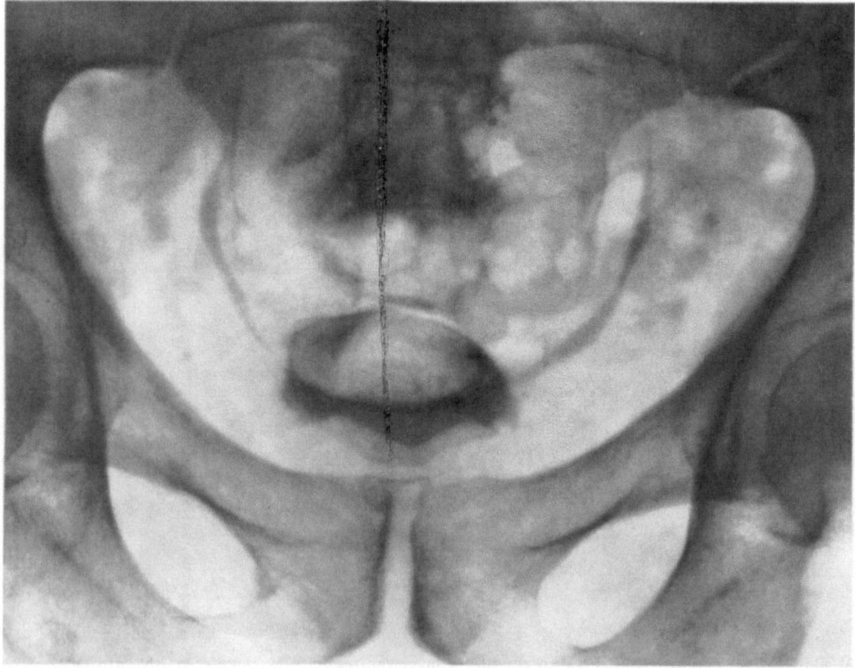

Abb. 41. Strahlendurchlässiger Blasenstein durch Kontrastmittelpfütze sichtbar gemacht, Reflux beiderseits, axiale Beckenübersichtsaufnahme. Eigene Beobachtung

förmigen Schatten der Taschen- und Divertikelbildung, Steine am Blasenboden, der Katheterverlauf und der Hochstand des Blasenbodens lassen eine geradezu dreidimensionale Betrachtung der Blase und ihres Inhaltes gewinnen (Abb. 39

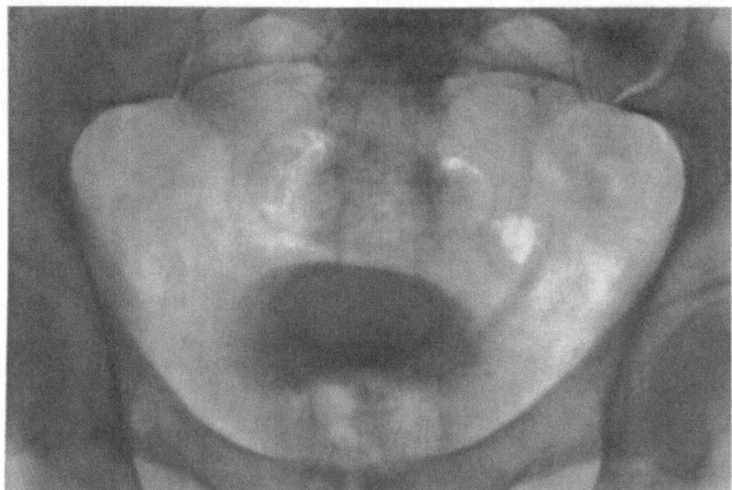

Abb. 42. Derselbe Fall. Bei Ausscheidungsurographie Stein im Kontrastmittel nur schwach sichtbar

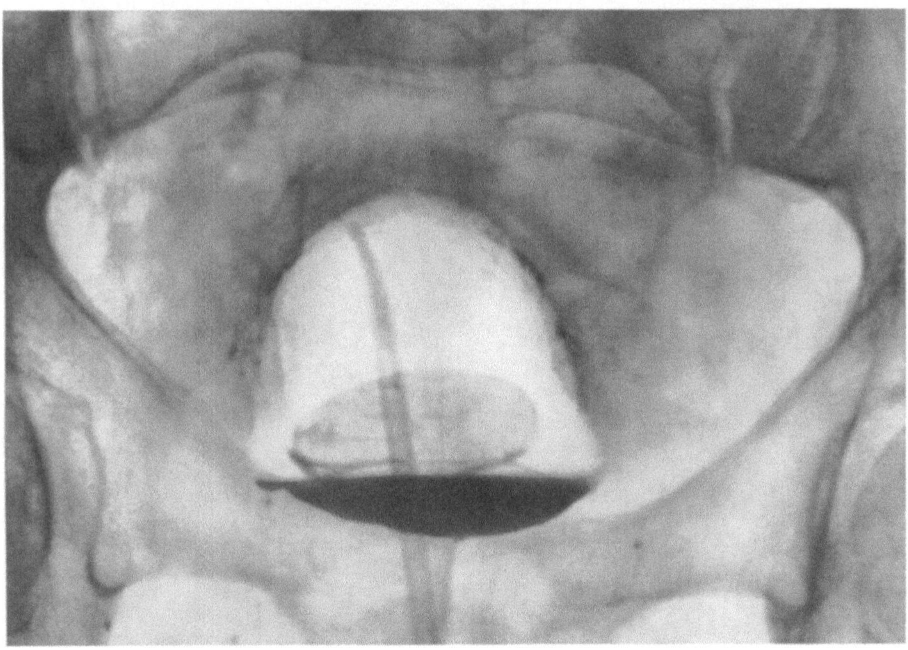

Abb. 43. Strahlendurchlässiger Blasenstein, Reliefaufnahme im Stehen. Eigene Beobachtung

und 40). Die Blasensteine treten infolge ihres Bariumverschlages sehr deutlich und in ihrer wahren Größe hervor (Abb. 41—45).

Zum Schluß muß jede Röntgenuntersuchung der Blasensteine noch durch eine Übersichtsaufnahme der gesamten Harnwege, einschließlich einer Ausscheidungs-

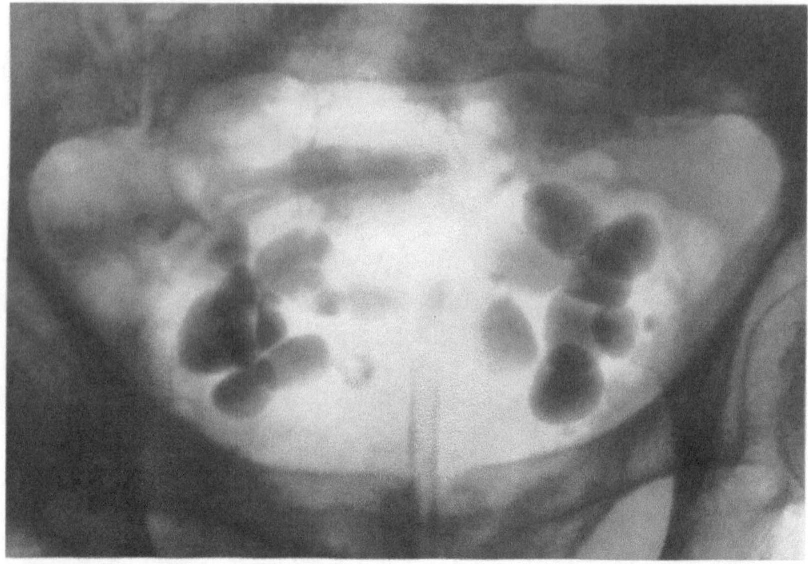

Abb. 44. Multiple bewegliche Blasensteine, durch nicht sichtbaren Prostatamittellappen seitlich verlagert. Luftfüllung der Blase. Eigene Beobachtung

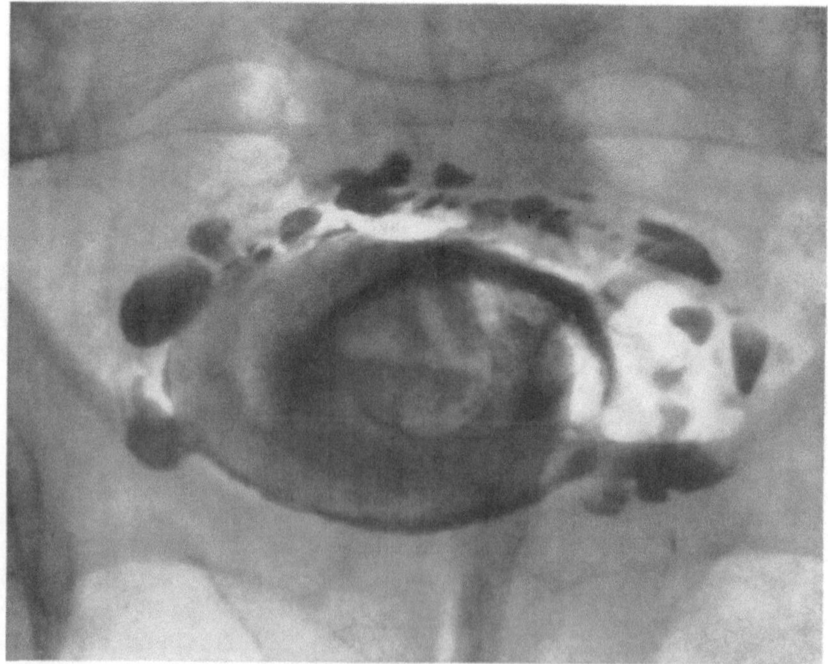

Abb. 45. Blasenausgußstein in Balken-Taschenblase, Reliefaufnahme. Eigene Beobachtung

urographie vervollkommnet werden. Der Befund beider Nieren, evtl. Steinbildung, Stauung in den oberen Harnwegen, Reflux usw. können den Gang der einzuschlagenden Therapie der Blasensteine entscheidend beeinflussen.

VI. Differentialdiagnose

Aus allen aufgeführten diagnostischen Erwägungen zum Nachweis von Blasensteinen ersieht man, daß trotz Anwendung der verschiedensten Untersuchungsverfahren die Möglichkeit einer Täuschung vorkommen kann. Durch die Ähnlichkeit der subjektiven Beschwerden des Steinleidens mit anderen Blasenerkrankungen, die ebenfalls Harnblutungen hervorrufen, kann leicht ein Blasentumor oder eine Prostataadenombildung angenommen werden. Dies um so leichter, als auch bei Tumoren und Prostataknotenbildung plötzlich Unterbrechungen des Harnstrahles bei der Harnentleerung vorkommen können. Die richtige Diagnose wird dadurch gestützt, daß die Hämaturie bei Tumoren und bei Prostataleiden nur von kurzer Dauer ist und durch tage- und wochenlange blutfreie Intervalle unterbrochen wird. Der Blasenstein dagegen läßt zum mindesten eine Mikrohämaturie dauernd bestehen, die sich nach körperlichen Bewegungen verstärkt. Die Unterscheidung von Blasen- und Nierensteinen, die beide die gleiche Art von Hämaturie aufweisen und durch vermehrten Harndrang sowie ausstrahlende Schmerzen in der Blase miteinander übereinstimmen, läßt sich leicht durch Cystoskopie und Radiographie feststellen. Auch die Ureterocele kann durch Hämaturie, vermehrten Harndrang und durch Miktionsbeschwerden, selbst mit plötzlicher Unterbrechung des Harnstrahles, das Vorhandensein eines Blasensteines vortäuschen. Noch schwieriger ist die Differentialdiagnose zu stellen, wenn ein Steinleiden mit einer Blasenentzündung verquickt ist. Hier kann durch die stärkere Hämaturie, durch die vermehrten Schmerzen und durch die Störung der Harnentleerung eine Blasensteinbildung übersehen werden. Dieser Irrtum läßt sich vermeiden, wenn man dem wichtigsten Symptom des Blasensteines durch die Steigerung der Hämaturie und aller Beschwerden durch Körperbewegung und Nachlassen derselben während der Ruhe größere Beachtung schenkt.

Hochgradige schmerzhafte Blasenerscheinungen können auch an eine tuberkulöse Cystitis erinnern. Eine genaue Urinuntersuchung auf Tuberkelbacillen darf nie unterlassen werden.

Kann durch die Steinsonde nicht immer ein eindeutiges Steingefühl erzeugt werden, mit dem Blasenspiegel ein inkrustierter Tumor Schwierigkeiten bereiten oder ein Stein in einem größeren Harnsediment oder einer Blutansammlung verborgen bleiben, so gibt auch die Radiographie nicht immer einen eindeutigen Bescheid.

An dieser Stelle sei daher nochmals auf die differentialdiagnostischen Schwierigkeiten der schattengebenden Gebilde in der Beckengegend eingegangen, die mit Blasensteinen verwechselt werden können, wenn keine Blasenspiegelung vorgenommen wurde.

1. Kotsteine oder Vaginalinhalt, die sich auf die Blase projizieren, können durch Lateralaufnahmen oder nach Spülung von Rectum und Vagina durch eine Kontrollaufnahme erkannt werden. Skybala zeichnen sich durch eine geringe Schattendichte sowie durch ihre charakteristische Form, die oft von einem Luftmantel umgeben ist, aus. Abb. 46 zeigt einen durch ein Kontrastmittel angereicherten Kotballen, der sich genau auf die Blasengegend projiziert. Das Kontrastmittel war bei einer Gallenaufnahme in den Darm ausgeschieden worden.

2. Phlebolithen des Beckenvenen-Plexus geben ebenfalls häufig zu Verwechslungen mit Steinen Anlaß. Sie sind häufig in Reihen angeordnet, vollkommen rund, sehr scharfrandig und zeigen meist eine zentrale Aufhellung.

3. Steine im intramuralen Harnleiterabschnitt geben sich durch ihre etwas längliche Gestalt zu erkennen und ergeben bei der Ausscheidungsurographie oft eine Stauung im Ureter.

4. Steine in Ureterocelen haben meistens um das Konkrement eine charakteristische Aufhellungszone, die der Blasenschleimhaut entspricht (Abb. 47—53).

5. Inkrustationen kommen vor bei Tumoren, Geschwüren und abgestoßenen Gewebsteilen. Das Grundleiden läßt sich durch Blasenspiegelung erkennen.

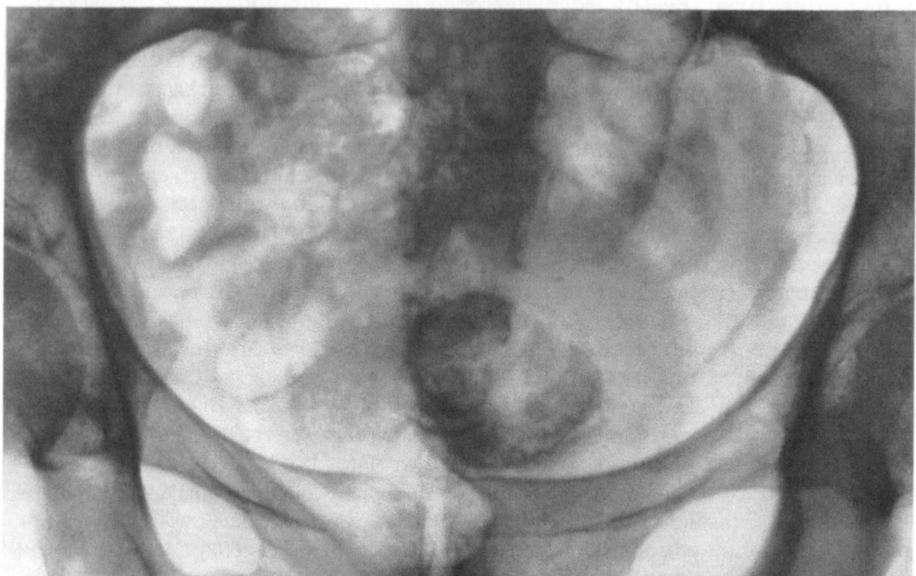

Abb. 46. Nach Cholecystogramm mit Kontrastmittel angereicherter Kotballen, projiziert auf die Blasengegend. Eigene Beobachtung

Von Ruckensteiner wurde durch Röntgenaufnahme des Beckens eine inkrustierte Cystitis beobachtet, die sich auf dem Boden einer Tuberkulose ent-

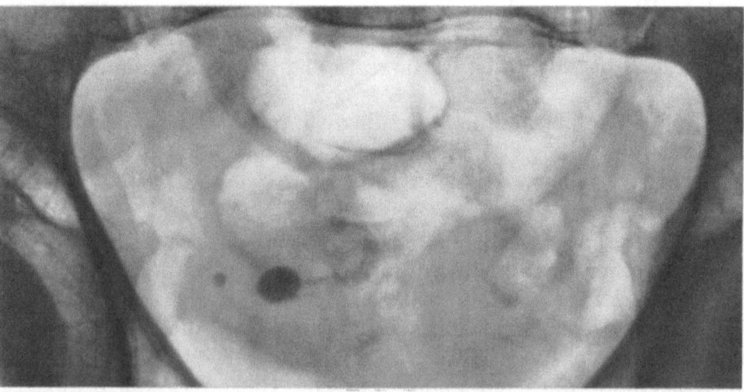

Abb. 47. Stein in Ureterocele, Beckenübersichtsaufnahme. Eigene Beobachtung

wickelt hatte. Das ringförmige Schattengebilde vergrößerte und verkleinerte sich mit Füllung und Entleerung der Blase.

6. Verkalkte Appendices epiploicae, die entweder am Darm hängen oder in der freien Bauchhöhle, besonders im Douglasschen Raum liegen und dann einen auffälligen Ortswechsel zeigen können, weisen meist eine Kalkschale auf und

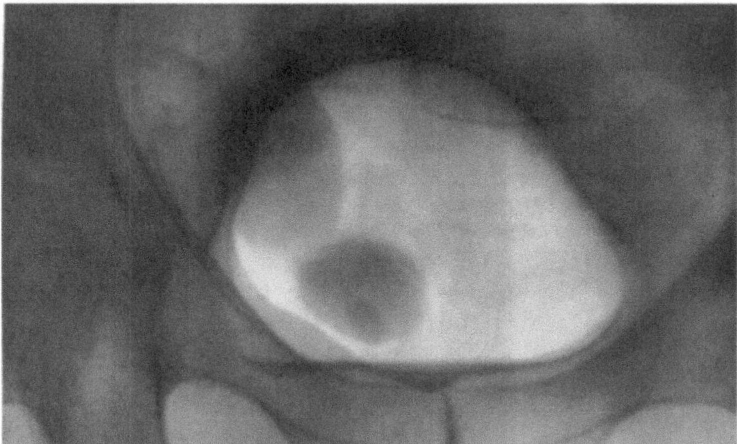

Abb. 48. Derselbe Fall bei Ausscheidungsurographie, Erweiterung des unteren Ureterabschnittes, Kontrastmittel in Ureterocele

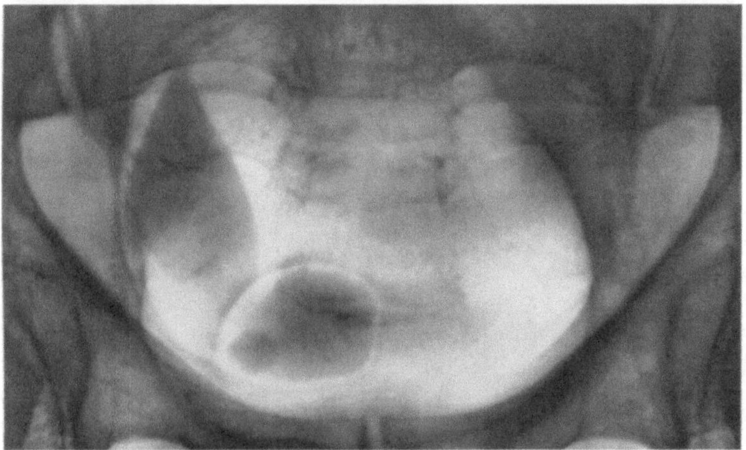

Abb. 49. Derselbe Fall bei Ausscheidungsurographie, Ureterocelenwand als Negativ sichtbar

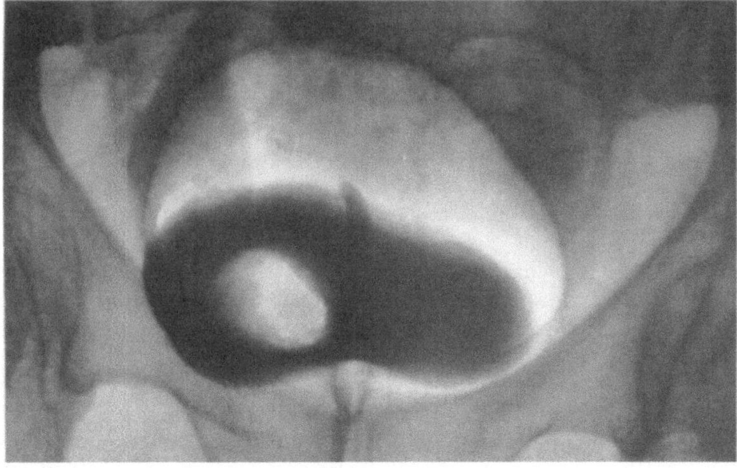

Abb. 50. Derselbe Fall mit Kontrastmittelpfütze. Die Ureterocele hebt sich als Negativ hervor

werden als Schattenringe dargestellt. Sie schwanken von Erbsen- bis Mandel-
größe. MORALLEIS beschrieb eine solche von Hühnereigröße.

7. Verkalkte Mesenteriallymphknoten liegen gewöhnlich vor dem Kreuzbein
im hintersten Teil des kleinen Beckens. Seitlich vom Kreuzbein stellen sich Verkalkungen der Beckenbänder dar. Verkalkte Gebilde in den Bauchdecken zeigen

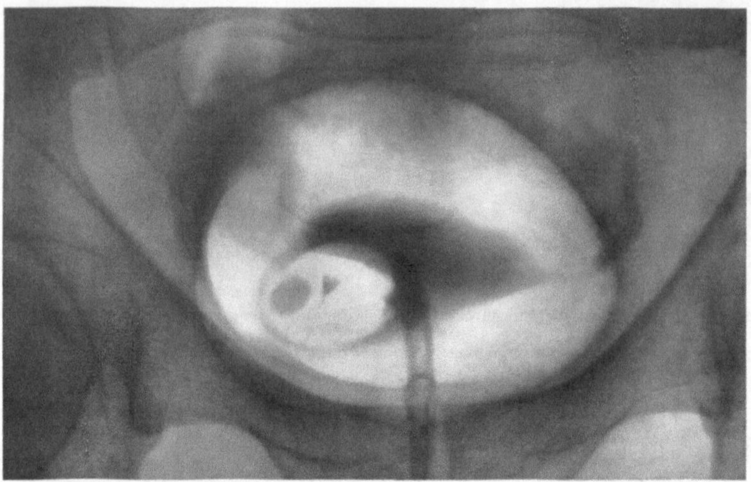

Abb. 51. Derselbe Fall bei Reliefdarstellung der Blase, Ureterocele als Negativ im Kontrastmittel, darinnen der Stein

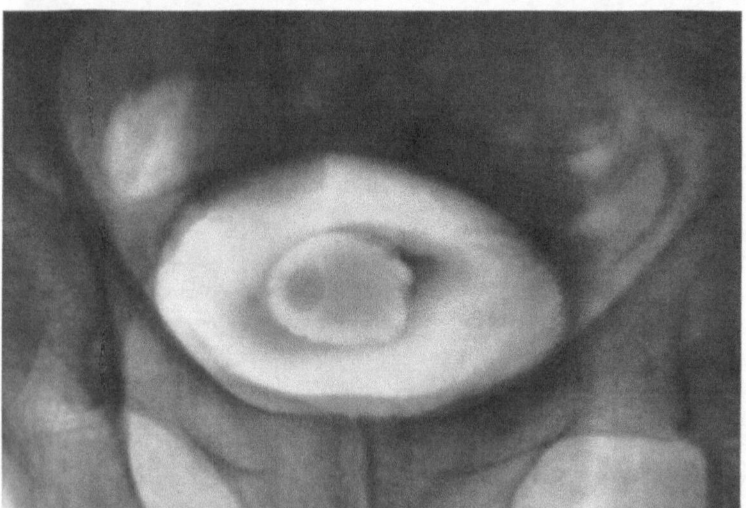

Abb. 52. Derselbe Fall. Kontrastmittel fast völlig entfernt

gelegentlich ringförmige Schatten, die sich aber leicht durch Aufnahme in verschiedenen Ebenen von Blasenschatten wegprojizieren lassen. Zahn- und Knochen-
anlagen in Teratomen oder Dermoidcysten sind oft von sehr charakteristischer
Form, bisweilen ist sogar ein Zahnkanal nachweisbar.

8. Verkalkungen der weiblichen Geschlechtsorgane, besonders verkalkte
Myome, lassen sich leicht außerhalb des Blasenschattens projizieren (Abb. 54—56),
mit Sicherheit unterscheiden sie sich von einem Blasenstein, wenn man die Blase
durch Einführung einer verdünnten Kontrastflüssigkeit mit einem „Halbschatten"

versieht und eine Stereoaufnahme macht. Auf diese Weise sind noch andere blasennahe Schatten zu lokalisieren.

9. Verkalkungen von Steinen in der Prostata projizieren sich knapp über die Schambeinfuge. Ihre Lage nahe der Mittellinie läßt sie gewöhnlich richtig

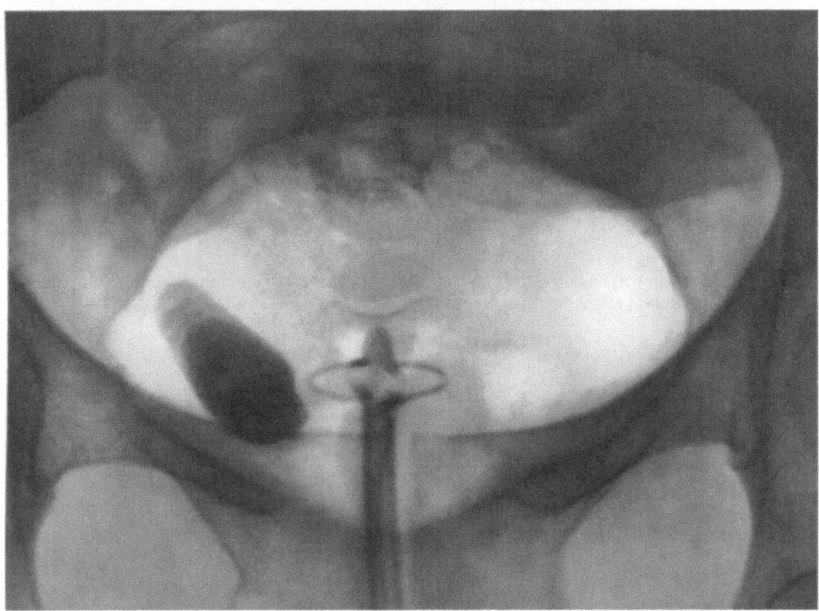

Abb. 53. Steinbildung in Ureterocele, Luftfüllung der Blase. Eigene Beobachtung

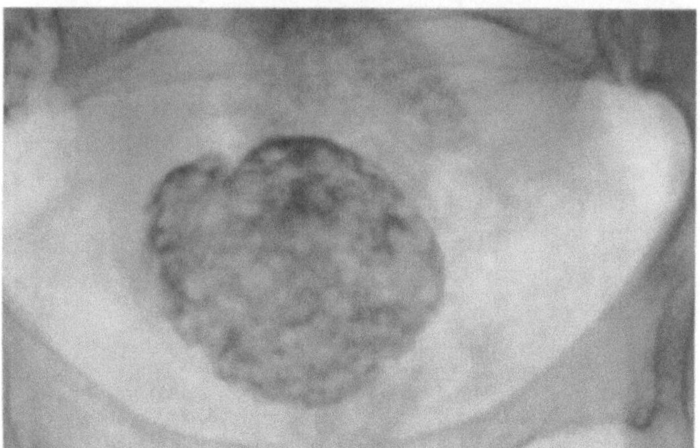

Abb. 54. Verkalktes Uterusmyom, Beckenübersichtsaufnahme. Eigene Beobachtung

erkennen. Das Röntgenraumbild, gegebenenfalls nach Einführen des Katheters bis zum Kalkschatten oder in die Blase, beseitigt jeden Zweifel.

10. Erwähnt seien noch Verkalkungen des untersten Harnleiterabschnittes, der Samenblasen und der Samenleiter bei Männern im vorgerückten Alter. Die verkalkten Samenblasen werden als längliche, von der Medianlinie zum unteren Rand des Kreuzbeines verlaufende Schatten abgebildet. Verkalkte Samenstränge zeigen sich im Röntgenbild als schmale Schatten im kleinen Becken, die von der

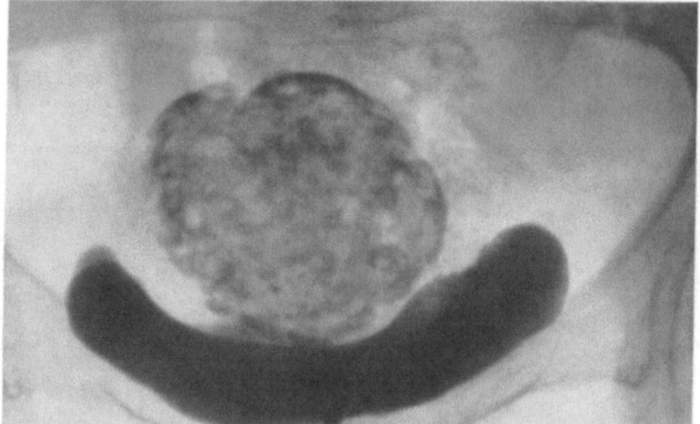

Abb. 55. Derselbe Fall, verkalktes Myom über der mit Kontrastmittel gefüllten Blase

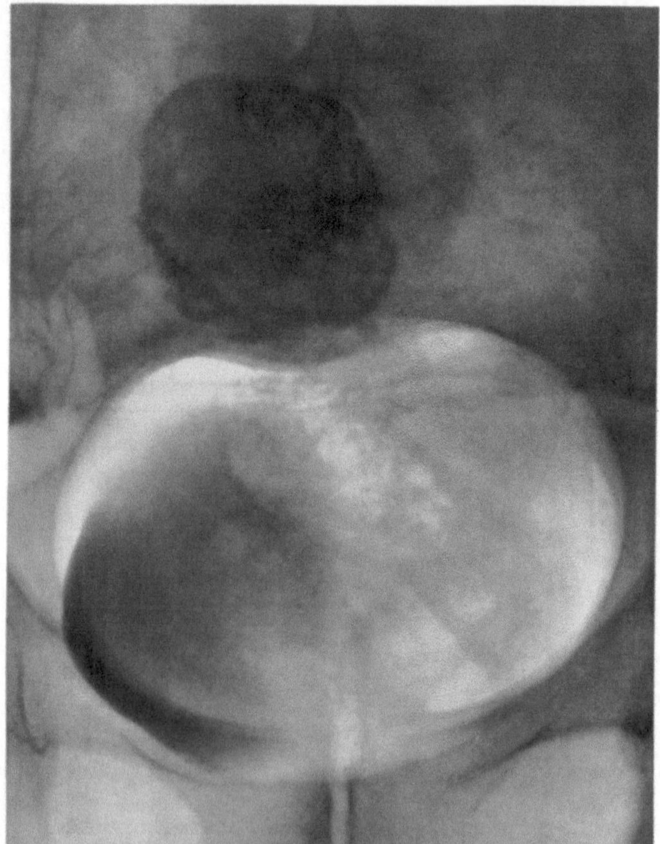

Abb. 56. Derselbe Fall. Durch starke Luftfüllung der Blase wird das verkalkte Myom nach oben verdrängt.
Eigene Beobachtung

Gegend des Blasengrundes am oberen Rand der Schambeinfuge zunächst steil
ansteigen, dann horizontal in Windungen verlaufen und danach geradlinig zum
Hoden abwärts ziehen. Verkalkungen der Harnleiter- und Blasenwand, die bei

der Bilharziakrankheit nach Lotsy durch verkalkte Eier hervorgerufen werden, können sehr deutliche Schatten im Röntgenbild zeigen.

Diese eben erwähnten differentialdiagnostischen Schwierigkeiten zeigen, daß man zur Erreichung einer sicheren Steindiagnose sich nicht auf eine Untersuchung allein beschränken darf, sondern alle Untersuchungsmethoden heranziehen muß.

VII. Die Behandlung der Blasensteine

Solange die Ätiologie der Harnsteinbildung noch nicht geklärt ist, solange ist eine wirklich kausale Therapie des Blasensteinleidens nicht möglich. Ist die Diagnose „Blasenstein" gestellt, so sollte möglichst bald auch die Behandlung folgen. Bedeutet doch jeder Blasenstein für seinen Träger nicht nur eine Quelle zunehmender Beschwerden durch die örtlichen Veränderungen, die er in der Blase hervorruft, sondern infolge der nie ausbleibenden Infektion mit Aufsteigen in die oberen Harnwege und dem drohenden Ende einer Urosepsis eine ernste Gefahr. Um von ihren Schmerzen, die ihnen die Blasensteinbildung bereitet, befreit zu werden, stellen die Kranken die Indikation zu ihrer Beseitigung meistens selbst.

Jeder Behandlung muß noch einmal eine cystoskopische Besichtigung der Blase vorausgehen, die möglichst durch eine Pneumocystographie und Ausscheidungsurographie ergänzt werden sollte, damit man nicht durch unvorhergesehene Komplikationen überrascht wird.

1. Konservative Behandlung

a) Spontane Heilung

Eine Heilung des Blasensteinleidens durch den restlosen Abgang der Steine ist nur bei kleinen Konkrementen zu erwarten. Aus weiblichen Blasen wurde der Spontanabgang selbst größerer Steine des öfteren schon beobachtet. Bei Männern dagegen sind größere Steine nur ausnahmsweise bei glatter Oberfläche und geeigneter Form durch die sehr dehnbare Harnröhre ausgepreßt worden.

b) Spontane Auflösung und Zerfall

Eine spontane Auflösung von Blasensteinen ist nicht möglich. Auch der gelegentlich beobachtete Spontanzerfall in kleine Bruchstücke hat hinsichtlich einer Heilung keine praktische Bedeutung, da nur ein Teil der Bruchstücke entleert wird. Die größeren Trümmer bleiben zurück und vermehren sogar die Zahl der Blasensteine.

c) Einfache Aspiration

Kleine Blasensteine, deren Umfang den Durchgang durch die Harnröhre erlaubten, die aber vom Harnstrom nicht erfaßt und ausgespült werden, weil sie sich in Buchten (Divertikeln, Cystocelen) oder hinter Vorsprüngen (Prostatamittellappen) verbergen, lassen sich durch einfache Aspiration mit dem Saugapparat oder dem kräftigen Sog einer Blasenspritze entfernen.

d) Auflösung der Steine (Litholyse)

Geschichtliches

Versuche, Blasensteine durch Einnehmen bestimmter Drogen, Mineralien, Medikamente oder andere Stoffe sowie durch Einfüllung besonderer Lösungsmittel unmittelbar in die Blase zur Auflösung zu bringen, sind schon seit dem Altertum gemacht worden, haben aber erst in jüngster Zeit zu einem bescheidenen Erfolg geführt.

So wurden bereits in der alten indischen Urologie Drogen zum „Zerspalten" von Blasensteinen benutzt. Die alten Griechen glaubten durch Verwendung der Erica Blasensteine „zerbrechen" zu können. Der Gattungsname Erica kommt vom griechischen Wort ἐρείκειν (zerbrechen). Auch im Mittelalter wurden diese Behandlungsversuche fortgesetzt und so sprach man dem „Kalchwasser" durch Einnehmen die Kraft zu, nicht nur die Steine, die in der Harnblase entstehen, zu zerreiben und die durch den Steinsand erzeugten Schmerzen zu beseitigen, sondern auch die „Steinkrankheit gänzlich zu beheben". Ja, man war bereits auf den Einfall gekommen „das Kalchwasser durch die Harnröhre einzuspritzen, damit es unmittelbar auf den Stein wirke und seine ganze Kraft auf denselben ausüben kann, falls er sich nämlich in der Harnblase aufhielte; denn wider den Nierenstein vermag das Einspritzen nichts. WILIAMS BUTTLER und BROWER LANGRICH haben zu dieser Einspritzung ein besonderes, bequemes Instrument erfunden." (JOSEF JAKOB PLENK, aus Materia Chirurgica, Wien 1771.)

Außer Kalk wurden Soda, Pottasche und die verschiedensten tierischen und pflanzlichen Stoffe zur Steinauflösung benutzt.

Seitdem man in der Genese der Steinbildung den kolloidchemischen Vorgang als den primären Akt erkannt hat und dem anorganischen Aufbau des Steines nur sekundäre Bedeutung beimißt, wird auch künftig in dem Problem der Steinauflösung hier der Hebel anzusetzen sein. Dabei gilt es aber noch zu bedenken, daß nach den neuesten Untersuchungen von GASSER, BRAUNER und PREISINGER die organische Gerüstsubstanz in allen Konkrementbildungen die gleiche quantitative Zusammensetzung zeigt, während die anorganische Substanz unspezifisch und vom jeweiligen p_H-Wert des Harnes abhängig erscheint. Die Bedingungen zur Auflösung von Harnsteinen sind nirgends so günstig wie bei den Blasensteinen, da man das Lösungsmittel direkt, für längere Zeit und in genügender Menge mit ihnen in Berührung bringen kann.

Technik der Steinauflösung

Nach den bisherigen Erfahrungen hat man aber nur bei Phosphat- und Calcium-Carbonatsteinen, allerdings erst nach monatelanger Dauer der Spülbehandlung, bescheidene Erfolge erzielt. Es wurden Steine bis zu Kirschgröße zur Auflösung gebracht. Das bisher verwandte Lösungsmittel (Lösung G) hat folgende Zusammensetzung: Ac. citr. pur. 32,3, Magnesia usta anhydr. 3,8, Aqua dest. steril ad 1000,0.

Bei der Technik der Dauerspülung wird durch einen Verweilkatheter in der Harnröhre gleichzeitig ein Harnröhrenkatheter eingelegt, durch den die Lösung einlaufen kann, während sie aus dem Katheter wieder abläuft. BOEMINGHAUS hält es aber für zweckmäßiger, in Abständen von mehreren Stunden (täglich 4—5mal) 30—50 cm³ Lösungsmittel in die Blase zu instillieren, weil dadurch der Stein intensiver bespült wird. Außerdem kann der Kranke sich außer Bett aufhalten.

Gleichzeitige Änderung des Steinmilieus, insbesondere des p_H-Wertes des Urins durch peroral genommene Medikamente und Diät sowie Gaben von Vitamin A sollen den Lösungsvorgang verstärken.

Trotz aller wissenschaftlichen Forschungen und praktischer Versuche im Reagensglas, am Tier und am Menschen ist die Auflösung für das Gros der Harnsteine bisher immer noch ein ungelöstes Problem.

2. Die mechanische Steinentfernung

Nach dem heutigen Stand unseres Wissens und den praktischen klinischen Erfahrungen bleibt als das einzige zur Heilung führende Verfahren nur die mechanische Entfernung der Steine. Wir haben dabei die Wahl zwischen 2 Behandlungsmethoden. Einmal das unblutige Verfahren der Lithotripsie und der Litholapaxie, zum anderen die operative Behandlung durch den Blasensteinschnitt.

Die Art des Vorgehens hängt aber von ganz bestimmten Voraussetzungen ab und es besteht für jede der beiden Methoden der Steinentfernung eine strenge Indikation. Der alte heftige Streit zwischen den Autoren, die nur das unblutige Verfahren propagierten und jener, die ausschließlich die operative Eröffnung der Blase durch Sectio alta befürworteten, ist heute gegenstandslos geworden, nachdem die Generation der nicht operativ tätigen Urologen immer mehr zusammenschmilzt und heute auch die Chirurgen die endovesicale Steinzertrümmerung beherrschen. Durch die Erfindung von Sichtgeräten für die Steinzertrümmerung hat sich die Zahl der Anhänger für die Lithotripsie ständig vergrößert, wenn auch andererseits bedauert werden muß, daß die hohe Kunst der blinden Steinzertrümmerung, die von den alten Urologen mit Meisterschaft gehandhabt wurde, leider verlorengegangen ist. Diese Kunst setzt außer einer persönlichen Begabung auch eine ständige Übung mit Tastknackern voraus, die heute nicht mehr gegeben ist.

Vergleichen wir bei der heutigen Einstellung der Autoren, die mit beiden Verfahren der Lithotripsie und der Sectio alta zur Blasensteinentfernung vertraut sind, ihre persönlichen Erfahrungen mit beiden Methoden, dann beträgt nach MINDER das Verhältnis der endovesicalen Entfernung gegenüber dem chirurgischen Weg 95% zu 5%, nach dem der meisten anderen Autoren, die sich auch mit meinen eigenen decken, 70% zu 30%.

a) Die Lithotripsie und Litholapaxie

Die Methode der unblutigen Steinzertrümmerung auf natürlichem Wege mit nachfolgender Absaugung ist heute das Verfahren der Wahl. Ihr großer Vorteil besteht darin, daß dem Kranken ein langes Liegen erspart wird, daß sich die Methode bei kleinen Steinen sogar ambulant durchführen läßt und daß sie für alte Menschen, die sich in einem schlechten Gesundheitszustand befinden, doch einen schonenden Eingriff bedeutet. Außerdem ist sie das Normalverfahren bei Steinrezidiven.

Geschichtliches

Schon im Mittelalter war man bemüht, Steine aus der Blase herauszuziehen. Die Idee, Steine in der Blase zu zertrümmern, findet sich bereits bei ALBUKASIS und BENEDETTI (1533) erwähnt. SANCTORIUS empfahl schon im Jahre 1626 einen Blasenstein mit einer dreigliedrigen Zange zu fassen und anzubohren. Diese Überlegungen wurden aber erst nach einer längeren Zeitspanne im Jahre 1812 von FOURNIÈRE DE LEMPTES und im Jahre 1813 von GRUITHUYSEN in München zum Vorschlag gebracht und durch zahlreiche theoretische Überlegungen die ersten praktischen Versuche angeregt.

CIVIALE hat dann in zielbewußter Weise das Problem der Blasensteinzertrümmerung aufgegriffen und legte der medizinischen Fakultät in Paris im Jahre 1818 das in Anlehnung an den Gedanken von SANCTORIUS geschaffene erste Modell eines Lithotriptors vor.

Sein Instrument war ein gerades Rohr, durch das eine dreiarmige federnde Zange, der Trilabe, durchgeführt werden konnte, um den Stein zu umklammern.

War der Stein gefaßt und durch leichtes Zurückziehen des Dreiarmers festgelegt, so konnte ein fräsenartiges Stilett in der Achse des Instrumentes bis an den Stein vorgeschoben werden, um ihn durch rotierende Bewegungen des Trepans anzubohren (Abb. 57). Am Montag, den 23. Januar 1824, führte CIVIALE die erste Steinzertrümmerung an einem Kranken vor. Dieses war die Geburtsstunde der intravesicalen Chirurgie. Aber erst 1827 glückte dem virtuosen Operateur

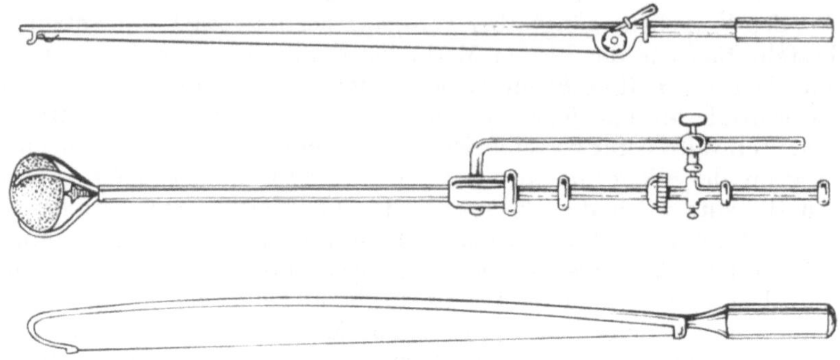

Abb. 57. Steinzertrümmerungsgerät (Trilabe) von CIVIALE

WATTMANN in Wien die erste lithotriptische Operation mit CIVIALES Instrumenten. Modifikationen dieses Instrumentes brachten in der Folgezeit LEROY, D'ETOILLES, AMUSAT und JAKOBSEN.

Einen großen Fortschritt in der Entwicklung der Blasensteinzertrümmerungsgeräte bedeutete eine entscheidende Erfindung HEURTELOUPS. Sein Gerät, das rasch alle früheren verdrängte, bestand aus zwei ineinandergepaßten Stahlstangen mit aufgebogener Spitze von der Form und Krümmung eines Metallkatheters (Abb. 58). Die beiden Branchen, als männlicher und weiblicher Teil

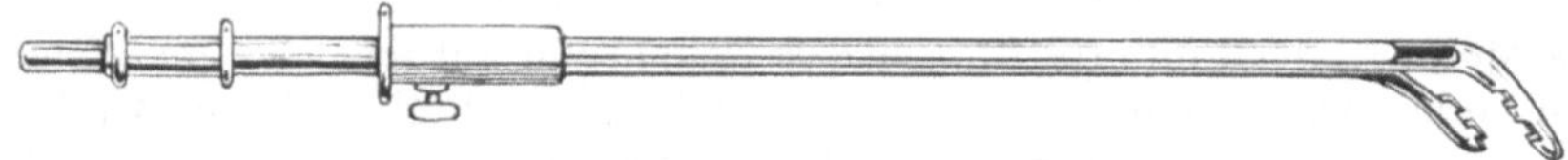

Abb. 58. Steinzertrümmerungsgerät nach HEURTELOUP

benannt, ließen sich gegeneinander verschieben. War der Stein zwischen den Backen des Instrumentes gefaßt, so wurde er durch Hammerschläge gegen das äußere Ende des männlichen Teiles zertrümmert. Statt dieser primitiven „Perkussionsmethode" der Steinzerschlagung kam durch TOUZAY und AMUSAT eine Schraubenvorrichtung in Anwendung, die die beiden Branchen zusammenpressen und den Stein zermalmen konnte. Mit dieser Verbesserung ist das Heurteloupsche Instrument, das in seiner Technik durch THOMPSON und GUYON noch weitere Verfeinerungen erfuhr, noch heute für die Lithotripsie in Gebrauch.

Während man anfangs die Steinzertrümmerung in Etappen vornahm (Lithotritie á courtes séances) und die Steintrümmer teils von den Kranken mit dem Urin ausgestoßen, teils aus der Blase ausgespült wurden, unternahm man seit 1840 Versuche, die Steintrümmer sofort zu aspirieren. Ein 1844 von CORNEY angegebenes Absauggerät konnte sich nicht durchsetzen. Erst der von dem amerikanischen Chirurgen HENRY BIGELOW erfundene Aspirator fand allgemeine Anerkennung. Damit wurde die Lithotripsie durch die Litholapaxie entscheidend ergänzt, denn jetzt konnte man die Steinzertrümmerung in einer Sitzung vornehmen. Zwar erwuchs der Lithotripsie vorübergehend zu Beginn der antiseptischen Ära in dem „hohen Blasensteinschnitt" eine schwere Konkurrenz, die sogar soweit ging, daß von chirurgischer Seite (DUPUYTREN, VOLKMANN u. a.) die Berechtigung für das Steinknackverfahren abgelehnt wurde, da sie nicht mehr in das antiseptische Zeitalter gehöre. Trotzdem setzte sich die Lithotripsie, deren Leistungsfähigkeit durch aseptisches Arbeiten noch gesteigert worden war, durch, nachdem auch die Chirurgen sich der intravesicalen Operationstechnik zuwandten und die Kunst des Blasensteinknackens erlernten.

Eine letzte Verbesserung brachte die Erfindung optischer Steinknackinstrumente, durch die die Möglichkeit einer Blasenverletzung, wie sie bei nicht sehr geschulten Operateuren mit dem blinden Steinknacker doch gelegentlich vorkam, so gut wie ganz ausgeschaltet wurde.

Schon NITZE hatte sich mit dem Problem der cystoskopischen Geräte zum Zerkleinern von Blasensteinen befaßt. Die ersten brauchbaren Sichtgeräte für die Steinzertrümmerung stammten von YOUNG und CANNY-RYALL. Während sich die moderne Steinbeißzange aus der Youngschen Fremdkörperzange entwickelt hat, gleicht der eigentliche cystoskopische Steinknacker mehr dem blinden Lithotriptor nur mit einer zusätzlichen Beobachtungseinrichtung. Mit der Erfindung von Sichtknackern wurde das Verfahren der Blasensteinzertrümmerung auf eine viel breitere Basis gestellt und die Anhängerschaft einer zuverlässigen Lithotripsie unter optischer Kontrolle hat sich ständig vergrößert. Ich kann BOEMINGHAUS nur beipflichten, wenn er sagt: „Wer die Handhabung der neuzeitlichen optischen Zertrümmerungs- und Absaugegeräte beherrscht und ihre Leistungsfähigkeit kennengelernt hat, wird das Arbeiten im Dunkeln, nur gestützt auf das Tastgefühl und die Kenntnis der anatomischen Verhältnisse, zwar rückhaltlos hoch anerkennen, aber nicht mehr gegen das präzise Arbeiten unter voller Sicht eintauschen wollen."

b) Die heutige Lithotripsie

Anzeigestellung

Die Lithotripsie erscheint zunächst als eine einfache und auch für das Gros der Blasensteine ungefährliche Heilmethode. Es gibt jedoch Fälle, wo dieser Weg von vornherein nicht gangbar ist, ja wo er gefährlicher sein kann als der blutige Eingriff.

Gegenindikationen

Wann darf die Lithotripsie nicht ausgeführt werden ?

1. Die Zertrümmerung der Blasensteine auf intravesicalem Wege setzt voraus, daß die Harnröhre für die Knackinstrumente durchgängig ist oder durchgängig gemacht werden kann. Kinder und Jugendliche scheiden daher von vornherein aus; ferner Kranke mit Harnröhrenstrikturen, die sich nicht auf die Stärke des Zertrümmerungsgerätes aufdehnen lassen. Jedem mit Gewalt erzwungenen Eingriff des Lithotriptors droht die Gefahr einer Harnröhrenzerreißung mit erheblicher Blutung und sich daran anschließender ausgedehnter traumatischer Striktur, die jeder Dehnung trotzt.

2. Der Stein darf nicht so groß sein, daß er keinen Spielraum zwischen Steinoberfläche und Blasenwand übrig läßt und so die Handhabung des Instrumentes unmöglich macht. Außerdem bedeutet ein sehr großer Stein ein langes Arbeiten am Kranken und eine oft mit Blutung einhergehende Schädigung der Blasenschleimhaut, die dann nachträglich Schrittmacher eines infektiösen Prozesses sein kann.

3. Die Steine dürfen nicht zu hart sein. Besonders große, harte Oxalatsteine widersetzen sich jeder Zertrümmerung.

4. Bei gleichzeitiger Steinbildung in der Blase und den oberen Harnwegen (ein- oder doppelseitiger Nierenstein mit gestörter Nierenfunktion, Steinpyo-

nephrose, Harnleiterstein) ist die Entfernung eines Blasensteines von sekundärer Bedeutung, ja oft zwecklos. Sicherstellung der Nierenfunktion und Beseitigung der steinfördernden Ursache stehen hier im Vordergrund der Behandlung.

Sind Schrumpfblasen mit Ausgußstein und schwerer Pericystitis die Ursache der Stauung, Entzündung und Steinbildung der oberen Harnwege, so ist der hohe Blasensteinschnitt in der Regel der ungefährlichere Eingriff.

5. Alle akuten Entzündungserscheinungen der Blase, der Prostata und der oberen Harnwege verbieten jede Steinzertrümmerung. Erst nach ihrem Abklingen kann unter medikamentösem Schutz die Steinzertrümmerung vorgenommen werden. Trotzdem kann danach auch die schonendste Zertrümmerung des

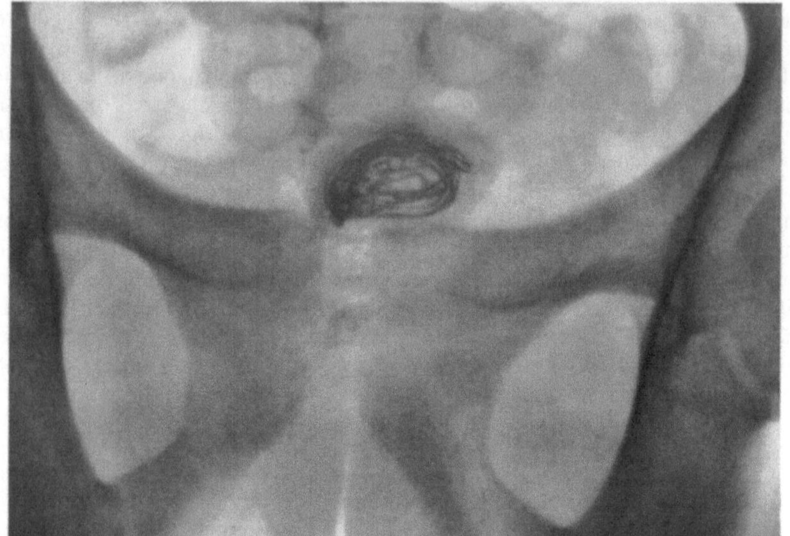

Abb. 59. Fremdkörperblasenstein (um einen zusammengeknäulten Draht). Eigene Beobachtung

Steines durch Reizung der Blasenschleimhaut und neues Aufflackern der Entzündungserscheinungen mit Fieber- und Schüttelfrösten und Ascension in die rückwärtigen Harnwege die Folge sein.

Bei chronischer Cystitis, die nach medikamentöser und Spülbehandlung keine weitere Besserung mehr zeigt, können kleine Steine unter Sicht zertrümmert werden. Handelt es sich aber um größere Steine, so ist besonders bei einer fibrinös-hämorrhagischen Cystitis die Sectio alta vorzuziehen. Das gleiche gilt auch von ulcerösen Prozessen der Blase, insbesondere bei der Blasentuberkulose. Hier ist jede Steinzertrümmerung zu unterlassen.

6. Größere Tumoren der Blase, insbesondere infiltrierende Carcinome, verbieten die Steinzertrümmerung von selbst. Kleine Papillome sind vor einer Steinzertrümmerung durch Elektrokoagulation zu beseitigen.

7. Angeborene Blasendivertikel mit engem, sphincterartigem Eingang stellen eine absolute Gegenindikation der Steinzertrümmerung dar, da sich die Steintrümmer in den Divertikelsack verirren und hier zu einem neuen Steinwachstum Veranlassung geben. Aus flachen Taschen und Buchten der Blase können mit dem Sichtknacker und Sichtaspirator Steine und Steinreste entfernt werden, wenn der Grund der Tasche ausgeleuchtet werden kann.

8. Steinbildungen um größere Fremdkörper (Metallteile, Knochensplitter usw.) erfordern von vornherein den hohen Blasensteinschnitt (Abb. 59). Ledig-

lich bei abgebrochenen verkrusteten Katheterspitzen und bei Steinbildung um Haarnadeln kann mit der Fremdkörperzange unter Sicht der Steinmantel entfernt werden und der Fremdkörper in der gleichen Sitzung herausgezogen werden.

9. Das gleichzeitige Vorkommen von Blasensteinen und Prostataadenomen erfordert eine besondere Anzeigestellung, da jede Steinentfernung ohne Behebung des die Harnstauung bedingenden Hindernisses zwecklos ist. Schon ein stark vorspringender Prostatamittellappen kann für die Einführung des Lithotriptors ein unüberwindliches Hindernis bedeuten. Wesentlicher ist aber, wenn bei großen endovesical entwickelten Adenomen der Blasenboden nicht überblickt und mit den Gerätebacken nicht erreicht werden kann. Man sucht dieser Schwierigkeit durch einen besonders gebauten Tastknacker mit langen Backen, durch Beckenhochlagerung, durch steiles Heben des Gerätes und durch Empordrängen der Blase mittels eines Kolpeurynters zu begegnen. Gelingt es bei einer solchen Situation trotz eines tiefen Recessus einen Stein zu zerknacken, so können doch leicht kleine Steinreste zurückbleiben und man darf nicht überrascht sein, wenn später statt eines mehrere Steine vorhanden sind. Auch festgeklemmte facettierte Steine hinter einem vorspringenden Prostatamittellappen können nur schwer mit der Spitze des Gerätes herausgehebelt werden.

Ein großer Solitärstein, zahlreiche kleine Steine, die die ganze Blase ausfüllen oder festgeklemmte facettierte Steine in einem Blasenrecessus als Folge- und Begleiterscheinung eines Prostataadenoms erfordern von vornherein den hohen Blasensteinschnitt. Hier ist die Enucleation des Prostataadenoms der vordringlichste Eingriff und die Steinentfernung nur eine Begleitbehandlung.

Vorbereitung

Sind die Vorbereitungen für eine Lithotripsie erfüllt, so bedarf es für den Kranken vor dem Eingriff noch gewisser Maßnahmen: einer entsprechenden Anaesthesie und Lagerung sowie einer Auswahl der Geräte, die dem jeweiligen Steinbefund entsprechen. Bei aseptischen Blasenverhältnissen sind vorbereitende Spülungen nicht erforderlich. Harnröhrenverengungen müssen vor dem Eingriff so weit aufgedehnt werden, daß die freie Bewegung des Lithotriptors nicht beeinträchtigt wird. Ein Verweilkatheter starken Kalibers kann in solchen Fällen sowie auch bei Muskelspasmen am Blasenausgang für 24 Std eingelegt werden. Die Lithotripsie läßt sich darnach ohne Schwierigkeiten und ohne Blutung durchführen. Längeres Liegenlassen eines Verweilkatheters ist nutzlos, ja es kann sonst unnötigerweise eine Harnröhrenentzündung erzeugt werden. Bestehen starke Reizerscheinungen der Blase, so kann durch Blasenkrämpfe das Fassen des Steines sowie der Trümmer sehr erschwert, ja unmöglich werden. In einem solchen Falle muß je nach der Ursache der Reizerscheinung durch antiseptische Spülungen, durch Narkotica und durch Ruhe die Empfindlichkeit der Blasenmuskulatur herabgesetzt werden. Einem solchen Kranken wird man einen Tag Bettruhe verordnen, um die sonst unvermeidliche Reizung der Blasenwand durch Umhergehen zu vermeiden. Ein vermindertes Fassungsvermögen bei einer Reizblase gleicht sich nach der für den Eingriff notwendigen Anaesthesie von selbst aus. Vorbeugend kann auch bei nicht infizierter Blase vor der Lithotripsie ein medikamentöser Schutz verordnet werden. Bei infizierter Blase wird man nach Testung der Bakterienflora eine gezielte Therapie mit Sulfonamiden und Antibiotica, evtl. verbunden mit Blasenspülungen vor und nach der Behandlung, durchführen, um den Eingriff möglichst in einem keimarmen Milieu vornehmen zu können und um die postoperativen Reizerscheinungen und aufsteigenden Infektionen zu vermeiden. Handelt es sich um ältere Menschen mit Infektionen der Blase, so kann die Unterbindung der Samenstränge zur Vermeidung einer Nebenhodenentzündung gerechtfertig sein.

Schmerzbekämpfung

Eine Sacral- bzw. tiefe Periduralanaesthesie ist für die ungestörte Durchführung des Eingriffs vollständig ausreichend. Sie kann gelegentlich durch eine intravenöse Kurznarkose ergänzt werden. Die früher angewandte Allgemeinnarkose kommt nur in Ausnahmefällen noch in Frage. Lokalanaesthesie der Harnröhre und Blase sowie Rectalklysmen mit Narkotica sind für die Lithotripsie unzureichend. Nur bei kleinen Steinen, die mit der Fremdkörperlöffelzange entfernt werden, kann gelegentlich eine Schleimhautanaesthesie der Harnröhre genügen.

Lagerung

Zur Ausführung der Lithotripsie wird der Kranke in Steinschnittlage bei mäßiger Beckenhochlagerung auf den Operationstisch gelegt. Das Gesäß überragt etwas die Tischkante, um genügend Spielraum für die Handhabung der Geräte zu bekommen. Die Blase wird gespült und mit 100—150 cm³ einer physiologischen Kochsalzlösung gefüllt. Von der Einfüllung einer Oxycyanatlösung ist abzuraten, da infolge Resorption durch die geschädigte Blasenschleimhaut Vergiftungen beobachtet wurden.

Technik der Lithotripsie

Bei der Blasensteinzertrümmerung stehen uns heute außer dem altbewährten Tastknacker noch Sichtgeräte von verschiedener Bauart zur Verfügung. Jede Type hat eine besondere Aufgabe zu erfüllen.

Abb. 60 zeigt in schematischer Darstellung, welche Instrumente bei der jeweiligen Größe, Form und Zusammensetzung des Steines in Frage kommen, und demonstriert die maximale Maulweite der einzelnen Geräte bei größter Weitstellung der Branchen (Abb. 61).

In Anwendung kommen bei

kleinen Steinen (Erbsen- bis Walnußgröße)

    die Löffel- bzw. Fremdkörperzange,

mittleren Steinen (Kirsch- bis Walnußgröße)

    der optische Steinbeißer bzw. cystoskopische Lithotriptor,

großen Steinen (Mandarinen- bis Hühnereigröße)

    der blinde Steinknacker bzw. cystoskopische Lithotriptor.

Bei besonders großen Steinen ist es zweckmäßig, mit dem Tastknacker vorzuknacken und die weitere Zerkleinerung der Trümmer mit den Sichtgeräten fortzusetzen. Selbstverständlich kann die Zertrümmerung mit dem einmal benutzten Tastknacker bis zur völligen Zermalmung der Trümmer erfolgen.

Riesensteine erfordern von vorneherein den hohen Blasensteinschnitt.

Für die Entfernung kleiner Steine eignet sich sehr gut die Fremdkörperzange mit löffelartigen glatten Backen, für mittelgroße Steine der eigentliche cystoskopische Steinbeißer. Abb. 62 zeigt beide Instrumente, die von der Firma Richard Wolf in besonders kräftiger Bauart geliefert werden. Die Bewegung der Branchen erfolgt in Querrichtung durch zwei scherenartige Hebel am Ende des Instrumentes. Bei nach unten gerichteten Backen befinden sie sich rechts vom Operateur und können so bequem bedient werden. Die Greifweite bei maximal geöffneten Backen beträgt 1,7 cm.

Das Gerät wird geschlossen mit einem Füllstab versehen wie ein Metallkatheter eingeführt. Nach dessen Entfernung wird die Optik eingeschoben, die so weit über die Instrumentenspitze hinausragt, daß man den zwischen den geöffneten Branchen liegenden Raum gut übersehen kann. Die Instrumente sind mit einer Wechselspülung versehen, die das Zertrümmern der Steine sehr erleichtert, da jede auftretende Trübung sofort weggespült werden kann. Wählt man

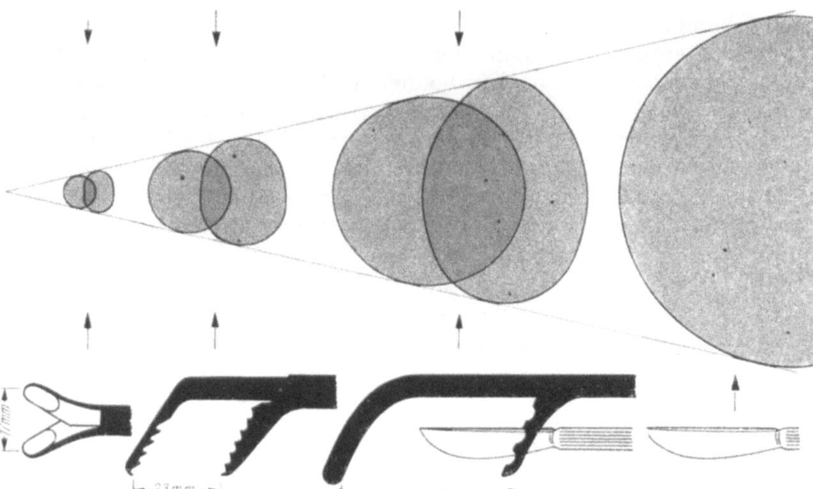

Abb. 60. Schematische Darstellungen der verschiedenen Methoden der Steinentfernungen aus der Blase mit Angabe der Maulweite der Steinzangen

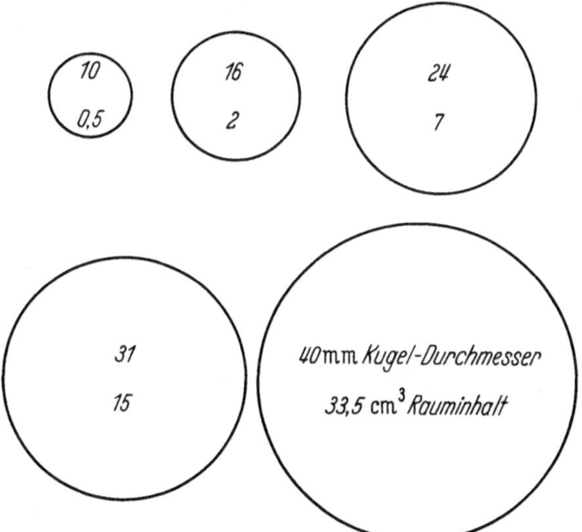

Abb. 61. Schematische Zeichnung von Beispielen verschieden großer kugeliger Steine in ihrem Verhältnis von Kugeldurchmesser zum Rauminhalt (HEYNEMANN)

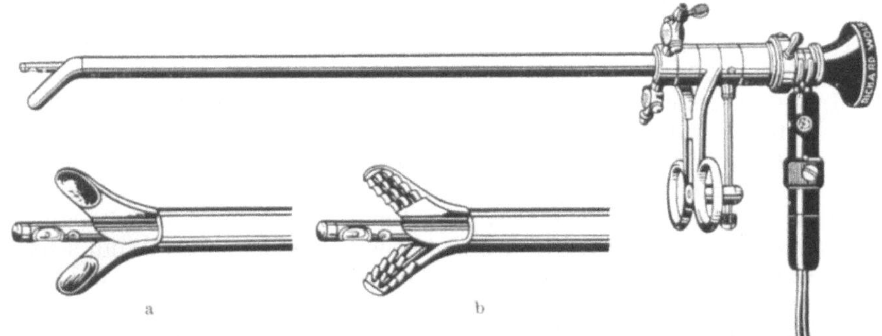

Abb. 62. Blasenstein- und Fremdkörperzange (Fa. R. Wolf) mit starker Wechselspülung in 2 Typen: a als Löffelzange mit scharfem Rand, b mit gezahnten Schnabelteilen. Geeignet für kleine und weiche Steine

bei kleinen erbsengroßen Steinen die Löffelzange, deren geschlossene Backen nur am Rande dicht anliegen, so kann der Stein in die Höhlung der Backen vollkommen eingeschlossen werden. Ein bohnengroßer Stein wird mit seiner ganzen Größe möglichst parallel zum Branchenverlauf erfaßt. Läßt sich die Zange über dem Stein nicht ganz schließen, so muß das Herausziehen des Instrumentes langsam und vorsichtig erfolgen, um eine Verletzung des Schließmuskels durch die vorstehenden Steinränder zu vermeiden. Die Löffelzange eignet sich besonders gut zur Entfernung weicher Steine von gummiartiger Konsistenz, die sonst bei Backen mit Vorsprüngen sich leicht verkleben und die Sicht behindern.

Bei dem cystoskopischen Lithotriptor sind die Backen mit scharfen Zacken und Graten versehen (Abb. 63). Der Stein wird mit diesem Gerät nicht einfach erfaßt und zerquetscht, sondern mit dem scharfen Rand der Branchen von der

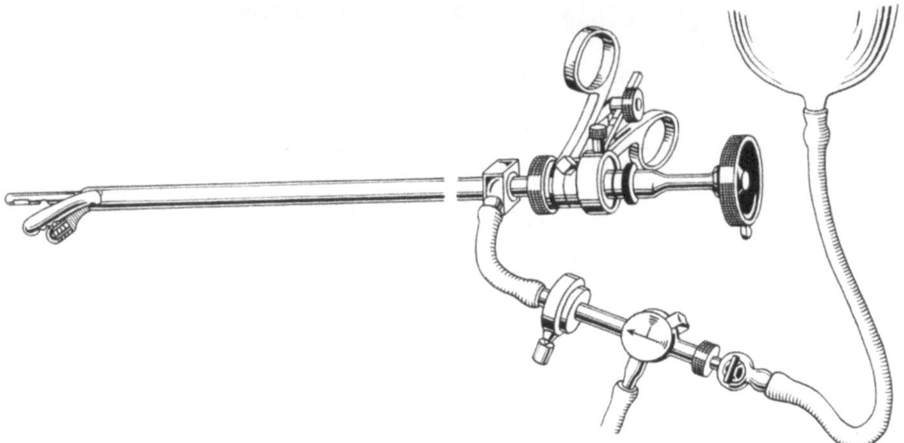

Abb. 63. Steinbeißzange nach VON LICHTENBERG/HEYWALT in Arbeitsstellung mit Vorrichtung zum Spülen während des Beobachtens

Oberfläche her angehakt und allmählich nach und nach zerbissen. Am besten eignen sich für diese Zertrümmerungsmethode Steine von ovaler Form mit rauher Oberfläche. Handelt es sich um harte Steine, die sich beim ersten Zupacken nicht zerbeißen lassen, so muß man das Anbeißen immer wieder von anderen Seiten aus versuchen. Große harte, vor allen Dingen runde Steine verlangen für diese Technik Geduld und ein sicheres Gefühl für die Beurteilung der Metallbeanspruchung. Sind alle Steinteile genügend fein zertrümmert, so wird die Optik entfernt und das Instrument nach Einführen des Füllstabes um 180° gedreht und geschlossen herausgezogen. Die Steinbeißzange der Firma Heynemann ist etwas zierlicher, und man verspürt beim Zermalmen harter Steine einen deutlich federnden Widerstand.

Handelt es sich um übermittelgroße bis große Steine, so wird man sich von vornherein für die Anwendung des cystoskopischen Steinknackers entscheiden. Abb. 64 zeigt ein solches Instrument der Firma Richard Wolf mit Wechselspülung. Der schmale männliche Schaft mit stark gezähnter Branche gleitet in dem breiteren weiblichen Teil in einer tiefen Rinne, aus der er vollkommen herausgezogen werden kann. Die Branche des weiblichen Teiles ist ebenfalls mit scharfen Zacken besetzt. Das Gleiten des männlichen Schaftes wird durch ein Rad bewirkt, das mittels Zahnradgetriebes mit dem Schaft verbunden ist. Beide Backen des Instrumentes können bis auf 2,3 cm auseinandergestellt werden und lassen sich dann mit großer Gewalt in der Längsrichtung zusammenschließen. Das Instrument mit Füllstab versehen wird mit geschlossenen Backen wie ein Metallkatheter eingeführt. Nach Entfernen des Füllstabes wird die Optik eingeschoben und

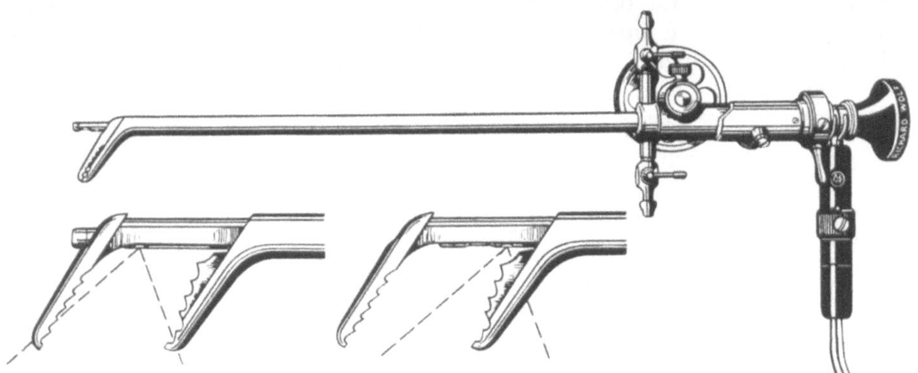

Abb. 64. Cystoskopischer Lithotriptor (Fa. R. Wolf) mit Triebrad und starker Wechselspülung. Durch Verschieben der Weitwinkeloptik lassen sich die beiden Maulteile immer in die zur Beobachtung günstigste Stellung bringen. Besonders für harte Steine geeignet

darnach die Blase gespült und gefüllt. In leichter Beckenhochlagerung wird der Stein möglichst in der Mitte gefaßt und zwischen beiden Backen festgeklemmt. Man muß sich überzeugen, daß die freie Beweglichkeit des Gerätes mit dem Stein zwischen den Backen leicht möglich ist. Erst dann wird mit Hilfe des Triebrades die Zertrümmerung des Steines vorgenommen. Handelt es sich um einen harten Stein, so wird er erneut in einem kleineren Durchmesser gefaßt bis ein Teil des Steines absplittert. Von dieser Stelle aus kann dann die weitere Zerkleinerung erfolgen. Ist der Stein zu feinstem Grus zermahlen, so wird das Gerät mit den Backen ventralwärts gerichtet, die Optik durch den Füllstab ersetzt und das Gerät entfernt.

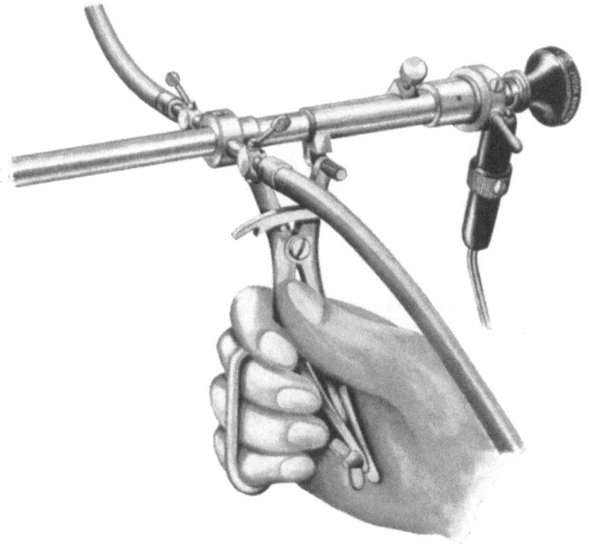

Abb. 65. Cystoskopischer Lithotriptor mit Griff (Fa. R. Wolf)

Die Modifikation dieses Gerätes besteht darin, daß sich anstelle des Zahnradantriebes ein scherenförmiger Handgriff befindet (Abb. 65).

c) Steintrümmerabsaugung unter Sicht

Sind die Steine nach den verschiedenen Methoden vollständig zertrümmert, so erfolgt ihre Entfernung in der gleichen Sitzung. Zwar können sehr kleine Steinreste schon bei diesen Instrumenten durch den für die Optik ausgesparten Kanal mit einer Blasenspritze abgesaugt werden (Abb. 66). Zur Entfernung aller Steinreste, auch etwas größerer Steinteile, ist es aber notwendig, die optischen Geräte

durch besondere Spülgeräte zu ersetzen. So wie die Steine unter Kontrolle des
Auges mit einem Knackgerät zu feinem Grus zermahlen werden können, so haben
wir heute in den cystoskopischen Sauggeräten auch die Möglichkeit, die Steintrümmer vollständig zu entfernen; ja wir können sogar mit der rüsselförmigen
Gerätespitze verborgene Steinreste aus Buchten, Taschen oder Divertikeln
heraussaugen.

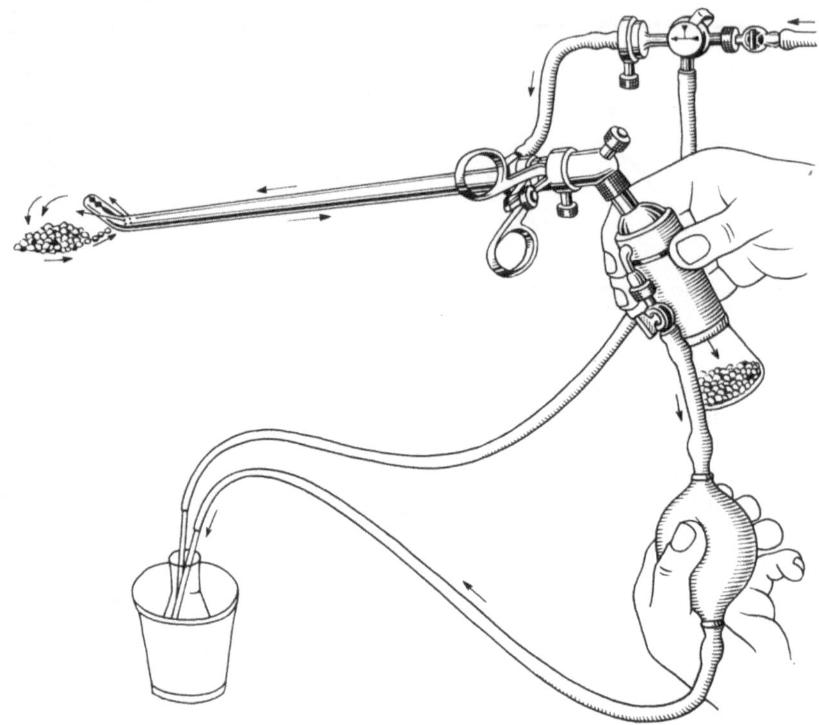

Abb. 66. Nach Zertrümmerung des Blasensteines können Steinstücke und Sand sofort mit der Steinbeißzange
(HEYNEMANN) aus der Blase gespült werden. Die Abbildung zeigt das Instrument in Arbeitsstellung

Instrumentarium

Für die Steinabsaugung unter Sicht stehen uns 2 Geräte ähnlicher Bauart
zur Verfügung. Abb. 67 und 68 zeigt ein cystoskopisches Sauggerät nach Firma
Richard Wolf und das Sauggerät von MORGENSTERN (Heynemann). Beide Geräte
haben einen verlängerten Saugrüssel mit einem Saugkanal. Der Schaft des
Gerätes hat 2 Kanäle, von denen der eine für die Optik und den Wasserzulauf
(Mantelspülung) bestimmt ist, während der andere isolierte Kanal zum Ablauf
der Spülflüssigkeit und zum Absaugen dient. Eine Dauerspülung mit Zu- und
Ablauf sorgt für gute Übersicht in der Blase.

Handhabung

Die Geräte werden mit Füllstab eingeführt, der später durch die Optik ersetzt
wird. Nach Spülung und Füllung der Blase wird der Ablaufhahn geschlossen.
Unter Sicht wird die Spitze des Gerätes über die Steintrümmer geführt, die dann
durch einen kräftigen Sog mit der Blasenspritze oder dem Saugball aspiriert
werden. Angesaugte Schleimhaut sowie größere Steinstücke, die die Öffnung des
Gerätes verlegen, müssen durch Gegendruck wieder fortgespült werden. Sind
noch größere Steinreste vorhanden, die den Kanal nicht passieren können, so

müssen nach Wiedereinführung des Sichtgerätes die Steinreste zertrümmert werden. Am Schluß dürfen keine Steinreste in der Blase mehr vorhanden sein.

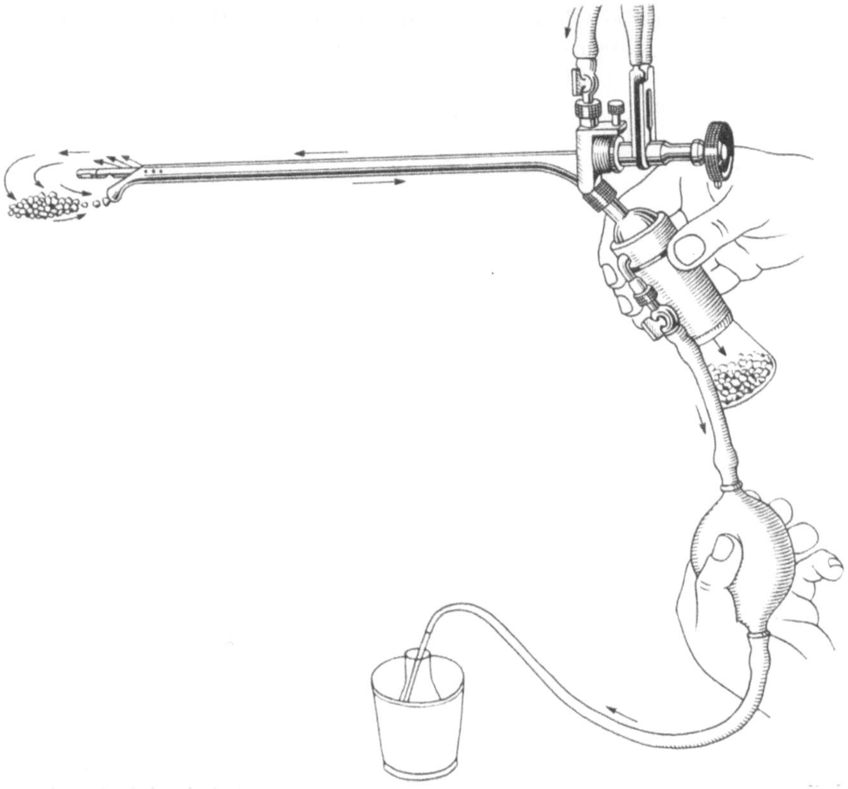

Abb. 67. Cystoskopisches Steinabsaugegerät nach MORGENSTERN (Fa. Heynemann) in Arbeitsstellung mit gezielter starker Dauerspülung. Steintrümmer und Schlamm fließen ab und erfordern keinen Aspirator

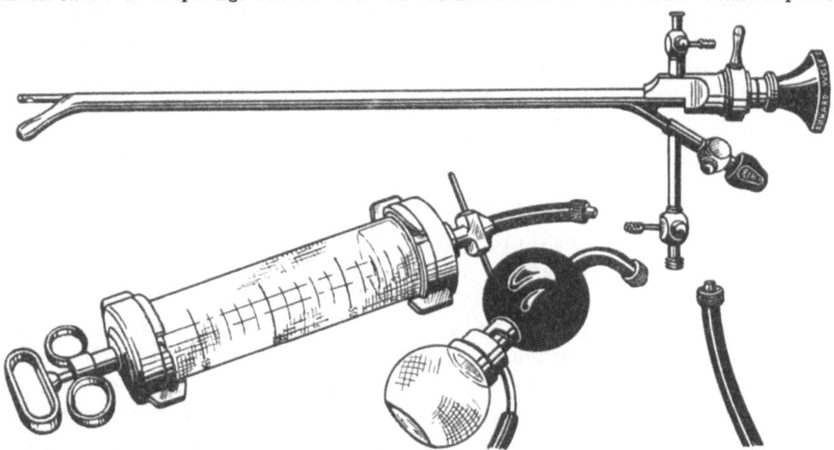

Abb. 68. Absaugecystoskop mit Dauerspülung, gleiche Optik wie cystoskopischer Lithotriptor (Fa. R. Wolf)

Nach Beendigung der Absaugung wird die Optik entfernt und das Gerät mit Füllstab versehen herausgenommen. Das Einlegen eines Verweilkatheters ist nach völliger Steinentfernung nicht notwendig.

d) Die blinde Lithotripsie

Das blinde Steinknacken hat auch heute noch seine volle Berechtigung. Es setzt aber außer einer absoluten Vertrautheit mit dem Instrumentarium ein plastisches Vorstellungsvermögen und ein feines Fingerspitzengefühl beim Tasten im Dunkeln voraus und nicht zuletzt ein Gefühl für die Materialbeanspruchung des Gerätes. Zum Vorknacken größerer Steine, besonders runder Steine, die sich mit den Backen des Sichtknackers nicht erfassen lassen, ist die Anwendung des blinden Steinknackers sogar unentbehrlich.

Der blinde Lithotriptor (Abb. 69)

Der Tastknacker, wie er heute in Gebrauch ist, besteht aus zwei ineinander gepaßten Stangen aus bestem Stahl, von denen die schmälere männliche in einer tiefen Rinne der weiteren weiblichen hin- und hergleiten kann. Beide Stangen enden vorne mit aufgebogenem Schnabel von kurzer Krümmung. Die männliche Branche ist gezähnt und läßt sich in die ganz oder teilweise durchbrochene, ge-

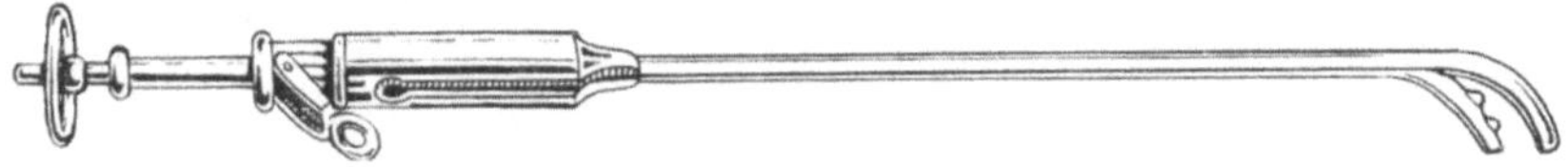

Abb. 69. Blinder Lithotriptor

fensterte oder löffelförmig gestaltete weibliche Branche einschieben. Der Schaft des weiblichen Teiles ist an seinem Ende mit einem gefurchten Handgriff fest verbunden, während der männliche Teil hinten eine Schraube trägt, die durch ein Triebrad in drehende Bewegungen versetzt werden kann. Die Verschiebung der Branchen gegeneinander erfolgt auf zweierlei Art: Einmal freigleitend und zunächst ohne Kraftentfaltung, wobei nach Erfassung des Steines beide Teile in jeder Lage durch einen beweglichen Bügel (Bascule) festgestellt werden können; das andere Mal mit Hilfe des Triebrades, wodurch die männliche Branche gegen die weibliche mit außerordentlich großer Gewalt zum Zermalmen des Steines gedrückt werden kann. Eine am Handgriff angebrachte Skala läßt den jeweiligen Abstand von einander ablesen. Von den verschiedenen Bauarten ist das französische Modell das gebräuchlichste. Waren die gezähnten Branchen zur groben Zertrümmerung des Steines gedacht, so kann für die feinere Zermalmung der Trümmer ein Gerät mit glatten löffelförmigen Backen benutzt werden. Kleine und feiner gebaute Modelle von Tastknackern speziell für Kinder und Tastknacker mit besonders langen Branchen für Prostatiker sind heute kaum noch in Benutzung.

Handhabung des Tastknackers

Der Tastknacker mit gezähnten Backen wird geschlossen wie ein Metallkatheter in die Blase eingeführt. Liegt der Schnabel vorschriftsmäßig innerhalb der Blase, dann läßt sich das Gerät frei nach allen Richtungen bewegen. In leichter Beckenhochlagerung des Kranken wird der Stein durch vorsichtiges Abtasten und seitliches Anklopfen in seiner Lage erforscht. Die Steine liegen meist in der rechten Blasenhälfte. Bei ventralwärts gerichteten Backen wird unter Zurückziehung der männlichen Branche der weibliche Teil sanft gegen den Blasenboden angedrückt. Auf diese Weise entsteht am tiefsten Punkt der Blase eine trichterförmige Vertiefung (Ultzmannscher Trichtergriff), in die der Stein zwischen die beiden Backen hineingleiten kann. Durch kurze Stöße gegen die Hüftgegend oder Rütteln des Beckens kann dieser Vorgang noch unterstützt werden.

Vorsichtig tastend wird nun der männliche Teil in der Rinne des weiblichen so lange hin- und hergeschoben, bis man an dem harten Widerstand den gefaßten

Stein zwischen den Backen fühlt. Um ein Abgleiten des Steines zu vermeiden, soll man ihn möglichst in seinem größten Durchmesser greifen. Ein weicher Widerstand kann mitgefaßte Blasenwand sein, vor deren Verletzung man sich unbedingt hüten muß, da außer einer störenden Blutung auch die große Gefahr einer Zerreißung der Blasenwand droht. Ist die Blasenschleimhaut mit gefaßt, so läßt sich das Instrument in der Blase nicht mehr hin- und herbewegen. In einem solchen Falle muß man die Zange öffnen und den Stein von neuem aufsuchen. Nach vorschriftsmäßigem Erfassen des Steines wird unter Umlegung des Bügels der Schraubapparat eingeschaltet. Ehe man das Triebrad in Tätigkeit setzt, überzeuge man sich nochmals von der freien Beweglichkeit des Gerätes mit dem Stein. Nun kann durch Schraubenbewegung der Stein zerdrückt werden. Das gleiche Manöver — suchen — fassen — schrauben — wiederholt sich immer wieder von neuem so lange, bis kein größeres Steinstück mehr zu fühlen ist. Von großer Wichtigkeit ist es, das Zusammenpressen der Branchen so weit durchzuführen, daß alle Steinreste aus dem Spalt des weiblichen Teiles herausgedrückt werden, weil sonst durch Ansammlung und Verfestigung von Steintrümmern das Schließen der Backen nicht mehr gelingt. Bei harten Steinen, die dem Schraubendruck widerstehen, darf man nicht mit großer Gewalt die Zerkleinerung erzwingen wollen. Sie werden vielmehr zwischen den beiden Backen des Gerätes so lange unter Dauerdruck gelassen, bis sie unter Änderung der inneren Struktur in einigen Minuten unter hörbarem Geräusch plötzlich zerspringen. Gelingt das Erfassen des Steines auf diese Weise nicht, so kann versucht werden, den Stein mit dorsal oder seitlich gerichteten Branchen zu ergreifen. In besonderen Fällen kann man dabei den Kranken auf die Seite drehen. Die Zertrümmerung soll aber erst erfolgen, wenn die Branchen mit dem gefaßten Stein wieder ventralwärts gerichtet sind. Auch eine Verstärkung der Beckenhochlagerung läßt die Steintrümmer gegen den Scheitel der Blase fallen und erleichtert bisweilen das Erfassen schwer zugänglicher Steinreste.

Ist man nur auf Tastinstrumente angewiesen, so können durch einen Tastknacker mit löffelartig glatten Backen (Ramaseur) die bereits grob zerknackten Steintrümmer noch feiner zermahlen werden. Die totale unblutige Zertrümmerung eines Steines setzt eine große Erfahrung und ein persönliches Fingerspitzengefühl voraus, was nur durch ständige Übung mit dieser Methode zur Meisterschaft führt.

Bei dem Stand unserer neuzeitlichen Sichtknacker hat man es aber gar nicht nötig, kleine Steinbruchstücke im Dunkeln weiter zu zerkleinern. Unter der Kontrolle des Auges ist ein viel sichereres Arbeiten und eine restlose Zermalmung des durch den blinden Lithotriptor vorgeknackten Steines möglich. Insbesondere können in Buchten oder Taschen versteckte Steinreste nur unter Sicht aufgefunden werden. Auch bei Blutgerinnselbildung, die das Tasten der Steintrümmer mit dem blinden Lithotriptor sehr erschwert, kann man mit Sichtgeräten gefahrlos vorgehen.

e) Absaugen der Steintrümmer ohne Sicht

Instrumentarium

Ist die Zertrümmerung des Steines beendet und das Gerät entfernt, so besteht nunmehr unsere Aufgabe darin, den Steinbrei in der gleichen Sitzung aus der Blase zu entfernen. Am besten eignet sich dazu die altbewährte Thompsonsche Saugpumpe (Abb. 70). Sie besteht aus einem weiten Metallspülkatheter mit zwei großen Öffnungen, an dem die Saugpumpe angeschlossen werden kann. Man wird 2 Typen des Spülkatheters bereit halten: eine mit einer kurzen und die andere mit einer längeren Krümmung des Schnabels. Das Kernstück der Saugpumpe ist ein großer Gummiballon, der an dem einen Ende durch ein Ventil verschlossen werden kann und an dem anderen Ende ein gläsernes Vorlagegefäß trägt, das die Steintrümmer aufnehmen soll. Zwischen Ballon und Glasbehälter zweigt seitlich ein Rohr ab, das ebenfalls durch ein Ventil verschlossen werden kann. Ein besonderes Zwischenrohr, dessen Wand durch Metallspiralen versteift ist, stellt die Verbindung zwischen Spülkatheter und Saugballon her.

Handhabung

Zur Absaugung der Steintrümmer wird der weite Spülkatheter eingeführt und zunächst die Blase mit der Blasenspritze ausgespült, um den gröbsten Steinschutt zu entfernen. Erst dann wird der Evakuator angeschlossen und durch

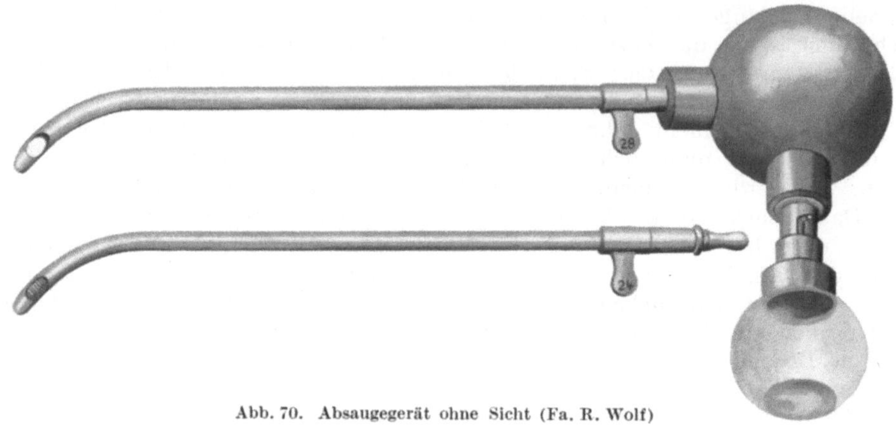

Abb. 70. Absaugegerät ohne Sicht (Fa. R. Wolf)

Zusammenpressen und Loslassen des Gummiballons ein Flüssigkeitsstrom mit Kraft in die Blase ein- und ausgelassen. Auf diese Weise werden die Steintrümmer aufgewirbelt und nach außen befördert, wo sie sich infolge ihrer Schwere in dem Rezipienten ansammeln. Werden bei der Spülung durch Anschlagen an den Metallkatheter noch größere Steintrümmer bemerkt, so muß der Sichtknacker noch einmal eingeführt werden, um den letzten Rest zu zermalmen.

Eine cystoskopische Kontrolle unmittelbar nach der Lithotripsie ist wegen der zur Blutung neigenden Blasenschleimhaut nicht vorteilhaft. Sie ist besser auf einige Tage nach dem Eingriff zu verschieben. Ihr Unterlassen könnte bei Übersehen eines Steinrestes rasch ein Rezidiv heraufbeschwören. Nach der Absaugung wird durch einen Verweilkatheter die Blase ruhiggestellt. Bei fieberfreiem Verlauf kann der Katheter nach wenigen Tagen wieder entfernt werden. Im anderen Falle bleibt er bis zum Rückgang des Fiebers liegen, und der Kranke muß so lange das Bett hüten.

f) Zwischenfälle

Haben sich zwischen den Branchen des Gerätes Steinreste angesammelt und durch wiederholten Druck dort verfestigt, so daß sich die Zange nicht mehr schließen läßt, dann ist ihre Entfernung ohne Zerreißung des Blasenausganges nicht mehr möglich. Hier gibt es nur den einen Ausweg, das Instrument am Harnröhrenausgang abzufeilen und den Rest durch Sectio alta zu entfernen. Das gleiche gilt bei Verbiegung der Branchen in der Blase, was bei gewaltsamem Zertrümmern harter Steine vorkommen kann. Weniger gefährlich ist der Abbruch der männlichen Backe. Hierbei gelingt es wenigstens den Lithotriptor zu entfernen. Das abgebrochene Stück muß darnach mit der Fremdkörperzange herausbefördert werden. Derartige Unglücksfälle sind mehrfach beschrieben worden.

Blutungen aus der Blasenschleimhaut entstehen durch Mitfassen von Schleimhautfalten oder können durch spitze Steine verursacht werden. Größere Blutkoagelbildung macht das Weiterarbeiten mit dem Tastknacker unmöglich. Hierbei bewährt sich dann der Sichtknacker mit Dauerspülung.

Eine Ruptur der Blase durch Mitfassen und Zerquetschen der Blasenwand kann ebenfalls vorkommen, ferner das Platzen der Blasenwand bei raschen Druckschwankungen während der Absaugung. Hierfür sind besonders Prostatikerblasen prädestiniert. Ist ein solcher Unglücksfall eingetreten, so verspürt der Kranke trotz Anaesthesie augenblicklich einen heftigen Schmerz im Leib bei gleichzeitigem Kollaps. Peritoneale Reizerscheinungen und das Auftreten eines perivesicalen Infiltrates durch die austretende Flüssigkeit künden diesen gefährlichen Zustand an. Hier kann nur eine sofort ausgeführte Sectio alta mit Naht der Verletzungsstelle das Leben retten.

Mortalität

Die Mortalität bei der unblutigen Steinzertrümmerung beträgt etwa 2%. Trotzdem es eine wenig eingreifende Operation ist und die Kranken nur kurze Zeit an das Bett gefesselt sind, ja auch die Atmung in keiner Weise behindert ist, ist sie bei älteren Leuten nicht ganz gefahrlos. Lungenentzündungen und aufsteigende Infektionen können zu tödlichen Komplikationen Veranlassung geben.

g) Steinbehandlung durch Elektrolyse und Ultraschall

Versuche mittels des elektrischen Stromes auf elektrolytischem Wege die Zerstörung von Steinen zu erreichen, haben sich als unwirksam erwiesen.

Ebenso aussichtslos war bisher die Anwendung des Ultraschalles bei der Steinbehandlung.

3. Operative Steinbehandlung

a) Anzeigestellung

Die operative Behandlung der Blasensteine bleibt jenen Kranken vorbehalten, bei denen aus technischen oder bestimmten anderen medizinischen Gründen die Lithotripsie nicht durchgeführt werden kann. Im einzelnen ergibt sich die Anzeigestellung für den hohen Blasensteinschnitt aus den Gegenindikationen, wie sie bei der unblutigen Steinzertrümmerung aufgeführt wurde.

Geschichtliches

Die Entwicklung der Steinschneidekunst verlief in großen Perioden, die durch wissenschaftliche und technische Erkenntnisse sowie auch durch weltanschauliche und standesunterschiedliche Einstellungen während der einzelnen Zeitabschnitte bedingt war. Der Blasensteinschnitt gehört zu den ältesten bekannten Eingriffen in der Chirurgie. Schon um 1500 v.Chr. soll in Indien und wenig später auch in Ägypten das Blasensteinleiden durch den Steinschnitt angegangen worden sein. HIPPOKRATES (um 460 v.Chr.) hat durch seinen Eid seine Jünger verpflichtet nicht zu lithotomieren, und hat damit die Ausübung des Steinschnittes bis zur Neuzeit im wesentlichen landfahrenden „Steinschneidern", also Laien, vorbehalten. Im 1. Jahrhundert n.Chr. hat CELSUS die erste genaue Beschreibung einer Steinschnittmethode gegeben. Der von ihm beschriebene Steinschnitt mit der „kleinen Gerätschaft", der in Paulus von Aegina, Avicenna und Abulkasim namhafte Vertreter fand, wurde bis ins 16. Jahrhundert fast ausschließlich und zwar vornehmlich bei Knaben angewandt. Bei stark gebeugten Beinen suchte der Operateur durch zwei in den Mastdarm eingeführte Finger den Stein zu umfassen und gegen den Damm zu drängen. Es wurde dann auf den Stein unmittelbar eingeschnitten.

Der Steinschnitt mit der „großen Gerätschaft" stammt aus dem Anfang des 16. Jahrhunderts. Er wurde von Giovanni de Romanis ausgearbeitet, aber nach dessen Schüler Marianus Sanctus als marianischer oder italienischer Steinschnitt benannt. Das Wesen dieser Steinschnittoperation lag darin, daß der Zugang zur Blase durch die eröffnete Harnröhre gesucht wurde. Diesen Weg erleichterte man sich durch Einführen einer Rinnensonde in die Harnröhre, auf der spitze, blattartig geformte Messer, Specula, Dilatatoria und Zangen bis zur Blase vorgeschoben werden konnten. Man bemühte sich, für die Praxis einfache Routineverfahren auszuarbeiten, um die Operation auf wenige leicht erlernbare Handgriffe zu reduzieren. Diese Methode wurde im Mittelalter in Frankreich von der berühmten Steinschneiderfamilie Collot in 8 Generationen geübt und als strenges Geheimnis gewahrt. Der berühmteste von ihnen war Philippes Collot. Bis zu Ludwig XV. waren die Mitglieder dieses Geschlechtes „Opérateur du roi pour la pierre". Am Ende des 16. Jahrhunderts wurde die Sectio perinealis medialis durch den Seitensteinschnitt von Franco verdrängt und von Frère Jaques in die Praxis eingeführt. Dieser rühmte sich in 30 Jahren 4500 Steinschnittoperationen erfolgreich durchgeführt zu haben. Bei Vorführung seines Verfahrens in Paris starben aber 25 von 60 Operierten. Die Sectio perinealis lateralis, von Cheselden noch verbessert, wurde von der Mitte der Raphe zum Halbierungspunkt zwischen Mastdarm und Sitzknorren geführt und von hier aus gegen das Itinerarium in der Harnröhre die Harnröhre und Prostata seitlich gespalten. Dann wurde auf einem breiten Gorgeret die Steinzange in die Blase eingeschoben. Vacca Berlinghieri hat dann die Spaltung der Prostata in der Mittellinie, Dupuytren die Sectio bilateralis und Sanson u. a. den rectovesicalen Steinschnitt empfohlen.

Einer der letzten Vertreter der perinealen Steinschnittmethode war am Ende des 18. Jahrhunderts der Lithotomist Frantz Tolet, der in dem Hospital „La Charité des Hommes" in Paris tätig war. Er bezeichnet sich als „Regis Lithochirurgus" und hat eine sehr geschätzte Abhandlung über das Steinschneiden verfaßt unter dem Titel „Tractätlein von der besten Art und Weise den Blasenstein zu schneiden". Nach ihm kehrte dann die alte Steinschnittkunst, die bis dahin von Laien ausgeführt wurde, wieder in die Hände der Ärzte zurück.

Der Autor der „Sectio alta" ist P. Franco. Er führte diese Operation im Jahre 1561 in Lausanne an einem zweijährigen Knaben durch, bei dem die Celsussche Methode versagt hatte. Den Eingriff gestaltete er derart, daß er den großen Stein vom Mastdarm so empordrängte, bis er oberhalb der Schambeinfuge zu fühlen war und er auf ihn einschneiden konnte. Daß die erste derartige Operation bei einem Kleinkind glückte, hatte vor allen Dingen darin seine Bewandtnis, weil hier die peritonealen Verhältnisse besonders günstig liegen. Die Blase wurde nicht genäht. Trotzdem das Kind genas, warnte Franco vor der „hohen Gerätschaft" und hat sie selbst nie wieder ausgeführt. Die Sectio alta galt wegen einer Verletzung des Bauchraumes als zu gefährlich. Rousset griff 20 Jahre später die vergessene Methode auf und verbesserte sie technisch, indem er als erster die Füllung der Blase empfahl, wodurch die Verletzung des Bauchfelles vermieden werden kann. Auch nach dieser Verbesserung fand die Methode keine weitere Verbreitung und geriet sogar wieder in Vergessenheit. Erst im 18. Jahrhundert kam sie wieder zur Anwendung, und ihre Erfolge knüpfen sich an die Namen CHESELDEN, FRÈRE COSME, HEISTER, AMUSAT, SOUBERBIELLE, LEROY, D'ETIOLLES und CIVIALE.

In der Zeit der antiseptischen Ära trat dann der hohe Blasensteinschnitt seinen Siegeszug an unter Verdrängung aller anderen Steinschnittmethoden. ULTZMANN, HÜTER, DITTEL, BILLROTH, PETERSEN, TRENDELENBURG u. a. haben zur Förderung der Methode wesentlich beigetragen. Durch die neuen Erkenntnisse der Asepsis, der Narkose, der Lokalanaesthesie, der verbesserten Diagnostik mit dem Cystoskop und der Radiographie wurde die Grundlage für eine anatomisch begründete und rationelle Steinschnittmethode geschaffen. Wie so oft wurde auch hier zunächst über das Ziel hinausgeschossen, indem die Chirurgen durch sichere Handhabung des hohen Blasenschnittes zu dem Schlusse kamen, daß die Lithotripsie nicht mehr in das antiseptische Zeitalter gehöre. Im Laufe der Zeit haben sich aber die Meinungen über die verschiedenen Methoden geklärt. Der hohe Blasensteinschnitt und die Lithotripsie stehen heute nicht mehr in Konkurrenz, sondern jedes Verfahren hat sein bestimmtes Anwendungsgebiet erhalten.

Der heutige „hohe Blasensteinschnitt" (Sectio alta)

Hat man sich für die Blasensteinentfernung durch Sectio alta entschlossen, so muß man den Zugangsweg dem vorliegenden Befunde anpassen. Wenn es sich um einfache Steinbildungen bei aseptischer oder mäßig infizierter Blase handelt, reicht bei Kindern, Jugendlichen und auch bei älteren mageren Menschen die Anlegung eines begrenzten Wundtrichters und eine sparsame Eröffnung der Blase aus. Der in die Blase eingeführte tastende Finger genügt zur Orientierung. Ich möchte dieses Verfahren als den „kleinen hohen Blasensteinschnitt" bezeichnen.

Ist die Blase aber mit zahllosen kleinen und kleinsten Steinchen gefüllt, liegt eine hochgradige Schrumpfblase mit Ausgußstein vor, muß gleichzeitig noch die Enucleation eines Prostataadenoms vorgenommen werden, handelt es sich um angewachsene Steine, Divertikelsteine, Hantelsteinbildungen sowie um die Kombination von Stein- und Neubildung, dann wird man den großen Zugangsweg wählen und die Blase breit eröffnen, um genügende Übersicht zu bekommen. Außer der Möglichkeit einer restlosen Ausleuchtung des Blaseninnern muß zur Entfernung der Steine und für Spezialaufgaben die Einführung und Handhabung von Instrumenten in der Blase möglich sein. Der „große hohe Blasensteinschnitt" bedeutet besonders für ältere Menschen eine wesentlich stärkere körperliche Belastung und ein größeres Operationsrisiko.

Sehr große technische Schwierigkeiten können bei dem hohen Blasenschnitt entstehen, wenn ausgedehnte Narbenbildung im Unterbauch mit Verödung des prävesicalen Raumes vorliegt, ferner eine gleichzeitige Blasenfistel besteht oder bereits mehrere Blaseneröffnungen stattgefunden haben. Hier muß man von dem Routineverfahren abweichen und von Fall zu Fall sich durch Änderung der Operationstechnik dem jeweiligen Befunde anpassen.

Auch übergroße Divertikelsteine lassen sich nicht von der eröffneten Blase aus entfernen. Sie verlangen ein extravesicales Vorgehen. Das gleiche gilt für extra-intravesicale Hantelsteinbildungen, die je nach ihrem Ausgangsort meistens ein kombiniertes extra- und intravesicales Vorgehen verlangen.

b) Der kleine hohe Blasenschnitt

Vorbereitung

Wie es bei allen abdominalen Operationen üblich ist, muß der Darm leer sein. Einlegen und Fixation eines Verweilkatheters. Sauberspülen der Blase. Der

Katheter wird durch ein zwischengeschaltetes Glasstück mit einem Gummi-
schlauch verbunden, der so lang sein muß, daß während der Operation die Einführung von Luft in die Blase ohne Störung der Asepsis vorgenommen werden
kann.

Schmerzstillung

Im allgemeinen genügt eine örtliche Betäubung, die bei ängstlichen Kranken
durch eine intravenöse Kurznarkose ergänzt werden kann. Noch besser sichern
Lumbal- oder Periduralanaesthesie bei erschlafften Bauchdecken ein ungestörtes
Arbeiten in der Tiefe.

Lagerung

Der Kranke befindet sich in Rückenlage. Die leicht gespreizten Beine ruhen
in der gleichen Ebene wie der Körper auf Beinstützen. Mäßige Beckenhochlagerung, die durch Schulterstützen gehalten wird, um sie nach Bedarf erhöhen zu
können. Dies gilt besonders für fettleibige Kranke, um die Faltenbildung oberhalb der Schambeinfuge auszugleichen. Das Gesäß schließt mit der Tischkante
ab, so daß bimanuelles Arbeiten durch rectales Eingehen ohne Lageveränderung
des Kranken möglich ist.

Der extraperitoneale Zugangsweg

Als Hautschnitt wählt man im allgemeinen den unteren Mittelschnitt knapp
oberhalb der Schambeinfuge in einer Länge von 5—7 cm. Aus kosmetischen
Gründen kann bei Kindern und Jugendlichen auch ein Querschnitt fingerbreit
oberhalb der Symphyse in Frage kommen. In die Tiefe vordringend, durchtrennt
man in der Mittellinie das Unterhautfettgewebe, die Fascie, die vordere Rectus-
scheide und die Fascia transversa. Der Pfannenstielsche Fascienquerschnitt ist
weniger empfehlenswert, weil er eine vielbuchtige Wunde setzt, was im Hinblick
auf die Benetzung des Operationsgebietes durch Urin ins Gewicht fällt. Werden
die geraden Bauchmuskeln samt den kleinen Pyramidenmuskeln stumpf aus-
einandergezogen, so liegt das mit Fett erfüllte Cavum Retzii zutage, in dessen
Tiefe man die Blase mit ihrem Stein fühlen kann. Mit dem Zeigefinger streicht
man hinter der Schambeinfuge beginnend das Fettgewebe stumpf nach beiden
Seiten ab und drängt die Umschlagfalte des Bauchfelles mit dem Finger und
Stieltupfer kranialwärts. Nach Luftfüllung der Blase (100—150 cm^3) erscheint
am Boden des Wundtrichters die gewölbte Vorderwand der Blase, erkennbar an
ihren charakteristischen Muskelbündeln und dem Venengeflecht. Eine Luftfüllung der Blase ist praktisch ungefährlich, wenn sie vorsichtig und mit gut
gleitendem Spritzenstempel vorgenommen wird. Die Eröffnung der Blase erfolgt
in querer Richtung durch eine Stichincision zwischen zwei provisorisch gelegten
Haltefäden, die nicht geknotet werden. Etwa austretender Urin wird sofort mit
dem Aspirator abgesaugt. Um das Ausreißen der Haltefäden zu vermeiden, werden
sie jetzt durch neue ersetzt, die durch die ganze Dicke der Blasenwand führen.
Die Eröffnungsincision der Blase, die nie zu tief gegen die Schambeinfuge gelegt
werden darf, wird nach beiden Seiten genügend breit verlängert. Die quere
Eröffnung der Blase gibt bessere Übersicht in das Innere als der Längsschnitt,
der durch den Raum zwischen Blasenauslaß und Bauchfellfalte begrenzt ist.
Stärker blutende Venen und Gefäße der Wand müssen sorgfältig unterbunden
werden. Der jetzt in das Blaseninnere eingeführte Zeigefinger orientiert sich über
den Befund der Steinbildung. Eine neben den Zeigefinger vorgeschobene Steinzange faßt den Stein und hebelt ihn vorsichtig aus der Blasenwunde heraus, ohne
ihn dabei durch stärkeres Zudrücken zu beschädigen. Um keine Steine oder
Steinabsprengungen zu übersehen, wird zum Schluß nochmals sorgfältig das
Blaseninnere ausgetastet.

Stichincisionsmethode

Statt von vornherein die Blase durch einen Querschnitt zu eröffnen, genügt die stumpfe Erweiterung der Stichincision. Durch Einsetzen immer größerer Haken kann das kleine Blasenloch so weit gedehnt werden, daß man genügend Zugang in das Blaseninnere für die Ausschleusung auch größerer Steine erhält. Dieses Vorgehen hat den Vorteil, daß nach Entfernung der Wundhaken die gedehnte Blasenwand nahezu in ihre Ausgangsstellung zurückfedert und leicht geschlossen werden kann.

Der Verschluß der Blasenwunde erfolgt beim Querschnitt durch Knopfnähte aus Chromcatgut, die die ganze Wanddicke mit Ausnahme der Schleimhaut fassen. Sie dürfen aber nicht zu eng gelegt und nicht zu fest geknotet werden. Es genügt eine einschichtige Naht. Eine doppelte Naht gibt, da kein Peritoneum vorliegt, keine Gewähr für bessere Dichtigkeit und vermehrt nur unnötig die Fremdkörper. Bei der Stichmethode kann der Verschluß durch eine Tabaksbeutelnaht erfolgen.

Nach Einlegen einer kleinen Dränröhre in den prävesicalen Raum wird die Bauchdecke mit Catgutnähten verschlossen. Bei infizierten Blasen darf nicht zu dicht genäht werden. Die Blase wird durch einen Verweilkatheter ruhiggestellt, der nach 8—10 Tagen entfernt werden kann. Eine glatte Heilung ist fast immer die Regel. Bisweilen nötigen temporär auftretende Blasenfisteln, den Dauerkatheter noch länger zu belassen. Auch in diesen Fällen tritt stets Heilung ein.

Der transperitoneale Zugangsweg

Galt in der vorantiseptischen und aseptischen Ära die Verletzung des Bauchfelles bei dem hohen Blasenschnitt als eine tödliche Komplikation, so wird heute der transperitoneale Blasenschnitt — von RYDIGIER 1888 zum erstenmal durchgeführt — für kleine Eingriffe in der Blase sogar empfohlen. Dieser transperitoneale Zugangsweg mit Eröffnung der Blase ist technisch sehr leicht und kommt in besonderen Fällen für die Entfernung von Blasensteinen in Frage.

Technik

Von einem kleinen unteren Mittelschnitt aus wird die Bauchdecke gespalten und das Bauchfell an seiner Umschlagfalte eröffnet. Ohne besondere Füllung der Blase wird der vom Bauchfell überzogene Blasenscheitel mit 2 Haltefäden in den Wundtrichter gezogen und nach sorgfältiger Abdeckung die Blase zwischen den Haltefäden durch eine quere Stichincision eröffnet. Nach stumpfer Erweiterung der Blasenwunde läßt sich der Stein leicht mit dem Finger abtasten und danach mit der Steinzange extrahieren. Der Blasenverschluß erfolgt wie bei der extraperitonealen Methode durch Knopfnähte; die erste Naht kann hier sinnvoll noch durch eine zweite Peritonealnaht verstärkt werden.

Daß diese einfache transperitoneale Steinschnittmethode sich gegenüber der extraperitonealen nicht durchgesetzt hat, liegt wohl darin begründet, daß bei Erstoperationen das extraperitoneale Vorgehen ebenfalls keine besonderen technischen Schwierigkeiten bietet.

Handelt es sich aber um ein Steinrezidiv bei dem die Blase zum 2. oder 3. Male eröffnet werden muß, dann ergibt der transperitoneale Zugangsweg ganz wesentliche Vorteile. Das gleiche gilt bei starker Vernarbung im Unterbauch mit Verödung des prävesicalen Raumes sowie bei größeren Narbenbrücken, bei denen es ohnehin beim präparatorischen Vorgehen zur Blase leicht zum Einreißen des Bauchfelles kommt.

24*

Besteht außer dem Blasenstein noch eine stärkere Infektion, die bei dem Eingriff den Bauchraum gefährden könnte, so zieht man die Blase weit vor und extraperitonisiert sie an der Hinterwand hinter der Eröffnungsstelle. Auf diese Weise kann die Blase noch zusätzlich extraperitoneal dräniert werden.

c) Der große extraperitoneale hohe Blasensteinschnitt und seine Modifikation

Bei älteren Männern ist die doppelseitige Vasektomie der Operation zur Vermeidung einer Epididymitis stets vorzuschicken. Vorbereitung und Lagerung sind die gleichen wie bei dem kleinen hohen Blasenschnitt. Da der Eingriff wesentlich größer ist und sich in der Tiefe des Beckens abspielt, scheidet die einfache Lokalanaesthesie zur Schmerzbekämpfung aus. Das normale Verfahren ist die Lumbal- und Periduralanaesthesie. In besonderen Fällen kann auch eine Intratrachealnarkose mit Muskelrelaxantien in Anwendung kommen.

Von besonderer Wichtigkeit für den Einblick in die Tiefe und zur Ausleuchtung aller Blasenwinkel ist eine gute Lichtquelle. In der Karl Zeissschen Zwillingsleuchte haben wir den geeigneten Beleuchtungskörper, der in geradezu idealer Weise diese Aufgabe erfüllt. Die hinter dem Rücken des Operateurs in etwa 1 m Entfernung von der Wunde auf einem beweglichen Hebelarm aufsitzende Beleuchtungsquelle schickt ihr Licht an dessen Kopf vorbei in das Operationsgebiet. Zwischen Lampe und Operationsfeld ist genügend Platz für die Operationshandlungen. Die Leuchtstärke beträgt in 1 m Entfernung der Lichtquelle vom Objekt bei 10 cm Durchmesser des Leuchtfeldes etwa 5000 Lux. Zur Regulierung der miteinander gekuppelten Beleuchtungskörper kann der Durchmesser des Leuchtfeldes genau auf die Größe des Wundtrichters eingestellt werden. Man erhält ein ungemein plastisches Bild in der Tiefe, was sich besonders beim Aufsuchen kleiner Steine und Steintrümmer in Buchten und Taschen einer Prostatikerblase entscheidend bemerkbar macht.

Auch Leuchtstäbe und gelegentlich eine cystoskopische Ausleuchtung können in besonderen Fällen bei eröffneter Blase in Frage kommen.

Als Zugangsweg zur Blase wird ein größerer Wundtrichter angelegt als bei dem kleinen hohen Blasenschnitt. Die Durchtrennung der Bauchdecke erfolgt in der Mittellinie. Die quere Eröffnung der Blase muß in besonderen Fällen so weit seitlich erweitert werden können, daß man bequem mehrere Finger in das Blaseninnere einführen kann und auch gleichzeitig Instrumente darin Platz finden.

Ist die Blase mit einer Unzahl kleiner und kleinster Steine gefüllt, so werden sie mit einem Löffel ausgeschöpft. Die an der Schleimhaut noch anhaftenden Steine lassen sich durch eine lange und breite Mullkompresse, die man fest in die Blase hineinstopft und dann unter drehenden Bewegungen langsam wieder aus ihr herauszieht, wie mit einem Fischnetz herausbefördern. Zwei seitlich eingesetzte Haken und ein breiter Leberspatel, der die Hinterwand der Blase zurückhält, ermöglichen nochmals unter Spannung der Blasenwand eine genaue optische Kontrolle des gesamten Innenraumes. Durch gezielte Spülungen mit einem Nélaton-Katheter, der an der Blasenspritze angeschlossen wird, lassen sich Steinchen, die sich in tieferen Taschen oder Divertikeln der Blase versteckt haben, noch nachträglich herausbeförden.

Größere ovaläre Steine mit wenig Spielraum zwischen Blasenwand und Stein sind oft schwer mit der Steinzange zu fassen. Hier kann der Voelckersche Steinhebel mit Vorteil zum Lockern des Steines benutzt werden (Abb. 71). In seiner schmalen, dünnen, spatelartigen Form läßt er sich, da er biegsam ist, leicht jeder Oberfläche eines Steines anlegen. Seine angelhakenartig umgebogene Spitze krallt sich der einen Seite des Steines an, während von der anderen Seite der in die Blase eingeführte Zeigefinger den Stein so dreht, daß er mit seinem kleinsten Durchmesser aus der Blasenöffnung luxiert werden kann. Treten auch mit diesem Vorgehen infolge fester Umklammerung der rauhen kristallinen Oberfläche eines

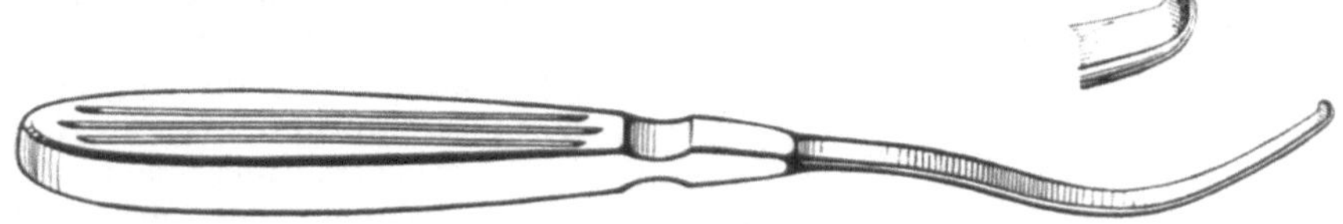

Abb. 71. Steinhebel (-Löser) nach VOELCKER

Steines durch die geschrumpfte Blasenwand Schwierigkeiten auf, so läßt sich manchmal durch gleichzeitigen Gegendruck vom After her unter bimanuellem Hantieren die Drehung eines Steines auf seine schmale Kante bewerkstelligen.

Durch bimanuelles Vorgehen konnte ich einen riesigen Ausgußstein, der allen Extraktionsversuchen von oben her trotzte, spielend leicht entfernen, wobei allerdings ein seltener Befund den Ausschlag gab. Der Stein war, wie Abb. 72 zeigt,

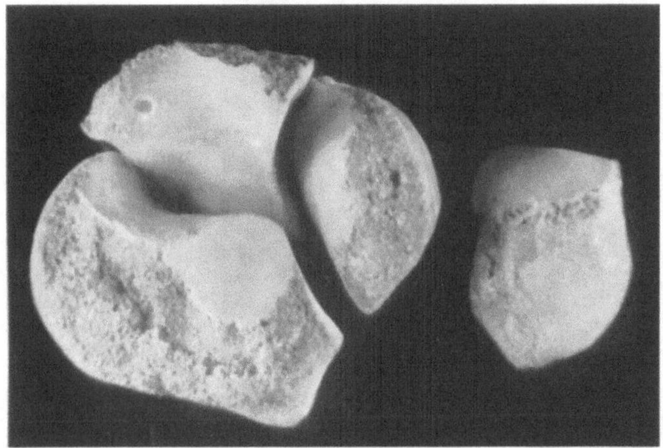

Abb. 72. Riesiger Blasenstein mit Gelenkbildung, nat. Größe. Eigene Beobachtung

durch zwei vorher nicht sichtbare Gelenkflächen in drei fugenlos aneinanderliegende Stücke geteilt. Bei Druck von unten her ließ sich der mittlere Abschnitt des Steines entlang der Gelenkflächen leicht aus der Blasenöffnung herausschieben. Die beiden seitlichen Stücke fielen dann von selbst heraus.

Technische Schwierigkeiten bereiten bisweilen Schrumpfblasen mit Ausgußsteinen, wenn sich vor der Operation kein Verweilkatheter einlegen ließ. Hier ist man gezwungen, die Eröffnung der Blase in der Tiefe des Beckens ohne Luftfüllung vorzunehmen.

Sind Blasensteine Begleiterscheinungen eines Prostataleidens, dann wird man in dem gleichen Arbeitsgang von einem hohen Blasenschnitt aus zuerst die Steine extrahieren und anschließend das Prostataadenom enucleieren (Abb. 73). Übergroße Steine, die durch einen Prostatamittellappen fest verkeilt sind, können bei der Extraktion erhebliche Schwierigkeiten bereiten. Der in der Abb. 10 dargestellte ovaläre Riesenstein war nicht nur durch seine ausladenden Seitenteile beiderseits tief in die Blasenwand eingebuchtet, sondern wurde noch von vorne her durch einen gewaltigen Prostatamittellappen, der in der Vorderseite des Steines ein tiefes Bett ausgemuldet hatte, so fest gehalten, daß er allen Lockerungsversuchen mit Zangen und Hebeln widerstand. Erst durch bimanuelles Vorgehen konnte er durch Druck vom Rectum her gelockert und auf seine Schmalseite gekippt werden, so daß er mit der Zange entfernt werden konnte. Die Enucleation zweier großer Prostataseitenlappen und des Mittellappens wurde gleich anschließend durchgeführt.

Allgemein strebt man heute bei der suprapubischen Enucleation eines Prostataadenoms mit Steinentfernung bei mäßiger Infektion der Blase nach sorgfältiger Blutstillung der Prostataloge den primären Blasenverschluß an. Bei stärkerer Sickerblutung aus der Prostataloge oder stärkerer Infektion hat sich mir zusätzlich zu dem Verweilkatheter in der Harnröhre noch eine suprapubische Ableitung mit eigens eingesetztem Katheter sehr bewährt. Vom Blaseninnern aus wird mit einer Gefäßklemme zwischen Blasenschnitt und peritonealer Umschlagfalte stumpf ein Loch gebohrt, dann ein Nélaton-Katheter gefaßt und bis zu der gewünschten Tiefe in das Blaseninnere hineingezogen. Die Blasenwunde wird in der bereits geschilderten Weise verschlossen. Diese Technik kommt einem primären Blasenverschluß fast gleich. Die Fixation des suprapubischen Katheters erfolgt zuletzt mit dem Verschluß der Haut. Mit der Möglichkeit einer Doppelspülung der Blase durch guten Zu- und Ablauf wird nicht nur Blutgerinnselbildung vermieden, sondern

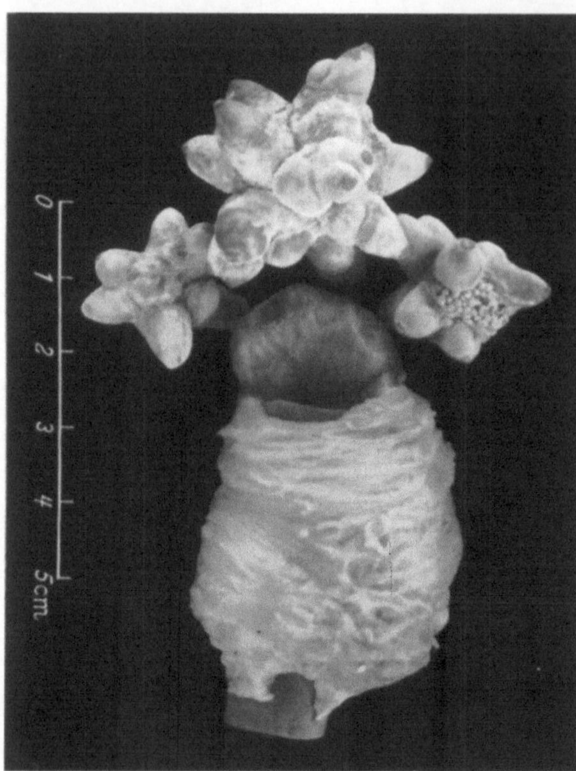

Abb. 73. Enukleiertes Prostataadenom mit Mittellappenbildung. Dahinter 3 Oxalatsteine (Morgensternform). Eigene Beobachtung

besonders bei schwerer Blaseninfektion einem drohenden Steinrezidiv vorgebeugt. Wird der suprapubische Katheter nach einigen Tagen entfernt, so schließt sich das kleine Blasenloch stets ohne Fistelbildung.

Die Entfernung von Steinen aus Blasendivertikeln, sowohl einzelner wie auch multipler, läßt sich in den meisten Fällen von einem hohen Blasenschnitt aus vornehmen, da Divertikelsäcke mit Steinbildungen nur ausnahmsweise übergroß sind.

Am einfachsten gelingt die Steinextraktion nach radiärer Einkerbung und stumpfer Erweiterung des sphincterartigen Divertikelhalses. Die Kerbschnitte werden blasenwärts durch die ganze Schicht der stets sehr kräftigen muskulären Blasenwand geführt, müssen aber nach dem Divertikelsack zu entsprechend weniger tief verlaufen. Ein Solitärstein wird dann durch hebelartige Instrumente — am besten mit dem Voelckerschen Steinheber — unter Leitung eines Fingers aus seinem Bett gelockert und herausgekantet. Multiple Steine werden mit einem Löffel ausgeschöpft. Nach der Steinextraktion muß die Sprengung des

Divertikeleinganges so weit fortgesetzt werden, daß der enghalsige, birnenförmige Blindsack möglichst in eine halbkugelige Schüssel verwandelt wird. Auf diese Weise wird eine breite Kommunikation zwischen Blase und Divertikelraum geschaffen. Beide Hohlräume bilden so gewissermaßen einen funktionell einheitlichen Hohlraum, so daß in dem ehemaligen Divertikelsack keine Urinstagnation mit ihren verderblichen Folgen einer ammoniakalischen Urinzersetzung und Mineralausfällung mehr stattfinden kann. SARAFOFF pflegt durch die Ränder der Kerbschnitte tief geführte Catgutknopfnähte nach dem Fengerschen Prinzip zu legen, um den nachgiebigen Divertikelgrund noch näher an den muskulären Blasenrand heranzuziehen.

Grundsätzlich muß aber nach der Steinentfernung und Ausweitung des Divertikeleinganges noch die Abflußbehinderung am Blasenauslaß (Prostataadenom, Sphinctersklerose) beseitigt und die bestehende Infektion bekämpft werden, um Steinrezidiven vorzubeugen.

Große technische Schwierigkeiten bereiten Blasenausgußsteine mit langen pilz- oder keulenförmigen Fortsätzen, die sich in enghalsige Divertikelsäcke verankert haben. SARAFOFF beschreibt einen derartigen Fall, bei dem ein über faustgroßer Blasenausgußstein sich mit keulenförmigen Fortsätzen bis zu 6 cm Länge in 4 Blasendivertikeln fortsetzte. Trotz Spaltung der ganzen Vorderwand des Blasendaches durch einen Längsschnitt und Abdrängen der Blasenseitenwände über dem Stein mußten noch quere Hilfsschnitte hinzugefügt werden, um an die Basis des Ausgußsteines zu gelangen. Jetzt erst wurden die Abgangsstellen der Steinfortsätze in Nähe der Uretermündungen zugängig. Alle 4 Divertikelausgußsteine mußten mit einer Klemme am Divertikeleingang vom Hauptstein abgebrochen werden, um überhaupt den großen Ausgußstein von seiner Verankerung lösen und ihn entfernen zu können. Darnach wurde jeder Divertikelstein einzeln in seiner Höhle zertrümmert und ausgeräumt.

Übergroße Divertikelsteine, die den Durchmesser der leeren Blase überschreiten, lassen sich nur durch extravesicale Freilegung des Divertikelsackes beseitigen. Der in Abb. 19 dargestellte Riesendivertikelstein wurde auf diese Weise entfernt. Der Divertikelsack wurde von einem suprapubischen Medianschnitt aus eröffnet und der Stein herausgehebelt. Infolge starker Verwachsungen der Divertikelwand mit ihrer Umgebung mußten dabei große Teilstücke reseziert werden, der Rest wurde zuletzt in die Blase eingestülpt.

Läßt sich eine exakte Auslösung eines steingefüllten Divertikelsackes durchführen, dann wird man nach Entfernung des Steines den Divertikelsack an seiner Basis abtragen und das Blasenloch verschließen. Diesem extravesicalen Vorgehen haftet der Nachteil an, daß die Ursache der Divertikel- sowie der Steinbildung, die in einer Abflußbehinderung des Urins am Blasenausgang zu suchen ist, oft erst in einer zweiten Sitzung angegangen werden kann.

Die operative Beseitigung einer extra-intravesicalen Hantelsteinbildung hängt von dem jeweiligen Befund und ihrem Entstehungsort ab. Bei mäßig großem Divertikel-Blasenstein wird nach Sectio alta der fast immer kleinere Blasenanteil an dem dünnen Steinhals abgebrochen und der größere extravesicale Anteil nach Erweiterung des Divertikeleinganges in der vorher beschriebenen Weise entfernt.

Bei übergroßem extravesicalem Anteil von Hantelsteinen, die fast immer nur einen kleinen knopfartigen Steinfortsatz in der Blase aufweisen, wird man die Sectio alta vermeiden und extravesical vorgehen. Durch Einkerbung des Divertikelsackes von außen her läßt sich der kleine endovesicale Abschnitt im Zusammenhang mit dem größeren Steinanteil entfernen.

Für Hantelsteinbildungen, die aus einer Vorblase ihren Ausgang nehmen und durch einen segelartig vorspringenden Sphincterrand in 2 Abschnitte geteilt

werden, ist die Zertrümmerung mit einem Sichtgerät unmöglich. In einem solchen
Falle kann nur von einem hohen Blasenschnitt aus nach Entfernung des Blasen-
anteils des Steines und Einkerbung der vorspringenden Gewebsleiste am Blasenausgang der in der Vorblase liegende Steinanteil luxiert werden.

Bei allen anderen in blasennahen Organen (Vagina, Uterus, Ovar usw.) sich
primär entwickelnden Steinbildungen mit sekundärem Einbruch in die Blase
wird man zunächst den meist kleineren endovesicalen Fortsatz bei reiner Steinbildung mit einem Sichtknacker zertrümmern und den extravesicalen großen Anteil, der häufig Fremdkörper enthält, je nach seiner Entstehung auf intra- oder
extraperitonealem Wege oder von der Scheide aus entfernen.

d) Der Scheiden-Steinschnitt (Kolpocystostomie)

Blasensteine in Cystocelen werden im allgemeinen durch den Scheidenstein-
schnitt statt durch Sectio alta entfernt. Veranlassung zu diesem Vorgehen ist
nicht nur die Vermeidung eines Bauchschnittes, sondern vielmehr der leichte
Zugang zu den Steinen von der Scheide aus.

Technik

In Steinschnittlage wird das hintere Scheidengewölbe mit einem Speculum
abgehalten und die vordere Scheidenwand mit dem Cystocelensack durch Herab-
ziehen der Portio zugängig gemacht. Durch einen medianen Längsschnitt über
der Cystocele wird die Blase eröffnet und der Stein extrahiert. Die Verschlußnaht
erfolgt in 2 Etagen. Schwierigkeiten können bei dieser Technik entstehen, wenn
der Winkel zwischen dem Schambein zu eng ist oder das Genitale senile Veränderungen aufweist. Unüberwindliche Schwierigkeiten bei der Extraktion können
trotz größter Schnittlänge große Konkremente bereiten. Hier verdient der hohe
Blasensteinschnitt von vornherein den Vorrang.

Während der Geburt kann ein großer Blasenstein zum Geburtshindernis
führen. Aus diesem Grund soll ein während der Schwangerschaft festgestellter
Blasenstein möglichst frühzeitig beseitigt werden. Bei Blasensteinen, die während
des Geburtsvorganges den Durchtritt der Frucht durch den Geburtskanal blok-
kieren, ist der Versuch einer Reposition des Steines durch Zurückschieben des
kindlichen Kopfes zu machen. Im Falle des Mißlingens ist der Scheidenstein-
schnitt mit sofortiger Naht auszuführen. Ist es aber bereits zu einer Perforation
der Blase gekommen, so ist es günstig, primär nicht zu nähen und den Verschluß
der Blasenscheidenfistel auf später zu verschieben.

e) Behandlung der Ligatursteine

Eine operative Eröffnung der Blase ist meistens nicht erforderlich. Die
Ligatursteine werden auf endovesicalem Wege zerquetscht, bis der Faden sichtbar wird. Mit der Steinzange wird danach der Faden gefaßt und aus seinem
lockeren Bett herausgerissen. Eine stärkere Blutung ist kaum zu erwarten.
Infolge der starken Reizung ist das Herausreißen nur in Kurznarkose oder Lokalanaesthesie möglich.

f) Zwischenfälle

Während und nach dem hohen Blasensteinschnitt sind Zwischenfälle selten.
Bei dem extraperitonealen Zugangsweg läßt sich bei einer Erstoperation die Eröffnung des Bauchraumes stets vermeiden. Hat man bei narbigen Prozessen im
prävesicalen Raum versehentlich das Peritoneum verletzt, so läßt sich als Aus-
gangsweg immer die transperitoneale Methode anwenden.

Blutungen in das Blaseninnere können zur Tamponade der Blase führen und verlangen dann die Absaugung der Coagula durch einen Thompson-Spülkatheter. Nicht ungefährlich sind Blutungen aus Venengeflechten der Blasenaußenwand. Sie durchdringen und unterwühlen das lockere Gewebe des prävesicalen Raumes. Sie verlangen das Ausräumen des Hämatoms und die Versorgung des blutenden Gefäßes, da sie sonst zu Schrittmachern schwerster Infektionen des Cavum Retzii werden können.

Nach einer Steinentfernung aus einer infizierten Blase können sich phlegmonöse Prozesse in dem prävesicalen Raum entwickeln, die sich seitlich der Blase nach der Tiefe zu gegen den Damm und die Peniswurzel ausdehnen können. Sie verlangen größere Entlastungsincisionen unter Eröffnung der Bauchwunde.

Als Spätfolgen sind besonders nach infizierten Wunden bei hohem Blasensteinschnitt Bauchnarbenbrüche zu verzeichnen, die Ausmaße bis über Kindskopfgröße annehmen können.

Mortalität

Die Mortalität nach hohem Blasensteinschnitt ist größer als nach der Lithotripsie. Sie betrug bis zur Ära des medikamentösen Wundschutzes 5—10%. Mit der Einführung der Sulfonamide und der Antibiotica ist sie heute nur noch mit 1—3% anzusetzen.

So elegant und ungefährlich sich die operative Steinentfernung bei jugendlichen Individuen durchführen läßt, so bedeutet sie doch bei älteren Kranken ein wesentlich größeres operatives Risiko. Durch die schmerzhafte Bauchwunde wird die freie Atmung behindert, sie wird oberflächlich und die Expektoration ist erschwert. Lungenentzündungen sind nicht selten im Gefolge einer Sectio alta. Außerdem können bisweilen nicht zu vermeidende infektiöse Prozesse des prävesicalen Raumes das Leben der nicht sehr widerstandsfähigen Kranken gefährden. Schließlich ist wie bei jedem gewebsschädigenden Eingriff durch die erzwungene postoperative Bettruhe die Gefahr einer Thrombose und Embolie, besonders bei kreislauflabilen Kranken, gesteigert.

g) Steinrezidive und Prophylaxe

Blasensteinrezidive sind nach jeder Steinentfernung möglich. Man rechnet mit einer Steinrezidivziffer von 6—7%. Am häufigsten rezidivieren Phosphatsteine, nach ihnen Uratsteine, am seltesten Oxalatsteine. Zur Vermeidung von Steinrezidiven ist die vollständige Beseitigung jeder Abflußbehinderung des Urins aus der Blase sowie einer Urinstagnation in Divertikeln und Cystocelen oberstes Gebot. Ebenso muß eine Blaseninfektion weitgehendst bekämpft werden. Als wichtigste Prophylaxe gilt es ferner, für eine reichliche Diurese zu sorgen sowie größere Schwankungen des p_H-Wertes im Urin zu vermeiden. Hinsichtlich der Befolgung bestimmter Diätvorschriften und besonderer Trinkkuren verweise ich auf das einschlägige Kapitel in dem Abschnitt der Prophylaxe der Nephrolithiasis.

Nach jeder Blasensteinentfernung ist die regelmäßige cystoskopische Kontrolle anfangs in halb-, später in ganzjährigen Pausen durchzuführen.

h) Schlußbetrachtung

Das Blasensteinleiden zählt durch die Qualen, die es hervorrufen kann, zu den Krankheiten, die schon im frühesten Altertum zu einem aktiven chirurgischen Vorgehen Veranlassung gegeben haben. Es war ein langer und beschwerlicher Weg von dem unaseptischen perinealen Steinschnitt bis zur neuzeitlichen Sectio alta, sowie von der primitiven Steinzertrümmerung durch eine Zange mit einem Dreiarmer bis zur Anwendung des cystoskopischen Lithotriptors. Dank der Fortschritte der Operationstechnik, mit der auch die Entwicklung neuer Untersuchungsmethoden Hand in Hand ging, wodurch eine exakte Diagnosestellung durch Cystoskopie und Radiographie der Behandlung jetzt vorausgehen kann, ist es gelungen die Mortalität nach der Steinzertrümmerung bzw. operativen Beseitigung ganz wesentlich zu verringern und auch der Rezidivgefahr weitgehendst vorzubeugen.

So segensreich die Entfernung der Blasensteine für seinen Träger ist, so darf sie doch nicht auf jeden Fall erzwungen werden. Bei sehr alten und kachektischen Kranken, bei Kreislaufinsuffizienz, bei schwerer Pyelonephritis mit Nierenschädigung und bei Urosepsis ist von jeder Steinentfernung Abstand zu nehmen. Hier beschränke man sich auf Blasenspülungen, Dauerkatheter und medikamentöse Behandlung sowie auf Schmerzbekämpfung.

B. Harnröhrensteine

Harnröhrensteine entstehen selten in der Harnröhre selbst. Diese primären Steinbildungen werden fast nur in bestehenden Divertikeln, Fistelgängen und Absceßhöhlen, die mit der Harnröhre in Verbindung stehen, oder hinter Strikturen beobachtet, wobei infizierter Harn, der hier länger stagniert und durch ammoniakalische Zersetzung zu reichlicher Harnsalzablagerung führt, Veranlassung gibt. In diesem Milieu kommt es dann durch Inkrustation von eingedicktem Eiter, Zellzerfallsprodukten und Fremdkörpern als Kristallisationskern zu autochthonen Steinbildungen.

In der Mehrzahl der Fälle bilden sich die Harnröhrensteine sekundär aus kleinen Konkrementen, die aus dem Nierenbecken oder der Blase abwärtswandern und in der Harnröhre steckenbleiben, sowie aus Steinen, die den Anhangsgebilden der Harnröhre (Prostata, Cowpersche Drüse und andere Urethraldrüsen) entstammen und in die Lichtung der Harnröhre durchbrechen. Auch Fremdkörper, die in die Harnröhre von außen eingeführt werden oder von selbst in die Harnröhre gelangen (Smegmateilchen, Blutkoagula), sowie aus dem Nachbargewebe in die Harnröhre einwandern (Ligaturen, Knochensequester, Geschoßteile usw.), können Kerne von Harnröhrensteinen abgeben.

I. Pathologische Anatomie
1. Sitz der Harnröhrensteine

An jeder Stelle der Harnröhre können sekundäre Steine hängen bleiben; doch geschieht dies meistens an bestimmten bevorzugten Punkten. Man trifft sie bei normaler Harnröhre in den physiologischen Weiten (Pars prostatica, Bulbus urethrae, Fossa navicularis), häufiger noch hinter entzündlichen oder traumatischen Strikturen, die die Harnpassage hemmen. Nach einer Zusammenstellung von ENGLISH fanden sich folgende Prozentzahlen bei 361 Beobachtungen von Harnröhrensteinen:

11,36% in der Fossa navicularis,
14,68% in der übrigen Pars pendula,
13,85% in der Pars scrotalis,
18,84% in der Pars bulbosa,
41,27% in der Pars membranacea.

Aus dieser Zusammenstellung ist deutlich erkennbar, daß die Pars prostatica für das Steinvorkommen in der Harnröhre im Vordergrund steht.

Im Gegensatz zu den sekundären Harnröhrensteinen sind die Divertikelsteine wesentlich seltener. Ihre Lage richtet sich nach dem Ort ihrer Entstehung.

Handelt es sich um angeborene oder wahre Divertikel, so befinden sie sich nach SCHNEIDER stets an der Unterseite der Harnröhre mit Vorliebe „retroglandär mit wechselnder Ausdehnung nach hinten, seltener sitzen sie primär penoscrotal, sehr selten bulbär, am Perineum sich vorwölbend". Nach LOWSLY und KIRWIN stimmt ihre Wand in allen Schichten mit der einer normalen Harnröhre überein.

Die erworbenen oder falschen Divertikelbildungen der Harnröhre dagegen entstehen sekundär aus Taschen, Ausbuchtungen oder Drüsengängen der Harnröhrenwand, die durch den Urindruck zu divertikelähnlichen Nebensäcken ausgeweitet werden. Häufig gehen sie auch aus Abszeßhöhlen hervor nach dem Durchbruch eines periurethralen Eiterherdes in die Harnröhre mit bleibender Kommunikation. Nach Operationen von Strikturen oder Fistelgängen sowie nach Verletzungen können Gewebsspalten übrigbleiben, in die Urin eindringen und stagnieren kann, so daß die Voraussetzungen zu einer Steinbildung gegeben sind. Der Sitz derartig erworbener Divertikel ist unregelmäßig über die ganze Harnröhre verteilt.

Für die diffuse Erweiterung der Harnröhre hinter einer Striktur schlägt FURNIER statt des weitschweifigen Namens „retrostrikturale Dilatation" die kurze Bezeichnung Urethrocele vor. Auch diese Harnröhrenveränderungen bieten ideale Bedingungen für einen Steinfang und ein Steinwachstum.

2. Zahl der Steine

Harnröhrensteine können einzeln vorkommen. Meistens finden sich aber zahlreiche kleinere oder größere Konkremente. In dem älteren Schrifttum ist eine reiche Kasuistik hierüber zusammengetragen, die von Dutzenden bis zu Hunderten von Steinen in der Harnröhre berichtet. Die größte Zahl von Harnröhrenkonkrementen beschreibt LAI bei einem 37jährigen Manne, der 2170 Harnröhrensteine von Stecknadelkopf- bis Erbsengröße aufwies.

3. Form der Steine

Harnröhrensteine haben recht verschiedene Gestalt. Sind sie klein, so schwanken sie zwischen rundlich bis oval; sind sie größer, so nehmen sie Dattel- oder zylindrische Form an, die sich bei weiterem Wachstum der röhrenförmigen Gestalt der Harnröhre anpassen. Es liegen Beobachtungen von riesigen, zylindrisch geformten Steinen vor, die förmlich einen Ausguß der Harnröhre darstellten. Bei derartigen Steinen können Rinnen oder kanalförmige Bildungen durch das Abfließen des Urins hervorgebracht werden, und zwar um so häufiger, je länger der Stein wird. Auf diese Weise kann der Urindurchtritt durch die Harnröhre aufrechterhalten bleiben.

Auch hintereinander gelegene Steine mit gelenkartigen Verbindungen wurden beobachtet (s. Abb. 74). Beim Vorliegen zahlreicher Steine in einem Divertikelsack, wo sie eng gepackt beieinander liegen, nehmen sie kubische oder pyramidenartige Formen an und zeigen an ihren Berührungsstellen facettenartige Schliffflächen, die genau aufeinander passen.

4. Aufbau der Steine

Auf Durchschnitten von Steinen läßt sich häufig der Werdegang des appositionellen Wachstums ablesen. Die Vergrößerung eines in der Harnröhre festsitzenden Steines geht in der Weise vor sich, daß die Ablagerung von Harnsalzen nicht gleichmäßig an beiden Polen erfolgt, sondern daß sie vorzugsweise an dem blasenwärts gelegenen Ende, also gegen den anströmenden Urin, statt-findet. Oraison und Adrian haben in sehr instruktiven Abbildungen die exzentrische Anordnung der Schichten dargestellt (Abb. 75).

Ein weiteres Beispiel dieser Art von exzentrischem Wachstum sind Steinbildungen des hintersten Harn-röhrenabschnittes, wie sie bereits bei den Steinbildungen in der Vorblase Erwähnung fanden. Ragen Steine der hintersten Harnröhre mit ihrem zentralen Ende durch den Blasenauslaß in das Blaseninnere hinein, so kann der vesicale Teil der Steine sich nach allen Richtungen hin gleichmäßig vergrößern. Auf diese Weise entstehen die sog. Pfeifen-, Pilz- oder Hantelsteinformen. In der gleichen Weise vollzieht sich auch das exzentrische Wachstum von primären Prostatakonkrementen nach ihrem Durchbruch in die hintere Harnröhre, indem der Harnröhrenanteil sich durch Anlagerung von Kalksalzen rasch vergrößert und so zu den bekannten Kragenknopf-formen Veranlassung gibt.

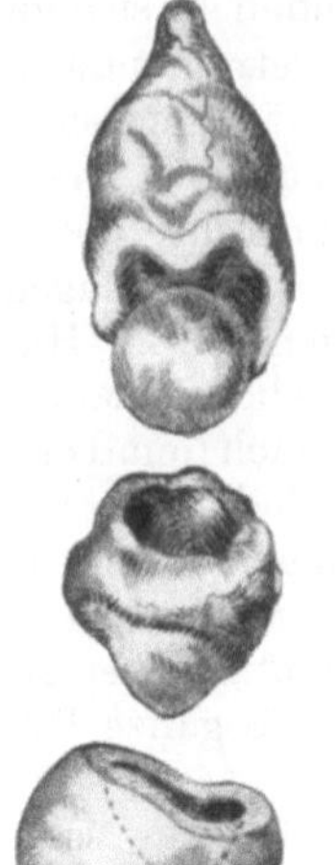

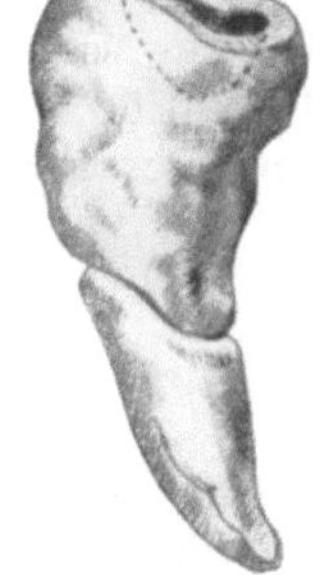

Abb. 74. Aufeinanderpassende Harnröhrensteine mit gelen-kigen Verbindungen bei einem 21jährigen Mann. Beobach-tung von Voillemier

5. Größe der Steine

Ebenso wie die Form wechselt auch die Größe der Harnröhrensteine. Natürlich sind die in größerer Menge vorhandenen Steine meist klein, etwa von Mohnkorn- bis Bohnengröße. Dagegen erreichen Solitärsteine bisweilen eine ungewöhnliche Größe. Einer der größten Steine wurde von Benoit beobachtet und wies ein Gewicht von 1050 g auf. Besonders in der nachgiebigen Pars membranacea der Harnröhre können die Steine Hühnerei-größe und darüber erreichen.

Enfedjieff und Botscharoff beobachteten eine monströse Steinbildung in der hinteren Harnröhre, die nach einer 14jährigen qualvollen Leidenszeit unter Durch-bruch der hinteren Urethralwand in der skrotoperinealen Gegend spontan zur Ausstoßung kam. Das Konkrement hatte ein Gewicht von 365 g und eine Größe von $10 \times 8 \times 6$ cm. Der faustgroße phosphorsaure Kalkstein wies auf seiner Oberfläche mehrere durch den Harnstrom erzeugte Rinnen auf. Nach völliger Obliteration der peripheren Harnröhre kam es zur Bildung einer skroto-perinealen Dauerfistel.

Riesensteine können sich auch in Divertikeln der Harn-röhre bilden und bis zu Faustgröße auswachsen. Teil-weise haben Divertikelsteine ganz unregelmäßige Formen: zumal, wenn sie mit Fistelbildungen und periurethralen Abszeßhöhlen kombiniert sind.

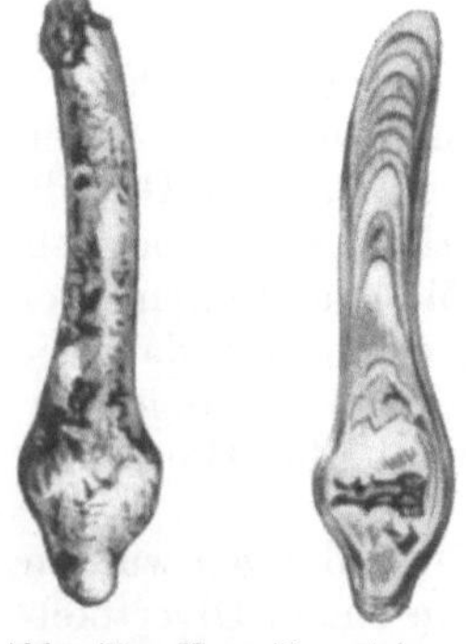

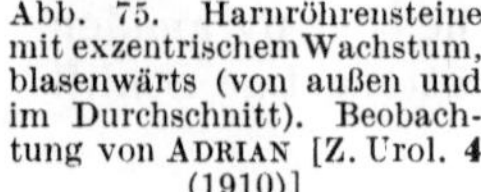

Abb. 75. Harnröhrensteine mit exzentrischem Wachstum, blasenwärts (von außen und im Durchschnitt). Beobach-tung von Adrian [Z. Urol. 4 (1910)]

6. Farbe der Harnröhrensteine

Die Farbe der Harnröhrensteine wechselt je nach ihrer Zusammensetzung zwischen gelblichweiß (Phosphate) bis ziegelrot (Urate). Seltener wurden auch schwarze Steine (Oxalate) beschrieben.

7. Chemische Zusammensetzung der Harnröhrensteine

Hinsichtlich der chemischen Zusammensetzung bestehen nach KAUFMANN die primären Steine immer aus Phosphaten, was jedoch von anderen Autoren bestritten wird, die gelegentlich auch reine Uratsteine sahen. Bei den sekundären Harnröhrensteinen handelt es sich fast immer um gemischte Konkremente, indem ein Mantel von Phosphaten und Carbonaten einen Kern aus Uraten oder Oxalaten umschließt. Derartige Befunde lassen aus dem anders aufgebauten Kern die Herkunft dieser Steine aus den oberen Harnwegen beweisen.

8. Vorkommen der Steine nach Alter und Geschlecht

Was das Alter der Kranken anbetrifft, so sind Harnröhrensteine in allen Altersklassen, vom Säugling bis zum Greis, beobachtet worden. Häufig sind hierbei jugendliche Personen betroffen. Selbst bei Neugeborenen wurden Harnröhrensteine festgestellt. Auf der anderen Seite können sie bis in das höchste Alter auftreten. So erwähnt ENGLISH 2 Fälle, wo Harnröhrensteine bei 76- und 80jährigen festgestellt wurden.

Das Zahlenverhältnis in der Häufigkeit der Harnröhrensteine bei beiden Geschlechtern gibt FINSTERER mit 1 : 14 an, dürfte aber nach neueren Beobachtungen von BIBUS, da viele der Steinbildungen der Harnröhre nicht registriert werden, sich noch zugunsten der höheren Zahl bei Männern verschieben.

II. Symptomatologie und klinisches Bild

Die Krankheitserscheinungen, die durch Harnröhrensteine ausgelöst werden, zeigen ein sehr mannigfaltiges Bild. Je nach dem Schicksal eines Harnröhrensteines, ob er in der Harnröhre abwandert, sich verklemmt oder in einer Nebenhöhle sich entwickelt und vergrößert, ob er in einer männlichen oder weiblichen Urethra liegt, ob er sich in einem aseptischen oder infizierten Milieu befindet und ob sich periurethrale Entzündungsprozesse ausgebildet haben oder durch aufsteigende Infektion Nierenveränderungen vorliegen, ist das Krankheitsgeschehen in seinen subjektiven Erscheinungen wie auch in seinen objektiven Veränderungen ganz verschieden.

Nur selten kommt es zu akuten Symptomen, indem der Kranke plötzlich bei einer Urinentleerung fühlt, wie ein Fremdkörper von hinten mit einem Ruck in die Harnröhre eindringt und sich dort einklemmt. Dieses Ereignis ist stets von einem starken, schneidenden Schmerz, der in die Penisspitze ausstrahlt, begleitet. Kommt es zu einem vollständigen Verschluß der Harnröhre, so kann der Kranke keinen Tropfen Urin mehr entleeren. Handelt es sich nur um eine inkomplette Drosselung des Urins, so kann der Urin trotz starken Pressens nur in schwachem, dünnem Strahl oder nur tropfenweise entleert werden.

In der Mehrzahl der Fälle bilden sich die krankhaften Erscheinungen — dies gilt vor allen Dingen für die Divertikelsteine — nur ganz allmählich aus. Ja es kann vorkommen, daß indolente Kranke jahrzehntelang einen Stein mit sich herumtragen, bis er endlich durch eine Operation entfernt wird. Eine enorme Ausweitung der Harnröhre und Vergrößerung des Penis, der 23 cm Umfang aufwies, sah FRANKO bei einem 10jährigen Jungen mit einem Harnröhrenstein. Dies sind jedoch Ausnahmeerscheinungen.

Durch die Hemmung des Urinabflusses infolge der Steinvergrößerung wird der Urinstrahl allmählich dünner und schwächer, oft unterbrochen, von Zeit zu Zeit kann eine vollständige Harnverhaltung eintreten. Die Urinentleerung wird allmählich schmerzhaft und ist auch von einem längeren Nachträufeln des Urins begleitet. Sitzt der Stein in der hinteren Harnröhre, kann er durch Störung der Schließmuskelaktion zu einer vollständigen Harninkontinenz Veranlassung geben. Manchmal wechseln auch Harninkontinenz mit vollkommenen Harnsperren ab. Selten sind die Schmerzen anhaltend, gewöhnlich beschränken sie sich auf den Miktionsakt. Auch bestimmte Körperhaltungen und Bewegungen (Reiten, Sitzen, Springen, Gehen) rufen Schmerzen in der Harnröhre hervor. die nach der Glans oder dem Rectum ausstrahlen.

Bleibt der Stein längere Zeit an der gleichen Stelle in der Harnröhre liegen. so steigern sich die Symptome mehr und mehr. Beim Coitus kann es zu einer schmerzhaften Erektion kommen und die Ejaculation ist gelegentlich von unangenehmen Sensationen begleitet.

Zu den rein mechanischen Störungen gesellt sich die Wirkung der nie ausbleibenden Infektion der Harnröhre. Durch den anhaltenden Druck des sich vergrößernden Steines bilden sich Geschwüre der Harnröhrenwand. Die zunehmende Gewebszerstörung der Harnröhre (es sind sogar Rupturen beschrieben worden) kann ihrerseits zum Ausgangspunkt einer periurethralen Entzündung werden mit Urininfiltration und Absceßbildung. Die Harnversickerung führt zu dem bekannten Scrotal- und Penisödems. Es kommen Durchbrüche von Absceßbildungen nach außen vor, wobei ein Stein mit durchbrechen und abgehen kann. Bleibende Fisteln sind dann die Folge. Wird die Ursache der örtlichen Komplikation verkannt und eine Steinbildung übersehen, so entwickelt sich ein chronischer. entzündlicher Prozeß in der Harnröhrenumgebung mit Wechsel von Besserung und Verschlimmerung, durch den zahlreiche Eingriffe erforderlich werden.

Der Urin, der anfangs nur in seiner ersten Portion leicht getrübt war, kann später durch die sekundären Veränderungen, die der Stein an der Harnröhrenschleimhaut hervorruft, eitrig, oft blutig werden und ist fast immer alkalisch. Bei weiter fortgeschrittenem Entzündungsprozeß entleert sich ständig aus der Harnröhrenmündung ein eitriges, übelriechendes Sekret.

Zu diesen lokalen Folgen einer Steineinklemmung in der Harnröhre entwickeln sich im Laufe der Zeit auch schwerwiegende Fernwirkungen in den rückwärtigen Harnwegen. Handelt es sich um eine inkomplette Harndrosselung eines eingeklemmten Steines bei einem aseptischen Steinmilieu, so kann im Laufe von Jahren der Aufstau in dem rückwärtigen Harnbecken zur Erweiterung der Blase, des Harnleiters und des Nierenhohlsystems führen, die bei einer Niere mit noch nicht abgeschlossenem Wachstum eine große Hydronephrose auslöst. Eine Niere mit Abschluß ihres Wachstums reagiert aber anders, indem sich hier eine „tubuläre Schwundniere" ausbildet. Die beiden anatomisch verschiedenen Nierenveränderungen zeigen auch ganz verschiedene pathophysiologische Störungen mit unterschiedlichen klinischen Bildern.

Kommt es zum Aufsteigen einer Infektion in die oberen Harnwege (Prostatitis, Cystitis, Pyelonephritis), so kann sich ein septischer Allgemeinzustand entwickeln, der rasch zum Tode führt.

III. Diagnose

Bleiben Steine in der Harnröhre unbeachtet liegen, weil das der Steinbildung zugrunde liegende Leiden (Striktur, Divertikel usw.) im Vordergrund steht oder Begleitsymptome (Urethritis, Prostatitis, Cystitis mit aufsteigender Infektion) das Krankheitsgeschehen beherrschen, so kann der Untersucher längere Zeit von der richtigen Diagnose abgelenkt werden.

Bei Männern ist im allgemeinen der Nachweis von Harnröhrensteinen leichter als bei Frauen und stützt sich bei sekundären Steinen auf die typische Vor-

geschichte, besonders bei plötzlicher Einklemmung eines Steines mit Urin-
verhaltung. Auch vorausgehende Koliken oder früherer Steinabgang können
Hinweise für die Diagnose bedeuten. Bei festsitzenden Steinen können die
Miktionsbeschwerden wegweisend sein.

Divertikelsteine, die meist erst spät zu einer Störung der Harnentleerung
führen, entziehen sich einer frühzeitigen Erkennung. Dies gilt besonders bei
Divertikelsteinen der Frau, wo sie ja kein einheitliches Symptombild hervorrufen,
im Gegenteil, durch Vortäuschen einer Affektion von seiten des Genitalapparates
häufig von der richtigen Diagnose ablenken.

Für den objektiven Nachweis von Harnröhrensteinen genügt bei der leichten
Zugänglichkeit der Urethra meistens ihre äußere Abtastung, und zwar beim Mann

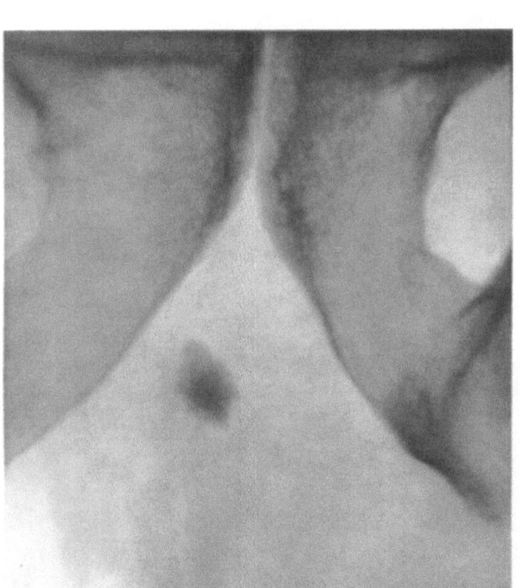
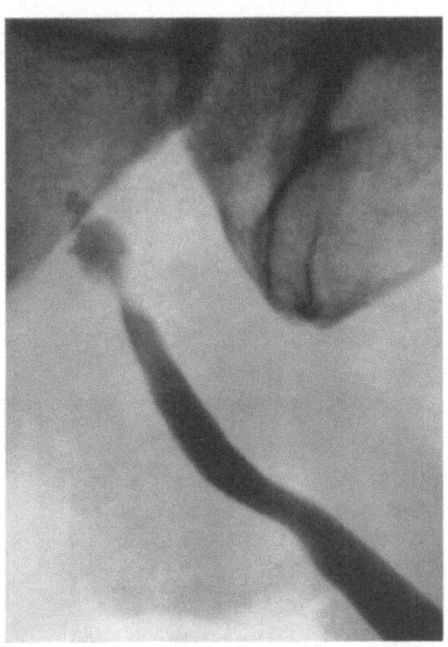

Abb. 76   Abb. 77

Abb. 76 u. 77. Stein in der hinteren Harnröhre. Übersichtsaufnahme und Urethrogramm. Beobachtung von A. Frei

entlang der Unterseite des Penis, des Dammes sowie vom Rectum und bei der
Frau von der Scheide aus. Der Befund einer umschriebenen Härte, die meistens
nicht sehr schmerzhaft ist und sich mit dem Finger gelegentlich verschieben läßt,
sowie dem Gefühl des Steinknirschens, das man bei hintereinander gelegenen
Steinen in der Harnröhre oder bei dicht nebeneinander gelagerten Steinen eines
Divertikelsackes auslösen kann, sind unverkennbare Merkmale eines Steinvorkommens.

Die 3-Gläserprobe sollte man nie unterlassen, da sie über die Begleitentzündung des Steinmilieus Auskunft gibt. Gelingt es, durch Ausmassieren eines
Divertikels eine größere Menge eines trüben Sekretes zu erzielen, so spricht dies
für eine ausgedehnte Taschenbildung.

Die darnach auszuführende Untersuchung der Harnröhre mittels einer Metallsonde kann durch die bekannten typischen Kratzgeräusche an dem festgestellten
Widerstand die Diagnose weiter unterstützen. Bei Divertikelsteinen wird man
nicht selten die Sonde, ohne Kratzgeräusch auszulösen, an einer Taschenbildung

vorbeischieben. In einem solchen Falle gelingt der Sondennachweis eines Steines nur dann, wenn man die Sonde mit nach unten gedrehter Spitze der Harnröhre entlang schiebt und durch die Öffnung der Nebenhöhlen mit ihrem Inhalt in Fühlung kommt.

Bei bestehenden Fisteln am Damm oder bei Harnröhrenmastdarmfisteln läßt sich bisweilen durch die Fistelöffnung ein Stein, der sich in einer Tasche bzw. Absceßhöhle befindet, mit der Sonde tasten.

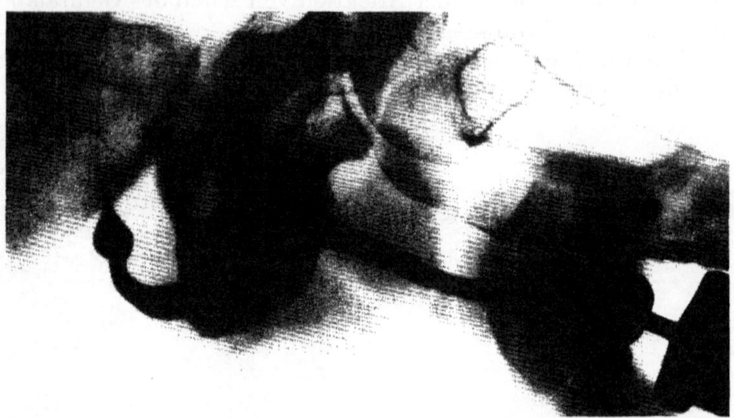

Abb. 78. Nichtschattengebender Stein in retrostrictularem Teil der hinteren Harnröhre. Darstellung als Negativ im Urethrogramm. Beobachtung von A. Frei

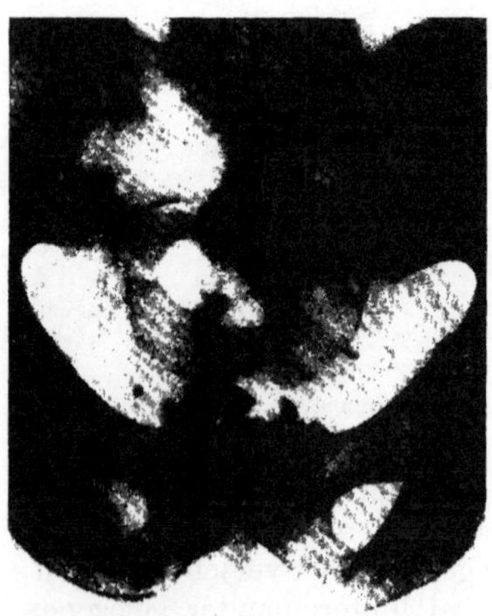

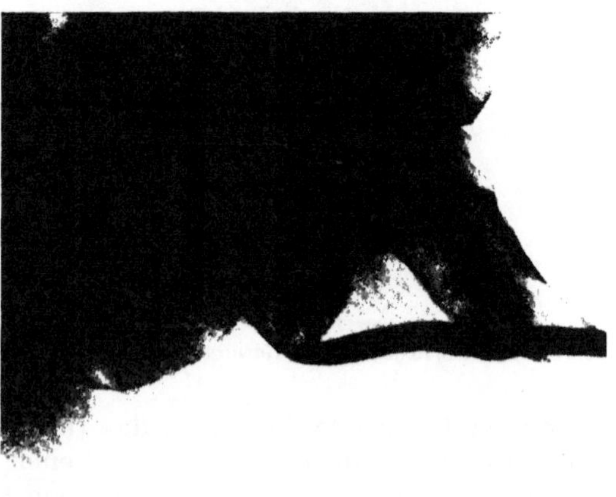

Abb. 79. Röntgenbild von massenhaft Steinen in der hinteren Harnröhre, axiale Beckenaufnahme. Beobachtung von Junker. [Z. Urol. **34**, 10 (1940)]

Abb. 80. Derselbe Fall nach Harnröhrenfüllung mit Kontrastmittel, deutlich ist die erweiterte Harnröhre mit den Steinen dargestellt

Die Urethroskopie kann zur Sicherstellung der Diagnose noch hinzugezogen werden und ergibt meist einen eindeutigen Befund. Man muß aber dabei in Kauf nehmen, daß der Stein beim Einführen des Gerätes wieder in die Tiefe gestoßen werden kann.

Den sichersten Nachweis von Harnröhrensteinen ergibt die Radiographie (Abb. 76—78), die nicht nur alle Einzelheiten eines Steinvorkommens (Form, Größe, Zahl), sondern unter Hinzunahme der Urethrographie auch noch über die Steinumgebung genügend Auskunft gibt (Urethrocele, Taschenbildung,

Divertikel, Fistelanlage usw.). An einem Beispiel sei der Wert der kombinierten Röntgendarstellung erörtert. Nach einer Veröffentlichung von JUNKER, der durch eine Radiographie in der Prostatagegend eine große Steinansammlung von über Taubeneigröße feststellen konnte, wurde durch Hinzunahme des Urethrogrammes (Abb. 79 und 80) einwandfrei nachgewiesen, daß die Steinbildung in einer Urethrocele oberhalb einer Striktur am Übergang der Pars bulbosa zur Pars membranacea in der hinteren Harnröhre lag. Zwischen dem Blasenschatten und der Steinansammlung in der Pars prostatica sieht man deutlich die ausgesparte Prostata, durch die der Blasenboden gehoben ist. Auch in dem erstgenannten Falle hätte wahrscheinlich durch eine gleiche Maßnahme der Steinsitz unterhalb der Blase geklärt werden können.

Differentialdiagnostisch kann es radiographisch zu Verwechslungen mit Prostatakonkrementen, mit Kalkauflagerungen der Harnröhrenwand, Verkalkungen tuberkulöser Herde in der Prostata und der Corpora cavernosa usw. kommen. Zur Sicherstellung der Diagnose kann in derartigen Fällen das Röntgenraumbild gegebenenfalls unter Einführung eines Katheters bis in die Blase herangezogen werden.

IV. Behandlung

Kleine, runde bis ovale Steine mit glatter Oberfläche, die aus den oberen Harnwegen oder aus der Prostata frisch in die Harnröhre eintreten, werden meistens durch den nächsten Urinstrahl herausgeschwemmt. Bleiben sie, bedingt durch ihre besondere Form oder eine rauhe Oberfläche in den physiologischen Weiten der Harnröhre hängen, so kann ihre Ausstoßung durch mehrere kräftige Harnstöße in Etappen erfolgen. Bei einer erschwerten Ausstoßung läßt sich bisweilen nach reichlichem Trinken durch Kompression der Harnröhrenmündung während einer Urinentleerung mittels des aufgestauten Urins die Harnröhre erweitern und so der Weitertransport eines kleinen Steines ermöglichen. Im gleichen Sinne können auch Harnröhrenspülungen wirken, die man durch Ausmassierung der Harnröhre von hinten her unterstützen kann.

Liegt eine Striktur der Harnröhre vor, hinter der sich auch kleine Steine verfangen können, muß durch Aufdehnung des Hindernisses, die für den Abgang des Steines notwendige Weite der Harnröhre geschaffen werden.

Bei Steinen, die nicht zum Abgang kommen, ist jedoch, wenn keine Infektion vorliegt, die instrumentelle Nachhilfe erforderlich. Die Lage eines Steines, insbesondere sein Abstand von der äußeren Harnröhrenmündung, ist unmittelbar vor dem Eingriff nochmals durch Abtasten von außen oder vom Mastdarm, durch Sondieren oder bei schattengebenden Steinen durch Radiographie sorgfältig zu prüfen.

Hat sich der Stein in der Fossa navicularis verhakt (Abb. 81), so kann er nach ausreichender Anaesthesierung durch ein Instrument zerquetscht und der Steinbrei mit einem stumpfen Löffel ausgekratzt werden. Handelt es sich jedoch um einen sehr harten Stein, der ohne große Schleimhautschädigung nicht entfernt werden kann, so ist eine Meatotomie nicht zu umgehen. In örtlicher Betäubung wird die Harnröhrenmündung mit einer Schere auf der Frenulumseite gespalten. Nach der Steinextraktion kann bei einem tiefen Einschnitt die Wiedervereinigung der Harnröhrenschleimhaut mit der äußeren Haut der Eichel notwendig werden.

Liegt der Stein weiter rückwärts, aber noch vor der ersten physiologischen Biegung der Harnröhre, so muß vor einer Zermalmung des Steines dringend gewarnt werden, da durch ein Hantieren im Dunkeln die Gefahr einer Schleimhautverletzung zu groß ist und es leicht zu einer schweren Wundinfektion (Cave

Schwellkörperphlegmone) kommen kann. Die älteren Harnröhrenlithotriptoren (Civiale, Hunter, Relquet usw.) haben nur noch historische Bedeutung. Ist der Stein in der Tiefe der Harnröhre von außen zu tasten, so läßt sich der Voelckersche Steinlöser mit großem Vorteil anwenden. Infolge seiner schmalen, spatelartigen Form und seinem stumpfen, abgerundeten Ende gelingt es leicht ohne Verletzung der Schleimhaut unter gleichzeitigem festen Zusammendrücken des Penis proximal vom Stein an ihm vorbeizukommen. Durch Anhaken mit seinem angelhakenartigen gebogenen Ende wird der Stein von hinten gefaßt und vorsichtig mit dem Instrument, möglichst unter Leitung des Fingers von außen her, nach vorne geschoben. Fehlt ein passendes Instrument, tut auch ein gebogenes Häkchen, das man um den Stein herumführt, gute Dienste. Befindet sich der Stein noch weiter hinten, so daß er auf die eben beschriebene Weise nicht extrahiert werden kann, so bedient man sich dünner Harnröhrenfremdkörperzangen. Bewährt haben sich die Geräte von Matthieu (Firma Richard Wolf) und Pavo (Firma Heynemann). Beim Greifen des Steines ist das Mitfassen der Schleimhaut unbedingt zu vermeiden.

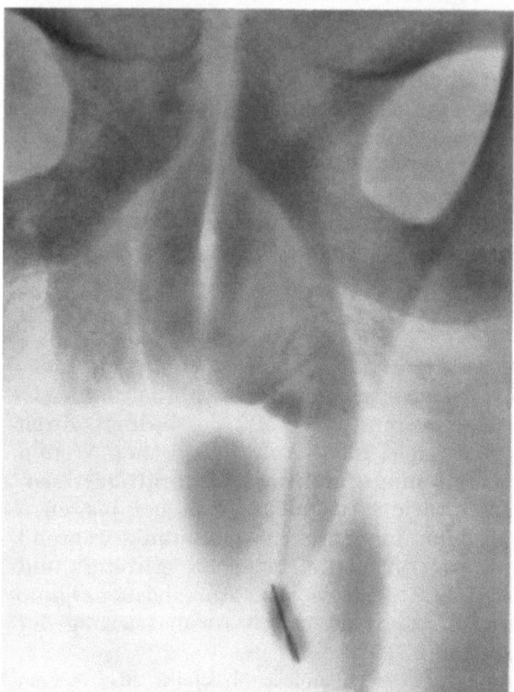

Abb. 81. Steinbildung um einen Fremdkörper in der vorderen Harnröhre. Eigene Beobachtung

Ein zielsicheres Fassen der Steine läßt sich gelegentlich mittels eines Urethroskopes ermöglichen. Doch besteht bei diesen Extraktionsversuchen die Gefahr, den Stein blasenwärts zu verschieben und andererseits wirkt das Instrument etwas raumbeschränkend. Verwendet man für die Steinentfernung das Urethroskop nach Fischer, so kann der Versuch gemacht werden, den Stein unter Sicht mit einer Zeissschen Schlinge zu umfassen, um ihn nach Entfernen des Gerätes mit der Katheterschlinge herauszuziehen.

Das einfachste Verfahren bei Steinen im hintersten Harnröhrenabschnitt ist, den Stein mit einer Metallsonde in die Blase zurückzustoßen. Daran schließt sich die Entfernung des Steines mit dem Steinlöffel oder seine Zertrümmerung mit dem Lithotriptor.

Bei größeren, sekundären Steinen oder bei bereits eingetretenen Entzündungserscheinungen der Harnröhre kommt nur eine operative Entfernung in Frage (Urethrotomia externa). Die Entfernung des Steines in dem diesseits vom Hodensack gelegenen Harnröhrenabschnitt (Pars pendula und Anfangsteil der Pars fixa) durch einen äußeren Harnröhrenschnitt ist meistens sehr einfach. Sie läßt sich in örtlicher Betäubung oder Epiduralanaesthesie ausführen. Ist der Stein von außen noch fühlbar, so schneidet man direkt auf den Stein ein. Bei aseptischen Verhältnissen folgt die primäre Naht; sonst muß man eine Drainage hinzufügen. Ist der Stein von außen nicht zu fühlen und liegt er in dem vom Scrotum eingeschlossenen Harnröhrenteil (hinterer Teil der Pars fixa, Pars membranacea oder prostatica), so kommt nur eine Boutonnière in Betracht. Reicht dieser Schnitt zur Freilegung des vom Scrotum gedeckten Teiles der Harnröhre nicht aus, muß man gelegentlich den Hodensack in der Medianebene spalten um genügenden Zugang zu bekommen. Diese Eingriffe erfordern aber das ganze Rüstzeug einer größeren aseptischen Operation mit entsprechender Schmerzausschaltung, Lagerung und Beleuchtung. Nach Entfernen des Steines wird man die Wunde je nach dem Grad der Infektion mehr oder weniger offen lassen und drainieren.

Die in Abb. 79 und 80 dargestellte große Steinansammlung einer retrostriktural erweiterten Pars prostatica der Harnröhre hat JUNKER auf ischiorectalem Wege, wie er von VOELCKER zur Enucleation eines Prostataadenoms entwickelt wurde, vorgenommen. Nach einer Längsincision wurden zahlreiche Steine (Abb. 82) mit dem Löffel entfernt und zum Schluß die kleinsten Steinchen noch ausgespült. Die überschüssige Harnröhrenwand wurde reseziert und die Harnröhre in ihrem normalen Niveau verschlossen.

Hantel- oder Pfeifensteine des hinteren Harnröhrenabschnittes werden am besten durch den hohen Blasensteinschnitt entfernt. Gleichzeitiger Gegendruck während der Operation vom After her kann für die Entwicklung des Steines aus der Harnröhre sehr förderlich sein.

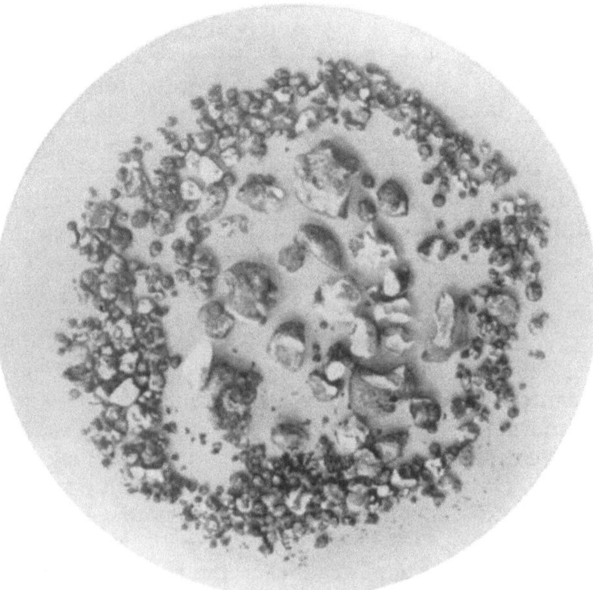

Abb. 82. Die operativ entfernten Steine, der größte Stein ist bohnenkerngroß

Für größere Divertikelsteine kommt ebenfalls nur die operative Entfernung in Frage. Bei einfachen Verhältnissen genügt das direkte Einschneiden auf den Stein. Hinsichtlich der Frage, ob mit der Steinentfernung auch der Divertikelsack beseitigt werden muß, besteht keine Einigkeit. Auf der einen Seite neigt man dazu, den Sack zu belassen, da er sowieso der Schrumpfung anheimfällt. Andere Autoren (HOTTINGER) fordern dagegen unbedingt seine Entfernung, um einen Rezidivstein, wie es HUTH beobachtet hat, zu vermeiden.

Ist die Harnröhrensteinbildung mit einer hochgradigen Striktur mit Fistelgängen oder Abszeßhöhlen vergesellschaftet, so muß das operative Vorgehen diesen Verhältnissen angepaßt werden, indem man Strikturnarben, Fistelkanäle und Abszeßwände excidiert.

Urinphlegmonen in Begleitung von Harnröhrensteinen müssen breit gespalten und entsprechend drainiert werden.

V. Harnröhrensteine bei der Frau

Bei Frauen sind Harnröhrensteine wegen der Kürze, des geraden Verlaufes und der starken Dehnbarkeit der Urethra wesentlich seltener als beim Manne. Hinzu

25*

kommt noch, daß Blasensteine infolge der meist fehlenden Voraussetzung für Resturinbildung in der Blase selten beobachtet werden. Werden in der weiblichen Urethra Steine angetroffen, so handelt es sich vorwiegend um Divertikelsteine, die an Ort und Stelle in Urethraltaschen, Urethrocelen, vereinzelt auch in Paraurethraldrüsen entstanden sind, also primäre Steinbildungen. Nach GRAZ sind in 10% aller Urethraldivertikel Steine zu finden. Welcher Natur das den Stein enthaltende Divertikel ist, ob angeboren oder erworben, läßt sich klinisch oft gar nicht feststellen, sondern kann erst nachträglich durch histologische Untersuchung geklärt werden. Als ätiologisches Moment für erworbene Divertikel werden die Senkung der weiblichen Genitalorgane mit der Verlaufs- und Lageveränderung der Harnröhre, sowie das Geburtsereignis und geburtshilfliche Traumen angenommen. Zudem werden die Urethralsteine bei Frauen fast nur jenseits des 40. Lebensjahres beobachtet. Dem gegenüber dürften die angeborenen Divertikel der Harnröhre auf die komplizierte Entwicklung des weiblichen Urogenitaltractus mit der Möglichkeit einer persistierenden Schlauch- oder Taschenbildung zu suchen sein (Reste des Wolfschen und Gartnerschen Ganges, überzählige Uretersprossung). RENNER stellt sogar das Steinvorkommen in den Skenschen Drüsen der primären Konkrementbildung in der Prostata in Parallele. Die Bezeichnung „weibliche Prostata“ findet sich bereits früher bei ASCHOFF und SACHS.

Von Bedeutung für die Symptomatologie der Harnröhrendivertikelsteine bei der Frau ist die Tatsache, daß die Divertikelbildung an der Hinterwand der Harnröhre im Septum urethrovaginale gefunden wird. Infolgedessen treten vornehmlich die Beschwerden von seiten der Vagina auf, während die Miktion meistens ungestört bleibt; höchstens wird über Brennen beim Wasserlassen geklagt. Dagegen steht das Gefühl der Schwere oder ein Fremdkörpergefühl in der Scheide im Vordergrund, bisweilen ausgesprochene Schmerzen von seiten der Scheide.

Viel seltener sind die frei in der Harnröhre beobachteten Steine, die meist zu deutlichen Miktionsbeschwerden führen. Selten wurde auch hier bei hohem Sitz in der Harnröhre völlige Harninkontinenz beobachtet oder auch Erschwerung der Urinentleerung bis zur vollständigen Harnsperre. BIBUS beobachtete 3 Fälle von sekundären Steinbildungen in der Harnröhre, die mit schweren Störungen der Urinentleerung einhergingen.

Die Divertikelsteine der weiblichen Urethra sind meistens solitär und ruhen in einem einzigen Hohlraum. Eine Ausnahme bildet der von LEVIS beschriebene Fall, bei dem ein mehrkammriges Divertikel vorlag, das Steine in den verschiedenen Kammern enthielt.

Die Behandlung der Harnröhrensteine bei der Frau erfolgt in der gleichen Weise wie es bereits bei der männlichen Harnröhre beschrieben wurde, nur ist der Zugangsweg von der Scheide aus bei der kurzen Harnröhre wesentlich einfacher.

VI. Fremdkörpersteine in der Harnröhre

Im Gegensatz zu den einfachen Steinbildungen in der Harnröhre zählen Fremdkörpersteine zu den größten Seltenheiten. Über derartige Harnröhrenfremdkörpersteine berichten BORN, DRESSLER, HIRTH, LIEBERKNECHT, MORTON, PANKRATIKO, PFISTER, STOTZ, PAETZEL u. a. Ihre Entstehung verdanken sie entweder Fremdkörpern, die absichtlich von außen her in die Harnröhre eingeführt wurden (Drahtstücke, Holzteile, Haarnadeln, Sicherheitsnadeln usw.) oder nach Durchbruch eines periurethralen Abscesses in die Harnröhre eingewandert sind (Wollfäden, Knochensequester, Nadeln, Geschoßsplitter usw.).

Als Raritäten wären noch zu vermerken Fremdkörpersteinbildungen, die sich um Gebilde entwickelt haben, die als Fremdgebilde in der Harnröhre liegen (Bilharziaeier, Haare).

a) In dem von RATHBURN mitgeteilten Falle handelt es sich um einen 23jährigen Kranken, bei dem durch Urethrotomie ein 10 cm langer und 3 cm breiter Stein entfernt wurde, dessen Kern aus einem Drahtstück bestand. MORTON entfernte einen Harnröhrenstein von $4,5 \times 2,5$ cm, der sich um ein abgebrochenes Holzstück gebildet hatte. Der Kranke hatte sich 25 Jahre vorher ein selbst hergestelltes Holzbougie eingeführt, das abbrach und dort liegenblieb. LIEBERKNECHT konnte eine Haarnadel mit einem großen Kalkmantel feststellen, die bereits 33 Jahre in der Harnröhre lag. Der Steinmantel hatte die Form eines riesigen, mit seiner Rundung blasenwärts gerichteten Tropfens, aus dem die Haarnadelspitzen in Richtung auf die Harnröhrenmündung herausragten. STOTZ berichtet über einen differentialdiagnostisch interessanten Fall, der eine Inkrustierung der gesamten Harnröhre vortäuschte mit zeitweise präurämischem Krankheitsbild. Infolge der eigenartigen lokalisatorischen Veränderungen, hartnäckigen Beschwerden und Harnbefunde wurde das Bild einer „Urethritis calcinosa" angenommen, was die Radiographie fast zu beweisen schien. Bei den verschiedenen Sondierungen und Cystoskopieversuchen war aber die „Inkrustation" schließlich in die Blase gerutscht und hatte sich hier zu einem ovalären Steingebilde geformt, das sich nach der Cystostomie als ein inkrustierter 40 cm langer Kunstharzdraht herausstellte.

b) DRESSLER veröffentlichte einen Fall eines Fremdkörpersteines der hinteren Harnröhre, der sich um einen eingewanderten Wollfaden gebildet hatte und PANKRATIKO beobachtete einen inkrustierten Knochensequester, der von einer fistelnden Hüftgelenktuberkulose aus eingewandert war. Er mußte durch Urethrotomie beseitigt werden. HIRSCH machte die fast unglaubliche Mitteilung über eine verschluckte Stecknadel, die durch Einspießen in die hintere Harnröhre Anlaß zu einer Steinbildung wurde. Nach 53 Jahren hatte der Stein einen derartigen Umfang erreicht, daß er zum völligen Verschluß der Harnröhre führte. Er mußte durch eine Boutonnière aus dem Prostataanteil der Harnröhre entfernt werden. PAETZEL berichtet von einer Granatsplittereinwanderung in die hintere Harnröhre in Verbindung mit dem Durchbruch eines Abscesses. Der Granatsplitter hatte 34 Jahre lang im Beckenbindegewebsraum gelegen, vorübergehend eine Beckenfistel verursacht, war dann schließlich in die Harnröhre eingewandert und hier liegengeblieben. Ein Jahr später hatte sich um denselben ein Phosphatmantel gebildet, der zwar keine dysurischen Erscheinungen hervorrief, wohl aber zu einem Ausfluß aus der Harnröhre führte. Der Fremdkörperstein wurde durch einen äußeren Harnröhrenschnitt entfernt.

c) BORN beschreibt einen Harnröhrenstein, der sich kurz hinter der äußeren Harnröhrenmündung befand. Er enthielt in der Mitte eine verfilztes Gerüst von Haaren, die einem Scrotalhauttransplantat angehörten, das vor 30 Jahren anläßlich einer plastischen Hypospadieoperation zur Deckung der Harnröhrenrinne verpflanzt worden war. PFISTER beobachtete ein Konkrement in der Pars pendula eines 10jährigen Knaben, dessen Kern aus Bilharziaeiern bestand.

Alle die beschriebenen Fremdkörpersteine der Harnröhre stimmen im wesentlichen darin überein, daß ihr Nachweis fast regelmäßig ein zufälliger ist und daß die Steine jahrelang relativ symptomlos blieben. Die Miktionsbeschwerden waren im allgemeinen gering, ebenso waren keine wesentlichen Kohabitationsbeschwerden vorhanden und die Zeugungsfähigkeit nicht eingeschränkt. Für die Beseitigung derartiger Fremdkörpersteine kommt nur der äußere Harnröhrenschnitt in Frage.

C. Steine der Prostata

I. Pathologische Anatomie

1. Primäre Prostatakonkremente

Die primären oder endogenen Prostatakonkremente sind ihrer Herkunft und ihrem Aufbau nach keine Bildungen des Harnsystems, sondern sie treten erst sekundär durch ihr Wachstum und ihre Folgeerscheinungen, die sie hervorrufen, mit den Harnwegen in Kontakt.

Konkrementbildungen in der Prostata wurden zuerst von MORGAGNI beschrieben und von ihm wegen der oft vorhandenen Jodreaktion und ihrer äußerlichen Ähnlichkeit mit Stärkekörpern als Corpora amylacea beschrieben. In mühseligen und umfangreichen Untersuchungen versuchte man die chemische Beschaffenheit und die innere Struktur der Prostatakörperchen aufzuklären, ohne dabei aber zu einem einheitlichen Ergebnis zu kommen. Die genauesten Untersuchungen verdanken wir C. POSNER, der aber eine Identität der Prostatakonkremente mit Corpora amylacea ablehnt. Er erklärt die Entstehung dieser Körperchen durch einen spezifischen Gerinnungsprozeß aus dem Inhalt der Drüsenzellen, wobei dem Lecithin eine besondere Rolle zukomme. Nach dem Vorschlag von ASCHOFF sollte man die Prostatakörperchen künftig besser als Prostatakonkremente bezeichnen.

2. Entstehung

Die Grundlage für die Bildung von Prostatakörperchen sind Stoffe, die von Drüsenzellen ausgeschieden werden, Bakterien, Blutgerinnsel oder Epithelzerfallsprodukte, also organische Substanzen, um die sich als zentralem Kern rhythmische Ausfällungen vollziehen. Nach SCHADE zeigen diese Bildungen trotz der Unterschiede in der chemischen Beschaffenheit des steinbildenden Materials die gleichen physiko-chemischen Gesetzmäßigkeiten in der Konkrementbildung, wie sie auch für andere Steinbildungen im menschlichen Körper, beispielsweise bei Harnsteinen, typisch sind. Besteht das Bildungsmaterial aus kolloidaler Substanz, so vollzieht sich das appositionelle Wachstum in Form einfacher konzentrischer Schichtung. Handelt es sich um kristalloides Material, so lagert es sich in Form kristalliner Radiärstrahlung an. Weitaus am häufigsten sind die Konkremente aus kombinierten Kristalloid-Kolloid-Fällungen zusammengesetzt. Es kann kein Zweifel bestehen, daß der Artgleichheit der Struktur der Prostatakonkremente mit denen des Harns, der Galle oder anderen Körperflüssigkeiten auch eine Artgleichheit der Vorgänge ihres Entstehens entspricht.

Die Prostatakörperchen kommen in geringer Zahl schon bei Kindern vor, und zwar in Form von kleinen, blassen, meist runden, homogenen Schollen ohne irgendwelche Schichtung. Nach der Pubertät nehmen sie aber an Zahl und Größe zu, indem sie Ringschichten mit konzentrischer oder radiärer Struktur immer deutlicher ausbilden. Bei älteren Männern sind sie ein so regelmäßiger Befund der Prostata, daß sie häufig auf Schnittflächen der Drüse als mohnkorngroße, wie Schnupftabak aussehende Konkremente zutage treten (Abb. 83). Diese Konkremente liegen einzeln oder gehäuft in Drüsenhohlräumen. Ihre Form unterliegt großen Schwankungen, je nachdem sie allein liegen oder dicht gehäuft sich gegeneinander facettenartig abpressen. Runde, ovale, vieleckige, facettierte oder ganz unregelmäßige Formen wechseln miteinander ab. Durch Zusammenballungen sowie durch appositionelles Wachstum können sie sich zu erbsengroßen oder noch größeren Gebilden entwickeln, die bei oberflächlicher Lage dann vom Mastdarm aus tastbar sind. Ihre Farbe schwankt von weißlichgelb, hellbraun-dunkelbraun, mahagonifarbig bis schwarz. Die Dunkelfärbung rührt von beigemischtem Blutfarbstoff her. Ältere Prostatakonkremente weisen nicht selten einen unregelmäßigen

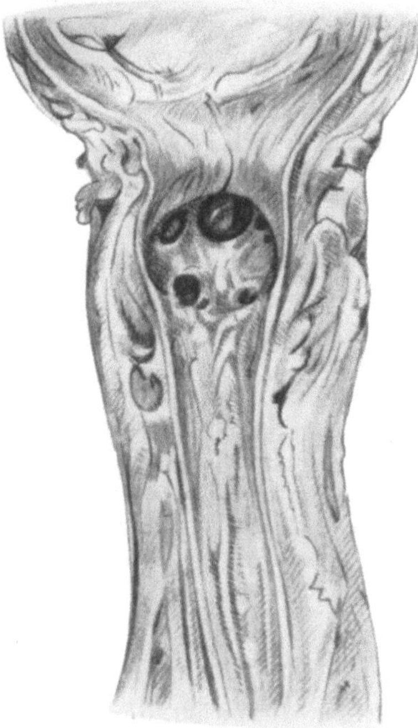

Abb. 83. Prostatakonkremente teilweise in die Harnröhre ragend. (Nach MARESCH und CHIARI, Handbuch der speziellen pathologischen Anatomie und Histologie, Bd. VI/3, 1931)

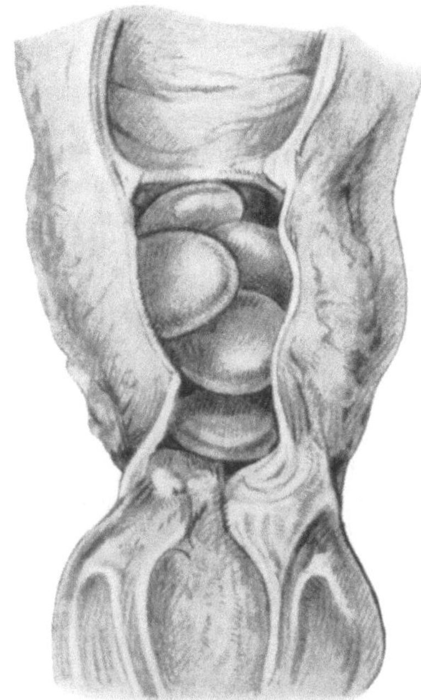

Abb. 84. Sekundäre Harnröhrensteine in einer Aussackung der pars prostatica. (Nach MARESCH und CHIARI, Handbuch der speziellen pathologischen Anatomie und Histologie, Bd. VI/3, 1931)

Hohlraum auf, von dem aus sich Sprunglinien in die Mantelschichten erstrecken und so zum Zerfall der Steinbildung führen. Aus den Trümmern können sich dann neue Konkremente entwickeln. Ältere Konkremente zeigen Verkalkungen der Randschichten, die aus phosphorsaurem und kohlensaurem Kalk, Calciumtripelphosphat und oxalsaurem Kalk bestehen (Prostatasteine). Während die kleineren Konkremente sich über den ganzen Drüsenabschnitt entwickeln, liegen die größeren Konkremente besonders in der Umgebung der Ausführungsgänge der Drüse nahe dem Colliculus seminalis. Die Zahl der Konkremente vergrößert sich mit zunehmendem Alter und kann sehr beträchtlich

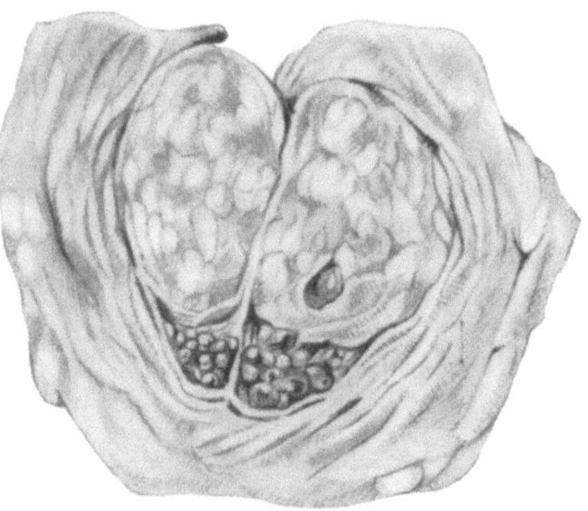

Abb. 85. Prostatasteine im Spaltraum zwischen chirurgischer Kapsel und Adenom, nat. Größe. (Beobachtung von OBERNDORFER, Handbuch der speziellen pathologischen Anatomie und Histologie, Bd. VI/3, 1931)

sein (Abb. 84), wobei die Konkremente in Nestern zusammenliegen können. Es sind Fälle beschrieben, wo mehr als 1000 Steine gefunden wurden (EISENDRAHT und ROLLNICK).

Bei gleichzeitig vorhandenem Prostataadenom vereinigen sich die Konkremente gerne im Spaltraum zwischen chirurgischer Kapsel und Adenom, wie es die Abbildung nach OBERNDORFER zeigt (Abb. 85).

3. Sekundäre Folgen

Obwohl die meisten Prostatakonkremente harmlose Gebilde sind, können sie auch unter aseptischen Bedingungen die Ursache größerer Gewebsveränderungen werden. Durch Druck der Steine kann das umgebende Prostatagewebe atrophieren, so daß sich größere Hohlräume mit Steinnestern bilden oder gar die ganze Prostata in einem mit Steinen gefüllten dünnen Sack verwandelt werden kann. CHOLZOW beobachtete bei 130 Konkrementen solche von Hirsekorn- bis Erbsengröße, GOLDING-BIRD bei einer ähnlich großen Zahl solche von Pflaumenkern- bis Haselnußgröße. Solitärsteine sind seltener. FERARI beschrieb ein Konkrement von 120 g, NICOLICH ein solches von 320 g Gewicht. In anderen Fällen verlegen oft größere Konkremente die Ausführungsgänge der Prostatadrüsen und können so den ganzen Drüsenapparat unter starke Sekretstauung setzen, wobei das Epithel sich abflacht und schließlich ganz schwindet. Es bilden sich auf diese Weise cystisch aufgedehnte Drüsenräume. Es kann auch vorkommen, daß die Prostatakonkremente durch Druckusur nach der Harnröhre zu durchbrechen und von hier aus durch Ansetzen von Harnsalzen sich rasch vergrößern und zu Störungen der Urinpassage führen.

4. Infektion

Zur Prostatakonkrementbildung gesellt sich oft eine Infektion, die durch die Stauung und die ständige Läsion der Drüsenschleimhaut gefördert wird. Auf diese Weise bilden sich entzündliche Reaktionen nicht nur der Prostata, sondern auch ihrer Umgebung. Rundzelleninfiltrate, die die Prostata durchsetzen, greifen dabei auf die weitere Umgebung über. Es kommt zur Ausbildung einer chronischen Prostatitis, Urethritis und Cystitis, zu Abszeßbildungen mit Durchbruch in die Umgebung der Prostata und Ausbildung einer schweren Beckenbindegewebsphlegmone und schließlich einer tödlichen Sepsis. Abszeßdurchbrüche nach außen können zur chronischen Fistelbildung führen, in besonderen Fällen auch zu Durchbrüchen in die Harnröhre oder das Rectum mit einer bleibenden Rectourethralfistel.

Eine besondere Form für die Fremdkörperentzündung der Drüsengänge entwickelt sich nach dem Druckschwund des Epithels durch Bildung eines Granulationsgewebes mit multiplen Riesenzelleneinlagerungen zwischen der von Epithel entblößten Wand und dem Stein, so daß tuberkelähnliche Gewebsstrukturen (Pseudotuberkel) sich darstellen. Diese Bildungen sind bei der Häufigkeit eines tuberkulösen Befalles der Prostata von differentialdiagnostischer Bedeutung.

II. Symptome und klinisches Bild

Solange die Prostatakonkremente noch klein sind, treten sie klinisch nicht in Erscheinung. Bei derartigen Befunden haben wir es nicht mit „Prostatasteinleidenden", sondern nur mit „Steinträgern" zu tun.

Erst bei erheblicher Größe der Konkremente sowie bei Sekretstauungen in den Drüsenschläuchen treten Beschwerden auf. Es kommt zu Schmerzen im Rücken und in der Kreuzbeingegend sowie Beschwerden beim Coitus mit Behinderung der Samenejaculation. Weitere Störungen in der Sexualsphäre sind häufige schmerzhafte Pollutionen sowie Abnahme der Potenz. Gelegentlich wird auch ein blutiges Ejaculat beobachtet.

Bei größeren Konkrementen kommt es regelmäßig zu Störungen der Harnentleerung. Es treten Schmerzen vor und nach dem Urinieren auf, Brennen beim Wasserlassen, Schmerzen in der Dammgegend mit Ausstrahlungen in die Penisspitze. Bisweilen befindet sich ein ständiges Druckgefühl in der Dammgegend, das sich bei der Defäkation zu qualvollen Schmerzen steigern kann. Wenn größere Konkremente nach der Harnröhre zu durchbrechen, so kommt es zur Behinderung der Urinentleerung, bisweilen zur inkompletten Harndrosselung. Bricht ein Stein vollständig in der hinteren Harnröhre durch, so kann auch eine völlige Harnsperre die Folge sein. Selbst Inkontinenz wurde bei derartigen Ergebnissen beobachtet. In manchen Fällen treten terminale Blutungen auf.

Gesellen sich entzündliche Vorgänge hinzu mit Absceßbildungen in den Drüsenschläuchen, so können zusätzliche Komplikationen, Prostatitis, Spermatocystitis, Epididymitis, Cystitis mit aufsteigender Infektion in die oberen Harnwege hinzukommen und das klinische Bild beherrschen. Unter Steigerung der vorher aufgezählten subjektiven Beschwerden treten Fieber, Schüttelfröste und alle sonstigen Zeichen des Infektes auf. Wird eine Steinabsceßbildung in der Prostata nicht rechtzeitig operativ eröffnet, so kann es zu einem Durchbruch in das Beckenbindegewebe kommen mit Ausbruch einer schweren Beckenphlegmone. Fälle von rasch verlaufender Sepsis mit tödlichem Ausgang sind nicht selten. Erfolgt der Eiterdurchbruch in die Harnröhre, Blase oder Mastdarm, so können Steine in diese Organe mit dem Eiter spontan ausgestoßen werden. Auch Dauerfistelbildungen wurden beobachtet (Urethrorectalfistel).

III. Diagnose

Wenn die Prostatasteine eine gewisse Größe erlangt haben, so sind sie für den Erfahrenen durch rectale Palpation leicht festzustellen. Namentlich dort, wo die Steine dicht unter der Mastdarmwand liegen, kann man sie als harte, unnachgiebige Buckel durchtasten. Liegen die Steine in größeren Hohlräumen oder in Absceßhöhlen, so wechseln auffallend harte mit weichen, eindrückbaren, manchmal fluktuierenden Partien ab. Gelegentlich geben größere und zahlreiche Steine infolge Gegeneinanderbewegungen beim Abtasten der Drüse ein deutliches Gefühl des Schneeballknirschens oder der Crepitation. Diese Erscheinung läßt sich noch deutlicher gestalten, wenn man die Palpation der Drüse nach Einführung einer Metallsonde in die Harnröhre vornimmt.

Am sichersten läßt sich die Diagnose der Prostatasteine durch die Radiographie stellen (Abb. 86—89). Hierbei ergibt sich sehr häufig ein eindeutiges Röntgenbild. Schon PASTEAU wies darauf hin, daß die mediane Lage von Steinschatten in der Prostatagegend für Steinbildungen der prostatischen Harnröhre spricht. Bei Prostatasteinen befindet sich dagegen im Röntgenbild eine nicht mit Steinen gefüllte mediane Aussparung entsprechend der Pars prostatica urethrae. DROSCHL konnte diesen Befund erneut bestätigen. Bei differentialdiagnostischen Schwierigkeiten lassen sich Steine in der Blase von solchen außerhalb durch Cystoskopie leicht abgrenzen. Ist eine Cystoskopie durch einen Stein in der hinteren Harnröhre oder eine Striktur der Harnröhre unterhalb der Prostata nicht ausführbar, so kann das Röntgenraumbild die Diagnose ohne weiteres sichern. Gegebenenfalls kann es noch durch ein gleichzeitig vorgenommenes Urethrogramm ergänzt werden. Mit dieser Darstellung wird man häufig zahlreiche cystische Höhlen um die jeweils vorhandenen Prostatasteine feststellen. Die Prostata erscheint dabei

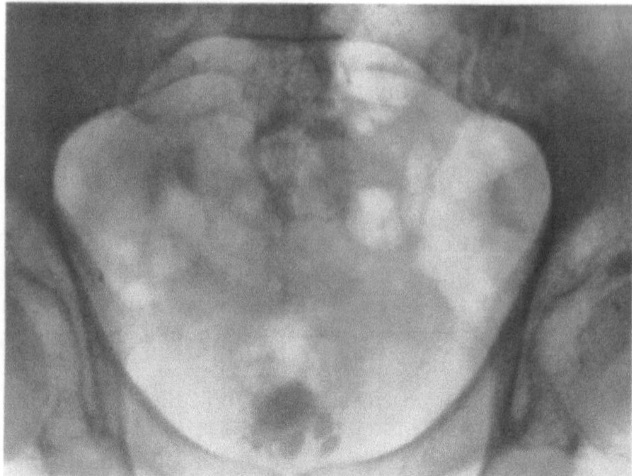

Abb. 86. Beckenübersichtsaufnahme, Prostatasteine über der Symphyse sichtbar

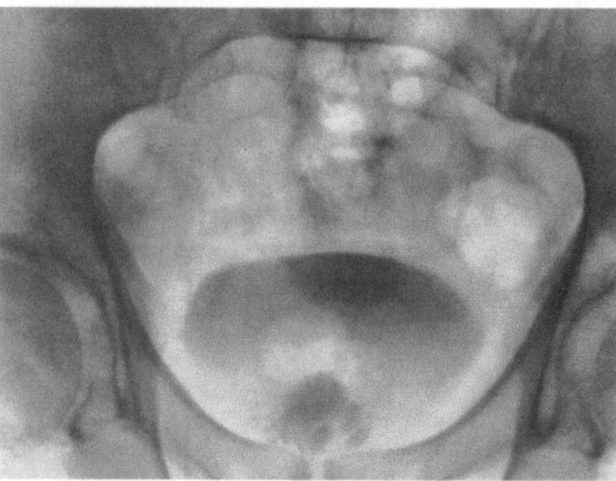

Abb. 87. Derselbe Fall. Die Steine heben sich von der kontrastmittelgefüllten Blase deutlich ab

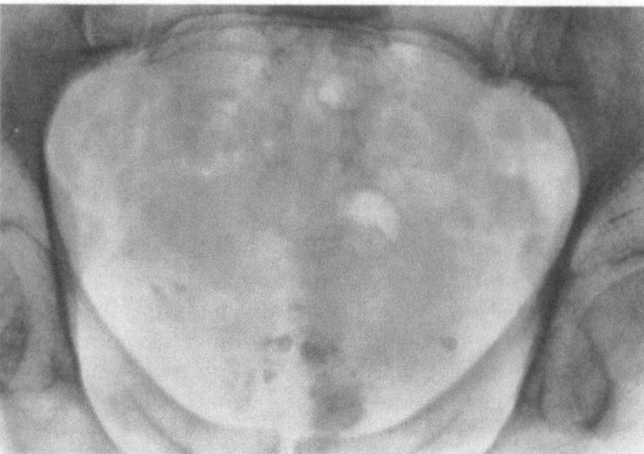

Abb. 88. Beckenübersichtsaufnahme. Prostatasteine, Steine durch eine freie Zone in der Mittellinie getrennt. Beobachtung von BOSHAMER

als vielkammeriges, mit Kontrastmitteln angefülltes Organ, indem sich die einzelnen Hohlräume deutlich voneinander abheben. Die Aufnahme muß in 2 Ebenen (dabei einmal in schräger Seitenlage bei angewinkeltem linken und nach hinten gestrecktem rechten Bein) durchgeführt werden. Das Röntgenraumbild ist heute ein unentbehrliches Hilfsmittel geworden um schwer abgrenzbare Schattenbildungen in der Prostatagegend, am Blasenboden, in der hinteren Harnröhre, bei Erkrankungen dieser Organe, sicher unterscheiden können.

Als Ergänzung dient noch die „Relief"-Darstellung der Blase (nach Einfüllen eines filmartig haftenden Kontrastmittels in die Blase und nach dessen Ablassen durch Ersatz von Luft; HENNIG), die sehr plastische, geradezu dreidimensionale Bilder ergibt, und besonders röntgenstrahlendurchlässige Steine am Blasenboden sicher zur Darstellung bringt (Abb. 90 u. 91). Im gleichen Sinne bewährt sich auch die Kontrastmittelpfütze von KNEISE-SCHOBER, die ebenfalls sehr deutlich nicht schattengebende Steine und endovesicale Prostataadenome sichtbar macht.

Schließlich kann in besonderen Fällen auch die Urethroskopie für die Diagnose wertvolle Ergebnisse bringen. Eine kollaterale Hyperämie, bedingt

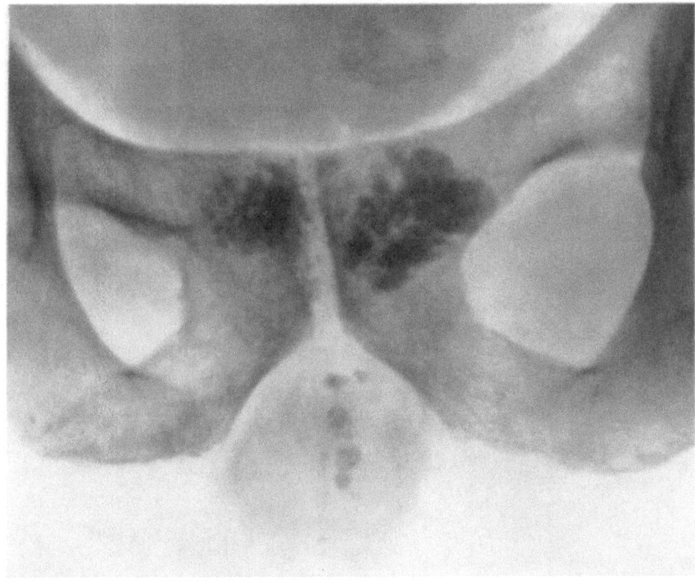

Abb. 89. Prostatasteine, davon einige als Kette in der hinteren Harnröhre abgehend. Beobachtung von BOSHAMER

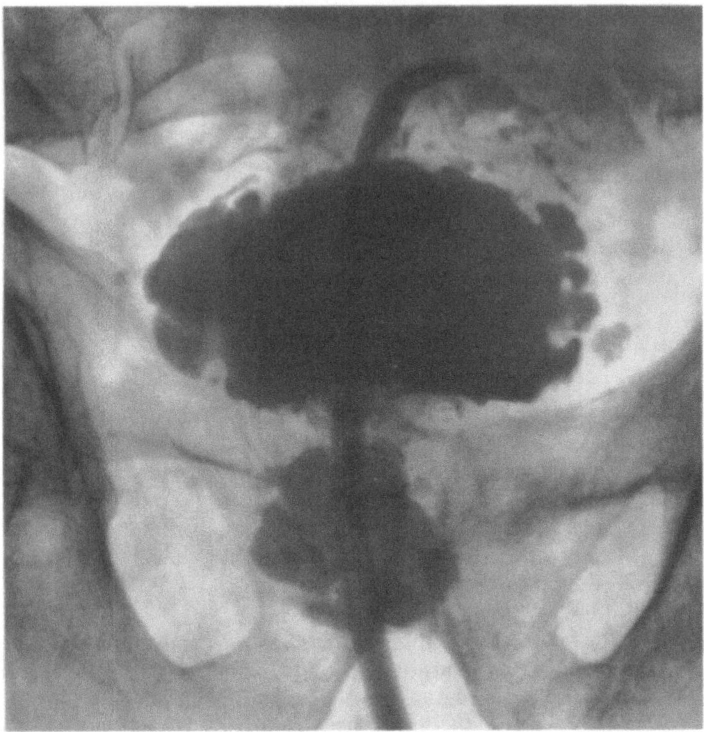

Abb. 90. Mit Kontrastmittel gefüllte Balken-Taschenblase. Darunter Prostatasteine. Eigene Beobachtung

durch Gefäßstauungen, öfters auch Vergrößerungen des Colliculus seminalis,
Verdickung seines Schleimhautüberzuges und gelegentlich auch papilläre Excrescenzen, können den Verdacht von Prostatasteinen erwecken.

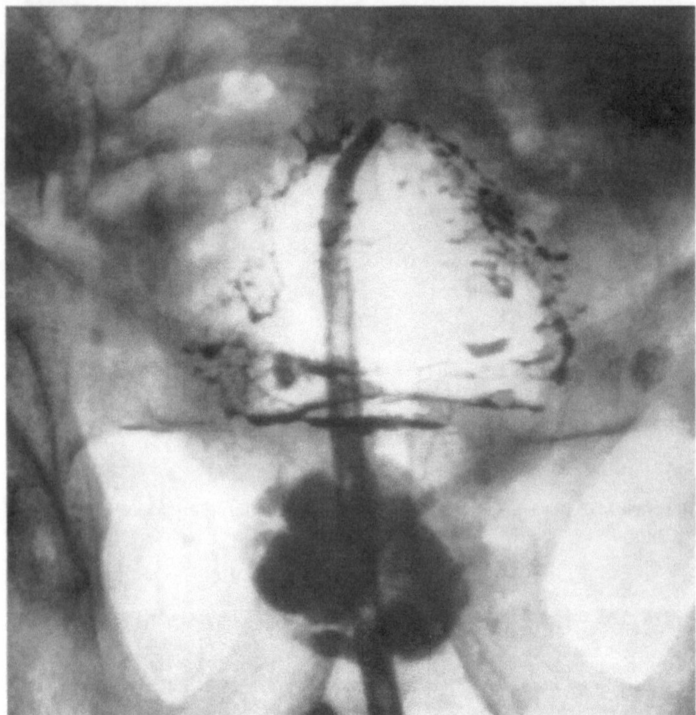

Abb. 91. Derselbe Fall. Reliefdarstellung der Blase

Austastungen der hinteren Harnröhre mit Metallsonden kommen auch gelegentlich zum Nachweis von Prostatasteinen, die in die Harnröhre durchgebrochen sind, in Frage. Auf die Anwendung der 3-Gläserprobe sollte man nie
verzichten, um sich über den Grad der Prostataentzündung zu vergewissern.

IV. Sekundäre Prostatasteine

Die sekundären Prostatasteine unterscheiden sich von den primären Prostatakonkrementen dadurch, daß ihre Entstehung und ihr Wachstum in dem Drüsen-
gewebe an die Anwesenheit von Urin gebunden ist.

Nach Absceßdurchbrüchen in die Harnröhre, mit mehr oder weniger breiter
Kommunikation zwischen beiden Organen, kommt es bei jeder Miktion zur
Berieselung der Höhlenbildung in der Prostata mit infiziertem Urin, so daß
zurückgebliebene Eitereindickungen und nekrotische Gewebsteile der Prostata
inkrustieren und durch appositionelle Anlagerung von kohlensaurem Kalk sich
zu echten Steingebilden vergrößern können.

Unter den spezifischen Erkrankungen der Prostata kommen sekundäre Steinbildungen im fortgeschrittenen Stadium der Prostatatuberkulose vor. Gerade die
Prostatatuberkulose neigt zu einer raschen Verkäsung, der Erweichungen folgen.
Ab und zu bilden sich bereits Verkalkungen des Inhaltes in geschlossenen Kavernen. In Fällen, bei denen es aber zum Durchbruch von Kavernen in die hintere

Harnröhre kommt, führt der in die Höhle einsickernde Urin zur Verkalkung des Kaverneninhaltes und zu einer zunehmenden sekundären Steinbildung. In ganz seltenen Fällen können die käsigen und nekrotischen Massen, wenn sie nicht zur Ausstoßung in die Harnröhre kommen, nach einer Beobachtung von MARWEDEL zu steinähnlichen Gebilden in beträchtlichem Ausmaße führen.

In der Symptomatologie und der Diagnostik stimmen die sekundären Prostatasteine weitgehend mit den primären Steinbildungen überein, so daß eine nochmalige Beschreibung sich erübrigt. Selbstverständlich steht das Grundleiden (unspezifische Prostatitis mit Absceßbildung, Prostatatuberkulose) im Vordergrund und muß von diesem Gesichtswinkel aus betrachtet werden.

V. Differentialdiagnose der Prostatasteine

Die Differentialdiagnose zwischen Prostatasteinen, chronischen Entzündungen, Absceß, Carcinom, Tuberkulose und Gumma ist mitunter schwierig. Für eine maligne Neubildung ist nach WILDBOLZ bei der rectalen Untersuchung eine holzartige Konsistenzveränderung charakteristisch. Außerdem ist beim Carcinom der Prozeß zusammenhängender, oft die Grenzen der Prostata überschneidend, als bei der Steinbildung. Verwechslungen von Prostatasteinen in Verbindung mit entzündlichen Veränderungen der Drüse und Carcinome sind nicht selten. Tierversuch, Urinuntersuchung auf Tuberkelbacillen, die Wassermannsche und andere Luesreaktionen, sowie Bestimmungen des Phosphatasespiegels dürfen bei differentialdiagnostischen Schwierigkeiten nicht unterlassen werden.

VI. Behandlung der Prostatasteine

So lange die oft zufällig entdeckten Prostatakonkremente keine Beschwerden bereiten, wird man jede Behandlung unterlassen. Es ist sogar ratsam, dem Untersuchten am besten gar keine Mitteilung von dem vorliegenden Steinbefund zu machen, um ihn nicht zu einem Neurastheniker zu erziehen. Kleine Steine gehen gelegentlich von selbst ab. Sie können sogar in die Blase rutschen und dort mit dem Urinstrahl ausgestoßen oder mit dem Steinlöffel entfernt werden.

Bei Prostatasteinen ist jede Massagebehandlung kontraindiziert. Durch sie können Kongestionen und Neigungen zu sekundären Infektionen hervorgerufen werden. Besteht bereits eine Infektion der Prostata, so kann die Prostatamassage sogar einen Kunstfehler bedeuten. Verschleppung infektiösen Materials, Beckenphlegmone, Nebenhodenentzündungen, Fernmetastasen, ja sogar allgemeine Sepsis, kann durch Massagebehandlung ausgelöst werden. Daß bei Tuberkulose, Gonorrhoe und Carcinom der Prostata mit Steinbildung jede Massagebehandlung zu verwerfen ist, ist wohl selbstverständlich.

In Fällen, wo es sich nur um einen oder wenige Steine in der Prostata handelt, die dicht unter der Harnröhrenschleimhaut liegen, können sie durch oberflächliches Abtragen der die Steine bedeckenden Schleimhaut befreit werden. Für den Erfahrenen kommt dabei die Entfernung der Steine mittels Operationsurethroskops nach FISCHER oder Elektroresektionsinstrumenten in Frage. FUNFACK hat mit dieser Methode in geeigneten Fällen ausgezeichnete Erfolge gehabt. WOHLLEBEN dagegen erwartet von dieser Methode, wenn sie überhaupt technisch möglich ist, keinen Dauererfolg. LE FUR konnte Steine mit der Curette lockern, aus den Prostatabuchten herausholen und dann mit einer Zange extrahieren. Auf diese Weise hat er zahlreiche Prostatasteine in mehreren Sitzungen entfernt.

Es kommt vor, daß während der Elektroresektion von Prostataadenomen Steine aus den Drüsenhohlräumen herausfallen. Dabei ist jedoch zu beachten, daß die Steine stets in dem eigentlichen, meist durch chronische Entzündungen verändertem Prostatagewebe und nicht in den Adenomknoten gefunden werden.

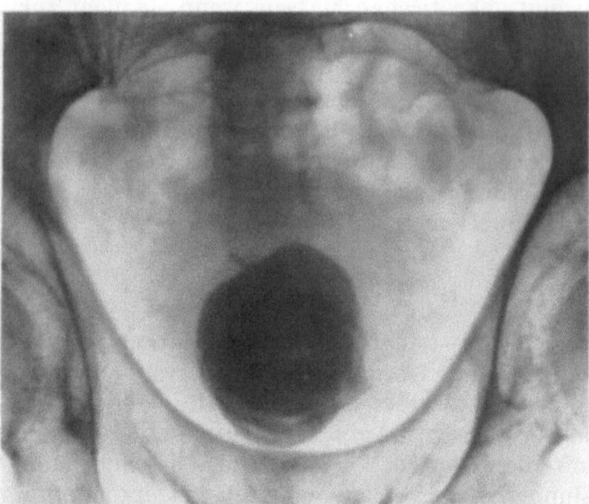

Abb. 92. Beckenübersichtsaufnahme des großen geschichteten
Prostatasteines. Beobachtung von BIEDERMANN

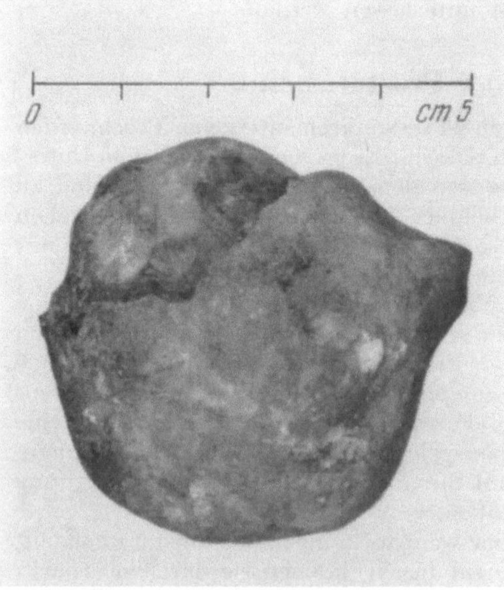

Abb. 93. Großer Solitärstein der Prostata, Gewicht 61 g.
Beobachtung von BIEDERMANN

Die auf diese Weise vorgefallenen Steine lassen sich leicht mit dem Spülstrom nach der Resektion durch das Gerät entfernen.

Von Wichtigkeit ist, vorhandene Harnröhrenstrikturen rechtzeitig und genügend aufzudehnen, die ja häufig mit die Ursache der Prostataentzündungen und der Konkrementbildung in der Prostata sind. FUNFACK berichtet, daß auf diese Weise, mit Beseitigung der Striktur und des Harnröhren- und Blasenkatarrhs, oft alle subjektiven Beschwerden von seiten der Prostata verschwanden und auch die Störungen der Sexualsphäre sich restlos zurückbildeten.

Größere und zahlreiche Steine, die erhebliche Beschwerden verursachen, müssen durch Operation entfernt werden. Ist die Steinbildung mit Prostataabscessen verbunden, so ist die Operation noch dringlicher erforderlich. Der Zugangsweg kann einmal suprapubisch durch den hohen Blasenschnitt erfolgen, ebensogut auch vom Damm aus als Boutonnière. Bei beiden Operationsmethoden hat man eine ausgezeichnete Übersicht und kann gleichzeitig durch Entgegendrücken des Fingers vom Mastdarm aus erreichen, daß auch der letzte Stein entfernt wird. Vielkammerige Höhlen wird man zweckmäßig in eine einzige verwandeln und zuletzt mit dem scharfen Löffel eine gründliche Reinigung vornehmen. Die Vasektomie darf bei älteren Leuten zur Vermeidung der Epididymitis nie unterlassen werden.

Bei gleichzeitig vorhandenem Prostataadenom ist der suprapubische Weg am empfehlenswertesten, da man gleichzeitig Adenom und Steine, die sich zwischen der Knotenmasse und der chirurgischen Kapsel befinden, entfernen kann. Das gleichzeitige Vorhandensein von Prostataadenom und Prostatasteinen wurde von YOUNG in 29 von 100 und bei LOWSLY und HAWES in 18 von 23 Fällen beobachtet.

Bei jüngeren Leuten, bei denen noch eine Geschlechtsfunktion vorhanden ist, ist nach WARD die Elektroresektion angezeigt.

Prostatariesensteine wurden gelegentlich beobachtet und im älteren Schrifttum erwähnt.

Ein neuer Fall, der gleichzeitig mit einem Prostatacarcinom und einer Rectourethralfistel vergesellschaftet war, wurde von BIEDERMANN beschrieben. Die Entstehungszeit betrug über 60 Jahre und hatte sich im Anschluß an ein Unterbauchtrauma in der Jugend eingestellt. Erst im späteren Alter traten stärkere Beschwerden auf, unter anderem zunehmende Dysurie. Zuletzt bildete sich eine Harnröhrenmastdarmfistel, wobei sich die größte Menge des Urins aus dem After entleerte. An der Hinterwand der Prostata ließ sich vom Mastdarm aus ein Stein in der Fistelöffnung erkennen. Die Beckenaufnahme (Abb. 92) zeigt einen großen, geschichteten Prostatastein. Der riesige Stein wurde vom Rectum aus unter Erweiterung der Fistel entfernt. Er hatte ein Gewicht von 61 g und maß 5 zu 5 zu 2,8 cm. Die Mastdarmharnröhrenfistel wurde nachträglich operativ beseitigt (Abb. 93), nachdem vorher eine Blasenfistel und ein Kunstafter angelegt worden waren, die später ebenfalls wieder verschlossen werden konnten.

Erwähnt sei hier noch eine ältere Beobachtung von v. FRISCH, bei der er durch eine Sondenuntersuchung einen Prostatastein festzustellen glaubte, was sich aber später als Fehldiagnose herausstellte. Bei der Sectio mediana wurde nur eine Inkrustation in einer retrostrikturalen Erweiterung der prostatischen Harnröhrenschleimhaut festgestellt, die mit dem scharfen Löffel excochleiert wurde.

VII. Exogene Steinbildung im Prostatabereich

Strenggenommen zählen die Steinbildungen der prostatischen Harnröhre, die sich in das Prostatagewebe einsenken und unter Atrophie der Prostata auf deren Kosten vergrößern, nicht zu den Prostatasteinen und die Bezeichnung als sekundäre Prostatasteine führen sie zu Unrecht.

Den Übergang zu diesen exogenen Prostatasteinen bilden die bereits erwähnten primären Prostatakonkremente, die sich nach dem Durchbruch in die Harnröhre durch Berieselung mit infiziertem Urin rasch im Harnröhrenanteil vergrößern. Man bezeichnet derartige Gebilde als „Kragenknopfsteine".

Die meisten exogenen Steinbildungen im Prostatabereiche sind echte Harnsteine, die sich in der physiologischen Erweiterung oder in einer abnormen Taschenbildung der hinteren Harnröhre verfangen und hier durch appositionelles Wachstum unter Anlegung von kohlensaurem Kalk in Richtung auf die Prostata vergrößern. Der Kern derartiger Steinbildungen besteht häufig aus Uraten und Oxalaten, entsprechend der Herkunft aus den oberen Harnwegen. Ihre äußeren Schichten enthalten vorwiegend kohlensauren Kalk im Gegensatz zu den primären Steinen, wo der phosphorsaure Kalk überwiegt. Die Farbe dieser Steine ist in der Regel grau. Ihre Konsistenz ist hart und spröde. Als Kerne kommen auch Reste spontan zerfallener Blasensteine oder solche nach Lithotripsien, sowie Schleimbildungen, Blutgerinnsel, Gewebsnekrosen und Fremdkörper in Frage. Die Entwicklungstendenz dieser Steine geht aber nicht nur gegen die Prostata selbst, sondern mehr noch nach der hinteren Harnröhre und Blase zu, wo der Gegendruck fehlt. Sie wachsen dann zu den bereits in dem Kapitel über Harnröhrensteine beschriebenen Pfeifen- oder Hantelsteinen aus. Besonders begünstigend wirkt für die Entstehung und den Aufenthalt von Steinen in der prostatischen Harnröhre die Verengerung der Harnröhre auf gonorrhoischer oder traumatischer Basis im Bulbus oder im membranösen Anteil. Hinzu kommt noch die Ausbildung einer retrostrikturalen Harnröhrenerweiterung, wodurch stagnierender, infizierter Harn das Ausfallen von Harnsalzen fördert.

Ein weiter begünstigendes Moment für das Einklemmen von Steinen ist ferner noch die meist beträchtliche Erweiterung und Abwinkelung der hinteren Harnröhre bei Prostataadenom.

Symptome

Zu den bereits bei den endogenen Steinkonkrementen beschriebenen Erscheinungen treten bei den exogenen Steinbildungen Harnverhaltungen durch die Steinverklemmung, gelegentlich auch Inkontinenzen mit ständigem Harnträufeln auf, ferner qualvolle Tenesmen, blutig-eitrige Absonderung aus der Harnröhre und schwere cystitische Veränderungen des Urins. Durch den Fremdkörperreiz der Steinbildungen kommt es zu Rötungen und Schwellungen der Harnröhrenschleimhaut bis zum bullösen Ödem. Hinzutreten oft polypöse Excrescenzen auf dem Samenhügel. Die Entzündungserscheinungen greifen im Laufe der Zeit auf die genitalen Adnexe über und führen unter Verstopfung der Ausführungsgänge der Prostata und Samengänge zu eitriger Prostatitis mit Absceßbildung, Epididymitis und Spermatocystitis. Zuletzt kann eine derartige Steinbildung im Prostatabereich eine Harninfiltration und Harnphlegmone des periurethralen Gewebes hervorrufen mit Durchbruch nach dem Damm oder in den Mastdarm. Dauerfisteln sowie ein septisches Krankheitsbild können sich anschließen.

VIII. Steinbildung der Vagina masculina prostatae

Abzutrennen von den primären Prostatakonkrementen ist ferner die Steinbildung in der Vagina masculina (Utriculus prostaticus). Dieses Steinvorkommen zählt zu den größten Seltenheiten. Es ruft aber, wie aus den bisher veröffentlichten Beobachtungen hervorgeht, eine schwere Beeinträchtigung der Harnwege hervor.

Genese

Der Vaginalsack des Mannes stellt normalerweise eine kleine seichte Einstülpung auf der Kuppe des Samenhügels dar und entspricht als Äquivalent zur Scheide der Frau dem caudalen Ende des Uterovaginalkanals. Durch angeborene Hemmungsmißbildungen kann dieses Relikt der vereinigten Müllerschen Gänge außer cystischen Fehlbildungen abnorme Verlängerung und Erweiterung erfahren.

Im Lumen der Vagina masculina konnte Schmitt Kalkkonkremente feststellen und Perna fand unter 11 Fällen von Steinbildungen in den Samenwegen dreimal solche im Utriculus allein. Einen monströsen Stein von Gänseeigröße beobachtete Kapsamer im Vaginalsack eines 29jährigen Mannes. Bei diesem Kranken war es ab und zu zu Blutharnen gekommen. Bei der 3-Gläserprobe war zuletzt die dritte Portion stets trüb, stinkend alkalisch. Die Rectaluntersuchung ergab zwischen Blase und Mastdarm eine durch Druck sich verkleinernde, jauchige Flüssigkeit enthaltende Geschwulst. Es konnte dann später an Stelle der Vorsteherdrüse ein steinharter Tumor vom Mastdarm aus getastet werden. Von einem prärectalen Schnitt wurde nach Ablösung des Mastdarms ein gänseeigroßer Stein entfernt unter Belassung des Sackes. Da die eitrigen Absonderungen nach der Operation aber anhielten, mußte durch eine zweite Operation der zurückgelassene Sack entfernt werden. Seine mikroskopische Untersuchung ergab die Gewebsstruktur der äußeren Haut. Der Sack entsprach also einem wahren Vaginalsack. Dieser ersten Beobachtung einer Steinbildung in einem erweiterten Ultriculus prostaticus konnte Schönlebe noch einen zweiten Fall hinzufügen (Abb. 94 und 95). Er beobachtete ein Steinvorkommen im Utriculus bei einem Kleinkinde, das sich begünstigt durch eine Begleitentzündung unter Apposition von Harnsalzen, in einem Zeitabschnitt von $1^1/_2$ Jahren zu einem Ausgußstein der hinteren Harnröhre auswuchs und an das sich schließlich noch eine größere Blasensteinbildung anfügte. Der Stein wog trocken 263 g. Seine Maßverhältnisse waren 7 zu 6 cm. Bei der Entfernung des größeren, hantelsteinförmigen Gebildes von einem hohen Blasenschnitt aus, mußte der Stein innerhalb der Urethra abgebrochen werden, denn nur so konnte nach Erweiterung der Harnröhre die Auslösung des Steinrestes aus der Prostata von einem queren Einschnitt in die hintere Harnröhrenwand vorgenommen werden.

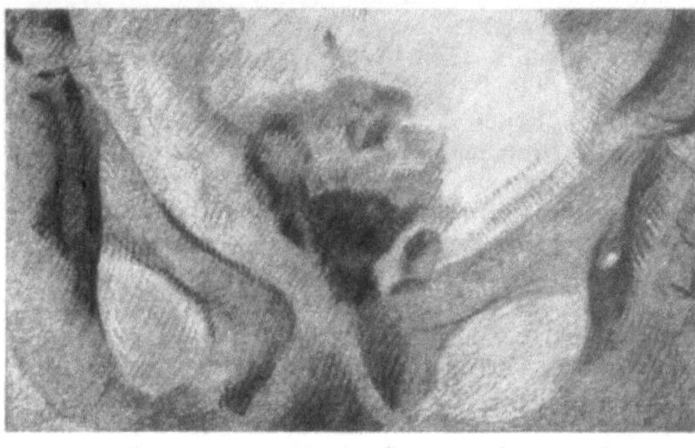

Abb. 94. Prostatasteine eines $4^3/_4$ Jahre alten Knaben, daneben appositionell gewachsener Ausgußstein der hinteren Harnröhre und Blasenstein. Beobachtung von H. SCHÖNLEBE

Symptome

Die Symptome dieser seltenen Steinbildungen stimmen mit den sekundären in die Harnröhrenlichtung eingebrochenen endogenen Prostatasteinen, sowie den exogenen im Prostatabereiche, überein. Die Diagnose läßt sich durch ein Reibegeräusch mittels einer Sondenuntersuchung und durch Radiographie sichern. Zur Vermeidung von Verwechslungen mit Blasen, bzw. in Buchten der Harnröhre liegenden Steinen, sowie anderen Verkalkungsherden in diesem Bereiche kann das Röntgenraumbild (evtl. in Verbindung mit einer Kontrastmitteleinspritzung in die Harnröhre) hinzugenommen werden. Die Therapie der exogenen Steine im Prostatabereich, sowie der Vaginalsacksteine kann nur eine operative sein. Je nach Lage und Größe der Steine wird man als Zugangsweg eine Sectio alta oder eine Boutonnière wählen.

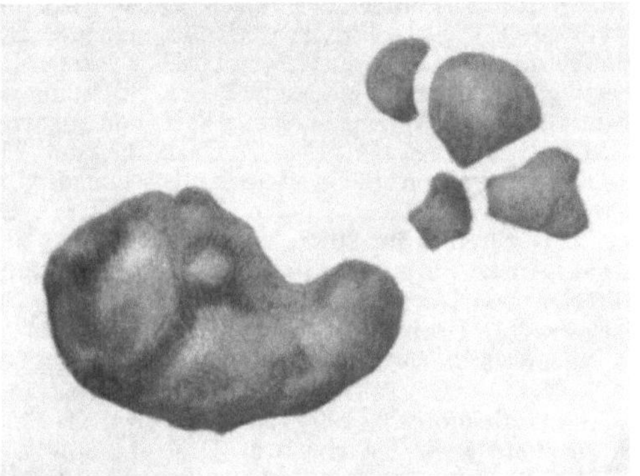

Abb. 95. Derselbe Fall, die operativ entfernten Steine

Literatur

Schrifttum über Blasensteine

ABRAMSON, J.: Auflösung von Blasensteinen. J. Urol. (Baltimore) 58, 29 (1947). — ALAPIN, H. J.: Über Steine in Harnblasendivertikeln und die Irrtümer bei ihrer Diagnostik. Z. Urol. 26, 360 (1932). — ALLEMANN, R.: Riesenstein der Harnblase. Z. Urol. 29, 807 (1935). — ATTWATER, L.: Vesical calculs. Urol. Rev. 3 (1930). Z. Urol. 25, 548 (1931). — BARNEY, J. D., and E. R. MINTZ: Zur Frage der Harnsteinentstehung. J. Amer. med. Ass. 103, 107. Z. Urol. 29, 128 (1935). — BAUER, O.: Steinbildung in den Harnwegen bei Ochronose. Mitt. Grenzgeb. Med. Chir. 3, 41 (1929). Z. Urol. 25, 138 (1931). — BAUER u. LINDHARDT: Über Löslichkeit von Nierenbecken- und Blasensteinen in Krappharn. Münch. med. Wschr. 1924, 7. Z. Urol. 19, 222 (1925). — BAZY: Über das Fehlen von Röntgenschatten bei Blasensteinen. J. Urol. (Baltimore) 3, 369 (1925). Z. Urol. 20, 632 (1926). — BLANC, H.: Fettcalculi der Blase. J. Urol. (Baltimore) 29, No 4 (1929). Z. Urol. 24, 790 (1930). — BELOT, J.: Röntgendiagnose der Steine in den Harnwegen. Z. Urol. 26, 863 (1932). — BIBUS, B.: Blasensteine bei der Frau. Z. Urol. 32, 625 (1938). — BIKOVTSEVA,

H. S., u. M. J. MEDITSIN: Blasensteine bei Frauen. Meditsin Obozr. Nizhn. Povolzhya Astrach. Febr. 1926. — BILLET, H., et VINCENT: Lithiase urinaire chez l'enfant. Z. Urol. 28, 64 (1934). Ref. Gaz. Hôp. (Paris) 1933, Nr 21. — BOEMINGHAUS, H.: Steingenese, Steinauflösung, konservative Behandlung und Prophylaxe nach operativer Steinentfernung. Dtsch. med. Wschr. 12, 369 (1953). Z. Urol. 47, 189 (1954). — Urologie, operative Therapie usw. 2. Aufl. München-Gräfelfing: Werk-Verlag Dr. Banaschewski 1954. — BOIGEY: Zur Austreibung von Steinen in den Harnwegen geeignete hydro-therapeutische Mittel. Z. Urol. 26, 868 (1932). — BONINO, M.: Die experimentelle Erzeugung von Harnsteinen durch Mikrobeninfektion. Arch. ital. Urol. 18, 4 (1941). Z. Urol. 39, 52 (1945). — BOSHAMER, K.: Klinische Untersuchungen zur Harnsteinbildung. Z. Urol. 48, 193 (1955). — Zur Harnsteinbildung. Langenbecks Arch. klin. Chir. 282, 964 (1955). Z. Urol. 50, 162 (1957). — Urolog. Internationalis, Formalgenese der Harnsteine. Symposium 1958 in Köln. — BRACK, E.: Unerwarteter Todesfall nach Blasensteinzertrümmerung. Z. Urol. 36, 377 (1942). — BRATU, J., u. I. POPA: Über einen Fall von Harnröhren- und Blasenstein. Ref. Rom. Urol. 4, 7 (1940). Z. Urol. 35, 46 (1941). — BRIDE, J. W.: Blasenstein und Schwangerschaft. J. Obstet. Febr. (1936). Z. Urol. 31, 572 (1937). — BROSCH, W.: Beckenniere links mit monströser Steinbildung, übergroßer Nierenbecken- und Harnleiterstein rechts, großer Blasenstein bei einem 48jährigen Mann. Z. Urol. 49, 372 (1956). — BROSIG, W.: Nach 29 Jahren in die Blase eingewanderter Granatsplitter. Z. Urol. 41, 50 (1948). — BRUN: Lithiase vésicale chez les enfantes indigûns de Tunisie. Ref. Gaz. Hôp. (Paris) 15, 1 (1933). Z. Urol. 28, 63 (1934). — BRUNI, C.: Die cystoskopische Steinzertrümmerung und neuer Steinzertrümmerer. J. Urol. (Baltimore) 3, 240 (1932). — BUZEU, P., u. N. N. CONSTANTINESCU: Demonstration eines pilzförmigen Blasensteines, der durch Verschmelzung zweier Einzelsteine entstand. Z. Urol. 31, 560 (1937). — CABÒT, H.: Grundlagen der Behandlung des Blasensteines. Z. Urol. 24, 466 (1930). — CALLUM, F. MC., u. G. H. EWELL: Ungewöhnlich großer Stein in einem Blasendivertikel. Missouri State Med. Ass. J. St. Louis, 1928. Z. Urol. 22, 903 (1928). — CARAVEN, LOURDEL: Bericht über drei eigene Fälle von Blasenstein nach suprapubischer Prostatektomie. J. Urol. (Baltimore) 14, 111. Z. Urol. 17, 443 (1923). — CARRISON, R. MC: Experimentelle Erzeugung von Blasensteinen. Brit. med. J. 1927, 16. — Die Ursache der Steinbildung in Indien. Brit. med. J., No 3675. Z. Urol. 26, 863 (1932). — CATHELIN: Geschichte eines Blasensteines im 20. Jahrhundert. Presse méd. 1932, 84, 85. — CAULK, J. R.: Litholapaxie. Amer. Surg., April (1931). Z. Urol. 26, 863 (1932). — CHUTE, R.: Harnstoffspaltende Bakterien und Harnsteine. New Engl. J. Med. 1938, 29. — CHWALLA, R.: Blasenstein und Restharn. J. Urol. (Baltimore) 30, 84 (1930). Z. Urol. 25, 468 (1931). — COLBY, F. H.: Die Nebenschilddrüse und Harnsteine. Surg. Gynec. Obstet., Aug. (1934). Z. Urol. 29, 515 (1935). — CORBINEAU: Prostata-Blasenstein, Spätkomplikation einer Prostatektomie. J. Urol. (Baltimore) 3, 199 (1932). Z. Urol. 27, 725 (1933). — COSTA, G.: Dermoid der Blase mit großem Stein. Arch. ital. Urol. (1928). Z. Urol. 23, 384 (1929). — CREMER, J.: Multiple Blasensteine bei Prostatahypertrophie. Z. Urol. 34, 584 (1940). — DEFOORT, R.: Über einen Fall von Stein in Blasendivertikel. J. Urol. (Baltimore) 49, 3—4 (1941). Z. Urol. 37, 147 (1943). — DEUTICKE, P.: Blasensteine bei Jugendlichen. Fremdkörpersteine. Z. Urol. 37, 328 (1943). — DIAMANTIS: Suprapubische Cystotomie wegen Blasenstein bei einem 22 Monate alten Kinde. J. Urol. méd. chir. 24, 3, 249. Z. Urol. 22, 243 (1928). — DITTRICH, A.: In die Blase perforierte Dermoidcyste mit Steinbildung. Zbl. Gynäk. 30, 1776 (1933). Z. Urol. 28, 134 (1934). — DOZSA, E.: Um eine Haarnadel gebildeter Pfeifenstein in der Blase. Z. Urol. 23, 776 (1929). — DUNASCHOFF: Eiweißstein durch Sectio alta aus der Blase entfernt. Z. Urol. 22, 296 (1928). — EGYEDI, D.: Extraktion eines verhältnismäßig großen Steines aus der weiblichen Harnblase. Z. Urol. 20, 426 (1926). — EISENSTAEDT, J. S.: Greifbare Faktoren in der Ätiologie der Steine der Harnwege. Surg. Gynec. Obstet. Dez. (1931). Z. Urol. 27, 337 (1933). — EPPRECHT, W: Ergebnisse der Feinstrukturuntersuchung von Blasensteinen aus dem vorderen Orient. Schweiz. med. Wschr. 80, 792 (1950). Z. Urol. 44, 557 (1951). — FARAGO, S.: Durch Blasendivertikel verursachte schwere Komplikation nach Lithotripsie. Z. Urol. 24, 226 (1930). — FEIBER: Über einen „Fettstein" in der Harnblase. Z. Urol. 33, 616 (1939). — FEY, B., et C. GOUYGOU: Kyste dermoide de l'ovaire à l'origine d'un calcul de la vessie. J. d'Urol. (1953). — FIRNHABER, E.: Röntgenologische Darstellung von Blasensteinen. Z. Urol. 32, 708 (1938). — FLANDRIN, P.: Entfernung eines Blasensteines bei einem 2½jährigen Knaben. Z. Urol. 30, 189 (1936). — FORSSMANN, W.: Sectio alta lateralis bei Blasensteinen. Z. Urol. 32, 57 (1938). — FRÄNKEL, W. K.: Zahlreiche Blasensteine in mittelgroßer Cystocele. Z. Urol. 26, 36 (1932). — FRANK, A.: Zur radiographischen Darstellung nichtschattengebender Blasenkonkremente. Z. Urol. 34, 540 (1940). — FRONSTEIN, R.: Riesensteine der Harnblase. Z. Urol. 30, 170 (1936). — FRYSZMAN, A.: Ein Beitrag zur Röntgendiagnostik der Blasensteine. Z. Urol. 20, 321 (1926). — FUCHS, F.: Zur Frequenz der Harnsteine. Z. Urol. 46, 640 (1953). — FUNFACK, M.: Einige Fälle von eingewanderten Fremdkörpern in die Harnblase. Z. Urol. 43, 296 (1950). — GARRY, G.: Die Urolithiasis in Palästina. Z. Urol. 24, 200 (1930). — GASPARIJAN, A.: Zur Frage der Steinbildung im Organismus. Z. urol. Chir. **30**, 5, 6, 365 (1930). Z. Urol. **25**, 702 (1931). — GASSER, G., K. BRAUNER u. A. PREISSINGER: Das Harnsteinproblem. Z. Urol. **49**, 148 (1956).— Die Konkrementbildung der Blase und das Harnsteinproblem. II. Z. Urol. **50**, 445 (1957). — GÉNOT, R.: Hyperparathyreodismus und Harnsteinbildung. J. Urol. Med. (Paris) **59**, 281 (1953). — GÉRARD, M.: Urethrovesikaler Stein. Fall eines Blasensteines von 45 g. Z. Urol. **27**, 34 (1928). — GERMOLEUKO: Steinbildung nach Blasenwandverletzung. Z. Urol. **22**, 296 (1928). — GOLDBERG, V.: Studien über Konkrementbildung und Verhinderung der Steinentstehung in den Harnwegen. Z. Urol. **27**, 264 (1933). — GOLDSTEIN, A., u. J. LUTZ: Eine neue Methode der Litholapaxie. J. Amer. med. Ass. **23** (1924). Z. Urol. **19**, 229 (1925). — GOODMAN, D.: Versteinerung von Kaugummi in der Blase. Z. Urol. **24**, 706 (1930). — GORKUN, N.: Zur Frage über die Entstehung der Harnkonkremente. Z. Urol. **29**, 130 (1935). — GOTTLIEB, J.: Ein Fall von Harnblasenruptur bei Lithotripsie. Z. Urol. **22**, 469 (1928). — GRAM, H. C.: Familiendisposition zu Harnsteinen. Z. Urol. **27**, 860 (1933). — GRAY, I.: Blasenschleimhaut und Steinbildung. Brit. J. Surg. (1938). — GRAYSON, C.: Völlige Anurie durch kristallinische Steinbildungen nach Gebrauch von Sulfapyridine bei Pneumonie. Z. Urol. **34**, 34 (1940). — GROSSMANN, W.: Zur Geographie und Frequenz der Steinkrankheit. Z. Urol. **27**, 191 (1933). — Beiträge zur Pathologie und Klinik der Harnsteinkrankheit. Z. Urol. **27**, 790 (1933). — GRIDNEV, A.: Über die Bildung der Harnblasensteine. Z. Urol. **28**, 561 (1934). — GRIFFIN, M., A. OSTERBERG u. W. GRAASCH: Blutkalzium, Phosphor und Phosphate bei der Steinkrankheit der Harnwege. J. med. engl. **111**, 4. — GRUBER, G.: Handbuch der speziellen pathologischen Anatomie und Histologie von HENKE-LUBARSCH, Bd VI/2. 1934. — GUIDONI, P.: Volumineux calcul chez un enfant malgache. J. d'Urol. (1939). — HAAS, W.: Über die Röntgendarstellung der Harnblase. Z. Urol. **40**, 283 (1947). — HÄBLER, C.: Physiko-Chemische Medizin nach HEINRICH SCHADE, S. 111—150. Dresden u. Leipzig 1939. — HAGEMANN, E.: Übergroßer Harnleiterstein mit Einbruch in die Blase. Z. Urol. **43**, 160 (1950). — HANCK, E.: 489 Kranke mit Konkrementbildung in den ableitenden Harnwegen, ein Beitrag zur Ätiologie und Metereobiologie. Z. Urol. **37**, 3 (1943). — HARTKAMP, H.: Harnblase mit Divertikelstein. Z. Urol. **40**, 316 (1947). — HARTMANN, H.: Blasenausgußstein. Z. Urol. **51**, 127 (1958). — HECKENBACH, W. v.: Stein in einem falschen Blasendivertikel. Z. Urol. **20**, 225 (1926). — HEDRY, M.: Übergroßer Blasenstein als Ursache einer extraperitonealen Blasenruptur. Orv. Hetil. **76**, 153 (1932). Z. Urol. **27**, 878 (1933). — HELLSTRÖM, J. G. L.: Die chronische Staphylokokkenausscheidung im Harn, insbesondere ihre Bedeutung für die Entstehung der Harnsteine. Z. Urol. **22**, 568 (1928). — HENNICKE, W.: Beitrag zur Steinbildung bei Pagetscher Erkrankung. Z. Urol. **49**, 727 (1956). — HENNIG, O.: Die sogenannte Vorblase und ihre klinische Bedeutung. Z. Urol. **32**, 302 (1931). — Das Röntgenbild einer versteinerten Mullkompresse in der Blase. Z. Urol. **36**, 241 (1942). — Die röntgenologische Darstellung mit Bariumaufschwemmung (Nachweis von Steinbildung). Langenbecks Arch. klin. Chir. **275**, 418 (1953). — Versteinerung resorbierbarer Tampons. Z. Urol. **47**, 477 (1954). — Die Steinbildung der ableitenden Harnwege. Klin. Gegenwart **1955**, 515. — HERMANN, L.: Presentation of speciumen of large dumpsbells calculs. Z. Urol. **21**, 68 (1927). — HESSE, F., u. E. GRUNDLER: Harnsteine im Kindesalter. Z. Urol. **50**, 357 (1957). — HEUSCH, K.: Harnsteine bei Kindern, darunter ein Riesenharnleiterstein bei Kleinkind. Z. Urol. **35**, 80 (1941). — HEUSSER, H.: Zur Prophylaxe der Harnsteinkrankheiten. Z. Urol. **48**, 529 (1955). — HIGGINS, CH. C.: Experimentelle Hervorbringung und Lösung von Harnsteinen. Z. Urol. **29**, 654 (1935). — HIRSCH, H., u. J. VOIT: Experimentelle Untersuchungen über die Verhinderung der Harnsteinbildung durch Schutzkolloidvermehrung im Harn. Z. Urol. **48**, 583 (1955). — HOLMES, J.: A study of geographical incidence of urolithiasis with consideration of etiological factors. Z. Urol. **25**, 298 (1931). — HOLTZ, F.: Biologische Grundlage der Konkrementbildung. Z. Urol. **31**, 334 (1937). — HORTOLOMEI, TH. BRUGHELE u. A. JULIU: Über die Rolle der Nebenschilddrüse bei Harnsteinen. Z. Urol. **32**, 484 (1938). — HOTTINGER, R.: Blasensteinbildung bei einem 5½jährigen Mädchen bei Haarnadel. Z. Urol. **23**, 561 (1929). — HUC, G.: Calcul gérant concidant avec un épithélioma vésical. J. d'Urol. (1945). — HYMAN, A.: Albumin, fibrin and bacterial stones of the urinary tract. J. Urol. (Baltimore) **19**, H. 5. Z. Urol. **23**, 64 (1929). — ILLYÉS, G. v.: Demonstration eines mittels Epicystotomia entfernten Blasensteines einer Frau. Z. Urol. **22**, 642 (1928). — Über Urolithiasis. Z. Urol. **24**, 779 (1930). — JÁKI, J.: Das Vitamin A und die Harnsteinbildung. Z. Urol. **32**, 750 (1938). — JAKOBY, M.: Steinbildung in einem falschen Blasendivertikel. Z. Urol. **25**, 529 (1931). — JEANBREAU: Pathogenese, Verlauf und Behandlung der Steinanurie. Z. Urol. **26**, 865 (1932). — JENKINS, J. A.: Ungewöhnlicher Fall von multiplen Blasensteinen. Brit. J. Urol. **3**, 429 (1931). — JOLY, J. S.: Stone and calcules disease of urinary organs. Z. Urol. **24**, 160 (1930). — Die Ursache der Harnsteine. J. Urol. (Baltimore) (1934). — KAIRIS, Z.: Mehrere Steine der Harnblase. Z. Urol. **29**, 860 (1935). — KELLER, J.: Riesenblasendivertikelstein mit Aplasie der rechten Niere und chronischer Pyelonephritis. Z. Urol. **49**, 440 (1956). — Die Dresdener Handschrift über den Steinschnitt von GEORG BARTISCH (1575).

Z. Urol. Kongreßber. 1955. — Keller, J.: Blasensteine. Ugeskr. Laeg. **70**, 744. Z. Urol. **23**, 818 (1929). — Keyser, L. D.: Ätiologie und Behandlung der rückfälligen Urolithiasis. J. Amer. med. Ass. **104**, 15. Z. Urol. **29**, 654 (1935). — Kindler, K.: Über Blasensteckschüsse. Z. Urol. **37**, 269 (1943). — Klages, F.: Selbstverschluß einer alten Blasenscheidenfistel durch Ausbildung eines Ventilsteines. Z. urol. Chir. **43**, 422 (1937). — Kneise, O.: Die Harnsteinwelle in Mitteldeutschland. Z. Urol. **27**, 1 (1933). — Cystoskopische Blasensteinzertrümmerung. Z. Urol. **28**, 521 (1934). — Kneise, O., K. L. Schober u. U. Schneider: Lehrbuch, Röntgenuntersuchung der Harnorgane. Leipzig 1958. — Kneise, O., u. M. Stoltze: Handatlas der Cystoskopie. Leipzig: Georg Thieme 1953. — Koch, M.: Experimentelle Erfahrungen einer 10jährigen Arbeit im Tierversuch über die Harnsteinentstehung. Z. Urol. **43**, 89 (1950). — Koch, F. E., H. Haase u. M. L. Marek: Zur Frage des Spontanzerfalls von Harnkonkrementen. Münch. med. Wschr. **95**, 440 (1953). — Köster, K.: Entfernung von Steinen aus Blasendivertikel. Z. Urol. **45**, 761 (1952). — Steinauflösung in der Blase. Z. Urol. **45**, 700 (1952). — Kötzsche, G. H.: Cystocele und Steinbildung. Z. Urol. **46**, 204 (1953). — Kohno, O.: Ein Fall von Blasenstein mit linken Doppeluretermündungen. Z. Urol. **32**, 644 (1938). — Koós, A.: Über Urolithiasis im Kindesalter. Z. Urol. **27**, 547 (1933). Orv. Hetil. Beih. 13. — Krasnobajeff, T. P.: Lithotripsie bei Kindern. Langenbecks Arch. klin. Chir. **150**, H. 2. — Kretschmer, H. L.: Cystinuria and cystin-stones. Trans. Amer. Ass. gen.-urin. Surg. **26** (1933). Z. Urol. **29**, 127 (1935). — Krüger, H.: Riesenblasenstein. Z. Urol. **29**, 512 (1935). — Kunstmann, H.: Nichtschattengebende Harnsteine. Z. Urol. **37**, 320 (1937). — Kusunoki, T.: Über einen Fall von Blasenstein, begleitet von Blasenkrebs. Z. Urol. **42**, 545 (1938). — Über einen Fall von Blasenstein mit klinischen Zeichen von Hyperparathyreoidismus. Pap. J. Derm. Urol. **45**, 4 (1939). — Lahaypille: Enorme calcul diverticulaire. J. d'Urol. (1950). — Lampé, A. Ed.: Steinerkrankungen der Harnwege. Med. Klin. **17**, 18 (1929). — Lamy, M., et R. Taby: Calcul vésico-vaginal. J. d'Urol. **28**, 432 (1939). — Lange, K.: Recidivierender Blasenstein mit Nierenausgußsteinen. Z. Urol. **42**, 220 (1949). — Langhof, J.: Steinbildendes Divertikel der weiblichen Urethra. Z. Urol. **48**, 385 (1955). — Lantieri, C.: Steinbildung um einen Seidenfaden. Rif. med. H. 16 (1934). — Laroche, G.: Steinbildung in den Harnwegen und Ernährung. Z. Urol. **26**, 863 (1932). — Latzko, W.: Über Blasensteine bei Frauen. Wien. klin. Wschr. **1928**, Nr 47. — Laurie, Th. F., u. A. Mason: Klinische Erfahrung mit Steinen in den Harnorganen. N.Y. St. J. Med. **28**, 192 (1928). — Laval, M.: Ein Fall von urethrovesikalem Stein. Z. Urol. **22**, 34 (1928). — Leersum, E. C. van: Vitamin A bei Urolithiasis. Ned. T. Geneesk. 1927. Z. Urol. **22**, 305 (1928). — Vitamin A-Defekt und Urolithiasis. J. Biochem. (Tokyo) Jan. (1929). Z. Urol. **23**, 149 (1929). — Legueu: Blasen- und Nierensteine. Presse méd. **3**, 37 (1933). Z. Urol. **27**, 404 (1933). — Lepoutre: Steinkrankheit der Harnwege beim Kinde. Z. Urol. **26**, 868, 863 (1932). — Lesué: Calcul de la vessie. Ref. Gaz. Hôp. (Paris) Nr 41 (1932). — Lett, H.: Urinary calculus with spezial reference to stone in the bladder. Brit. J. Urol. **8**, 205—232 (1936). — Leuret: Gewehrkugel als Blasenfremdkörper. Z. Urol. **30**, 762 (1936). — Lhez, A., et Ch. Allgre: Sur la lithiase uréthral. J. Urol. méd.-chir. **58**, 206—208 (1952). — Lhuilier, P.: Behandlung septischer Komplikationen von Steinen der Harnwege durch die diuretische Kur. Z. Urol. **26**, 863 (1932). — Lichtenberg, A. v.: Blasensteinzange. (Cystoskopische Blasensteinbrechung mit Spülung während der Beobachtung.) Z. Urol. Chir. **32**, 5, 6, 362 (1931). — Lion, K.: Über Divertikelsteine. Z. Urol. **20**, 263 (1926). — Ljunggren, E.: Zur diätetischen Behandlung von Oxalatsteinen in den Harnwegen. Z. Urol. **32**, 233 (1938). — Loewenberg, S.: Sulfathiazolsteine in den Harnwegen. J. Amer. med. Ass. **115**, 24, 2069. Z. Urol. **36**, 72 (1942). — Louga, F., et Leguau: Nach 20 Jahren Feststellung eines Blasensteines. J. Urol. méd.-chir. **24**, 192 (1930). — Luca, A. de: Seltener Fall von Riesenstein der Urethra membranacea beim Kinde. J. Urol. méd. chir. **34**, 240 (1932). — Luys, G.: A propos de la lithotritie. Soc. des Chir., Paris Séance 1926. — Majanz, A.: Harnblasenstein beim Weibe. Z. Urol. **22**, 263 (1928). — Marcotte, Marcel, J. E.: Urethrogenitale Störungen bei der larvierten Steinkrankheit der Harnwege des Mannes. Z. Urol. **26**, 868 (1932). — Martin, M.: Comité méd. des bouches du Rhone; siehe Laval. — Mates, I. J., u. V. Krizek: Die Steinkrankheit im Lichte von 3340 beobachteten Fällen. Z. Urol. **48**, 478 (1955). — Mayer, J.: Sur la dissolution des calculs vésicause et le traitement cousécutif aux opération su la vessie. Presse méd. **1925**. — Mechwedenko, E.: Entfernung eines großen Steines der Harnblase bei einer Frau durch die Urethra. Sowj. Chir. **2** (1936). — Messabuau, Guibal et Bremond: A propos de deux cas de lithiase vésicale che l'enfant. Gaz. Hôp. (Paris) **49**, 98 (1925). — Messerschmidt, O.: Über einen kindlichen Blasenstein mit ungewöhnlichen, sekundären Veränderungen an den abführenden Harnwegen. Z. Urol. **49**, 743 (1956). — Meyer, J.: Über die Auflösung von Blasensteinen durch permanente Säuredurchspülung der Blase. Z. urol. Chir. **26**, 348 (1929). — Mikulowski, W.: Blasensteine bei Kindern. Pediat. pol. 171 (1927). — Millul, G.: Blasensteine und Prostatahypertrophie. Policlinico, Sez. chir. (1929). — Minder, J.: Blasensteinbildung bei Urogenitaltuberkulose. Z. Urol. **23**, 767 (1929). — Mombaerts, J.: Warum sind manche

Blasensteine auf der Röntgenaufnahme unsichtbar. J. Urol. med.-chir. 28, Nr 2 (1929). — MORGENSTERN, A.: Über das Zerkleinern und Herausspülen von Blasensteinen durch die Harnröhre unter Sicht. Z. Urol. 28, 235 (1934). — MÜLLER, F. G.: Altindische Urologie. Z. Urol. 41, 113 (1948). — MÜLLER, M.: Über Spontanzertrümmerung von Blasensteinen. Wien. med. Wschr. 39 (1926). — MUNL, E.: Riesenstein in einer Kunstblase. Z. Urol. 46, 556 (1953). — NAKAJIM, A.: Studien über Blasensteine. Z. Urol. 16, 155 (1922). — NECKELS, H.: Monströser Blasenstein und verkalktes Uterusmyom. Z. Urol. 43, 172 (1950). — Multiple Blasensteine bei Prostatahypertrophie. Z. Urol. 43, 260 (1950). — NESBIT, R. M.: Lithotritie. J. Urol. (Baltimore) 70, 594 (1953). — NEWCOMB, C.: Die Rolle der Harnkolloide in der Verhütung der Steinbildung. Indian J. med. Res. (1930). — NILSO, G.: Notwendigkeit interner Nachbehandlung nach Operationen von Harnsteinen. Rif. med. 43, (1937). — NOBLE, T. P.: Die Blasensteinerkrankung in Siam. Brit. J. Urol. 3, 14 (1931). — NOGUÈS: Röntgenbilder von Blasensteinen. Presse méd. 99, 1867 (1932). — NOSZKAY, A.: Ein Fall von operiertem Blasenstein mit Blasendivertikel, das mit Steinen gefüllt war. Z. Urol. 25, 103 (1931). — NOVAK, M.: Calcolosi endoprostatica in ipertrofia della prostata. Rif. med. 16 (1934). — NYRO, M.: Un caso raro di calcalosi deverticolare delle vesica. Bull. Soc. Piemont Chir. 9, 5 (1935). Z. Urol. 30, 283 (1936). — OBRANT, O.: Ligaturwanderung in die Blase. Z. Urol. 46, 192 (1953). — OHMORI, S.: Ein Fall von Dermoidcyste der Blase kombiniert mit Blasenstein. Z. Urol. 31, 626 (1937). — OMORI, S., S. HASEGAWA u. S. ITABASHI: Über 7 Fälle von Kinderblasensteinen und die klinischen Beobachtungen an denselben. Jap. Urol. 27, 106 (1938). Z. Urol. 32, 816 (1938). — OMEGA, G.: Avitaminose und Harnsteine. Rif. med. 43 (1937). Z. Urol. 32, 493 (1938). — OTTOW, B.: Ligaturstein der weiblichen Blase. Zbl. Gynäk. 24 (1930). Z. Urol. 25, 146 (1931). — Multiple primäre Blasensteine in großen Cystocelen alter Frauen. Z. urol. Chir. 32, 430 (1931). — PAGEL: Blasensteinbildung nach Schußverletzung des Beckens. Z. Urol. 46, 405 (1953). — PAILLARD, H.: Einfluß einiger Ionen des Urins auf die Bildung von Oxalatsteinen. Z. Urol. 26, 868 (1932). — PALADINI, A.: Spontane Fragmentierung von Blasensteinen. Rif. med. (1932). Z. Urol. 28, 62 (1934). — PASCHKIS, R.: Behandlung der Blasensteine. Wien. klin. Wschr. 33 (1929). Z. Urol. 24, 701 (1930). — PAVONE, M.: Fortschritt der Lithotripsie. J. Urol. méd.-chir. 3, 193 (1924). Z. Urol. 22, 243 (1928). — Über die multiple Steinbildung in der Blase. Z. Urol. 31, 722 (1937). — Zur Rezidivbildung von Blasensteinen und Lithotripsie. Z. Urol. 32, 817 (1939). — PELLECCHIA, E.: Über einen großen und seltenen Blasenstein. Z. Urol. 29, 175 (1935). — PERLMANN, S.: Über Extraktion von Fremdkörpern und Steinen aus der Blase. Z. Urol. 21, 43 (1927). — PERLMANN, S., u. G. WEBER: Weitere Erfahrungen mit der experimentellen Blasensteinerzeugung durch Avitaminosen. Z. Urol. 24, 234 (1930). — PERNYESZ, S.: Über Blasensteine bei Kindern. Gýosgýaszat 71, 99 (1931). Z. Urol. 26, 504 (1932). — PESCHER, L.: Anhämatose und Steinbildung in den Harnwegen. Z. Urol. 26, 868 (1932). — PETRÉN, G.: Drei Fälle mit wandernder Ligatur in die Blase. Z. Urol. 24, 748 (1930). — PFAU, L.: Blasendivertikelstein. Z. Urol. 45, 206 (1952). — Blasendivertikelstein bei einer Frau. Z. Urol. 45, 244 (1952). — PHILIPSBORN, H. v.: Über Calciumoxalat in Harnsediment und Harnstein. Ärztl. Forsch. 9 (1953). Symposium 1958 in Köln Urolog. intern. — PILLET: Kristallstruktur der Harnsteine. Presse méd. 12, 209 (1931). — Zur Frage der Blasensteine beim Kind. Z. Urol. 30, 373 (1936). — PISARSKI, T.: Über den selbständigen Zerfall der Harnsteine. Pol. Przegl. chir. 12, 1. — PLESCHNER, H. G.: Divertikelstein. Z. Urol. 23, 502 (1929). — POPESCU, M.: Betrachtungen über die Beziehungen der hydromineralischen Therapie des p_H des Urins und der mikrobiologischen Flora bei Infektionen des Harnapparates. Z. Urol. 26, 631 (1932). — Untersuchungen zur geographischen Verteilung der Steinkrankheiten in Rumänien. 6. Kongr. der Rumän. Ges. für Urol. Bukarest Nov. 1937. — PORTWICH, O.: Blasensteine, ihre Erkennung und Behandlung. Z. Urol. 42, 191 (1949). — Pfeifenstein als endovesicaler Verschlußstein und Ureterocele. Z. Urol. 43, 76 (1950). — POWERS: Calcul géant et cancer de la vésical. J. Urol. (Baltimore) (1952). — PRZEMECK, H.: Ein neuer Weg zur Litholyse. Z. Urol. 48, 97 (1955). — QUO-HIROSHI, O.: Ein Fall von Bakteriensteinen in der Harnblase, nebst Überlegung über die Eiweißsteine in den Harnwegen. Z. Urol. 31, 645 (1937). — RAČIĆ, J.: Beitrag zur Kenntnis der Blasen- und Nierensteinkrankheit in Dalmatien. Z. Urol. 19, 783 (1925). — Weiterer Beitrag zur Kenntnis der Blasen- und Nierensteinkrankheiten in Dalmatien. Z. Urol. 22, 577 (1928). — 3. Beitrag zur Kenntnis der Blasen- und Nierensteinerkrankung in Dalmatien. Z. Urol. 25, 254 (1931). — RANDALL, A., and H. G. BEESER: A simple method of chemical analysis of urinary calculs. Z. Urol. 29, 127 (1935). — RAUTENBERG, A.: Zur Frage des Vorkommens der Harnsteinerkrankung speziell der Blasenkonkremente bei Kindern. Z. urol. Chir. 37, 111 (1933). — RAVICH, A.: Progress in the treatment of bladderstones. Urol. cutan. Rev. 3 (1929). Z. Urol. 24, 617 (1930). — Critical study of urinary calculi. J. Urol. (Baltimore) 29, 171 (1933). — REDDINGIUS, T.: Behandlung multipler Steine der Harnwege. Z. Urol. 26, 862 (1932). — REINHARDT, A.: Steinleiden und Krebs der Harnblase. Langenbecks Arch. klin. chir. 164. Z. Urol. 26, 210 (1932). — REMETE, E.: Beiträge zur

Kasuistik der Blasensteine. Z. Urol. 14, 355 (1920). — Reynard: Calculs vésical a allure de papillome. Z. Urol. 14, 35 (1922). — Ribollet: Lithiase vésicale de l'enfance au Yémen. J. Urol. méd. chir. (1949). — Ries, K.: Über einen Fall von Perforationsperitonitis durch Blasenstein. (Z. Urol. 23, 651 (1929). — Rihmer, B. v.: Über die Indikationen der Steinzertrümmerung. Gýogýszat 70, 351 (1930). — Über Blasen- und Divertikelsteine. Z. Urol. 27, 422 (1933). — Referat über Blasensteine. Z. Urol. 27, 485 (1933). — Ringleb, O.: Demonstration eines Divertikelsteins der Harnblase. Z. Urol. 33, 317 (1939). — Roche, A. E.: Vesical calculs with paraffin nucleus. Lancet 1926, 30. — Rognon, L. H.: La lithiase urinaire. Congr. med. Internat. d'Evian, Sept. 1955. — Roscher, W.: Inkrustierter Draht. Z. Urol. 47, 723 (1954). — Rosenmeyer, K.: Über die Therapie der sogenannten Fettsteine in der Blase. Z. Urol. 19, 274 (1925). — Rothe, G.: Zur traumatischen Harnsteinbildung. Z. Urol. 43, 14 (1950). — Sas, Q.: Über den Harnsäurespiegel im Blut bei Erkrankung der Harnwege, besonders bei Steinleiden. Rif. med. 43, (1937). Z. Urol. 32, 493 (1938). — Santaella, R. A.: Riesenstein in der prostatischen Harnröhre. Z. Urol. 37, 142 (1943). — Sarafoff, D.: Über chirurgische Behandlung mancher Blasendivertikel von der eröffneten Blase aus. Z. Urol. 47, 550 (1954). — Scandurra, S.: Zur Therapie der Cystitis incrustans. Z. Urol. 31, 722 (1937). — Scheele, K.: Vom Steinschnitt und von der sectio alta. Z. Urol. 22, 763 (1928). — Schlagintweit, F.: 800 Blasensteinoperationen. Z. Urol. 28, 503 (1934). — Schmidt, A.: Ausgebreitete Urolithiasis bei Prostatahypertrophie. Orv. Hetil. 74, 549 (1930). — Schneider, H.: Blasen- und Nierensteine bei Kindern. Z. Urol. 23, 859 (1956). — Schneider, I.: Beitrag zum Studium der Pathogenese des Harngrieß. Z. Urol. 26, 868 (1932). — Schneider, O.: Der endemische Blasenstein in Siam. Z. Urol. 16, 473 (1922). — Schober, K. L.: Ein neues Verfahren zur Darstellung röntgenstrahlendurchlässiger Blasensteine. Z. Urol. 32, 50 (1938). — Großes steingefülltes Blasendivertikel. Z. Urol. 48, 455 (1955). — Schütze: Blasensteine, Knochenmetastasen vortäuschend. Z. Urol. 49, 682 (1956). — Schultheiss, Th.: Über den heutigen Stand der Theorien der Harnsteinentstehung. Z. Urol. 43, 89 (1950). — Schulze, W.: Die Bedeutung der Körperruhe als Teilursache der Harnsteinbildung. Z. Urol. 45, 167 (1952). — Schumann, H. D.: Fremdkörper in der Harnblase. Z. Urol. 48, 193 (1955). — Secrétan, M.: Calcules de la vessie invisibles à la radiographie. Rev. méd. Suisse rom. 11 (1930). Z. Urol. 25, 547 (1931). — Sédillot, J.: Richtlinien für die Präventivbehandlung des prälithiastischen Zustandes. Z. Urol. 26, 868 (1932). — Serra, G.: Calcolo vesicale gigante. Arch. ital. Urol. 12, 549 (1935). — Shaw, E. H.: Vesical calculus with nucleus of paraffin wax. Lancet 1926. Z. Urol. 21, 144 (1927). — Siedner, E.: Ein Fall von Eiweißstein in der Blase. Z. Urol. 19, 266 (1925). — Siméon, A.: Über einen 5 Jahre lang getragenen Blasenfremdkörper. Bull. Soc. franç. urol. du Sud-Ouest 2, 1 (1939). — Simon, E.: Über Verwundungen der Harnorgane und einige Spätfolgen derselben. Z. Urol. 26, 99 (1932). — Simonowa, W.: Fall von Fremdkörper in der Urethra und der Harnblase. Urol. russ. Nr 1 (1936). Z. Urol. 31, 645 (1937). — Smith, E. C.: Two unusual vesical calculs. J. Urol. (Baltimore) 17, 2. Z. Urol. 21, 698 (1927). — Sosó, A.: Über die moderne Diätbehandlung in der Urologie. Orv. Hetil. 75, 542 (1931). — Squire, F. H., u. H. L. Kretschmer: Limitations of Roentgen Rays in Diagnosis of bladder stones. J. Amer. med. Ass. 145 (1951). — Staehler, W.: Operative Cystoskopie. Georg Thieme 1941. — Steichele, H.: Multiple Blasensteine von abnormer Größe bei Totalprolaps des Uterus. Z. Urol. 44, 360 (1951). — Steinhauser, W.: Reargonblasenstein. Z. Urol. 20, 471 (1926). — Stirling, W. C.: Recidivierender Hantelstein in der Harnblase und Divertikel. Z. Urol. 20, 876 (1926). — Stirling, W. C., u. C. Walton: Blasendivertikel mit Steinen. Amer. J. Surg. 5, 395 (1928). Z. Urol. 24, 391 (1930). — Stöckl, W.: Die optische Lithotripsie. Z. Urol. 37, 90 (1943). — Stone, E.: Spontaneous rupture of the urinary bladder. Arch. Surg. 1, 129 (1931). — Stotz, K. H.: Inkrustierte Fremdkörper in Harnröhre und Blase unter dem Bild einer Urethritis calcinosa. Z. Urol. 45, 602 (1952). — Strauss, H.: Schnell rezidivierende Blasensteinbildung. Z. Urol. 30, 807 (1936). — Ungewöhnlich großes Kalziumoxalatkonkrement der Harnblase. Z. Urol. 30, 496 (1936). — Strauss, H.: Die Behandlung von Blasensteinen. Z. Urol. 44, 695 (1951). — Sztolás, E.: Wanderung eines Projektils in die Blase. Therapia, 4. Nov. (1927). Z. Urol. 22, 246 (1928). — Takahashi, A.: Statistische Mitteilung über seltene Blasenfremdkörper. J. Urol. (Baltimore) 24, 5, 432. Z. Urol. 22, 830 (1928). — Erfahrungen der Lithotripsie bei Kinderblasensteinen. Z. Urol. 28, 636 (1934). — Teposu, E., E. Danicico u. P. Bruda: Untersuchungen zur geographischen Verteilung der Steinkrankheiten der Harnwege in Rumänien. Z. Urol. 32, 483 (1938). — Testa, G.: Harnsteine und Vitamin A. Rif. med. 43 (1937). Z. Urol. 32, 493 (1938). — Thaddea, S.: Über die Steinbildung in den Nieren und abführenden Harnwegen nach oraler Eubasinanwendung bei der Ratte. Z. Urol. 37, 248 (1943). — Tjomkin, J.: Steine der Harnblasendivertikel. Z. Urol. 25, 310 (1931). — Tovbog-Jensen, A., u. J. E. Thygesen: Über die Phosphatkonkremente der Harnwege. Z. Urol. 32, 659 (1938). — Trojan, F.: In der Blase submucös liegender Ureterstein bei einem 3jährigen Knaben. Z. urol. Chir. 1/2, 28 (1932). — Truc, M. E.: Volumineux calcul chez un militaire en activité. J. Urol. méd.-chir. 46, 295

(1938). — TSUNEO TSUKAMOTTO: Blasensteine bei Kaninchen, die nur mit Bohnenhülsen gefüttert wurden. Iji-Shimbum, Jap. Aug. 1927. Z. Urol. 23, 236 (1929). — TWINEM et LANGDON: Traitment chirurgical du calcul vésical. J. Urol. (Baltimore) (1951). — TZSCHIRNTSCH, K.: Ist die Frage der medikamentösen Auflösung von Phosphatsteinen in den menschlichen Harnwegen gelöst. Z. Urol. 32, 520 (1938). — Fremdkörper der männlichen Blase. Z. Urol. 35, 8 (1941). — Totaler Prolaps der Blase mit Blasensteinen. Z. Urol. 43, 169 (1950). — Riesiger Blasenstein. Z. Urol. 43, 171 (1950). — Blasensteinbildung durch Granatsplitter. Z. Urol. 45, 227 (1952). — UHLÍŘ, K.: Neuere Kenntnisse über die Harnsteinkrankheiten. Z. Urol. 47, 633 (1954). — VIOLLE, L.: Die Phosphatlithiasis eine diätetische Komplikation der Urolithiasis. Z. Urol. 26, 868 (1932). — Zur falschen Deutung von Rö.-Bildern bei Blasensteinen. Z. Urol. 30, 27 (1936). — VISCHER: Beiträge zur Ätiologie der Blasensteine. Langenbecks Arch. klin. Chir. 145,. Z. Urol. 23, 912 (1929). — VOZZA, F.: Prolaps des Rectums und der hinteren Scheidenwand bei einem 4jährigen Mädchen mit Blasenstein. Atti Soc. ital. Ostet. 37, 4 (1941). Z. Urol. 40, 324 (1947). — WALTON, H. J., u. S. H. LUSCINIAN: Bericht über 1326 Röntgenuntersuchungen bei Verdacht auf Steine. Z. Urol. 20, 456 (1926). — WEBER, W.: Steinbildung und Knochenerkrankung. Z. Urol. 25, 38 (1931). — WEIL, H.: Selbstauflösung von Nierensteinen. Z. Urol. 46, 662 (1953). — WEISCHER, P.: Zur Kasuistik der Blasensteine unter der Landbevölkerung von Shantung. Z. urol. Chir. 25, 245 (1928). — WERBOFF, S. Erfahrungen und Resultate der Blasensteinbildung. Z. Urol. 20, 661 (1929). — WERMEULEN: Lithiase urinaire expérimentale. J. Urol. (1950). — WILLIAMS G. D.: Blasensteine einer Mumie. J. Amer. med. Ass. 12 (1926). Z. Urol. 21, 394 (1927). — WINKELMANN, C.: Über experimentelle Auflösungsversuche an Harnsteinen. Z. Urol. 3, 371 (1953). — WINSBURY, WHITE: Stone in the urinary tract. Z. Urol. 23, 912 (1929). — Fremdkörper in der Blase. Brit. J. Urol. 2, 27 (1930). — 426 aufeinanderfolgende Fälle von Harnsteinen. Z. Urol. 34, 324 (1940). — WISHARD et NOURSE: Calculs vésicaux et spécialement chez la femme. J. Urol. (Baltimore) (1950). — WOLF, E. R.: Zur Kasuistik von Blasenfremdkörpern. Z. Urol. 22, 733 (1928). — ZEISS, L.: Kombination von blinder und cystoskopischer Lithotripsie bei großem Blasenstein. Z. Urol. 33, 259 (1939). — Infiziertes Blasendivertikel mit Divertikelstein. Z. Urol. 35, 292 (1941). — Cystoskopische Lithotripsie und Evakuation in einer Sitzung. Z. Urol. 35, 436 (1941).

Schrifttum über Harnröhrensteine

ABRAMIAN, A.: Ein Fall von großem Stein der Urethra. Z. Urol. 23, 993 (1929). — ASTEROIDES, TH.: Fünf umfangreiche Steine in einem Riesendivertikel der Urethra. Presse méd. 37, 632 (1930). — ATAMAL, S.: Ein seltener Fall, wo 5 Steine zugleich am Urinärsystem desselben Menschen entstanden sind. Z. Urol. 49, 371 (1956). — BAUER, O.: Steinbildung in den Harnwegen bei Ochronose. Mitt. Grenzgeb. Med. Chir. 41, H. 3 (1929). Z. Urol. 25, 138 (1931). — BAYARD, C. J.: Divertikel der prostatischen Harnröhre mit Stein. J. Amer. med. Ass. 107, No 1. Z. Urol. 30, 426 (1936). — BAZEMORE, W. L.: Harnröhrensteine bei Kindern. Georgia med. Ass. S. Atlanta, Nov. (1926). Z. Urol. 21, 638 (1927). — BETTONCOURT, M.: Beitrag zum Studium der kompletten Harnretention. J. Urol. méd.-chir. 32 (1931). Z. Urol. 26, 720 (1932). — BIANCARDI, S.: Über Harnröhrensteine. Arch. ital. chir. 47, H. 3 (1937). Z. Urol. 32, 571 (1938). — BIBUS, B.: Zur Klinik der Harnröhrensteine beim Weibe. Z. Urol. 31, 473 (1937). — BOGDAN, E.: Klinik und Therapie der Urethralsteine. Z. Urol. 48, 778 (1955). — BOGER, J. W.: Multiple urethral calculi. Report of Case. J. Urol. (Baltimore) 16, No 3 (1923). Z. Urol. 21, 222 (1927). — BORN, R.: Ein seltener Harnröhrenstein. Z. Urol. 31, 552 (1937). — BRACH, E.: Vaginal operativ entfernter Divertikelstein des unteren Harnwegeabschnittes. Z. Urol. 37, 208 (1943). — BRATU, J.: Über einen Fall von Harnröhren- und Blasenstein. Rev. rom. Urol. 1940, Nr 4, 7. Z. Urol. 35, 46 (1941). — CASINI, A.: Zwei Fälle von autochtonen Harnröhrensteinen. Policlinico, Sec. chir. H. 4 (1936). Z. Urol. 31, 573 (1937). — CATHELIN et YVON: Groscalculs de l'urèthre postérieur enlevés par taille sus pubienne. Bull. Soc. anat. Paris 4, 191 (1922). Z. Urol. 20, 443 (1926). — CHWALLA, R.: Zweifaches angeborenes Harnröhrendivertikel mit Steinbildung. Wien. klin. Wschr. 1931, 48. Z. Urol. 27, 133 (1933); 30, 84. — CLAY, J.: Urethral stones of unusual size. Z. Urol. 20, 468 (1926). — DEBENHAM: Über Urethrasteine. Brit. J. Urol. No 2, 113 (1930). Z. Urol. 25, 467 (1931). — ECKHARDT,: Primäre Steinbildung in einem posttraumatischen Pseudodivertikel der Harnröhre. Dtsch. Z. Chir. 224, 421. Z. Urol. 25, 387 (1931). — EHNER, HESS, E.: Harnröhrensteine. Bericht über ungewöhnliche Fälle. Brit. J. Urol. No 2 (1930). Z. Urol. 25, 72 (1931). — ENFEDJIEFF, M., u. ST. BOTSCHAROFF: Eine seltene Komplikation bei Harnröhrenstein. Z. Urol. 52, 298 (1959). — FARNETI, F.: Riesiger Stein in der männlichen Harnröhre. Policlinico, Sez. prat. 1935, 30. Z. Urol. 29, 812 (1935). — FÉRAIRE: Calculs sous préputiaux. Gaz. Hôp. (Paris) 36 (1926). Z. Urol. 21, 874 (1927). — FILLENZ, K.: Interessante Steinfälle. Fortschr. Röntgenstr. 49, 646 (1934); 55, H. 3 (1937). Z. Urol. 29, 69 (1935). — FRANCIOTTI: Großer Stein in der prostatischen Harnröhre. Rev. Roman. Urol. 3, Nr 6 (1936).

Z. Urol. **32**, 66 (1938). — GAROFOLO, F.: Großer Stein in der weiblichen Harnröhre. Z. Urol. **23**, 328 (1929). — GASTON, E. A., and J. FERRUEI: Calcoulous formations in urethral diverticulum in woman. J. Med. **221**, 379, 383 (1939). — GROSSMANN, W.: Zur Kasuistik der Harnröhrensteine. Z. Urol. **23**, 796 (1929). — HENNIG, O.: Klinik der Gegenwart. In Handbuch der praktischen Medizin, S. 515. München u. Berlin: Urban & Schwarzenberg 1955. —· Ein Nierensteinhebel nach VOELCKER. Z. Urol. **36**, 209 (1942). — HEYMANN, A.: Praeputialsteine ohne Phimose. Z. Urol. **21**, 305 (1927). — HINTERSTOISSER, H. A.: Beitrag zur Kasuistik der Harnröhrensteine. Wien. klin. Wschr. 1919, Nr 5. Z. Urol. **14**, 224 (1920). — HIRSCH, C. S.: Harnröhrenstein, der 53 Jahre lang getragen wurde. J. Amer. med. Ass. No 20 (1922). Z. Urol. **17**, 373 (1923). — HOLMANN, C.: Ungewöhnlicher Harnröhrenstein. Brit. med. J. No 3381. Z. Urol. **29**, 812 (1935). — HUNNER, G. L.: Radiographic evidence of the association of uretral strictures and urinary calculs. Z. Urol. **21**, 72 (1927). — HUTH, TH.: Ein Fall von Divertikel der weiblichen Harnröhre mit Steinrezidiven. Gýosgýaszat **68**, 24 (1928). Z. Urol. **23**, 827 (1929). — IRVINE, E. D.: Ein Fall von großem urethralem Stein. Brit. J. Urol. **4**, 42, 156 (1932). Z. Urol. **27**, 575 (1933). — ITO, SEIJI: Über Harnröhrendivertikelsteine. Jap. Z. Urol. **27**, 100 (1938). Z. Urol. **33**, 63 (1939). — JANELLI, G.: Ein übergroßer Harnröhrenstein. Rif. med. **1934**, Nr 12. Z. Urol. **28**, 852 (1934). — JOECKLER, D.: Versteinter Geschoßsplitter in der hinteren Harnröhre. Z. Urol. **45**, 721 (1952). — JOSEPHOWITSCH: Zur Frage über die Steine der Harnröhre. Urologia (1930). Z. Urol. **26**, 66 (1932). — JUNKER, H.: Multiple Harnröhrensteine. Z. Urol. **34**, 494 (1940); **37**, 227 (1943). — KAMIL-GÜLHANE, F.: Ein seltener Fall mit 3 großen Steinen im Harnleiter, in der prostatischen Harnröhre und in der vorderen. Z. urol. Chir. **34**, 315 (1932). Z. Urol. **27**, 718 (1933). — KANAI, K.: Über die statistische Beobachtung der Urethralsteine. Jap. Z. Urol. **23**, No 9, 566. Z. Urol. **29**, 65 (1935). — KARÁCSON, A.: Eine mit Harnröhrenstein komplizierte Hypospadiasis. Orv. Hetil. **75**, 170 (1931). — KLOTS, T. S.: Eingekeilter Stein in der weiblichen Harnröhre. Ned. T. Geneesk. **1928**. Z. Urol. **24**, 386 (1930). — KNEISE, G.: Riesenharnröhrenstein. Z. Urol. **43**, 261 (1950). — KÖSTER, K.: Fremdkörper in Harnröhre und Blase. Z. Urol. **35**, 175 (1942). — KRAFT, K.: Primäre Steinbildung der weiblichen Harnröhre. Z. Urol. **35**, 426 (1941). — LAMASAKI, I.: Über einen großen Urethralstein und extraurethralen Entravasat. Hifutu Hitamyo **5**, 511 (1937). Z. Urol. **32**, 570 (1938). — LESCHNEW: Zwei Fälle dauernder Steinbildung. Urologia Nr 19 (1928). — LEWIS, C.: Über einen Divertikel der Harnröhre bei der Frau. Brit. J. Urol. **3**, 41 (1931). Z. Urol. **26**, 67 (1932). — LIEBERKNECHT, F.: Inkrustierte Haarnadeln in der Pars pendulans. Ein Beitrag zu den Steinen der männlichen Harnröhre. Z. Urol. **33**, 96 (1939). — LOEWENSTEIN, A.: Akute Harnretention durch Harnröhrenstein. Z. Urol. **25**, 725 (1931). — MACEWEN, J.: Großer Harnröhrenstein. Brit. med. J. No 3551. Z. Urol. **24**, 386 (1930). — MAIBORODIN, G.: Großer Harnröhrenstein. Z. Urol. **35**, 180 (1941). — MARCHINI, F.: Großer Harnröhrenstein, der 4 Jahre lang in situ bestand. Arch. ital. urol. (1928). Z. Urol. **23**, 232 (1929). — MILLER, A.: Große Steine der hinteren Harnröhre. Lancet No 6040, 1263. Z. Urol. **34**, 501 (1940). — MORTON, CH.: A case in which a stone formed in the urethra around a piece of wood introduced into the urethra 26 years before the removal of the stone. Brit. med. J. 1910 28. — NEUMAYER: Zur Entfernung von Steinen in der männlichen Harnröhre. Münch. med. Wschr. **1920**, 14, 140. — PÉRAIRE: Calculs sous préputiaux. Gaz. Hôp. (Paris) **36** (1926). Z. Urol. **21**, 874 (1927). — PERSNER, J.: Symptomloser Stein im Urethradivertikel. Urologia Nr 2, 79 (1933). — PODLESCHKA, K.: Diverticulum urethrae cum concremento. Z. Gynäk. **38**, 2258 (1936). Z. Urol. **31**, 838 (1937). — PRASLEY, C. B.: Multiple Harnröhrensteine. Brit. med. J. **1928** 443. Z. Urol. **24**, 62 (1930). — RIVOIR, J.: Eingekapselte Praeputialsteine in einer jahrelang bestehenden Phimose. Z. med. Chir. u. Gynäk. **43** (1937). Z. Urol. **33**, 707 (1939). — SANTAELLA, R. A.: Riesenstein der prostatischen Harnröhre. Z. Urol. **37**, 142 (1943). — SARAFOFF, D.: Großer im Bulbus urethrae eingekeilter Stein bei induratio penis plastica. Z. Urol. **35**, 761 (1941). — SCANDURRA, S.: Septicämie infolge infizierter Steine in einem Harnröhrendivertikel. Policlinico, Sez. prat. H. 45 (1936). Z. Urol. **29**, 838 (1935). — SCHMIDT, A.: Ausgebreitete Urolithiasis bei Prostatahypertrophie. Orv. Hetil. **74**, 549 (1930). Z. Urol. **25**, 391 (1931). — SCHUMANN, E.: Klärung eines jahrzehntelangen Harnröhrenleidens durch Urethrocystographie. Z. Urol. **37**, 703 (1943). — SHMITH, C. K.: Harnsteine bei Kindern. J. Amer. med. Ass. **91**, No 19. Z. Urol. **23**, 373 (1929). — SOCHA, P.: Außergewöhnlicher Doppelsteinbefund mit Fistelbildung in einer postgonorrh. Urethra. Z. Urol. **53**, 587 (1960). — STOTZ, K.: Inkrustierter Fremdkörper in Harnröhre und Blase unter dem Bild einer Urethritis calcinosa. Z. Urol. **45**, 602 (1952). — SZENTSCH, ST.: Über einen auf vaginalem Wege entstandenen Stein in der Harnröhre. Z. Gynäk. **12**, 678 (1934). Z. Urol. **28**, 573 (1934). —· THOMAS, F. D.: Praeputialsteine. Urol. Rev., Mai (1936). Z. Urol. **31**, 646 (1937). — TZSCHIRNTSCH, K.: Eingeklemmter Stein in der Urethra posterior. Z. Urol. **33**, 321 (1939); **36**, 302 (1942). — Riesenharnröhrenstein. Z. Urol. **43**, 261 (1950). — UNTERBERG, H.: Steinkonkrement in weiblichen Harnröhrendivertikeln. Orv. Hetil **74**, 147 (1930). Z. Urol. **25**, 391 (1931). —

WEISER, A.: Primärer Pfeifenstein der prostatischen Harnröhre. Z. urol. Chir. **28**, 160 (1929). Z. Urol. **24**, 697 (1930). — WHEELER, E. R.: Multiple Harnröhrensteine. Brit. med. J. **1928**, 443. Z. Urol. **24**, 62 (1930). — WILLIAMSON, TH. V.: Phimosensack und Steinbildung. J. Amer. Ass. **99**, No 10. Z. Urol. **27**, 885 (1933).

Schrifttum über Prostatasteine

BARETZ, O.: Prostatasteine. Mitt. Grenzgeb. Med. Chir. **41**, H. 3 (1929). — BIEDERMANN, G.: Prostatasolitärstein bei Prostatacarcinom. Z. Urol. **46**, 227 (1953). — BLANC, H.: Lithiasis der Prostata. Z. Urol. **25**, 768 (1931). — BOEMINGHAUS, H.: Prostatastein (Schaukasten). Z. Urol. **33**, 60 (1939). — DOUGALL, T. G.: Prostatic stone causing pseudodiverticulum of the posterior urethra. J. Urol. (Baltimore) **25**, 639 (1931). Z. Urol. **26**, 510 (1932). — DRACHT, H.: Echte und falsche Prostatasteine. Z. Urol. et Gynäk. **46**, 492 (1943). Z. Urol. **41**, 94 (1948). — EISENSTÄDT, I. S.: Prostatic stone causing pseudodiverticulum of the posterior urethra. J. Urol. (Baltimore) **25**, 639 (1931). Z. Urol. **26**, 510 (1932). — FILLENZ, K.: Steine der Prostata. Z. Urol. **24**, 401 (1930). — Über Steine der Prostata. Orv. Hetil. **74**, 351 (1930). Z. Urol. **25**, 471 (1931). — FUNFACK, M.: Über das Prostatasteinleiden. Z. Urol. **41**, 171 (1948). — GAYET, G.: Über einige Fälle von Prostatasteinen. J. Urol. méd.-chir. **25**, 305 (1928). Z. Urol. **23**, 381 (1929). — ITAKURA, K.: Über die Prostatasteine. Jap. Z. Urol. **1933**, No 10. Z. Urol. **29**, 135 (1935). — JUNKER, H.: Prostatasteine. Ein Beitrag zu ihrer häufigen Symptomlosigkeit. Z. Urol. **37**, 227 (1943). — KÁDÁR, L.: Der Prostatastein. Z. Urol. **36**, 143 (1942). — KNIPPER, W.: Postoperative Steinbildung nach Prostatektomie (Millin). Z. Urol. **50**, 350 (1957). — KRAFT, K.: Excessiv großer Prostatastein. Z. Urol. **35**, 403 (1941). — KRETSCHMER, H. L.: Wahre Prostatasteine. Surg. Gynec. Obstet. (1927). Z. Urol. **21**, 793 (1927). — LAZARUS, A.: Prostatasteine. Rev. Urol. (1932). Z. Urol. **27**, 655 (1933). — LEADER, A. I., and D. M. QUEEN: Prostatic calculous disease. J. Urol. (Baltimore) **80** (2), 142—146 (1958). — NOVAK, M.: Calculi endoprostatica in ipertrofia della prostatica. Rif. med. **1931**, 416. Z. Urol. **28**, 851 (1934). — ROSENTHAL, A.: Prostatasteine. Rev. Urol. (1932). Z. Urol. **27**, 655 (1933). — SCHÖNLEBE, H.: Beitrag zu den Prostatasteinen im Kindesalter. Z. Urol. **49**, 236 (1956). — THOMAS, B. A.: Prostatasteine. J. Urol. **18**, Nr 5. Z. Urol. **22**, 655 (1928). — WOHLLEBEN, TH.: Prostatasteine. Z. Urol. **44**, 1 (1951). — ZEISS, L.: Harnröhren-Prostatasteine. Z. Urol. **35**, 255 (1941).

Le syndrome biochimique
des lithiases urinaires

Par

JEAN COTTET

Avec 5 figures

Intérêt du syndrome biochimique des lithiases urinaires

Le calcul n'est qu'un symptôme imposant un double diagnostic:

— premièrement, quel est l'état morphologique des voies urinaires ? le calcul est-il l'expression d'une anomalie ? retentit-il fâcheusement sur le rein ?

— deuxièmement: quelle est la nature chimique de la lithiase dont il est l'expression ? Si l'analyse du calcul, trop rarement faite, donne une première indication importante, il est toujours essentiel de pratiquer un certain nombre d'analyses biologiques; elles permettront de compléter le diagnostic, de contribuer à y parvenir si la nature chimique du calcul est inconnue, et même de dépister un terrain lithiasique en l'absence de toute manifestation clinique de lithiase urinaire.

On sait qu'une colique néphrétique est loin d'être l'expression de la présence ou de la migration d'un calcul. Dans un travail portant sur 486 coliques néphrétiques, E. CHAUVIN et JEAN admettent que 186 seulement étaient surement d'origine lithiasique, soit 33,3 % ; or, si les 66,7 % restant peuvent avoir une étiologie non lithiasique (hydronéphrose, obstruction de l'uretère par un caillot...) elles peuvent aussi être en rapport avec des précipitations cristallines qui n'ont pas fait leur preuve ou en rapport avec un calcul dont l'élimination a été ni constatée médicalement, ni perçue par le malade.

Donc, après les coliques néphrétiques qui n'ont pas fait leur preuve, la constatation d'éléments faisant partie du syndrome biochimique de la lithiase urinaire peut contribuer à la découverte de la cause de la colique néphrétique: il est aussi utile de pratiquer certains dosages sanguins et urinaires que de faire une radiographie.

L'étude du syndrome biochimique envisagera l'étude du sang, des urines, des calculs.

I. Le sang

1. Uricémie

Dans la lithiase urique l'étude de l'uricémie n'a guère d' intérêt. — H. PAILLARD et MADELEINE H. PAILLARD, LEDERER, SÉRANE et J. VAN KEERBERGHEN admettent que l'uricémie est augmentée dans 90% des cas: sur 270 malades, ces auteurs trouvent seulement chez 12 d'entre eux une uricémie normale; dans 10% des cas, il est de 80 à 100 mg pour mille (méthode de GRIGAUT); dans les autres cas, il y a hyperuricémie, mais modérée: 60 à 80 mg pour mille.

Par contre, pour P. ABRAMI, et A. LICHTWITZ, ARMSTRONG, COSTE et DELBARRE, l'uricémie serait en général normale dans la gravelle urique. Avec COTTET et MIKOL (1955), nous partageons l'avis de ces derniers auteurs, en pensant que l'uricémie des lithiasiques uriques non goutteux est semblable à celle de sujets ayant le même âge, le même sexe, le même poids, la même tension artérielle. Il nous a paru capital, en effet, de juger l'uricémie de' nos lithiasiques, non pas par rapport à un chiffre normal cité dans les livres, mais par rapport à des sujets non lithiasiques, de même sexe, de même âge, de même poids, de même taille.

L'étude de l'uricémie de 26 cas de lithiase urique, dont 7 étaient en plus goutteux, varient entre 86 mg et 42 mg pour mille. La moyenne est de 62 mg avec un écart type de 9,75. Pour les cas témoins correspondants, les variations oscillent entre 68 mg et 48 mg avec une moyenne de 57 mg avec un écart type de 5,85. Le calcul statistique montre que ces deux séries sont significativement distinctes: l'acide urique sanguin est plus élevé chez les lithiasiques uriques que chez les témoins.

L'étude *séparée* des lithiasiques uriques *non goutteux* ne conduit pas aux mêmes résultats. Les 19 cas varient entre 75 mg et 42 mg. La moyenne est alors de 59 mg avec un écart type de 7,45. — Pour les cas témoins correspondants, les variations oscillent encore entre 68 mg et 48 mg avec une moyenne de 56 mg et un écart type de 4,96. Le calcul statistique montre alors que les différences entre les deux séries ont plus de 5 chances sur 100 d'être dues au hasard: la légère hyperuricémie constatée chez les lithiasiques non goutteux n'est pas statistiquement significative. La constatation d'une hyperuricémie significative est donc en rapport avec la goutte et non pas avec les lithiases uriques.

2. Oxalémie

L'oxalémie a été particulièrement étudiée en France par M. LOEPER. Pour cet auteur, l'oxalemie normale (méthode de LOEPER, et TONNET) est de 0,010 g à 0,015 g pour mille; au cours de la lithiase oxalique, elle peut s'élever à 0,080 et même à 0,30 et 0,40. Pour BURCKLAND, l'oxalémie normale est de 3 à 4 mg%.

3. Cystinémie

Au cours de la lithiase cystinique, la cystinémie est normale.

4. Calcémie

L'étude de la calcémie est essentielle dans les lithiases calcaires afin de déceler une maladie s'accompagnant d'un trouble du métabolisme calcique et expliquant la lithiase urinaire en cause.

Parmi les maladies s'accompagnant d'une hypercalcémie, il faut citer en premier l'hyperparathyroïdie (voir phosphorémie p. 412): elle donne des chiffres franchement élevés de l'ordre de 110, 120 et 150 mg par litre; 230 mg, ont été cités; encore faut-il savoir que cette hypercalcimie n'est pas constante et qu'un chiffre normal ne permet pas d'eliminer l'hyperparathyroïdie.

MILLER et MITCHELL (1952), étudiant les limites des critères biochimiques de l'hyperparathyroïdie, rappellent que pour COOK et KEATING, il est nécessaire de pratiquer plusieurs dosages de calcémie et qu'un taux dépassant de 10 mg pour mille la normale fixée à 100 mg entraîne le diagnostic d'hyperparathyroïdie: le diagnostic d'hyperparathyroïdie devrait être certain, si la moyenne de plusieurs examens donne le chiffre de 105 mg, en plus, il serait nécessaire de doser les protéines: la calcémie peut être basse au cours de l'hyperparathyroïdie si les protéines sont basses (MCLEAN et HASTING).

Pour MCGEOWN et BULL (1957) hypercalcémie et hypercalciurie peuvent varier ou même être absentes: sur 15 cas opérés, ils trouvèrent six tumeurs et quatre glandes hyperplasiées. Mais les résultats montrent qu'aucun test ne peut donner une complète confiance.

Pour certains auteurs (MILLER et MITCHELL), la calciurie et la phosphaturie seraient plus fréquemment élevées que la calcémie; cependant, ALBRIGHT a vu des cas d'hyperparathyroïdie avec calcémie et calciurie normales; mais alors, se compliquent-ils de lithiases urinaires ? Notons, ainsi que le remarquent Reigenstein et Albright, que la calcémie peut être d'autant plus élevée que les fonctions rénales sont imparfaites et la calcimie d'antant plus basse. Il n'y a donc pas forcément parallélisme entre la calcémie et la calciurie.

Il est capital de rechercher l'hyperparathyroïdie: la fréquence de la lithiase urinaire oscille au cours de cette maladie, entre 55 pour cent (Lope) et 92% (Keating et Cook). Il ne faut d'ailleurs pas oublier qu'il existe une forme rénale lithiasique pure d'hyperparathyroïdie sans aucune manifestation osseuse (Lièvre 1931); nous en avons rapporté un cas avec Welti, Lemaire et Assuied (1955): dans ces cas, il n'y a aucune altération du squelette, bien que calcémie et calciurie soient élevées; les phosphatases alcalines peuvent être normales.

Au cours des lithiases en apparence banales, la découverte d'un hyperparathyroïdisme n'est pas exceptionnelle, mais variable suivant les auteurs: Snapper 0%, Griffin, Osterberg et Brasch 0,2% — Keating et Cook 2%, Barney et Mintz 4 à 5%, Lope 10 à 15%. Ces différences d'opinion dépendent probablement des exigences des critères biochimiques de l'hyperparathyroïdie. Remarquons aussi avec Lièvre que la lithiase peut précéder de longtemps l'hyperparathyroïdisme: Fould a noté en 1928, 1932 et 1936 des calculs et l'hyperparathyroïdisme a été soupçonné en 1943; Keating et Cook ont vu des coliques néphrétiques vingt ans avant l'apparition de signer d'hyperparathyroïdisme.

A côté de l'hyperparathyroïdie, citons comme causes d'hypercalcémie les métastases cancéreuses osseuses, les sarcoïdoses, le syndrome de Lightwood, l'hypervitaminose D. La calcémie est peu élevée ou normale au cours de l'acidose tubulaire chronique. Gerbrandy et ses collaborateurs admettent dans les métastases du cancer du sein une élévation de la calcémie de 1 mg. pour cent pour une élévation de la calciurie de 100 mg. — Le taux d'élévation de la calcémie, après les fractures, dépend du degré d'ostéoporose et de la plus ou moins grande facilité des reins à éliminer le calcium.

Au cours de l'hypercalciurie idiopathique, la calcémie est normale (Albright, Cottet, S. Lederman et Vittu, Henneman et coll., Klotz et coll.)

5. Phosphorémie

L'étude de la phosphorémie a le même intérêt que celle de la calcémie: rechercher une cause médicale à une lithiase calcaire. La phosphorémie est abaissée au cours de l'hyperparathyroïdie (24 à 30 mg).

Malheureusement, mesuré de jours en jours, le taux de phosphorémie n'est pas constant: la moyenne normale est de 35 mg (Wallace), et si la moyenne tombe au-dessous de 30 mg il y a une grosse suspicion d'hyperparathyroïdie. Pour mieux apprécier le métabolisme du phosphore au cours de l'hyperparathyroïdie, McGeown et Bull (1957) suivant Nordin (communication personnelle) ont étudié le rapport de la clearance du phosphate au taux de filtration glomérulaire. Les résultats ne sont pas constants.

Elle est abaissée aussi au cours de l'acidose tubulaire chronique, du syndrome de Toni-Debré-Fanconi. Albright fait remarquer qu'au cours de l'hyperparathyroïdie, la phosphorémie peut-être élevée s'il y a insuffisance rénale. Au cours de l'hypervitaminose D, la phosphorémie est normale ou élevée, pouvant atteindre 62 à 66 mg.

Au cours de l'hypercalciurie idiopathique la phosphorémie est normale pour certains auteurs (Cottet et coll. — Klotz et coll.) légerement abaissée pour d'autres (Henneman et coll.).

6. Phosphatases alcalines

Les phosphatases alcalines seront recherchées, encore pour la même raison : dépister une maladie engendrant la lithiase par la perturbation du métabolisme phosphocalcique. Elles sont souvent élevées au cours de l'hyperparathyroïdie : elles peuvent atteindre 60 unités Bodansky ; mais, aussi elles peuvent être normales. L'élévation dépend de la répercussion osseuse de l'hyperparathyroïdie.

On les trouvera encore élevées dans les sarcoïdoses, et aussi, mais à un degré moindre, dans les cancers secondaires des os, dans l'acidose tubulaire chronique, le syndrome de LIGHTWOOD, le syndrome de TONI-DEBRÉ-FANCONI et parfois dans l'hypervitaminose D.

II. Les urines

1. Analyse des urines de 24 heures

a) Uricurie

Les auteurs pensant que dans la lithiase urique il y a hyperuricémie admettent aussi la présence d'une hyperuricurie (H. PAILLARD et MADELEINE H. PAILLARD 1945 ; — J. LEDERER et coll. 1954) — et ceux qui nient l'hyperuricémie nient l'hyperuricurie (ABRAMI et LICHTWITZ 1932) ; — ARMSTRONG et GREENE 1953 ; — COSTE et DELBARRE 1955 ; — JEAN COTTET et A. MIKOL 1955).

Voici nos résultats :

Dans une première étude, nous avons comparé avec MIKOL l'uricurie de 26 lithiasiques uriques avec l'uricurie de 26 sujets non lithiasiques de même sexe, de même âge, de même poids, de même tension artérielle. Le taux de l'acide

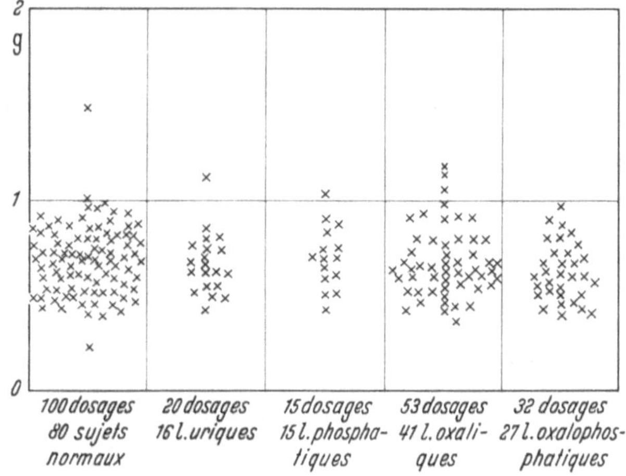

Fig. 1. Uricurie 24 h

urique urinaire éliminé par 24 heures pour les 26 cas de lithiase urique, dont 7 étaient en plus goutteux, varia entre 1,05 et 0,30 g, la moyenne étant de 0,68 g avec un écart type de 0,19. Pour les cas témoins correspondants, les variations oscillèrent entre 1,20 et 0,36 g la moyenne étant de 0,69 g avec un écart type de 0,20. Le calcul statistique montre alors que les deux séries ne sont pas statistiquement distinctes. En ne considérant que les 19 lithiasiques, non goutteux, les résultats sont analogues avec une moyenne de 0,71 g et un écart type de 0,20 : alors que les témoins ont une moyenne de 0,67 g et un écart type de 0,22.

Dans une seconde étude (1957), nous avons tout d'abord défini le taux moyen de l'uricurie normale et nous l'avons comparé au taux moyen chez les lithiasiques urique et calcique.

Il est classiquement admis que l'uricurie en régime normal, équilibré, varie entre 0,50 g et 0,80 g par 24 heures. Cent dosages pratiqués chez 80 sujets normaux nous ont donné le chiffre moyen de 0,71 g par 24 heures. La moyenne est de 0,72 g si nous prenons un *seul* dosage chez 69 sujets normaux. Les uricuries sont bien groupées; il a y peu de dispersion puisque, en dehors de deux résultats, les variations vont de 1 à 2,5 (Fig 1).

Note statistique. — La distribution des sujets normaux selon leur uricurie de 24 heures est une distribution normale de moyenne 0,72 g. et d'écart-type 0,186, ce qui donne comme coefficient de variation $Q = \dfrac{0,186}{0,72} = 26\%$. — L'écart type de la moyenne 0,72 a pour valeur 0,024, ce qui indique que l'uricurie moyenne calculée sur un très grand nombre de sujets doit se situer entre 0,67 et 0,77 (sécurité 0,05).

La dispersion des uricuries est la même, qu'il s'agisse de sujets normaux ou de sujets atteints de lithiase urique, phosphatique, oxalique ou oxalo-phosphatique. Les moyennes arithmétiques respectives des sujets normaux, des lithiasiques urique, oxalique, phosphatique et oxalo-phosphatique sont de 0,72—0,69 ou 0,67, 0,65 et 0,59 (Fig. 1 et 3).

Étude statistique. Nous avons étudié l'acide urique à urée égale, afin de comparer des malades suivant un même régime alimentaire. Nous avons constaté que l'acide urique a tendance à augmenter avec l'urée. Le tendance a pour expression (avec Y = log acide urique et X = urée):

$$Y = 1,602 + 0,0094\ X$$

Conclusions

Les groupes ne présentent entre eux aucune différence significative sur le plan de l'acide urique, qu'il s'agisse de sujets normaux ou de lithiases urique, phosphatique, oxalique ou oxalo-phosphatique.

b) Phosphaturie
α) Phosphaturie normale

Les données classiques situent les chiffres normaux de phosphaturie entre 2 g et 2,80 g par vingt quatre heures. Dans un premier travail (1955), nous avons donné comme taux normal le chiffre de 1,86 g, moyenne de 56 sujets normaux. Dans une seconde statistique (1957) portant sur 91 sujets normaux, nous avons trouvé 1,87 g par vingt quatre heures. Le dosage de l'ion phosphorique est effectué par la méthode de LECONTE. La dispersion est peu marquée puisque les variations vont de 1 à 2,5. Si nous admettons comme limite supérieure normale 2,50 g, nous trouvons seulement 6% de phosphaturies supérieures à ce chiffre; si nous prenons le chiffre de 2,80 g, nous trouvons seulement 4% de phosphaturie supérieure à ce chiffre.

Note statistique. La répartition de 89 sujets normaux suivant leur phosphaturie est une distribution normale de moyenne 1,92 et d'écart type 0,497, ce que fournit un coefficient de variation:

$$Q = \frac{0,497}{1,92} = 26\%.$$

L'écart type de la moyenne est de 0,053, ce qui indique que la phosphaturie moyenne calculée sur un très grand nombre de sujets doit se situer entre 1,81 et 2,03 g (sécutité 0,05).

β) Phosphaturie au cours des lithiases urinaires

Les moyennes arithmétiques ont été dans notre statistique actuelle, par 24 heures de: 1,87 (normaux), 1,83 (lithiase urique), 1,87 (lithiase phosphatique), 2,09 (lithiase oxalique) et 1,96 (lithiase oxalo-phosphatique). Il n'y a apparemment pas de différence entre ces cinq groupes.

Il est classique d'admettre que la phosphaturie est élevée au cours de l'hyperparathyroïdie. Dans un cas publié avec LEMAIRE et WELTI, à plusieurs examens nous avons noté les chiffres de 2,79—3,15—2,27—2,03 et 1,18 après l'intervention, avec des calciuries correspondantes de 792, 735, 576, 342, 420 et 38 mg. Si nous nous reportons à nos chiffres, ces dosages sont dans la zone des chiffres normaux hauts. J. Decourt admet que la déperdition urinaire est plus forte pour le calcium que pour le phosphore: le rapport calciurie-phosphorurie qui est de 0,20 à 0,40 d'après ses recherches personnelles, était de 0,66 en moyenne dans une de ses observations d'ostéose parathyroïdienne.

Conformément aux données classiques, après l'intervention, la réduction de l'élimination urinaire du calcium a été beaucoup plus importante que celle du phosphore, si bien que le rapport Ca/P s'est abaissé à 0,17. Nous avons observé les mêmes faits dans notre observation avec Lemaire.

Conclusions

La mesure de la phosphaturie ne semble pas avoir d'intérêt: elle ne permet pas de dépister une lithiase urinaire, elle ne permet guère de dépister l'origine parathyroïdienne d'une lithiase urinaire.

c) Calciurie

α) Calciurie normale par 24 heures

(methode de J. A. Gautier et Pignard[1])

Définissons tout d'abord la calciurie normale.

La plupart des livres ne donnent pas le taux de la calciurie normale. Les auteurs ne sont d'ailleurs pas d'accord sur les chiffres proposés; cependant, en général il est considéré qu'un chiffre normal de calciurie se situe entre 0,150 g et 0,200 g par 24 heures. C'est le chiffre donné par Jacques Decourt (1932).

[1] Nous avons étudié avec Ch. Vittu le test de Sulkowitch. Voici les résultats, les chiffres étant classés par taux croissant de calcium:

	N°	Ca mille		Précipité
		0/00	trouble	
En accord avec Sulko-	1611	8	rien après 30″	
witch moins de	1537	8	rien après 30″	
75 mg	1565	40	rien après 15″	léger trouble après 30″
	1522	48	rien après 15″	léger trouble après 30″
	1662	60	rien après 15″	léger trouble après 30″
	1578	72	rien après 15″	léger trouble après 30″
On ne peut tirer auc-	1655	78	trouble après 5″	précipité entre 10 à 15″
une conclusion	1673	88	,, 10″	
	1660	104	,, entre 7—10″	précipité à 25″
	1783	104	,, 10″	
	1553	108	,, 5 à 8″	précipité à 15″
	1557	114	,, 7 à 8″	
	1593	128	,, 5 à 15″	précipité à 30″
	1614	128	,, 5 à 10″	
	1651	160	,, 3″	précipité à 15″
	1533	164	,, 3 à 4″	précipité à 15″
	1923	184	,, 2″	
	1661	196	,, 7 à 10″	précipité à 25″
	1921	212	,, 2″	
	1603	216	,, 3″	
	1615	232	,, 5 à 8″	
	1663	252	,, 7 à 8″	

Il semble donc que le test de Sulkowitch ne peut être utilisable seulement lorsqu'il n'y a pas de trouble après 15 secondes. On peut alors affirmer presque à coup sûr une calciurie inférieure à 75 milligrammes pour mille. Pour le reste, même avec une grande habitude, des erreurs du simple au double peuvent être faites.

Knapp (1947), pour un apport calcique de 0,70 g à 1 g par jour, donne comme élimination normale de calcium, chez des sujets de 20 à 25 ans, le chiffre moyen de 167 mg.

Nicolaysen, Eeg-Larsen et Malm (1947) trouvent un taux quotidien de 230 mg et de 207 mg pour une ingestion respective de calcium de 900 mg et de 450 mg.

Pour Howard (1954), il y a hypercalciurie lorsque le taux dépasse 200 mg par 24 heures en régime normal, et 125 mg avec un régime faible en calcium.

J. J. Cordonnier et B. J. Talbot sont très proches, avec le chiffre moyen de 223 mg par 24 heures obtenu en exécutant un dosage de calciurie nycthémérale trois jours de suite chez 16 malades.

Lichtwitz et ses collaborateurs (1956) admettent comme chiffre normal 0,100 g à 0,150 g par jour. Génot (1956) estime qu'une calciurie normale doit être inférieure à 0,250 par 24 heures; Fey, Legrain et Sifalakis (1957) sont plus exigeants puisqu'ils demandent qu'elle soit inferieure à 0,300 g par 24 heures. C'est un chiffre analogue que semblent adopter Pyrah et Raper (1955).

Pour McIntosh (1957), une calciurie est anormale lorsqu'elle dépasse 200 mg par 24 heures pour 150 mg absorbés. Pour Pearson et ses collaborateurs, un sujet normal absorbant 200 mg de calcium par 24 heures a une calciurie de 50 mg par 24 heures.

Gerbrandy (1957) admet qu'avec un régime alimentaire apportant 200 mg de calcium par jour, la calciurie ne doit pas être supérieure à 200 mg par 24 heures; 300 mg est une élimination anormalement élevée.

Étudiant 24 sujets sains, Desgrez, J., et E. Thomas et Rabussier (1957) donnent une moyenne arithmétique de 213 mg par 24 heures, mais ils avaient dans cet échantillonnage 5 calciuries à 300 mg par 24 heures; le diagramme de ces éliminations donne une moyenne théorique de 160 à 170 mg, en éliminant ces calciuries trop élevées.

Dans trois statistiques différentes, portant respectivement sur 14 (1954), 56 (1955) et 91 sujets normaux (1957), nous avons obtenu les chiffres moyens de 0,168 g—0,172 g et 0,186 g par 24 heures.

Individuellement, l'évaluation du taux des calciuries sont d'interprétation difficile à cause de la grande dispersion (graphique 3) observée d'un sujet à un autre. Albright et ses collaborateurs situent cette dispersion entre 80 et 200 mg, Nicolaysen avance des chiffres de 100 à 430 mg — Chez nos 91 sujets normaux, nous trouvons sur le plus grand nombre de cas une dispersion de 1 à 6, mais pouvant aller de 1 à 17. Cette grande dispersion, qui n'existe ni pour l'urée, ni pour l'acide urique, ni pour les phosphates, constitue un argument en faveur de la grande influence des facteurs endogènes par rapport aux facteurs alimentaires. 67% des sujets normaux ont une calciurie de 24 heures inférieure à 0,200 g, 80% ont un taux inférieur à 0,250 g et 93% inférieur à 0,300 g (Jean Cottet, Sully Lederman et Ch. Vittu 1957; Fig. 2).

Nous considérons donc, qu'une calciurie est anormale lorsqu'elle dépasse, par 24 heures, 0,250 g en régime équilibré, et qu'elle est franchement pathologique lorsqu'elle dépasse 0,300 g.

Note statistique. — La valeur moyenne 0,186 g par 24 heures a un écart-type de 0,0104, ce qui indique que la calciurie moyenne mesurée chez un grand nombre de sujets normaux doit vraisemblablement se trouver entre 0,165 et 0,207 (sécurité 0,05). La distribution des sujets selon la calciurie nycthémérale est une distribution non pas normale, mais normale-logarithmique: c'est une courbe franchement disymétrique avec des calciuries très dispersées, et d'autant plus qu'elles sont elevées, ce qui rend difficile leur interprétation directe médicalement. Il faut noter ici que c'est le logarithme de la calciurie par 24 heures qui est distribué normalement (graphique 6), autour d'une moyenne 2,208 (la calciurie est en milligramme) et d'écart-type 0,2328, ce qui donne un coefficient de variation

$$Q = \frac{0,2328}{2,208} = 11\%.$$

La conclusion serait que la «vraie» variable à prendre en considération au point de vue comparatif serait plus le logarithme de la quantité de calcium que la quantité elle-même.

Nos chiffres ont été observés chez des sujets prenant une alimentation libre et n'absorbant aucun médicament. On sait que les acidifiants, les régimes céto-

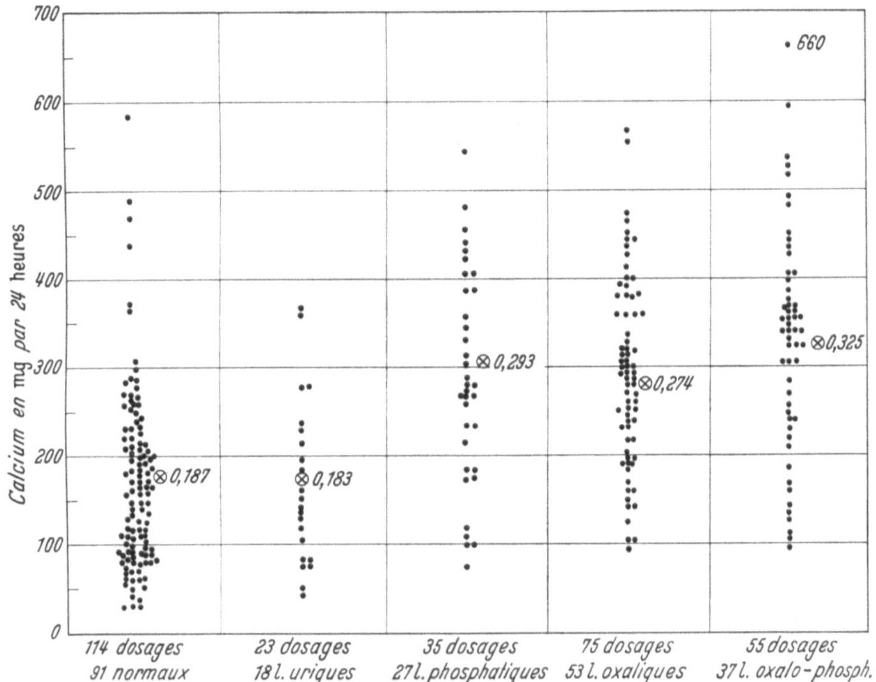

Fig. 2. Taux de calcium urinaire par 24 heures

gènes, les régimes dans lesquels le rapport du calcium au phosphore est élevé, augmentent la calciurie.

L'étude de la corrélation de la calciurie et du volume urinaire nycthéméral de nos 91 sujets normaux nous a montré que la quantité de calcium avait une très légère tendance à augmenter avec le volume émis. La tendance est (avec $Y = \log.$ Ca et $V =$ volume en d_1): $Y = 2,147 + 0,00355\ V$.

En d'autres termes, lorsque le volume urinaire nycthéméral passe de 500 à 3.500 cm³, limite extrême de variations observées chez nos sujets, la calciurie moyenne passe de 0,146 à 0,187 g: log. 146 = 2,165 et log. 187 = 2,271. L'influence du volume est statistiquement significative, mais très faible et pratiquement négligeable médicalement.

La calciurie est considérée comme constante chez un même sujet. La moyenne du coefficient de variation est de 12,4 pour cent (maximum: 27,4% — minimum 4,5%) (NICOLAYSEN et ses collaborateurs). D'ailleurs ces auteurs ont vu, sur 15 sujets, que pour 450 mg de calcium ingéré, on trouve une élimination de 207 mg par 24 heures, et pour 900 mg 230 mg seulement. Cette relative constance est signalée aussi par GLIDDEN et ses collaborateurs.

La calciurie augmente avec l'âge. Voici les chiffres donnés par Knapp.

Age	0,300 à 699 ingérés	Age	0,300 à 699 ingérés
1 à 4 ans . . .	41 mg	25 à 29 ans . . .	143 mg
5 à 9 ans . . .	71 mg	30 à 34 ans . . .	182 mg
10 à 14 ans . . .	80 mg	35 à 35 ans . . .	192 mg
15 à 19 ans . . .	145 mg	40 à 44 ans . . .	175 mg
20 à 24 ans . . .	118 mg	65 et plus. . . .	196 mg

β) La calciurie par 24 heures au cours des lithiases urinaires

Hypercalciurie idiopathique. — *Historique.* — Flocks semble avoir été le premier, en 1939, à s'intéresser à l'hypercalciurie des lithiasiques, en étudiant 35 sujets porteurs d'un calcul du rein: chez 65 pour 100 d'entre eux, il note une hypercalciurie. Puis Albright fait les mêmes remarques en 1953, Jean Cottet et Ch. Vittu, Sutherland en 1954. En 1955, l'hypercalciurie des lithiases urinaires a été étudiée à nouveau par nous, par Fabre, par Génot et par Pyrah et Raper; enfin, très récemment, par McGeown et G. H. Bull, puis B. Fey, N. Legrain et J. Sifalakis, et Jean Cottet, Sully Lederman et Ch. Vittu (1957).

Fréquence de l'hypercalciurie. — Tous les auteurs qui ont étudié l'hypercalciurie des lithiases phosphatiques, oxaliques et oxalophosphatiques, sont d'accord pour en signaler la fréquence.

Dans son syndrome d'hypercalciurie idiopathique, Albright, étudiant 22 lithiasiques, donne comme calciurie moyenne, par 24 heures, le taux de 283 mg avec des écarts allant de 227 à 347 mg, contre 143 mg chez les sujets normaux.

Sutherland, en donnant un régime pauvre en calcium, admet que la calciurie normale ne doit pas dépasser 0,200 g par 24 heures; 16 sur 36 malades examinés (soit 58%) avaient une hypercalciurie.

Génot écrit qu'une excrétion urinaire, constatée en régime normal, équilibré, et supérieure à 250 mg par 24 heures peut être considérée comme pathologique: il trouve alors une hypercalciurie chez 4% des lithiasiques uriques, et chez 35 à 40% des lithiasiques phosphatiques, oxaliques et oxalo-phosphatiques.

Comparant 162 sujets calculeux et 162 sujets normaux, Pyrah et Paper notent dans le premier groupe 40% des cas, avec une calciurie supérieure à 250 mg, et dans le second seulement 9%.

Fey et ses collaborateurs, considérant comme anormale une élimination moyenne quotidienne supérieure à 300 mg, obtiennent un pourcentage de 46% dans les lithiases calciques. Récemment, McGeown et G. M. Bull ont étudié leurs sujets avec un régime standard apportant 154 mg de calcium par jour: les sujets contrôles éliminent une moyenne de 83 mg par jour avec des écarts de 48 à 148 mg; 30% des lithiasiques ont une calciurie plus de deux fois supérieure à celle des sujets contrôles.

Desgrez et ses collaborateurs donnent les taux suivants par 24 heures: 317 mg pour la lithiase oxalique, 240 mg pour la lithiase phosphatique, 278 mg pour la lithiase oxalo-phosphatique et 155 mg pour la lithiase urique.

Jesserer (1958), Unger (1958) insistent à leur tour sur l'importance de l'hypercalciurie.

Notre troisiéme étude porte sur 91 sujets normaux 1957 et 135 lithiasiques (Figs. 1 et 2): 91 sujets normaux (114 dosages) — 18 lithiasiques uriques (23 dosages) — 27 lithiasiques phosphatiques (35 dosages) 53 lithiasiques oxaliques (75 dosages) — 37 lithiasiques oxalo-phosphatiques (55 dosages), soit 216 sujets et 302 dosages.

Si nous admettons que la calciurie normale est inférieure à 250 mg par 24 heures, nous trouvons que 17% seulement des sujets normaux et des lithiasiques uriques ont un taux pathologique et que 75% des lithiasiques phosphatiques, 69% des lithiasiques oxaliques et 74% des lithiasiques oxalo-phosphatiques ont un taux considéré par nous comme pathologique. Génot, adoptant cette norme, trouve moins fréquemment des hypercalciuries que nous. — Si nous adoptons, avec B. Fey, comme limite supérieure normale le chiffre de 300 mg, nous trouvons respectivement pour nos cinq groupes (normaux, lithiases urique, phosphatique, oxalique et oxalo-phosphatique) les chiffres

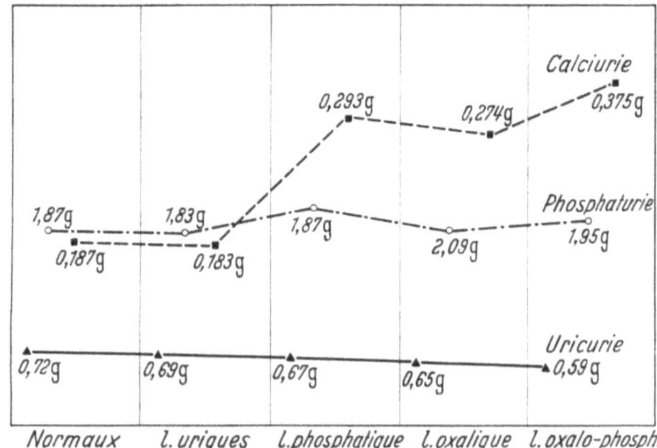

Fig. 3. Moyenne arithmétique par 24 h en g des calciurie, phosphaturie, uricurie

de 6%, 8%, 42%, 49%, et 69% d'hypercalciuriques. Nous pouvons donc dire que 53% des lithiases calciques ont une calciurie pathologique, chiffre légèrement supérieur à celui de B. Fey qui donne 46%; chez les normaux ou lithiasiques uriques, on ne rencontre une calciurie pathologique que dans 7% des cas (Fig. 3).

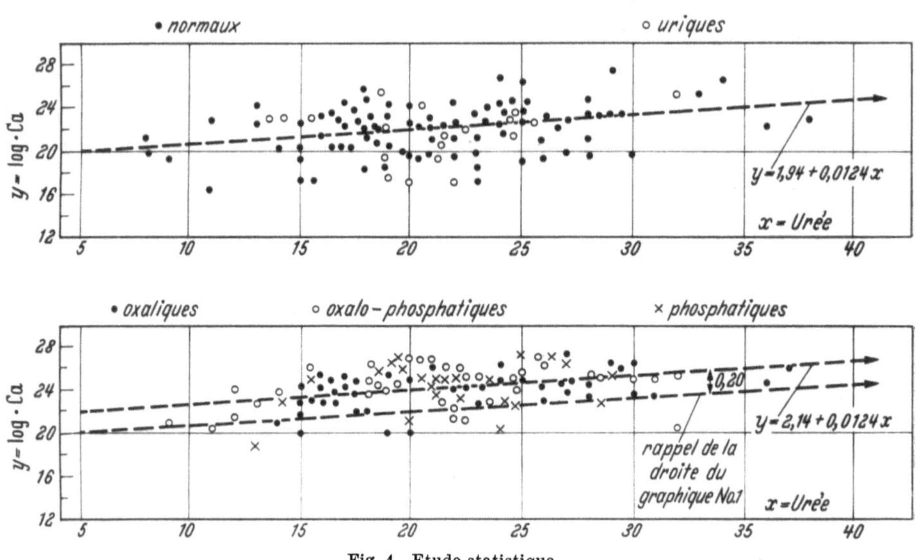

Fig. 4. Etude statistique

Donc une calciurie très élévee (supérieure à 300 mg par 24 heures) a beaucoup de chance d'accompagner une lithiase calcique; une calciurie par contre très basse (inférieure à 100 mg par 24 heures) est rarement rencontrée au cours des lithiases calciques; une calciurie moyenne (entre 200 et 300 mg par 24 heures) n'apporte aucune indication.

D'après nos observations la calciurie moyenne, par 24 heures, est chez les sujets normaux de 0,187 — chez les lithiasiques uriques de 0,183 et au cours des lithiases phosphatiques, oxaliques et oxalo-phosphatiques de 0 g 293, de 0 g 274 et de 0 g 325 (figures 2 et 3).

Note statistique. — La distribution des calciuries est normale logarithmique; aussi avons-nous étudié les logarithmes de leurs quantités de 24 heures. Pour chacun des groupes considérés, on peut construire un graphique de points ayant pour ordonnées sur OX la quantité d'urée, et sur OY la quantité de calcium (voir Fig. 4). On constate que la quantité de calcium, comme la quantité de phosphates, a tendance à augmenter avec la quantité d'urée; mais, alors que les divers groupes n'offraient pas de différences entre eux sur le plan phosphaturie, ils en présentent une intéressante sur le plan calciurie. A quantité d'urée égale, les sujets des groupes phosphatique, oxalique et oxalophosphatique éliminent en moyenne une quantité de calcium significativement supérieure à celle éliminée par les sujets des groupes normaux et uriques, ces derniers ne se différenciant pas entre eux, non plus qu'entre eux les sujets des trois premiers groupes.

$$A = \log Ca \text{ et } X = \text{urée}$$

$$\text{I} \begin{cases} \text{normaux:} & Y = 1{,}94 + 0{,}124\,X \\ \text{uriques:} & Y = 1{,}94 + 0{,}124\,X \end{cases}$$

$$\text{II} \begin{cases} \text{phosphatiques:} & Y = 2{,}14 + 0{,}124\,X \\ \text{oxaliques:} & Y = 2{,}12 + 0{,}124\,X \\ \text{oxalo-phosphatiques:} & Y = 2{,}18 + 0{,}124\,X \end{cases}$$

Les différences n'étant pas significatives au sein de I et II, l'information apportée par les données se résume en la distinction de deux super-groupes:

«normaux et uriques»: $Y = 1{,}94 + 0{,}124\,X$
«oxaliques et oxalo-phosphatiques»: $Y = 2{,}14 + 0{,}0124\,X$

Le deuxième groupe a, en moyenne, à urée égale, une quantité de calcium supérieure de 60% environ à celle du premier (on a, en effet: $2{,}14 - 1{,}94 = 0{,}20$ et $\log 1{,}59 = 0{,}20$).

En conclusion donc, l'étude de la moyenne arithmétique et l'étude statistique montrent que la calciurie est indiscutablement plus élevée au cours des lithiases calciques qu'au cours des lithiases uriques et que chez les sujets normaux. Mais, quel que soit l'intérêt de l'hypercalciurie au cours des lithiases calciques, il faut insister sur les deux remarques suivantes: 19% des sujets normaux et des lithiasiques uriques ont une calciurie anormalement élevée, supérieure à 250 mg par 24 heures, et 30% des lithiasiques calciques ont une calciurie normale, inférieure à 250 mg. par 24 heures.

Dispersion de l'hypercalciurie. — Le Fig. 2 nous apprend que les taux de calcium urinaire des 24 heures présente une grande dispersion qui n'existe ni pour l'urée, ni pour l'acide urique (Fig. 1), ni pour les phosphates: les chiffres, suivant les sujets, varient de 1 à 6,5. Cette dispersion est moins grande cependant que chez les sujets normaux; ce fait s'explique par la rareté des calciuries très basses au cours des lithiases calciques. — Ainsi que nous l'écrivions plus haut, nous pensons que cette dispersion traduit l'influence des facteurs endogènes sur le calcium urinaire. Il faut remarquer que l'obligation de recourir au logarithme, cas fréquent en physiologie, peut être l'indice d'un mécanisme, soit générateur, soit éliminateur, pour la calciurie, différent de celui des autres éliminations étudiées: urée, acide urique, phosphates.

Constance de l'hypercalciurie. — Comme chez les sujets normaux, la calciurie représente au cours des lithiases calciques une constance certaine chez les sujets prenant une alimentation équilibrée. Nous avons vu chez 16 sujets atteints de lithiase calcique que des dosages pratiqués à un an d'intervalle donnent, sauf pour un cas, une valeur de même signification, un de nos malades du groupe oxalo-phosphatique a eu trois dosages exécutés à une semaine d'intervalle, et les taux ont été 365, 335 et 354 mg par 24 heures.

Hypercalciurie et volume urinaire. — Dans les deux groupes étudiés (normaux et oxalo-phosphatiques), la quantité de calcium a une légère tendance à augmenter avec le volume émis, mais la tendance n'est pas plus grande au cours des lithiases calciques que chez les sujets normaux.

Étude statistique. — La tendance de l'augmentation de la calciurie en rapport avec la diurèse est (avec $Y = \log Ca$ et $V = $ volume en dl):

— normaux: $Y = 2{,}147 + 0{,}00355\,V$
— oxalo phosphatiques: $Y = 2{,}376 + 0{,}00355\,V$.

La différence du taux de calciurie reste, entre les deux groupes, significative. On, a, en moyenne, à volume égal, une différence de $2{,}376 - 2{,}147 = 0{,}229$ entre les logarithmes de Ca.

En d'autres termes, à volume urinaire égal, les «oxalophosphatiques» présentent une quantité de calcium supérieure de 70% environ à celle des «normaux» (on a, en effet: log $1{,}70 = 0{,}229$).

H y p e r c a l c i u r i e d ' é t i o l o g i e c o n n u e.

La découverte d'une hypercalciurie au cours d'une lithiase urinaire impose la recherche de son étiologie, avant que soit arrêté le diagnostic d'hypercalciurie idiopathique.

Étant donné l'intérêt de l'hyperparathyroïdie (voir paragraphe calcémie p. 411) au cours des lithiases urinaires, il faut rechercher son syndrome biologique sanguin: rappelons qu'aucun des stigmates sanguins n'est constant, mais que l'hypercalciurie est moins infidèle que les autres stigmates; les chiffres peuvent être très élevés, atteignant et dépassant 500 mg par 24 heures.

L'hypercalciurie est encore très fréquente dans un grand nombre de maladies se compliquant de néphrocalcinose ou de lithiase rénale. On la trouvera élevée dans les acidoses tubulaires chroniques, le syndrome de LIGHTWOOD, le syndrome de TONI-DEBRÉ-FANCONI.

Dans les maladies osseuses, la calciurie est élevée dans toutes les ostéoporoses et dans les métastases osseuses cancéreuses; elle est élevée dans les sarcoïdoses, dans l'immobilisation quelle qu'en soit la cause (paraplégie, poliomyélite, fractures ...), dans l'hypervitaminose D. Une hypercalciurie, en apparence idiopathique, peut être due à une erreur de régime. Quand on se rappelle que le lait renferme un gramme de calcium par litre, certains fromages (Gruyère, Hollande, Cantal) environ 800 mg.; d'autres 500 et 600 mg (Munster, Pont l'Evèque, crème de Gruyère) pour cent grammes, on comprendra que l'ingestion excessive de tels aliments puisse s'accompagner d'une hypercalciurie.

Une calcithérapie trop intensive s'accompagne d'une franche hypercalciurie avec une calcémie normale ou très légèrement au-dessus de la normale.

L'ingestion exagérée de sels de calcium et d'alcalins, pratique thérapeutique observée au cours du traitement des ulcus gastro-duodénaux, peut s'accompagner de manifestations cliniques et biologiques conduisant au syndrome de BURNETT. Ce syndrome a été parfaitement étudié, récemment, par MILLIEZ, RYCKEWAERT, LAGRUE, FRITEL et BERTRAND. Biologiquement, on constate une hyperazotémie, une hypercalcémie, une hyperphosphorémie dans la moitié des cas, une augmentation de la réserve alcaline, un taux normal de phosphatases alcalines, enfin une calciurie normale. Mais on peut se demander si, à un stade moins avancé de l'évolution de la maladie, il n'y a pas hypercalciurie.

Conclusions

La calciurie a un immense intérêt en pathologie urinaire.

Elle contribue à établir un diagnostic: devant des accidents douloureux incertains, une hypercalciurie est en faveur de la lithiase urinaire. Devant une lithiase confirmée, une hypercalciurie est en faveur d'une lithiase oxalo- ou phospho- ou oxalo-phospho-calcaire; donc elle contribuera à établir une thérapeutique logique.

La fréquence de l'hypercalciurie chez les lithiasiques urinaires et la fréquence de l'apparition de calculs urinaires au cours des syndromes pathologiques se compliquant fréquemment de calculs urinaires éclairent la pathogénie de certains calculs urinaires.

Enfin, comme nous l'avons montré avec Ch. Vittu (1957) l'hypercalciurie est un facteur de gravité au cours des lithiases urinaires.

d) Oxalurie

M. Loeper admet que l'oxalurie, à l'état normal, est deux fois plus élevée que l'oxalémie (taux normal: 0,010 g à 0,015 g $^o/_{oo}$ pour cet auteur), donnant un rapport de 1/2; mais, chez certains calculeux, ce rapport peut s'élever à 4/2 et 7/2 (M. Loeper et J. Vignalou).

Dans une importante revue générale parue en 1945, Jeghers et Murphy rapportent les chiffres suivants normaux par 24 heures dosés en oxalates parus dans la littérature: 20 à 30 mg (M. Loeper), 21 mg (Herkel et Koch), 20 à 47 mg (moyenne 33 mg) pour Barrett. Pratiquant 142 dosages sur 51 hommes, Lamden et Chrystowski trouvent le chiffre moyen de 38,3 mg Burckland donne un chiffre analogue. Archer et ses collaborateurs donnent les chiffres de 16 à 34 mg (méthode d'Archer). Si l'on augmente de 2 à 5 fois le taux d'oxalate de sodium absorbé, l'augmentation urinaire n'est que de 5%; elle est pratiquement négligeable s'il s'agit d'oxalate de calcium. Fait curieux, ni Jeghers, ni Lamden, ni Archer ne donnent les taux rencontrés au cours des lithiases urinaires.

Dans deux cas d'hyperoxalurie de deux sujets, l'un de 22 ans, l'autre de 11 ans, et ayant eu de nombreux calculs récidivants composés exclusivement d'oxalate de calcium, Archer a trouvé une oxalurie de 162 à 290 mg par 24 heures et de 110 à 265 mg par 24 heures.

Hekbel et Koch (1936) observent qu'après un repas déterminé d'épinards, l'oxalurie des sujets bien portants est de 60 à 70 mg par 24 heures. Sur 21 cas de calculs rénaux, ils notent dans 8 cas une réaction normale, alors que dans 7 cas il n'y a pas d'augmentation; dans 6 cas l'oxalurie monta à 133 mg par 24 heures.

Sans donner de chiffres, Sutherland (1954) écrit que l'incidence de l'oxalurie est la même (environ 20 pour cent) chez les lithiasiques ayant eu des récidives de calculs et chez ceux n'en ayant pas eu.

Dempsey a repris récemment cette question (1957). Les résultats publiés dans le Journal of Clinical Investigation (1957, p. 882) sont confus. Il écrit: l'oxalurie de 28 urines de 20 sujets normaux a été dosée par la méthode de Dawson et 120 urines de 77 patients avec des anomalies possibles d'oxalurie, le régime alimentaire étant varié: 30 sujets normaux et 31 calculeux oxaliques excrétèrent de 15 à 45 mg d'oxalate par jour: 6 des calculeux avaient une hypercalciurie; 19 avaient une calciurie normale; 3 autres avec hypercalciurie idiopathique et calculs oxaliques avaient une excrétion de 50 à 80 mg par jour; un enfant avec de multiples rechutes calculeuses, sans hypercalciurie, éliminait de 120 à 180 mg par jour. L'hypercalciurie, sans calcul, n'était pas associée à une augmentation de l'oxalurie.

McIntosh et Read (1958) notent un taux d'oxalurie normal dans la lithiase oxalique sporadique: 21 à 48 mg, par 24 heures, chez onze lithiasique, par contre, dans l'oxalose, l'oxalurie est trés augmentée.

e) Magnésurie

Desgrez, J., et E. Thomas et Rabussier trouvent un chiffre moyen de 116 mg par 24 heures, à l'état normal. Magnésium et calcium urinaires sont liés par corrélation certaine et importante. — Ces auteurs ont observé, au cours des lithiases oxaliques, phosphatiques, et oxalo-phosphatiques, respectivement

120,9—128 et 120 mg par 24 heures. Il y a dans chacun de ces groupes une élévation du rapport Ca/Mg. Dans la lithiase urique pure, l'élimination magnésienne est de 131 mg; dans la lithiase urique associée à la goutte, le chiffre est très voisin de 130 mg.

f) Citraturie

La citraturie normale, exprimée en acide citrique anhydre, donne, par 24 heures, des chiffres assez variables. AMBERG et McCLURE (1917) trouvent des taux de 440—475 mg; ÖSTBERG, 140 à 1340 mg; SHERMAN, 356 à 1180 mg; KISSIN et LOCKS (1941), 180 à 1260 mg (moyenne: 627,6) chez les sujets normaux et 30 à 342 mg (moyenne 165 mg.) chez les lithiasiques (dosé par la méthode de PUCHER, SHERMAN et VICKERY). BOOTHBY et ADAMS auraient trouvé une absence de citrate urinaire chez deux calculeux. SCOTT, HUGGINS et SALMAN (1943) (méthode de PUCHER et coll.) dosent, dans les urines, trois heures après injection d'acide citrique chez des sujets normaux, 441 mg et chez les lithiasiques 138 mg.

Trouvant chez les calculeux un taux plus bas que chez les sujets controles, avec une citratémie normale, ils en concluent que les reins ou les urines de lithiasiques oxydent l'acide citrique.

CONWAY (1949) pense que l'abaissement de la citraturie est surtout en rapport avec l'infection puisque d'après lui, elle ne serait pas abaissée en cas de calculs stériles: voici les chiffres de cet auteur: 7 sujets controles: moyenne 496 mg de citraturie par 24 heures; calculeux avec urine stérile: 416 mg; calculeux avec urines infectées: 144 mg (méthode de PUCHER et coll.).

La détermination du citrate urinaire chez 4 malades atteints de lithiase rénale a montré une excrétion diminuée dans un cas, aucune modification dans un autre, et dans les deux cas restants, une réduction de l'excrétion du rein malade dont le fonctionnement était déjà faible. Mais après traitement médical post-opératoire, la concentration en citrate avait augmenté (HARADA).

McINTOSH a étudié 50 malades avec calculs récidivants et les a divisés en deux groupes: premièrement ceux ayant une calciurie supérieure à 200 mg par 24 heures pour 150 mg de calcium absorbé, et deuxièmement, ceux ayant une calciurie normale; il les a comparés à un groupe de sujets normaux: la citraturie est élevée chez les sujets normaux, elle est basse chez les sujets ayant une calciurie normale avec calculs récidivants et elle est intermédiaire chez les hypercalciuriques.

K. UHLIR (communication verbale — Congrès de Balnéologie — Marianské Lazne 1958) ne trouve la citraturie diminuée, qu'exceptionnellement, au cours des lithiase calcaires.

L'acide citrique urinaire peut n'être pas abaissé de façon absolue, mais l'être par rapport à l'hypercalciurie, et donc ne plus pouvoir assurer son rôle de complexe soluble avec le calcium (WHEDON et SHORR).

g) Cystinurie

La cystinurie est un signe *constant* au cours de la lithiase cystinique. A l'état normal elle est de 0 g 55 par 24 heures pour HARPER et coll. (cité par DOOLAN), de 0 g 088 pour HIER et ses collaborateurs, et de 0,010 pour STEIN. Chez les sujets avec cystinurie, STEIN et DENT donnent comme moyenne 0 g. 73 $\pm$ 0,24 et 0 g 86 $\pm$ 0,27. DOOLAN et ses collaborateurs avancent le chiffre de 1 g 21. Dans un cas de lithiase cystinique, nous avons trouvé des taux oscillant entre 0 g 70 et 0 g 80 par 24 heures.

Il est donc important, chaque fois que la lithiase cystinique est suspectée, d'en faire la recherche. Avant de pratiquer le dosage, il nous semble utile de demander la réaction de Brand, facile à exécuter et qui nous semble fidèle. Nous avons éprouvé cette réaction dans quatre cas de lithiase cystinique plusieurs fois sur les urines de 24 heures et sur plusieurs échantillons urinaires prélevés dans la journée, et nous ne l'avons pas trouvée en défaut.

h) pH urinaire

Classiquement, la lithiase urique est une lithiase acide, les lithiases phospho-calcaires et oxalo-calcaires sont des lithiases alcalines. Nous avons repris cette étude systématiquement en étudiant des sujets dont le diagnostic biochimique de lithiase était appuyé sur l'analyse chimique d'un calcul au moins, éliminé spontanément ou enlevé chirurgicalement.

Voici tout d'abord nos observations en mesurant le pH des urines de 24 heures conservées avec un antiseptique (Tableau 1).

Tableau 1

	19 sujets normaux	19 lithiases uriques	19 lithiases phosphatiques	19 lithiases oxaliques
pH des urines des 24 h.	6	5,5	6,5	5,9

Pour 26 cas de lithiase urique, le pH urinaire varie entre 6,2 et 5,00. La moyenne est de 5,5 avec un écart-type de 0,29. Pour les cas témoins correspondants, c'est-à-dire de même poids, de même âge, de même sexe, de même tension artérielle, les variations oscillent entre 6,8 et 5,2 avec une moyenne de 6,0 et un écart type de 0,40. Le calcul statistique montre que la différence entre les deux moyennes est nettement significative: le pH des lithiasiques est plus bas que celui des témoins.

Le fait que la lithiase s'accompagne ou non de goutte n'a pas d'influence puisque, pour les 19 lithiasiques non goutteux, la moyenne est encore de 5,5 avec un écart-type de 0,33 et que pour les 19 témoins, la moyenne est de 6,0 avec un écart-type de 0,36.

La comparaison des pH dans la lithiase urique et dans la lithiase oxalique ou phosphatique montre une différence nette. Le calcul de la moyenne du pH pour 19 cas pris au hasard de lithiases oxaliques affirmées par l'existence d'un calcul donne une moyenne de 5,9 avec un écart-type de 0,346. La différence entre cette moyenne et celle obtenue pour les 19 cas précédents de lithiase urique est statistiquement significative. De même, la comparaison de ces 19 cas de lithiase urique avec 19 cas de lithiase phosphatique montre une différence nettement significative: le pH moyen des 19 cas de lithiase phosphatique est de 6,5 avec un écart type de 0,515.

Le calcul affecte donc pour chaque lithiase un pH moyen significativement distinct. L'étude de chaque cas pris séparément montre qu'il n'y a pas de lithiase urique dont le pH quotidien soit supérieur à 6,2 et de lithiase phosphatique dont le pH soit inférieur à 5,8; cependant, dans la lithiase oxalique, les pH varient entre 5,2 et 6,5. L'ampleur de la marge commune existante minimise fortement la possibilité d'information qu'apporterait l'étude du pH urinaire mesuré sur les urines de 24 heures.

Conclusions

On peut en conclure qu'un pH urinaire, mesuré sur les urines de 24 heures, en régime normal, et supérieur à 6,2, élimine la lithiase urique; s'il est inférieur à 5,8 il élimine la lithiase phosphatique; par contre, dans la lithiase oxalique, les variations vont de 5,2 à 6,5.

j) Sédiment urinaire

L'étude du sédiment urinaire présente, en pathologie rénale et urinaire, un regain d'intérêt. Aussi, nous ne souscrivons pas à la phrase de LIPPMAN (1950): «La découverte des cristaux est d'un très petit intérêt clinique, excepté dans certains exemples».

Le sédiment urinaire est étudié en général sur les urines de 24 heures, plus rarement sur des échantillons fractionnés au cours de la journée. Nous pensons cette seconde méthode meilleure, le temps modifiant très rapidement le sédiment: nous avons codifié l'étude des urines fractionnées sous le nom d'épreuve de cristallurie provoquée (J. COTTET et CH. VITTU 1951, 1952, voir p. 426).

L'examen du sédiment urinaire portera, dans l'étude de la lithiase rénale, sur les hématies, les leucocytes et les cristaux.

α) Hématies

Dans son travail très documenté ayant trait à 160 malades porteurs de calcul rénal ou urétéral, NOKLEBY (1954) donne les résultats suivants: quatre vingt deux malades avaient une hématurie mise en évidence par le test à la benzidine; quinze eurent une hématurie microscopique. NOKLEBY a considéré normales les urines dans lesquelles il y avait des hématies très peu nombreuses; en résumé 70% ont eu une hématurie. NOKLEBY, rapportant les statistiques d'autres auteurs, donne les chiffres suivants: Arnesen, utilisant la réaction à la teinture de gaiac, a trouvé sur 244 cas de lithiase rénale et urétérale, une hématurie «chimique» dans 58 cas seulement, mais une hématurie microscopique dans 127 cas. HELLSTRÖM a trouvé, dans 87% des cas, des hématies dans l'urine des lithiasiques, et LANDAAS en a retrouvé dans 90% des malades. — Donc, suivant les statistiques, les chiffres s'étalent entre 60 et 90%.

Il serait intéressant de reprendre une telle étude en utilisant la numération des hématies-minute.

β) Les cristaux

Nous pensons que l'étude des cristaux urinaires sur des urines de 24 heures est condamnable. Le temps pendant lequel les urines sont conservées modifie l'aspect qualitatif et quantitatif du sédiment. Ces perturbations étaient chères aux médecins du Moyen-Age; ces derniers laissaient vieillir le bocal d'urines, observant minutieusement l'altération spontanée, durant une semaine parfois. Ils distinguaient à la surface la pellicule (Cremon urinae), puis le nuage (nubecula), l'eneorème (enoerema ou suspension, particulièrement étudié par Boehrave), enfin, le dépôt (ou hypostase ou sédiment qui, éthymologiquement, signifie «s'asseoir, se reposer») : à chacun de ces éléments était attribuée une valeur sémiologique.

L'examen extemporané du sédiment pratiqué sur plusieurs échantillons urinaires de densité égale ou supérieure à 1015 appartenant à 36 sujets indemnes de lithiase a été normal chez 30 d'entre eux, soit dans 83,3% des cas, 3 des 6 sujets ayant eun un résultat anormal étaient des goutteux.

Nous avons comparé ces résultats à ceux de 200 urines conservées pendant vingt quatre heures, avec du cyanure de mercure, appartenant également à des sujets non lithiasiques. Il a été trouvé 84 fois des cristaux; l'urine n'a donc été normale que dans 58% des cas; cependant, il s'agissait d'urines diluées peu favorables à la précipitation cristalline, nos malades étant en cure de diurèsè: sur ces 200 urines, le volume nycthéméral avait été supérieur à 1.500 cm³ dans 151 cas. Si sur ces 200 urines, nous envisageons uniquement les 58 urines ayant une densité égale ou supérieure à 1015 il y en avait seulement 24, soit 42% présentant une absence ou une quasi absence de sédiment. Donc, si l'examen est pratiqué quelques minutes après l'émission, les urines sont normales dans 83,3% des cas, et, au bout de vingt quatre heures seulement, dans 42%.

Nous avons essayé de préciser davantage le facteur temps. Trois échantillons d'urines lithiasiques, à pH 5,4—5,3 et 5,2 ne présentant à l'examen direct aucun élément cristallisé, révélaient vingt quatre heures plus tard un abondant dépôt, deux fois d'acide urique et une fois d'oxalate de calcium. — 6 urines différentes, montrant un dépôt inorganisé, à l'émission, ont été traitées de la façon suivante: centrifugation aussitôt après l'émission, décantation, repos pendant vingt quatre heures. Après cette période, on trouve, à condition que le pH ne varie pas, un abondant précipité de même nature chimique que celui du sédiment examiné aussitôt après l'émission.

La température aussi modifie la cristallurie. Dans ces 6 expériences, nous avons comparé, pendant vingt quatre heures, un échantillon de la même urine, l'un étant conservé à l'étuve à 37°, l'autre à la température du laboratoire. Dans le premier cas, le précipité est toujours moins abondant.

Le pus perturbe également le sédiment. Si l'on ajoute, in vitro, du pus (pus d'une urine pyurique) à ces ruines conservées au laboratoire ou à l'étuve, et que l'on observe sous cette influence une élévation du pH dépassant 6,6 due à une flore microbienne alcalinogène, on voit apparaître des phosphates bicalcique, et surtout ammoniaco-magnésien. Par contre, s'il n'y a pas de variations du pH, la présence de pus diminue la précipitation des éléments inorganisés, quelle que soit leur nature chimique.

Nous voyons donc combien sont nombreux les facteurs surajoutés pouvant modifier l'aspect du culot de centrifugation: densité, température, repos, pH, microbisme, pus, infections secondaires in vitro.

En conclusion, ces observations condamnent à notre avis l'examen des cristaux urinaires portant sur les urines de 24 heures: en effet, la conservation des urines augmente le sédiment cristallin et donne des résultats fortement positifs sur des urines normales.

2. Etude des urines fractionnées

a) Etude du sédiment et des pH urinaires portant sur les urines fractionnées
(Epreuve de cristallurie provoquée de Jean Cottet et Ch. Vittu).

Sédiment. — S'il est habituel de demander un examen des éléments cristallisés de l'urine d'un sujet chez lequel une lithiase est soupçonnée, il nous a semblé qu'en pratiquant cet examen dans certaines conditions définies, il était possible d'en tirer plus de renseignements qu'il n'est coutume. C'est pour cela que nous avons proposé l'épreuve de cristallurie provoquée. Cette épreuve consiste à évaluer l'importance du sédiment cristallin, en envisageant ses conditions d'apparition en fonction du débit, de la densité et du pH des urines, en faisant varier tous ces éléments dans des conditions *strictement physiologiques* et en examinant les urines de chaque miction tout au long d'une journée.

Technique de l'Épreuve de cristallurée provoquée. — Nous demandons au sujet de dîner normalement, mais de ne plus boire après le dîner. Le lendemain matin, à 8 heures, il boit 600 cm³ d'eau Cachat; au déjeuner, il ne boit pas (à moins qu'il ne fasse très chaud) et il ne prend aucun aliment aqueux (légumes, salades, fruits), mangeant par exemple de la viande ou du poisson, des pommes de terre ou des pâtes, du fromage. Il urine à jeun, au laboratoire, avant l'ingestion d'eau, et ensuite jusqu'à 18 heures inclusivement, chaque fois que le besoin s'en fait sentir. Pour chaque échantillon d'urine sont notés le volume urinaire, la densité, le pH par colorimétrie, l'étude microscopique du sédiment, sur les urines émises au laboratoire et aussitôt après leur émission.

Ainsi, nous observons sur un nombre d'échantillons d'urine allant de 4à 6 ou 8 des variations du pH urinaire de 5,0 à 7,4 ou 7,8 suivant les sujets, ou au contraire nous pouvons voir une immobilisation du pH urinaire, soit en zone acide, soit en zone alcaline. Nous pouvons ainsi noter l'importance de l'apparition de la cristallurie en fonction du pH et de la densité urinaire. Pour que l'épreuve ait de la valeur, il faut que la densité dépasse 1015 sur au moins deux ou trois échantillons d'urine. L'épreuve est normale lorsque sur aucun échantillon il n'y a de sédiment cristallin; nous disons qu'elle est quasi normale quand sur un ou deux échantillons nous trouvons de très rares cristaux. Autrement, nous disons qu'elle est perturbée.

Cette épreuve nous paraît pouvoir donner trois ordres de renseignements: Premièrement, des renseignements d'ordre clinique: les manifestations envisagées ont-elles une origine lithiasique? Deuxièmement, des renseignements d'ordre biologique: quelle est la nature de la lithiase? Troisièmement, des renseignements d'ordre thérapeutique: quelle est l'action du traitement appliqué?

Renseignements d'ordre clinique: existe-t-il un état lithiasique?

Afin de connaître la valeur diagnostique de cette épreuve, nous l'avons éprouvée chez 24 sujets indemnes de tout signe de lithiase urinaire. Elle a été normale, ou quasi normale, chez 19 sujets, soit dans 83,3% des cas, et elle a été perturbée chez 4 sujets, soit dans 16,7% des cas (Tableau 2).

Ce pourcentage est statistiquement valable, et donc donne à l'épreuve une valeur pratique qui sera confirmée par l'épreuve effectuée chez des lithiasiques. Ces derniers sont au nombre de 74, et l'épreuve a été normale chez 16 d'entre eux, soit seulement 21,6% des cas (Tableau 2).

La nature chimique des rares précipités observés chez les sujets normaux, donne sur 20 sédiments la proportion énorme de 18 précipités oxaliques, soit 90% des cas, et 2 phosphatiques, soit 10% des cas.

Tableau 2

Epreuve de cristallurie provoquée	Sujets normaux 24 cas (p. 100)	Sujets lithiasiques 74 cas (p. 100)
Normale ou quasi normale . .	83,3	21,6
Perturbée	16,7	78,4

Pour préciser les données fournies par l'Épreuve de cristallurie provoquée nous avons calculé ce que nous appellerons l'index sédimentaire. Pour cela nous avons attribué à chacun des qualificatifs «très rare», «rare», «assez nombreux», «nombreux» et «très nombreux» donnés par notre collaborateur CH. VITTU pour évaluer l'importance du sédiment, indépendamment de sa nature, de chaque échantillon, urinaire les coefficients 1, 2, 3, 4, et 5; nous additionnons chacun d'eux et nous divisions le chiffre obtenu par le nombre d'échantillons urinaires analysés.

Les malades étudiés sont classés en sept groupes:
1. 34 sujets, normaux.
2. 33 calculeux uriques.
3. 15 calculeux phosphatiques.
4. 60 calculeux oxaliques.
5. 12 calculeux oxalo-uriques.
6. 46 calculeux oxalo-phosphatiques.
7. 36 malades ayant eu des coliques néphrétiques, mais n'ayant pas et n'ayant jamais eu de calculs décelables.

Les malades dits calculeux étaient des malades ayant eu un calcul, éliminé ou opéré, et dont la nature chimique nous était connue et qui, dans certains cas non précisés dans notre statistique, étaient encore porteurs d'un calcul.

Le Fig. 5 nous moǹtre les grandes differences existant entre les sujets normaux et lithiasiques: en effet, les sujets normaux ont un index sédimentaire 0,9; les lithiasiques uriques de 5; les phosphatiques de 4,1; les oxaliques de 3,7; les oxalo-uriques de 2,1; les oxalo-phosphatiques de 2,8; les malades ayant présenté des coliques néphrétiques, mais n'ayant jamais eu de calculs ont un index sédimentaire de 3,5. Cette épreuve peut donc contribuer à montrer la tendance précipitante des urines de lithiasiques. Il y a là un intérêt pathogénique et diagnostic.

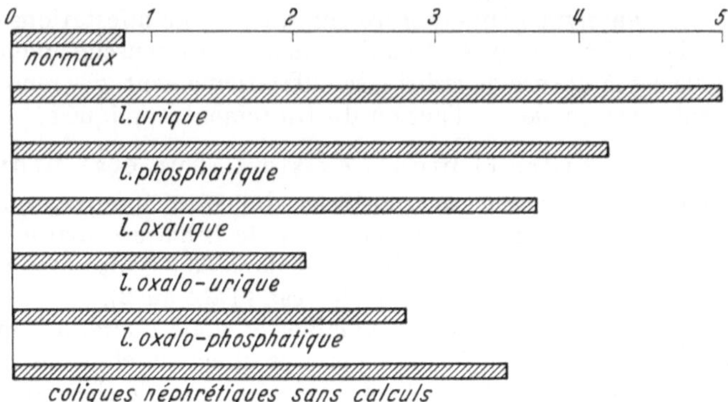

Fig. 5. Etude de l'index sédimentaire

Renseignements d'ordre biochimique: l'Épreuve de cristallurie provoquée permet-elle, chez un malade ayant ou ayant eu un calcul urinaire, d'en connaître la nature chimique?

Vingt huit de nos malades ayant eu un ou deux calculs dont la composition chimique nous était connue, nous avons voulu vérifier si l'épreuve de cristallurie provoquée permettait de prévoir quelle était la nature du calcul. Nos espoirs ont été en partie récompensés.

En effet, la présence de sédiment urique implique une lithiase urique ou oxalique; celle de sédiment phosphatique implique une lithiase phosphatique ou oxalique; celle de sédiment oxalique ne donne pas d'indications précises, orientant cependant surtout vers une lithiase oxalique ou phosphatique; quand le sédiment est mixte, la présence d'acide urique élimine la lithiase phosphatique, et la présence de phosphates élimine la lithiase urique.

L'épreuve de cristallurie provoquée permet donc dans une certaine mesure d'envisager la nature chimique de la lithiase. Il faudra en plus tenir compte du jeu des pH. Si les urines sont à tendance acide, restant constamment au-dessous de 5,6, il s'agit d'une lithiase urique; si elles sont à tendance alcaline, constamment au-dessus de 6,6, il s'agit d'une lithiase phosphatique. Mais il reste toujours une inconnue, la lithiase oxalique. En effet, répétons le, l'oxalate de calcium nous paraît présenter une instabilité toute particulière, dont la cause nous échappe et il précipite à n'importe quel pH.

Ces faits peuvent être exprimés sous une autre forme. Pour chaque malade, nous avons calculé l'index sédimentaire de la journée en tenant compte de la spécificité de chaque type de cristaux. La lecture du Fig. 5 nous permet les conclusions suivantes: les sujets normaux sont ceux qui ont l'index sédimentaire le plus bas: ils précipitent surtout des cristaux d'oxalates, moins de phosphates et pas d'acide urique; les lithiasiques uriques ont l'index sédimentaire le plus élevé et précipitent surtout des cristaux uriques, peu d'oxalates; les lithiasiques phosphatiques précipitent à égalité phosphates et oxalates; les lithiasiques oxaliques précipitent presque à égalité des phosphates et des oxalates et quelques cristaux d'acide urique; les lithiasiques oxalo-uriques précipitent uniquement, et à égalité, des cristaux d'acide urique et d'oxalates; enfin, les lithiasiques oxalo-phosphatiques ne précipitent que des oxalates et des phosphates et pas d'acide urique. On voit donc qu'il existe une corrélation certaine entre la nature chimique du calcul et la nature chimique du sédiment observé au cours de l'épreuve de cristallurie provoquée.

Mais, dans le domaine de la pratique médicale, un correctif est à apporter: dans 1/3 des cas, l'épreuve est normale chez des lithiasiques ayant ou ayant eu un calcul.

b) pH urinaires

Nous avons étudié les pH urinaires sur les échantillons des épreuves de cristallurie provoquée, de 7 h. à jeun, de 9 h. (en polyurie) de 11 h. 30, de 15 h. et de 17 h.30. Nous donnons dans le tableau 3, les moyennes arithmétiques; malheureusement, il y a au sein de chaque groupe une grande dispersion.

Tableau 3

Heures	Normaux	Lithiases				
		urique	phosphatique	oxalique	oxalo-phosphatique	oxalo-urique
7 h.	5,7	5,5	6,3	5,8	6,0	5,7
9 h.	6,3	5,4	6,5	6,2	6,4	5,6
11 h. 30	6,2	5,4	6,2	6,0	6,2	5,7
15 h.	5,7	5,4	6,1	5,9	6,4	5,6
17 h. 30	6,1	5,3	6,8	6,0	6,0	5,7

Conclusions

En jugeant l'épreuve de cristallurie seulement par l'index sédimentaire, on peut dire que, lorsqu'elle est positive, il y a 70 chances sur 100 pour que l'on soit en présence d'un lithiasique et, dans ce cas, elle oriente le diagnostic biochimique de la lithiase. Grâce à l'épreuve de cristallurie provoquée il est en plus possible de faire le diagnostic d'état pré-lithiasique, si le malade n'a pas ou n'a pas eu de calcul. Si elle est négative, il y a des chances pour qu'il ne s'agisse pas de lithiase.

En envisageant le jeu des pH urinaires, on peut apporter les conclusions suivantes: si les pH sont au cours de la journée égaux ou inférieurs à 5,4, il y a de grandes probabilités en faveur de la lithiase urique; s'ils se maintiennent égaux ou supérieurs à 6,8 il y a de grandes probabilités en faveur de la lithiase phosphatique.

3. Test du tamis urinaire, de SENGBUSCH et TIMMERMANN

SENGBUSCH et TIMMERMANN, en proposant le «test du tamis urinaire», ont apporté une contribution très importante à l'étude du sédiment urinaire. Voici le résumé de leur travail:

«La forme cristalline urinaire d'oxalates dihydratés de calcium (Wedellit) a été étudiée en séries chez des individus normaux et chez des calculeux. On trouve des cristaux solitaires et des associations cristallines (calculs microscopiques) très variables en nombre et en grosseur. L'élimination est irrégulière et indépendante de l'heure et du pH urinaire. La formation cristalline dans les tubes rénaux semble être très rapide, se manifeste en quelques heures.

On peut démontrer qu'il existe une corrélation entre la formation des cristaux d'oxalates de calcium (tétragone) et celle des calculs oxaliques cliniques.

Pour mesurer la production exacte des cristaux, les auteurs ont construit un tamis dont les mailles sont de 200, 120 et 60 μ.

Par la sédimentation urinaire et le test du tamis urinaire, on peut constater que la production cristalline est différente chez l'individu normal et chez le calculeux. Ce dernier présente:

— une élimination fréquente d'oxalates de calcium,

— des formations cristallines solitaires grossières, et

— une formation grossière beaucoup plus fréquente de calculs microscopiques.

Sur le tamis de 60, on trouve chez l'individu normal en moyenne 6,2 calculs contre 30,7 calculs microscopiques chez le malade (1,5). — Sur le tamis de 12 μ, la proportion est de 0,7/7,6 (1:10). — Sur le tamis de 20 μ, cette proportion est de 0,01/1,9 (1:200).

Les différences les plus frappantes sont mises en évidence par l'emploi de tamis urinaires dont les mailles sont de 20 μ.

Le test au tamis urinaire permet une étude critique des procédés thérapeutiques et des prescriptions diététiques, par exemple en ce qui concerne l'absorption alimentaire d'éléments riches en oxalates de calcium et ses relations avec la formation de calculs microscopiques urinaires.»

Les microphotographies illustrant leur travail sont très suggestives.

III. Les calculs

L'analyse chimique des calculs urinaires est trop souvent négligée. Elle est importante.

En effet, nous pensons que les lithiasiques urinaires restent fidèles à leur type chimique de lithiase, à moins que ne survienne une thérapeutique trop active opposée au terrain lithiasique, ou une infection urinaire.

De nombreuses statistiques des calculs ont été publiées. Leur interprétation est difficile, les auteurs n'ayant pas tous utilisé les mêmes normes. Cependant sur certains points tous les auteurs s'accordent. Les calculs de calcium sont de beaucoup les plus fréquents: 70 à 80% des cas suivant les statistiques. THOMPSON et ses collaborateurs font remarquer la très grande variation des proportions d'oxalate et de phosphate, dans les calculs mixtes, qui sont fréquents; par contre le taux de calcium est assez fixe: 25 pour cent.

Ce fait explique les différences, données par les divers auteurs, au sein des lithiases calcaires; les pourcentages d'acide oxalique et d'acide phosphatique dépendent des précisions analytiques: les analyses sont le plus souvent grossièrement quantitative.

Quand on étudie les résultats des analyses publiées au XIX siècle on est étonné de constater la frande fréquence des calculs d'acide urique. La statistique de LEROY D'ESTOILLE (in Champagnat) donne les chiffres suivants:

Sur 238 malades:

201 calculs d'acide urique,
  6 calculs phosphatiques,
 10 ont eu des pierres secondaires formées de phosphate aprés avoir éliminé des calculs
    uriques,
  5 calculs oxaliques,
  6 calculs d'urate d'ammoniaque,
  1 calcul de cystine.
  9 calculs non analysés.

Deux faits expliquent peut-être ce qui différencie ces chiffres des taux actuels: l'alimentation normale était très riche en protides, et, par ailleurs, ces statistiques sont essentiellement basées sur l'élimination spontanée des calculs: or les calculs d'acide urique sont ceux qui s'éliminent le plus facilement.

Voici la statistique de NAKANO à propos de 85 cas:

oxalate	34,2%	lithiase mixte	16%
urates	23,3%	divers	3,5%
phosphates	19,4%	cystine	1,4%.

Voici la statistique de PRIEN & FRONDEL basée sur l'analyse spectrophotographique de 600 calculs

oxalate de Ca pur	36%
oxalate de Ca + apatite	31%
phosphate ammoniaco magnésien + apatite	20%
acide urique	6,1%
cystine	3,8%
phosphate ammoniaco magnésien + apatite + oxalate de calcium	1,6%
phosphate de calcium	1,6%

Nos chiffres personnels sont basés sur l'analyse chimique de calculs de 175 malades, les uns ayant été opérés, les autres ayant éliminé spontanément un calcul ou plusieurs calculs; lorsque plusieurs calculs ont été extraits au cours d'une intervention, ou lorsque nos malades ont émis plusieurs calculs, nous ne les comptons, évidemment, qu'une fois:

oxalate de Ca (60 calculs)	34,2%
oxalate de Ca + phosphate de Ca (46 calculs)	26,2%
acide urique (33 calculs)	18,8%
phosphate de Ca (17 calculs)	9,7%
oxalate de Ca + acide urique (8 calculs)	4,5%
phosphate ammoniaco-magnésien (4 calculs)	2,2%
carbonate de chaux (4 calculs)	2,2%
cystine (3 calculs)	1,7%

Le groupe des 8 calculeux présentant des calculs oxalo-calcaires et uriques mérite quelques réflexions. — Aucun de ces calculeux n'a présenté d'hypercalciurie; le chiffre moyen a d'ailleurs été de 200 mg. par 24 heures. — Sur les 8 calculs, 6 étaient composés d'acide urique avec traces d'oxalate de chaux, et 2 avaient égalité acide urique et oxalate de chaux. — On peut donc dire que ce groupe est surtout urique. Les oxalates s'allient donc mal avec l'acide urique et inversement.

Nous voyons donc que dans 79 pour cent des cas le calcium était présent dans nos calculs.

Comme nous le disions précédemment l'analyse des calculs a un intérêt diagnostic certain, les malades restant fidèles à la nature chimique de leur calcul. Deux faits cependant peuvent modifier la nature chimique d'une lithiase, soit la prescription d'une thérapeutique intempestive, très acidifiante dans la lithiase phosphatique et très alcalinisante dans la lithiase urique, soit l'apparition d'une infection urinaire.

Sur 175 malades, les calculs ont eu toujours la même nature; sur 184 malades nous en avons observé 9 dont la nature chimique du calcul n'était pas la même. Ces observations ont pu être faites dans trois conditions différentes: soit au cours d'une même opération portant sur l'exérèse de deux calculs, soit au cours d'opération itérative; soit au cours d'élimination spontanées et successives de calculs.

Voici comment se présentent nos 9 cas:

Obs. 1. — Co., femme: au cours d'une même opération sont enlevés un calcul de phosphate de calcium et un calcul de carbonate de calcium.

Obs. 2. — Fa., homme 1951: exérèse d'un calcul pyélique mixte de phosphate et d'oxalate de Ca + traces de phosphate ammoniaco magnésien: opéré d'un calcul urétéral de phosphate ammoniaco-magnésien (pyurie). — 1954: élimination d'un calcul d'oxalate de calcium (urines non infectées).

Obs. 3. — Gir., homme 1948: opéré d'un calcul pyélique mixte de phosphate et d'oxalate de calcium. — 1955: élimine un calcul d'acide urique (aprés longue marche en montagne et grosse sudation).

Obs. 4. — Hen., homme 1952: opéré d'un calcul pyélique de phosphate de calcium et d'un calcul vésical d'oxalate de calcium.

Obs. 5. — de Mar., homme 1956: opéré de deux calculs pyéliques: l'un carbonate de calcium, l'autre oxalate de calcium.

Obs. 6. — Mia., homme 1952: opéré calcul vésical d'acide urique et de phosphate ammoniaco magnésien (pyurie). —1954: élimination d'un calcul de phosphate de calcium et de phosphate ammoniaco magnésien (colibacillose sans pyurie).

Obs. 7. — Mon., homme 1950: opéré d'un calcul de phosphate de calcium. 1953: Elimine un calcul mixte de phosphate et d'oxalate de calcium.

Obs. 8. — Na., femme 1953: opéré d'un calcul pyélique gauche de phosphate de calcium et ammoniaco magnésien trois semaines plus tard, opérée d'un calcul urétéral droit d'urate (pyurie). — 1954: élimine un calcul de phosphate de calcium (urines non infectées).

Obs. 9. — Tru., homme 1951: élimine un calcul d'oxalate de calcium. — 1954: élimine un calcul de carbonate de calcium.

Nous voyons donc qu'en dehors d'un cas (obs. 3) nos malades sont restés fidèles à la lithiase calcaire: ils sont devenus ammoniaco magnésiens lorsqu'est apparue une infection urinaire. Mais pourquoi ont-ils changé de lithiase soit oxalique, soit phosphatique, soit carbonique ?

La connaissance de la nature chimique du calcul a donc un intérêt diagnostic, permettant d'établir une thérapeutique rationnelle. Cette connaissance a encore l'intérêt de permettre de porter un pronostic si nous suivons Twiner (1937). Cet auteur pense que les calculs de phosphates récidivent plus fréquemment que ceux d'oxalates. Il donne le tableau suivant:

Tableau 4. *Rapport entre la constitution chimique des calculs et leur recidive*

Constitution chimique	Nombre de cas	Récidives	
Phosphate	79	28	35%
Oxalate	74	11	14,8%
Acide urique . . .	7	2	28,5%
Cystine	3	3	100%

Ce tableau entraine cependant une remarque: correctement traitée la lithiase urique nous parait la plus bénigne des lithiases, ce qui ne ressort pas du tableau de Twinem.

Hellström (1938) admet que l'examen bactériologique du noyau du calcul est aussi important que l'analyse chimique de la pierre: dans 22 pour cent des cas ils sont infectés.

IV. Les féces

Le dosage du calcium fecal a donné des résultats interessants au cours de l'hypercalciurie idiopathique.

On sait qu'à l'état normal 70 à 80 pour cent du calcium sont éliminés par les féces et 20 à 30 pour cent par les urines. Or, Albright (1953) et Pyrah et Raper (1955) ont rapporté chacun un cas d'hypercaciurie idiopathique ou cette proportion était inversée. Nous en avous publié 3 cas en 1957 et 15 en 1958. La comparaison de l'élimination calcaire, par 24 heures, du calcium fecal et du calcium urinaire, chez 9 sujets contrôles nous a donné des chiffres comparables aux chiffres classiques de la littérature: l'élimination fécale est quatre fois supérieure à l'élimination urinaire. Par contre, la même comparaison faite chez 15 sujets atteints de lithiase calcaire avec hypercalciurie idiopathique nous apprends que l'élimination se fait presque à égalité par les féces et les urines. Quatre observations analogues viennent d'être rapportées par HENNEMAN et ses collaborateurs.

Conclusions générales

Quels sont les examens de laboratoire les plus importants, dans la pratique médicale, pour faire le diagnostic biochimique d'un lithiasique urinaire ?

L'étude des pH urinaires, évalués sur 4 ou 5 échantillons de la journée, nous paraît importante: mais elle n'aura de valeur que s'ils sont uniformément bas, égaux ou inférieurs à 5,4 (lithiase urique), ou uniformément hauts: égaux ou supérieurs à 6,8 (lithiase phosphatique) sur des urines non infectées. Si les urines sont infectées, leur alcalinité ne préjuge évidemment pas de la nature biochimique du calcul. L'étude du sédiment urinaire, dans les conditions codifiées par l'épreuve de cristallurie provoquée, donne dans de nombreux cas des renseignements importants.

Le dosage du calcium urinaire, en régime alimentaire équilibré, est essentiel. Mais il n'a de valeur indicative que si la calciurie est élevée, dépassant 250 mg. par 24 heures, chiffre retrouvé à 2 ou 3 examens. Cette observation conduit au diagnostic de lithiase calcaire. Une hypercalciurie entraine d'autres investigations biochimiques et cliniques. Il faut en effet en rechercher la cause: s'agit-il d'une hyperparathyroïdie, d'un cancer osseux, d'une ostéoporose ou d'une hypercalciurie idiopathique.

L'épreuve de BRAND et ses collaborateurs devrait faire partie des examens systématiques d'un lithiasique urinaire. Elle nous paraît avoir une valeur incontestable pour diagnostiquer la lithiase cystinique.

L'épreuve de SULKOWITCH, surtout pratiquée sur un échantillon urinaire de la journée, nous paraît condamnable: non seulement elle est imprécise, mais un hypercalciurique peut avoir, au cours du nycthémère, sur une miction, une urine très diluée, donnant une calciurie basse, alors que le débit calcique des 24 heures est élevé.

La phosphaturie et l'uricurie n'ont guère de valeur sémiologique.

Les dosages sanguins n'arriveront qu'en second lieu, orientés par les examens urinaires précédents.

Bibliographie

ABRAMI, P., et A. LICHTWITZ: Le rein des goutteux. Congrès de la Goutte, Vittel, 1932. — ALBRIGHT, P., P. HENNEMAN, P. H. BENEDICT and A. P. FORBES: Proc. roy. Soc. Med. **46**, 1077 (1953). — Hypercalciurie idiopathique. J. clin. Endocr. **13**, 860 (1953). — ARCHER, H. E., A. E. DORMER, E. F. SCOWEN and R. W. E. WATTS: The aetiology of primary hyperoxaluria. Brit. med. J. **1958** I, 175. — Lancet **1957** II, 230. — Clin. Sci. **16**, 405 (1957). — ARMSTRONG, W. A., and L. G. GREENE: Uric acid calculi, with particular reference to determination of uric acid content of blood. J. Urol. (Baltimore) **70**, 545 (1953). — Lithiase urique: uricémie. J. Urol. (Baltimore) **71**, 345 (1953). — BARRETT, J. F.: Absorption and excretion of oxalate. Lancet **1942** II, 574. — BEARD, D. E., et W. E. GOODYEAR: Hyperparathyroïdie et lithiase urinaire. J. Urol. (Baltimore) **64**, 638 (1950). — BRAND, E., R. J. BLOCK and G. F. CAHILL: Cystinuria: metabolisme of hydroxy analogue of methionine (dld-hydroxy gamma-methirobutyric acid). J. biol. Chem. **119**, 681—687 (1937). — BRAND, E., R. J. BLOCK, B. KASSELS and G. F. CAHILL: Carboxymethyl cystein metabolism its implication on therapy in cystinuria and on methionine cysteine relationship. Proc. Soc. exp. Biol. (N.Y.) **35**, 501—503 (1936). — Cystinuria-metabolism of casein and lactalbumine. J. biol. Chem. **119**, 669 (1937). — BRAND, E., G. F. CAHILL and M. M. HARRIS: Cystinuria. J. biol. Chem. **109**, 69 (1935). — BURNETT, C. H., R. R. COMMONS, F. A. ALBRIGHT and J. E. HOWARD: Hypercalcemia without hypercalciuria or hypophosphatemia, calcinosis and renal insufficiency. New Engl. J. Med. **240**, 787 (1949). — CHAMPAGNAT: Traitement des maladies des voies urinaires. Paris: A. Delahaye 1875. — CHAUVIN, E., et C. JEAN: Le rôle exact de la lithiase dans l'étiologie de la colique néphrétique. IVème Congr. Méd. Internat. d'Evian, Sept., tome I, p. 344. Paris: Vigot Frères 1955. — CONWAY, N. S.: The urinary citrate excretion in patients with renal calculi. Brit. J. Urol. 20/21, 30 (1949). — CONWAY, N. S., A. I. L. MAITLAND and J. B. RENNIE: The urinary citrate excretion in patients with renal calculi. Brit. J. Urol. 21, 30 (1949). — COSTE, F., et F. DELBARRE: La lithiase urique. IVème Congr. Méd. Internat. d'Evian, Sept., p. 530. Paris: Vigot Frères 1955. — COTTET, JEAN: Essai de diagnostic biochimique des lithiases urinaires. Sem. Hôp. Paris 28, Nr 26 (1952). — Lithiases urinaires avec hypercalciurie idiopathique. J. Urol. méd. chir. 60, 279 (1954). — Calcium urinaire et lithiases urinaires. Presse méd. 63, 878 (1955). — COTTET, JEAN, SULLY LEDERMAN et CH. VITTU: Urée urinaire, Calciurie, Uricurie et Phosphaturie dans les lithiases urinaires calculeuses, tome 9, p. 63. 1957. — COTTET, JEAN, et G. MIKOL: Le syndrome biochimique de la lithiase urique. IVème Congr. méd. Internat. d'Evian, Sept., tome II, p. 20. Paris: Vigot Frères 1955. — Diagnostic de la lithiase urique. Revue méd. franç. Nr 4 (1956). — COTTET, JEAN, et CH. VITTU: Valeur sémiologique de l'épreuve de Cristallurie provoquée. Presse méd. 1952. — Sédiment et lithiase urinaire. Presse méd. Nr 34, 703 (1953). — COTTET, JEAN, CH. VITTU et SULLY LEDERMANN: Calcium fécal et urinaire dans les lithiases urinaires. A paraître. Journal d'Urologie 1959. — DECOURT, JACQUES: Les hypocalcies. Ann. Méd. 45, 361 (1939). — DENT, C. E., B. SENIOR and J. M. WALSHE: The pathogenesis of cystinuria. II. Polarographic studies of the metabolism of sulfur-containing amino-acids. J. clin. Invest. 33, 1216 (1954). — DESGREZ, P., J. THOMAS, E. THOMAS et H. RABUSSIER: Calcium et magnésium urinaire chez le sujet sain et le sujet atteint de lithiase rénale. Mise en évidence de corrélation entre ces deux éliminations. Ann. Biol. clin. Nr 10—12, 15, 657 (1957). — DESGREZ, P., J. THOMAS, E. THOMAS et H. RABUSSIER: Calcium et magnésium urinaire chez les goutteux. Ann. Biol. clin. 16, 3—4, 204 (1958). — DOOLAN, P. D., H. A. HARPER, A. B. HUTCHIN and E. L. ALPHEN: Renal clearance of lysin in cystinuria. Amer. J. Med. 23, 416 (1957). — FABRE, J.: Les troubles du métabolisme phospho-calcique dans la lithiase urinaire. IVème Congr. Internat. d'Evian 1955, p. 52. Paris: Vigot Frères 1955. — FEY, B., M. LEGRAIN et J. SIFALAKIS: La lithiase réno-urétérale calcique. Presse méd. 65, 371, 443 (1957). — FLOCKS, R. H.: Excrétion urinaire du phosphore et du calcium chez les malades porteurs de calculs urinaires. J. Amer. med. Ass. 113, 1466 (1939). — Études sur la nature du calcium urinaire et son rôle dans l'uro-lithiase calcique. J. Urol. (Baltimore) 64, 633 (1950). — GENOT, R.: Nos moyens d'action sur l'hypercalciurie des lithiases urinaires. Sem. Hôp. Paris 32, Nr 58 (1956). — GERBRANDY, J., et HELLEN-DORN: The diagnostic value of calciuria during hormonal treatment of metastasized mammary carcinoma. Acta endocr. (Kbh.) Suppl. 31, 275—288 (1957). — GLIDDEN, M. A.: Utilisation of calcium. J. Amer. diet. Ass., January 1955. — GRIFFIN, M., A. E. OSTERBERG and W. F. BRAASCH: Blood calcium, phosphorus and phosphatase in urinary lithiasis; parathyreoid disease as etiological factor. J. Amer. med. Ass. 111, 683 (1938). — GUILLAUMIN, CH.: La diathèse oxalique. Ses origines dans l'organisme humain. Oxalémie, Oxalurie. Calculs et précipitations oxaliques. Diagnostic. Biochim. Méd., IIIème sér., Masson Edit., 270—293. — HELLSTRÖM, J.: Brit. J. Urol. 21, 1—9 (1938). — HENNEMAN, H., P. H. BENEDICT, A. P. FORBES et H. R. TUDLEY: Idiopathic hypercalciuria. New Engl. J. Med. 259, 802 (1958). — HERKEL, W., u. K. KOCH: Untersuchungen zur Oxalsäureausscheidung insbesondere bei Nierensteinkranken. Dtsch. Arch. klin. Med. 178, 511—537 (1936). — HIER, S. W.: Urinary excretion of individual amino-acids on normal and low protein diets. Trans. N.-Y. Acad. Sci. II 10, 280 (1948). — HOWARD, J. E.: Clinical and laboratory research concerning mechanisms of formation and control of calculous disease by kydney. J. Urol. 72, 999—1008 (1954). — JEGHERS, H., and R. MURPHY: Practical aspects of oxalate metabolism. New Engl. J. Med. 233, 208, 238 (1945). — JESSERER, H.: Das Krankheitsbild der idiopathischen Hyperkalkurie. Dtsch. med. Wschr. 82, 943—946 (1957). — KISSIN, B., and M. O. LOCKS: Urinary citrates in calcium urolithiasis. Proc. Soc. exp. Biol. (N.Y.) 46, 216 (1941). — KLOTZ, H. P., M. TUTIN et P. ROBEL: L'hypercalciurie idiopathique. — A propos de 28 cas personnels. Sem. Hôp. Paris 34, 2553 (1958). — KNAPP, E. L.: Facteurs influençant l'excrétion urinaire du calcium. J. clin. Invest. 26, 182 (1947). — LAMDEN, M. P., and G. A. CHRYSTOWSKI: Urinary oxalate excretion by man, following ascorbic acid ingestion. Proc. Soc. exp. Biol. (N.Y.) 85, 190 (1954). — LEDERER, J., J. SERANE et J. VAN KEERBERGHEN: Le rein des goutteux. Congr. du Centenaire, 1854/1954. Vittel, Juin, p. 143, 1954. — LICHTWITZ, A., et D. CLEMENT: Les régulations hormonales du métabolisme calcique. Sem. Hôp. Paris 31 (1955). — LICHTWITZ, A., D. CLEMENT, R. PARLIER et M. DELAVILLE: Le métabolisme du calcium et les stéroïdes. Sem. Hôp. Paris 31 (1955). — LICHTWITZ, A., R. PARLIER et D. CLEMENT: Le métabolisme du calcium. Rev. rhum. 23, 689 (1956). — LIPPMAN, R. W.: Significance of the urinary sediment. Ciba Clin. Symposia 9, 287 (1950). — LOEPER, M., et J. VIGNALOU: La genèse de la lithiase oxalique. IVème Congr. Méd. Internat. d'Evian, Sept., tome I, p. 5. Paris: Vigot Frères 1955. — MARCOTTE, O.: Goutte et lithiase. Congr. de la Goutte, Vittel, p. 236, 1952. — MCGEOWN, M. G.: The urinary amino acids in relation to calculus disease. J. Urol. (Baltimore) **78**, 318 (1957). — The urinary excretion of amino acids in calculus disease. Congr. Internat. Chim. Clin., Stockholm 1957. — McGeown, M. G., and G. H. Bull: The pathogenesis of urinary calculus formation. Brit. med. Bull. **13**, 53 (1957). — McIntosh, J. F.: Classification and chemical pathogenesis of urinary calculi. J. clin. Invest. **21**, 755 (1942). — McIntosh, J. F., et M. K. Read: Oxalic acid excretion in oxalate lithiasis. J. Urol. (Baltimore) **80**, 277 (1958). — Miller, A., and J. P. Mitchell: Hyperparathyroidism and urinary stones. Brit. J. Urol. (Baltimore) **24**, 91 (1952). — Milliez, P., A. Ryckewaert, G. Lagrue, D. Fritel et J. Bertrand: Insuffisance rénale avec hypercalcémie, alcalose sanguine et nephrocalcinose chez les sujets porteurs d'ulcus du duodénum et soumis à une alcalinothérapie et à une calcithérapie intensives. Bull. Soc. méd. Hôp. Paris **73**, 339 (1957). — Morris, H.: Surgical diseases of kidney. Lea et Bras, édit. Philadelphie. — Nakano, H.: Beiträge zur Kenntnis der in den Harnsteinen enthaltenen Substanzen. J. Biochem. (Tokyo) **2**, 437 (1922/23). — Atlas der Harnsteine, Bd. 1. 1925. — Nicolaysen, R., N. Eeg-Larsen and O. J. Malm: Physiology of calcium metabolism. Physiol. Rev. **33**, 424 (1953). — Nokleby, K.: Nyre. Og uretersten en analyse av et sykehusmateriale. Nord. Med. **51**, 293 (1954). — Paillard, H., et R. Fauvert: La Goutte. Étude clin. biol. et ther. 143 p. J. B. Baillère 1945. — Pearson, O. H., Ch. D. West, V. P. Hallander and N. E. Treves: Evaluation of endocrine therapy for advanced breast cancer. J. Amer. med. Ass. **154**, 234 (1954). — Prien, E. L., and C. Frondel: Studies in urolithiasis. I. The composition of urinary calculi. J. Urol. (Baltimore) **57**, 949 (1947). — Pucher, Sherman and Vickery: J. biol. Chem. **113**, 235 (1935). — Pyrah, L. N.: The calcium containing renal stone. Proc. roy. Soc. Med. **51**, 3, 183—199 (1958). — Pyrah, L. N., and F. P. Raper: Calcification rénale et formation des calculs. Brit. J. Urol. **27**, 335 (1955). — Ryckewaert, A.: Les ostéoporoses. Sem. Hôp. Paris **29**, 562 (1953). — Scott, W. W., Ch. Huggins and C. Selman: Metabolism of citric acid in urolithiasis. J. Urol. (Baltimore) **50**, 202 (1943). — Sengbusch, R. v., et A. Timmermann: L'émission cristalline urinaire d'oxalates de calcium et ses relations avec la formation de calculs oxaliques (test au tamis urinaire). Urol. int. (Basel) **4**, 76 (1957). — Kristalline Vorstadien der Kalziumoxalatsteine im menschlichen Harn. Dtsch. med. Wschr. **83**, 501 (1958). — Snapper, I.: Acta med. scand. **103**, 321 (1940). — Stein, W. H.: A chromatographic investigation of the amino acids constituent of normal urine. J. biol. Chem. **211**, 915 (1954). — Sutherland, J. W.: Recherche de calculs urinaires après l'opération. Brit. J. Urol. **26**, 22 (1954). — Twinem, F. P.: Study of recurrence following operations of nephrolithiasis. J. Urol. (Baltimore) **37**, 259 (1937). — Unger, V.: Nephrokalzinose und Steinbildung in ihren Beziehungen zu Störungen des Kalkstoffwechsels. Z. Urol. **51**, 69 (1958). — Whedon, G. D., and E. Shorr: Metabolic studies in paralytic acute anterior poliomyelitis. II. Alterations in calcium and phosphorus metabolism. J. clin. Invest. **36**, 966 (1957). — Welti, H., F. Coste et D. Assuied: Hyperparathyroïdie avec ostéite fibro-kystique généralisée chez un malade porteur d'un adénome parathyroïdien. Mém. Acad. Chir. Nr 18/19, 536 (1955). — Welti, H., A. Lemaire, J. Cottet et D. Assuied: Hyperparathyroïdie avec lithiase rénale bilatérale chez un malade porteur d'un adénome parathyroïdien. Mém. Acad. Chir. Nr 18/19 (1955).

Traitement médical des lithiases urinaires

Par

Jean Cottet

Avant-propos

Il y a quatre ans, Burkland écrivait que la lithiase urinaire devait être considérée comme une manifestation locale d'une maladie générale, et non une maladie en elle-même. Cette affirmation, que nous faisons nôtre, laisse entendre qu'il n'existe pas un traitement médical des lithiases urinaires, mais des traitements.

A la suite des travaux de R. Couvelaire, il est habituel de distinguer la lithiase d'organe et la lithiase d'organisme. La première relève *principalement* du traitement chirurgical, la seconde relève du traitement médical, à moins que la situation anatomique du calcul n'impose son exérèse. Nous écrivons: la lithiase d'organe relève *principalement* du traitement chirurgical; en effet, un obstacle mécanique ayant engendré de la stase, de l'hyperpression et secondairement un calcul, doit être évidemment enlevé; mais en même temps qu'un obstacle mécanique, peuvent exister des troubles métaboliques facilitant à ce niveau des voies urinaires une précipitation calculeuse et lui donnant sa physionomie biochimique. Donc, le diagnostic de calcul d'organe est insuffisant; il faut rechercher la possibilité de troubles métaboliques l'ayant favorisé.

Après avoir éliminé l'existence d'anomalies anatomiques, le diagnostic de lithiase urinaire, calculeuse ou non, impose une exploration biochimique (voir p. 410) afin de connaître la nature de la lithiase: s'agit-il d'une lithiase acide, urique ou cystinique? S'agit-il d'une lithiase alcaline, phosphatique ou phospho-ammoniaco-magnésienne? S'agit-il d'une lithiase indifférente au point de vue équilibre acido-basique, oxalique? S'agit-il d'une lithiase calcaire, avec hypercalciurie? Il est important de distinguer ces lithiases entre elles: chacune d'elles entraîne un traitement différent.

Le plus souvent, il est impossible de découvrir l'étiologie expliquant l'apparition d'une de ces lithiases. Cependant, elle doit être recherchée: ce sera la goutte ou la cystinurie pour les lithiases urique et cystinique. Ce sera l'exceptionnelle hyperoxalémie avec hyperoxalurie expliquant une lithiase oxalique à répétition. Ce seront les nombreuses causes d'hypercalciurie justifiant une lithiase calcaire: hyperparathyroïdie, ostéoporoses, métastases cancéreuses osseuses, sarcoïdoses, insuffisance tubulaire chronique, hypercalciurie d'immobilisation, hypercalciuries dues à un excès de vitamine D, d'acétazolamide, hypercalciuries par erreur de régime (excès de lait et d'alcalins dans le traitement de l'ulcère engendrant le syndrome de Burnett, excès de fromage) et le plus souvent hypercalciurie dite idiopathique parce que la cause échappe.

Lorsque la thérapeutique médicale a été décidée, qu'il s'agisse d'une colique néphrétique banale due à la lithiase cristalline ou de l'expulsion ou de l'exérèse d'un calcul, une nouvelle question se pose. Pendant combien de temps le traitement doit-il être suivi? S'il s'agit d'une forme de lithiase rénale s'accompagnant de perturbations biochimiques, la durée du traitement sera en rapport avec la durée des perturbations constatées. Mais, lorsqu'il s'agit d'une banale colique néphrétique, accompagnée ou non de l'élimination d'un calcul, qui ne se reproduira peut être jamais, ou dans de nombreuses années, ou peut-être quelques semaines plus tard, il est impossible de dire quelle doit être la durée du traitement.

Avant de clore ce paragraphe de généralités sur le traitement des lithiases urinaires, nous devons insister sur une importante notion: toute colique néphrétique n'est pas obligatoirement l'expression de lithiase urinaire. CHAUVIN et JEAN (1955) ont montré que dans l'étiologie de la colique néphrétique, la notion de lithiase ne peut être affirmée que pour 38,3 % des cas, c'est-à-dire un peu plus du tiers. Toute colique néphrétique ne doit donc pas entraîner un traitement de lithiase rénale.

Quels espoirs devons-nous mettre dans la thérapeutique des lithiases urinaires ? La lecture des travaux consacrés à ce sujet montre que l'on passe par des périodes d'optimisme et par des périodes de découragement. De tous temps, les médecins ont mis un espoir dans les lithotriptiques, nom donné autrefois aux médicaments qui, injectés dans la vessie ou introduits dans l'estomac, étaient jugés capables de briser ou de dissoudre les calculs urinaires.

Un fait est encourageant: la réalité des observations de dissolution spontanée de calculs urinaires; citons a cet égard travaux de PISARSKI (1933), KEYSER (1938), DOSSOT (1950), McCREA et van BUSKIRK (1951), KOCH, HAASE et MAREK (1953), WEIL (1953), et le travail d'ELLIOT (1954) consacrant une bonne revue d'ensemble à ce sujet. Ce dernier auteur pense que ces dissolutions spontanées sont dues à un changement d'équilibre acido-basique.

Dans une maladie dont l'évolution est si capricieuse, dont les manifestations sont si polymorphes, le rôle de la thérapeutique est bien difficile à apprécier. Cependant, il est consolant de noter avec BURKLAND et ROSENBERG, d'après les nombreuses statistiques publiées, la diminution des récidives de calcul alors que ʃe nombre de lithiases rénales reste le même. N'est-ce pas là une preuve de l'efficacité de la thérapeutique actuelle.

A. Traitements généraux des lithiases urinaires
I. Diététique des boissons
1. Raisons justifiant l'intérêt de l'augmentation de la diurèse

Dans la création des lithiases urinaires expérimentales et dans leur traitement prophylactique et curatif, la concentration urinaire joue un rôle capital. Chez l'homme, alors que dans les conditions normales, la restriction liquidienne n'entraîne pas de dépôt dans les reins des substances organiques et minérales en solution dans l'urine, dans certains conditions pathologiques, une diminution de la diurèse favorise cette précipitation (G. MAURIC et J. BARBIZET).

Comme le rappelait JEAN HAMBURGER en 1949, une diurèse aqueuse insuffisante favorise au cours de la maladie lithiasique toutes les cristallisations urinaires; phénomène «évident lorsqu'on se rappelle que plusieurs des sels minéraux contenus dans l'urine normale y ont une teneur voisine de leur limite de solubilité ou même franchement supérieure à celle-ci. C'est ainsi que l'oxalate de calcium est physiologiquement sursaturé dans l'urine à 3,4 et même 8 fois sa solubilité dans l'eau (JOLY). Le danger de précipitation est donc, pourrait-on dire, un phénomène normal que risque d'aggraver toute oligurie durable». Dans l'eau, l'acide urique et les urates de calcium sont pratiquement insolubles; les phosphates bi et tricalcique sont solubles à 0,01 g pour mille et le carbonate de chaux à 0,07 g, l'un et l'autre pour un pH de 7. — Umbra, cité par A. MUGLER, a apprécié à vingt litres la quantité d'eau nécessaire pour dissoudre, selon les lois de la solubilité simple, les sels que l'homme dissout dans un litre et demi d'urine.

A la suite du travail de Miller, Vermeulen et Moore (1958), ces faits sont contestables. Ces auteurs ont montré que la solubilité dans l'eau des différents constituants urinaires est différente si on les envisage séparément et dans un mélange tel qu'ils constituent une urine artificielle. Leur solubilité dans l'eau devient voisine de celle observé dans l'urine.

Cependant les lithiases rénales, quel qu'en soit le type chimique, sont dues à l'instabilité d'un corps qui normalement devrait rester dissous : tantôt le corps est à une concentration supérieure à la normale, mais cependant à un taux qui chez un sujet normal n'entraînerait aucune précipitation ; tantôt, plus rarement, il est à une concentration égale ou inférieure à la normale et cependant il précipite. Quoi qu'il en soit, les risques de précipitation seront diminués par la dilution urinaire. La concentration n'est certainement pas la cause première qui permet d'expliquer la genèse des calculs : les sujets normaux peuvent en effet avoir des densités très élevées, atteignant et dépassant 1030, sans qu'il soit possible de déceler de cristaux dans leurs urines. Mais la concentration joue un rôle important comme cause seconde, chez des malades présentant le terrain lithiasique.

L'action du climat sur la genèse des calculs est à la fois intéressante et décevante, ainsi que le font remarquer L. Justin-Bésançon, G. Wolfromm, et René Wolfromm. Pour juger son rôle il faut l'étudier sur le devenir de sujets soumis brusquement au climat à étudier et non pas comparer des autochtones de différents climats. Pierce et Bloom observent l'influence du climat désertique sur les soldats américains soumis au même régime alimentaire qu'en Amérique. Dans les deux à trois mois après leur arrivée se manifestent souvent des symptômes de lithiase ; si rien n'est apparu après dix mois de séjour il y a toute chance pour que la lithiase ne se développe pas. Pendant l'été, alors que l'oligurie est marquée, le nombre des cas de coliques néphrétique augmente. Les antécédents urinaires ne semblent jouer aucun rôle. La fréquence des calculs est dix fois plus grande chez les blancs que chez les noirs et cependant ils sont soumis à la même alimentation. La lithiase est observée aussi fréquemment chez les sédentaires que chez ceux qui travaillent. Des faits analogues sont rapporté par Milbert et Gersh.

En 1956, Prince et ses collaborateurs ont montré que l'étude épidémiologique des calculs urinaires avait un grand intérêt scientifique. Ils ont étudié 922 cas de coliques néphrétiques dues aux calculs urétéraux ; dans cette série ils ont vu l'importance saisonnière manifeste. Le nombre des coliques néphrétiques suit remarquablement les variations de la température extérieure ; la fréquence la plus grande est observée d'avril à octobre, alors qu'en février les cas sont très rares. La fréquence observée d'avril à octobre résulte, pour les auteurs, de la déshydratation et de la concentration urinaire avec, comme résultante, la formation de calculs pendant ces mois chauds. — Les auteurs concluent: «la déshydratation joue, dans la formation des calculs, un rôle beaucoup plus important qu'on le pense généralement. Nous croyons que si les malades peuvent prendre de grandes quantités de liquide, particulièrement dans les mois chauds, le nombre de cas de coliques néphrétiques peut être diminué significativement». Prince et ses collaborateurs ne pensent pas que les variations de l'humidité jouent un rôle, opinion à laquelle ne se range pas Davalos.

L'épreuve de cristallurie provoquée (Jean Cottet et Ch. Vittu 1953) pratiquée chez 74 lithiasiques nous a appris qu'il était rare de noter une précipitation cristalline, qu'elle soit urique, oxalique ou carbophosphatique, lorsque la densité urinaire était inférieure à 1010. Ce n'est que dans les cas très sérieux que les précipités cristalluriques apparaissent pour des densités inférieures à 1008; on peut noter, au cours de la même journée, chez des lithiasiques uriques, la présence de cristallurie dans un échantillon urinaire avec un pH de 5,2 et une densité de 1015 par exemple; or, il suffit que la densité tombe à 1008, sans aucune modification du pH, pour voir les cristaux disparaître. La même observation peut être faite pour un précipité phosphatique: la densité est à 1020, le pH à 6,8 et cependant il y a des cristaux de phosphate ammoniaco-magnésien: le pH monte dans un des échantillons suivants à 7,2 atteignant un pH favorisant au maximum la précipitation et pourtant, il n'y a plus de cristaux, la densité étant descendue à 1008. Ces faits nous prouvent que le facteur densité est aussi important à envisager que le facteur pH. —

FREEMAN admet que le calcium ne peut pas précipiter si sa concentration urinaire est inférieure à 150 mg pour mille.

BURKLAND et ROSENBERG (1956) à la suite d'une enquête interrogeant 389 urologues, concluent que l'ingestion inadéquate d'eau est un important facteur dans la formation des calculs, de même que les climats secs et chauds; de tels faits sont rencontrés particulièrement chez des individus jeunes et sans anomalie urinaire.

Rapidement résumés, ces faits ont seulement la prétention de préciser l'importance classique, historique, et bien connue de la diurèse dans la prévention et le traitement de la lithiase urinaire. De nombreuses recherches expérimentales ont d'ailleurs illustré clairement le rôle de la densité. Mais, répétons-le, si l'hyperconcentration urinaire est un facteur essentiel chez les lithiasiques, elle n'est pas un facteur unique et suffisant; il existe des causes rendant instables certains sels qui restent solubilisés, chez l'homme normal, pour une même hyperconcentration; cette dernière n'a donc qu'un rôle secondaire. Il existe une cause première, encore inconnue.

2. Mise en pratique de la diététique des boissons
a) Posologie et boissons conseillées

Un lithiasique doit donc uriner beaucoup, au moins deux litres à deux litres et demi par vingt-quatre heures, d'une façon aussi uniforme que possible afin d'éviter les pointes de densité élevée. Il est difficile de dire combien un malade doit boire: en effet, le rapport entre la quantité ingérée et la quantité éliminée est très variable suivant les sujets; les pertes d'eau en dehors du rein (perspiration, transpiration, élimination fécale) ne sont pas semblables chez tous les sujets.

Remarquons d'ailleurs, pour terminer ce paragraphe, que *tous les auteurs* écrivant sur le traitement de la lithiase urinaire admettent que le facteur essentiel, indépendamment de la thérapeutique qu'ils proposent, est l'augmentation de la diurèse.

De leur très importante enquête, BURKLAND et ROSENBERG concluent que le facteur thérapeutique le plus important est l'augmentation des ingestions d'eau.

Nous recommandons à nos malades de boire souvent: le matin au réveil, dans la matinée, vers seize heures, après le dîner, dans la nuit et à chacun des deux grands repas, 200 cc. environ chaque fois: le volume total doit être de 1.800 à 2.000 au moins par vingt-quatre heures. Nous sommes encore loin des doses de quatre litres par jour conseillés par KIMBROUGH, DENSLOW et WORGAN dans la prévention des calculs urinaires chez les malades couchés. On prend d'ailleurs le goût de boire en buvant comme si le bilan hydrique devenait négatif.

L'ingestion d'eau de la nuit nous parait importante. — En effet, durant la nuit il y a une augmentation physiologique de la densité; or, si l'on en croit les travaux de G. GASSER sur la structure organique des calculs, le très grand nombre de couches alternantes qu'il observe peut faire penser à la possibilité d'un rythme quotidien.

Une fois par semaine, il est utile de faire le matin, à jeun, au lit, une cure de diurèse en absorbant en 45 minutes un litre d'eau trés pure, type Evian-Cachat par exemple.

Nous conseillons aussi à nos malades de varier le type de leurs boissons: eaux minérales type Evian-Cachat ou Vittel-Grande-Source, tisanes, bouillon de légumes, jus de fruits étendus d'eau, eaux alcalines type Vichy au cours de lithiases uriques ou cystiniques.

S'il est important de prescrire au malade de boire beaucoup, il est aussi important, sinon plus, de lui recommander de surveiller ses urines. Certes il sera difficile de lui demander de surveiller le volume des ses urines de 24 heures, ou sa densité (SEDILLOT 1951) parce que, en pratique, trop fastidieux sinon impossible. Mais on lui conseillera de surveiller l'aspect de ses urines afin de boire des quantités de liquide telles que ses urines n'aient jamais un aspect concentré et qu'elles aient toujours un aspect jaune citrin clair correspondant à une densité inféreure à 1010. — En effet, le rapport existant entre les ingestions liquidiennes et le volume des éliminations urinaires dépend grandement du climat dans lequel vit le malade. Comme l'écrit trés justement WERNLEY (1957) il faut apprendre au malade à tenir compte plus de la quantité d'urine emise que de la quantité de boisson absorbée.

b) Boissons déconseillées

S'il s'agit d'une lithiase oxalique ou phosphatique ou phospho-ammoniaco-magnesienne, nous interdirons les eaux alcalines type Vichy et tous les sels artificiels alcalinisant l'eau; nous mettrons ce type de lithiasiques en garde contre l'abus des jus de fruits très alcalinisants et du citron principalement.

Nous interdirons les eaux calcaires et le lait aux lithiases calciques, surtout lorsqu'elles s'accompagnent d'une élévation de la calciurie.

II. Vitamine A

Les expérimentations pratiquées avec la vitamine A ont suscité en thérapeutique humaine de grands espoirs, suivis de déceptions. Cependant, de nombreux urologues lui restent fidèles.

1. Données biologiques

L'utilisation de la vitamine A dans le traitement des lithiases urinaires est basé sur des observations certaines: faits géographiques, montrant une corrélation entre la déficience en vitamines A la fréquence des lithiases urinaires; faits expérimentaux, montrant le rôle de la vitaminose A dans l'apparition de la lithiase urinaire, du rat; faits biochimiques, montrant une certaine déficience en vitamines A chez l'homme atteint de lithiase urinaire. (Ces faits ont d'ailleurs. été constestés par certains.)

Nous nous étendrons pas, sur ces données; elles sont parfaitement exposées, dans le chapitre, de Monsieur BOSHAMER, p. 42.

2. Pratique thérapeutique

La posologie est de 50.000 unités par jour pendant le premier mois, et de 25.000 unités les autres mois. Cette thérapeutique serait à indiquer dans toutes les formes de lithiase, quelle qu'en soit la nature biochimique.

3. Résultats thérapeutiques

Il n'y a pas de faits probants. En France, cette thérapeutique semble presque abandonnée (THIERS 1955), alors que tous les auteurs anglo-saxons, japonais, ayant récemment écrit sur ce sujet, continuent à la prôner (SHORR; BARRETT; HIGGINS; HARADA et coll.; SWIFT, JOLY, FRODE, RADGAARD).

I. W. SUTHERLAND (1954) la recommande pour prévenir les récidives de calcul. SORRENTINO (1956) la conseille dans la lithiase bilatérale si son taux sanguin est diminué.

Cependant, d'après l'enquête de BURKLAND et ROSENBERG sur la lithiase urinaire aux Etats-Unis, la thérapeutique par la vitamine A semble secondaire.

Nous ne pouvons être qu'étonnés de constater que si expérimentalement la vitamine A favorise la dissolution des calculs formés, il n'a été signalé aucun fait analogue en pathologie humaine. Reconnaissons que les urologues qui continuent à conseiller la vitamine A, considèrent plus son rôle trophique vis-àvis des épithéliums urinaires que son action directe sur les calculs existants.

D'ailleurs, indépendamment de l'action directe, incertaine, de la vitamine A sur la formation des calculs, certains auteurs en revendiquent l'indication, surtout lorsqu'il y a infection et après les opérations à cause de son action sur la régénérescence des épithéliums lésés.

III. Huile de Haarlem et autres substances oléo-éthériques

Dans la plupart des traités de thérapeutique, l'huile de Haarlem est indiquée dans le traitement de la lithiase rénale. Cette préparation inventée au XVIème siècle par G. DE KONING-TILLY de Haarlem, n'a pas eu de composition et de mode d'action nettement connus jusqu'à ces derniers temps. On supposa que c'était une sorte d'huile de cade (DORVAULT) ou une huile de gaïac pyrogénée. D'après VIDOLOG, elle renferme à parties égales: essence de térébenthine, huile animale de DIPPEL, de pértole et d'alcool camphré (in Dictionnaire des Sciences médicales).

L'huile de Haarlem actuellement employée est composée d'huile de térébenthine sulfurée (ARENDS 1958), de même que les préparations commerciales suivantes: Terbinthiol («Lefèvre, Thomas et Pachant»/Ezanville, France); Rectarlem-Supp. («Maignan»/Chateaubriand, France); Huile de Haarlem («Waaning»/Haarlem, Hollande). Son action est due peut-être de même au soufre organique, qui agit plus sur le métabolisme général que sur le calcul même, comme aux terpènes de l'huile de térébenthine.

L'action des différents terpènes, composants essentiels des huiles éthériques, sur les reins est encore aujourd'hui peu connue. Ils agissent à différents degrés sur la vascularisation (effet diurétique), d'une façon spasmolytique et bactéricide; lorsqu'ils sont éliminés couplés avec l'acide glucuronique, ils augmentent la teneur urinaire en glucuronides. Chez l'animal, des doses très fortes d'une préparation de terpènes ont pu faire empêcher une lithiase expérimentale (GEINITZ).

En Allemange existent plusieurs préparations commerciales basées sur l'expérience qu'on a de l'huile de Haarlem et d'autres huiles éthériques: Enatin («Helfenberg»), qui contient d'huile de térébenthine, d'huile de Juniper, d'huile de menth. pip. et d'une huile sulfureuse; les travaux de SACKI, de FRANKENTHAL, de DURAND et de K. VON BAUER mentionnent sa bonne activité. Rowatin («Rowa-Wagner»), qui est composée d'huiles éthériques, plus particulièrement de ses composants essentiels (pinène, camphène, bornéol, cinéol, fenchone) et d'un glycoside de Rubia est également citée favorablement (PRZEMECK, UHLIR). D'autres préparations comme la Neo-Lapitrypsin («Mauch»), Petronephrin («Gripp»), Folindor («Ringelheim») sont également à base d'huiles éthériques.

IV. Rubia tinctorum et autres composants

La racine de Rubia tinctorum a été également recommandée dans les siècles précédents pour le traitement de la maladie lithiasique rénale. A. Bauer a repris cette thérapeutique autour de 1920 et a publié plusieurs communications sur son activité favorable. Madaus et Koch ont démontré son effet prophylactique chez l'animal. Depuis lors, de nombreux médicaments contiennent Rubia tinctorum comme composant supplémentaire (par exemple: Uralyt, Nephrolith, Kalkurenal, Rowatin, Petronephrin). Mais ces derniers temps, il a été communiqué que des lithiases s'étaient développées sous médication de Rubia tinctorum (Gasser et Preisinger 1958).

Après que Koch, Koch et Haase, Gottschewski et Haase eurent fait remarquer l'importance du système circulatoire rénal sur le développement des lithiases, Convallaria majalis fut employé souvent comme adjuvant à la vascularisation du rein (par exemple dans l'Uralyt, le Nephrolith, le Kalkurenal). De bons succès avec l'Uralyt («Madaus») furent signalés par Brinkmann et par Unger. De même, K. M. Bauer et Wiegmink citèrent favorablement le Nephrolith («Rheinchemie»). Bacher employa avec succès le Kalkurenal («Müller») dans la prophylaxie des récidives.

B. Traitements spécifiques des lithiases urinaires

I. Traitement de la lithiase urique

La lithiase urique est une lithiase acide. L'étude du sédiment urinaire nous apprend que les pH urinaires des lithiasiques, au cours du nycthémère, oscillent entre 5 et 5,4; elle nous apprend aussi que, lorsque le pH urinaire est supérieur à 5,6, tout sédiment urique disparaît des urines. La thérapeutique s'adressera donc autant aux alcalins, si ce n'est plus, qu'aux uricolytiques.

1. Traitement médicamenteux

Les médicaments utiles dans la lithiase urique peuvent être divisés en deux groupes: les médicaments proprement uricolytiques et les médicaments uricolytiques parce qu'alcalinisants. Mais, à côté des médicaments à conseiller, nous citerons aussi ceux à éviter.

a) Médicaments uricolytiques
α) Pipérazine ou diéthylène diamine

Alors que l'acide urique n'est soluble dans l'eau qu'à 1 pour 16.000, l'urate de soude à 1 pour 12.000, l'urate de lithium l'est à 1 pour 367 et l'urate de pipérazine à 1 pour 47 parties d'eau. En présence de phosphates mono et disodique, il est possible de faire, in vitro, dans l'eau, des solutions d'acide urique. E. Tant, rappelant les expériences de Barder, écrit: si, in vitro, on laisse la pipérazine en contact avec les calculs uratiques, on observe qu'au bout de 15 heures 50% de ces calculs sont dissous, et après 72 heures 92%. En traitant un calcul de 80 centigrammes pendant 72 heures par différents alcalins, on obtient: — 46 centigrammes de résidu pour le citrate ou le bicarbonate de soude, — 40 centigrammes de résidu pour le carbonate de soude ou le citrate de lithium, — 4 centigrammes de résidu pour la pipérazine.

Si, in vitro, l'action de la pipérazine est des plus énergiques, in vivo, par contre, son pouvoir dissolvant est fortement diminué. D'autre part, en présence d'une solution à 1/100 de chlorure de sodium, les propriétés dissolvantes de la pipérazine deviennent plus faibles.

Si la diéthylène diamine n'alcalise pas les urines, la pipérazine Midy est nettement alcalinisante puisqu'elle contient, en plus, du citrate et du tartrate de soude.

Haskins, en 1916, a fait une bonne étude de l'action pharmacodynamique de la pipérazine. Il a tout d'abord étudié son action, in vitro, dans l'eau et dans l'urine, en faisant varier les pH. Puis, il a envisagé son action urinaire chez l'homme, après en avoir fait absorber une certaine dose per os. Pour juger de son efficacité, HASKINS fait un dosage d'acide urique sur un échantillon d'urine, puis il pratique un second dosage sur le filtrat urinaire après avoir agité l'urine enrichie d'acide urique pendant 20 minutes, à 37°. La différence de l'acide est ce qu'il appelle «acid uric dissolved». Il note une augmentation de l'acide urique dissous après l'ingestion de pipérazine, augmentation plus marquée encore si l'on ajoute à la pipérazine du citrate ou du bicarbonate de soude.

β) La lithine et les sels de lithine

TANT rappelle que la présence des sels de lithine a toujours été considérée comme le critérium pour l'appréciation des eaux minérales employées dans le traitement des affections arthritiques. Or, il est démontré que, si certaines expériences in vitro prouvent l'action dissolvante des sels de lithine sur l'acide urique, par contre, la présence d'électrolytes et spécialement de NaCl diminue considérablement le pouvoir dissolvant. Le carbonate de lithine a, in vitro, une action certaine; l'action du salicylate est moins marquée. Si on ajoute à ces solutions du NaCl, on constatera que le carbonate de lithine perd presque tout son pouvoir dissolvant vis-à-vis de l'acide urique et que le salicylate est complètement dépourvu de toute propriété dissolvante.

HASKINS, étudiant le pouvoir dissolvant du carbonate de lithine, pris per os, vis-à-vis de l'acide urique urinaire, conclut que de fortes posologies sont nécessaires et qu'il ne présente pas d'avantages sur le citrate et le bicarbonate de soude.

γ) Lysidine

HASKINS la reconnaît active mais il lui reproche la nécessité de posologies élevées.

δ) Héxaméthylène-tétramine

BARDET et NICOLAIER (cités par TANT), attribuent à l'héxaméthylène-tétramine une action dissolvante sur l'acide urique. L'aldéhyde formique, libéré par elle, formerait avec l'acide urique des produits comme l'acide mono- ou diformaldéhyde soluble dans 300 à 400 parties d'eau, alors que l'urate de soude ne se dissout que dans 12.000 parties d'eau et l'acide urique 16.000.

HASKINS a consacré à ce corps une bonne étude expérimentale. Dans l'eau, le pouvoir dissolvant de l'hexaméthylène-tétramine est fonction de sa concentration: à 0%, 8 mg% sont dissous; à 0,1%, 35 mg%; à 0,25%, 66 mg%; à 2%, 158 mg et à 4% 250,8 mg% d'acide urique sont dissous.

Mais les observations qu'HASKINS a faites, in vivo, sont bien décevantes; il en conclut que l'hexaméthylène-tétramine est un mauvais solvant, de grosses doses étant nécessaires, 4 g par jour; or, à ce taux, l'action du bicarbonate est bien supérieure. Cependant, il note une curieuse action de ce corps puisqu'il peut agir à un pH de 5,7, alors qu'à ce pH les urines normales ne dissolvent pas d'acide urique.

b) Alcalinisants

α) Alcalinisants simples

C'est au milieu du XVIII ème siècle que les alcalinisants ont été introduits en thérapeutique. Dans son traité de 1840, sur le traitement de la pierre, CIVIALE conseille des «préparations alcalines» telles que bicarbonate de soude et de potasse, la chaux, la magnésie, à des doses graduées, mais faibles d'abord, ou bien encore aux alcalins purs et suffisamment étendus.

Nous considérons les alcalins comme la thérapeutique essentielle des lithiases uriques, lithiases acides. Rappelons que l'abaissement du pH urinaire (voir p. 424) qui est en permanence au-dessous de 5,4, est la caractéristique essentielle de la lithiase urique. Rappelons aussi que les solutions alcalines sont de très bons solvants de l'acide urique.

Blatherwick (1914) a montré qu'en devenant plus alcaline, l'urine peut dissoudre de l'acide urique ajouté in vitro, ce qui prouverait qu'il n'est pas éliminé à l'état de sursaturation.

On peut utiliser soit les sels de potasse, soit les sels de soude. Nos préférences vont au bicarbonate de soude, citrate de soude ou citrate de potasse.

Posologie

Nous faisons alterner des cures de 10 jours de pipérazine, et 10 jours de bicarbonate de soude, et 10 jours de citrate de potassium et d'eau de Vichy.

La posologie doit être adaptée aux réactions urinaires. Souvent, 3 g de citrate de soude ou de potassium, par jour, suffisent pour obtenir des pH urinaires entre 5,8—6 et 6,5. Ils doivent être mesurés deux fois dans la matinée et deux fois dans l'après-midi. Dans certains cas, il est nécessaire d'augmenter la posologie à 5 et 6 g pour obtenir le pH efficace. La posologie doit être adaptée à chaque malade: elle dépend de son degré de résistance à l'alcalinisation et du régime alimentaire suivi: s'il est très fruito-végétarien, les doses d'alcalin pourront être moins élevées.

Il est important de répartir la dose en quatre prises au moins; l'action des alcalinisants est transitoire, durant trois à cinq heures; si les doses sont insuffisamment réparties, il y a des phases d'hyperacidité avec risque de précipitation.

Le jus de citron est un bon alcalinisant. L'absorption du jus d'un confortable citron apporte dans l'organisme autant de base que le font deux grammes de bicarbonate de soude et un kilogramme de fraises est l'équivalent de 8 g de bicarbonate de soude (Violle).

La médication alcalinisante doit être indéfiniment conseillée; en effet, dès qu'elle est arrêtée, l'acidité urinaire réapparaît en 12 ou 20 heures.

Lorsque la médication a été longtemps suivie, les doses pourront être diminuées et, sa cessation ne provoque pas un retour immédiat de l'acidité urinaire, comme si le malade avait «rechargé» son organisme en alcalins.

Résultats thérapeutiques

Les résultats thérapeutiques sont excellents. Des «pondeurs» de calculs d'acide urique voient leur élimination de calculs s'arrêter en quelques jours. Un de nos malades, qui éliminait chaque jour 5 à 6 calculs, de la dimension d'une grosse tête d'épingle, voit cette élimination s'arrêter dès que son pH urinaire, sous l'effet d'alcalins. se maintenait entre 5,8 et 6,2. Des sujets, souffrant, chaque année, de plusieurs crises de colique néphrétique sont guéris par cette simple médication.

β) Acétazolamide

J. et E. Thomas, en proposant d'alcaliniser les lithiases uriques par l'acétazolamide (Diamox), apportent les conclusions suivantes: «L'action alcalinisante est constante. Elle fut vérifiée 22 fois sur nos 22 observations (et dans une vingt-troisième de lithiase cystinique). Elle est importante et enraye les phénomènes de cristallisation. Elle est précoce, presque explosive, survenant environ 20 minutes après l'utilisation orale du produit. Elle se prolonge en règle 24 heures; ce qui en rend l'utilisation très facile. Elle se double d'un effet diurétique qui, quoique peu durable, peut être utile dans certaines circonstances. L'acétazolamide doit donc entrer dans le domaine thérapeutique de la lithiase urique, surtout en cures discontinues, au besoin alternées avec les agents alcalinisants. L'acétazolamide devient un médicament de choix en période de poussées menaçantes de cristallisation urique.»

Cette action est obtenue avec une posologie faible: 125 mg seulement, le matin.

Si ce travail a un grand intérêt théorique, il est quelque peu criticable au point de vue pratique. Est-il raisonnable d'utiliser contre une diathèse chronique demandant un traitement quasi indéfini une thérapeutique qui n'est pas toujours anodine, alors que les alcalinisants banaux sont si efficaces et si bien tolérés ? Ne craindrons nous pas, aussi en utilisant une thérapeutique qui permet une élimination si importante de sodium, d'épuiser la réserve de l'organisme en cette base précieuse pour alcaliniser ces malades aux urines toujours acides.

c) Médicaments à éviter

Au cours de la lithiase urique, il faut défendre tous les médicaments acidifiants (chlorure d'ammonium, acide phosphorique, acide chlorydrique); en effet, pratiquement, lorsque le pH urinaire est supérieur à 5,5, il n'y a plus de précipitations uratiques. Il faut proscrire les médicaments à base de calcium afin d'éviter les dépôts d'urate de calcium; les médicaments favorisant l'élimination de l'acide urique sont inutiles, voire dangereux (atophan): en augmentant l'uricurie, on risque des précipitations uriques. N'oublions pas que la thérapeutique de ce type de lithiase vise essentiellement à diminuer l'élimination urinaire d'acide urique par le régime et à le rendre plus soluble.

On sait les précautions qu'il est essentiel de prendre en prescrivant le Benemid chez les goutteux pour éviter une colique néphrétique: augmentation progressive des doses, augmentation de la diurèse, alcalinisation des urines. Chez les lithiasiques uriques, dont en général l'uricémie n'est pas élevée, le Benemid est inutile; il est d'ailleurs dangereux, étant donné l'instabilité de l'acide urique urinaire de ces malades. Aussi, lorsque la lithiase est associée à la goutte et que le Benemid est indiqué, on le prescrira avec des précautions toutes particulières.

Mise en pratique du traitement

Comme au cours de toutes lithiases urinaires, il est important de maintenir la diurèse entre 1.800 et 2.200 par 24 heures (voir p. 437).

Nous conseillons chaque jour, au coucher ou dans la nuit, 250 g d'eau de Vichy Célestins ou Pougues.

Pendant 10 jours, le malade prendra une cuillerée, à café ou deux de pipérazine à chacun des trois repas. Pendant les 10 jours suivants, 1 à 2 g ou plus de bicarbonate on de citrate de soude à chacun des trois repas et le jus de deux citrons. Pendant les 10 jours suivants, 1 à 2 g ou plus de citrate de potassium à chacun des trois repas.

La lithiase urique est la plus accessible au traitement.

2. Diététique des aliments et des boissons

Nous renvoyons le lecteur aux p. 437 et 477. Rappelons cependant ici que la lithiase urique comme la lithiase cystinique, et contrairement aux autres lithiases, revendiquent les eaux alcalines associées aux eaux diurétiques. La surveillance de la diurèse, comme dans toute lithiase urinaire est une partie importante de la thérapeutique.

II. Traitement de la lithiase cystinique

La lithiase cystinique est rare; la plupart des statistiques admettent les chiffres de 1/2 à 4 pour cent. Peut-être, d'ailleurs, ne la recherche-t-on pas assez systématiquement.

Elle présente un intérêt tout particulier à cause des récents travaux qu'elle a suscités. Remarquons tout d'abord qu'elle est le seul type chimique de lithiase dont la génèse est toujours en rapport avec un excès d'élimination urinaire de la substance qui précipitera, la cystine; mais remarquons aussi que si toute lithiase cystinique apparaît chez un cystinurique, tout cystinurique ne devient pas lithiasique; il y a donc aussi dans ce type de lithiase une cause première qui nous échappe.

1. Données biologiques

Normalement, la cystinurie est de 0,8 mg à 84 mg par 24 heures. Ainsi que le rappellent Domart et Fritel, l'urine est ou n'est pas sursaturée en cystine, selon le volume et surtout le pH urinaire. C'est ainsi que dans les urines alcalines, la cystine, même éliminée en grandes quantités, ne précipite pas. Weinberg et Tabenkin ont pu montrer qu'à pH 7, la cystine reste en solution jusqu'à une concentration de 162 mg $^0/_{00}$ et qu'à pH 8 cette concentration peut atteindre 353 mg $^0/_{00}$; une diurèse journalière de 2 litres permet donc de maintenir en solution 0,32 g à pH 7 et 0,70 g de cystine à pH 8, ce qui explique que de nombreux cystinuriques n'aient pas de calculs. Si l'urine est acide, la solubilité de la cystine est diminuée et la formation de calculs devient possible; ces calculs sont en général formés de cystine pure, dont la courbe de solubilité est semblable à celle de la cystine libre (Weinberg et Tabenkin); en grossissant, ils peuvent se charger de sels de calcium, si bien que les calculs mixtes sont loin d'être exceptionnels.

La cystinurie était, il y a quelques années encore, considérée comme une maladie du métabolisme intermédiaire; Zinsser (1950) a consacré un important travail à cette question. Les faits suivants semblaient définitivement établis: dans la cystinurie humaine, avec faible absorption de protéines, l'absorption de méthionine ou de cystéine augmente l'excrétion de cystine; à un régime fixe en protéines, l'addition d'acides aminées agit peu sur le taux de l'excrétion de cystine urinaire bien qu'il soit un peu plus élevé que lorsque le régime est pauvre en protéines; les autres composés soufrés tels que le glutathion et la thiourée ont peu, ou n'ont pas, d'influence sur l'excrétion de cystine urinaire; la cystine elle même, quand elle est absorbée dans l'alimentation, apparaît comme un sulfate inorganique tant chez le sujet normal que chez le cystinurique.

La cystine étant facilement oxydée, ou peut supposer que le défaut d'oxydation réside dans les processus qui produisent normalement la cystine ou un précurseur de la cystine et que cette déficience siège dans les tissus périphériques, dans le foie et dans les reins. Tarver et Schmidt ont utilisé du soufre radioactif et déterminé les taux de cystine dans diverses veines. On sait, actuellement, que la méthionine est déméthylée en homocystéine qui, ensuite, se conjugue avec la sérine pour faire du cystathion; celui-ci son tour est capable de se dissocier en une variété de produits dont la cystéine. Ce processus explique que cystéine et méthionine augmentent la cystinurie. Toutefois, il n'explique pas la formation de cystine à partir de la cystéine.

Hottinger, le premier, obtint une diminution de la cystinurie en faisant absorber de la choline à deux nourrissons qui moururent, cependant, plus tard, en présentant des dépôts étendus de cystine au niveau des reins et du foie.

Zinsser confirmait cette action de la choline.

On concluait de l'ensemble de ces observations que l'hypercystinurie était en rapport avec un trouble métabolique.

En fait, les travaux de DOOLAN, HARPER, HUTCHIN et ALPHEN, mais surtout les remarquables travaux de DENT, SENIOR et WALSHE, de DENT, HEATHCOTT et JORON, de HARRIS et WARREN, devaient nous apprende que cette théorie métabolique était des plus contestable et qu'il s'agissait d'un trouble héréditaire de la réabsorption tubulaire de tout un groupe d'acides aminés soufrés et non soufrés ayant une certaine analogie structurale (cystine — lysine — arginine — ornithine). En effet, le taux de cystine plasmatique chez ces malades n'est pas augmenté, comme on pourrait le croire, si l'affection résultait d'un trouble métabolique.

Pour les épreuves de surcharge à la cystine, DENT a montré qu'il n'y avait pas chez le sujet normal ni chez le sujet cystinurique d'augmentation de la cystinurie, ce qui prouve que le cystinurique métabolise la cystine comme le sujet normal, l'excrétion urinaire en sulfates étant toutefois augmentée. Après ingestion de cystine, le taux de celle-ci augmente rapidement dans le sérum et les courbes sont presque comparables chez les sujets normaux et les cystinuriques. Cependant, à taux plasmatiques équivalents, la cystinurie augmente davantage chez les cystinuriques que chez les sujets normaux.

Ces expériences prouvent bien par les résultats comparés entre le sujet normal et le cystinurique que chez celui-ci le trouble est d'origine rénale. De plus, les études microbiologiques, chromatographiques et polarographiques du métabolisme des acides aminés soufrés confirment, elles aussi, le trouble de réabsorption tubulaire. En particulier, la clearance de la cystine endogène chez les cystinuriques est 30 fois plus élevée que chez les sujets normaux et devient voisine de celle de l'inuline, même pour la cystine lévogyre largement réabsorbée à l'état normal (P. ROYER et A. PRADER).

Ces faits devaient transformer le traitement de la lithiase cystinique. Dès lors, on ne cherche plus à agir sur le métabolisme de la cystine; on cherche seulement à empêcher dans les urines la précipitation de cystine.

2. Mise en pratique du traitement

Nous rappellerons, pour mémoire, les essais tendant à modifier le métabolisme de la cystine. ZINSSER, COXON, ont proposé la choline, MARSCHER et COEL le bleu de méthylène; LEVINE, l'acide ascorbique, WEINBERG et TABENKIN, la cortisone.

Le traitement de la lithiase cystinique est actuellement basé sur les travaux de DENT. Le régime (voir p. 489) semble n'avoir qu'une action secondaire. Les deux actes essentiels sont l'alcalinisation et la cure de boisson.

a) Alcalins

L'alcalinisation est le traitement essentiel de base de la lithiase cystinique, associée évidemment à l'augmentation du volume urinaire. Le pH urinaire doit être maintenu à des taux supérieurs à 7, à 8 même, écrivent certains auteurs.

Voici ce que conseillent WEINBERG et TABENKIN. L'alcalinisation sera obtenue par l'administration de citrate de potassium à doses fractionnées de 1 g cinq fois par jour, une dose étant donnée pendant la nuit. Le pH urinaire doit être déterminé avant chaque repas, au coucher et dans la nuit. Au pH 8, la solubilité de la cystine à la température de l'organisme est de 35,3 mg par 100 cm³. Si un malade excrète approximativement 900 mg de cystine, il faudra un volume urinaire d'au moins 2.500 au pH 8 pour maintenir la cystine en solution. Il est difficile de maintenir un débit urinaire à 2.500 ou 3.000 par jour et de maintenir le pH urinaire uniformément à 8. Dans les conditions idéales, si on pouvait maintenir ces conditions, il ne devrait pas y avoir de formation de calculs de cystine. Weinberg et Tabenkin ont noté, chez un malade, avec un tel traitement, seulement l'élimination de trois petits calculs et les auteurs ont eu l'impression que la densité des calculs urinaires était diminuée aux rayons X. Crowell préfère comme alcalinisant le bicarbonate de soude; d'ailleurs en pratiquant des lavages du bassinet tous les deux ou trois jours avec une solution alcaline de mercurochrome, il a noté une désintégration radiographique d'un calcul. Michels et Engel prescrivent 1 ou 2 g de bicarbonate de soude ou de citrate de potassium quatre fois par jour afin que le pH urinaire soit égal ou supérieur à 7. Une longue alcalinisation urinaire n'a jamais entraîné d'inconvénients. Certains auteurs ne craignent pas des doses très élevées; nous trouvons dans une observation de Bellanger, après avis d'Hamburger, la prise de 50 à 75 g par jour accompagnée de boissons abondantes, deux litres et demi environ par jour, par périodes de vingt jours.

Dans deux cas de lithiase cystinique, l'alcalinisation, associée à la cure de diurèse, nous a paru efficace; nous jugions cette efficacité par l'épreuve de cristallurie provoquée en maintenant le pH urinaire aux alentours de 7,5 avec 4 à 6 g de citrate de soude.

Cependant, Patek (1934), Dent (1954/55) la jugent secondaire. La raison en est dans la difficulté d'atteindre et de maintenir une urine à un pH si élevé. Celui-ci doit dépasser 7,6 pour que la solubilité de la cystine soit réelle; et pour atteindre ce résultat, il faudrait recourir à des doses massives d'alcalins. Si, pour certains auteurs, l'administration permanente de grandes quantités d'alcalins n'est pas à craindre, cette pratique n'est pas sans danger, s'il existe une lésion rénale ou une hypertension artérielle associée. Nous empruntons à Dent & Senior le graphique de la courbe de solubilité de la cystine dans l'urine à différents pH.

b) Diététique des boissons

Actuellement, dans un but prophylactique et même thérapeutique, la cure de boissons est la meilleure ligne de conduite à tenir. Il faut s'efforcer d'obtenir — d'une façon générale — une diurèse de 3 litres dans les vingt-quatre heures à un pH à 7, au moins. Ici, des quantités *modérées* d'alcalins peuvent être absorbées sans danger. La précaution la plus importante à prendre est de veiller à ce que le pH reste à 7, jour et nuit, afin d'éviter la précipitation de la cystine dans les urines de la nuit. «Le cystinurique fabrique ses calculs pendant la nuit.»

On y arrive en faisant absorber au patient environ 3 litres d'eau pendant la journée, de 6 heures à 22 heures. A 22 heures et à 2 heures du matin, encore 2 verres, le sujet étant reveillé à cette heure-là. L'idéal serait d'obtenir un débit constant tout au long des 24 heures, d'environ 2 grammes-minute (2 litres 880).

En conclusion, cette technique paraît la plus recommandable dans la prophylaxie, soit pour prévenir la formation de calculs, soit pour en éviter leur récurrence à la suite d'une intervention chirurgicale. Dent a vu de petits calculs cystiniques s'effriter et s'éliminer à la suite de ce traitement, inopérant toutefois quand il s'agit de volumineux calculs.

III. Traitement de la lithiase xanthique

La lithiase xanthique est rarissime.

Le traitement proposé par Kretschmer est un régime analogue à celui de la lithiase urique. En effet les deux bases puriques, adénine et guanine, sont transformées par désamination en hypoxanthine et guanine, elle-même transformées par déhydrase appelée xanthine-déhydrase en acide urique.

IV. Traitement des lithiases calcaires

Le traitement de toutes les lithiases calcaires, ainsi que l'exprimait FLOCKS en 1950, pourrait être divisé en quatre parties: premièrement, agir sur le pH urinaire — Deuxièmement, diminuer la concentration du calcium par unité d'urine — Troisièmement, diminuer la concentration de l'anion en cause par unité d'urine — Quatrièmement, apporter à l'urine des substances susceptibles de maintenir les sels de calcium en solution. Cette dernière partie aurait pu être divisée elle-même en quatre paragraphes:

— premièrement, action solubilisante de certains sels: en effet, la solubilité de sels peu solubles est quelquefois augmentée par la présence d'autres ions qui, par un mécanisme non spécifique, change l'activité ionique de sels non solubles. HOLT, LA MER et CHOWN, SENDROY et HASTING, ELLIOT, ont étudié biochimiquement ces faits.

— deuxièmement, action protectrice des colloïdes: nous consacrons un chapitre à ces substances dont l'action est actuellement mise en doute.

— troisièmement, étude des complexes, des chélateurs: la solubilité d'un sel peut être augmentée en se liant à une autre substance: le complexe calcium-citrate en est un exemple.

— quatrièmement, étude des corps hydrotropiques: ce mot inventé par NEUBERG, selon VERMEULEN, indique l'effet solubilisant de certains sels organiques; on a attribué au benzoate de soude une telle action (SNAPPER et coll. 1936). On se demande actuellement si certaines de ces substances n'agiraient pas par un effet de chélation; les glucuronides semblent avoir une action hydrotropique.

Ces quatre mécanismes d'action n'étant pas exactement définis et délimités, nous avons préféré adopter une classification clinique. Aussi nous étudierons, en premier, les médicaments communs à toutes les lithiases calcaires: hormones sexuelles, acide citrique, hyaluronidase, gels d'alumine, acides aminés, salicylés et glucurono-lactone. — Dans un second chapitre, nous envisagerons les traitements étiologiques de certaines lithiases avec hypercalciurie; il montrera au médecin qu'il est capital de rechercher la cause de toute lithiase. — Notre troisième chapitre aura trait aux lithiases avec hypercalciurie: nous passerons en revue les médicaments tendant à faire baisser le calcium urinaire: phosphate acide de sodium, métaphosphate de polysodium, phytate de sodium, résines cationiques. — Notre quatrième chapitre enfin comporte l'étude des lithiases calcaires en fonction de leur anion: oxalique, phosphatique, carbonique.

Disons ici l'importance de l'hypercalciurie dans la genèse des lithiases urinaires calcaires. On trouve aux p. 415 un chapitre consacré à sa fréquence et à son importance.

1. Traitements communs à toutes les lithiases calcaires

Un certain nombre de médicaments peuvent être prescrits à toutes les lithiases calcaires, qu'il y ait ou non hypercalciurie, indépendamment de l'anion. Ce sont les hormones sexuelles, l'acide citrique, l'hyaluronidase, les acides aminés, les gels d'alumine, les salicylés.

a) Hormones sexuelles

L'utilisation des hormones sexuelles féminines dans la lithiase urinaire découle des quatre principes: premièrement, la lithiase est beaucoup plus fréquente chez l'homme que chez la femme; deuxièmement, ce fait est retrouvé en expérimentation animale; troisièmement, SHORR a pensé par cette thérapeutique augmenter la citraturie (voir p. 423); quatrièmement, les hormones sexuelles modifient la calciurie.

α) Données biologiques

Toutes les statistiques s'accordent pour affirmer que la lithiase urinaire calcaire est plus fréquente chez l'homme que chez la femme. Voici un tableau extrait d'un travail de McDonald et Edding.

Tableau 1

Auteur	Nombre de cas	Sexe		R:H/F [1]
		hommes	femmes	
Butt	185	121	64	1,9
Higgins	887	667	180	3,8
Winsburg White .	866	589	277	2,1
London Hospital .	2.574	1.660	914	1,8
Lett	2.708	1.760	948	1,9
Total	7.190	4.807	2.283	2,1

[1] Rapport: Hommes/Femmes.

Notre statistique personnelle nous a donné les résultats suivants:

Tableau 2

Diagnostic	Nombre	Sexe		R:H/F [1]
		hommes	femmes	
Lithiase urique . .	39	35	4	4,3
Lithiase oxalo-phosphatique . .	57	46	11	4,1
Lithiase oxalique .	58	46	12	3,8
Lithiase phosphati-que	17	12	5	2,4

[1] Rapport: Homme/Femme.

Nos résultats confirment la plus grande fréquence de la lithiase chez l'homme, et ils se rapprochent de ceux de Higgins. Les récidives sont deux fois plus fréquentes chez les hommes que chez les femmes (Sutherland).

McDonald et Huffman ont montré que le rat mâle était plus sensible que la femelle à la lithiase expérimentale provoquée par l'inclusion d'un corps étranger dans la vessie, et ils ont aussi montré que cette sensibilité était exagérée par la testostérone. D'autre part, McDonald et Eddings ont vu que le stilboestrol diminuait la lithiase expérimentale du rat castré; enfin, alors que l'hypophysectomie diminue la tendance du rat à faire des calculs expérimentaux de magnésium, la testostérone restaure cette tendance.

β) Données thérapeutiques

Nous ne ferons que rappeler les essais de Shorr; cet auteur a proposé l'utilisation des hormones femelles afin d'augmenter la citraturie (voir p. 423). Cette thérapeutique ne paraît plus guère utilisée.

Par contre, les hormones sexuelles trouvent un intérêt dans la régulation du métabolisme calcique, et en particulier pour diminuer certaines calciuries dont l'augmentation paraît si souvent un facteur important dans la genèse des calculs calcaires. N'oublions pas, en effet que la plupart des hormones ont une action sur l'édification osseuse, ainsi qu'Albright et ses collaborateurs l'ont si souvent montré. Au cours de ces dernières années, Lichtwitz a consacré de nombreux travaux à cette question. Bricaire et Tourneur ont écrit un intéressant rapport traitant de cette question au Congrès d'Evian.

La progestérone serait sans effet sur le métabolisme calcique.

Les oestrogènes, par contre, ont un intérêt certain. Bricaire et Tourneur rappellent que l'ostéoporose de castration et post-ménopausique est génératrice de bilans calciques négatifs et engendre une importante hypercalciurie. Remarquons cependant que, si l'ostéoporose est fréquente chez la femme, la lithiase urinaire est rare chez elle.

Bricaire et Tourneur admettent que l'administration d'oestrogènes, sans action notable chez les sujets normaux, a une action remarquable sur la calciurie qu'elle normalise sans modifier la calcémie. Selon Reifenstein et Albright, cet effet dépresseur sur l'hypercalciurie apparaît avant le 6 ème jour du traitement, atteint son maximum à la fin du premier mois et survit un ou deux mois à son arrêt, que l'on use d'oestrogènes naturels ou de synthèse, à dose réduite. Bricaire et Tourneur demandent que l'ostéoporose soit nette, la carence oestrogénique certaine, et que la calciurie soit contrôlée avant et pendant le traitement oestrogénique, que celui-ci soit maintenu à doses faibles, par cures espacées, complété par un apport calcique alimentaire ou médicamenteux, dans la mesure où celui-ci n'est pas générateur d'hypercalciurie.

Les androgènes sexuels ont un rôle comparable. La thérapeutique androgène transforme le bilan calcique négatif en bilan positif (Bricaire et Tourneur); mais, selon Reifenstein et Albright, l'action est plus lente, et plus durable, aussi que celle des oestrogènes. L'association des androgènes et des oestrogènes est utile, car, pour une même action sur le métabolisme calcique, elle permet des doses moindres de chacun d'eux et une neutralisation partielle de leurs effets sur les récepteurs sexuels.

Posologie

Lichtwitz et ses collaborateurs proposent soit 3 mg de diéthylstilboestrol, quotidiennement, pendant 18 jours; soit de l'hexoestrol, à la même dose. Le bilan calcique, négatif, devient positif; ces auteurs notent que les modifications thérapeutiques portent davantage sur le calcium urinaire que sur le calcium fécal. Reifenstein et Albright proposent des doses trois fois plus faibles. Ces hormones n'ont guère d'action sur la calcémie.

Albright et Reifenstein utilisent le méthyltestostérone. Lichtwitz et ses collaborateurs ont obtenu de bons résultats, avec des injections tous les trois jours de propionate de testostérone, pendant trois semaines.

L'association oestrogènes-androgènes est plus active qu'une seule de ces hormones. Voici la posologie proposée par Lichtwitz: oestrogènes de synthèse (diéthylstilboestrol, hexoestrol ou dienoestrol) à raison de 2 à 3 mg par jour pendant 24 jours; tous les trois jours, pratiquer une injection intramusculaire de 25 mg de propionate de testostérone ou méthyltestostérone par voie linguale avec 10 à 25 mg les quatre premiers jours de chaque semaine.

La poursuite du traitement dépendra de son influence sur la calciurie.

b) Acide citrique

Ostberg, Greenwald, Albright et coll. (1939), Kissin et Locks (1941), ont montré le rôle de l'acide citrique dans la formation des calculs urinaires; il semble admis que l'acide citrique forme avec le calcium, un complexe relativement soluble.

α) Données biologiques

Harada et ses collaborateurs, dans un important mémoire paru en 1952, rappellent les travaux de Medes et Snapper sur les substances hydrotropiques du type du benzoate de soude. Ces auteurs ont examiné l'effet de quelques substances hydrotropiques sur la précipitabilité du calcium urinaire en appliquant la méthode des cendres osseuses. Quand on introduit des cendres osseuses dans l'urine, la concentration de calcium urinaire croît ou décroît sous l'influence de facteurs variés tels que le pH urinaire, les substances hydrotropiques, la concentration d'ions variés, etc. ... L'équilibre est obtenu avec la solubilité de chacun des sels de calcium. D'après les recherches des auteurs concernant l'effet des substances hydrotropiques, le citrate d'ammonium leur a paru avoir un effet particulièrement fort. Flocks (1950) a cependant montré in vitro, que le benzoate de soude et l'hippurate de soude n'exercent pas d'influence sur la précipitabilité du calcium dans l'urine; mais, dans ces expériences, il n'examina ni le citrate d'ammonium, ni l'urée. Albright, Sulkowitch et Chute (1939) ont tiré des déductions pratiques de l'effet du citrate dans la dissolution des calculs urinaires par lavages avec des solutions citratées tamponnées.

Les rapports entre la lithiase urinaire et le métabolisme de l'acide citrique sont encore mal connus. Cependant Boothby et Adams, et Kocks et Shorr, ont montré que la solubilité du calcium dans la lithiase urinaire diminuait en proportion de la réduction du contenu en citrate urinaire. Un certain nombre d'auteurs (voir p. 423) ont montré que la citraturie était basse au cours de la lithiase urinaire.

Dans un travail récent étudiant, in vitro, la solubilité du calcium, Vermeulen, Lyon et Miller (1958) ont montré que si le citrate augmentait fortement la solubilité de l'oxalate de calcium, il n'avait qu'une action temporaire vis-à-vis du phosphate de calcium. Par contre, ils ont découvert un agent présent dans l'urine normale, non identifié, augmentant la solubilisation du phosphate de calcium dialysable. Son caractère dialysable laisse penser qu'il n'est pas de nature colloïdale.

Reconstituant une «urine artificielle» Miller, Vermeulen et Moore (1958) mesurent, par un test de précipitation, le pouvoir solvant de l'urine vis-à-vis de l'oxalate de calcium; ainsi ils ont vu que l'acide citrique augmentait la solubilité de l'oxalate de calcium, en formant, probablement, un complexe.

Harrison et Harrison ont montré que chez les rats l'acétazolamide diminue l'excrétion citratée; ils expliquent par ce mécanisme la lithiase urinaire engendrée chez cet animal par ce diurétique. — Gordon et Sheps ont observé, chez un malade traité par l'acétazolamide pendant trois ans, l'apparition de calculs rénaux. Persky et collaborateurs rapportent trois cas analogues et suggèrent de tenter d'augmenter l'acide citrique quand on administre l'acétazolamide.

Harada et ses collaborateurs ont poursuivi l'étude des rapports entre le fonctionnement rénal et le métabolisme de l'acide citrique chez les lapins après injection de chlorure mercurique et administration orale simultanée de carbonate de calcium. Le citrate était éliminé à une concentration remarquablement élevée malgré des lésions rénales sérieuses. L'administration d'oxamide ou de sulfamide à des lapins montra un abaissement de l'acide citrique urinaire.

Pour Fournier et Dupuis (1957), le lactose, le cellobiose, le mannose, la glucosamine ou l'inositol augmentent la citraturie du rat plus que ne le font les glucides typiquement énergétiques tels que l'amidon, le maltose ou la saccharose.

β) Possibilités thérapeutiques

Augmenter la citraturie n'est pas un problème simple. L'administration de sels d'acide citrique n'a guère d'effet; l'acide citrique est métabolisé, dans l'organisme, en H_2O et CO_2.

Après administration de cet acide 1,5 à 2,5% seulement de la quantité administrée serait éliminé dans les urines (KUYPER et MATTILL 1937, cité par CONWAY). D'après OSTBERG, le citrate d'ammonium serait trois fois plus actif.

Les oestrogènes ont été essayés par SHORR. Cet auteur a observé une augmentation nette de l'élimination du citrate urinaire, une diminution d'excrétion du calcium, sans modification du pH urinaire. Il en a déduit qu'il y avait avantage à utiliser les oestrogènes dans le traitement de la lithiase urinaire.

Cependant cette thérapeutique semble avoir été abandonnée. Leur efficacité thérapeutique n'a pas été évidente et leurs effets secondaires, étant donné les doses nécessaires, étaient désagréables, voire nuisibles. HARADA et ses collaborateurs disent avoir administré de l'oestradiol à un cas de calcul rénal; ils ont noté un abaissement de la calciurie, mais pas d'augmentation du citrate. L'hexoestrol donné à trois sujets normaux n'a pas augmenté le citrate urinaire.

La vitamine D augmente la concentration du plasma en acide citrique et ainsi que son élimination urinaire (STEINBOCK et BELLIN 1951 et 1953 — HARRISSON et HARRISSON 1952, YARBRO 1950) mais aussi la calciurie!

Les alcalins augmentent la citraturie, les acidifiants la diminuent (SCOTT et collaborateurs 1943, YARBRO 1956).

Par ailleurs l'hydrotropie du citrate est plus efficace dans l'urine alcaline que dans l'urine acide. Mais l'alcalinisation de l'urine, ne l'oublions pas, favorise le dépôt de sels de calcium et si l'alcalinisation accroît le contenu urinaire en citrate cette action protectrice a des propres limites au delà desquelles il se forme des calculs de citrate.

L'action de la vitamine D est double: elle a une action propre, directe et une action indirecte, par l'alcalinisation qu'elle entraîne (OSTBERG).

Peut-être certains précurseurs de l'acide citrique, comme les acides succinique, fumarique et malique, seraient efficaces.

YARBRO (1956), dans un fort bon travail, a montré l'action des différents régimes sur la citraturie; il pense que si un régime riche en protéines l'élève, en abaissant le pH urinaire, cette action est due aux petites quantités de vitamine D contenues dans le régime acidifiant. Malheureusement, comme on le sait, un tel régime entraîne une augmentation de la calciurie; aussi, YARBRO conclut que les conditions optimum en regard du pH urinaire, de la citraturie et de la calciurie permettant de maintenir le calcium en solution ou de dissoudre les calculs existants, sont actuellement inconnus.

Conclusions

L'acide citrique paraît avoir une action intéressante pour prévenir la précipitation du calcium urinaire; malheureusement, il est difficile, actuellement, d'augmenter son excrétion. Il manque encore des faits précis pour apporter une conclusion.

c) Hyaluronidase

Le principe de cette thérapeutique est théoriquement fort intéressant; elle cherche à agir sur les colloïdes, éléments urinaires qui empêcheraient la précipitation de sels normalement en sursaturation dans l'urine.

α) Données biologiques

Lichtwitz et Schade ont montré pendant le premier quart du XXème siècle, l'intérêt de colloïdes protecteurs pour maintenir en solution des éléments cristalloïdes de l'urine cependant que Sisk et Toenhart (1937) doutent de leur action. Butt, Hauser et Seifter reprenant leur étude (1952) font trois remarques:

— Premièrement, Butt, remarque que la lithiase rénale est moins fréquente chez la femme que chez l'homme et moins fréquente chez les noirs que chez les blancs (notion non admise par W. H. Horner et M. C. Horner); remarquant aussi qu'il existe une différence nette dans l'activité colloïdale urinaire de ces différents groupes, il trouve là des arguments en faveur de la théorie de Lichtwitz.

— Deuxièmement, les calculs ne sont en aucune façon des cailloux inertes constitués de sels et de colloïdes urinaires sans vie propre. Au contraire, les parties organiques et anorganiques du calcul représentent une enveloppe extrêmement active sous laquelle des transformations physico-chimiques ont constamment lieu. Ainsi que dans les os, les minéraux du calcul sont sous forme micro-cristalline et les surfaces de ces sels sont incroyablement étendues. Il a été calculé que les colloïdes et les sels sont arrangés de telle manière que 1 gramme de substance urinaire ou calculeuse, à l'état colloïdal peut avoir une surface aussi grande que 5.000 mètres carrés. Aussi la nécessité de modifications physico-chimiques pour pour produire des modifications à la surface du calcul, est indispensable. Dans les années récentes, on a changé la conception statique et minéralogique du calcul en accordant à celui-ci une nature plus dynamique.

— Troisièmement, il y a une loi physico-chimique bien connue: si dans une solution sursaturée, aucun grain n'est présent, le sel dissous peut être maintenu en solution, durant un certain temps, sans que la précipitation survienne. Si un grain solide est ajouté à une telle solution sursaturée, dans un cristallisoir, une précipitation massive peut se produire. De façon identique, dans le tractus urinaire, si un grain est présent, la précipitation des sels urinaires peut se produire chaque fois que le point de saturation est dépassé. Meyer a trouvé que l'urine normale est habituellement saturée 2 à 4 fois avec quelques-uns des sels habituels qui forment les calculs à tous les niveaux du pH sans que la précipitation survienne cependant.

Pour Butt, le mécanisme de précipitation serait simple: «Bien que plusieurs mécanismes différents soient essentiels pour maintenir l'état de solubilité urinaire des sels formant les calculs, un facteur essentiel est la présence des colloïdes protecteurs. En présence d'une proportion suffisante de colloïdes protecteurs avec poids moléculaire convenable, la tendance naturelle des solutions sursaturées à précipiter leur excès de substances cristallisables est mise en échec. Si la concentration de ces colloïdes protecteurs est insuffisante ou n'est pas de poids moléculaire convenable pour maintenir la substance cristallisable dans sa phase de fine dispersion, les noyaux cristalloïdes deviennent «sensibilisés» et la formation de calcul peut débuter immédiatement ou est considérablement accélérée.»

«Les colloïdes protecteurs urinaires sont des bio-colloïdes hydrophiles, qui sont eux-mêmes très fortement stables à l'égard des électrolytes, et font bénéficier de cette propriété les sels en phase électrique critique, s'ils y sont ajoutés. Les particules hydrophiles peuvent être absorbées à la surface des particules hydrophobes à protéger, formant ainsi une couche plus ou moins épaisse. Celle-ci donne aux particules protégées les propriétés spécifiques des colloïdes protecteurs. Les particules à l'état électrique critique, particules qui sont aisément sensibilisées par la présence des électrolytes, sont dès ce moment insensibles à l'influence de petites quantités d'électricité. Les colloïdes peuvent être desséchés de façon réversible et se déplaceront dans un champ électrique dans les limites auxquelles le colloïde protecteur est habitué.»

«Un colloïde protecteur est plus efficace avant que le processus d'agglutination ait commencé. Une fois que ce dernier s'est fait, le colloïde protecteur n'en renversera pas la marche, ni ne la ralentira. Un colloïde protecteur ajouté à une urine déjà formée n'augmentera pas forcément la solubilisation. Il s'ensuit que l'action protectrice du colloïde urinaire serait plus efficace s'il est présent à l'endroit où l'agglomération ou la cristallisation a le plus de probabilités de survenir, c'est-à-dire quand la concentration de l'urine se fait au niveau des tubuli.»

Donc la précipitation du sel dépend de la concentration de ce sel, de la concentration d'autres sels urinaires mutuellement précipitables, de la concentration urinaire en ions H et du contenu qualitatif et quantitatif en colloïdes de l'urine.

L'urine de sujets où se développent des calculs peut être considérée comme une solution sursaturée manquant de protection suffisante par l'intermédiaire de colloïdes urinaires ou comme une solution avec excès de colloïdes hydrophobes surpassant le mécanisme d'action des colloïdes protecteurs. BUTT donne des photographies fort suggestives de microscopies à l'ultropaque montrant ces phénomènes de protection et de non protection.

La présence de mucopolysaccharides dans l'urine a été admise pour la première fois par MOERNER; il se serait agi soit d'acide chondroïtine sulfurique, soit d'acide hyaluronique, soit d'une substance semblable à l'héparine.

BUTT a étudié l'action de l'hyaluronidase injectée par voie sous-cutanée; cette substance provoque un passage d'acide hyaluronique dans l'urine. Il a constaté que, sous l'influence d'une telle injection, l'urine devenait pâle, claire et ne présentait plus de sédiment normal ou pathologique et se comportait, à l'examen par éclairage sur fond noir, comme s'il y avait un effet prononcé sur les colloïdes urinaires. Puis, HAUSER a proposé une technique permettant l'étude de l'urine par examen au microscope ultropaque de LEITZ. Cette méthode aurait permis de prouver les résultats heureux d'une décharge de colloïdes protecteurs dans l'urine.

DULCE ne pense pas au rôle majeur des colloïdes urinaires. Il a cherché l'influence des colloïdes protecteurs et des cristalloïdes sur des matrices d'oxalate de calcium et a trouvé que, par opposition avec ce qui s'observe avec les taux physiologiques de Ca et d'oxalate urinaire, l'acide hyaluronique, l'acide chondroïtine sulfurique, l'albumine et le macrodex ne protègent pas contre la précipitation d'oxalate de Ca. Seul l'acide désoxyribonucléique qui cependant ne paraissait pas excrété par l'urine, avait une faible action de protection contre la précipitation. Les cristalloïdes, particulièrement les sels de magnésium, sont des intermédiaires pour la solubilisation de l'oxalate de Ca urinaire. Dans l'une des solutions de ces sels minéraux, les quantités physiologiques et en partie également des taux pathologiques d'oxalate peuvent demeurer en dissolution.

Les sédiments d'oxalate de Ca dans l'urine ne diminuent donc pas par administration d'un colloïde protecteur mais par changement de la composition cristalloïde de l'urine.

Ces faits viennent d'être confirmés par MILLER, VERMEULEN et MOORE. Ces auteurs, réalisant une urine artificielle ne contenant aucun colloïde protecteur, ont vu que son pouvoir solubilisant vis-à-vis de l'oxalate de calcium était le même que celui de l'urine normale. Ils en concluent qu'il est inutile d'invoquer un mécanisme colloïdal pour expliquer la solubilité de l'oxalate de calcium dans l'urine.

Recherches expérimentales

Smiddy écrit que la mesure de tension de surface est sans valeur; elle est intimement liée à la densité de l'urine et l'hyaluronidase est sans effet sur la tension de surface. Le même auteur, utilisant la méthode de pellet de Vermeulen, ne reconnait pas d'action thérapeutique à l'hyaluronidase, chez le rat, avec des injections sous-cutanées de 500 «turbidity reducing» unités.

Dans un travail expérimental, Weiber ne parvient pas à prouver l'efficacité de l'hyaluronidase. Brinkmann, également sur le plan expérimental, critique l'usage de l'hyaluronidase.

β) Posologie et résultats thérapeutiques

Dans une première étude, Butt donne les résultats suivants:

Les onze premiers malades étudiés avaient des calculs rénaux multiples, bilatéraux et récidivant rapidement. Ils avaient éliminé de nombreux calculs à intervalles assez réguliers pendant plusieurs années, et ils élaboraient leurs calculs en quelques semaines ou quelques mois. Aucune thérapeutique n'avait été chez eux efficace avant l'emploi de l'hyaluronidase. L'injection de 150 U d'hyaluronidase était réglée pour chaque individu, selon l'observation du temps d'accroissement de l'activité colloïdale après l'injection, de façon à maintenir l'activité protectrice à un niveau élevé. Les auteurs ont étudié chaque cas en tenant compte de tous les facteurs étiologiques connus pour la lithiase et ils donnent un résumé de quatre cas. Ces malades ont été soumis à l'hyaluronidase pendant neuf à douze mois et radiographiés tous les trente à quarante jours. On n'a constaté ni formation de nouveaux calculs, ni augmentation du volume des calculs déjà existants quand l'hyaluronidase était bien administrée.

Dans un second travail, A. J. Butt, E. A. Hauser et J. Seifter proposent une méthode pour déterminer la posologie de l'hyaluronidase en fonction de l'état biologique de l'urine. Si l'urine est claire, sans sédiment ou avec peu de sédiment, s'il existe dans le passé des accès récidivants de lithiase probablement primitive, c'est-à-dire due à un trouble des colloïdes protecteurs, on détermine les taux de base des colloïdes urinaires protecteurs par les études de la tension superficielle et on fait des études ultra-photomicrographiques quand il est nécessaire d'obtenir une information supplémentaire. Dans ce premier groupe de cas, on injecte par voie sous-cutanée 150 unités de réduction de turbidité (T.R.U.) d'hyaluronidase, mélangées à 1 cm³ de solution isotonique de chlorure de sodium et on détermine ensuite le niveau des colloïdes urinaires protecteurs. Si 150 T.R.U. du médicament sont insuffisantes pour augmenter la concentration des colloïdes protecteurs de façon à obtenir complètement l'effet souhaité, on donne 300 T.R.U.[1], et si c'est indiqué, on atteint des quantités plus élevées.

Si il y a hématurie, si il y a puyrie, si il y a une turbidité avec un sédiment important ou si les calculs récidivent rapidement et qu'on suppose qu'ils sont dûs à l'infection, la méthode principale de détermination des besoins en hyaluronidase est la recherche de l'effet de clarification de l'hyaluronidase sur la turbidité et sur le sédiment. Dans ce second groupe de cas, l'injection initiale d'hyaluronidase sera de 300 T.R.U. — Des échantillons sont recueillis à des intervalles de 30 minutes, une heure, deux heures, quatre heures, huit heures, douze heures, seize heures, vingt-quatre heures, et plus pour noter l'effet de clarification sur la turbidité et sur le sédiment.

---

[1] L'unité T.R.U. d'hyaluronidase (unité de réduction de turbidité) est la quantité qui réduit en 30 minutes la turbidité produite par 0,2 mg d'acide hyaluronique (mélangé à du sérum acidifié) à celle déterminée par 0,1 mg dans les conditions standard.

La posologie de l'hyaluronidase varie de 150 à 800 «turbidity reducing units» chaque jour ou chaque deux jours.

Les auteurs concluent en disant que cette thérapeutique a été efficace en prévenant la formation ou la rechute de calculs pendant une période de onze à vingt et un mois chez dix-neuf malades sur vingt-quatre (79%) chez qui des calculs rénaux avaient été au préalable rapidement formés.

PRIEN ne confirme pas les résultats de BUTT; dans son mémoire, PRIEN rapporte les résultats de son étude de 18 mois des effets de l'hyaluronidase sur les cristalloïdes contribuant à la formation des calculs et il inclut l'observation d'une complication malheureuse résultant de ce traitement. Ce travail est d'ailleurs la suite d'une étude antérieure sur les cristaux de sédiment urinaire et les calculs urinaires et sur le processus de formation des calculs, mettant en rapport la structure et la composition des calculs, du point de vue cristallographique avec l'histoire clinique des malades.

γ) Critique

PRIEN signale que dans ses propres études, il a observé de nombreuses variations dans l'effet de clarification de l'urine après injections sous-cutanées d'hyaluronidase. Chez certains malades, il n'y avait aucune clarification et chez d'autres une clarification de quelques heures (en général, elle ne durait que 4 à 12 heures). Chez les malades ayant des infections avec décomposition de l'urée, de très grosses doses (1.500 unités deux fois par jour) étaient nécessaires pour produire la clarification et souvent ces doses étaient insuffisantes.

L'étude de l'action de l'enzyme sur les cristalloïdes urinaires du point de vue optique a été faite par une technique mise au point par HAUSER. L'effet microscopique ne correspondait pas toujours à l'effet macroscopique.

Dans certains cas (heureusement peu nombreux), l'agrégation des cristaux est augmentée et la formation de calculs facilitée par l'enzyme. C'est une réaction de sensibilisation et l'augmentation de l'agrégation dans ces cas serait due à une trop faible dose d'hyaluronidase. L'auteur a examiné en 1952 un malade chez qui se produisit ce phénomène, ce qui aboutit à la perte d'un rein. Il s'agissait d'un sujet de 30 ans ayant subi l'ablation d'un calcul de cystine du rein gauche et qui reçut une injection de 150 U.T.R. d'hyaluronidase chaque jour pendant 10 jours puis tous les deux jours pendant deux mois. Il reçut en même temps du bicarbonate de soude pour maintenir l'urine alcaline. Au bout de deux mois, une radiographie montra un calcul dans le bassinet du rein gauche qui fonctionnait bien. L'auteur pensa à ce moment que le calcul était de phosphate calcique parce qu'il était tout à fait opaque aux rayons et que le malade avait reçu une thérapeutique alcaline.

Des études microscopiques faites avec l'ultropaque montrèrent une réaction typique de sensibilisation à l'enzyme avec 150 U.T.R. et il n'y avait pas d'effet visible de clarification macroscopique avec des doses allant jusqu'a 600 U.T.R. Une étude de deux calculs de cystine montra que le premier retiré avant le traitement par hyaluronidase était un calcul de structure typique, alors que le calcul formé pendant le traitement et retiré par néphrectomie emplissait complètement le bassinet et était extrêmement dense et dur. Celui-ci était composé de cristaux en aiguilles agglutinés en paquets (sphérulites). Ces sphérulites en cristallographie représentent un type anormal de cristallisation résultant en général de l'action d'un matériel étranger qui interfère avec le développement des cristaux en croissance.

Une étude de 158 calculs de cystine montra qu'aucun n'avait cette structure de sphérulites. Il semblait donc logique de conclure que l'hyaluronidase était responsable de la formation de ces calculs par un mécanisme de sensibilisation.

Beaucoup d'autres cas sont connus dans lesquels la récidive des calculs apparaît rapidement pendant un traitement par l'hyaluronidase. Il est probable que le phénomène dû à la sensibilisation n'est pas limité aux calculs de cystine. Il est possible également que le traitement facilite l'agrégation des cristaux dans les urines de sujets non prédisposés à la formation de calculs si l'on administre de très faibles doses d'enzyme (15 U.); il s'agit probablement de sensibilisation. Ce phénomène n'est sans doute pas fréquent. Toutefois, on ne devrait pas pratiquer d'injections répétées d'hyaluronidase pour la prophylaxie des calculs si l'on n'a pas recherché la possibilité de cette réaction. BUTT a décrit en détail comment faire ce test préliminaire. Si l'urine devient claire et sans sédiment sous l'influence de l'hyaluronidase pendant un temps suffisant, il est probable qu'il n'y a pas de réaction de sensibilisation; mais tous les malades n'ont pas une urine trouble. Il est évident que, si une urine claire est rendue trouble par hyaluronidase, il y a probablement sensibilisation et il est probable également que dans l'urine claire cette réaction de sensibilisation pourrait être mise en évidence par une étude des films urinaires desséchés sur des lames de verre comme le décrit BUTT (cristaux en aiguilles). De telles coupes peuvent être étudiées avec un microscope ordinaire. Si les cristaux tendent à se grouper, il est possible qu'il y ait réaction de sensibilisation.

La détermination du dosage convenable chez les malades ayant une urine claire demande donc l'emploi d'instruments spéciaux (ultropaque) exigeant une expérience considérable, et d'un prix élevé, rendant leur emploi difficile.

Malgré son caractère séduisant, la thérapeutique par l'hyaluronidase n'a reçu que des critiques. DINGLEY et BADENOCH ne reconnaissent pas d'effet à l'hyaluronidase. Étudiant huit malades porteurs de calculs chez lesquels le traitement chirurgical ne paraissait pas devoir être conseillé, on constata que trois malades seulement ne présentèrent pas de nouvelles formations calculeuses; chez quatre sujets, il y eut une augmentation de volume de calculs pré-existants et chez aucun il n'y eut une diminution de volume.

TAYLOR et ses collaborateurs, étudient l'action de l'hyaluronidase sur des malades atteints de poliomyélite arrivent aux conclusions suivantes, en ajustant chaque jour, par examen des urines, la dose d'hyaluronidase. Choisissant 34 malades sans calculs, ils traitent 12 malades et en observent 22 autres, servant de contrôle: dans le premier groupe apparaît un calcul et dans le second, quatre. Par ailleurs, il observe dix-huit malades porteurs de calculs: quatorze sont traités et quatre servent de contrôle: dans le premier groupe, neuf eurent une augmentation de nombre ou de volume des calculs ou des deux à la fois; dans le deuxième groupe, il y eut dans deux cas également, augmentation du nombre et du volume des calculs. Les auteurs concluent que, bien qu'il ne puisse être définitivement établi que l'hyaluronidase a été sans effet sur les malades traités, il semble improbable que le traitement ait été utile. Dans une petite série clinique WEIBER ne parvient pas à prouver l'efficacité de l'hyaluronidase. FISTER et COCHRAN n'ont pas observé, avec ce médicament, d'action dans un cas de calcul urique.

Au cours d'un meeting à l'Académie de Médecine de New York (1956) SPELLMAN dit n'avoir eu que des échecs avec l'hyaluronidase, au cours de ses expériences, brèves, il est vrai.

Conclusions

De l'étude de ces nombreux travaux, expérimentaux et cliniques, on peut conclure que l'hyaluronidase est à déconseiller dans le traitement de la lithiase urinaire.

d) Gels d'alumine

Cette thérapeutique a pour but de diminuer la phosphaturie grâce à la formation dans l'intestin de phosphate d'alumine insoluble; ainsi le phosphate est excrété avec les fèces et le taux de la phosphaturie s'abaisse.

α) Données biologiques

Le principe de cette thérapeutique est dû à LEARY et SHEIB (1917); ces auteurs ont vu l'apparition plus rapide de troubles nutritionnels chez des rats privés de phosphore lorsqu'ils absorbaient de l'alumine. BANNION et ses collaborateur et COX et ses collaborateurs (1931) montrèrent l'action de l'alumine sur la phosphorémie des rats et le développement du rachitisme.

VERMEULEN et ses collaborateurs (1951) utilisant leur technique de lithiase expérimentale sur le rat, en introduisant un corps étranger dans la vessie, ont eu des résultats un peu décevants avec un gel d'alumine (Basalgel): sur 32 calculs, 9 continuèrent à augmenter, 19 ne présentèrent guère de changement, 4 se dissolvèrent complètement.

β) Applications thérapeutiques. Pharmacodynamie. Posologie

FREEMAN et FREEMAN ont montré dès 1941 chez des enfants urémiques que l'absorption d'un gel d'hydroxide d'alumine, en quatre prises égales, ramenait à la normale l'hyperphosphorémie et l'hypocalcémie. En 1945, E. SHORR proposait dans le traitement de la lithiase phosphatique, un gel d'hydroxide d'alumine, l'Amphojel, formant avec le phosphore de l'intestin des phosphates d'alumine, insolubles et inabsorbables et de ce fait diminuant la phosphaturie.

Nous avons vérifié en 1946 l'activité de cette thérapeutique et nous avons constaté aussi que, seul, l'hydroxide d'alumine américain (Amphogel) était efficace. En 1950, SHORR a proposé un gel à base de carbonate basique d'alumine (Basaljel) plus actif encore. Le fait a été confirmé par G. BARRETT. Il note une diminution de l'élimination du phosphore de 78% avec retour à la normale deux jours après l'arrêt du traitement. PYRAH (1950) a proposé le Hyagel (HOUGH, HOSEASON et Co. Ltd. de Manchester) à base de carbonate d'alumine et d'hydroxide de magnesium.

Par l'épreuve de cristallurie provoquée, nous avons vérifié l'action du Basaljel chez un malade porteur d'un volumineux calcul phosphatique gauche, et présentant une précipitation phosphatique urinaire tenace. Avant le traitement, nous avions noté que tous les échantillons urinaires d'une journée comprenaient un abondant précipité de phosphates tricalcique et ammoniaco-magnésien, avec un pH oscillant entre 7 et 7,4 et des concentrations en P_2O_5 de 1 g 80, 1 g, 0 g 90, 1 g 80, et 2 g 80 pour 1.000 avec des densités de 1018, 1008, 1011, 1012 et 1017. Au troisième jour du traitement, les concentrations nycthémérales en phosphates n'étaient plus que de 0 g, 80, 0 g 20, 0 g 10 et 1,60 pour 1.000 avec un pH urinaire fixé à 7,4 et des densités de 1016, 1004, 1006 et 1016; dans le premier échantillon, il y avait un léger précipité, les urines du deuxième et du troisième étaient limpides; dans le quatrième, il était à nouveau abondant.

Récemment, PYRAH, étudiant l'action de l'Aludrox, de l'Amphojel, du Basaljel et du Hyagel, obtint des résultats insuffisants avec l'Aludrox et avec les trois autres produits. Donc, la forme physique sous laquelle se présente le gel d'alumine est essentielle.

L'action pharmacodynamique de ces médicaments a été étudiée dès 1945 par SHORR et récemment par PYRAH. Ce dernier observant 57 patients, porteurs de calculs et ayant un régime alimentaire libre, constante, en utilisant le Hyagel, à la dose de 120 cc par jour une baisse moyenne des phosphates urinaires de

24 heures de 0 g 80 à 0 g 40. Chez des malades avec un régime contrôlé, prenant dans leur nourriture seulement 1 g de phosphore par jour, la médication a abaissé l'élimination nycthémérale de 0 g 70 à 0 g 20.

D'après Pyrah, il y aurait une certaine élévation de la calciurie en même temps que baisse de la phosphaturie; cependant, le phosphate de calcium serait moins précipitable. Par contre, Meyerson et ses collaborateurs (1957) n'ont observé aucune modification ni de la calcémie, ni de la phosphorémie ni de la calciurie, tout en montrant la belle action de l'hydroxide d'alumine sur la phosphaturie.

La posologie doit être codifiée; il faut prendre quatre fois par jour deux cuillèrées à potage (soit 120 cm³ par jour) réparties à la fin des repas. Si le médicament est pris en début des repas, l'efficacité est beaucoup moins marquée.

Shorr, voulant maintenir la phosphaturie à un taux inférieur à 0 g 50 par jour, conseille en plus de l'alumine, un régime alimentaire faible en phosphore: il propose la prise journalière de 1 g 30 de phosphore, 0 g 70 de calcium et 13 g d'azote. Pyrah, se contenant du taux urinaire de 0 g 80, laisse un régime assez libre; il craint qu'un régime trop strict n'ait à la longue des inconvénients; en particulier, il lui reproche d'être trop pauvre en viande maigre et trop riche en graisses.

Il n'y a pratiquement pas de contre-indications.

Notons simplement que Albert et Rees ont écrit que les gels d'alumine empêchaient l'absorption intestinale des antibiotiques donnés par la bouche et particulièrement de la chlorotétracycline et que, pour Seifter et ses collaborateurs, l'Amphojel retarde l'absorption intestinale des anticholinergiques.

γ) Résultats thérapeutiques

Les résultats cliniques sont bons. D'après Shorr, chez cinq lithiasiques opérés, dont un porteur d'un calcul dans chaque rein, il n'y a pas eu de récidive; chez dix-neuf calculeux, dont onze bilatéraux, les auteurs américains ont noté une disparition des calculs bilatéraux dans deux cas, une diminution du calcul dans trois, pas d'augmentation chez treize d'entre eux, une augmentation par contre dans trois cas. Remarquons enfin que, dans plus de la moitié des cas, il y avait une importante infection urinaire du type favorable à la lithiase et que ce sont des cas où l'on est, thérapeutiquement, très démuni.

Pour Robinson (1947), cette thérapeutique serait particulièrement utile quand il y a une infection à germes désintégrant l'urée.

G. S. Barret (1951), utilisant l'Amphojel contenant du trisilicate de magnésium, 30 à 45 cm³ quatre fois par jour, chez trente-quatre malades et pendant deux ans et demi, rapporte les résultats suivants: dans 88,2% des cas, le traitement a été un succès; en effet, il n'y a eu ni nouvelle formation de calcul, ni augmentation de ceux existants; par contre, chez trois malades pris comme témoins, il y eut formation de trois nouveaux calculs. Les dix malades traités par le Basaljel avec le trisilicate de magnésium eurent une réduction plus marquée encore du phosphore urinaire — G. S. Barret ne pense pas que le magnésium favorise la dissolution de l'oxalate de calcium, mais qu'il diminue la formation endogène de l'acide oxalique.

Ce traitement sera particulièrement utile dans les cas où il y a une infection urinaire en rapport avec une flore microbienne alcalinisante par formation d'ammoniaque et où les acidifiants sont inopérants, quelle que soit la posologie adoptée. L'élimination du phosphore urinaire ne doit pas dépasser 300 ou 400 mg par jour si le régime est bien suivi et si la dose de Basaljel est bien établie: en général, elle doit être de quatre fois 40 à 50 cm³ par vingt-quatre heures.

MARSHALL et GREEN (1952) ont publié leur expérience portant sur trente-sept malades ayant tendance à former des calculs rénaux de phosphate et chez lesquels l'existence de lésions d'obstruction et d'infection du tractus urinaire devait augmenter la vitesse de formation des calculs. Les gels d'alumine furent administrés à titre prophylactique sous forme d'Amphojel, habituellement aux doses de 40 cm³ ou de Basaljel (30 cm³) à la fin des repas et au coucher. Chez quelques malades, les doses furent légèrement modifiées dependant des analyses de la phosphaturie et de la calciurie des 24 heures. Les malades avaient un régime apportant environ 1.300 mg de phosphore et 700 mg de calcium par jour. Chacun d'entre eux devait absorber environ 3.000 cm³ de liquide par jour. Les antimicrobiens et les méthodes urologiques étaient employés suivant les indications habituelles. La période moyenne de traitement fut de 49 mois pendant lesquels on ne fit que quatre interventions chez trois malades. Chez deux d'entre eux, le calcul était présent avant le traitement prophylactique et, chez le troisième, deux opérations furent nécessaires pour enlever les calculs qui réapparurent dans les deux reins après l'arrêt d'un traitement d'un an.

La comparaison de l'évolution de la maladie avant l'institution du régime et de celle observée pendant le traitement montre que cette méthode réduit la formation de calculs puisque soixante-dix-huit opérations avaient été nécessaires pour ablation de calculs avant le traitement et qu'il n'en fallut que quatre après le début du traitement. L'interruption volontaire du traitement chez cinq malades montra une récidive rapide des calculs chez trois d'entre eux.

SATTERTHWAITE (1952) déclare avoir diminué le nombre des calculs dus à l'immobilisation. Ces bons résultats ont encore été confirmés par SPILLMAN et MARSHALL (1955): 14 malades ayant subi une néphrolithotomie ont été suivis pendant 1 à 7 ans: il n'y eut pas de rechute, alors qu'il y a rechute lorsque le traitement est arrêté. Ces faits sont particulièrement intéressants comme l'écrit PYRAH, quand on se rappelle que les récidives atteignent une moyenne de 38% après cette opération. MEYERSON et coll. pensent que cette thérapeutique est utile dans le «milk-alcali-syndrome».

Au cours d'un Meeting à l'Académie de Médecine de New York (1956) SPELLMAN et HESS sont favorables à la méthode de SHORR associant le régime hypophosphoré au Basaljel. HESS pense que ce traitement peut être suivi pendant la grossesse. SPELLMAN conseille ce traitement pendant les 6 à 9 mois suivant une exérèse calculeuse et même, ajoute HESS, dans certains cas, indéfiniment. MARSHALL signale avoir vu dans un cas un début d'ostéoporose, cependant il ajoute avoir soumis à ce traitement un enfant de 5 ans, pour plusieurs mois, et, n'avoir noté aucun trouble.

En dehors de ses heureux résultats, ce traitement a plusieurs avantages: les troubles de la fonction rénale et la présence d'infection n'empêchent pas son efficacité. En fait, l'urémie avec rétention de phosphate peut être favorablement influencée; — l'urine peut rester alcaline et infectée de germes désintégrant l'urée, l'abaissement du phosphate empêchera quand même la formation de calculs; — le régime ne produit pas de modifications chimiques indésirables de l'urine comme on peut en observer avec les acidifiants habituels; même chez les malades débilités, le régime est approprié puisqu'il diminue l'effort des reins et les soulage de la nécessité d'excréter le phosphate. N'oublions pas que les gels d'alumine ont été proposés dans le traitement de l'urémie.

e) Acides aminés

L'intérêt des acides aminés repose sur des observations biochimiques et sur des faits expérimentaux.

Données biologiques

King et Palmer, dès 1920, admettent qu'il se forme un composé cristallin entre le chlorure de calcium et la l-glycine. En 1936, Snapper et ses collaborateurs ont recommandé le benzoate de soude, éliminé sous forme d'acide hyppurique, et la glycine; le benzoate de soude prévient la lithiase du rat recevant un régime riche en carbonate de calcium; le benzoate de soude et la glycine éclairciraient les urines ayant un précipité phosphaturique. Cook, Kearner, Burkland (cités par McGeown) font les mêmes recommandations.

En 1956, McGeown estime que ni les électrolytes, ni l'urée ni l'acide urique n'expliquent la sursaturation calcique de l'urine; l'action des colloïdes n'est pas clairement démontrée. Cet auteur a observé que le chlorure de calcium forme avec la glycine un composé cristallin et que d'ailleurs cette hydroapatite est plus soluble en solution de glycine et d'alanine que dans l'eau. Il est possible que les 6 g d'acides aminés éliminés par jour (King 1941) forment des chélateurs solubles. Fait intéressant, McGeown a remarqué chez quelques malades calculeux une amino-acidurie basse. Cet auteur (1957) n'a pu prévenir ni par le benzoate de soude, ni par la glycine la lithiase des rats obtenue par un régime déficient en vitamine A, alors que dans ce type de lithiases ainsi que celle de la souris, due à l'acétazolamide, l'acide glutamique est efficace; il reprend, dans ce second travail, l'hypothèse d'un composé soluble, peut-être d'un composé dû à un phénomène de chélation.

f) Salicylés et glucuronolactone

En 1955 Prien et Walker introduisirent les dérivés salicylés dans le traitement des lithiases urinaires. Cette thérapeutique est basée sur les deux faits suivants: premièrement les salicylates augmentent la solubilité du phosphate de calcium (Neuberg et Grauer, Cessi, Mandl et coll.); deuxièmement, les salicylates augmentent les glucuronides urinaires qui formeraient avec les sels de calcium un complexe soluble. En effet, l'acide glucuronide ne se retrouve pas à l'état libre dans l'urine; d'après Alpen et collaborateurs, 15 à 40 % du salicylate excrété, le sont excrété sous forme de dérivé glucuronique.

α) Données biologiques

Rappelons tout d'abord que Snapper a écrit en 1936 que les salicylates inhibaient la précipitation des colloïdes urinaires. En 1953, Mandl et ses collaborateurs ont vu que les sels de calcium étaient plus solubles dans l'eau en présence de glucuronides que dans l'eau pure. Deux ans plus tard Prien et Walker ont montré que des glucuronides, isolés de l'urine de malades absorbant de l'acide acétylsalicylique, augmentaient la solubilité du phosphate de calcium de 30 à 39 %, à la concentration de 1 %; l'acide 0-(β-d-glucuronosido)-salicylique synthétisé par le Dr. Lumford a, sur la solubilité du phosphate de calcium, l'action suivante: à la concentration de 0,05 %, en ajustant le pH entre 4,5 et 7, l'augmentation de la solubilité du phosphate de calcium est de 8 %; avec une concentration de 0,1 % en glucuronide, l'augmentation de la solubilité est de 16 %. Le maximum a été de 43 % (Cessi). Il ne paraît pas y avoir de rapport entre l'augmentation de la solubilité et les variations du pH. Les concentrations utilisées au cours de ces expériences in vitro sont comparables à celles observées dans les urines de malades soumis à une thérapeutique salicylée. Prien et Walker, critiquant leur expérience, font remarquer qu'il n'y a pas de raisons pour que le glucuronide synthétisé par le Dr. Lumford ait une action identique à celle des glucuronides urinaires; mais, Neuberg et Grauer ont montré que des solutions de «complexe glucuronide» ont, sur le phosphate de calcium, une action solvante plus élevée que celle du simple acide glucuronique.

VERMEULEN, FINLAYSON et CHAPMAN (1957) ne sont pas parvenus avec l'aspirine, à empêcher l'augmentation de volume de calculs se développant à partir d'un corps étranger introduit dans la vessie de rats; mais, comme chez cet animal l'aspirine ne provoquait pas une augmentation suffisante des conjugués glucuronés, ils ont essayé l'iso-bornéol donnant des taux appréciables de glucuronides urinaires; cependant, ils n'ont observé aucune action sur les calculs expérimentaux.

VERMEULEN a étudié, chez deux hommes normaux, après administration de salicylamide, la solubilité de phosphate de calcium par la méthode de FLOCKS et par sa méthode personnelle: bien qu'il y eut une élimination correcte de glucuronides, il n'a été vu aucune différence entre les urines prélevées pendant le traitement et celles prélevées en dehors de la période de traitement.

Par contre, utilisant aussi la méthode de FLOCKS, ANDRIMI et DILEVA constatent, sous l'influence du traitement salicylé, un indice positif à cette épreuve tendant à signifier que le glucuronide intervient dans la solubilisation du phosphate de calcium.

BOGASH et ses collaborateurs (1957) notent que les glucuronides de l'urine sont augmentés tant par l'acide acétylsalicylique (2 g par jour) que par le glucurono-lactone (5 g par jour); cette élévation produit une solubilisation des sels de calcium; cependant, le calcium reste à l'état de sursaturation.

L'acide gluconique aussi, comme l'acide glucuronique un produit de l'oxydation du glucose, fut employé comme moyen thérapeutique. Plusieurs auteurs ont tout d'abord signalé des résultats positifs avec la préparation Kombuchal, qui contient 25% d'acide gluconique, particulièrement lors de lithiases phosphatiques (HERRMANN, MAY, LOHMÜLLER, KARSCHULIN, 1935/36), mais plus tard TZSCHIRNTSCH (1938) a communiqué des expériences négatives. De même, les expérimentations sur l'animal et les essais cliniques de BROSIG et HIRSCH (1957) n'ont pas donné de résultats convaincants.

β) Résultats thérapeutiques

Les malades de PRIEN ont été rigoureusement observés. Ils prenaient chaque jour 2 g d'acide acétylsalicylique. Régulièrement des analyses étaient pratiquées pour vérifier le taux de glucuronides urinaires. L'ingestion de liquides, à l'exclusion de lait, était telle que le volume urinaire oscillait entre 1.400 et 3.300 cm³ par 24 heures. En plus, ils suivaient un régime pauvre en calcium.

Les taux de glucuronides urinaires ont été variables: avant le traitement, ils oscillaient entre 0,2 et 0,9 g par 24 heures; pendant le traitement, ils ont oscillé entre 0,6 et 2,2 g par 24 heures. Dans une seconde phase, PRIEN et WALKER ont utilisé le salicylamide à la dose de 2 g par jour, remarquant que ce dérivé donnait des taux plus élevés de glucuronides urinaires.

Les auteurs ont préféré le salicylamide à l'administration d'acide glucuronique ou de son lactone, obtenant avec le salicylate un taux plus élevé de glucuronides: 15 à 40% du salicylate excrété dans l'urine se trouvent sous forme de conjugué glucuronique; le salicylamide est excrété sous forme de glucuronoside.

Ils se sont opposés à des posologies d'aspirine ou de salicylamide plus élevées, alléguant qu'elles produiraient une élévation indésirable de la calciurie.

19 calculeux ont été traités pendant 18 mois; chez 17 d'entre eux, il n'y eut aucun nouveau calcul, ni aucune augmentation de volume ou de la densité des calculs existant; chez l'un d'entre eux, un petit calcul augmenta de volume; mais, chez ce malade, les glucuronides urinaires restèrent à des taux trop faibles. Chez un deuxième, l'échec a été complet malgré un taux excellent de glucuronides.

Baker et Connelly (1956), dans une longue étude portant sur 356 lithiasiques déclarent que la lithiase est due à une maladie du collagène. Ils basent leur affirmation sur le fait que dans 79,6% des cas où il y a bilatéralité et rechute, il n'y a pas d'étiologie décelable; dans 43% des cas avec calculs récidivants ou bilatéraux, il n'y a pas d'infection; aussi ils proposent et essayent un traitement anti-inflammatoire par l'aspirine, la cortisone, l'A.C.T.H. ou le phénylbutazone; grâce à cela, ils n'auraient jamais observé de récidives chez 91 malades calculeux. Malheureusement, ils donnent peu de précisions sur la conduite du traitement.

Abrams (1957) soumet trois malades ayant une longue histoire de calculs récidivants à l'aspirine: chez les trois malades, il y eut augmentation de volume des calculs et chez l'un d'eux apparition d'un nouveau calcul.

Comarr et Carne (1958) traitent 15 malades atteints, de paraplégie avec l'aspirine ou le salicylamide à la dose de 2 g par jour pendant trois à onze mois. La médication ne parvient pas à empêcher l'augmentation de volume des calculs existant, ni l'apparition de nouvelles pierres.

Hughes et Yarbro pensent que la thérapeutique salicylée est contre-indiquée dans la lithiase urique, le salicylate augmentant l'uricurie.

2. Traitements étiologiques de certaines lithiases avec hypercalciuries

Un certain nombre de lithiases calcaires (voir p. 418) sont accompagnées d'hypercalciurie (40 à 60 pour cent). Tantôt, et le plus souvent, il s'agit d'une hypercalciurie idiopathique, tantôt il s'agit d'une hypercalciurie secondaire à une maladie dont il faut rechercher la cause.

Envisageons donc les états pathologiques au cours desquels il existe une hypercalciurie. On peut observer des lithiases urinaires au cours des hypercalciuries:
1. par erreur thérapeutique ou diététique,
2. par hyperparathyroïdisme,
3. par ostéoporoses,
4. au cours de l'immobilisation,
5. au cours des lyses osseuses cancéreuses,
6. au cours de l'acidose hyperchlorémiques par insuffisance tubulaire.

a) Lithiase urinaire hypercalciurique par erreur thérapeutique

Nous n'insisterons guère sur les hypercalciuries secondaires à l'hypervitaminose D, s'accompagnant d'une hyperphosphorémie, d'une hypocalcémie avec le plus souvent hyperazotémie, albuminurie et cylindrurie. Elles sont secondaires à des doses très élevées, par exemple 15 mg tous les deux jours, pendant deux à trois semaines, ou chaque semaine pendant deux ou trois mois. Les accidents surviennent chez des malades ne présentant aucune carence en vitamine D.

Il s'agit plus, dans ces cas, de néphrocalcinose que de lithiase rénale.

Le traitement consiste essentiellement en la suppression de la vitamine D. Récemment Henneman et ses collaborateurs ont proposé l'acide phytique.

Citons aussi les rares cas de lithiase au cours d'un traitement trop prolongé par l'acétazolamide; ils sont en rapport avec une diminution de la citraturie et une augmentation de la calciurie (Harrisson et Harrisson; Persky et coll.; Abeshouse et Applefeld; Freeman et Jabson; Barraque et Ecibano). Ces faits doivent inciter à la prudence dans la prescription de l'acétazolamide chez les malades ayant un passé de coliques néphrétiques calcaires. Mais de tels accidents lithiasiques ne comportent pas de traitement particulier.

Le syndrome de BURNETT, ou « syndrome des buveurs de lait », ou « syndrome du lait et des alcalins », peut se manifester, mais rarement, par des coliques néphrétiques. La gravité ne réside pas dans la lithiase urinaire rare (DWORETZKY), mais dans la néphrocalcinose et dans l'insuffisance rénale, quasi constantes. A la période où ces malades sont, en général, vus, la calciurie est normale. Le traitement comporte un rééquilibre ionique, un régime pauvre en calcium et en phosphore (MILLIEZ et ses collaborateurs).

b) Lithiases et hyperparathyroïdisme

L'hyperparathyroïdie (voir p. 411, 412, 421 son syndrome biochimique) s'accompagne avec une grande fréquence de calcifications rénales ou de lithiase vraie : 80 pour cent d'après HELLSTRÖM. Voici les proportions dans la série de l'auteur suédois : calculs seuls, 19 — néphrocalcinose seule, 20 — association de calculs vrais et de lithiase, 17 ; dans 29, cas, la répartition chimique a été la suivante : oxalate de calcium seul, 5 cas — oxalate et phosphate de calcium, 16 cas — phosphate de calcium seul, 12 cas. MILLER et MITCHELL (1952) donnent les chiffres suivants trouvés dans la littérature :

— 51 pour cent (ALBRIGHT, BAIRD et COPE 1934);
— 37 pour cent (NORRIS 1947);
— 84 pour cent (CHUTE 1939);
— 70 pour cent (COPE 1942).

L'hyperparathyroïdie doit être soupçonnée dans toute lithiase s'accompagnant d'hypercalciurie, bien qu'il soit difficile d'apprécier la fréquence de cette étiologie tant les chiffres de la littérature sont variables : 5 pour cent ALBRIGHT, 0,2 pour cent pour GRIFFING et coll. et 15 pour cent COPE.

Un seul traitement : l'exérèse de la glande. Si une intervention sur les voies urinaires s'impose, elle doit être secondaire à l'opération glandulaire ; en effet, d'une part, la constance de l'hypercalciurie peut entraîner la formation très rapide, en quelques semaines (HELLSTRÖM) de nouveaux calculs, si l'exérèse est faite alors que le syndrome biochimique de l'hyperparathyroïdie n'est pas modifiée. Le tableau suivant, emprunté à HELLSTRÖM, est très significatif à cet égard.

D'autre part, la chute de la calcémie et de la calciurie suit presque immédiatement l'ablation de la glande malade ; aussi très rapidement, dans les jours suivants, pourra-t-on enlever les calculs avec risques de récidives nuls s'il n'y a pas d'infection urinaire (WELTI et JUNG, RIENHOFF).

Tableau 3. *Nombre d'operations pour calculs chez des malades avec hyperparathyroïdie*

	Nombre de malades	Nombre d'opérations
Une opération . .	14	14
Deux opérations .	14	28
Trois opérations. .	3	9
Quatre opérations .	2	8
Six opérations . .	1	6
Total	34	64

Un diagnostic précoce est important : d'une part par le traitement qu'il impose, il évitera l'apparition de nouveaux calculs et l'augmentation de ceux existant ; et d'autre part il préviendra l'apparition de lésions rénales définitives. Les parathyroïdes ont de nombreuses incidences sur les reins (LIÈVRE 1949).

c) Lithiase et ostéoporose de la sénescence

L'ostéoporose est un syndrome dépendant de diverses étiologies : sénescence et présénescence, atrophie testiculaire, excès de cortisone et d'A.C.T.H., acromégalie, immobilisation. La première forme d'ostéoporose retiendront toute notre attention dans le paragraphe.

Le traitement de l'ostéoporose de la sénescence est essentiellement un traitement hormonal. Depuis les travaux d'Albright et Reifenstein (1940, 1945, 1947) on connait l'action des hormones sexuelles sur l'ostéoporose de la présenescence et de la sénescence et sur l'hypercalciurie qu'elle engendre. Voici ce qu'écrivent Bricaire et Tourneur à ce sujet.

L'administration d'oestrogènes, sans action notable sur les sujets normaux, a une action remarquable sur la calciurie qu'elle normalise sans modifier la calcémie. Résumant les chiffres de Lichtwitz, la calciurie de 24 heures passe de 300 mg à 100 mg environ. Selon Reifenstein et Albright, fait intéressant à retenir pour la pratique, cet effet dépresseur sur l'hypercalciurie apparaît avant le 6 ème jour du traitement, atteint son maximum à la fin du premier mois et survit un ou deux mois à son arrêt, que l'on use d'oestrogènes naturels ou de synthèse, à des doses réduites, comme à des doses élevées. Cette notion de l'efficacité des doses réduites est intéressante si l'on se rappelle l'expérimentation animale provoquant une lithiase par apport prolongé d'oestrogènes (Schenken 1942; Gardner 1944; Wilson 1945).

«Les androgènes sexuels ont un rôle comparable. Les auteurs plus hauts cités l'ont bien démontré chez la femme ménopausée en particulier, car chez l'homme hypogonadique, l'ostéoporose existe, mais est rare, rarement importante, et d'installation très lente et tardive. La thérapeutique androgénique transforme le bilan calcique négatif en bilan positif, ramène à la normale une calciurie élevée. Chez un malade de Lichtwitz, la calciurie passe de plus de 600 mg à moins de 100 mg par 24 heures, sans modification notable de la calcémie, avec 50 à 75 mg de propionate de testostérone par semaine. Selon Reifenstein et Albright, l'action correctrice des androgènes est plus lente à apparaître, et aussi plus durable que celle des oestrogènes. L'association des androgènes et des oestrogènes est utile, car, pour une même action sur le métabolisme calcique, elle permet des doses moindres de chacun d'eux, et une neutralisation partielle de leurs effets sur les récepteurs sexuels.»

Chez les hommes, van Slyke semble préférer les androgènes.

d) Lithiase et immobilisation

Le premier travail sur cette question, cité par Verrière qui a consacré à ce sujet en 1950 un rapport d'ensemble au congrès d'Evian consacré à la lithiase urinaire, paraît remonter à 1895 à propos de 12 cas de lithiase compliquant des fractures de la colonne vertébrale. Citons le travail de Volkmann (1926) et la thèse de M. Roux (en 1937), consacrés à ce sujet.

Toutes les statistiques concordent. Toutes les maladies imposant une immobilisation peuvent se compliquer de lithiase urinaire calcaire dans un nombre de cas importants (Boshamer).

C'est ainsi qu'en 1949, Freeman rapporte que sur 634 malades, divisés en trois groupes de 94, 164 et 280 sujets, il a observé des calculs urinaires dans 30—38,4 et 27 pour cent des cas. Comarr étudiant en neuf ans 1.104 paraplégiques, observe dans 6,8 pour cent des cas des lithiases urinaires; le pourcentage est le même, qu'il s'agisse de malades ayant eu des lésions traumatiques de la moelle épinière (69 sujets) ou des lésions dues à une cause médicale (98 sujets). Les autres statistiques indiquent un indice plus élevé. Prather (1947) donne le chiffre de 31,5 pour cent, et rapporte les taux de Petroff (20%), de Borvie (18,6%), de Riba (13%) et de Ranis (13%). — Howard, Parson et Bigham

(1945) citent le chiffre de 2 pour cent dans les cas d'orthopédie, et de 7 pour cent dans les fractures du fémur. Signalons, en 1949, de travail de KIMBOURG. HARADA (1952) observe la lithiase urinaire dans 43,5 pour cent des cas cliniques, et dans 73 pour cent des cas autopsiés au cours des lésions médullaires.

Pour BARBER et CROSS (1952), la principale cause de mort, chez les paraplégiques, demeure l'urémie.

α) Données biologiques

La fréquence des lithiases urinaires au cours desmaladies exigeant un long séjour au lit repose sur des données biologiques d'on découlent certaines thérapeutiques. Quatre facteurs sont essentiels: ce sont les troubles du métabolisme calcique avec hypercalciurie l'élevation du pH urinaire, la stase urinaire, l'infection urinaire.

Hypercalciurie. L'hypercalciurie est quasi-constante au cours de l'allitement. C'est un phénomène physiologique.

DEITRICK, WHEDON et SHORR ont étudié à ce point de vue quatre sujets *normaux* mis au lit pendant six à sept semaines; ils ont observé: une augmentation du calcium fécal et urinaire (celui-ci a doublé), une perte de calcium entre 9 et 23 g, une chute de l'acide citrique urinaire, une légère élévation du pH urinaire et de la phosphaturie, enfin une légère élévation de la calcémie à la fin de la période d'immobilisation.

L'hypercalciurie est quasi-constante dans la poliomyélite aiguë: pour DUNNING et PLUM (1957), elle est constante, maxima entre la cinquième et la huitième semaine, plus élevée dans le sexe masculin; la mobilisation ne la modifie pas; il n'y a pas de rapport entre l'importance de l'hypercalciurie et le siège et le degré de la paralysie; la durée est de 14 semaines au plus quand la poliomyélite est bulbaire ou touche les extrêmités, mais elle est de six à douze mois quand il y a paraplégie ou quadriplégie. Il n'y a pas de modification du rapport calcium fécal/calcium urinaire; vers le 14ème jour il y a une légère augmentation de la phosphaturie.

L'hypercalciurie de 300 à 500 mg par 24 heures est très fréquente aussi chez les malades atteints de lésions médullaires traumatiques et suivant les fractures des membres (FREEMAN 1949). Après quelques mois, un équilibre est atteint ramenant la calciurie à la normale malgré la persistance de l'immobilisation (SWARTZ et TAYLOR 1950).

An cours des hypercalciuries d'immobilisation le plus souvent, calcémie, phosphorémie et phosphatases alcalines sont normales. Cependant WHEDON et SHORR ont signalé des hypercalcémies chez quelques poliomyélitiques, à la phase aiguë.

Plusieurs causes sont invoquées à l'origine de l'hypercalciurie de ces malades.

Comme DEITRICK et ses collaborateurs l'ont montré, la simple immobilisation d'un sujet normal peut la provoquer: on peut invoquer alors, avec ALBRIGHT et REIFENSTEIN, l'inactivité des ostéoblastes dont la stimulation dépend de l'activité musculaire. D'ailleurs, l'ostéoporose est une fréquente et précoce complication de l'immobilisation.

Une fracture entraîne une réaction locale hyperhémique avec stimulation des ostéoclastes et donc une décalcification (LERICHE et JUNG 1938).

L'hypercalciurie de la poliomyélite aurait un mécanisme particulier. DUNNING et PLUM (1957) tendent à éliminer les facteurs mécaniques parce qu'il n'y aurait pas de rapport entre eux et l'hypercalciurie. La mobilisation peut exagérer la calciurie. Aussi ces auteurs pensent qu'au cours de la poliomyélite, la déminéralisation dépend de facteurs neuro-humoraux mal clarifiés.

30*

pH urinaire: Fréquemment les auteurs signalent une élévation du pH urinaire qui, on le sait, favorise la précipitation des sels de calcium.

Stase. La simple immobilité sur le dos engendre de la stase au niveau des voies urinaires. Par ailleurs, les lésions médullaires s'accompagnent d'une parésie des voies urinaires, et particulièrement de la vessie.

Infection urinaire. Enfin, la fréquence de l'infection urinaire favorisée par la stase d'immobilisation ou les parésies vésicales secondaires aux lésions médullaires, favorise la lithiase (Swartz et Taylor).

β) Traitement prophylactique

Le traitement prophylactique est essentiel et doit être institué *systématiquement*. En effet, l'immobilisation est un cas particulier où l'on sait qu'il existe un pourcentage certain de chances pour que des calculs apparaissent.

Diététique des boissons: Tous les auteurs sont d'accord. Elle est le geste thérapeutique essentiel. La cure de boisson avec une eau ni calcaire, ni alcaline est capitale. La quantité absorbée doit être au moins de 2 litres par vingt-quatre heures. Il faut que la diurèse oscille, par 24 heures, entre 2 litres 500 et 3 litres, sans présenter de pointes d'oligurie favorable aux précipitations calciques. Freeman (1949) conseille 4 litres d'eau. Swartz et Taylor proposent des injections intraveineuses liquidiennes si l'absorption ne peut atteindre des taux suffisants.

Diététique des aliments: Swartz et Taylor prescrivent une alimentation riche en protéines afin de maintenir l'acidité urinaire. Un régime riche en calcium agit temporairement sur la balance calcique négative, mais très rapidement elle entraîne une hypercalciurie annulant le bénéfice du régime. Il y a intérêt à prescrire un régime faible en phosphore (Stevenson 1955).

Acidifiants: Si les pH urinaires se maintiennent dans une zone alcaline, les urines seront acidifiées par l'acide chlorhydrique ou le chlorure d'ammonium. Cette acidification sera prudente. On sait on effet que toute acidification entraine une exagération de l'élimination de calcium urinaire. Cordonnier et Talbott ont proposé le phosphate acide de sodium (voir p. 470).

Vitaminothérapie: La vitamine A est évidemment conseillée; Flocks lui reste très fidèle. L'absorption de vitamine D voisinant les doses toxiques est restée sans effet. L'absorption calcique est augmentée, le calcium fécal diminué, mais le supplément calcique non retenu par l'organisme est excrété dans les urines (Howard et coll. 1945, Stevenson 1955).

Désinfectants urinaires et antibiotiques: Régulièrement on vérifiera la bactériologie urinaire pour instituer, s'il y a une bactériurie, un traitement antimicrobien. Cette précaution est capitale.

Gels d'alumine: Les gels d'alumine sont à conseiller si la calciurie est très élevée, ou s'il y a présence de sédiment urinaire vérifié sur des urines rapidement analysées après leur émission, ou s'il y a hématurie microscopique, ou s'il y a infection urinaire.

Hyaluronidase: Un certain nombre d'auteurs la déconseille (voir p. 457).

Mobilisation: La mobilisation a suscité de nombreuses recherches afin de préciser le meilleur mode. Beaucoup d'inconnues subsistent. Deitrick a fait une intéressante étude sur les effets de l'immobilisation sur le métabolisme du calcium chez des sujets hospitalisés pour traitement de lésions vasculaires périphériques. Certains d'entre eux furent couchés sur des lits mécaniques (basculants, oscillants, mobilisables), alors que d'autres furent couchés sur des lits ordinaires; dans le premier groupe, la calciurie fut toujours inférieure à celle du deuxième groupe.

Dans les fractures des membres supérieurs, le membre atteint est immobilisé, mais le sujet reste ambulatoire: la calciurie est normale, il n'y a pas de formation calculeuse. Dans les fractures des membres inférieurs, nécessitant un appareillage important et la station couchée, la calciurie augmente rapidement de 125 à 350 mg et 19% de ces sujets forment des calculs urinaires. L'immobilisation couchée est donc le facteur principal de lithiase chez ces malades. Le fait d'asseoir des paraplégiques, après une période de rééducation, dans des fauteuils roulants n'abaisse pas sensiblement leur calciurie. STEVENSON a donc fait fabriquer un appareillage orthopédique rudimentaire pour obliger ses paraplégiques à marcher même mal et pour quelques instants plusieurs fois par jour (courroies métalliques à longues bretelles) et aussitôt la calciurie s'est abaissée *chez tous* ces sujets.

STEVENSON (1955) a aussi imaginé et fait construire des lits mobilisables sur poulies, très légers, permettant de changer plusieurs fois pas jour la position des malades (non poliomyélitiques) en espérant que ces mouvements passifs favoriseraient le rétablissement de la balance calcique. Les résultats ont été décevants. WYSE et PATTEE n'ont pas observé d'action en utilisant le lit oscillant ou la «tilt table» chez les paraplégiques.

La mobilisation active semble donc essentielle et la rééducation précoce est importante.

Dans la convalescence de la poliomyélite, la mobilisation paraît peu efficace ou inefficace, et peut-être nuisible, au point de vue musculaire (GREEN 1952; BENNETT [Personal communication at DUNNING] 1954; WHEDON et SHORR 1956). DUNNING et PLUM écrivent même que la mobilisation peut exagérer la calciurie; aussi pensent-ils que l'hypercalciurie de la poliomyélite dépend d'autres facteurs que de l'immobilisation.

De même WHEDEN et ses collaborateurs (1957) n'ont pas obtenu de diminution des pertes calciques avec l'utilisation du lit oscillant.

Traitements urologiques: Ce point de thérapeutique n'entre pas dans notre sujet. Disons seulement que les thérapeutiques urologiques sont essentielles dans toutes les affections médullaires. Elles ont été tout particulièrement étudiées par DICK (1952), par ROSS et DAMANSKY (1953), par NICHOLLS et STEVENSON, par BAND (1956) et par COMARR (1957).

γ) Traitement curatif

Le traitement médical curatif des calculs d'immobilisation est celui de tout calcul. Le traitement chirurgical dépend évidemment de l'état du malade.

e) Lithiases et cancers osseux

Les métastases osseuses cancéreuses: cancer du sein, cancer de la prostate, s'accompagnent d'importantes hypercalciuries. Il est admis que 1 g de perte osseuse correspond à 100 mg de calcium excrété; mais ainsi que le font remarquer STRONG et STOKOE, à l'activité du cancer métastasiant s'ajoutent comme cause d'hypercalciurie l'immobilisation au lit et l'alimentation insuffisante.

La rapidité d'évolution de la maladie fait que ces hypercalciuries sont rarement compliquées de lithiase urinaire.

f) Lithiase et sarcoïdose

HENNEMAN et ses collaborateurs ont montré que la sarcoïdose s'accompagnait d'hypercalciurie avec hypercalcémie et phosphorémie normales. Ils ont proposé comme traitement l'acide phytique (voir p. 471), pour Lutter contre les calcifications rénales fréquentes et contre la lithiase calcaire, trés rare, il est vrai.

ANDERSON, HARPER, DENT et PHILPOT (1954) montrent que la calcémie et la calciurie de la sarcoïdose peuvent être diminuées par la cortisone, alors qu'une telle action n'a pu être retrouvée dans un seul cas d'hyperparathyroïdisme. McGEOWN et BULL ont confirmé ce fait.

g) Lithiases des hyperchlorémies avec insuffisance tubulaire

Ces néphropathies, très rares (syndrome d'ALBRIGHT — syndrome de LIGHT-WOOD — syndrome de TONI-DEBRÉ FANCONI) s'accompagnent plus fréquemment de néphrocalcinose que de lithiases urinaires (FEY et LEGRAIN 1950). Il s'agit de maladies qui ne sont plus du domaine de l'urologie. Nous nous contenterons de renvoyer à l'important rapport de ROYER et PRADER, consacré à cette question.

Le véritable traitement de l'acidose tubulaire d'ALBRIGHT est l'administration quotidienne et ininterrompue de 2 à 4 g de bicarbonate de sodium ou de solution citratés:

    — acide citrique . . . .   6 g
    — citrate de sodium . . . .   10 g
    — eau . . . .   100 g

et en cas d'hypokaliémie:

    — acide citrique . . . .   6 g
    — citrate de sodium . . . .   5 g
    — citrate de potassium . . . .   5 g
    — eau . . . .   100 g

On donne 25 à 50 cm³ par 24 heures. On considère que le citrate est plus actif que le bicarbonate; cependant ROYER a eu un très bon résultat avec ce dernier.

3. Traitements symptomatiques des lithiases calcaires hypercalciuriques

Nous avons vu que certaines thérapeutiques (hyaluronidase — acide citrique — acides aminés — salicylés) s'adressaient à toutes les lithiases calcaires ces médicaments tendant à stabiliser le calcium urinaire. Par ailleurs on abaisse la phosphaturie pour éviter la précipitation des phosphates calciques ou ammoniaco-magnésiens (gels d'alumine).

Dans ce paragraphe, nous passerons en revue des médications dont le but est d'abaisser la calciurie: elles s'adressent donc aux lithiases hypercalciuriques dont le traitement étiologique ne peut abaisser l'hypercalciurie.

Les cas d'hypercalciurie idiopathique sont observés dans 50 à 60 pour cent des lithiases calcaires; les chiffres dépendent du taux adopté comme limite de calciurie pathologique (voir p. 415).

Le traitement de l'hypercalciurie idiopathique peut dépendre de l'anion qui accompagne le calcium; aussi faut-il tenter de savoir s'il s'agit d'une lithiase oxalique, phosphatique ou carbonique.

Dans l'ignorance de cette précision, on ne s'occupera que de la calciurie. Nous avons discuté ailleurs l'intérêt du régime alimentaire (voir p. 477).

a) Phosphate acide de sodium

Le rôle du phosphate acide de sodium sur le calcium urinaire avait déjà été étudié par FARQUHARSON, SALTER et AUB (1931) qui dans quatre cas d'hyperparathyroïdie obtinrent une diminution légère dans deux cas et aucune modification dans les deux autres. ALBRIGHT, BAUER, CLAFLIN et COCKRILL (1932) dans trois cas d'hyperparathyroïdie, obtinrent une réduction de la calcémie et une diminution de la calciurie.

CORDONNIER et TALBOTT (1948) ont étudié le rôle du phosphate de sodium dans un cas d'hyperparathyroïdie typique. L'administration quotidienne de 8 g de phosphate acide de sodium pendant six jours avant l'intervention s'accompagna d'une réduction de calcium urinaire de 955 à 572 mg. Pendant cette période, le phosphore du sérum s'éleva mais le calcium sérique demeura constant. Après l'opération, la chute de calcium sérique se manifesta presque immédiatement. Pendant la convalescence, on administra de nouveau du phosphate acide de sodium; il y eut augmentation du phosphore du sérum et chute modérée du calcium sérique. A la fin de cette période, le calcium urinaire avait atteint le taux très bas de 22 mg par vingt-quatre heures. Après arrêt du traitement, le phosphore sérique revint au taux normal et il y eut une élévation modérée du calcium du sérum.

L'effet de l'ingestion de phosphate acide de sodium fut étudié par les auteurs précedents, dans 16 cas dont la plupart concernant des sujets alités. Dans tous les cas, des déterminations furent faites pendant trois jours successifs pour déterminer la calciurie moyenne par vingt-quatre heures. Les malades reçurent ensuite 5,8 g de phosphate acide de sodium pendant dix jours. De nouveau, des déterminations furent faites pendant les trois derniers jours. Dans tous les cas, les taux de calcium et de phosphore du sérum étaient normaux, et il y eut une réduction nette du calcium urinaire. Avant l'administration, l'excrétion était de 366 mg, et après l'administration elle tomba à 189 mg, réduction d'environ 50%.

En terminant leur important travail, CORDONNIER et TALBOTT rapportent un cas particulier concernant un jeune homme de vingt-deux ans ayant une cystite avec incrustation chez qui on trouva une hypercalciurie. Par les méthodes habituelles de traitement, on n'obtint pas de disparition des incrustations et le calcium urinaire demeura élevé. Après administration prolongée de phosphate acide de sodium, le calcium urinaire revint à la normale, les symptômes et les incrustations disparurent.

On est étonné que cette thérapeutique séduisante n'ait pas suscité d'autres travaux.

b) Métaphosphate de polysodium

Citons l'intéressant travail expérimental de CARE et WILSON sur la prévention des calculs vésicaux, chez le rat, par l'administration orale de métaphosphate de polysodium. Sans pouvoir apporter d'explication rigoureuse, les auteurs invoquent un double mécanisme d'action. Ils pensent que des solutions supersaturées de calcium peuvent être stabilisées par l'addition de petites quantités de certains polymères tels que le corps en question. Peut-être aurait-il aussi, dans certaines conditions, des propriétés chélatrices.

Quoi qu'il en soit, l'usage comme eau de boisson d'une solution de métaphosphate de polysodium à 2% arrête la formation de calculs autour de pellets de zinc introduits dans la vessie.

Cette médication n'est qu'au stade expérimental.

c) Phytate de sodium

Le but de cette thérapeutique est de diminuer l'absorption intestinale du calcium en formant un complexe inabsorbable excrèté avec les fèces, et donc d'abaisser la calciurie.

Mécanisme d'action

Le phytate de sodium est le sel de sodium de l'inositol hexaphosphoric acide; il a été introduit en thérapeutique par Henneman et ses collaborateurs en 1955.

Irving, etudiant longuement dans son livre (1957) sur le metabolisme du calcium l'influence de l'acide phytique, rappelle que Mellanby (1925) nota que certaines formes de céréales avaient une action rachitogène, faits confirmés par Bruce et Callow (1934); ces derniers auteurs attribuent cette action à l'acide phytique, substance formant avec le calcium de l'intestin des complexes insolubles et inabsorbables. En 1948, Walker, Fox et Irving montrent que l'excès d'acide phytique contenu dans le pain noir diminue notablement la quantité de calcium utilisable par l'organisme; mais celui-ci s'adapte aux nouvelles conditions et l'équilibre tend à se normaliser; aucune explication satisfaisante n'est donnée à ce fait.

Applications thérapeutiques

Henneman et ses collaborateurs (1956), Vagelos et Henneman (1957) ont étudié le phytate de sodium sur les malades atteints de quadriplégie due à la poliomyélite; tous présentaient une hypercalciurie. Chez 5 malades sur 9, il y eut une réduction marquée, dans les premières vingt-quatre heures, de la calciurie; sur les 6 cas où la calcémie a été dosée, il y eut une augmentation dans 5 cas; dans 2 cas sur 6, la phosphorémie s'éleva et dans 5 cas sur 6 il y eut un abaissement des phosphatases alcalines. Les courbes montrant l'action du phytate de sodium sur la calciurie sont très suggestives: rapidement la calciurie tombe de 4 à 500 mg par jour à 200 à 250 mg et, rapidement après l'arrêt du phytate, elle remonte à son taux de départ; quand le traitement est repris une seconde fois, la chute de la calciurie est plus rapide. Ces observations ont été de trop courte durée pour que l'action de ce médicament puisse être jugée sur les complications lithiasiques des poliomyélitiques.

Dans un second travail (1955) Hennemann et Carroll rapportent les résultats du traitement de soixante malades traités pendant deux ans; 9 gr. de phytate et magnésium sodium, absorbés chaque jour ont en les répercussions suivantse: augmentation du calcium et du magnésium fécal de 88 à 244 mg et de 17 à 88 mg et au point de vue urinaire une baisse de 28 à 97 cm³ et pour le magnésium de 35 à 62 mg.

Les auteurs pensent que ces résultats donnent un intérêt à cette thérapeutique dans les cas d'ostéoporose avec augmentation du calcium fécal.

Prieur rapporte l'observation d'un malade traité par l'aspirine et chez qui apparurent de nouveaux calculs malgré un taux excellent de glucuronides urinaires. Il donna à ce malade 9 g de phytate de sodium par jour: la calciurie diminua de 50% et l'augmentation de volume des calculs a été inhibée pendant 11 mois.

Dans un travail très récent Henneman et ses collaborateurs (1958) rapportant les observations de dix malades avec hypercalciurie idiopathique traités pendant un temps moyen de vingt quatre mois: la suppression de l'hypercalciurie a été obtenue dans 9 cas du 10 et il n'y a en aucune augmentation des calculs, pendant la thérapeutique, chez 8 calculeux.

Posologie

Vagelos et Henneman utilisent une poudre contenant 15 p.cent de phosphate de sodium et 85 p.cent de phytate de sodium (sodium salt of inositol hexaphosphoric acid). On en fait une solution à 15 p.cent. La dose est de 5 à 20 ml trois fois par jour. On l'augmente lentement pour atteindre 9 g par jour de phytate de sodium.

Tolérance

Cette médication n'est pas toujours bien tolérée au point de vue intestinal. Il peut y avoir de la diarrhée, des douleurs abdominales; une sédation est notée même avec la poursuite du traitement, mais on assiste à une réapparition de ces phénomènes avec l'augmentation des doses. Quelquefois il y a de l'anorexie et des gastralgies.

d) Résines cationiques

Génot a utilisé des résines cationiques, fixant dans la lumière intestinale différents cations et particulièrement le calcium. Donnant chaque jour une dose 30 g, GÉNOT a vu dans un certain nombre de cas, non précisés, une chute immédiate de la calciurie. Malheureusement, l'arrêt du traitement est suivi, dans beaucoup de cas, d'une réascension de la calciurie. D'autre part, il est des échecs manifestes. — Cette méthode, avec les inconvénients pratiques qu'elle présente, ne paraît pas devoir entrer dans la thérapeutique des hypercalciuries.

4. Traitement des lithiases calcaires en fonction de l'anion

Nous rangerons sous ce terme les lithiases oxalo-calcaires, phospho-calcaires, oxalo-phospho-calcaires, carbono-calcaires. Certaines d'entre elles (voir p. 418) s'accompagnent d'hypercalciurie alors que d'autres, apparemment semblables, ont une calciurie normale. Nous avons envisagé p. 464 et 470 la thérapeutique des hypercalciuries et p. 487 leur diététique. Ici nous nous occuperons seulement de la thérapeutique orientée par la connaissance de l'anion.

a) Traitement des lithiases oxaliques

La lithiase oxalique est celle dont la diététique (voir p. 483) et la thérapeutique sont les plus décevantes.

α) Thérapeutique magnésienne

Données biologiques et expérimentales: Il est classique, depuis les expériences de KLEMPERER et TRITSCHER (1901 et 1902) d'écrire que l'élévation du rapport Ca/Mg favorise la précipitation oxalique, l'oxalate de chaux étant maintenu en solution par le phosphate disodique et les sels de magnésie. Les conditions de précipitation seraient minima quand l'acide oxalique étant présent à un taux inférieur à 18 mg par litre, le rapport Ca/Mg se situe entre 1 et 1,5. L'élimination calcique urinaire étant souvent de 200 mg par jour, l'élimination correspondante de magnésium devrait être de 130 à 200 mg. — CH. O. GUILLAUMIN a repris cette étude sur une vingtaine d'urines choisies pour leur richesse en cristaux oxaliques; il conclut que ce rapport est, dans 75% des cas, supérieur à la limite indiquée par les auteurs allemands; l'élévation du rapport est donc une cause favorisante. Mais, poursuit GUILLAUMIN, en étudiant les termes du rapport, on constate que l'élévation tient plus à une forte élimination calcique qu'à une déficience magnésienne. DESGREZ et ses collaborateurs (1957) ont confirmé les observations de GUILLAUMIN.

Rappelons, d'autre part, que M. LOEPER a montré que, si le bicarbonate de soude favorise chez le lapin la précipitation urinaire de l'oxalate de soude, le chlorure de magnésium ne donne aucun résultat. Il a montré aussi que, in vitro, le chlorure de magnésium n'empêchait pas la précipitation de l'oxalate de chaux.

Rappelons aussi les travaux de GRETA HAMMARSTEN: un régime riche en acide oxalique mais pauvre en vitamine A et D produit, chez le rat, des calculs d'oxalate de calcium si l'urine est acide et de phosphate de calcium si l'urine est alcaline. Dans un second temps, un régime pauvre en acide oxalique et généreux en magnésium et en vitamine produisit une diminution de volume des calculs chez deux animaux sur trois. GRETA HAMMARSTEN admet que le magnésium forme avec l'acide oxalique un complexe soluble. Mais, ainsi que le remarque G. S. BARRET, il n'est trouvé aucune confirmation de ces travaux expérimentaux.

DULCE (1955) a montré, in vitro, que le magnésium diminuait la précipitation de l'oxalate de calcium.

Récemment, MILLER, VERMEULEN et MOORE (1958) ont apporté des faits intéressants en faveur de l'intérêt du magnésium. Ils ont reconstitué une «urine artificielle» dont ils mesurent, par un test de précipitation, le pouvoir solvant vis-à-vis de l'oxalate de calcium; ainsi ils ont vu que le chlorure de magnésium augmentait la solubilité de l'oxalate de calcium, en formant, probablement, un complexe.

β) Acidifiants ou alcalinisants

Nos recherches sur l'Epreuve de Cristallurie provoquée (voir p. 426) nous ont confirmé, notion classique, que la précipitation du sédiment oxalique ne présente aucune corrélation avec le pH urinaire. Il faut reconnaître cependant que la lithiase oxalophosphatique est très fréquente; or la lithiase phosphatique est alcaline; par contre, la lithiase oxalo-urique est rare; or, la lithiase urique est acide. Les conclusions cliniques conduisent donc à s'abstenir et d'alcalins et d'acidifiants.

En s'appuyant sur des observations pratiquées in vitro, MILLER, VERMEULEN et MOORE (1958) concluent que le pH joue un rôle très mineur dans la précipitation de l'oxalate de calcium.

Pratique thérapeutique: Malgré les récents travaux de MILLER, cette thérapeutique magnésienne repose sur des bases encore fragiles. On a recommandé aux malades des cures mensuelles de quinze à vingt jours comprenant la prise quotidienne de 0 g 50 à 1 g par jour de chlorure ou d'hyposulfite de magnésium. Nous avons vérifié l'action d'une telle médication sur huit malades ayant en permanence dans leurs urines un sédiment oxalique abondant. Nous n'avons noté aucune action de la médication magnésienne. Remarquons aussi qu'il n'existe pas de preuves cliniques de l'action de cette thérapeutique.

γ) Résultats du traitement

Le résultat du traitement de la lithiase oxalique est décevant, fait prévisible étant donné sa pauvreté même. Cette constatation est d'autant plus regrettable que les précipitations oxaliques sont les plus fréquentes: sur deux cents urines de vingt-quatre heures appartenant à des sujets non lithiasiques, et dont le sédiment contenait des cristaux, nous avons relevé des oxalates de calcium dans 72,6% des cas; chez les lithiasiques, nous observons au cours de l'épreuve de cristallurie provoquée un sédiment oxalique dans 33,7% des cas; et notre statistique portant sur cent seize calculs nous apprend qu'ils sont oxaliques dans 44,8% des cas et oxalo-phosphatiques dans 21,5% des cas.

Le meilleur conseil à donner à ces malades est de boire beaucoup et souvent en évitant les eaux alcalines et les eaux calcaires s'ils ont une hypercalciurie.

δ) Médicaments à éviter

On déconseillera aux lithiasiques oxaliques, à moins d'indication particulière, les médicaments augmentant la calciurie (sels de calcium — vitamine D — hormone parathyroïdienne). Les médicaments acidifiants (chlorure d'ammonium —

chlorure de calcium — acide phosphorique), nous paraissent dangereux. Si l'oxalate acide de calcium est plus soluble que l'oxalate neutre, il est illusoire d'espérer
obtenir ce résultat in vivo puisqu'il nécessite un pH urinaire égal ou même inférieur
à 4. Or, fait paradoxal, en milieu urinaire, les cristaux d'oxalate neutre de calcium précipitent plus parfois chez un même malade et pour une même densité
dans les échantillons urinaires acides.

In vitro, dans l'eau, la solubilité de l'oxalate de calcium est de 0 g 05 par
litre pour un pH de 4,5.

D'ailleurs, on déconseillera aussi et peut-être surtout, les alcalinisants, les
calculs d'oxalate de calcium se rencontrant plus fréquemment chez les malades
ayant une urine alcaline. Notons en effet que sur 26 calculs d'oxalate de calcium,
5 se sont formés chez des sujets ayant habituellement un sédiment urique ou
urooxalique, donc acide, et les 21 autres sujets ayant un sédiment phosphatique
ou oxalo-phosphatique, donc à tendance alcaline.

Aucune règle ne présidant à la précipitation de l'oxalate de calcium, il faut
éviter les pH extrêmes, tant dans le sens de l'acidité que de l'alcalinité.

Remarquons aussi que dans notre statistique personnelle, sur quatorze cas
de calculs mixtes, apparaissent onze cas de calculs oxalo-phosphatiques et un cas
seulement de calculs oxaluriques. Si donc les sédiments d'oxalate de calcium
précipitent particulièrement en milieu acide, les calculs d'oxalate de calcium
se bâtissent fort bien en milieu alcalin puisque les oxalates s'associent dans ces
calculs aux phosphates. Il faut donc éviter, et une acidité urinaire excessive, et
une alcalinité urinaire excessive.

ε) Diététique de aliments et des boissons

Nous renvoyons à la p. 480.

b) Traitement des lithiases phosphatiques

Le traitement des lithiases phosphatiques repose essentiellement sur la diététique des aliments et des boissons (voir p. 484), sur l'acidification et sur les gels
d'alumine (voir p. 459), les médications augmentant la citraturie (voir p. 451)
et les médicaments augmentant les glucuronides urinaires (voir p. 462).

α) Acidification urinaire

Les phosphates de calcium et ammoniaco-magnésiens ne précipitent pratiquement jamais si le pH urinaire est inférieur à 6,6.

Cependant, FLOCKS (1950) remarque que la différence de solubilité des sels
de calcium par rapport au pH urinaire n'est pas du même ordre de grandeur que
celle de l'acide urique et de la cystine, de sorte que, même si l'acidité peut être
maintenue, l'action thérapeutique ne serait pas aussi marquée.

Deux types de médicament sont à notre disposition : le chlorure d'ammonium
et l'acide phosphorique. Notre préférence va au chlorure d'ammonium, ne voulant
pas apporter d'ion phosphore à des malades qui ont tendance à le précipiter.

Mais il ne suffit pas de prescrire un acidifiant. Il est important de vérifier
si la posologie est suffisante pour que le pH reste sur tous les échantillons urinaires
de la journée à un pH inférieur à 6,6 sans pour cela rester fixé à un taux trop bas ;
il est inutile que le pH reste en permanence égal ou inférieur à 5,4. Nous ignorons
si une acidification trop poussée d'une lithiase phosphatique peut créer arti-
ficiellement une lithiase urique ; mais nous savons qu'une acidification trop poussée
peut entraîner la précipitation d'un sédiment urique. Nous l'avons vérifié au
cours du traitement par le chlorure d'ammonium. Nous avons vu une malade

atteinte de lithiase phosphatique grave, opérée plusieurs fois, soumise à un traitement par l'acide phosphorique: le pH des urines de vingt-quatre heures était de 5 et il y avait dans ses urines un dépôt cristallin macroscopique d'acide urique. Une telle transformation doit être bien exceptionnelle, sinon on rencontrerait assez fréquemment des calculs mixtes de phosphate de calcium et d'acide urique, ce qui n'est pas le cas.

Certains auteurs (Rolnick) ne semblent pas craindre la transformation d'une lithiase alcaline en une lithiase acide, et conseillent un régime alimentaire acidifiant de telle façon que le pH soit fixé à 4,8; si cette acidité ne peut être obtenue par le régime, le chlorure d'ammonium sera ajouté à des doses allant jusqu'à 6 g par vingt-quatre heures. Il semble bien d'ailleurs que l'acidification seule ne puisse créer une lithiase urique, s'il n'y a pas intervention d'autres causes. Les cardiaques prenant de grosses doses et pendant longtemps de chlorure d'ammonium ne présentent jamais de coliques néphrétiques.

La thérapeutique acidifiante, logique au premier abord est cependant critiquable: le chlorure d'ammonium, par l'acidification intestinale qu'il entraîne, favorise l'élimination du calcium.

Flocks critique l'acidification, craignant l'hypercalciurie qu'elle entraîne et exigeant, pour qu'elle empêche la précipitation du calcium, un pH inféreur à 5. A-t-il raison? Sutherland, moins sévère, demande que le pH urinaire soit maintenu entre 5,2 et 5,4.

Nous ferons deux remarques personnelles. Chez dix malades hypercalciuriques, à qui nous avons donné pendant 48 heures de 2 à 3 g de chlorure d'ammonium, nous avons toujours assisté à une élévation de la calciurie de 24 heures de 10 à 30%. Au cours des lithiases phosphatiques, il n'y a pratiquement plus de précipité lorsque le pH est inférieur à 6,6.

β) Pratique thérapeutique

Le chlorure d'ammonium nous paraît être l'acidifiant le plus pratique et le plus maniable. Les doses actives varient entre 1 g 50 et 4 g 50 par jour; elles doivent être réparties à chacun des trois repas, avec si possible une prise nocturne, pour éviter les pointes d'alcalinité. Mais nous dirons aussi, avec Sutherland, qu'il serait une erreur de diminuer les ingestions d'eau pour augmenter, par l'oligurie, l'acidification.

Mais surtout on n'oubliera pas que la lithiase phosphatique est très souvent la complication d'une infection urinaire chronique, et que souvent l'infection urinaire la complique. Aussi, la meilleure prévention de la lithiase phosphatique est dans le traitement minutieux de l'infection urinaire. Flocks (1950) a montré, par une méthode personnelle, l'influence de l'infection urinaire sur la précipitation du phosphate de calcium.

Enfin la thérapeutique la plus efficace des lithiases phosphatiques est representee par les gels d'alumine (p. 459); les salicylés (p. 462) n'ont pas fait leurs preuves de même que l'acide citrique (p. 451) et les acides animés (p. 461).

γ) Diététiques des aliments et des boissons

Nous renvoyons à la p. 484.

c) Traitement des lithiases phospho-ammoniaco-magnésiennes

La lithiase phospho-ammoniaco-magnésienne ne compliquant pas une infection urinaire et ne s'accompagnant pas d'hypercalciurie ne requiert pas de traitement particulier.

Souvent il s'agit d'une lithiase secondaire à la présence d'une flore alcalinigène dédoublant l'urée. Il s'agit alors le plus souvent d'une lithiase infectée, avec urines très alcalines. Dans ce cas l'alcalinurie est très tenace; l'acidification est impossible à obtenir, même avec de fortes doses de chlorure d'ammonium. L'antibiothérapie échoue presque certainement.

Une telle forme semble dépendre, au premier chef, des gels d'alumine (voir p. 459).

Cette lithiase est une lithiase alcaline associée, le plus souvent, à la lithiase phosphatique; son traitement sera donc celui de la lithiase phosphatique.

d) Traitement de la lithiase carbonique

La lithiase carbonique pure est très rare, et dans la littérature médicale, nous n'avons trouvé aucun travail thérapeutique lui étant consacré. Dans notre statistique de 191 calculs urinaires, nous n'en avons trouvé que quatre. M. LOEPER a rapporté en 1951 avec PIERRE CARTIER, un calcul urinaire d'aragonite pure chez une malade mère de six enfants, ayant dans ses antécédents urinaires une pyélonéphrite en 1935 en rapport avec une ptose rénale; en 1947, une néphropexie est pratiquée. Après la néphropexie surviennent des crises de coliques néphrétiques s'accompagnant d'élimination de petits calculs au sein desquels on trouve de l'oxalate de chaux. De 1949 à 1950, la malade expulse au cours de coliques néphrétiques importantes de nombreux calculs, composés de carbonate de chaux pur, qui est de l'aragonite. Il est difficile d'affirmer l'origine de la nature biochimique de cette lithiase. Cette malade se nourrissait en abondance, à Madagascar, d'une variété d'herbes appelées brèdes, riches en acide oxalique; aussi les auteurs se sont-ils demandé si l'acide oxalique ne se serait pas transformé en aragonite. L'année suivante, BOISSIER et SÉRAPHINO rapportent deux cas de calculs d'aragonite pure observés à Kaboul. Eux aussi admettent la transformation d'oxalate en carbonate, ayant observé chez ces malades un apport oxalique alimentaire considérable.

V. Diététique des aliments

1. Généralités

Etablir un régime des lithiases est apparemment logique et facile: les aliments acidifiants et uricogènes seront limités ou supprimés dans la lithiase urique, les aliments oxaligènes et oxalophores seront interdits dans la lithiase oxalique, les aliments riches en phosphore et alcalinisants seront déconseillés dans la lithiase phosphatique; enfin, on surveillera l'apport de calcium dans les lithiases calciques.

Cependant, lorsqu'on se place sur le terrain de la pratique médicale, les faits sont plus complexes et l'établissement d'un régime pose plusieurs questions: A quel moment faut-il le prescrire ? Quel est le type biochimique de la lithiase ? Pendant combien de temps faut-il le maintenir ? Enfin, un régime alimentaire est-il utile ?

a) Quel est le but de la diététique?

Le but de la diététique est double: premièrement, modifier l'équilibre acidobasique pour réformer soit l'acidité, soit l'alcalinité, suivant les cas; deuxièmement, diminuer l'apport de la substance urinaire précipitant, qu'elle soit éliminée en excès ou à un taux normal.

Il faut donc prescrire un régime alcalinisant aux lithiases urique et cystinique et acidifiant aux lithiases phosphatiques.

Le second but n'a pas l'intérêt pratique que, théoriquement, on peut lui attribuer: les seules lithiases où l'excès de substance éliminée joue un rôle certain dans la formation des calculs sont les lithiases calcaire, les lithiases cystiniques et les cas absolument exceptionnel de lithiases oxaliques avec hyperoxalémie: or, le traitement des deux dernières, comme nous le verrons, ne dépend guère de la diététique. Cependant, la restriction calcique sera importante au cours des lithiases avec hypercalciurie, et la restriction phosphorée sera utile au cours des lithiases phosphatiques graves.

b) A quel moment faut-il prescrire un régime?

En général, le malade vient consulter seulement lorsqu'il a souffert d'une ou plusieurs coliques néphrétiques. Or, la colique néphrétique, due à un calcul, représente déjà une complication de la maladie lithiasique. Il faudrait dépister, diagnostiquer le terrain lithiasique, afin de prévenir la colique néphrétique. Or, comme il existe des signes biochimiques permettant dans certains cas de déceler cette tendance lithiasique, voyons les nuances cliniques pouvant nous orienter vers une telle investigation.

Tout d'abord, n'oublions pas la plus grande fréquence des lithiases urinaires chez les hommes; rappelons-nous que l'hérédité joue un rôle certain; ne nous fions pas aux classiques points douloureux rénaux ou urétéraux décrits dans les livres et que l'on recherche au cours de l'examen objectif, mais scrutons la symptomatologie fonctionnelle des douleurs lombaires et abdominales en nous rappelant les anomalies fréquentes des algies urétérales et rénales; cette investigation des symptômes fonctionnels est essentielle. Toute douleur lombaire, lombo-abdominale, apparaissant seulement à la fatigue, en position debout, et parfaitement calmée par le décubitus, est suspecte d'une origine rénale. En présence de toute douleur de la fosse iliaque, il faut minutieusement rechercher les irradiations basses urinaires. Une hématurie microscopique ne doit être rapportée à une néphropathie qu'après avoir éliminé sûrement son origine lithiasique. Les gros mangeurs, les gourmets saturés, pour reprendre l'expression imagée de Bouchard, les goutteux, sont indiscutablement plus que d'autres susceptibles de devenir lithiasiques. La lithiase pourra être soupçonnée chez des sujets soumis à une calcithérapie importante, à une vitaminothérapie D de longue durée, à un régime lacté, à un traitement alcalinisant portant sur des mois; ce sont là des causes de lithiase phosphocalcaire. La lithiase phosphocalcaire sera encore recherchée après les grands traumatismes osseux ou après un long repos au lit.

L'un de ces signes doit nous pousser à faire une investigation biologique, urinaire surtout, et sanguine secondairement (voir page 410), afin de dépister une tendance lithogène possible. Les moyens qui sont à notre disposition ne sont pas absolus, mais donnent cependant des indications non négligeables. L'épreuve de cristallurie provoquée que nous avons proposée avec M. Ch. Vittu, présente un intérêt certain: chez l'ensemble des lithiasiques (nous désignons sous ce nom, tout en connaissant les critiques pouvant lui être adressées, les sujets ayant eu une ou plusieurs coliques néphrétiques, qu'un calcul ait pu être décelé ou non), l'épreuve est nettement perturbée dans 77% des cas: chez les calculeux elle n'est perturbée que dans 63% des cas et, chez les sujets présentant des coliques néphrétiques sans calcul, dans 82% des cas. Donc, une épreuve de cristallurie franchement positive, même en l'absence de signes fonctionnels de lithiase urinaire, doit faire craindre l'apparition d'un calcul. La déviation constante du pH urinaire, soit en zône acide, soit en zône alcaline, est un important symptôme d'alarme: il en est de même de l'hypercalciurie; une uricurie élevée a un certain intérêt.

c) Quel type de lithiase relève d'un régime?

Il est un second point essentiel à préciser avant d'envisager la diététique de la lithiase. En présence de quel type biochimique se trouve-t-on? Disons ici l'intérêt de l'analyse du ou des calculs éliminés par le malade ou enlevés chirurgicalement. En effet, il semble qu'un lithiasique reste fidèle à un type de lithiase; nous avons été souvent frappé de constater qu'à quelques années de distance, il était retrouvé la même tendance urinaire alcaline ou acide, la même nature chimique du sédiment, la même nature chimique des calculs éliminés ou enlevés à de très longs intervalles; cependant deux éléments, ne l'oublions pas, peuvent changer la nature d'une lithiase: un traitement trop accentué ou trop prolongé, une infection urinaire compliquant le calcul. Quand une lithiase est infectée, le traitement antiseptique prime tout acte thérapeutique; mais il ne faut pas s'acharner à le continuer si un résultat n'est pas obtenu, au bout de quelques mois. Les rechutes sont si fréquentes qu'elles constituent au cours d'une infection urinaire correctement traitée, une énorme suspicion de gêne mécanique le long des voies urinaires excrétrices. On se rappellera que les lithiases phospho-calciques et phospho-ammoniaco magnésiennes sont la plus grande complication des infections urinaires, et c'est dans ce sens que sera dirigé le régime quand des calculs viennent compliquer une pyélonéphrite.

Il est essentiel, également, de savoir si l'on est en présence d'un calcul d'organe ou d'un calcul d'organisme. ROGER COUVELAIRE a eu grandement raison d'insister sur ce point. Un calcul d'organe doit être traité chirurgicalement. Mais le fait de découvrir une anomalie mécanique des voies urinaires n'empêche pas la possibilité d'un trouble métabolique qui orientera la lithiase vers un type biochimique déterminé.

d) Un régime alimentaire est-il vraiment utile?

Si nous basons l'utilité du régime alimentaire en recherchant les anomalies des métabolismes urique, oxalique, phosphatique, nous aurons tendance à déclarer qu'il n'est pas utile. En effet, hormis le métabolisme calcique, et hormis les cas de lithiase associée à la goutte, ces métabolismes sont normaux dans la règle.

Les lithiases uriques, répétons-le, n'ont pas une uricémie supérieure à l'ensemble des sujets non lithiasiques et la concentration urinaire de l'acide urique, de même que le débit nycthéméral de l'acide urique, oscillent dans des limites normales (voir p. 413).

Nous n'avons pas de documents personnels sur le métabolisme de l'acide oxalique. Mais nous ne connaissons pas non plus de faits formels affirmant l'augmentation de l'oxalurie dans les lithiases oxaliques (voir p. 422).

Dans la règle, les phosphates urinaires ne paraissent pas augmentés dans la lithiase phosphatique. Ils ne le sont pas non plus dans la phosphaturie (voir p. 414). Cependant, suivant les travaux de SHORR, il est important de prescrire un régime pauvre en phosphore afin d'amener l'élimination des phosphates à un taux nettement inférieur au taux physiologique. SHORR a montré qu'un tel régime ne pouvait pas être nocif sur l'organisme; la phosphorémie ne baisse pas, la réabsorption tubulaire du phosphore se faisant mieux.

Il est utile, en présence d'une lithiase urinaire sérieuse, de prescrire un régime alimentaire tel que l'élément donnant à la lithiase son type biochimique soit amené à un taux d'élimination inférieur à la normale. Pour amener cette diminution de concentration, il faut tout d'abord prescrire un régime électif, mais aussi faire boire abondamment afin que, tout au cours du nycthémère, la densité soit constamment inférieure à 1010. L'hypercalciurie a un intérêt certain. *Tous* les auteurs sont d'accord sur ce point. La lithiase calcaire hypercalciurique est donc celle qui mérite, au premier chef, un régime alimentaire électif.

Dans l'intéressant referendum que Burkland et Rosenberg, ont adressé à 189 urologues américains, le régime est considéré d'une influence non douteuse. Cependant, répétons-le, il devra être prescrit à bon escient et logiquement. A bon escient, c'est-à-dire dans les cas qui le méritent, et logiquement, c'est-à-dire en rapport avec le type biochimique de la lithiase.

Une simple et banale colique néphrétique n'entraine pas obligatoirement un régime si elle n'est justifiée par aucune perturbation biochimique. Une lithiase en rapport avec une hypercalciurie idiopathique ou une lithiase phosphatique infectée, ou une lithiase urique survenant chez un goutteux, doivent retenir toute notre attention.

e) Pendant combien de temps prescrire le régime alimentaire?

Cette question, rarement posée, est importante. La réponse dépend de la gravité de la lithiase et du degré des perturbations métaboliques constatées. Lorsqu'elles sont nettes, le régime semble devoir être poursuivi longtemps, très longtemps. Ces perturbations (alcalinité ou acidité, hypercalciurie, maladie goutteuse, lithiase calculeuse phosphatique infectée) ne sont pas transitoires.

2. Diététique specifique des lithiases

a) Diététique de la lithiase urique

La caractéristique du régime de la lithiase urique est double: alcalinisation et restriction des aliments riches en purines.

α) Boissons

Comme dans toute lithiase, il est essentiel de conseiller au malade de boire beaucoup et souvent. Il est bon de conseiller aux lithiasiques uriques de boire souvent des jus de fruit (le jus d'un citron, en moyenne, par jour) et de boire de l'eau alcaline, type Vichy, Vals ou Pougues, un demi-litre environ par jour, indépendamment des autres boissons devant osciller entre un litre et demi et deux litres par 24 heures afin que la diurèse nycthémérale oscille autour de deux litres (voir aussi p. 437).

β) Diététique alimentaire

L'une des deux caractéristiques du régime alimentaire de la lithiase urique est d'éliminer les aliments augmentant l'acide urique. C'est à partir des purines que se forme l'acide urique exogène. Il est bien évident que plus la concentration urinaire en acide urique sera élevée et plus les risques de précipitation seront élevés.

Le tableau suivant donne la teneur des principaux aliments en purines:

Aliments contenant plus de 200 mg% :
- Ris de veau 990
- Anchois 460
- Sardine 360
- Rognon 290
- Foie de veau 280
- Cervelle 200
- Hareng 200
- Extrait de viande . . . . 150 à 400

Aliments contenant de 100 à 200 mg% :
La plupart des viandes et poissons, cacao, chocolat, café, lentilles.

Aliments contenant de 50 à 100 mg% :
> Poulet, mouton, jambon, saumon, huîtres, écrevisses, épinards, champignons, légumineuses, asperges, choux-fleur, bouillon de viande.

Aliments totalement dépourvus de purine:
> Carotte, oignon, banane, ananas, noix, noisettes, pêches, raisin, tomate, poire, prune, orange, abricot, pomme, riz, tapioca, soja, millet, pain blanc, farine blutée, farine d'avoine, oeuf de poule, caviar, boudin, gélatine, fromage, laitage, beurre, graisses végétales, huile sucre, miel.

Les protides, qui eux aussi contribuent à l'apport exogène d'acide urique, ne seront autorisés qu'avec modération: 1 g au plus par jour et par kilogramme de poids, qu'ils soient d'origine végétale ou animale. BOGASH et DOWBEN nous paraissent beaucoup trop sévères lorsqu'ils conseillent 30 à 40 g de protéines par jour. Il est conseillé de faire cuire les viandes dans l'eau froide; ainsi elles abandonnent la moitié de leurs bases puriques qui sont par contre conservées dans la croûte des viandes rôties (DEMOLE). Il serait désirable d'établir un régime des boissons et des aliments tel que la concentration urique urinaire reste toujours inférieure à 0,50 à 0,60 $^0/_{00}$.

La deuxième caractéristique de la diététique de la lithiase urique (lithiase acide) est d'éviter l'acidité urinaire. Nous avons rappelé p. 442 que l'acide urique n'est pas dissout en milieu acide. D'ailleurs l'épreuve de cristallurie provoquée nous a appris, avec CH. VITTU, que pratiquement on ne trouve pas de sédiment urique dans les urines lorsque le pH dépasse 5,6.

Cependant, répétons le encore, la lithiase urique n'est pas caractérisée par l'hyperuricurie à moins qu'elle ne survienne chez un goutteux (voir p. 413).

La concentration de l'acide urique urinaire ne présente pas un rapport étroit avec la précipitation urique dans les urines, comme en témoigne l'étude de quelques cas nettement évocateurs où le dosage de l'acide urique urinaire a été effectué lors de l'épreuve de la cristallurie provoquée.

Des taux de 0,90 (Cai..., Her...), de 1,20 (Bla...) ou de 1,50 g p. 1000 (Lan.) ne s'accompagnent d'aucune précipitation urique. Au contraire, de très nombreux cristaux uriques ont été constatés avec une uricurie à 0,50 g p. 1000 (Dem.) et même du sable macroscopiquement visible avec une uricurie à 0,35 g pour mille (Pei...).

Si la précipitation urique n'est pas liée au taux de l'uricurie, elle est en rapport avec la densité urinaire et, avec le pH urinaire: pour une uricurie constante à 0,50 p. mille, on constate de très rares cristaux d'acide urique avec une densité de 1020, et des cristaux très nombreux lorsque la densité passe à 1025 (Dem...).

Il est bien évident que, moins il y a d'acide urique urinaire, moins il y a risque de précipitation; mais aussi, il est certain que les lithiasiques uriques peuvent précipiter des cristaux d'acide urique dans des échantillons urinaires acides, aussi, diminuera-t-on les aliments acidifiants. Donc on conseillera principalement les aliments pauvres en purines et alcalinisants. Les fruits, cuits ou crus, et tous les légumes verts seront largement autorisés. Il faudra cependant se méfier de leur très grand pouvoir alcalinisant. Ainsi que le rappelait P. L. VIOLLE dans un intéressant article sur les régimes et le pH urinaire, l'absorption du jus d'un citron apporte dans l'organisme autant de bases que le font 2 g de bicarbonate de soude, et un kilogramme de fraises est l'équivalent de 8 g de bicarbonate de soude. Il faudra de temps en temps surveiller le pH urinaire afin de s'assurer qu'il ne dépasse pas de façon permanente 6,6 à 6,8.

Il n'est peut-être pas essentiel de prescrire un régime très strict dans la lithiase urique. En effet, on peut facilement abaisser l'uricurie par la diurèse et on peut facilement élever le pH urinaire par les alcalinisants.

γ) Régime alcalinisant de KEYSER

Ce régime est exprimé en cm³ de soude normale pour 100 g. d'aliment cru.

Mélasse	56,0	Pêches fraîches	5,0	Céleris	7,8
Figues sèches	32,9	Cerises	4,5	Laitue	7,4
Raisins	23,6	Jus de raisin	4,0	Noix de coco	7,0
Lait en poudre	18,0	Pommes	3,7	Patates	6,7
Haricots secs	14,0	Radis	2,9	Haricots cuits	6,0
Panais	12,3	Navets	2,7	Bananes	5,6
Betteraves	10,9	Petit-lait	2,2	Tomates	5,6
Figues	10,0	Citrouilles	1,5	Lait condensé	5,2
Rutabagas	8,5	Asperges	0,8	Choux-fleur	5,0
Concombres	7,9	Crème glacée	0,2	Pois secs	5,0
Cantaloup	7,5	Olives	45,6	Chataîgnes	5,0
Pommes de terre	7,0	Epinards	27,0	Champignons	4,0
Ananas	6,8	Haricots secs	18,0	Framboises	3,8
Choux	6,0	Cardes	15,8	Poires fraîches	3,6
Abricots	6,0	Amandes	12,3	Pastèque	2,7
Oranges	5,6	Dattes	11,0	Lait entier pur	2,5
Haricots frais	5,4	Carottes	10,8	Oignons	1,5
Lait évaporé	5,3	Citron	9,6	Pois frais	1,3
Citrons	5,0	Rhubarbe	8,5	Pamplemousse	alk.

Régime légèrement alcalinisant

Fruits autorisés (tous les fruits suivants):
Jus d'orange, d'ananas, de pamplemousse, de tomate, de pêche, d'abricot, de poire.
Pommes cuites sans la peau, poires cuites sans la peau, pus de pommes frais ou en conserve, pêches en conserve, poires, abricots, Cerises Royal Anne.
Légumes de la liste alcaline:
Carottes, pois, haricots, lima, haricots beurre, tomates, asperges, épinards, bettes, [courges, pommes de terre au four ou écrasées.
Lait et produits laitiers autorisés:
Petit lait et babeurre, fromage de campagne, crème, beurre. Toutes glaces sans fruits solides ou noisettes. Chocolat au lait ou chocolat chaud.
Pains autorisés:
Toast (blancs ou bis) *pas plus d'une tranche ou une tranche et demie par jour.*
Oeufs:
Ne pas manger plus d'UN oeuf par jour.
Desserts (excepte les fruits) autorisés:
Puddings ordinaires faits avec tous les fruits autorisés. Flans, puddings au tapioca.
Café et thé: Peuvent être pris à volonté.
Sel, Sucre, poivre à volonté.

Menu type pour une journée:
Petit déjeuner:
Tous les fruits autorisés ou jus de fruits
Un oeuf
Lait
Café ou thé
$^1/_2$ tranche de pain (grillé).
Déjeuner:
Soupe à la crème ou aux légumes
Pommes de terre au four
Purée de légumes
$^1/_2$ tranche de pain grillé
Lait
Fruits autorisés ou dessert, ou les deux.
Diner:
Coupe de fruits
Pommes de terre écrasées
Purées de légumes
$^1/_2$ tranche de pain grillé
Lait
Dessert.

Notes sur le régime légèrement alcalin

Dans le maintien du régime alcalin- les oeufs, qui sont une des sources de protéines les plus valables du régime léger, doivent être très limités; aussi faudrait-il consommer une grande quantité de lait pour une ration d'entretien organique.

Le patient devrait prendre au moins 1 litre $^1/_2$ de lait chaque jour. Celui-ci sera utilisé pour les potages, les boissons spécialement préparées ou peut être pris sous forme de lait entier.

A noter qu'aucun des aliments permis n'est limité en quantité, à part les oeufs et les toasts; ceux-ci restreints en raison de leurs propriétés acides.

Ce régime de KEYSER, donné comme régime type, est évidemment trop sévère; cependant il a l'intérêt de montrer les lignes essentielles du régime alcalinisant.

En conclusion, le régime type de la lithiase urique est un régime comprenant une ration légèrement hypophysiologique en aliments azotés et riche en légumes et en fruits.

b) Diététique de la lithiase oxalique

Le but de la diététique de la lithiase oxalique est double: premièrement diminuer l'apport des aliments riches en acide oxalique, deuxièmement, s'il y a hypercalciurie, diminuer le calcium alimentaire (voir p. 487).

α) Boissons

Comme dans toute lithiase calcaire, il faut éviter de prendre régulièrement des eaux alcalines et des eaux calcaires. Il vaut mieux conseiller aux malades des eaux neutres, oligométalliques. En effet, il ne faut pas oublier que cette lithiase est très souvent associée à la lithiase phosphatique, alcaline et calcaire. Il sera recommandé à ces malades de ne boire des jus de fruits qu'avec modération pour éviter l'alcalose urinaire qu'ils entrainent (voir aussi p. 437).

β) Aliments

Les preuves de l'action du régime alimentaire sur l'évolution de la lithiase oxalique sont loin d'être convaincantes; d'ailleurs les preuves de la fréquence de l'hyperoxalurie et de son rôle dans l'évolution de cette lithiase sont également loin d'être convaincantes (voir p. 422).

Théoriquement, le régime alimentaire de la lithiase oxalique doit être pauvre en aliments oxaligènes et en aliments oxalophores.

Aliments oxaligènes. Une erreur commune vient de l'évaluation des aliments en acide oxalique dans les livres de diététique. Or, si l'oxalate de sodium est bien absorbé, l'oxalate de calcium ne l'est guère et l'acide oxalique de la plupart des légumes existe sous forme d'oxalate de calcium; notons encore que l'ingestion simultanée de calcium ionisé et les variations du pH intestinal influenceront l'absorption de l'acide oxalique ingéré; remarquons enfin avec CH. O. GUILLAUMIN que dans les végétaux, il s'agit de mâcles d'oxalate de chaux protégés par un tissu scléreux, difficilement attaquable par les sucs digestifs.

Citons ici les travaux de KOHMAN (1939), DE JEGHERS et MURPHY (1945), l'importante revue générale de BARRETT parue en 1942 sur l'absorption et l'excrétion des oxalates, et le travail d'ANDREWS et VISER (1951) sur la teneur des aliments en acide oxalique et l'absorption et l'excrétion des oxalates.

Plus récemment, en 1957, ARCHER et ses collaborateurs ont montré que 5% de la dose totale d'oxalate de sodium ingéré sont éliminés par les urines. L'effet d'une dose approximativement équimoléculaire d'oxalate de calcium est pratiquement négligeable. Aussi ces auteurs concluent-ils sagement: la comparaison des quantités importantes d'oxalate données dans leurs expériences aux quantités très faibles contenues dans la plupart des aliments fait penser qu'il est peu probable que les oxalates de l'alimentation jouent un rôle important dans l'étiologie des calculs urinaires; une augmentation passagère de l'oxalurie suivra l'ingestion d'une quantité disproportionnée d'un des quelques aliments particulièrement riche en oxalate.

Cependant, pour rester fidèle à la tradition, nous donnerons une évaluation des principaux aliments oxaligènes:

Teneur des aliments en acide oxalique (Higgins)

Aliments contenant 0,1% ou plus d'acide oralique:
Rhubarbe, oseille, épinards, pourpier, tiff de betterave, chenopoche, cardes, persil, cacao, figues sèches, chocolat, gélatine, thé noir.

Aliments contenant environ 0,02% d'acide oxalique:
Haricots verts, carottes, céleris, endives, oignons, pommes de terre douce, tomates, rutabagas, brocolis, choux de Bruxelles, groseilles, caviar.

Il ne faudrait pas conclure de ces faits que le rôle de l'acide oxalique est toujours nul dans la lithiase oxalique. Il existe de très rares cas d'oxalose où une oxalurie très élevée (200 à 300 mg par 24 heures) (en rapport, semble-t-il, avec un trouble métabolique et non pas avec un abaissement du seuil de l'oxalurie) joue un rôle dans la genèse de calculs d'oxalate de calcium. Archer et ses collaborateurs en ont rapporté, récemment, deux cas très intéressants.

Enfin citons le travail de von Sengbusch et Timmerman. Ces auteurs ont montré que l'ingestion de rhubarbe et surtout d'épinards était suivie, chez les sujets normaux de calculs microscopique analogues à ceux que l'on voit chez les lithiasique oxaliques, en régime normal.

Aliments oxalophores. Nous ne détaillerons pas ici les classiques travaux auxquels Maurice Loeper a apporté une large contribution, et qui ont montré que l'acide oxalique a une origine endogène, à partir des hydrates de carbone. Ce sont là des faits classiques.

Aussi sera-t-il sage de conseiller, au cours de la lithiase oxalique, un régime modéré en hydrates de carbone.

En conclusion, le régime alimentaire paraît un geste thérapeutique plus théorique qu'efficace au cours de la lithiase oxalique. Pyrah (1958) donne une opinion analogue.

c) Diététique des lithiases phosphatiques

Les grandes lignes de la diététique de cette lithiase sont l'acidification et la restriction des aliments riches en phosphore et en calcium (voir p. 488), s'il y a hypercalciurie.

Cette diététique, diminuant l'apport de phosphore, sera appliquée aux lithiases phospho-calcaires et phospho-ammoniaco-magnésiennes graves, c'est-à-dire aux lithiases infectées, aux lithiases récidivantes, aux lithiases coralliformes. Une telle diététique ne vise pas la phosphaturie simple, ni les cas d'élimination fortuite d'un calcul de phosphate de calcium. Ses indications dépendent donc plus de la maladie lithiasique que de sa nature biochimique. En effet, la précipitation de phosphates ne s'explique pas par une augmentation de phosphates urinaires qui, dans la règle, sont éliminés dans les lithiases phosphatiques à des taux quasi-normaux (voir p. 414). Cette diététique sera le plus souvent associée aux gels d'alumine (voir p. 459).

α) Boissons

Comme dans toute lithiase, il est essentiel de prescrire de boire beaucoup et souvent. Mais les boissons alcalinisantes, type eau de Vichy, Vals ou Pougues seront interdites; on restreindra les prises de jus de fruits, les bouillons de légumes. On interdira les eaux calcaires et on n'autorisera que de faibles quantités de lait, trop riche en calcium (voir aussi p. 437).

β) Aliments

Le tableau ci-dessous donne la liste de la teneur en phosphore des principaux aliments:

Tableau 4. *Teneur des aliments en phosphore*

	en mg%		en mg%
Cacao	600	Amandes, noix	300 à 400
Soja	580	Saumon, sardines, harengs	200
Jaune d'oeuf	525	Crustacés, huîtres	200
Fromage	400	Boeuf maigre	200
Haricots et pois secs	400	Oeufs de poisson	200
Foie de boeuf	373	Cervelle	200
Graines entières de céréales	300 à 400		

Tous les autres aliments contiennent moins de 100 mg. Lait 0,095%

SHORR, ayant particulièrement étudié le métabolisme phospho-calcique des lithiases phosphatiques, conseille un régime apportant chaque jour seulement 1,30 de phosphore, 0,70 de calcium et 13 g d'azote, et environ 2.500 calories. Voici le régime qu'il propose:

Aliments permis

1. *Lait:* Une tasse par jour sous forme de boisson ou dans les aliments.
2. *Oeufs:* Un par jour.
3. *Céréales:* Sèches ou cuites, farine, semoule, pâtes alimentaires, riz.
4. *Fruits:* Deux fois par jour: pommes, abricots, frais ou confits, bananes, melon, cerises, groseilles, figues fraîches ou confites, pamplemousses, oranges, mandarines, pêches, poires, ananas, prunes, rhubarbe, jus de fruits, jus de tomate.
5. *Légumes:* Au moins deux fois par jour, excepté les pommes de terre: haricots en grains, fèves, artichauts, asperges, haricots verts, choux de Bruxelles, choux, carottes, scaroles, laitues, champignons, oignons, pois, piments, pommes de terre, citrouille, radis, courges, tomates, épinards, navets.
6. *Pain:* Petits pains, biscuits.
7. *Viandes, poissons, volailles:* Un grand ou deux petits repas par jour avec les suivants: boeuf, veau, poulet, agneau, porc, poissons non panés.
8. *Desserts:* Tartes aux fruits, fruits rafraîchis, crèmes gélatineuses, fruits glacés, pas de sorbets au lait.
9. *Beurre,* oléomargarine ou huile de table.
10. *Sucre:* Confitures, gelées, sucre candi.
11. *Boissons:* Café, thé, boissons gazeuses.

Aliments défendus

1. *Fromages durs* et crème fraîche.
2. *Céréales en grains:* Son, orge, farine d'avoine, froment gonflé.
3. *Noix* et les produits à base de cacahuète et d'amande.
4. *Fruits secs:* Pruneaux, abricots, figues, pêches, raisin, dattes.
5. *Légumes secs:* Pois, haricots, lentilles.
6. *Viandes:* Cervelle, ris de veau, rognons, foie, coeur, gibier (faisans, lapins, cerfs, etc. ....), sardines, crabes, harengs, éperlans et oeufs de poissons.
7. *Chocolat et cacao* en quantité réduite.
8. *Aliments panés,* aliments préparés avec de la farine, des oeufs et du lait.
9. *Desserts* faits avec du lait comme les puddings, les cakes, les galettes et les glaces.

SHORR associe ce régime aux gels d'alumine afin que la phosphaturie soit à un taux inférieur à 0,30 g par jour.

BARRET est plus strict: il conseille, chaque jour, 8 à 10 verres d'eau, et un régime apportant chaque jour, au maximum, 0 g 60 de calcium, 1 g 20 de phosphore, 0,60 de calcium, 0 g 246 de magnésium et 1 800 calories.

MARSHALL et GREEN proposent, en plus de gels d'alumine, un régime alimentaire apportant, environ, chaque jour, 1 g 30 de phosphore, 0 g 70 de calcium et 3 litres d'eau.

PYRAH (1957) pense qu'il est suffisant que la phosphaturie ne dépasse pas 0 g 80 par jour et laisse un régime assez libre, à condition d'utiliser un gel d'alumine. Il craint qu'un régime trop strict n'ait, à la longue, des inconvénients; en particulier, il lui reproche d'être trop pauvre en viande maigre et trop riche en graisses. — Cependant, dans un récent travail (1958), PYRAH revient sur cette question: tout en reconnaissant que la phosphaturie est normale au cours des lithiases phosphatiques, un régime faible en phosphore est à conseiller, surtout s'il y a infection urinaire.

En second lieu, le régime des lithiases phosphatiques sera acidifiant. Voici le régime conseillé par KEYSER:

Régime acidifiant de KEYSER

Ce régime est exprimé en cm³ d'acide chlorhydrique normal auquel 100 g d'aliment comestible correspondent. Il est déficient en vitamine C. Pour cette raison, les légumes contenant de la vitamine C et à faible contenu alcalin seront ajoutés périodiquement si le malade est à ce régime pour une longue période.

Jaune d'oeuf	27,0	Pain, pain complet	7,3	Jambon fumé	9,7
Macaroni	14,3	Perche	6,3	Farine blanche	9,0
Blé complet	12,0	Fromage	5,4	Mouton	9,6
Sardines	11,3	Lentilles	5,1	Riz	9,3
Boeuf, beefsteack	10,9	Lard	5,0	Truite, saumon	8,8
Saumon en conserve	10,7	Farine de grains	4,9	Biscuits secs, soda	8,3
Foie de boeuf	10,5	Grain frais	1,8	Noix	7,8
Rognons de veau	9,8	Huîtres	15,1	Pain blanc	7,1
Cake	9,0	Blé	12,2	Blanc d'oeuf	5,2
Boeuf maigre et côtes	9,6	Farine d'avoine	12,0	Fromage suisse	5
Fèves de soja	9,5	Oeufs	11,0	Pain de seigle	4,9
Flétan frais	9,3	Poulet	10,7	Arachide	3,9
Morue	8,4	Orge perlé	10,4	Airelles, raisins secs et	
Côtes de porc	8,0	Porc maigre	10,0	prunes	

PYRAH (1958) doute de l'efficacité du régime acidifiant, si ce n'est dans les calculs mous que l'on peut rencontrer dans l'hyperparathyroïdie.

Indifférents

Tapioca	Beurre	Crème	Huile
Lard	Sucre	Amidon	

Regime legerement acidifiant

Peut comprendre les aliments suivants:
Oeufs (pochés, mollets, soufflés, flan, crème, omelette, brouillés).
Macaronis (à la crème, au beurre ou cuits avec du poulet).
Céréales cuites.
Biscuits secs.
Pain (pain complet, de seigle et blanc).
Blé (frais ou sec, soit très tendre, soit tamisé pour retirer la cuticule).
Desserts (flan, gâteau de riz, de tapioca, puddings faits avec des oeufs et une moitié de lait et l'autre moitié de crème à 20%.
Poulet (en ragoût, à la crème ou rôti).

Ultérieurement, on pourra donner:
Flétan frais bouilli, grillé ou au four.
Truite fraîche, bouillie, grillée ou au four.
Fruits (airelle, prunes cuites et pruneaux (qui pourront être mélangés avec des oeufs fouettés ou soufflés).
Aliments indifférents (crème, beurre, tapioca, sucre, amidon).

Menué type pour une journée:
  Petit déjeuner:
    Pruneaux à la crème
    Farine d'avoine, blé coupé avec crème.
    Oeuf poché sur toast
    Toast avec beurre
    Café ou thé avec crème et sucre.
  Déjeuner:
    Crème de soupe de poulet avec biscuits.
    Omelette. Gruaux d'avoine avec beurre.
    Galettes rassies (rôties avec du beurre).
    Pruneaux fouettés (faits avec des blancs d'oeufs battus en neige ferme mélangés avec
      des prunes et du sucre).
  Dîner:
    Bouillon avec biscuits grillés.
    Poulet cuit avec jus.
    Riz à la vapeur.
    Blé ébouillanté.
    Toast et beurre.
    Flan cuit au chocolat.
    Café ou thé avec crème et sucre.

En Conclusion, le régime alimentaire des lithiases phosphatiques graves, régime acidifiant et surtout régime pauvre en phosphore, a un intérêt certain. Il sera le plus souvent associé au régime pauvre en calcium.

d) Diététique des lithiasiques hypercalciuriques

Avant d'envisager la prescription d'un régime à un lithiasique hypercalciurique, il est capital de rechercher la cause de ce trouble. En effet, certaines hypercalciuries ne relèvent pas du régime calciprive, soit que le régime soit inefficace, soit qu'il soit nuisible. Il est certain que le régime alimentaire n'a aucun intérêt dans les hypercalciuries secondaires à une lyse osseuse d'origine cancéreuse ou à la sarcoïdose. Il n'a aucun intérêt dans les hypercalciuries en rapport avec l'hyperparathyroïdie. Il n'a pas une grande influence sur la calciurie des convalescents de fractures: HOWARD et ses collaborateurs ont noté pour une ingestion supplémentaire calcique de 1700 mg, soit aucune action, soit seulement une augmentation de 115 mg par 24 heures. Par contre, le régime trouve sa place dans l'hypercalciurie idiopathique.

Certes, il s'agit là d'un groupe d'attente appelé à être démembré: peut-être classons-nous parfois, sous l'étiquette d'hypercalciurie idiopathique, des hypercalciuries en rapport avec une hyperparathyroïdie non diagnostiquée parce que de diagnostic biochimique très difficile, ou en rapport avec une étiologie endocrinienne méconnue, thyroïdienne ou hypophysaire; n'oublions pas l'existence de ostéoporose thyroïdienne. Le traitement des hypercalciuries de l'ostéoporose dépend plus de la thérapeutique de la cause de l'ostéoporose que d'un régime alimentaire. Devant une hypercalciurie idiopathique, c'est-à-dire à l'origine de laquelle nous ne retrouvons aucune cause, quel mécanisme invoquer ?

Les reins, dans certains cas, exceptionnels, peuvent être à l'origine l'hypercalciurie. Depuis une vingtaine d'années, des faits s'accumulent, montrant tout l'intérêt que peuvent avoir les néphropathies tubulaires avec acidose pour expliquer certains cas d'hypercalciurie. G. RICHET vient de consacrer une bonne mise au point à cette question. Il existe peut-être des insuffisances tubulaires électives diminuant la réabsorption du calcium. L'hypercalciurie, plus importante du côté lithiasique, constantée par FLOCKS, ne serait-elle pas un argument en faveur de cette origine rénale ? ALBRIGHT invoque des lésions tubulaires pour expliquer l'hypercalciurie idiopathique de ses malades tout en remarquant qu'ils n'ont pas d'acidose rénale tubulaire.

Les reins peuvent donc jouer un rôle dans les hypercalciuries. L'acidose rénale, en tant que cause d'hypercalciurie, a été longuement étudiée par Pyrah et Paper, Fey et Legrain. Ces cas sont rares et la lithiase est généralement la complication d'une néphrocalcinose. Il ne semble donc pas, qu'actuellement, on puisse incriminer les reins à l'origine des hypercalciuries idiopathiques.

Peut-on accuser l'intestin ? Les faits observés par Albright, par Pyrah et Paper et par nous-mêmes, où l'étude simultanée du calcium fécal et du calcium urinaire a montré, contrairement à la normale, une élimination calcique plus importante ou aussi importante par les urines que par les fèces, ouvrent une nouvelle voie de travail: une modification du chimisme intestinal, ou un facteur agissant sur l'absorption intestinale du calcium, telle qu'une sensibilité particulière à la vitamine D, peuvent être invoqués. Pyrah (1958) soulève l'hypothèse de la possibilité d'une forme anormale de calcium lié au citrate ou à un autre acide organique et gênant la réabsorption tubulaire.

Malgré l'ignorance où nous sommes du mécanisme de l'hypercalciurie idiopathique, le régime alimentaire n'est pas sans efficacité.

Cependant, il ne faut pas s'attendre à des résultats spectaculaires. Le métabolisme du calcium est complexe, et la calciurie n'est pas la seule dépendance des ingestions calciques. Les études très poussées de Nicolaysen nous apprennent que d'importantes variations dans la quantité de calcium ingérée engendrent de

Tableau 5. *Teneur des aliments en calcium, pour cent*

Aliments contenant plus de 100 mg. de calcium pour 100:

Gruyère, Hollande, Cantal, Tome de Savoie	800 à 1000
Roquefort[1]	640
Munster[1], Pont-l'Evêque[1], Crème de Gruyère, Roblechon	500 à 600
Brie[1], Camembert, Coulommiers[1], fromage de chèvre[1]	120
Petit suisse[1], Yoghourt	80 à 130
Lait concentré	300
Lait de vache	120 à 125
Lait de femme	80 à 130
Choux	400
Soja, noix, amandes	290
Figues sèches	280
Mélasse	246
Persil	200
Cresson	168
Chocolat au lait	160
Chou fleur	140
Haricots secs	140
Brocolis	140
Cacao	100
Dent de lion	100
Olives	100
Cardon	100

Aliments contenant de 50 à 100 mg de calcium pour cent:
Orge, haricots verts, céleri, chocolat, groseilles, dattes, oeuf entier, endive, escarole, figues fraîches, lentilles sèches, laitue, avoine, pain complet, prune, pois secs, raisin, crevettes, épinards, feuilles de navets, rhubarbe, blé, riz entier.

Aliments contenant de 10 à 50 mg de calcium pour cent:
Abricot, asperge, avocat, bacon, haricots en grains, frais, boeuf, cassis, choux de Bruxelles, beurre, melon, carotte, cerise, chataîgne, noix de coco, poisson, maïzena, farine, concombre, groseille, pamplemousse, citron, pâtes, oignon, poire, pommes de terre, raisins secs, radis, framboise, tapioca, tomate et d'une façon générale, toutes les viandes et tous les poissons.

[1] Chiffres donnés par Lichtwitz, Parlier et Clément.

petites variations de l'élimination du calcium urinaire. Observant 15 sujets, il a vu que pour une ingestion de 900 mg par jour, l'élimination moyenne était de 230 mg par jour, et pour 450 mg l'élimination était encore de 207 mg Récemment, HOWARD (1957) nous a appris que, lorsque le calcium alimentaire passe de 650 mg à 2000 mg la calciurie n'augmente que de 150 à 200 mg. N'oublions pas que dans les pertes calciques quotidiennes, 80 pour cent en moyenne sont éliminés par les fèces et 20 pour cent par les urines. La calciurie n'est qu'un faible reflet du calcium alimentaire.

Nous nous contentons de supprimer (voir tableau 5) les aliments riches en calcium, c'est-à-dire le lait, les laitages et les fromages: on observe en quelques jours une baisse de la calciurie de 10 à 20 pour cent. PYRAH (1958) écrit que, lorsqu'on conseille à un malade porteur d'un calcul calcique de passer à un régime pauvre en calcium, en général, il y a une diminution du calcium urinaire, mais il y n'y a pas, nécessairement, une diminution marquée; dans quelques rares cas il y a peu de changement.

Les bases de ce régime sont encore bien empiriques. Il serait important de faire, chez des malades longtemps suivis, des bilans calciques complets.

e) Diététique des lithiases cystiniques

La diététique la plus efficace pour abaisser l'excrétion urinaire de cystine réside dans un régime de restriction des protéines. Une restriction sévère de l'apport protéinique entraîne certes une réduction appréciable de la cystinurie. Mais ce régime, non dépourvu de graves inconvénients à la longue, et désagréable n'a qu'un intérêt limité. En effet, ces malades excrètent au moins autant de lysine que de cystine. La lysine est un acide aminé essentiel, et il serait dangereux de s'exposer à une balance azotée négative, surtout si une telle diététique est appliquée à de jeunes malades en période de croissance. D'autre part, comme le montre le tableau 6 emprunté à DENT et coll., une réduction modérée des protéines, ou au contraire une augmentation de leur apport, ne fait varier la cystinurie que dans un ordre d'importance négligeable.

Tableau 6. *Excrétion de cystine au cours de divers régimes protéinés chez une fillette de 7 ans atteinte de cystinurie*

Régime	Quantité de protéines en grammes par 24 h.	Excrétion de cystine au cours des jours suivants, en milligrammes par 24 heures	Moyenne de l'excrétion de cystine
Normal	63	539, 488, 572, 555	538
Végétarien	38,5	460, 488, 468, 480, 463, 490	476
Hypoprotéiné	20	336, 363, 371, 365, 331	353
Hyperprotéiné	117	484, 547, 507	513

Aussi semble-t-il qu'il soit sage de se contenter d'un régime normalement équilibré en protéines sans excès de générosité et sans excès de sévèrité.

C. Traitements hydrologiques[1]

Généralités

Les lithiases urinaires relèvent de deux types d'eaux: premièrement, et essentiellement les caux de diurèse, et deuxièmement et accessoirement les eaux alcalinisantes.

[1] Citons l'important travail de **Mates** sur l'effet des differentes formes de balnéotherapie sur la fonction rénale. [Rev. Czech. Med. 87 (1958)].

I. Eaux diurétiques

Tous les auteurs écrivant sur le traitement des lithiases urinaires insistent sur l'importance des ingestions aqueuses afin d'augmenter le débit urinaire. Nous avons étudié la diététique des boissons à la p. 437.

Avant d'envisager les différents types d'eaux conseillées dans le traitement des lithiases rénales et avant d'envisager les indications thérapeutiques hydrologiques des lithiases rénales, nous verrons tout d'abord quels sont les arguments justifiant les cures de diurèse (cures ainsi baptisées au début du siècle par Jules Cottet).

1. Raisons justifiant les cures

De nombreux arguments justifient les cures de diurèse: ils sont d'ordre pathogénique, expérimental, étiologique, empiriques enfin.

a) Arguments d'ordre pathogénique

Remarquons tout d'abord que l'urine ne devrait pas être une solution, puisque les substances qui y sont dissoutes entrant dans la composition des calculs sont éliminées à l'état de sursaturation. C'est ainsi que dans l'eau, l'acide urique et les urates sont pratiquement insolubles, l'oxalate de calcium est soluble à 0,05 g environ par litre, les phosphates bi et tricalciques à 0,01 g pour un pH de 7, le carbonate de chaux à 0,07 g pour un pH également de 7. Aussi les lithiases rénales, quel qu'en soit le type chimique, sont dues à l'instabilité d'un corps qui normalement devrait rester solubilisé: tantôt le corps est à une concentration supérieure à la normale, mais cependant à un taux qui chez un sujet normal n'entraînerait aucune précipitation; tantôt, plus rarement, il est à une concentration inférieure à la normale et cependant il précipite. Quoi qu'il en soit, les risques de précipitation seront diminués par la dilution urinaire. La concentration n'est certainement pas la cause première expliquant la genèse des calculs; en effet les sujets normaux peuvent avoir des densités très élevées, atteignant et dépassant 1030, sans qu'il soit possible de déceler de cristaux dans leurs urines. Mais la concentration joue un rôle important, comme cause seconde, chez des malades présentant le terrain lithiasique.

b) Arguments d'ordre expérimental

L'oligurie favorise la lithiase urinaire par différents mécanismes.

L'oligurie engendre la stase. Or, la stase est considérée comme essentielle. L'agitation d'un liquide contribue à la solubilisation des corps qui sont en sa présence et empêche la cristallisation. Boehrave, au XVIIIième siècle, faisait jouer un grand rôle au repos prolongé au lit. De nombreux auteurs ont insisté récemment sur la genése des calculs urinaires par l'immobilisation prolongée, qui agit par la stase qu'elle provoque indépendamment de l'hypercalciurie qu'elle engendre. La notion de calcul d'organe et de calcul d'organisme, sur laquelle R. Couvelaire est très heureusement revenu récemment, illustre bien le rôle de la stase.

L'oligurie, par l'hyperconcentration et la stase qu'elle entraîne, favorise la formation de cristaux urinaires, de dépôts muqueux, qui à leur tour sont facteurs de calculs. Nuck, au début du XVIIIième siècle, fit, devant ses élèves, la curieuse expérience suivante: ayant pratiqué une incision au bas-ventre sur un chien vivant et mis à nu la vessie, il fit une ponction et, par cette plaie, introduisit par la cavité vésicale, un petit fragment de bois; la vessie hernière fut réduite, la petite plaie se ferma et l'animal guérit. Plusieurs mois après, il fut sacrifié et on trouva, dans sa vessie, un calcul ayant pour origine ce petit morceau de bois. Nous n'ometterons pas de citer la théorie de A. RANDALL, J. E. AIMAN et P. R. LEBER-MAN: ces auteurs pensent que de nombreux calculs ont leur point de départ sur la papille; ils auraient observé des plaques calcaires dans près d'un quart des cadavres, autopsiés non choisis. — G. W. VERMEULEN, W. G. GROVE et coll. ont précisé récemment le rôle des corps étrangers chez le rat. Les substances employées comme corps étrangers sont diverses: paraffine, polythène, craie, zinc, fragments d'os... Au bout de quatre à dix semaines, les animaux sont sacrifiés; dans 50% des cas, il y a formation de calculs constitués de calcium, de phosphore et de magnésium. En quintuplant la diurèse de leurs animaux, les auteurs précédents ont observé que la polyurie ainsi obtenue empêchait totalement la formation de calculs et que, une fois sur trois, elle faisait disparaître les calculs préexistants. Ces faits sont valables seulement s'il n'y a pas infection urinaire.

c) Arguments d'ordre clinique et empirique

L'étude systématique du sédiment urinaire en fonction de la densité et du pH urinaire, nous a appris que pour un même pH l'apparition du sédiment était fonction de la densité. Si cette dernière ne joue pas pour les sujets normaux, elle joue dans 77% des cas de malades ayant eu des coliques néphrétiques. Il nous a semblé que la densité de 1010, pour la plupart des cas, était une densité d'alarme au-dessus de laquelle les précipitations cristallines deviennent fréquentes, au-dessous de laquelle elles deviennent plus rares. Ce n'est que dans les cas graves que nous pouvons voir un net sédiment inorganisé pour des densités de 1004 ou 1006. Ces faits sont en accord avec les classiques et, sans faire l'historique des cures de diurèse, on sait qu'elles sont depuis fort longtemps prescrites dans la lithiase rénale.

2. Mode d'action des cures de diurèse

Les cures de diurèse ont, dans les lithiases rénales, trois modes d'action: elles agissent sur l'urine, elles agissent sur les voies urinaires, elles agissent sur l'organisme.

a) Action sur la composition urinaire (action physico-chimique)

Les cures de diurèse agissent en ramenant les urines dans des normes normales, normales au point de vue densité, normales au point de vue de la concentration des divers éléments ayant tendance à précipiter; elles ont egalement tendance à les normaliser au point de vue du pH urinaire, surtout lorsqu'il s'agit de lithiase acide.

b) Action sur les voies urinaires (action mécanique)

L'accroissement du flux urinaire, la désintégration du mucus englobant les concrétions, l'expulsion de calculs, le lavage mécanique des voies urinaires du glomérule au méat, sont autant de modifications indiscutablement très utiles pour prévenir les concrétions lithiasiques. Mais surtout il faut insister sur l'intérêt de l'augmentation de la fréquence des contractions urétérales sous l'influence de la polyurie; l'augmentation du débit de la sécrétion rénale détermine un rythme plus fréquent des ondes de contraction urétérale (Morales). Sous l'influence de la polyurie, les ondes urétérales passent au rythme de 10 à 12 par minute au lieu de 2 à 3, en diurèse normale (BORS et BLINN).

c) Action sur l'organisme (action métabolique)

Les cures de diurèse ont encore une action sur l'ensemble des métabolismes jouant un rôle dans la genèse des calculs urinaires, en particulier le métabolisme de l'acide urique.

3. Indications des cures de diurèse dans les lithiases rénales

Tous les types biochimiques de lithiases urinaires sont justiciables des cures de diurèse. Il est évident que d'heureux résultats seront obtenus sur les cristallisations de sable urinaire et les petits calculs dont on pourra suivre le cheminement progressif jusqu'à leur expulsion.

Il est un cas cependant oú la cure diurétique doit être tout spécialement surveillée: c'est celui oú un calcul mobile du bassinet, trop volumineux pour qu'on en puisse espérer l'expulsion, risque par une mobilisation intempestive, de venir obstruer l'uretère. Toute diurèse paroxystique doit alors être bannie et céder le pas à une cure prudente, à la recherche d'une augmentation continue, sans à-coups, de la diurèse.

Quant aux volumineux calculs coraliformes, ils ne seront pas influencés en eux-mêmes, mais les amas organiques résultant de leur infection habituelle et formant autant de gîtes microbiens seront en partie évacués et une désinfection urinaire concomitante ou ultérieure en sera facilitée. Par ailleurs, l'augmentation du nombre des contractions pyélo-urétérales, sous l'influence de la diurèse, a une importance certaine dans la lutte contre la stase et pour contribuer à diminuer la pression d'excrétion urinaire dont l'augmentation est si préjudiciable au fonctionnement rénal.

Enfin, il reste une indication importante des cures de diurèse: le calcul de l'uretère. Mais une cure de diurèse active, associée à la mécanothérapie et à l'hydrothérapie, à la prostigmine ou à la kelline alternant avec les antispasmodiques, ne sera entreprise qu'après radiographie et toujours avec prudence. Si le calcul est bloqué dans l'uretère, si le rein commence à se dilater, une cure de diurèse active peut, sans mobiliser le calcul, rapidement augmenter la dilatation des voies urinaires. Nous pensons qu'il faut toujours être très prudent quand il s'agit d'un calcul obstruant complètement l'uretère. Pour H. Paillard (1932), Mauric et Barbizet (1951), la cure de diurèse apparaît comme le remède facile et efficace qui devra être appliqué systématiquement aux états pré-lithiasiques comme aux états lithiasiques confirmés.

4. Indications respectives des stations de diurèse

Deux groupes de stations revendiquent la lithiase rénale: les eaux fortement minéralisées et sulfatées calciques, d'une part, et, d'autre part, les eaux faiblement minéralisées, oligo-métalliques.

Est-il possible de faire une distinction d'indication entre ces différentes stations ? Il est habituellement admis que les eaux sulfatées calciques ont des qualités expulsives particulières. Remarquons cependant que des calculs de l'uretère sont souvent éliminées par la cure de diurèse d'Evian, et que lorsqu'il s'agit de malades présentant des troubles dyspeptiques ou colitiques, il vaut peut-être mieux éviter chez eux les eaux sulfatées calciques; la possibilité de troubles digestifs peut empêcher chez ce type de malades d'atteindre les posologies nécessaires pour obtenir la diurèse efficace avec une eau très calcaire.

Par contre, s'il s'agit d'une lithiase urinaire s'accompagnant de troubles hépato-vésiculaires les eaux sulfatées calciques, et particulièrement Vittel avec ses possibilités magnésiennes, seront peut être plus favorables.

Les lithiases uriques nous paraissent relever aussi bien du groupe oligo-métallique que du groupe sulfaté calcique.

S'il s'agit de lithiases calciques chez des malades auxquels il est nécessaire de prescrire un régime alimentaire faible en calcium, il semble plus logique de les diriger vers les eaux les plus pauvres en calcium, type Evian-Cachat.

Cependant Génot ayant étudié l'action des eaux de Contrexéville sur la calciurie de 24 heures fait les constations suivantes:

«Nous avons traité par la cure de diurèse de la source Pavillon, administrée pendant 21 jours, à des doses croissantes atteignant, à quelques variations près, selon les poids et les reactions des malades, un litre et demi par jour, 93 lithiasiques dont l'hypercalciurie dépassait 250 milligrammes par 24 heures.

Sur ces 93 cas, nous avons enregistré 28 chutes de la calciurie, immédiates, spectaculaires, soit 30% environ.

Ces succès immédiats se divisent assez nettement en deux groupes: ceux avec réponse favorable dès les premiers jours, les plus nombreux, ceux avec une réponse lente.

L'évolution de ces succès immédiats est variable: tantôt la calciurie se maintient à des chiffres normaux ou sub-normaux après la cure; tantôt elle remonte aux chiffres primitifs. Il nous est impossible de donner un chiffre statistique précis de ces évolutions, parce que — bien que nous le demandions en fin de cure aux médecins traitants de ces malades, — celui-ci ne peut pas ou ne pense pas à refaire, dans le courant de l'hiver, de dosages; ainsi, une grande partie des observations reste incomplète; les quelques malades d'hôpital qu'on a pu revoir, dans le service de notre maître, M. le professeur FEY, ne représentent pas des cas assez nombreux pour avoir une rigueur scientifique; signalons seulement que la proportion des bons résultats maintenus est, chez eux, de 70%.»

II. Eaux alcalinisantes

Deux types de lithiase sont justiciables de l'alcalinisation: la lithiase urique et la lithiase cystinique.

Toutes deux, et surtout la première, ont été traitées dans les stations alcalines à la fin du XIXème siècle. — Dans son livre sur le traitement des maladies des voies urinaires par les eaux de Vichy, Champagnat, en 1876, écrit que les concrétions uriques occupent le premier rang dans la clinique de la gravelle à Vichy. Il ajoute cependant «qu'on ne s'attende point à faire à Vichy la lessive des reins incrustés de dépôts que promettent les eaux de Contrexéville». — De même, dans son livre sur les maladies des reins, paru en 1874, ROSENSTEIN recommande contre les concrétions uratiques et oxaliques les eaux alcalines, surtout celles de Vichy, de Carlsbad, de Wildungen et de Salzbrunn. — Cependant, il faut reconnaître que l'usage de ces eaux alcalines s'est quelque peu perdu, malgré leur intérêt théorique. On craint, probablement, de ne pouvoir obtenir avec elles une diurèse utile et, surtout, on craint de provoquer ou d'aggraver une infection urinaire latente.

Uzan, après une étude de l'action des eaux de Vals sur le pH urinaire, arrive aux conclusions suivantes: «Nous avons employé diverses eaux: Saint-Jean, Souveraine, Précieuse. Dans l'ensemble, on constate un abaissement du pH urinaire au moins au début de la cure et ensuite le relèvement et le retour plus ou moins rapide vers le chiffre primitif, l'atteignant parfois, le dépassant d'autres fois. Le rôle du pH urinaire initial nous a semblé fort important et ces derniers temps nous avons pu observer des courbes en quelque sorte inversées chez des sujets à pH urinaire initial bas.

Quoi qu'il en soit, dans l'ensemble de nos observations, il apparaît que les eaux de Vals tendent à ramener les urines en fin de compte à un pH légèrement au-dessus de celui que nous considérons comme normal, en moyenne vers 6—6,4. Ceci en admettant que l'on donne des doses d'eau toujours égales entre elles, pour des régimes constants et mixtes.»

La cure de Vichy modifie le ·pH urinaire. Voici quelques lignes extraites de l'Index Médical de Vichy: «L'acidité urinaire a tendance à baisser, et peut parfois être remplacée par l'alcalinité. Mais les modifications de cette acidité, soit qu'on envisage l'acidité totale, soit plutôt l'acidité ionique ou mieux encore l'élimination des acides et des bases, paraissent dépendre surtout du chiffre de cette acidité au début de la cure. Chaque individu présente une acidité ionique qui lui est propre, et une réaction personnelle à l'eau minérale indépendante de la dose ingérée. En règle générale, l'alcalinisation transitoire que détermine la cure est remplacée, à la fin du traitement, par une acidité tendant à la normale, que l'on voit par ailleurs s'établir également chez certains sujets dont les urines sont alcalines avant la cure.»

III. Les stations

1. France

Stations de diurèse

Groupe des stations oligo-métalliques

Evian (Haute-Savoie): Source Cachat = température 11° 6 — densité 1,00035 — degré cryoscopique 0,022 — pH 7,18 — sa minéralisation totale est de 0,5105⁰/₀₀ — extrait sec à 110°: 0,321 à 110°. Ses principaux cations sont: Ca (0,0784⁰/₀₀), Mg (0,0237⁰/₀₀), Fe (0,0092⁰/₀₀), Na (0,0069⁰/₀₀), K (0,0023⁰/₀₀).

Thonon (Haute-Savoie): *Source Versoye:* eau froide oligo-métallique.

Amphion (Haute-Savoie): *Source Maxima:* eau froide, oligo-métallique.

Groupe sulfate calcique et magnésienne

Vittel (Vosges): *Grande Source* = 11° 7 — densité 1,00097 — pH 7,0 — résidu sec à 180°: 0,993 — Minéralisation totale: 1,131⁰/₀₀. Ses principaux cations: Ca (0,2250⁰/₀₀), Mg (0,0389⁰/₀₀), Na (0,047⁰/₀₀), K (0,0033⁰/₀₀).

Source Hépar = 11° 7 — densité 1,00277 — pH 7,0 — résidu sec à 180°: 2,718; minéralisation totale: 2,836⁰/₀₀. Ses principaux cations sont: Ca (0,6013⁰/₀₀), Mg (0,1221⁰/₀₀), Na (0,0150⁰/₀₀), Ka (0,0040⁰/₀₀).

Contrexeville (Vosges): *Source Pavillon:* sulfate de Ca (1 g 565⁰/₀₀), bicarbonate de ca (0 g 402⁰/₀₀), sulfate de soude (0 g 236⁰/₀₀), sulfate de Mg (0 g 236⁰/₀₀); résidu sec: 2 g 941⁰/₀₀).

Source Légère: sulfate de chaux (1 g. 452⁰/₀₀), bicarbonate de chaux (0 g. 410⁰/₀₀), sulfate de Mg (0 g 036⁰/₀₀), bicarbonate de Mg (0 g 030⁰/₀₀).

Capvern (Pyrénées). Température 23° 8 — pH 8 — résidu à 100°: 1,9685 — radioactivité en millicrocurie par litre 0,405. Ses principaux cations sont: Ca (0 g 35460⁰/₀₀), Mg (0 g 09225⁰/₀₀), Na (0,00983⁰/₀₀), K (0,00209⁰/₀₀).

Stations alcalines

Vichy (Allier). Voici les principaux cations en mg par litre des principales sources de Vichy (bicarbonates sodiques):

Sources	Minéralisation totale	Résidu à 180°	K	Na	NH₄	Ca	Mg	Li	pH	Température
Grande Grille .	8,179	5,033	95,2	1,889	0,6	105,0	11,0	4,6	6,9	42° 4
Chomel	8,376	5,053	96,8	1,901	0,7	106,6	11,5	4,2	6,9	43°
Hôpital	8,732	5,150	96,8	1,878	0,5	157,7	12,9	4,9	6,8	34° 4
Vichy Célestins.		3,57	75,4	1,223		162,1	12,2	3,3	6,7	19° 3

Pougues (Allier): *Source Alice:* Résidu sec à $180^0 = 1{,}60^0/_{00}$ — Minéralisation totale: 2,465. Ses principaux cations sont en milligrammes par litre: Ca (398), Na (154), Mg (49), K (21).

Source St-Léger: Résidu sec à $180^0 = 2{,}26^0/_{00}$. Minéralisation totale $3{,}374^0/_{00}$ — Ses principaux cations sont en milligrammes par litre: Ca (370), Na (405), Mg (78), K (41,5).

Vals. Il y a à Vals plus de cent cinquante sources. Nous ne donnerons évidemment les caractéristiques que des principales. Il est habituel de classer les eaux de Vals en alcalines (faibles: 1 à 3 g — moyennes: 3 à 5 g — fortes: 5 à 9 g) et en sources ferro-arsenicales.

	Saint-Jean	Béatrix	Souveraine	Précieuse	Désirée	Alexandre	Constantine
Extrait sec à 180° . .	1,08	1,86	1,32	4,54	6,01	6,06	6,10
CO₂ libre.	0,4812	1,8462	2,1460	1,1000	0,9950	1,9970	2,125
CO₃HNa	1,2862	2,7061	3,3440	6,0334	8,3559	8,0207	8,3666
Na (en Na₂O).	0,4976	0,9985	0,6010	2,3390	3,1888	3,0642	3,9200
Ca (en CaO)	0,0480	0,1656	0,0274	0,0549	0,0921	0,0694	0,0717
Mg (en MgO)	0,0105	0,0477	0,0172	0,0554	0,0880	0,0901	0,1002
Fe (en Fe₂O₃)	0,0024	0,0070	0,0333	0,0110	0,0111	0,0080	0,0100
K (en K₂O).	0,0667	0,1006	0,0403	0,1074	0,0340	0,1706	0,0503
pH	6	6,2	6	6,8	7	7,2	7
Pointe cryoscopique . .	—0,08	—0,19	—0,19	—0,21	—0,28	—0,43	—0,51

2. Allemagne occidentale[1]

Sont essentiellement indiquées pour le traitement des lithiases rénales, par cures de boisson, les sources faiblement minéralisées (oligoméralliques froide), oligométalliques chaudes) à cause de leurs effets diurétiques et les eaux antérieurement désignées sous le nom d'alcalino-terreuses et de bicarbonatées calciques, c'est-à-dire, d'après la nouvelle terminologie définie par les ions prédominants les eaux à carbonate hydrogène, Na—Ca—Mg. Ces types d'eaux en pratique, se présentent souvent comme bicarbonatées (c'est-à-dire avec un contenu de CO_2 significatif) parfois aussi comme alcaline-thermiques à température supérieure à 20°. Il ne faut poser l'indication de la cure de boisson que lorsque les installations de la station de cure et les caractères de l'eau correspondent aux exigences.

Pour le choix d'une station de cure urologique, la présence d'un médecin spécialiste est naturellement présumée.

D'après le «guide» des stations thermales allemandes de 1958, les stations thermales suivantes sont mentionnées sous l'indication: Eaux minérales à indications rénales et vésicales:

Bodendorf (Krs. Ahrweiler): alcaline-thermique — Na—Mg—HCO_3.

Brueckenau: faiblement minérale — alcaline.

Ditzenbach (Wurtemberg): alcaline — Ca—HCO_3.

[1] Nous remercions le Prof. ALKEN de nous avoir procuré ces renseignements.

Neuenahr: alcaline-thermique — Na—Mg—HCO$_3$.

Niederbreisig: alcaline-thermique.

Sinzig/Rhein: alcaline.

Steben (Bavière): alcaline, contenant du fer, radio-active alcaline faible, contenant du fer, du Na.

Teinach (Wurtemberg): alcaline.

Tönisstein (arrt. de Coblentz): alcaline — Na—Mg—HCO$_3$.

Ueberkingen: alcaline — Na—Ca—Mg—HCO$_3$ (Source Adélaïde).

Wildstein/Traben-Trarbach (Moselle): oligométalliques chaudes.

Wildungen: alcaline Na—Mg—Ca—HCO$_3$ — Alcalines Ca—Mg—HCO$_3$ (Source Georges Victor).

On sait que *Brueckenau* et *Wildungen* sont particulièrement renommées, également par la présence de spécialistes. — *Ditzenbach* et *Ueberkingen* paraissent également les cures de boisson à placer au premier plan.

A *Brueckenau,* l'action diurétique de l'eau alcaline faiblement minéralisée a un contenu total de 154 mg de substances fixes en solution seulement avec, au premier plan, 223 mg de CO$_2$ dissous. Au point de vue chimique, les cations Ca et Mg et l'anion HCO$_3$ prédominent, à très faible concentration, de telle sorte que l'effet de la cure de boisson sur la diurèse est évident.

A *Wildungen,* la source Hélène, bien connue, est relativement riche en substances minérales, avec plus de 5000 mg de substances fixes en solution dont du Na, du Ca et du Mg, ainsi que du carbonate d'H (3032 mg/Kg.!) avec 2275 mg/Kg. de CO$_2$; les indications pour une cure diurétique sont donc, malgré tout, limitées. Par comparaison, la source Georges Victor de *Wildungen* ne contient que 1955 mg de substances fixes en solution avec un contenu de 2652 mg/Kg. en CO$_2$ et avant tout l'ion Na n'existe ici qu'à une concentration beaucoup plus faible de seulement 56,5 mg/Kg. On comprend que les médecins de la station préfèrent la source Georges Victor aussi bien dans les maladies circulatoires simultanées que dans l'indication primordiale d'une cure de diurèse à la source Hélène. Le Ca et le Mg sont les cations prépondérants l'HCO$_3$ le seul anion appréciable, de sorte qu'on peut compter aussi ici sur un effet alcalinisant et anti-inflammatoire sur le tractus urinaire.

Pour l'indication dans le traitement de la lithiase, le type chimique des calculs est essentiel. Selon les conditions, on préférera une cure à effet diurétique pur à un traitement alcalinisant.

3. Bulgarie

Ces eaux sont utilisés en Bulgarie dans le traitement des lithiases urinaires. Ces renseignements nous ont été communiqués par le Professeur DAISSKY.

Momina Banja — Hissarja: Eaux hyperthermales (47,8° C), bicarbonatées sodiques et contenant du fluor (4,5 mg) avec minéralisation totale de 218 mg/litre, réaction alcaline (pH 8,8) et rendement de 400 litres/minute. Radioactivité 160 Em/litre.

Gorna Banja (près de *Sofia*) — Eaux hyperthermales (41° C), source bicarbonatée-sodique avec minéralisation totale de 130 mg/l., réaction alcaline (pH 9,5) et rendement de 400 litres/minute.

Source minerale Sofia: Hypertermale (47,1° C), source bicarbonatée, sulfatée sodique, avec minéralisation totale de 289 mg/l., réaction alcaline (pH 9,5) et débit de 1200 litres/minute.

Veluva Banja: Source n° 11 vers Velingrad: Eau hyperthermale (45° C), bicarbonatée-sulfatée-sodique et fluorée (5 mg) avec minéralisation totale de 262 mg./litre, réaction alcaline (pH 9) et rendement de 300 litres/minute.

«*Kokaltscheto*» (?): vers *Banja* (près Levskigrad), source hyperthermale (52⁰ C) bicarbonatée-sulfatée-sodique avec minéralisation totale de 380 mg/l., réaction alcaline (pH 9) et débit de 300 litres par minute. Radioactivité 24 Em pour 1 litre d'eau.

4. Espagne

Lanjaron. Parmi les nombreuses sources de cette station, celles de *Gomes* est utilisée dans le traitement des affections lithiasiques (Garcia Ayuso).

Source Gomes ou *San Vicente:* eau oligo-métallique. Total des sels fixes: 0,3166. Ses principaux sels sont, en grammes par litre: bicarbonate calcique (0 g 0698), chlorure calcique (0 g 0504), bicarbonate sodique (0 g 0432). Bicarbonate magnésique (0 g 0278), sulfate calcique (0 g 0139), sulfate magnésique (0 g 0126), acide silicique (0 g 0127).

Alzola. Eau oligo-métallique chlorurée sodique, calcique et magnésienne, lithinée, radio-active. Température: 30⁰ C — Densité 1.000.303 à 15⁰. — Résidu fixe à 180⁰: 0,29069⁰/₀₀. Ses constituants essentiels sont, par litre: sulfate calcique 0,02930; bicarbonate calcique: 0,18815; chlorure de sodium: 0,09890.

Ayuso cite encore, comme eaux oligo-métalliques: Benasal, Corconte, Jaraba et Solare.

5. Italie

Cures de diurèse. Eaux oligo-métalliques (Andrea Vinaj)

Eau de San-Bernardo(Cuneo) Garessio. Oligo-métallique, alcalino-terreuse — température 7⁰ 3 — Résidu fixe à 180⁰: 0 g 0510⁰/₀₀.

Eau de Fonte Lurisia (Roccaforte Mondovi). Eau radio active favorisant la diurèse.

Eau de San Pellegrino (Bergamo) Alt. 426 m. Eau sulfatée alcalino-terreuse — Température 26⁰ 8. — Résidu fixe à 180⁰: 1 g 11⁰/₀₀. Propriété anti-urique et antilithiasique rénale, diurétique, calculs rénaux et vésicaux; pyélites colibacillaires, artériosclérose, troubles du métabolisme.

Eau de Fonte Eubea (Baveno — La Majeur). Eau oligo-minérale froide. — Résidu fixe à 180⁰: 0 g 0934⁰/₀₀. Action anti-urique, anti-lithiasique rénale et diurétique.

Eau de Fiuggi (Frosinone) Alt. 747 m. Eau oligo-métallique froide. — Résidu fixe à 180⁰: 0 g 061⁰/₀₀. Température 11⁰ 5. — Action anti-lithiasique, anti-urique, anti-goutteuse. Contre-indications: néphrite chronique, hypertensive; athérosclérose. Consulter: Le mécanisme d'action de l'eau de Fiuggi (L. Ficacci).

Eau de Plinia del Tisone (Como). Eau oligo-minérale. — Résidu fixe à 180⁰: 0 g 10⁰/₀₀.

Eau du Brennero (sur *Bolzano*) Alt 1309 m. Eau oligo-minérale radio-active. — Température 21⁰ 6. — Résidu fixe à 180⁰: 0 g 425⁰/₀₀. Action anti-urique.

Eau de Braies Vecchia (Bolzano) Alt. 1383 m. Eau sulfatée calcique et magnésienne, froide. Témpérature 8⁰ — oligo-métallique. Anti-uricémique.

Eau de Connano (Trento) Alt. 395 m. Eau oligo-métallique. — Résidu fixe à 180⁰: 0,187⁰/₀₀. Anti-urique; diurétique.

Eau oligo-métalliques pour cures de diurèse anti-uriques

Eau de Panna (Florence).
Eau d'Aurelia (Massa).
Eau d'Orticara (Pistoia).
Eau de Gromo (Bergamo).

Eau de Groppino (Bergamo).
Eau de Fonte Meo (Frosinone).
Eau de Filete (Frosinone).
Eau de San-Sovino (Foligno).
Eau de Mangiatorella (Calabre).

Parmi les travaux consacrés à l'action des cures de diurèse dans le traitement des lithiases urinaires, nous voudrions citer les travaux de Lhuillier, Guyonneau, Marcotte, Mauric et Barbizet, Pieri, Ficacci, Ayuso.

6. Portugal

I. Eaux hyposalines radio-actives

Luso. Eau légèrement pétillante. Densité 0,9999. — Température 27° 2. — Résidu sec à 270°: 40 mg. Ses principaux cations sont, en milligrammes par litre: Na (6,5), K (0,91), Mg (1,42), Ca (0,76). Radioactivité: émanation de radium en millimicrocuries par litre: 34,1. — Techniques de cure: cure de diurèse — bains radioactifs. — Sessions à l'Emanatoire (Dr. Cid de Oliviera — communication verbale).

Monfortino. L'eau de Montfortino: 28° 2, pH 5,45, minéralisation totale 120 mg 3 par litre rappells l'eau de Luso.

Castelo de Vide. L'eau de Castelo est également hypominéralisée: par litre: Na (14,7), K (14,0), Ca (55,8), Mg (35,0), Fe (6,4).

II. Eaux sulfatees calciques

Curia. *Source Albano Continbro* au n° 1 et la *Source Principale* au n° 2. — Eaux appartenant au groupe d'eaux sulfatées et bicarbonatées calciques et magnésiennes. La teneur en cation est de 1 g 857 et en anions de 0 g 713. Les principaux cations sont: Ca (81%), Mg (8,9%), Na (8,5%), divers (1,6%). La minéralisation est de 2 g 572 (Source Albano Continbro) et de 2 g 391 (Source Principale). Température 20°. — Densité à 15°: 1,0024. — Résidu à 130°: 2 g 4144. — Emanation et radio (Radon): 1,48 millicrocuries.

Méthodes de cure: cure de diurèse à domicile ou à la source. Quantité absorbée: 50 g à 200 g le matin à jeun et dans l'après-midi (R. Pereira — communication personnelle).

Monte-Real. Eau sulfatíc calcique dont la minéralisation totale est de 2 g 628 par litre et la teneur en calcium de 621 mg. — Cette eau rappelle celles de Curia. Les caracteristiques des eaux Portugaises nous ont étè communiquées par M. M. Amaro d'Almeida et Rocha Pereira.

7. Suède

Warby Halsobrunn Ab. Voici l'analyse de cette eau (renseignement communiqué par le Pr. Hellström): pH: 6,2. — Par litre en mg: $NH_2 < 0,01$—Ca 26,3, Fe $< 0,1$—Mn $< 0,05$—$HCO_3 < 35$—Cl $< 2\mu$—NO_3 1 et $NO_2 < 0,01$.

8. Suisse

Bad Passug (données communiquées par M. Ph. E. Zinsli). *Source Hélène:* Faiblement minéralisée, alcalino-terreuse. Température: 7° 15. — Densité: 1,00152 à 20°. — pH: 6,83 à 21° C. — Principaux cations en mg par litre: Na (511,4), Ca (335,4), Mg (75,7), K (40,9), Li (1,1). Total des anions et des cations: 3810.

Source Ulricus: Légèrement alcaline muriatique. Température: 6⁰. — Densité: 1,00518. — pH: 6,6 à 21⁰ C. — Principaux cations en mg par litre: Na (2040,7), Ca (227,2), Mg (92,9), K (45,4), S^2 (11,5), Fe (9,5). — Total des anions et des cations: 8781.

9. Tchécoslovaquie

Marianské Lázné. Marianske Lazné est riche de 38 sources d'eaux minérales. Les plus utilisées sont les sources Krizovka et Ferdinand (eaux alcalino-muritico-salines et la source Rudolfka (mineral teneur). Ces eaux contiennent une grande quantité de gaz carbonique libre.

Si la principale méthode de cure est la cure de diurèse, celle ci est complétée par des bains contenant plus de 2000 mg de CO_2 par litre d'eau et par des applications de pelloide.

Source Ferdinand: Par litre en milligrammes: K (39), Na (3040), Li (0,1), Ca (200), Str (2,4), Mg (146,6), Fe (33,8), Cl (1213), SO_2 (3420), HCO_3 (3142), pH 6.

Source Rudolphe. Par litre en milligrams: K (15,9), Na (91,7), Li (0,8), Ca (225,7), Str. (1,7), Mg (123), Fe (20,1), Cl (52,1), SO_2 (91,3), HCO_3 (1427), pH 6,2.

Source Krizovka. Par litre en milligrams: K (293,2), Na (294,59), Li (1,26), Ca (246,6), Str (0,49), Ba (0,29), Mg (121,6), Fe (20,3), Mn (4,4), Al (3,6), Cl (1199,8), SO_2 (3426), HCO_3 (2931,3).

10. Yougoslavie

Ces renseignements nous ont été communiqués par MM. P. VUKICEVIC et TASSITCH:

Eaux hypominéralisées

Ces eaux, dont la minéralisation est extrêmement faible, se trouvent dans les stations suivantes:

Krčmar Voda — dans le massif de Kopaonik (Serbie), à une altitude de 1500 m. L'eau est froide (4⁰), radioactive (29,6 MMC ou 74 UM) et très faiblement minéralisée (matières fixes: 0,044 g ⁰/₀₀, CaO = 0,07, Silice = 0,004). Cette eau n'est pas encore utilisée.

Niška Banja — près de Niš (Serbie), à une altitude de 250 m. Les eaux sont chaudes et froides, hypominéralisées (0,3020 g ⁰/₀₀ et radioactives. Grande station bien aménagée.

Soko Banja — près d'Aleksinac (Serbie), à 400 m. d'altitude. Les eaux sont chaudes et froides, hypominéralisées (0,3030 g ⁰/₀₀) et radioactives. Station sans grand confort.

Dobrna — près de Celje (Slovénie), à 353 m. d'altitude. Les eaux sont chaudes et froides, hypominéralisées (0,4437 g ⁰/₀₀), légèrement calciques et carbogazeuses. Belle station bien aménagée.

Daruvar (en Croatie), à 178 m. d'altitude. Les eaux sont chaudes, hypominéralisées (0,3844 g ⁰/₀₀) légèrement carbogazeuses. Station moyenne au point de vue aménagement.

Višegradska Banja — près de Višegrad (Bosnie). Les eaux sont chaudes (34⁰ 8), hypominéralisées (0,4298 g ⁰/₀₀). Station locale.

Eaux diurétiques sulfatées calciques

Vrnjačka Banja — au sud de Belgrade (Serbie), à 275 m. d'altitude. L'eau de la source «Snežnik» est froide (16⁰ 7), alcalinisante (minéralisation totale

$= 2,56$ g ⁰/₀₀). Eau hydrocarbonatée magnésienne et calcique, carbogazeuse. La plus fréquentée et la plus grande station yougoslave.

Sijarinska Banja — près de Leskovac, à 420 m. d'altitude. Nombreuses sources de différentes températures. Les eaux sont hydrocarbonatées sodiques et calciques carbogazeuses; leur minéralisation totale est de 2,404 et 2,936 g ⁰/₀₀. Station locale, sans grand confort.

Rimske Toplice — en Slovénie, à 204 m. d'altitude. Les eaux sont chaudes (37⁰ 5 C), sulfatées sodiques et calciques, légèrement chlorurées, radioactives et carbogazeuses; leur minéralisation totale est 2,808 g ⁰/₀₀. Station bien aménagée.

IV. Pratique hydrologique

1. Techniques des cures de diurèses, et leurs indications dans la lithiase urinaire

Les techniques de cure de diurèse ont été codifiées au début de ce siècle par JULES COTTET. C'est également cet auteur qui leur a donné leur nom.

La cure de boisson est pratiquée, depuis JULES COTTET, en position couchée. Cet auteur a montré qu'en clinostatisme, la diurèse s'effectuait plus facilement en clinostatisme qu'en orthostatisme. A l'état normal, l'écart est faible (10 à 20% en moins en position debout), nul même quelquefois chez les sujets très jeunes. Par contre, dès qu'il y a un trouble du transit prérénal de l'eau, qu'il soit d'origine circulatoire, hépatique ou glandulaire, le déficit peut atteindre 60 à 80 pour cent.

Ces faits font comprendre qu'un examen médical minutieux est toujours nécessaire avant la prescription de la cure.

Il faut aussi, dans la spécialité qui nous occupe, pratiquer un examen radiographique des voies urinaires si le malade n'en a pas eu de récent, afin de savoir s'il y a ou non un calcul, et, s'il y a un calcul, quel est son siège et quel est son retentissement sur les voies urinaires supérieures.

Il est donc important de faire le point médical et urologique, d'une part pour éviter des accidents dûs à une rétention d'eau, d'autre part pour obtenir le rendement maximum des ingestions d'eau, et enfin pour éviter une dilatation pyélocalicielle en cas de calcul urétéral.

2. Indications des cures de diurèse dans les lithiases urinaires
a) Etat pré-lithiasique, lithiase cristalline

Nous pensons, pour les raisons exposées au debut de ce chapitre, qu'il est essentiel d'obtenir une diurèse paroxystique une ou deux fois par jour. Habituellement, nous faisons boire, le matin, à jeun, de 400 à 900 cm³ d'eau Cachat en 30 ou 45 minutes, en demandant au malade de ne se lever que deux heures après la fin de l'ingestion de l'eau. Nous conseillons d'autres ingestions d'eau une heure et demie et une heure avant chaque grand repas, quelquefois dans l'après-midi, et encore au coucher. Nos malades boivent de un à trois litres par vingt-quatre heures.

b) Lithiase pyélo-calicielle

Il est un cas où la cure diurétique doit être tout spécialement surveillée: c'est celui où un calcul mobile du bassinet, trop volumineux pour qu'on en puisse espérer l'expulsion, risque par une mobilisation intempestive, de venir obstruer l'uretère. Toute diurèse paroxystique doit alors être bannie et céder le pas à une cure prudente, à la recherche d'une augmentation continue, sans à-coups, de la diurèse.

Quand aux volumineux calculs coralliformes, ils ne seront pas influencés en eux-mêmes, mais les amas organiques résultant de leur infection habituelle et formant autant de gîtes microbiens seront en partie évacués.

c) Traitement évacuateur des calculs urétéraux

Avant de décrire le traitement hydrologique des calculs urétéraux, rappelons d'abord les faits rapportés par LHEZ et ALLÈGRE (1952) à propos de soixante deux observations de lithiase urétérale: dans 27% des cas, la sécrétion rénale et les voies excrétrices étaient normales; dans 35% des cas, la sécrétion rénale était nulle; dans 32% des cas existait un retentissement net sur la sécrétion avec dilatation des voies excrétices: donc, dans 67% des cas, un trouble rénal important.

Rappelons aussi les constatations de SANDEGARD (1956) rapportées dans son beau travail sur le pronostic des calculs de l'uretère: les petits calculs, de largeur inférieure à 4 mm à la radiographie dans la partie inférieure de l'uretère sont éliminés spontanément dans 93 pour cent des cas. Les petits calculs de la moitié supérieure de l'uretère sont éliminés sans sérieuses complications dans 81 pour cent des cas; quelquefois (19 pour cent) ces pierres persistent et peuvent alors produire une importante obstruction. — Les calculs de dimension moyenne, entre 4 et 6 mm, dans la moitié inférieure de l'uretère sont éliminés spontanément dans 53 pour cent des cas; lorsqu'ils sont dans la moitié supérieure de l'uretère, dans 14 cas sur 27, ils ont migré à la partie inférieure après quelques mois; aussi longtemps que le calcul est dans la moitié supérieure, des complications peuvent apparaître. Les calculs ayant une largueur égale ou supérieure à 6 mm et situés dans la moitié inférieure de l'uretère peuvent passer spontanément (2 cas sur 9); s'ils sont situés dans la moitié supérieure de l'uretère ils peuvent migrer, mais rarement (1 cas sur 24) dans la moitié inférieure; aussi longtemps qu'ils restent dans la moitié supérieure, il y a risque de complications. La forme ne paraît pas, d'après SANDEGARD, avoir une grande influence. Par contre, l'intervalle entre le début des symptômes et le diagnostic est important; plus longue a été la stagnation du calcul dans l'uretère, plus les espoirs d'élimination spontanée diminuent. HIGGINS (1954), cité par SANDEGARD, a montré que si un calcul reste à la même place semaine après semaine, il est difficile d'espérer une élimination spontanée.

Nous pensons donc que les indications essentielles du traitement évacuateur hydrologique de calculs urétéraux sont ceux dont la largeur est égale ou inférieure à 6 mm, ceux dont le diagnostic n'est pas trop ancien, ceux enfin qui ne restent pas immobiles.

Lorsque les signes radiologiques de stase sont nets, lorsqu'il n'y a pas de passage de la substance opacifiante au-dessous du calcul, la cure de diurèse est dangereuse. Nous avons vu apparaitre, chez un malade, sous l'influence d'ingestions d'eau trop abondantes, en vingt-cinq jours, une dilatation du bassinet et des calices.

La néphrographie n'est pas une contre-indication en elle-même: la néphrographie diffuse signifie rein excellent mais «baillonné» par l'hyperpression en amont de l'obstacle; elle mesure la masse tubulaire active (AUVERT 1957), elle indique qu'il y a au-dessus du calcul une hyperpression aidant la descente du calcul. L'absence totale d'opacité (rein muet) est péjorative; il y a intérêt à débloquer rapidement l'uretère.

Il est habituel d'associer à la cure de diurèse des agents pharmacodynamiques antispasmodiques ou péristaltogènes.

L'empirisme paraît dominer le traitement médical des calculs urétéraux. Est-il logique d'associer à la cure de diurèse les antispasmodiques, alors qu'on espère par la diurèse stimuler les contractions urétérales? Est-il logique d'utiliser

ces substances alors que les auteurs qui ont étudié, chez l'homme, leur action
sur la musculature urétérale, nous apprennent qu'elles sont sans action ?

Pour Durand et Descotes (1952), l'atropine aurait tantôt une action nulle,
tantôt une action hypertonique. Dans six cas de calculs urétéraux, Parisi (1956)
n'a eu aucune action avec l'atropine. Chaillet (1957) considère que la carba-
minoylcholine, la prostigmine, l'atropine, la morphine, la papavérine, sont sans
action. Pour Lapides (1948), le péristaltisme urétéral a une autonomie remarquable qu'il est difficile d'influencer. La prostigmine intraveineuse paraît avoir
une action légèrement excitante. La novocaïne intra-urétérale a seule une action
paralysante qui se manifeste 10 à 12 minutes après l'injection (Auvert 1957).
Les travaux de Truc, Bringer et Rapp (1948), Macquet, Wemeau et Defrance
(1951), de Gaderman avec preuves radiographiques (1952), de Parisi (1956)
sont en faveur de l'action antispasmodique de la khelline.

De même, Carroll et Zingale (1938), Kirwin et ses coll. (1944) ont rapporté
des faits en faveur du rôle antispasmodique, sur l'uretère, du Depropanex (extrait
pancréatique désinsuliné). Aussi avons-nous l'habitude d'associer, en même
temps que la cure de diurèse, la prostigmine et en dehors des phases de diurèse
paroxystique, soit la khelline, soit le Depropanex (voir ci-dessous l'utilité des
traitements physiothérapiques).

Bazant (communication verbale au Congres Balnéologique de Marianske
Lazné 1958) obtient à Marianské Lazné une expulsion dans 29,7% des calculs
pyèliques, et dans 57,1% des calculs jueta vesicaux, compte tenu des indications
de cure que nous avons exposées; Bazant utilise ce qu'il appelle le «coup d'eau
minérale», il fait boire au malade 3 à 5 litres de la source Rudolph, en un jour,
1 à 2 fois par semaine, associé soit à de la papavèrine, soit à de la prostigmine
et en renforcant à ce moment le traitement gymnastique.

D. Traitements physiques

Les traitements physiques ont une quadruple utilité dans la thérapeutique des
lithiases urinaires: premièrement, action calmante sur l'élément douleur (balnéo-
thérapie, hydrothérapie, pelloides); deuxièmement, action de mobilisation vis-à-vis
des calculs que l'on veut faire évacuer (hydrothérapie, mécanothérapie); troisièmement, action métabolique (avec exercice); quatrièmement, action de désintégration (ultra-sons), en expérimentation non humaine.

I. Hydrothérapie

Au cours des lithiases douloureuses, ou en présence d'algies post-opératoires
dont la cause est mal définie, l'hydrothérapie nous offre une gamme utile. — On
sait d'ailleurs combien au cours de la colique néphrétique les grands bains chauds
sont utiles en contribuant à calmer la douleur.

Au cours des douleurs chroniques, on peut utiliser le grand bain simple à eau
dormante à 36—37⁰. Boigey (1931) recommande le grand bain combiné avec
le cataplasme d'amiante chaud, préalablement élevé à la température de 60⁰,
et appliqué dans la baignoire, avec précaution. «Aucune brûlure n'est à craindre.
L'intérieur du cataplasme rayonne son pouvoir calorique aussi longtemps que sa
masse n'a pas été pénétrée par l'eau du bain. Au point d'application, la peau
rougit fortement et la profondeur est le siège d'une détente générale des
spasmes très favorable à l'exode des sables, boues et calculs migrateurs», et,
ajoutons-nous, très favorable à l'apaisement des douleurs.

La douche rénale, donnée au moyen d'une spatule, sur la région lombaire pendant 5 à 6 minutes, à une température s'élevant rapidement et progressivement de 36⁰ à 41—42⁰, le malade étant assis, a également une très bonne action antalgique.

LHUILLIER insiste sur l'action décongestionnante et sédative des douches de vapeur térébenthinée à Vittel.

Par son action sédative, antispasmodique, l'hydrothérapie paraît contribuer à l'évacuation des calculs dont la migration paraît possible. D'autre part, nous conseillons souvent le grand bain associé à la douche sous-marine suivant la technique préconisée par BOIGEY:

«Celle-ci est appliquée, suivant le cas, soit sur la région rénale, si l'on veut libérer un bassinet engorgé de sable, soit sur le trajet urétéral si l'on veut aider au départ d'un calcul arrêté dans l'uretère.

La température initiale du bain sera aux environs de 36⁰ en moyenne. Le jet de la douche sous-marine devra être à une température constante, voisine de 41⁰. Le bain général a pour effet de provoquer une sédation des spasmes. Il sera prolongé pendant vingt minutes au moins.

La douche sous-marine sera intermittente. Le premier jet chaud durera deux minutes environ et sera suspendu pendant un temps égal; le second durera trois minutes et sera, de même, suspendu pendant le même temps. Enfin, un dernier jet sous-marin chaud sera donné pendant cinq minutes.»

Cette méthode est particulièrement appréciée par ROCHA PEREIRA (communication personnelle, 1958).

ZINSLI (communication personnelle, 1958) conseille les bains d'acide carbonique-ferrugineux (Source Belvedra à Bad Passug). Ce même auteur a observé un heureux effet sur l'évacuation spontanée des calculs en utilisant l'entérolyse sous l'eau.

HALBFAS-NEY (1937), dans une étude très complète consacrée à la boue en urologie, insiste sur son intérêt dans les douleurs rénales. Il en voit aussi l'utilité dans la lithiase rénale grâce à l'augmentation des métabolismes que produisent les boues, appréciant aussi son action vagotonisante et alcalinisante. Pendant de tels traitements, on fera boire le malade afin d'éviter l'oligurie entraînée par la sudation que provoquent les applications de boue.

II. Mécanothérapie

Nous utilisons fréquemment la mécanothérapie comme méthode adjuvante dans le traitement migrateur des calculs urétéraux. Nous faisons précéder le grand bain simple de vibrations lombaires et latéro-lombaires qui contribuent à mobiliser le calcul. Certains hydrologues recommandent le cheval mécanique dont on peut doser les secousses. Plus poétique que nous, LIEBE en 1894 conseille la voiture, le cheval et surtout, la danse.

III. Cure d'exercice

La cure d'exercice a été recommandée (PIERI). Certes, elle est utile au cours d'une maladie où les causes métaboliques ont été souvent invoquées. Nous la conseillons dans la lithiase urique et particulièrement dans la lithiase urique associée à la goutte. Mais il faut la conduire avec prudence, surtout en période chaude, afin d'éviter l'oligurie qu'entraîne la sudation provoquée par l'exercice.

IV. Ultra-sons

Nous ne ferons que citer les travaux des auteurs, pionniers d'une méthode encore inapplicable à l'homme: MULVANEY (1953), LAMPORT et NEWMAN (1955), COATS (1956).

E. Conclusions

Nous avons essayé, dans les chapitres précédents, de passer en revue l'ensemble des thérapeutiques proposées dans le traitement médical des lithiases urinaires. Nous avons essayé, pour chacune d'elles, de montrer les bases scientifiques ayant présidé à leur naissance. Nous avons essayé de montrer tout l'intérêt du diagnostic étiologique: rechercher les causes anatomiques provoquant de la stase, rechercher les causes médicales permettant d'expliquer la précipitation de telle ou telle substance. Le plus souvent, la cause première ne sera pas trouvée. Mais, il est déjà important de savoir qu'un malade a un pH urinaire dévié ou une hypercalciurie. D'une façon habituelle, les lithiasiques ne sont pas soumis à des investigations biologiques suffisantes: il faut analyser les calculs éliminés ou extraits chirurgicalement; il faut faire le diagnostic biochimique de la lithiase urinaire (voir p. 410).

Si nous voulions donner la hiérarchie des thérapeutiques d'après notre expérience personnelle et nos lectures, nous donnerions la liste suivante:

1. La prise de boissons doit être élevée pour assurer une diurèse de 1800 cm³ au moins par vingt-quatre heures.

2. Il faut lutter contre l'infection, non pas par un traitement de quelques jours, arrêté dès que les urines sont stériles, mais par un traitement longuement poursuivi.

3. Il faut éliminer toutes les causes de stase.

4. Il faut alcaliniser pendant des mois et des années les lithiases uriques.

5. L'origine des hypercalciuries sera recherchée avec ténacité.

6. Les gels d'alumine paraissent, dans les cas où ils sont indiqués, un apport thérapeutique indispensable.

L'action de ces thérapeutiques n'est sûrement pas nulle. SUTHERLAND (1954) remarque que la récidive d'un calcul après opération représente un aspect des plus mystérieux parmi les causes des calculs urinaires. Mais, ainsi que le remarque l'auteur anglais, et ainsi que nous le disions au cours de notre exposé, l'étude des récidives est un facteur de consolation, puisqu'elles vont en diminuant: 47 pour cent de 1930 à 1940, 36 pour cent de 1940 à 1950 (SUTHERLAND).

Bibliographie

ABESHOUSE, B. S., and W. APPLEFELD: Citrate metabolism in urolithiasis: the role of acetazolamide (diamox) in the formation of calculi and calcium deposits in the kidney. Sinaï Hosp. J. (Baltimore) 5, 73 (1956). — ABRAMS, M.: Unfavorable results of acetylsalicylic acid in the treatment of recurrent urolithiasis. J. Urol. (Baltimore) 77, 372 (1957). — ALBERT and REES: Bul. med. J. 2, 1028 (1955). — ALBRIGHT, F.: Effect of hormones on osteogenesis in man. New York: Academic Press Inc. 1947. — ALBRIGHT, F., W. BAUER, D. CLAFIN and J. R. COCKRILL: Studies in parathyroid physiology. Effect of phosphate ingestion in clinical hyperparathyroïdism. J. clin. Invest. 11, 411 (1932). — ALBRIGHT, F., H. W. SULKOWITCH and R. CHUTE: Non-surgical aspects of kidney stone problem. J. Amer. med. Ass. 2, 2049 (1939). — ALKEN, C. E. v., G. HERMANN and B. WEBER: Zur Frage der Beziehung von Schutzkolloiden und Oberflächenspannung im menschlichen Harn. Z. Urol. 50, 8—9, 423—439 (1957). — ALPEN, E. L., H. G. MANDEL, V. W. RODWELL and P. K. SMITH: Metabolism of C 14 carboxyl salicylic acid in dog and in man. J. Pharmacol. exp. Ther. 102, 150 (1951). — ANDERSON, J., C. E. DENT, C. HARPER and G. R. PHILPOT: Effect of cortisone on calcium metabolism in sarcoidosis with hypercalcaemia. Possible antagonistic actions of cortisone and vitamine D. Lancet 1954, 2, 720. — ANDREWS, J. C., and E. T. VISER: The oxalic acid content of some common foods. Food Res. 16, 306 (1951). — ANDREWS, J. C., C. L. YARBRO, R. L. GOLBY and I. T. SELL: Studies on the mechanism of formation of renal calculi. J. Urol. (Baltimore) 73, 930 (1955). — ARCHER, H. E., A. E. DORMER, E. F. SCOWEN, and R. W. E. WATTS: The aetiology of primary hyperoxaluria. Brit. Med. J. 1958, No 5064, 175. — ARCHER, H. E., A. E. DORMER, E. F. SCOWEN and R. W. E. WATTS: Studies on the urinary excretion of oxalate by normal subjects. Clin. Sci. 16, 405 (1957). — ARDUINI, M., e E. DI LEVA: L'indice di precipitibilita del calcio urinario durante la terapia salicilica dell'urolitiasi. 30. Congr. Naz. della Soc. It. di Urologia. Napoli 1957. Minerva med. (Torino) 48, 4234 (1957). — ARENDS, J.: Volkstümliche Namen der Arzneimittel, Drogen, Heilkräuter und Chemikalien. 14. Aufl., S. 155. Berlin-Heidelberg-Göttingen 1958. — ARENDT, E. C., and C. J. PATTEE: Strontium therapy in the paraplegic patient with osteoporosis and hypercalciuria. J. amer. med. Ass. 156, 1193 (1954). — ARMSTRONG, W. A., and L. F. GREENE: Uric acid calculi: with particular reference to determinations of uric acid content of blood. J. Urol. (Baltimore) 70, 545—547 (1953). — ARRIGONI, G., G. C. GRIGNANI e M. VARESI: Contributo allo studio dei colloidi protettori nella litiasi urinaria. 30. Congr. Naz. della Soc. It. Urologia 1957. Minerva med. (Torino) 48, 4234 (1957). — AUVERT, J.: Le reflux à partir du bassinet. 51er Congr. Français d'Urologie 1957. Doin édit. 8 Place de l'odéon. Paris. — AYUSO, J. G., et O. LANJARON-SESSOURCES: Lithiase rénale et cure de diurèse, p. 11. Madrid: Cosano 1953. — BACHER, K. R.: Zur peroralen Harnsteinbehandlung und Rezidivprophylaxe. Med. Klin. 51, 266 (1956). — BAKER, R,. and J. P. CONNELLY: Bilateral and recurrent renal calculi. Evidence indicating renal collagen abnormality and results of salicylate therapy. J. Amer. med. Ass. 160, 1106 (1956). — BAND, D.: Lesions of the bladder in incomplete paraplegia. Brit. J. Urol. 28, 37 (1956). — BANNION, H. D., B. L. GUYATT and H. D. KAY: J. biol. Chem. 92, 11 (1931). — BARRETT, J. F.: Absorption and excretion of oxalate. Lancet 1942, 574. — BARBER, K. E., and R. R. CROSS: Urinary tract as cause of death in paraplegia. J. Urol. (Baltimore) 67, 494 (1952). — BARNEY, J. D., and H. W. SULKOWITCH: Progress in management of urinary calculi. J. Urol. (Baltimore) 37, 746 (1937). — BARRETT, G. S.: Influence of alumina gels on prevention of urinary calculi. J. Urol. (Baltimore) 66, 315 (1951). — BAUER, A.: Veränderungen des menschlichen Harnes unter Krappwirkung. Z. Urol. 14, 175 (1920). — Harnsäuerung durch Krapp. Z. Urol. 17, 274 (1923). — Über die Löslichkeit von Nierenbecken- und Blasensteinen im Krappharn. Münch. med. Wschr. 71 (I), 206 (1924). — BAUER, K. M.: Harnsteingenese und Prophylaxe. Medizinische 1957, 1939. — BAUER, K. v.: Zur Behandlung der Nephrolithiasis und Cholezystopathien mit Enatin-Helfenberg. Z. Urol. 31, 543 (1937). — BAUR, H., A. STRIEBEL u. H. STUDER: Beeinflussung des Phosphatstoffwechsels durch Einnahme von Aluminiumhydroxyd. Schweiz. med. Wschr. 86, 821 (1956). — BELLANGER, H.: Lithiase rénale cystinurique. Essai de traitement par les alcalins. J. Urol. méd. chir. 58, 695 (1950). — BELLIN, S. A., and H. STEENBOCK: Vitamin D and citraturia. J. biol. Chem. 194, 311 (1952). — BLATHERWICK, N. R.: The specific role of food in relation to the composition of the urine. Arch. intern. Med. 14, 409 (1914). — BOGASH, M., and R. M. BOWDEN: Low protein diet in the management of recurrent uric acid stones. J. Urol. (Baltimore) 72, 1057 (1954). — BOGASH, M., O. ROSENTHAL and J. J. MURPHY: Studies on the prophylaxis of urinary tract calculi. I. Urinary glucuronides. J. Urol. (Baltimore) 78, 216 (1957). — BONNER, P., and coll.: Influence of daily serving of spinach or its equivalent in oxalic acid upon mineral utilization of children. J. Pedat. 12, 188 (1938). — BORS, E., and K. A. BLINN: A new method of recording ureteral peristaltis «Ureteral kymography». J. Urol. (Baltimore) 74, 322 (1955). — BOSHAMER, K.: Zur Harnsteinbildung. Langenbecks Arch. klin. Chir. 282, 9 64 (1955). — Klinische Untersuchungen zur Harnsteinbildung. Z. Urol. 48, 193, 201 (1955). — BOYCE, W. H., and F. K. GARVEY: The amount and nature of the organic matrix in urinary calculi: a review. J. Urol. (Baltimore) 76, 313 (1956). — BOYCE, W. H., and N. M. SULKIN: Biocolloids of urine in health and in calculous disease. III. The mucoprotein matrix of urinary calculi. J. clin. Invest. 25, 1067 (1956). — BRAND, E., R. J. BLOCK and G. F. CAHILL: Cystinuria: metabolism of hydroxy analogue of methionine (dldhydroxy gamma methiobutyric acid). J. biol. Chem. 119, 681—687 (1937). — BRAND, E., R. J. BLOCK, B. KASSELS and G. F. CAHILL: Carboxymethylcystein metabolism its implications on therapy in cystinuria and on methionine-cysteine relationship. Proc. Soc. exp. Biol. 35, 501—503 (1936). — Cystinurie-metabolism of casein and lactalbumine. J. biol. Chem. 119, 669 (1937). — BRICAIRE, H., et R. TOURNEUR: Lithiase rénale et glandes endocrines. IVè Congr. méd. Internat. d'Evian, 1955. La Lithiase urinaire, tome I, p. 194. Paris: Vigot Frères 1955. — BRINKMANN, W.: Die Konkrementbildungskrise und ihre Beeinflußbarkeit durch Hyaluronidase im Tierexperiment. Z. Urol. 48, 337 (1955). — Zur Prophylaxe des postoperativen Harnsteinrezidivs unter Berücksichtigung medikamentöser Möglichkeiten. Medizinische 1957, 1300. — BRINKMANN, W. H.: Prophylaxe des postoperativen Harnsteinrezidivs. Ärztl. Praxis 1958, 178. — BROSIG, W., u. H. H. HIRSCH: Glukonsäure zur Steinprophylaxe. Z. Urol. 50, 303 (1957). — BURKLAND, C. E., and M. ROSENBERG: Survey of urolithiasis in United States. J. Urol. (Baltimore) 73, 198 (1955). — BUTT, A. J.: Pathogénie de la lithiase rénale. IVè Congr. Méd. Internat. d'Evian 1955. La Lithiase urinaire, tome I, p. 207. Paris: Vigot Frères 1955. — BUTT, A. J., and E. A. HAUSER: Urinary colloids in the prevention of kidney-stone formation. New Engl. J. Med. 246, 604 (1952). — Importance of protective urinary colloids in the prevention and treatment of kidney-stones. Science 115, 308 (1952). — BUTT, A. J., E. A. HAUSER and J. SEIFTER:

Medical management of renal lithiasis; increasing protective urinary colloids with hyaluronidase. Calif. Med. **76**, 123 (1952). — Renal lithiasis: its treatment and prevention by increasing protective urinary colloids with hyaluronidase. Georg. med. Ass. J. **41**, 185 (1952). — Effect of hyaluronidase on urin and its possible significance in renal lithiasis. J. Amer. med. Ass. **150**, 1096 (1952). — Butt, A. J., E. A. Hauser, J. Seifter and J. Q. Perry: Renal lithiasis; a new concept concerning etiology, prevention and treatment. Sth. med. J. (Bgham, Ala.) **45**, 381 (1952). — Traitement médical de la lithiase rénale en provoquant l'accroissement des colloïdes protecteurs urinaires par l'hyaluronidase. Presse méd. **60**, 106 (1952). — Butt, A. J., E. A. Hauser et V. Traina: Traitement médical de la lithiase rénale en provoquant l'accroissement des colloïdes protecteurs urinaires par l'hyaluronidase. Presse méd. **60**, 5 (1952). — Butt, A. J., y J. Seifter: Manejo clinico de la litiasis renal con hialuronidasa. Arch. méd. Cuba **4**, 386 (1953). — Pren. méd. argent. **40**, 3412 (1953). — Butt, A. J., J. Seifter and E. A. Hauser: Effect of hyaluronidase on protective urinary colloids and its significance of renal lithiasis. New Orleans med. s. J. **104**, 754 (1952). — Butterworth, E. C.: Microdetermination of serum calcium using the Eel flame photometer. J. clin. Path. **10**, 379 (1957). — Care, A. D., and G. Wilson: The prevention of vesical calculi in rats by the oral administration of polysodium metaphosphate. Clin. Sci. **15**, 183 (1956). — Carroll, G., B. Lewis and L. Kappel: Effect of drugs on ureter. Mississipi V. med. J. **62**, 122—124 (1940). — Carroll, G., and F. G. Zingale: Clinical and experimental study of effect of pancreatic tissue extract on ureters. Sth. med. J. (Bgham, Ala.) **31**, 233 (1938). — Cessi, C.: La solubilizzazione del fosfato tricalcico durante la sintesi di un glucuronide studiata con fosforo radioattivo. Boll. Soc. ital. Biol. sper. **30**, 629 (1954). — Chaillet, B.: Electromanométrie urinaire. Thèse Paris 1957. — Champagnat: Traitement des maladies des voies urinaires par les eaux de Vichy. Paris: Adrien Delahaye 1876. — Chauvin, E., et C. Jean: Le rôle exact de la lithiase dans l'étiologie de la colique néphrétique. IVè Congr. Méd. Internat. d'Evian 1955. La Lithiase urinaire, tome I, p. 344. Paris: Vigot Frères 1955. — Coats, E. C.: The application of ultrasonic energy to urinary and biliary calculi. J. Urol. (Baltimore) **75**, 865 (1956). — Collina, G.: Contribution au traitement de la lithiase. IV. Congr. internat. Méd. int., Evian/France 1955. — Comarr, A. E.: A long-term survey of the incidence of renal calculosis in paraplegia. J. Urol. (Baltimore) **74**, 447 (1955). — The practical care of spinal cord injuries. J. Indian med. Prof. **4**, 1560 (1957). — Conway, N. S., A. I. L. Maitland and J. B. Rennie: Urinary citrate excretion in patients with renal calculi. Brit. J. Urol. **21**, 30 (1949). — Cook: Cité par McGeown. — Cope, O.: Surgery **16**, 273 (1944). — Cordonnier, J. J., and B. J. Talbot: Effect of ingestion of sodium acid phosphate on urinary calcium in recumbency. J. Urol. (Baltimore) **60**, 316 (1948). — Coste, F., et F. Delbarre: La lithiase urique. IVè Congr. Méd. Internat. d'Evian 1955. La Lithiase urinaire, tome I, p. 530. Paris: Vigot Frères 1955. — Cottet, J., Sully Lederman et Ch. Vittu: Urée urinaire, calciurie, uricurie et phosphaturie dans les lithiases urinaires calculeuses, tome 9, p. 63. 1957. — Cottet, Jean: Essai de diagnostic biochimique des lithiases rénales. Sem. Hôp. Paris **28**, 26 (1952). — Traitement des lithiases rénales. Progr. méd. (Paris) **80**, 152 (1952). — Densité et lithiase urinaire. Gaz. méd. Fr. **58**, 529 (1952). — Cures de diurèse et lithiase rénale. Vie méd. **34**, 517 (1953). — L'importance du calcium urinaire dans les lithiases urinaires. Acta clin. belg. **10**, 191 (1955). — Cottet, Jean, et Jacques Courjaret: Pharmacodynamie des eaux diurétiques. Gaz. méd. Fr. **55**, 295 (1948). — Cottet, Jean, et M. Loeper: Traitement des lithiases rénales. Bibliothèque de Thérapeutique médicale. vol. 1. Paris: G. Doin & Cie. 1955. — Cottet, Jean, et Ch. Vittu: Lithiases urinaires avec l'hypercalciurie idiopathique. J. méd. chir. **60**, 279 (1950). — Valeur sémiologique de l'épreuve de cristallurie provoquée. Presse méd. **60**, 551 (1952). — Sédiment et lithiase urinaire. Presse méd. **61**, 703 (1953). — Calcium urinaire et lithiases urinaires. Presse méd. **63**, 878 (1955). — Cottet, Jules: Rev. medicine. 26ème année. Nr 7, 10 Juillet 1906. — Evian et la médecine hippocratique. IIè Congr. Internat. de Méd. Hippocratique. Paris: Evian Expansion Scientifique 1953. — Cottet, Jules, et Jean Cottet: Le traitement médical des lithiases rénales. Rev. Prat. (Paris) **4**, 687 (1954). — Coumel, H., et H. Baylon: Traitements diététiques et médicaux de la lithiase urinaire. IVè Congr. méd. Internat. d'Evian 1955. La Lithiase urinaire, tome I, p. 292. Paris: Vigot Frères 1955. — *Council of pharmacy and chemistry.* J. Amer. med. Ass. **105**, 1983 (1935). — Courjaret, J.: Le traitement de la lithiase urinaire. Bull. méd. (Paris) **65**, 341 (1951). — Couvelaire, R.: Pathologie de l'appareil urinaire. In: Nouveau précis de pathologie chirurgicale. Paris: Masson & Cie. 1957. — Calcul rénal, calcul d'organe ou d'organisme. Gaz. méd. Fr. **61**, 341 (1954). — Couvelaire, V., et J.-R. Debray: Calcul du rein. Calcul d'organe. IVè Congr. Méd. Internat. d'Evian 1955. La Lithiase urinaire, tome I, p. 266. Paris: Vigot Frères 1955. — Couvelaire, R., et J. Leca: Sur la signification des calculs rénaux et sur leur cause basse uréthro-cervico-vésicale. J. Urol. méd. chir. **58**, 466 (1952). — Cox, G. J., M. L. Dodds, H. B. Wigman and F. J. Murphy: J. biol. Chem. **92**, 11 (1931). — Coxon, V., and F. O. Kolb: The use of oral choline in cystinuria. Metabolism **3**, 255 (1954). — Crowell,

A. J.: Cystine nephrolithiasis: report of a case with roentgenographic demonstration of disintegration of stone by alcalinisation. Surg. Gynec. Obstet. 38, 87 (1924). — DAMANSKI, M., and N. GIBBON: The upper urinary tracts in the paraplegic: a long term survey. Brit. J. Urol. 28, 24 (1956). — DAVALOS, A.: Rarity of stones in the urinary tract in the wet tropic. J. Urol. (Baltimore) 54, 182 (1945). — DECOURT, J., R. GORIN, CH. O. GUILLAUMIN, J. LOISEAU et G. DEYSSON: Ostéose parathyroïdienne. Étude biologique comparée des deux phases pré-et post-opératoires. Glaucome aigu post-opératoire. Ann. Endocr. (Paris) 6, 73 (1945). — DEITRICK, J. E.: Effect of immobilization on metabolic and physiological functions of normal men. Bull. N.Y. Acad. Med. 24, 364 (1948). — DEITRICK, J. E., G. D. WHEDON and E. SHORR: Effects of immobilization upon various metabolic and physiological functions of normal men. Amer. J. Med. 4, 3 (1948). — DEMPSEY, E. F.: Urinary oxalate excretion in relation to renal stone formation. J. clin. Invest. 36, 882 (1957). — DENT, C. E.: Applications to study of amino-acid and protein metabolism. In: Partition chromatography. Biochem. Soc. Symposia 3, 34 (1951). — DENT, C. E., and H. HARRIS: Genetics of "cystinuria". Ann. Eugen. 16, 60 (1951). — DENT, C. E., J. G. HEATHCOTE and G. E. JORON: Pathogenesis of cystinuria. I. Chromatographic and microciological studies of the metabolism of sulphur-containing aminoacids. J. clin. Invest. 33, 1210 (1954). — DENT, C. E., and G. A. ROSE: Amino acid metabolism in cystinuria. Quart. J. Med. 20, 205 (1951). — DENT, C. E., and B. SENIOR: Studies on treatment of cystinuria. Brit. J. Urol. 27, 317 (1955). — DENT, C. E., B. SENIOR and J. M. WALSHE: Pathogenesis of cystinuria. II. Polarographic studies of the metabolism of sulfur containing amino-acids. J. clin. Invest. 33, 1216 (1954). — DENT, C. E., and J. M. WALDHE: Amino-acid metabolism in liver disease, p. 22. In: Ciba foundation symposium on liver disease. Philadelphia: Sherlock & Wolstenholme 1951. — DENT, C. E., and J. M. WALSHE: Amino-acid metabolism. Brit. med. Bull. 10, 247 (1954). — DESGREZ, P., J. THOMAS, E. THOMAS et H. RABUSSIER: Calcium et magnesium urinaire chez le sujet sain et atteint de lithiase rénale. Ann. Biol. clin. 15, 657 (1957). — DICK, T. B. S.: The urinary aspects of paraplegia. Brit. J. Urol. 24, 101 (1952). — DINGLEY, A. G., and A. W. BADENOCH: Influence of hyaluronidase in renal lithiasis. Proc. roy. Soc. Med. 47, 809 (1954). — DOMANSKI, T. J.: Experimental urolithiasis calcium oxalate stone. Amer. J. clin. Path. 20, 707 (1950). — DOMART, A., et D. FRITEL: La lithiase cystinique. IVè Congr. Méd. Internat. d'Evian 1955. La Lithiase urinaire, tome I, p. 357. Paris: Vigot Frères 1955. — DOOLAN, P. D., H. A. HARPER, M. E. HUTCHIN and E. L. ALPEN: The renal tubular response to amino-acid loading. J. clin. Invest. 35, 888 (1956). — Renal clearance of lysine in cystinuria. Amer. J. Med. 23, 416 (1957). — DOSSOT, R.: Peut-on dissoudre un calcul urinaire? Paris méd. 40, 504 (1950). — DULCE, H. J.: III. Sur les conditons quantitatives favorisant les précipitations d'oxalate de calcium dans l'urine en présence de colloïdes protecteurs et de magnésium. IVè Congr. Méd. Internat. d'Evian 1955. La Lithiase urinaire, tome II, p. 18. Paris: Vigot Frères 1955. — Untersuchungen über die Bedeutung der Schutzkolloide und Kristalloide für die Löslichkeit von Calciumoxalat im Harn. Ärztl. Wschr. 11, 445 (1956). — DUNNING, M. F., and F. PLUM: Hypercalciuria following poliomyelitis; its relationship to site and degree of paralysis. Arch. intern. Med. 99, 716 (1957). — DURAND, A.: Über konservative Behandlung der Steinleiden. Dtsch. med. Wschr. 60, 288 (1934). — DURAND, L., et Y. DESCOTES: Étude expérimentale de l'innervation pyélo-urétérale. Lyon chir. 47, 709 (1952). — EDELSTEIN, E., H. LANGER and L. LANGSTEIN: Council on foods — nutritionnal values of spinach. J. Amer. med. Ass. 109, 1907 (1937). — ELLIOT, J. S.: Spontaneous dissolution of renal calculi. J. Urol. (Baltimore) 72, 331 (1954). — Calcium phosphate solubility in urine. J. Urol. (Baltimore) 77, 269 (1957). — FABRE, J.: Les troubles du métabolisme phospho-calcique dans la lithiase urinaire. IVè Congr. Méd. Internat. d'Evian 1955. La Lithiase uriniare, tome I, p. 52. Paris: Vigot Frères 1955. — FALLET, G. H.: Lithiase secondaire chez une quadriplégique. J. Radiol. Electrol. 33, 419 (1952). — FALLET, G. H.: La lithiase urinaire d'immobilisation. Sem. Hôp. Paris 28, 3912 (1952). — FARQUHARSON, SALTER and AUB: J. clin. Invest. 10, 251 (1931). — FEY, B., et M. LEGRAIN: Hyperchlorémie plasmatique et lithiase rénale. Rev. franç. Ét. clin. Biol. 1, 406 (1956). — FICACCI, L.: Il meccanismo d'azione dell'acqua fiuggi. Anno 1951 Perugia. — FISTER, M., and G. COCHRAN: A study of human urin with the electron microscope. J. Urol. (Baltimore) 74, 828 (1955). — FLOCKS, R. H.: Calcium and phosphorus excretion in urine of patients with renal or ureteral calculi. J. Amer. med. Ass. 113, 1466 (1939). — Prophylaxis and medical management of calcium urolithiasis. The role of the quantity and precipitability of the urinary calcium. J. Urol. (Baltimore) 44, 183 (1940). — The preventive treatment of calcium urolithiasis. Clinics 3, 103, 132 (1944). — Studies on nature of urinary calcium: its role in calcium urolithiasis. J. Urol. (Baltimore) 64, 633 (1950). — FOURNIER, P., et Y. DUPUIS: Effet de l'administration de divers composés glucidiques sur l'élimination urinaire d'acide citrique. Sem. Hôp. Paris 34, 458 (1958). — FRANKENTHAL, L.: Zur Behandlung von Nieren-, Ureter- und Choledochussteinen mit Enatin. Fortschr. Therapie 1932, Nr 22. — FREEMAN, L. W.: Metabolism of calcium in patients with spinal cord injuries. Ann. Surg.

129, 177 (1949). — Freeman, S., and W. M. C. Freeman: Phosphorus retention in children with chronic renal insufficiency; effect of diet and ingestion of aliminum hydroxide. Amer. J. Dis. Child. **61**, 981 (1941). — Freeman, S., and A. B. Jacobsen: Acute effect of acetazolamide (diamox) on plasma à urinary electrolytes of dogs with special reference to calcium. Amer. J. Physiol. **191**, 388 (1957). — Gadermann, E.: Untersuchungen über die Wirkung von Khellin auf die Harnwege. Dtsch. med. Wschr. **77**, 1067 (1952). — Gasser, G., K. Brauner et A. Preisinger: VII. La structure organique des calculs. IVè Congr. Méd. Internat. d'Evian 1955. «La Lithiase urinaire», tome II, p. 100. Paris: Vigot Frères 1955. — Gasser, G., u. A. Preisinger: Vitalgefärbter Nierenstein. Wien. med. Wschr. **108**, 709 (1958). — Geinitz, W.: Tierversuche zur Verhinderung der Harnsteinbildung. Münch. med. Wschr. **98**, 895 (1956). — Genot, R.: Nos moyens d'action sur les hypercalciuries. IVè Congr. Méd. Internat. d'Evian 1955. «La Lithiase urinaire», tome II, p. 111. Paris: Vigot Frères 1955. — Nos moyens d'action sur l'hypercalciurie des lithiases urinaires. Sem. Ther. **32**, 10, 911 (1956). — Gerbrandy, J., and H. B. A. Hellendoorn: The diagnostic value of calciuria during hormonal treatment of metastasized mammary carcinoma. Acta endocr. (Kbh.) Suppl. **31**, 275 (1957). — Gersh, J., H. L. and Meltzer: Xanthine urinary calculi: report of 2 cases. J. Urol. (Baltimore) **55**, 169 (1946). — Glushien, A. S., and E. R. Fisher: Renal lesions of sulfonamide type after treatment with acetazolamide (diamox). J. Amer. med. Ass. **160**, 3, 204 (1956). — Golby, R. L., G. P. Hildebrand et C. N. Reilley: Direct titration of calcium in blood serum. J. Lab. clin. Med. **50**, 498 (1957). — Gottschewski, H. M., u. H. Haase: Eine neue Methode zur fluoreszenzmikroskopischen Darstellung der Nierengefäßfunktion im Tierversuch. Ärztl. Forsch. **7**, 345 (1953). — Griffin, M., A. E. Osterberg and W. F. Braasch: Blood calcium, phosphorus and phosphatase in urinary lithiasis: parathyreoid disease as etiological factor. J. Amer. med. Ass. **111**, 683 (1938). — Halbfas-Ney, P.: Über Moor und Moorbehandlung in der Urologie. Z. Urol. **31**, 444 (1937). — Hamburger, J.: Traitement médical de la lithiase urinaire. Presse méd. **57**, Suppl. Nr 23, 324 (1949). — Traitement médical de la lithiase urinaire. Presse méd. **1949**, 324 A et 324 B (1949). — Une variété de lithiase rénale curable médicalement: la lithiase cystinique. Les entretiens de Bichat. Paris: Expansion scientifique 1950. — Hamon, F. C., S. R. Weinberg, D. Karansky, L. Kesner et P. Lewis: Excretion des éléments ayant pris part à la formation de calculs calciques après administration d'acide acétylsalicylique et de glucuronolactone. T. à p. Clin. Congr. Oct. Amer. Coll. Surgeons Atlantic City, N.Y. 1957. — Harada, A., S. Ozava, T. Tsuji and T. Inoue: Several problems of urolithiasis; outline of research during the past two years. Yokohama Med. Bull. **3**, 208 (1952). — Harris, H., and E. B. Robson: Cystinurie. Amer. J. Med. **22**, 774—783 (1957). — Harris, H., and F. L. Warren: Quantitative studies on the urinary cystine in patients with cystine stone formation and in their relatives. Ann. Eugen. (Lond.) **18**, 125 (1953). — Excretion of amino-acids in cystinurics. Biochem. J. **32**, 57 (1954). — Harrison, H. E., and H. C. Harrison: Vitamin D and citrate metabolism studies on rachitic infants. Yale J. Biol. Med. **24**, 273 (1952). — Haskins, H. D.: The uric acid solvent power of urine after administration of pipérazine, lysidin, lithium carbonate and the alkalies. Arch. intern. Med. **17**, 405 (1916). — Hedenberg, J.: Vitamin A deficiency and renal calculi. Nord. Med. **46**, 1271 (1951). — Hellström, J.: Calcification and calculus formation in a series of seventy cases of primary hyperparathyreoidism. Brit. J. Urol. **27**, 387 (1955). — Helsby, R., C. W. Vermeulen and R. Goetz: Experimental urolithiasis: failure of hyaluronidase ti inhibit growth of stones on foreign bodies in rat. J. Urol. **69**, 354 (1953). — Henneman, P. H., E. L. Carroll and F. Albright: Suppression of urinary calcium and magnesium by oral sodium phytate: preliminary report. Ann. N.Y. Acad. Sci. **64**, 343 (1956). — Henneman, P. H., E. F. Dempsey, E. L. Carroll and F. Albright: The cause of hypercalciuria in sarcoid and its treatment with cortisone and sodium phytate. J. clin. Invest. **35**, 1229 (1956). — Henry, S., and C. Clarke: Treatment of recurrent urolithiasis with aspirin. Brit. med. J. **1956** 2, 997. — Herkel, W., K. Koch: Untersuchungen zur Oxalsäure-Ausscheidung insbesondere bei Nierensteinkranken. Dtsch. Arch. klin. Med. **178**, 511 (1936). — Herman, J. R.: Fluorine in urinary tract calculi. Proc. Soc. exp. Biol. (N. Y.) **91**, 189 (1956). — Herrmann, S.: Methode zur Auflösung von Phosphatkonkrementen der Harnwege. Münch. med. Wschr. **82**, 540 (1935). — Heusser, H.: Zur Prophylaxe der Harnsteinkrankheiten. Z. Urol. **48**, 529 (1955). — Zur Behandlung der Nephrolithiasis mit Hyaluronidase. Schweiz. med. Wschr. **1956**, 1202. — Higgins, C. C.: Experimental and clinical observations on urinary calculi. New Engl. J. Med. **213**, 1007 (1935). — Higgins, Ch. C.: Lithiase rénale. Springfield, Ill., Baltimore: Ch. C. Thomas 1944. — Holt, L. E., V. K. LaMer and H. B. Chown: Delayed equilibrum between the calcium phosphate and its biological significance studies on calcification. J. biol. Chem. **64**, 567 (1925). — Horner, W. H., and M. C. Horner: Urinary calculi among negroes of Belgian Congo. J. Urol. (Baltimore) **68**, 924 (1952). — Howard, J. E.: Clinical and laboratory research concerning mechanisms of formation and control of calculous disease by kidney. J.

Urol. (Baltimore) **72**, 999 (1954). — HOWARD, J. E., W. PARSON and R. S. BIGHAM: Studies on patients convalescent from fracture, urinary excretion of calcium and phosphorus. Bull. Johns Hopk. Hosp. **77**, 291 (1945). — HUGHES, J., and C. L. YARBRO: Salicylates and urinary calculi. J. Amer. med. Ass. **162**, 136 (1956). — *Index medical de Vichy*. Société des sciences médicales de Vichy (edit.) 1955. — IRVING, J. T.: Calcium metabolism. London: Methuen & Cie. 1957. — JACKSON, W. P. U., and L. IRWIN: The estimation of calcium in urine by flame photometry, with a note on the estimation of sodium and potassium. J. clin. Path. **10**, 383 (1957). — JEGHERS, H., and R. MURPHY: Medical progress: practical aspects of oxalate metabolism. New Engl. J. Med. **233**, 208, 238 (1945). — JESSERER, H.: "Osteoporose" als diagnostisches Problem. Dtsch. med. Wschr. **1957**, 21. — JOLY, J. S.: Stone and calculous disease of the urinary organs. St. Louis: C. V. Mosby Co. 1929. — JUSTIN-BÉSANÇON, L., A. WOLFROMM et L. WOLFROMM: Lithiase rénale, pyélique et calicielle. Traité de Médecine, p. 830. Paris: Masson & Cie. 1949. — KARSCHULIN, O.: Kasuistischer Beitrag zur konservativen Behandlung von Phosphatkonkrementen der Harnwege. Z. Urol. **30**, 752 (1936). — KELLER, J., u. B. GÖRLICH: Z. Urol. **38**, 1 (1944). — KEYSER, L. D.: Calculous disease in urinary tract: formation of stone. Bull. N.Y. Acad. Med. **14**, 76 (1938). — KEYSER, L. D., and C. D. SMITH: Clinical management of cystin lithiasis. J. Urol. (Baltimore) **62**, 807 (1949). — KIMBROUGH, J. C., and J. C. DENSLOW: Urinary tract calculi in recumbent patients. J. Urol. (Baltimore) **61**, 837 (1949). — KIMBROUGH, J. C., J. C. DENSLOW and D. K. MORGAN: Urinary tract calculi in recumbent patients. J. Amer. med. Ass. **142**, 1787 (1950). — KING, M., and A. D. PALMER: Glycine and its neutral salt addition compounds. Biochem. J. **14**, 574 (1920). — KIRWIN, T. J., O. S. LOWSLEY and J. M. MENNING: Use of "depropanex" — deproteinated pancreatic tissue extract — for relief of renal and ureteral pain; effect in passage of renal and ureteral stones. J. Urol. (Baltimore) **51**, 132 (1944). — KISSIN, B., and M. O. LOCKS: Urinary citrates in calcium urolithiasis. Proc. Soc. exp. Biol. (N.Y.) **46**, 216 (1941). — KLEMENT, R., u. R. WEBER: Das Verhalten von Hydroxylapatit in Serum und ähnlichen Lösungen. Biochem. Z. **308**, 391 (1941). — KLEMPERER, G.: Über Entstehung und Verhütung der oxalsauren Niederschläge im Urin. Klin. Wschr. **1901**, 1289. — KLEMPERER, G., et F. TRITSCHLER: Untersuchungen über Herkunft und Löslichkeit der im Urin ausgeschiedenen Oxalsäure. Z. klin. Med. **44**, 337 (1902). — KOCH, E., H. HAASE u. M. L. MAREK: Zur Frage des Spontanzerfalls von Harnkonkrementen. Münch. med. Wschr. **95**, 440 (1953). — KOCH, F. E.: Experimentelle Untersuchungen über die Nierensteinbildung. Z. Urol. Sonderh. **1950**, 110. — Weitere Untersuchungsergebnisse zur Frage der Nierensteinbildung. Med. Welt **20**, 876 (1951). — Experimentelle Therapie der Nierensteinkrise. Therapiewoche **1**, 507 (1951). — KOHMAN, E. F.: Oxalic acid in foods and its behaviour and fate in the diet. J. Nutrition **18**, 233 (1939). — KRETSCHMER, H. L.: Calculs de xanthine. J. Urol. (Baltimore) **38**, 182 (1937). — KUHNE, E.: Über atypischen Verlauf der Nephrolithiasis mit Darmparalyse. Med. Klin. **52**, 1705 (1957). — KUYPER, A. C., and H. A. MATTILL: Some aspects of citric acid metabolism. J. biol. Chem. **103**, 51 (1933). — LAMDEN, M. P., and G. A. CHRYSTOWSKI: Urinary oxalate excretion by man following ascorbic acid ingestion. Proc. Soc. exp. Biol. (N.Y.) **85**, 190 (1954). — LAMPORT, H., and H. F. NEWMAN: Critical appraisal of methods for disruption and extraction of urinary calculi, especially with ultrasound. Yale J. Biol. Med. **27**, 395 (1955). — LAOUENAN, P.: Physiothérapie des états lithogènes. IVè Congr. Méd. Internat. d'Evian 1955. «La lithiase urinaire», tome II, p. 122. Paris: Vigot Frères 1955. — LAPIDES, J.: Physiology of the intact human ureter. J. Urol. (Baltimore) **59**, 501 (1948). — LAZARUS, J. A.: Further observations on use of insulin pancreatic tissue extract as aid in cystoscopic treatment of impacted ureteral calculi and spastic occlusion of ureter. J. Urol. (Baltimore) **43**, 102 (1940). — LEDERER, J., J. SERANE et J. VAN KEERBERGHEN: Le rein des goutteux. Congr. de Vittel 1954. — LEONARD, R. H., and A. J. BUTT: Quantitative identification of urinary calculi. Clin. Chem. **1**, 241 (1955). — LERICHE, R., et A. JUNG: Les signes rénaux de l'hyperparathyroïdisme. Presse méd. **44**, 818 (1936). — Importance pathologique de la calciurie. Calciurie et lithiase urinaire. Rev. Chir. (Paris) **76**, 346 (1938). — LEVY, A., et P. BARJON: Diurèse phosphocalcique et glandes endocrines. IVè Congr. Méd. Internat. d'Evian 1955. «La Lithiase urinaire», tome I, p. 568. Paris: Vigot Frères 1955. — LEWIS, H. B.: The occurrence of cystinuria in healthy young men and women. Ann. intern. Med. **6**, 183 (1932). — LICHTWITZ, A.: Les ostéoporoses cataboliques, ostéoporoses de l'hyperparathyroïdie et de la maladie de Cushing. Presse méd. **55**, 78 (1947). — LICHTWITZ, A., et D. CLEMENT: Les régulations hormonales du métabolisme calcique. Sem. Hôp. Paris **31**, 206 (1955). — Oestrogène et métabolisme phospho-calcique. Sem. Hôp. Paris **31**, 383 (1955). — LICHTWITZ, A., D. CLEMENT, R. PARLIER et M. DELAVILLE: Le métabolisme du calcium et des stéroïdes. Sem. Hôp. Paris **31**, 554 (1955). — LICHTWITZ, A., R. PARLIER et D. CLEMENT: Metabolisme du calcium. Rev. Rhum. **23**, 689 (1956). — LICHTWITZ, A., R. PARLIER, D. CLEMENT et M. DELAVILLE: Mécanisme de l'action des stéroïdes hormonaux sur le métabolisme calcique dans l'ostéoporose. Sem. Hôp. Paris **31**, 718, 726 (1955). —

LICHTWITZ, L.: Über die Bedeutung der Kolloide für die Konkrementbildung und Verkalkung. Dtsch. med. Wschr. **1910**, 705. — Über die Bildung von Niederschlägen und Konkrementen im Harn und in den Harnwegen. In KRAUS-BRUGSCH, Spezielle Pathologie und Therapie innerer Krankheiten, Bd. II, S. 239. Berlin: Urban & Schwarzenberg 1919. — LIEBE, G.: Zur mechanischen Behandlung der Nierensteine. Münch. med. Wschr. **1894**, 653. — LIEVRE, J. A.: Reins et lésions osseuses. J. Urol. (Baltimore) **55**, 8 (1949). — LIGHTWOOD, R.: Arch. Dis. Childh. **10**, 205 (1935); **27**, 302 (1952). — LINSELL, W. D., and A. P. FLETCHER: Laboratory and clinical experience with terramycin hydrochloride. Brit. med. J. **2**, 1190 (1950). — LOEPER, M., et P. CARTIER: Un calcul urinaire d'aragonite. Bull. Acad. Med. (Paris) **135**, 353 (1951). — LOEPER, M., R. DEGOS et J. TONNET: La formation d'acide oxalique dans certains tissus glycogénés. C.R. Soc. Biol. (Paris) **106**, 717 (1931). — LOEPER, M., et J. VIGNALOU: La génèse de la lithiase oxalique. IVè Congr. Méd. Internat. d'Evian 1955. «La Lithiase urinaire», tome I, p. 5. Paris: Vigot Frères 1955. — LOHMÜLLER: Cité par HERRMANN. — LUFT, R., B. SJOGREN and C. H. LI: Metabolic studies with A.C.T.H. proteins. Acta endocr. (Kbh.) **5**, 327 (1950). — MACQUET, P., L. WEMEAU et G. DEFRANCE: Khelline et lithiase urétérale. Lille chir. **6**, 126 (1951). — MADAUS, G., u. F. E. KOCH: Die experimentelle Erzeugung von Nierensteinen und deren Prophylaxe mit Rubia tinctorum. Z. ges. exp. Med. **109**, 517 (1941). — MANDL, I., A. GRAUER and C. NEUBERG: Solubilization of insoluble matter in nature. II. The part played by salts of organic and inorganic acids occuring in nature. Biochim. biophys. Acta **10**, 540 (1953). — MARCOTTE, O.: Goutte et lithiase. Congr. de la Goutte, Vittel, p. 236, 1952. — MARSHALL, V. F.: Renal calculi. Bull. N.Y. Acad. Med. **32**, 293 (1956). — MARSHALL, V. F., and J. L. GREEN: Aluminium gels with constant phosphorus intake for control of renal phosphatic calculi. J. Urol. (Baltimore) **67**, 611 (1952). — MAURIC, G., et J. BARBIZET: Le rôle de l'eau dans la prévention de la lithiase rénale. IIIè Congr. Méd. Internat. d'Evian 1951. In: L'eau en biologie et thérapeutique, p. 458. Paris: Expansion Scientifique Française 1951. — L'eau dans la prévention de la lithiase rénale. IIIème Congr. Internat. d'Evian. Paris: Expansion Scientifique 1951. — MAY, F.: Zur Auflösung von Phosphatkonkrementen mit Kombuchal. Münch. med. Wschr. **1935**, 1201. — McCREA, L. E., and K. E. VAN BUSKIRK: Spontaneous disintegration of staghorn calculus due to recumbery. J. Urol. (Baltimore) **66**, 640 (1951). — McDONALD, D. F., and R. A. EDDINGS: Influence of sex hormones on formation of experimental vesical calculi in male rats. J. Urol. (Baltimore) **78**, 28 (1957). — Influence of hypophysectomy and replacement therapy on experimentally induced calculi in rats. J. Urol. (Baltimore) **77**, 238 (1957). — McDONALD, D. F., and PH. G. HUFFMAN: Influence of sex hormones on incidence of experimentally induced vesical calculi in female rats (preliminary report). J. Urol. (Baltimore) **74**, 368 (1955). — McGEOWN, M. G.: Les acides aminés par rapport à la lithiase. Congr. Internat. de Chimie Clinique 1956 New York. Rès. Clin. Chem. **2**, Vol. **6**, 389 (1956). — The urinary amino-acids in relation to calculus disease. J. Urol. (Baltimore) **78**, 318 (1957). — McINTOSH, H. W.: Metabolic studies of patient with recurrence of renal calculi. Canad. Soc. clin. Invest. **17**, 978 (1957). — MELLANBY, E.: Rickets producing and anti-calcifying action of phytate. J. Physiol. (Lond.) **109**, 488 (1949). — MEYER, J.: Über die Ausfällung von Sedimenten und die Bildung von Konkrementen in den Harnwegen. Z. klin. Med. **111**, 613 (1929). — MEYERSON, M., W. J. SNAPE and T. SALL: Effect of aluminium hydroxide gel on the urinary excretion of calcium and phosphore in patient with peptic ulcer. Gastroenterology **33**, 279 (157). — MICHELS, A. G., and W. F. ENGEL: Cystinuria and cystine calculi. Cleveland Clin. Quart. **17**, 80 (1950). — Year Book of Urology, p. 54. 1950. — MILLER, A., and J. P. MITCHELL: Hyperparathyroidism and renal calculi. Brit. J. Urol. **24**, 91 (1952). — MILLER, G. H., C. W. VERMEULEN and J. D. MOORE: Calcium oxalate solubility in urine: experimental urolithiasis XIV. J. Urol. (Baltimore) **79**, 607 (1958). — MILLIEZ, P., A. RYCKEWAERT, G. LAGRUE, D. FRITEL et J. BERTRAND: Insuffisance rénale avec hypercalcémie, alcalose sanguine et néphrocalcinose chez les sujets porteurs d'ulcus du duodénum et soumis à une alcalinothérapie et à une calcithérapie intensives. Bull. Soc. méd. Hôp. Paris **73**, 339 (1957). — MINDER, J.: Lehrbuch der Urologie. Bern u. Stuttgart: Hans Huber 1954. — MODLIN, M.: Causes and mechanisms of hypercalciuria. S. Afr. med. J. **31**, 1010 (1957). — MOERNER, K. A. H.: Untersuchungen über die Protein-stoffe und die eiweißfällenden Substanzen des normalen Menschenharnes. Skand. Arch. Physiol. **6**, 332 (1895). — MOURIQUAND, G., J. ROLLET, Mme. V. EDEL, Mlles PAPE et H. TETE: Deséquilibre alimentaire et notion de terrain. La lithiase urinaire liée à l'avitaminose A. Presse méd. **1**, 529 (1940). — MULVANEY, W. P.: Attempted disintegration of calculi by ultrasonic vibrations. J. Urol. (Baltimore) **70**, 704 (1953). — NEUBERG, C., and A. GRAUER: Enzymatic cleavage of conjugated glucuronic acids in relation to the problems of mineralysis. Enzymologia **15**, 115 (1952). — NEUSTEIN, H. B., S. S. STEVENSON and L. KRAINER: Oxalosis with renal calcinosis due to calcium oxalate. J. Pediat. **47**, 624 (1955). — NICHOLAS, H. O.: Urinary calculi. I. A simple semi-quantitative method of analysis. A.M.A. Clin. Chem. 124. Ass. for the Advancement of Science, 26. Déc., Indianapolis 1957. —

NICHOLS, M. F., and F. H. STEVENSON: Prevention and control of decubitus stone formation. Proc. roy. Soc. Med. 48, 834 (1955). — NICOLAYSEN, R., N. EEG-LARSEN and O. J. MALM: Physiology of calcium metabolism. Physiol. Rev. 33, 424 (1953). — NORRIS, E. H.: The parathyreoid adenoma, a study of 332 cases. Int. Abstr. Surg. 84, 41 (1947). — ÖSTBERG, O.: Studien über die Zitronensäureausscheidung der Menschenniere in normalen und pathologischen Zuständen. Skand. Arch. Physiol. 62, 81 (1931). — PAILLARD, H.: Que peut-on attendre des cures hydrominerales dans les diverses formes de lithiase rénale. Marseille méd. 1, 300 (1932). — PARISI, A.: Osservazioni et considerazioni sull'impiego della kellina nella terapia della calcolosi dell'uretere. Minerva med. (Torino) 2, (77) 780 (1956). — PARSONS, J.: Magnesium dibasic phosphate identified as a crystalline component of a urinary calculus. J. Urol. (Baltimore) 76, 228 (1955). — PASTEUR-VALLERY-RADOT, L., CL. LAROCHE, P. MILLIEZ et J. HAZARD: Infection urinaire et lithiase. IVè Congr. Méd. Internat. d'Evian 1955. La lithiase urinaire, tome I, p. 172. Paris: Vigot Frères 1955. — PEARLMAN, C. K.: Xanthine urinary calculis. J. Urol. (Baltimore) 64, 799 (1950). — PEARSON, O. H, L. P. ELIEL and O. P. HOLLANDER: A comparaison of the metabolic effects of the adrenal cortical steroids compounds A, E, F and acetate. J. clin. Invest. 30, 665 (1951). — PERSKY: Acide citrique et lithiase urinaire. Lancet 1957, 830. — PETCOVIC, S. M.: Beiträge zur Erforschung der Dekubitalkalkulose. Z. Urol. 44, 823 (1951). — PIERCE, L. W., and B. BLOOM: Observations on urolithiasis among american troops in desert area. J. Urol. (Baltimore) 54, 466 (1945). — PIERI, M.: Traitement thermal des lithiases urinaires. IVè Congr. Méd. Internat. d'Evian 1955. La lithiase urinaire, tome I, p. 266. Paris: Vigot Frères 1955. — PISARSKI, T.: Über den selbständigen Zerfall der Harnsteine. Z. urol. Chir. 37, 235 (1933). — POWERS, H. H., and P. LEVATIN: Method for determination of oxalic acid in urine. J. biol. Chem. 154, 207 (1944). — PRATHER, G. C.: Spinal cord injuries: calculi of urinary tract. J. Urol. (Baltimore) 57, 1097 (1947). — PRIEN, E. L.: Medical management of patients with urinary stone. J. Louisiana med. Soc. 106, 123 (1954). — Pren. med. argent. 1954, Nr 46, 3336. — Use of hyaluronidase to prevent urinary calculi. Report of a case in which stone recurrence was facilitated by hyaluronidase therapy. J. Amer. med. Ass. 154, 744. — Studies in urolithiasis. III. Physicochemical principles in stone formation and prevention. J. Urol. (Baltimore) 73, 627 (1955). — PRIEN, E. L., and B. S. WALKER: Salicylate therapy of recurrent calcium urolithiasis. New Engl. J. 253, 446 (1955). — Studies in urolithiasis. IV. Urinary glucuronosides and calcium phosphate. J. Urol. (Baltimore) 74, 440 (1955). — L'aspirine contre la lithiase urinaire. Ars. medici 11, 250 (1956). — Salicylamide and acetylsalicylic acid in recurrent urolithiasis. J. Amer. med. Ass. 160, 355 (1956). — PRINCE, CH. L., P. L. SCARDINO and C. T. WOLAN: The effect of temperature, humidity and dehydration on the formation of renal calculi. J. Urol. (Baltimore) 75, 210 (1956). — PRZEMECK, H.: Ein neuer Weg zur Litholyse. Z. Urol. 48, 97 (1955). — PYRAH, L. N.: Urinary calculs and other subjects. International Society, Xth Congress of Urology. Brit. med. J. 1955, 1213. — The calcium containing renal stones. Proc. roy. Soc. Med. 51, 183 (1958). — PYRAH, L. N., and F. J. FOWWEATHER: Urinary calculi developing in recumbent patients. Brit. J. Surg. 26, 98 (1938). — PYRAH, L. N., F. P. RAPER and I. B. SMITH: The use of aluminium hydroxide to prevent recurrent renal calculi. Brit. J. Urol. 28, 231 (1956). — QUESTION: Calcium oxalate calculi. Practitioner 180, 1075 (1958). — RANDALL, A.: Étiologie et traitement préventif de la lithiase rénale. VIIè Congr. Internat. d'Urol., St. Moritz, 1947. — RANDALL, A., J. E. AIMAN and P. R. LEBERMAN: Studies of the pathology of the renal papilla. Relationship to renal calculi. J. Amer. med. Ass. 109, 1698 (1937). — RATTI, G., and P. BIANCHI: Ricerche sulla colesterolesterasi serica: evidenziazione dell'azione inibente dei calcio ioni. Atti Soc. lombardo Sci. med. biol. 12, 163 (1957). — RAVICH, R. A., and A. RAVICH: Study of urinary surface tension and protective colloids in urolithiasis. Use of Revici urotensiometer. J. Urol. (Baltimore) 72, 1050 (1954). — REIFENSTEIN, E. C., and F. ALBRIGHT: PAGET's disease; its pathologic physiology and the importance of this in the complications arising from fracture and immobilization. New Engl. J. Med. 231, 343 (1944). — The metabolic effects of steroid hormones in osteoporosis. J. clin. Invest. 26, 24 (1947). — RIENHOFF, W. F.: Surgical treatment of hyperparathyroidis with a report of 27 cases. Ann. Surg. 131, 917 (1950). — ROSENSTEIN, S.: Traité pratique des maladies des reins. Paris: Adrien Delahaye 1874. — ROSS, J. C., and M. DAMANSKI: Pudendal neurectomy in the treatment of bladder in spinal injury. Brit. J. Urol. 25, 45 (1953). — ROSS, J. C., M. DAMANSKI and N. GIBBON: Resection of the external urethral sphincter in the paraplegic. Preliminary report. Amer. Ass. Genito-Urinary Surg. 49, 193 (1957). — ROUX, MARCEL: Des accidents de lithiase rénale au cours des décalcifications osseuses. Paris: L. Amette 1937. — ROYER, P.: Rapport du symposium international de Lisbonne sur les tubulopathies. Lisbonne 1956. — ROYER, P., et A. PRADER: Insuffisances tubulaires par trouble congénital. XVIè Congr. des Pédiatres de langue Française Expansion Scientifique. Paris, Rue St. Benoît 1957. — RYDGAORD, F.: Étiologie et traitement préventif de la lithiase rénale. VIIè Congr. Internat. d'Urol., St. Moritz, 1947. —

SACKI, F.: Über konservative Behandlung von Nieren- und Uretersteinen. Dtsch. med. Wschr. 58, 1638 (1932). — SCHADE, H.: Beiträge zur Konkrementbildung und Entstehung der Harnsteine. Münch. med. Wschr. 56, 77 (1909); 58, 723 (1911). — SCHUCK, C.: Urinary excretion of citric acid: effect of ingestion of large amounts of orange juice and grape juice. J. Nutr. 7, 679 (1934). — SCOTT, W. W., H. HUGGINS and B. C. SELMAN: Metabolism of citric acid in urolithiasis. J. Urol. (Baltimore) 50, 202 (1943). — SEDILLOT, J.: Le self-control hebdomadaire de l'état de prélithiase. Congrès de lithiase urinaire, Vitel, 1931, p. 102. — SEIFTER, J., J. M. GLASSMAN, A. J. BEGANY and E. M. GORE: Effect of aluminium hydroxide gel (amphojel) and hydrated alumina powder on the intensity and duration of anticholinergic drugs. J. Pharmacol. exp. Ther. 105, 96 (1952). — SELYE, H.: Über den Einfluß lokaler Faktoren bei der Entstehung von Nierensteinen und Gewebsverkalkungen. Z. Urol. 50, 440 (1957). — SENDROY, J., and A. B. HASTING: Studies of solubility of calcium salts. Solubility of tertiary calcium phosphate in salt solutions and biological fluids. J. biol. Chem. 71, 783 (1927). — Studies of solubility of calcium salts. Solubility of calcium carbonate and tertiary calcium phosphate under various conditions. J. biol. Chem. 71, 797 (1927). — SENGBUSCH, R. v., u. A. TIMMERMANN: Kristalline Vorstadien der Kalziumoxalatsteine im menschlichen Harn. Dtsch. med. Wschr. 83, 501 (1958). — Die Bildung von Calciumoxalat-Mikrosteinen im menschlichen Harn und ihre Veränderung durch diätetische und medikamentöse Maßnahmen. Urol. int. (Basel) 5, 218 (1957). — SERANE, JACQUES: Traitement médical de la lithiase rénale. Rev. méd. Liège 5, 373 (1950). — SERANE, J.: Quelques remarques d'ordre pratique sur la lithiase rénale. Vie méd. 34, 524 (1956). — SHORR, E.: Aluminium gels in the management of renal phosphatic calculi. J. Amer. med. Ass. 144, 1549 (1950). — SHORR, E., T. P. ALMY, M. H. SLOAN, H. TAUSSKY and V. TOSCANI: The relation between the urinary excretion of citric acid and calcium; its implications for urinary stone formation. Science 96, 587 (1942). — SHORR, E., and A. C. CARTER: Possible usefullness of estrogens and aluminium hydroxide gels in management of renal stone. J. Urol. (Baltimore) 53, 507 (1945). — SLYKE, J. VAN: L'ostéoporose masculine présénile. Rev. Rhum. 24, 1—17 (1957). — SMIDDY, F. G.: Effect of hyaluronidase on induced vesical calculi in rats. Brit. J. Urol. 26. 266 (1954). — SNAPPER, J., W. M. BENDIEN and A. POLAK: Observations on the formation and prevention of calculi. Brit. J. Urol. 8, 337 (1936). — SORRENTINO, M.: Indicazioni terapeutiche nella litiasi renale bilaterale. Rif. Med. 70, 729 (1956). Minerva med. (Torino) 47, 61/62, 334 (1956). — SPILLMAN, R. M., and V. F. MARSHALL: Aluminium gel dietary prophylaxis after extensive nephrolithotomy. J. Urol. (Baltimore) 73, 660 (1955). — SPIRA, L.: Urinary calculi and fluorine. Exp. Med. Surg. 14, 72 (1956). — SPRAGUE, R. G., M. H. POWER, H. L. MASON, A. ALBERT, DON R. MATHIESON, P. S. HENCH, E. C. KENDALL, C. H. SLOCUMB and H. F. POLLEY: Observations on the physiologic effects of cortisone and A.C.T.H. in man. Arch. internat. Med. 85, 199 (1950). — STEINBOCK, H., and S. A. BELLIN: Vitamin D and tissue citrate. J. biol. Chem. 205, 985 (1953). — STEINBOCK, H., S. A. BELLIN and W. G. WIEST: Vitamin D and urinary pH. J. biol. Chem. 193, 843 (1951). — STEVENSON, F. H.: The prevention and control of decubitus stone formation. Proc. roy. Soc. Med. 48, 835 (1955). — STOBBAERTS, F.: La lithiase rénale d'origine traumatique. Gaz. méd. Fr. 61, 327 (1954). — STRONG, J. A., and H. M. STOKOE: Some metabolic effect of the endocrine treatment of recurrent and metastatic carcinoma of the breast. Acta endocr. (Kbh.), suppl. 31, 294 (1957). — SUBY, H. I., and F. ALBRIGHT: Dissolution of phosphatic urinary calculi by retrograde introduction of citrate solution containing magnesium. New Engl. J. Med. 228, 81 (1943). — SUTHERLAND, J. W.: Recurrence following operations for upper urinary tract stone. Brit. J. Urol. 26, 22 (1954). — SWARTZ, D., and J. R. TAYLOR: Urinary calcul associated with recumbency. Canad. med. Ass. J. 63, 559 (1950). — SWIFT-JOLY, J.: Etiology et traitement préventif de la lithiase rénale. Congr. Int. d'Urol. St. Moritz 1947. — TAYLOR, J. R., A. J. W. ALCOCK and J. A. HILDES: Hyaluronidase and renal calculi in poliomyelitis. Amer. J. med. Sci. 230, 536 (1955). — THIERS, H.: La carence en axérophtol et la lithiase urinaire. IVè Congr. Médical Internat. d'Evian 1955. La lithiase urinaire, tome I, p. 416. Paris: Vigot Frères 1955. — THOMAS, J., et E. THOMAS: Utilisation de l'acétazolamide dans la lithiase urique. Sém. Hôp. Paris, Nr 5, 73 (1957). — TIMACCI, F.: Usage de l'hyaluronidase dans la lithiase rénale. Synthèse, Revue critique. Settim. med. 41, 291 (1953). — TRUC, E., C. BRINGER et P. RAPP: Une nouvelle thérapeutique de la lithiase urétérale. Montpellier méd. 33/34, 231 (1948). — TRUC, E., et SCHILLIRO: Valeur de l'hyaluronidase dans la gravelle et la lithiase urinaire. J. Urol. (Fz.) 59, 667 (1953). — TSCHUDNOWSKI, RAYMOND: Des accidents et complications rénales chez les tuberculeux osseux allongés ou les rénaux de Berck. Thèse de Paris, 1930. — TZSCHIRNTSCH, K.: Ist die Frage der medikamentösen Auflösung von Phosphatsteinen in den menschlichen Harnwegen gelöst? Münch. med. Wschr. 85, 183 (1938). — UHLIR, K.: Neuere Erkenntnisse über die Harnsteinkrankheit. Z. Urol. 47, 633 (1954). — Ätherische Öle bei der Behandlung der Lithiasis. Z. Urol. 51, 466 (1958). — UNGER, V.: Nephrokalzinose und Steinbildung in ihren Beziehungen zu Störungen des Kalkstoffwechsels. Z. Urol. 51, 69 (1958). — Uzan, M.: Précis médical des eaux de vals. Paris: Baillen 1934. — Vagelos, P. R., and P. H. Henneman: Effect of sodium phytate on the hypercalciuria of acute quadriplegia due to poliomyelitis. New Engl. J. Med. 256, 773 (1957). — Vermeulen, C. W., B. Finlayson and W. Chapman: Influence of urinary on solubility of calcium phosphate and stone formation: experimental urolithiasis. XII. J. Urol. (Baltimore) 77, 685 (1957). — Vermeulen, C. W., R. Goetz, H. D. Ragins and W. J. Grove: Experimental urolithiasis. IV. Prevention of magnesium ammonium phosphate calculi by reducing the magnesium intake or by feeding an aluminum gel. J. Urol. (Baltimore) 66, 6 (1951). — Vermeulen, C. W., W. J. Grove, R. Goetz, H. D. Ragins and N. O. Correll: Experimental urolithiasis: development of calculi upon foreign bodies surgically introduced into the bladders of rats. J. Urol. (Baltimore) 64, 541 (1950). — Vermeulen, C. W., E. S. Lyon and G. H. Miller: Calcium phosphate solubility in urine as measured by a precipitation test: experimental urolithiasis. XIII. J. Urol. (Baltimore) 79, 596 (1958). — Vermeulen, C. W., G. H. Miller and W. H. Chapman: Experimental urolithiasis. X. On the state of calcium in the urine. J. Urol. (Baltimore) 75, 592 (1956). — Verriere, P., et R. Gayet: A propos du traitement des calculs de l'extrémité inférieure de l'uretère et plus particulièrement des calculs intramuraux. Lyon méd. 159, 705 (1937). — Violle, P. L.: Variations du pH urinaire sous l'influence des eaux minérales sulfatées calciques. Bull. Acad. Méd. Paris 107, 285 (1932). — Régimes et pH urinaire. Presse méd. 1, (38) 722 (1933). — Voit, E., u. H. H. Hirsch: Versuche zur Stabilisierung des Harnes mit körperfremden harnfähigen Schutzkolloiden. Z. Urol. 47, 539 (1954). — Walker, A. R. P., F. W. Fox and J. T. Irving: Studies in human mineral metabolism: effect of bread rich in phytate phosphorus on metabolism of certain mineral salts with special reference to calcium. Biochem. J. 42, 452 (1948). — Weiber, A.: Hyaluronidas och Urinsteinbildung. Nord. Med. 55, 54 (1956). — Weil, H.: Selbstauflösung von Nierensteinen. Z. Urol. 46, 662 (1953). — Weinberg, S. R., and P. A. Tabenkin: Observations on therapy of cystine calculus disease. Arch. intern. Med. 90, 850 (1952). — Welti, H., et A. Jung: La chirurgie des parathyroîdes. Rapport au XLII° Congrès Français de Chirurgie. Alcan Ed. 108, Bd Saint Germain, Paris. — Wernley, M. v.: Ursachen und ursächliche Behandlung des Nierensteinleidens. Schweiz. med. Wschr. 78, 1591 (1957). — IVè Congres Medical International d'Evian 1955. La lithiase urinaire, tome I. Rapports et premières communications. Paris: Vigot Frères 1955. — Whedon, G. D., J. E. Deitrick and E. Shorr: Modification of effects of immobilization upon metabolic and physiologic functions of normal men by use of oscillating bed. Amer. J. Med. 6, 684 (1949). — Whedon, G. D., E. Shorr, V. Toscani et E. Stevens: Metabolic studies in paralytic acute anterior poliomyelitis. II. Alterations in calcium and phosphorus metabolism. J. clin. Invest. 36, 966 (1957). — Wiegmink, H. G.: Konservative Therapie des Harnsteinleidens. Ärztl. Praxis 10, 596 (1958). — Winkelmann, C.: Über experimentelle Auflö sungsversuche an Harnsteinen. Z. Urol. 46, 171 (1953). — Wyse, D. M., and C. J. Pattee: Effect of the oscillating bed and tilt table of calcium, phosphorus and nitrogen métab olism in paraplegia. Amer. J. Med. 17, 645 (1954). — The effect of diet on the metabolic alterations of paraplegia. Canad. med. Ass. J. 71, 235 (1954). — Yarbro, C. L.: The influence of the diet on urinary citrate excretion. J. Urol. (Baltimore) 75, 216 (1956). — Yarbro, C. L., and R. E. Simpson: The determination of total urinary oxalate. J. Lab. clin. Med. 48, 304 (1956). — Zinsser, H. H.: The effect of oral choline in reducing cystine excretion in cystinuria: a report of 2 cases. J. Urol. (Baltimore) 63, 926 (1950).

Nachtrag

zum Literaturverzeichnis Seite 300

ABESHOUSE, B. S., and S. LERMAN: Partial nephrectomy versus pyelolithotomy and nephrolithotomy. Surg. Gynec. Obstet. 91, 209 (1950). — ABRAMSON, M.: Unfavorable results of acetylsalicyl acid in the treatment of recurrent urolithiases. J. Urol. (Baltimore) 77, 372 (1957). — ADAMSON u. LEWIS: Zit. in LOWSLEY u. KIRWIN. — AUTOPEL, N.: Arch. Path. (Chicago) 31, 592 (1942).

BAINES: Zit. in THODDEN u. ZOLOFF. — BAKER, R., and I. SISON: Precalcified alterations of tissue mucopolysaccharides in renal calculus desease. Med. centr. 8, 78 (1955). — BARCLAY u. COOKE: Zit. in THODDEN u. ZOLOFF. — BARLOON, J. W.: Complications due to use of the Johnson ureteral stone basket. J. Urol. (Baltimore) 77, 151 (1957). — BAUMBUSCH, F.: Beckenniere mit Steinen. Z. Urol. 50, 157 (1957). — BENVENUTI, F.: and F. S. CREIGHTON: Extraction of ureteral stones. Amer. J. Surg. 89, 1086 (1955). — BOGASH, M., and R. M. DOWBEN: Studies in the prophylaxis of urinary tract calculi. J. Urol. (Baltimore) 72, 1057 (1955). — BOUSSOUAT, P.: Lithiase xanthique bilaterale chez on garçon de 10 mois. J. d'Urol. 63, 518 (1957). — BRAUN, J.: Nase skuseuostis rowatinexem. Vortrag Urologen-Konferenz Novo Swokovec 1957. — BULGAKOW, SALIB u. MAKAR: Zit. in MAKAR. — BUMP u. CROWE: Zit. in LOWSLEY u. KIRWIN. — BUMPUS: Zit. in LOWSLEY u. KIRWIN. — BUTLER: Zit. in ALBRIGHT u. SULKOWITSCH.

CHAUVIN, E., et R. CALAS: Calcul coralliforme du rein extrait par pyelotomic élargie. J. Chir. (Paris) 60, 72 (1954). — CIBERT, J., et P. DELINOTTE: Zit. in Encyclopédie médico-chirurgical. Paris 1957. — COMARR, E.: A long-time survey of the incidence of renal calculosis in paraplegia. J. Urol. (Baltimore) 74, 447 (1955). — CORDONNIER u. ROANE: Zit. in FLICK. — COTTET, J., et CH. VITTU: Valeur sémiologique de l'epreuve de cristallurie provoqué. Presse méd. 60, 55 (1952). — COUDOUNES s. SCHNEIDER: zit. in LOEPER u. COTTET.

DAVIS, E., and W. LEE: Transurethral endovesical ureterolithotomy. J. Urol. (Baltimore) 67, 634 (1952). — DAVIS, Th. A.: Removal of ureteral calculus by a new cathetertype extractor. J. Urol. (Baltimore) 72, 346 (1954). — DEES, J. E.: Coagulum-pyelotomy. J. Urol. (Baltimore) 36, 167 (1943). — DELINOTTE, F.: Zit. in LOEPER u. COTTET. — DENT u. SENIOR: Zit. in ENGEL. — DORSEY, J. W.: Induced hydronephrosis to expedite the removal of incarcerated small renal calculi. J. int. Coll. Surg. 25, 571—577 (1956).

ELIK u. NEWTON: Zit. in LOWSLEY u. KIRWIN. — ENGEL, W. M. J.: The late results of partial nephrotomy for Calyectasis with stone. J. Urol. (Baltimore) 57, 619 (1947). — ERICKSON, W. J., and J. B. FELDMAN: Further studies of Vit. A dificiency in individuals with urinary lithiasis. Urol. cutan. Rev. 43, 302 (1939).

FELIX, K.: Medizinische 1955, 1452. — FEY u. GENOT: Zit. in LOEPER u. COTTET. — FREEDMAN: Zit. in BEAKER u. SISON. — FREEMAN: Zit. in LOEPER u. COTTET. — FUGIMAKI, Y.: Formation of urinary and bile duct calculi in animals fed on experimental rations. Jap. med. World 6, 24 (1926).

GACA, A., u. H. J. KEUTEL: Die Trypsinwirkung auf die Serumproteine und das Uromucoid, die Organgerüststoffe der Harnsteinmatrix. Z. Urol. (im Druck). — GREGOIRE: Zit. in LOEPER u. COTTET.

HARADA, A., S. OZAWA, T. TSUIJI and T. JUOUE: The problem of urinary lithiasis. Yokohama med. Bull. 1952, 208.

KAIRIS, Z.: Zit. in FLICK. — KIRWIN, T. J.: Zit. in LOWSLEY u. KIRWIN. — KLIKA, M.: Prophylaxe der Urolithiasis. Münch. med. Wschr. 1956, 805. — Die Therapie der eingeklemmten Harnleitersteine. Münch. med. Wschr. 1957, 721. — KREBS, W.: Cystoskopische Ureterolithotomie. Chirurg 30, 299 (1959).

LEGUEN, F.: Traité d'urologie. Paris 1922. — LEVINE: Zit. in LOEPER u. COTTET. — LOEPER, M.: La colique oxalique du rein. Gaz. Hôp. (Paris) 12 (1938).

MADDAUS, G., u. F. E. KOCH: Die experimentelle Erzeugung von Nierensteinen und deren Prophylaxe mit Rubia tinctorum. Z. ges. exp. Med. 109 (1941). — MARION, G.: Traité d'urologie. Paris 1940. — MAYO, G.: Arret de la colique néphrétique par injection intradermique d'eau bidestillée. Minerva med. (Torino) 265, 68 (1949). — McCARRISON, R.: Experimental production of stone in bladder. Brit. med. J. 1927I, 717. — McDONALD, F.: Influence of hypophysectomy and replacement therapy on experimentally induced calculi in rats. J. Urol. (Baltimore) 77, 238 (1957). — MERGET, H.: Zur konservativen Behandlung tiefsitzender

Uretersteine. Z. Urol. **45**, 414 (1952). — MIDDLETON, R., and E. RICHARD, O. E. GRUA: Survey of traitment with the Johnson-extractor. J. Urol. (Baltimore) **68**, 125 (1952). — MIGLIARDI, L.: Les résultats de nephrectomie partielle dans le traitement de la lithiase rénale. J. d'Urol. **57**, 529 (1959). — MUSIANI: Zit. in SANTAELLA.

NATELSON, S.: Response of citric acid levels to oral administration. J. biol. Chem. **1948**, 446.

OCONNOR u. DYKHUTZEN: Zit. in LOEPER u. COTTET. — OSTRY, H.: Nephrocalcinosis. Canad. med. Ass. J. **65**, 465 (1951).

PEARLMAN, C. K.: Xanthin stones of urinary treat. J. Urol. (Baltimore) **64**, 799 (1950). — PETKOVIC, S.: Surgical treatment of bilateral lithiasis. J. int. Coll. Surg. **20**, 709 (1953). — PITTS u. ALEXANDER: Zit. in ENGEL.

RICHTER: Zit. in LOEPER u. COTTET. — ROBINSON: Zit. in LOWSLEY u. KIRWIN. — RYDGAARD, F.: Etiologie et traitement priventif de la lithiase rénale. VII. Congr. Int. d'Urol. 1947.

SARRE, H.: Nierenkrankheiten. Stuttgart 1959. — SCHNEIDER, R. W.: Beitrag zur Nephrocalcinose. Radiol. clin. (Basel) **28**, 34 (1959). — SEYDENHAM: Zit. in LOEPER u. COTTET. — SHOLL: Zit. in ALBRIGHT u. SULKOWITSCH. — SHORR, E.: Aluminium gels with management of renal phosphatic calculi. J. Amer. med. Ass. **144**, 1549 (1950). — SHORR, E., and A. C. CARTER: The possible use of estrogens and aluminium-hydroxide gels in the management of renal stones. J. Urol. (Baltimore) **53**, 507 (1945). — SUBY, H. J.: Calculous disease in a single kidney. Trans. Amer. Ass. gen.-urin. Surg. **50**, 128 (1958).

TANT, BARDET u. NICOLAIER: Zit. in Encyclopédie chirurgo-medical. Paris 1957. — THELEN, A., u. W. KUHLO: Teilresektionen der Niere. Z. Urol. **52**, 410 (1955). — TISHOLM, V.: Treatment of renal colic. Urol. int. (Basel) **2** (6), 361 (1956). — TRUC, E.: Nephrectomie partielle pour lithiase. J. d'Urol. **57**, 206 (1951).

UNGER, V.: Nephrocalcinose und Steinbildung in ihrer Beziehung zu Störungen des Kalkstoffwechsels. Z. Urol. **51**, 69 (1958).

VLIETSTRA, H. P.: A method for the endoscopic extraction of stone from a uretericstamp by means modified Johnson stone remover. Arch. chir. neerl. **7**, 167 (1955).

WEHRBEIN: Zit. in LOWSLEY u. KIRWIN. — WEINBERG, T.: Effect of choline for reduction of excretion of cystin. J. Urol. (Baltimore) **63**, 929 (1950). — WINKELMANN, C.: Über experimentelle Auflösungsversuche an Harnsteinen. Z. Urol. **46**, 171 (1953).

ZEMAN, E.: Zur konservativen Nierensteinchirurgie. Z. Urol. **47**, 98 (1954).

Sachverzeichnis — Table analytique des matières

Kursive Seitenzahlen weisen auf die Hauptbehandlung des betreffenden Stichwortes hin
Les chiffres en *italiques* renvoient aux pages où le sujet est principalement traité